からだの百科事典

編集
坂井　建雄
五十嵐　隆
丸井　英二

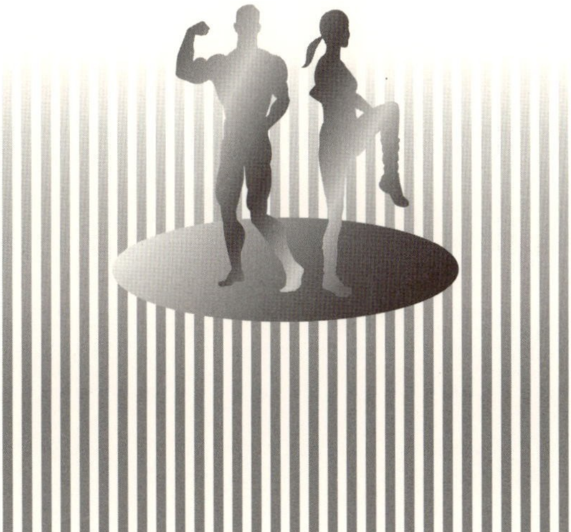

朝倉書店

序　　文

人間の身体ほど不思議なものはない．どこにでも誰かの身体はあるが，特定の誰かの身体はそこにしかない．

私の身体は，私にとって唯一無二のもの，私という人格を支える物質的な基礎である．私の身体が病に苦しめば，心もおのずと影響を受ける．自分の経験からいえば，多幸感は酩酊の結果であり，厭世観は二日酔いの症状である．

あなたの身体は，とりあえず関心を引くものではない．あなたの身体とともに，あなたという存在を失うというのは，別問題である．親を亡くした時の喪失感には，どうにも複雑な思いが絡んでくる．

職業として医療に携わると，他人の身体も気にせざるを得ない．医学が扱うのは，普遍的な身体である．あなたの身体であろうと，誰の身体であろうと，何かの病気に罹患しているという点に関しては，特に区別をしない．

とりあえず，人間の身体は忘れていても差し支えない．しかし気になり出せば限りなく大切なものになりうる．人間の身体は，見る人の立場によって，置かれた状況によって，その意味が大きく変わりうる．そんな人間の身体について，さまざまな視点から扱ってみるということを，かねがね考えていた．

人間の身体を扱うアプローチには，いろいろなものがある．古代ギリシャの彫刻に表現される人体には，美の極致というべきものがある．プラトンは，『ティマイオス』の中で，マクロコスモスである宇宙に対し，ミクロコスモスの人体を対比させる．ヒポクラテスはその同時代の人で，医師の規範と見なされる「ヒポクラテスの誓い」で名高い．16 世紀のヴェサリウスの解剖書『ファブリカ』から，歩みを始めた近代医学は，まず人間の身体の構造と機能を明らかにし，その基盤の上に，病気を診断し治療する技術や薬剤を開発してきた．19 世紀の進化論により，人類が地球上の多様な動物種の一つであると認識されると，人類の特徴を研究する人類学が誕生した．

人体のさまざまな側面を扱う『からだの百科事典』は，これまでにない意欲的な企てである．手本となるようなものは見あたらない．どのような内容にするかは難しいが，3部に分けることにした．第1部「生きているからだ」では，人間の正常の構造と機能を解説する．第2部「からだの一大事」では，人間の身体をおそうさまざまな疾患を解説する．第3部「社会の中のからだ」では，身体に関わるさまざまな社会活動を扱う．

解剖学者として人体のあらゆる構造を扱う私も，このように多様なテーマを一人で担当するには，じゃっかんの不安を感じざるを得ない．そこで，第1部のとりまとめを私が担当することとし，第2部は五十嵐隆先生に，第3部は丸井英二先生にお願いすることにした．さらに，数多くの有能な専門家に執筆をお願いすることができた．

最初，朝倉書店からこの企画のお話しをいただいてから，ほぼ2年半の歳月がかかってしまった．それだけやっかいな企画だったというべきだろう．多数の執筆者から集まった，それこそ多様な原稿を，まとまりのある1冊に仕上げて頂いた朝倉書店編集部の方々に敬意を表したい．このようにしてできあがった『からだの百科事典』である．人体にまつわるさまざまな話題を楽しめる類例のない1冊として，多くの読者に受け入れていただけることを願っている．

2004年9月，八王子の寓居にて

編者を代表して　坂 井 建 雄

編　者

坂井建雄　順天堂大学（第1部）
五十嵐　隆　東京大学（第2部）
丸井英二　順天堂大学（第3部）

執筆者一覧

（執筆順）

橋本尚詞　東京慈恵会医科大学
坂井建雄　順天堂大学
竹内修二　東京慈恵会医科大学
小林　靖　防衛医科大学校
小林直人　愛媛大学
伊藤正裕　東京医科大学
後藤仁敏　鶴見大学短期大学部
宮平　靖　順天堂大学
深山正久　東京大学
楠　進　近畿大学
根本　繁　虎の門病院
市村恵一　自治医科大学
水流忠彦　自治医科大学
熊澤亘彦　東京大学
磯部光章　東京医科歯科大学
稲森正彦　横浜市立大学
中島　淳　横浜市立大学
戸川淳一　横浜掖済会病院
渡邊清高　東京大学
金森　博　東京大学
大西　真　東京大学
松橋信行　NTT 東日本関東病院
藤澤信隆　横浜市立大学
高橋宏和　横浜市立大学
米田正人　横浜市立大学
余語由里香　済生会中央病院
山口佳寿博　佐野厚生総合病院
清水三恵　慶應義塾大学
鈴木雄介　さいたま市立病院
山田稚子　慶應義塾大学
工藤裕康　横浜市立市民病院
後藤淳郎　日本赤十字社医療センター
堀江重郎　帝京大学
森田　寛　お茶の水女子大学
小川誠司　東京大学
神田善伸　東京大学
平井久丸　元・東京大学
伊豆津宏二　東京大学
今井陽一　東京大学
半下石　明　東京大学

佐藤幹二　東京女子医科大学
髙取吉雄　東京大学
中尾睦宏　帝京大学
久保木富房　東京大学
土田哲也　埼玉医科大学
橋本政典　国立国際医療センター
上妻志郎　東京大学
渡辺　博　東京大学
賀藤　均　東京大学
井田孔明　東京大学
北中幸子　社会保険中央総合病院
五十嵐隆　東京大学
水口　雅　自治医科大学
丸井英二　順天堂大学
坂本なほ子　順天堂大学
徳井淑子　お茶の水女子大学
中垣晴男　愛知学院大学
吉岡郁夫　元・愛知学院大学
手塚圭子　コミー㈱総合研究所
市川政雄　東京大学
武井正子　元・順天堂大学
東　優子　ノートルダム清心女子大学
針間克己　東京家庭裁判所
島﨑継雄　日本性科学情報センター
大川玲子　国立病院機構千葉医療センター
高波真佐治　東邦大学佐倉病院
北山秋雄　長野県看護大学
河東田　博　立教大学
三砂ちづる　津田塾大学
福島富士子　国立保健医療科学院
笠井靖代　日本赤十字社医療センター
榊原洋一　東京大学
大日向雅美　恵泉女学園大学
亀井美登里　千葉県健康福祉部
細川えみ子　荒川区保健所
堀口逸子　順天堂大学
山路義生　長岡地域支援クリニック
赤居正美　国立身体障害者リハビリテーションセンター
内堀基光　東京外国語大学
田口喜雄　仙台大学
月澤美代子　順天堂大学
魯　紅梅　順天堂大学

目　　次

1　生きているからだ

［坂井建雄］

2　からだの一大事

［五十嵐　隆］

3　社会のなかのからだ

[丸井英二]

1
生きている
からだ

1-1 からだを生かす

1-1-1
上気道

ヒトは外気を吸い込んで空気中の酸素を体内に取り込み，体内で産生された二酸化炭素を体外に排出しないと生きていけない．このとき，酸素と二酸化炭素が出入りする場である肺胞まで空気が通ってくる通路を気道といい，そのうち空気の出入り口である鼻孔から，鼻腔，咽頭，喉頭までを上気道，喉頭の声門下から先を下気道とよぶ．

■ 鼻腔の構造

気道の出発点である鼻孔は鼻腔という空間に続いている．鼻腔は鼻中隔によって左右に分けられ，さらに外側壁から内側に伸びる棚状の鼻甲介によって鼻道に分けられている．鼻腔は，骨，一部軟骨で囲まれている．鼻腔の床は上顎骨と口蓋骨，側壁は上顎骨と篩骨および下鼻甲介によってつくられ，天井の大半は篩骨の篩板であり，前方に前頭骨，涙骨，上顎骨，後方に蝶形骨が関与する．鼻中隔は篩骨と鋤骨そして鼻中隔軟骨でできている．鼻腔内面は粘膜でおおわれ，上皮の大半は多列線毛上皮で上皮内には粘液を分泌する杯細胞が多数散在している．杯細胞や粘膜固有層内にある鼻腺から分泌された粘液は粘膜表面をおおっており，上皮の線毛運動で咽頭に向かって運ばれている．このような粘膜を呼吸部とよぶが，鼻腔の天井付近にはこれとは異なった上皮がある．この部位を嗅部とよび，鼻腔のもう一つの機能である嗅覚に関わっている．鼻腔の粘膜および粘膜下には毛細血管網が発達しており，炎症などを起こした場合にはうっ血しやすく，粘膜が肥厚する．鼻中隔の下前方にはとくに血管網が発達した部位があり，キーセルバッハ(Kiesselbach)の部位とよばれて，ここから鼻出血を起こしやすい．

鼻腔を取り巻く骨内には，鼻腔につながる腔がある．これを副鼻腔といい，前頭骨の前頭洞，上顎骨の上顎洞，蝶形骨の蝶形骨洞，篩骨の篩骨洞などがある．これらの腔も鼻腔の呼吸部と同じ粘膜で包まれている．いわゆる蓄膿症はこれらの副鼻腔内に膿が貯留した状態のことである．

鼻から吸い込まれた空気は鼻腔を通って咽頭に流れていくのであるが，鼻腔内は比較的狭い鼻道に区切られているため，鼻道を通る間に，ほこりや雑菌などは鼻道の粘膜の粘液に吸着されて除去され，湿り気を与えられ，温められる．もし，粘膜の肥厚などで鼻腔が閉塞してしまった場合には，口で呼吸することになるが，その場合には外気がそのまま咽頭に入るため，咽頭以下の気道に障害をきたしやすい．

■ 咽頭

咽頭は気道の一部であるとともに，消化器系の一部でもある．そのため，咽頭では空気の通り道と食物の通り道が交差してしまう．咽頭は鼻腔の後ろで後頭骨の下面から始まり，第6頸椎の高さで食道に移行するまでの線維筋肉性の管であり，その内腔である咽頭腔は上方で鼻腔に続く鼻部，軟口蓋より下で口腔に続く口部，さらに下方で前方に喉頭口が開く喉頭部に分けられる．咽頭の鼻部には耳管が開口している．この開口部は通常は閉じられているが，嚥下などの動作で，軟口蓋を挙上しようとしたときに開き，耳管内を空気が通ることによって耳管が結んでいる中耳（鼓室）と咽頭，ひいては鼻腔を通して外気との間の気圧が等しくなる．飛行機やエレベーターが急上昇や急降下をしたときに耳に違和感を覚えるのが，唾液を飲み込むことによって解消されるのは，中耳内の気圧と大気圧に生じた差が，嚥下することによって耳管が開き，耳管を空気が出入りすることによって中耳内の気圧と大気圧が等しくなるためである．

咽頭の鼻部と口部の境界には軟口蓋が伸びだしている．軟口蓋は粘膜でおおわれた筋肉性の板であり，その筋肉には，前下方の咽頭前壁や舌に向かうものと後上方の咽頭後壁に向かうものがある．安静時や食物を咀嚼しているときには，軟口蓋は下垂し，後端は舌根部にくっついていて口腔内の唾液や食物が咽頭に入ってくるのを防いでいる．唾液や食物を嚥下するときには，逆に軟口蓋が挙上され，咽頭後壁に付着することによって咽頭の鼻部と口部を分離し，食物などが咽頭鼻部や鼻腔内に入り込むのを防いでいる．咽頭の喉頭部は前方で喉頭口に，下方で食道に連なっている．通常は喉頭口は開かれているが，嚥下をするさいには喉頭が挙上することによって喉頭口が喉頭蓋に押しつけられ，喉頭口を閉鎖して食物などが喉頭に入るのを防いでいる．

■ **喉頭の構造**

喉頭は軟骨が靱帯と筋肉で連結されてできた枠組みの内面を粘膜がおおった器官である．喉頭の大枠をつくるのは甲状軟骨と輪状軟骨であり両者は輪状甲状関節によって連結されるとともに，輪状甲状靱帯が間をつないでいる．甲状軟骨は甲状舌骨膜および正中甲状舌骨靱帯によって舌骨に連なっている．輪状軟骨の後部には披裂軟骨が，また披裂軟骨の上端には小角軟骨が関節をつくってつながっている．甲状軟骨の内面には喉頭蓋軟骨が甲状喉頭蓋靱帯によってつながっている．これらの軟骨間を筋肉が結んでいる．喉頭の内腔面は粘膜で

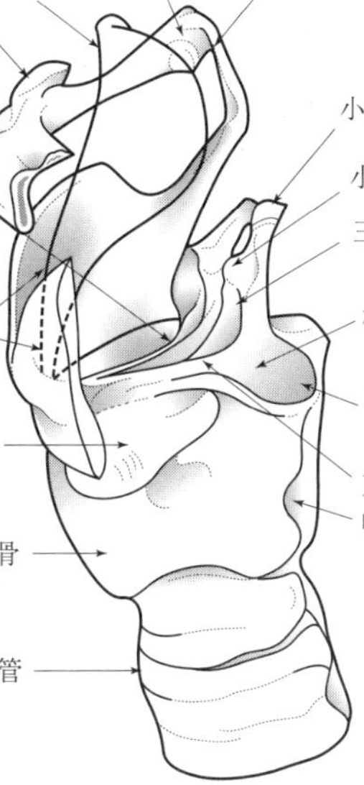

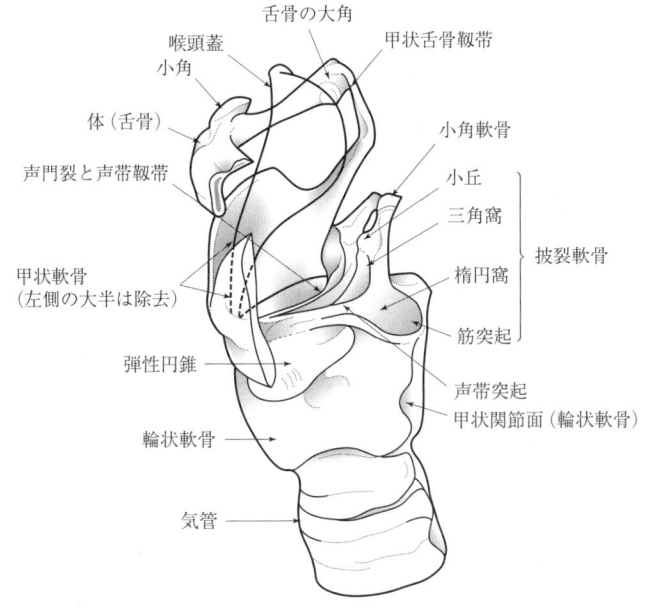

図 1　喉頭の構造

おおわれている．喉頭の左右の側壁から正中に向かう2対のヒダがある．上方にあるのが，前庭ヒダ（室ヒダ）であり，下方に位置するのが声帯ヒダである．この上下のヒダの間には喉頭室という陥凹部がある．左右の声帯ヒダの間の隙間を声門裂といい，その後方は披裂軟骨間に相当する．声帯ヒダの粘膜固有層には弾性線維からなる声帯靱帯があり，その深部には声帯筋がある．声帯筋は甲状軟骨の内面と披裂軟骨を結んでおり，この筋肉が等尺性に収縮することによって声帯ヒダの緊張度を変える．また左右の披裂軟骨を結んでいる斜および横披裂筋は収縮することによって左右の披裂軟骨を互いに近づけるため，声帯ヒダが内側に引っ張られる．

■ **音声**

左右の声帯ヒダとその間の隙間である声門裂，後方の披裂軟骨など，声を出すための構造全体をまとめて声門とよぶ．この声門を呼気が通過するさいに生じた声帯ヒダの振動が声である．この声帯ヒダの振動が空気の振動である音となり，これが口腔，鼻腔，咽頭などで共鳴することによって拡大される．そのため，音の高低である振動数は声帯ヒダの振動数で決まり，これは声帯ヒダの緊張度による．また，音の強弱は呼気の強さで，倍音が加わった音色は共鳴のしかたで決まる．ただし，声のうちの無声子音（カ，サ，タ，ハ，パ行）は声帯ヒダの振動を伴っておらず，呼気が口唇，舌，口蓋などで妨げられたり，狭められたりしたさいに一過性に生じる振動である．

（橋本尚詞）

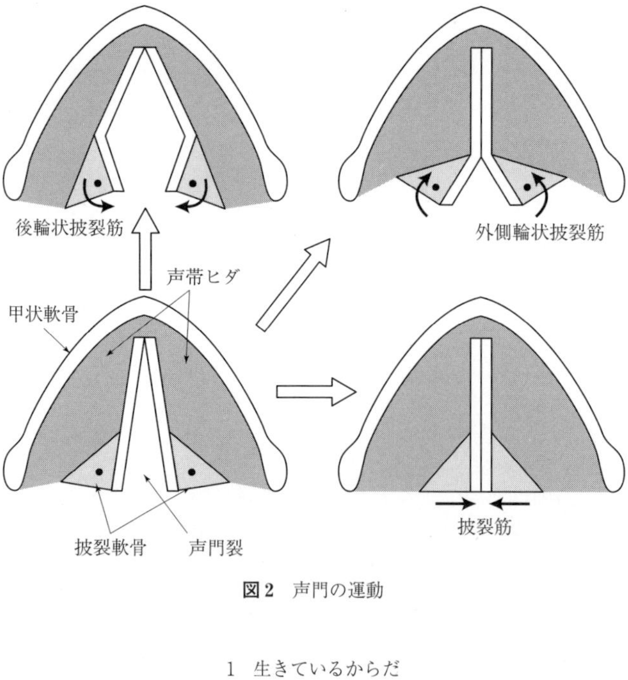

図2　声門の運動

1-1-2
下気道と肺

喉頭の声門以下，気管支の末梢までの空気の通り道を下気道という．喉頭下部で輪状軟骨に続く気管は食道の前面を下降して胸腔内に入り，第5胸椎の上縁の高さで左右の気管支に分岐する．左右の気管支は肺門部から肺内に入り，葉気管支，区域気管支，気管支枝と分岐をくり返し，さらに分岐を続けて終末細気管支，呼吸細気管支，肺胞管，肺胞嚢となる．このうち，呼吸細気管支から先では壁に肺胞が生じる．

■ 気管の構造

気管の最も大きな特徴はその壁内にC字形をした軟骨が存在することである．ただし，全長にわたって1個の軟骨があるのではなく，16ないし20個に分かれており，上下の軟骨間は靱帯で結ばれている．気管はこのように壁に軟骨が存在するため，常時閉塞することなく管状を保っていることができる．C字形の軟骨は気管の前壁と側壁の支柱となっており，後壁には軟骨が存在しない．この部位を膜性壁とよんでおり，横走する平滑筋が左右の軟骨をつないでいる．軟骨の内側には粘膜下組織と粘膜がある．粘膜下組織には混合腺である気管腺が存在する．粘膜上皮は多列線毛上皮で多数の杯細胞も存在し，線毛は表層の粘液を喉頭に向かって運んでいる．

■ 気管支

気管が分岐して左右の気管支となるが，左右対称的には分岐しない．心臓が正中よりも左寄りに位置するため，右肺の方が左肺よりも大きく，右肺は三葉，左肺は二葉で構成される．そのため，左右の気管支を比べると，右気管支の方が太く垂直線との間の角度が小さい．その結果，誤って下気道に入ってしまった異物は右気管支に入ってしまうことが多い．気管支の壁にも気管と同様に軟骨が存在しているが，C字形であったものが，途中で分離したり，上下の軟骨が結合したりする．

■ 肺の構造

肺の表面は漿膜である臓側胸膜によって包まれており，滑らかでつやがあるように見える．漿膜下の結合組織は肺を包むだけでなく，肺内部にまで入り込み，肺を小葉に分けている．

気管支は肺動静脈とともに肺の中に入っていくが，この部位を肺門とよぶ．肺門で気管支は各肺葉にいく枝である葉気管支に分岐する．各葉気管支は肺葉内で2ないし4本の区域気管支に分かれる．1本の区域気管支の枝が分布する領域を肺区域とよび，各肺区域は記号によって区別されている．

区域気管支はさらに分岐をくり返して気管支枝，さらには細気管支となる．細気管支までは小葉間の結合組織内を走行しているが，細気管支は小葉内に入り，さらに数回分岐を続けて終末細気管支となる．このような気管支の分岐は，樹木の枝分かれにたとえて，気管支樹とよばれる．終末細気管支は1,2回分岐すると壁に半球状の膨らみである肺胞が生じるようになり，呼吸細気管支とよばれる．

呼吸細気管支はさらに分岐を続け，壁全体に肺胞をもった肺胞管となり，さらに分岐して最終的に盲端である肺胞嚢となって終わる．

このように肺というのは末梢の壁に無数の肺胞をもつ気管支樹が結合組織によって一つの塊にまとめられた臓器ということができる．気管支は分岐をくり返すたびに細くなるが，それにつれて壁の構造も変化する．特徴的であった壁内の軟骨はしだいに断片化し，小片となり，気管支枝の終わりころには消失してしまう．

軟骨の減少に対して，逆に固有層には

平滑筋が目立つようになってくる．上皮は多列線毛上皮であったものが，細気管支では単層線毛円柱上皮となり，さらには細胞の丈が低くなって低円柱ないし立方上皮となって線毛もなくなってくる．

■ 肺胞壁の構造

気管支の末端部である呼吸細気管支や肺胞管，肺胞嚢の壁には直径約 200 μm の半球状の袋である肺胞が現れる．肺胞管や肺胞嚢の壁には肺胞が密に存在しており，ほとんど全周が取り囲まれている．肺胞の壁は非常に薄く，隣り合う肺胞間では壁が融合して肺胞中隔をつくっている．肺胞の内面は単層の上皮細胞でおおわれており，上皮細胞は形や大きさで，扁平肺胞上皮細胞（呼吸上皮細胞またはI型肺胞上皮細胞ともよぶ）と大肺胞上皮細胞（顆粒肺胞上皮細胞またはII型上皮細胞ともよぶ）に区別されている．扁平肺胞上皮細胞は，核のある部位以外では厚さ約 0.2 μm 以下という非常に薄い扁平な細胞で，肺胞内面の大半をおおっている．大肺胞上皮細胞は立方形の細胞で，扁平肺胞上皮細胞の間に散在しており，内腔面に盛り上がっている．

大肺胞上皮細胞は界面活性物質を合成して肺胞の内面に分泌している．この界面活性物質は肺胞の表面にある微量の液体と肺胞内の空気との間の境界面に生じる張力である界面張力を低減させる働きをしている．もし，界面活性物質が不足すると，肺胞がこの界面張力のために虚脱したり，肺胞上皮細胞が破壊されたりしてしまう．

肺胞上皮の下には弾性線維を含む少量の結合組織があり，その中で毛細血管が非常に密な網工をつくっている．この弾性線維が吸気によって膨らまされた肺胞を収縮させる働きをしている．毛細血管は人体で最も密であり，扁平肺胞上皮細胞とはごくわずかな間質のみを介して接している．

■ 胸膜腔

肺は胸腔内の左右に位置するが，胸腔の壁である胸壁との間は狭い空間によって隔てられている．この空間を胸膜腔といい，少量の漿液によって満たされている．胸膜腔は漿膜である胸膜によって内張りされており，胸膜は胸壁側の壁側板と肺の表面を包む臓側板でできている．胸膜の壁側板は肺門部で折れかえって，そのまま臓側板に移行している．肺の周囲に胸膜腔があることで，肺と胸壁との間の摩擦が低減され，肺が膨らんだり，縮んだりできるのである．　（橋本尚詞）

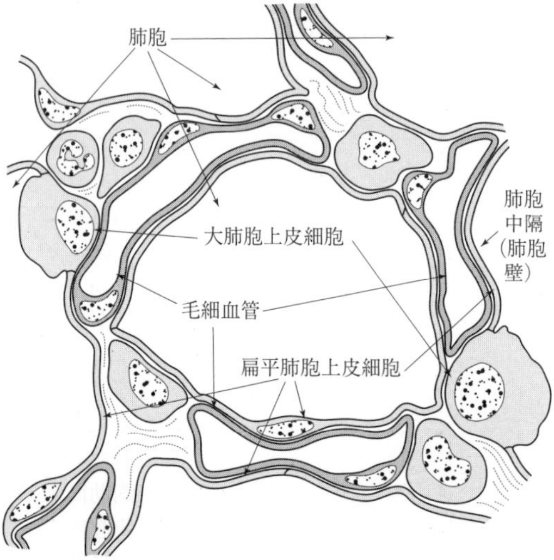

図1　肺胞壁の構造

1-1-3
呼吸運動

呼吸のさいには，肺に空気が入って膨らみ，肺から空気が出ていって肺が縮むが，肺自体に拡張する能力はなく，体外に取り出されるとゴム風船のように縮んでしまう．肺が膨らむことができるのは，肺を納めている体幹胸部の構造とその運動によるものである．

■ 胸郭の構造

体幹胸部は12個の胸椎を軸に，それと関節する12対のC字形をした肋骨，肋骨の延長である肋軟骨が前方（腹側）で関節する胸骨からなる骨性の篭によって囲まれており，この篭を胸郭という．肋骨は後方（背側）の胸椎との関節部から斜め前下方に向かうため，胸郭全体は前後に圧平された，やや前下がりの釣り鐘形をしている．肋骨の間を肋間隙とよぶが，そこには2層の薄い筋肉があり，それらは外肋間筋，内肋間筋とよばれる．外肋間筋は後上方から前下方に向かって走り，内肋間筋は後下方から前上方に向かって走っている．内肋間筋はその中を走る肋間動静脈および肋間神経によって，内外の2層に分けられ，その内層をとくに最内肋間筋とよぶ．胸郭の底面は筋性の膜である横隔膜によって閉じられている．胸郭とその周囲の筋肉などの軟組織，横隔膜によって囲まれた腔が胸腔である．弛緩した横隔膜は胸腔に向かって凸の状態にある．

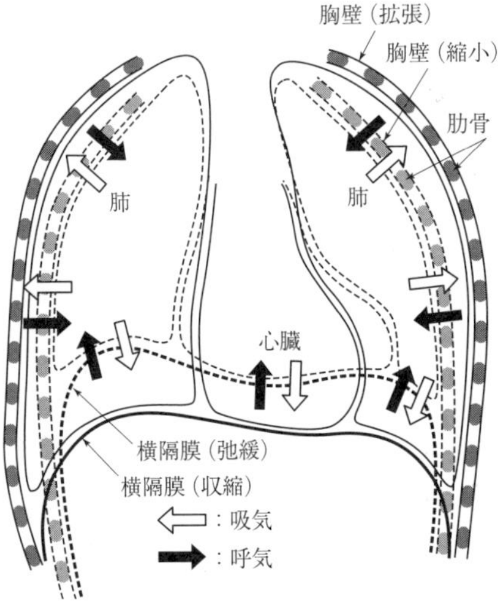

図1 胸郭と横隔膜の運動
肺は受動的に拡張・収縮する．

■ 肺の運動

肺は，それ自身では拡張することができない．肺が拡張して空気を取り入れることができるのは，胸郭に付着している筋肉や横隔膜の運動によって，肺を納めている胸腔の容積が増加するからである．肋間隙の外肋間筋が収縮すると肋間隙を狭くしようという力が生じるため,肋骨が挙上される．その結果，胸郭は前方に向かって拡張し，胸腔の容積が増加する．また，胸腔の底をなす横隔膜は弛緩状態では胸腔に向かって凸になっているが，収縮すると突出部が引き下げられ，胸腔の容積が増大する．胸腔の容積が増大すると，増加した分だけ，空気を内包する肺が拡張させられ，肺内は大気圧に対して陰圧となる．そのため，気道を通って肺内に空気が入り込んでくる．これが吸気の状態である．それに対して外肋間筋や横隔膜が弛緩すると，拡張させられた肺は，自らの弾性によって収縮しようとし，肺内が陽圧となるため空気が肺から出ていって肺は縮み，それにつれて肋骨は降下し，弛緩した横隔膜は胸腔内に引き込まれて凸の状態となる．これが呼気の状態である．発声や深く息を吐き出したりといった意識的な呼息の場合には，内肋間筋の働きによって肋骨を降下させ，胸腔内の圧をより高くなるようにして強制的に肺から空気を追い出している．

■ **呼吸の調節**

ヒトは呼吸することによって空気中より酸素を取り込み，体内の二酸化炭素を排出している．激しい運動などによって体内で消費される酸素が増加すると，それに合わせて酸素の取り込みが促進されるように呼吸を早く，深く行っている．ところで，二酸化炭素は血液中では水と結合して炭酸となり，さらに解離して水素イオンと重炭酸イオンの形で存在しており，重炭酸-炭酸緩衝系を構成して血液中の水素イオン濃度調節に重要な働きをしている．そのため，過度に呼吸を行って体内から二酸化炭素の排出が増加すると，血液中の水素イオン濃度が低下して呼吸性アルカローシスをきたしてしまう．そこで，肺胞での換気量は中枢の働きによって調節され，動脈血中の酸素分圧や二酸化炭素分圧は一定になるように保たれている．

呼吸の中枢は延髄にある．そこではさまざまな興奮性，抑制性の情報を統合して呼吸数や呼吸の深さを決定していると考えられる．中枢に集まる情報としては肺や気道系の拡張に伴う伸展受容器からの入力，肋間筋の筋紡錘からの入力といった呼吸運動による物理的な刺激に加えて，血圧の上昇による動脈圧受容器からの入力，さらには血液中の酸素，二酸化炭素，水素イオン濃度を感知する化学的な受容器によるものがある．二酸化炭素や水素イオン濃度は延髄の呼吸中枢からわずかに離れた領域に感知する神経細胞がある．この神経細胞は水素イオン濃度の変化により興奮するが，二酸化炭素では興奮しない．しかし，二酸化炭素は血液脳関門を容易に通過するが，水素イオンは通過できないので，血液中の二酸化炭素の変化が神経細胞周囲の水素イオン濃度を変化させていると考えられている．一方，血液中の酸素濃度は大動脈弓の大動脈小体や総頸動脈が内頸動脈と外頸動脈に分岐する部分にある頸動脈小体に化学受容器があり，低酸素刺激で興奮する．

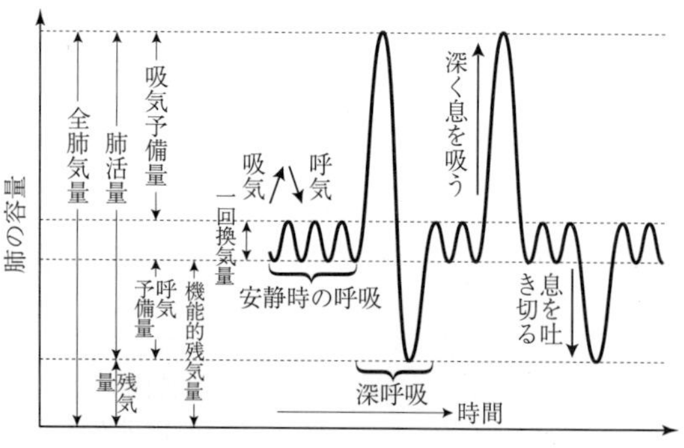

図 2　肺の容量変化

■ **肺の容量**

深呼吸をして限度まで吸気と呼気を行うと，安静時の呼吸よりもはるかに多くの空気を吸い込み，また吐き出すことができる．安静時の呼吸によって出入りする空気の量，すなわち呼吸によって増減する肺の容積を一回換気量という．安静時の吸気の状態からさらに深く吸い込むことができる空気の量を吸気予備量といい，安静時の呼気の状態からさらに吐き出すことができる空気の量を呼気予備量という．肺活量というのは一回換気量に呼気予備量と吸気予備量を加えたものであり，深呼吸で限度まで吸ったところから，空気を出し切ったところまでの量である．安静時の呼気の状態から，限度まで吸える量を吸気量といい，これは一回換気量に吸気予備量を加えたものに等しい．深呼吸の呼気を行っても肺から完全に空気がなくなるわけではなく，肺胞や気管支に空気は残っており，この量を残気量という．残気量に呼気予備量を加えた量を機能的残気量という．また，肺活量に残気量を加えた量を全肺気量という．

（橋本尚詞）

1-1-4
ガス交換

■ 肺循環

肺胞壁の毛細血管は肺動脈の枝である．全身を巡って心臓の右心房に戻ってきた血液は右心室から肺動脈に送り出される．肺動脈内を流れる血液は，全身で酸素を消費され，全身から二酸化炭素を運んできているので静脈血である．肺動脈は気管支とともに肺門から肺内に入り，気管支の分岐に合わせて分岐し，最終的に肺胞壁で密な毛細血管網となっている．この毛細血管は今度は肺動脈の分岐とは逆に合流し，最終的に肺静脈となる．肺静脈に集まる血液は肺胞壁で二酸化炭素を放出して酸素を取り込んできた動脈血である．肺静脈は左心房に戻ったのち，左心室を経て再び体循環系に入っていく．すなわち，肺動静脈系は肺で二酸化炭素を放出して酸素を取り込むための機能血管系である．肺自体を養っている栄養血管は気管支動静脈系である．気管支動脈は胸大動脈の枝で，気管支壁内を走行している．

■ 肺胞壁におけるガス交換

血液中には微量の酸素が溶け込むことができるが，この量の酸素だけでは全身の組織での酸素消費をまかなうことができない．血液中にあって酸素を運搬する役割の大半は赤血球中のヘモグロビンというタンパク質によって営まれている．ヘモグロビンは1分子で4分子の酸素と結合する能力があり，もし，ヘモグロビンが存在しなかったら，酸素分圧95 mmHgの血液1 ml中には酸素は0.003 mlしか含まれないが，ヘモグロビンを15 g/dl含む血液1 mlは最大で0.20 mlの酸素を保持することができる．ヘモグロビンが酸素と結合するか，結合している酸素を解離するかは周囲の酸素分圧に依存している．

呼吸を行うごとに肺胞は膨らんだり，縮んだりするが，呼気のさいにも肺胞が完全に縮んで中の空気を出し切ってしまうわけではないので，つぎの吸気で肺胞が膨らんださいには，外から入ってきた空気と肺胞内に残っていた空気が混合された状態になる．それでも，肺胞内の空気の酸素分圧は比較的高く (100 mmHg) 維持されている．一方，肺胞壁の毛細血管に流れ込んでくる静脈血の酸素分圧はかなり低く (40 mmHg)，この酸素分圧の差が酸素を血液中に拡散させる力となる．この力によって肺胞内の空気に含まれていた酸素は肺胞上皮細胞，基底膜，ごく微量の間質，基底膜，毛細血管の内皮細胞を通過して血液中に入り込んでいき，血液中の酸素分圧は上昇していく．肺胞壁に流入する静脈血中のヘモグロビンは約73%しか酸素と結合していないが，肺胞壁を流れる間に血液中の酸素分圧が上昇すると，拡散してきた酸素の大半はヘモグロビンと結合し，酸素分圧が100 mmHgに近づくと約97%のヘモグロビンが酸素と結合した状態となり，肺静脈へと流れていく．毛細血管にはつぎつぎと静脈血が流入してくるので，しだいに肺胞内の空気の酸素分圧は低下していく．そこで，酸素分圧の低くなった空気を呼気によって肺から押し出し，新たに吸気によって新鮮な空気を補給し，再度，肺胞内の空気の酸素分圧を上昇させている．

また，静脈血では全身の組織で産生された二酸化炭素が運ばれてくる．全身を巡る動脈血中の二酸化炭素分圧は約40 mmHgであるが，細胞の呼吸で絶え間なく二酸化炭素が産生されているので，組織の毛細血管周囲の二酸化炭素分圧はこれよりも高い．この分圧の差の力によって，二酸化炭素は周囲の組織から毛細血管内の血液に入ってくる．ごく少量の二酸化炭素はそのまま運ばれていくが，大半は赤血球内に

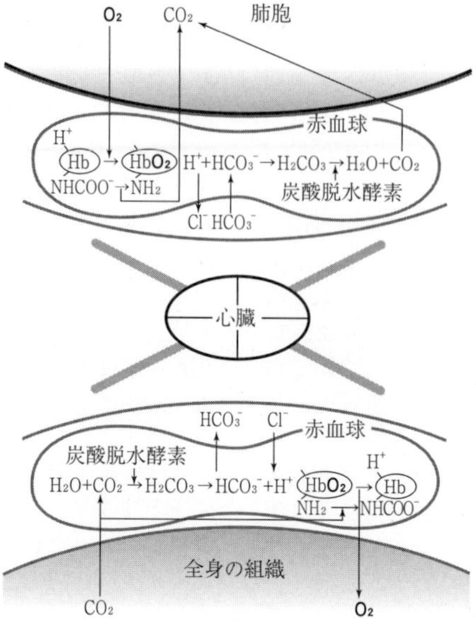

図 1　肺と全身の組織におけるガス交換

入って炭酸脱水酵素の働きで水と結合し，炭酸となる．炭酸は解離して水素イオンと重炭酸イオンとなる．赤血球内の重炭酸イオンが増加すると，重炭酸イオンは塩素イオンと入れ替わりに赤血球から血漿中へと拡散していく．また，一部の二酸化炭素はヘモグロビンと結合し，カルバミノ化合物を形成する．このようにして血液中に二酸化炭素が入り込み，静脈血の二酸化炭素分圧は約 46 mmHg となって肺に運ばれていく．一方，肺胞内の空気の二酸化炭素分圧は約 40 mmHg であり，その差は酸素分圧に比べて小さいが，二酸化炭素の拡散速度は酸素の約 23 倍あるので，十分な量の二酸化炭素が血液中から肺胞内へ放出される．血液中から二酸化炭素が放出されて二酸化炭素分圧が低下してくると，今度は逆に血漿中の重炭酸イオンが塩素イオンと入れ替わりに赤血球内に入って炭酸となり，再び炭酸脱水酵素の働きによって二酸化炭素と水に分解され，この二酸化炭素が血漿中に，さらには肺胞内の空気へと拡散して出ていってしまう．その結果，肺胞の毛細血管から肺静脈に向かう動脈血の二酸化炭素分圧は肺胞内の二酸化炭素分圧とほぼ等しい 40 mmHg となる．（橋本尚詞）

1-1-5
口

ヒトは，生きていくために，外部より栄養素を取り込み，体内で燃焼させてエネルギーを産生するとともに自らの身体をつくり直す材料とする必要がある．この栄養素を最初に取り入れる部分が口である．口から取り入れた食物は細かく砕かれたあと消化管（食道・胃・小腸・大腸）に送り込まれ，さらに分解されて体内に吸収され，残滓が排泄されるのであるが，口や消化管の中というのは，実は体外と同じである．実際的な意味で体内に吸収されるのは，おもに小腸で上皮細胞を通り抜けて取り込まれたものだけである．通常の食物はそのままの状態では体内に吸収することができないので，口や胃・小腸でそれらを破砕し，分解し，吸収できる形にする働き，すなわち消化を行っている．

■ 口の構造，歯と舌

口の中，すなわち口腔と外界とは上下の口唇によって区切られており，後方の咽頭とは口峡で境される．ヒトの口唇は途中から赤くなっているが，この赤くなるところとの境界を赤唇縁という．ここは体表の皮膚と口腔粘膜との境界部で，上皮はどちらも重層扁平上皮であるが，皮膚では最表層が角化しているのに対し，粘膜側は角化していない．そのため，粘膜上皮直下の血管が透けて見え，赤く見えるのである．口の中には歯が並んでいる．歯の並びを歯列というが，口腔のうち口唇や頬粘膜と歯列との間の空間を口腔前庭といい，歯列の後方を固有口腔という．口腔前庭は狭い隙間状であるが，上顎の第二大臼歯に対向した頬粘膜に耳下腺乳頭があり，ここに耳下腺の導管が開口している．固有口腔は前方と左右を歯列で境界され，天井は口蓋，床は口腔底である．口蓋は内部に骨性の芯がある前方の硬口蓋と後方の筋肉主体で構成されている軟口蓋に分けられる．口腔底には筋性の器官の舌がある．

産まれてから最初に萌出してくる乳歯は上下左右に各 5 本ずつで，計 20 本である．成人の歯は，第三大臼歯（親知らず）まであれば，上下左右に各 8 本ずつ，計 32 本ある．歯は前方にある切歯（片側に 2 本）と犬歯（1 本），後方の小臼歯（2 本）と大臼歯（3 本）で形が大きく異なる．切歯や犬歯は食物を噛み切るのに適したように，先端が鋭くなっているが，臼歯は食物をすりつぶしやすいように名前の通り臼のような形状をしている．歯の粘膜の外に出ている部分を歯冠，埋もれている部分を歯根，両者の境界部を歯頸とよぶ．歯冠の表面をつくっているエナメル質は生体で最も固い部分であり，ほとんどすべてがリン酸とカルシウムの化合物の結晶でできている．ヒトでは，いったん萌出してしまうとエナメル質が再生されることはなく，虫歯などで欠損部が生じたら人工的に補うしか方法がない．歯根は上顎骨や下顎骨に歯根膜という結合組織によって固定されているが，この歯根膜が炎症によって破壊されるのが，歯周炎である．

舌は筋性の器官で，その内部には骨格筋が縦横に走っており，非常に可動性に富んでいる．舌の表面には舌特有の粘膜の膨隆である舌乳頭が発達している．舌乳頭には糸状乳頭，茸状乳頭，葉状乳頭，有郭乳頭があるが，舌背部の大半は糸状乳頭と茸状乳頭である．糸状乳頭は表面の上皮が角化するため，他の口腔内粘膜とは異なってザラザラとしている．有郭乳頭は 10 個余りしかなく，分界溝の前に 1 列に並ぶ直径 1 ないし 3 mm の大きな乳頭で，その名の通り周囲を深い溝で囲まれている．葉状乳頭は舌体後部の縁にあり，乳頭というよりも粘膜のヒダである．有郭乳頭や葉状乳頭，まれに茸状乳頭の側壁の上皮内には味を感じる感覚器である味蕾が存在する．

■ **唾液腺**

口腔内はつねに湿潤の状態にあるが，これは唾液腺から分泌される唾液によるものである．唾液腺は，口腔を取り巻く粘膜内に散在している小唾液腺と粘膜からは独立した分泌腺の集団として存在する大唾液腺に分けられる．小唾液腺はその存在する部位によって，口唇にある口唇腺，頰にある頰腺，舌にある前舌腺や後舌腺，口蓋にある口蓋腺などとよばれる．小唾液腺はこれらの部位の粘膜下組織内に終末部が存在し，短い導管によって口腔内に開口している．大唾液腺には耳下腺，顎下腺，舌下腺がある．耳下腺は外耳孔の前方および前下方の頰の皮下の筋膜内に終末部が広がっており，その導管は頰筋を貫いて，上顎第二大臼歯に対向する口腔前庭の頰粘膜に開口している．顎下腺は下顎骨下縁と顎二腹筋がつくる顎下三角内に収まっており，その導管は口腔底の舌小帯の両側に開口する．舌下腺は口腔底の粘膜下で顎舌骨筋の上にのっており，その導管は8ないし12本で口腔底の粘膜に開口している．

唾液腺にはサラサラとして消化酵素を含む漿液を分泌する漿液腺，粘液を分泌する粘液腺，そして漿液腺と粘液腺が混在している混合腺がある．それぞれの唾液腺でその性状は決まっており，耳下腺は純漿液腺，顎下腺と耳下腺は混合腺，そのほかの小唾液腺は多くは粘液腺である．唾液の分泌は自律神経で支配されており，交感神経刺激のさいには粘稠度の高い粘液主体の唾液が，副交感神経刺激では漿液主体の唾液が分泌される．

唾液は食物を咀嚼するさいに食物と混合され，食塊を溶液状にして嚥下しやすくする．また，唾液中には炭水化物を分解する消化酵素である α アミラーゼが含まれており，デンプンを α-限界デキストリンないしオリゴ糖に分解する．（橋本尚詞）

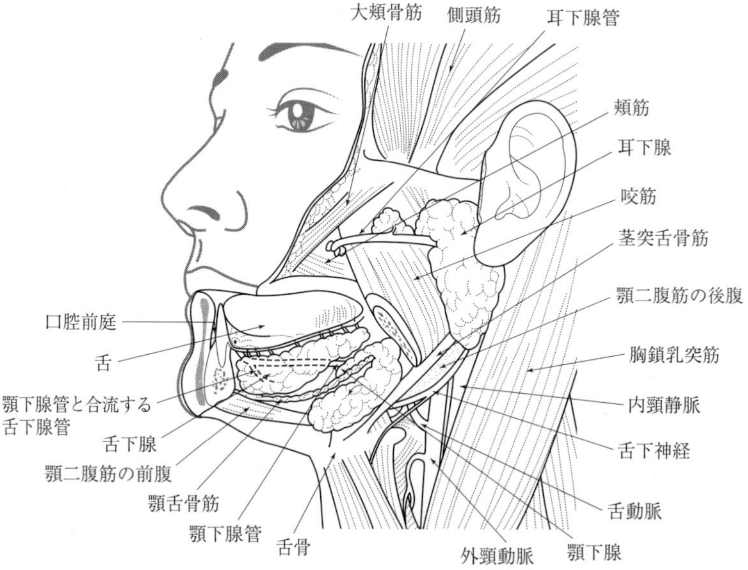

図1 三大唾液腺の位置

1-1-6
胃腸と膵臓

食物の消化吸収は胃，小腸，大腸で行われる．胃は食物を一時的に貯蔵するための袋で，タンパク質の一部が消化されるが，食物を多量の胃液と混合してその後の消化と吸収が効率よく進むように粥状とし，少しずつ十二指腸に送り出す．十二指腸には種々の消化酵素を含む膵液と胆汁が流入し，粥状の食物と混合されて消化を行い，空腸，回腸は食物をさらに消化・分解するとともに栄養素の吸収を行う．大腸ではおもに水や電解質を吸収し，消化吸収されなかった食物残渣や剥離した上皮細胞，腸内細菌類の死骸などから糞便をつくる．

食道，胃，小腸，大腸という消化管は，基本的に同一の構造をしている．内腔面に粘膜上皮，その周囲に結合組織性の粘膜固有層があり，それを薄い平滑筋層である粘膜筋板が取り囲む．この粘膜筋板は消化管に特徴的で，他の管状器官には存在しない．粘膜筋板の外側には疎性結合組織の粘膜下組織，そのまわりに内側の輪走筋層（内輪筋層）と外側の縦走筋層（外縦筋層）がある．筋層は食道の近位部では骨格筋であるが，それ以外は平滑筋である．筋層の外側は外膜で，腹腔内臓器の場合には漿膜である臓側腹膜，食道や後腹壁に付着している部分では結合組織である．

■ 胃の位置と構造

胃は左上腹部にあるJ字形をした袋で，容量はおよそ男性で1400 m*l*，女性で1300 m*l*であるが，個人により，また内容物の有無で異なる．胃は左上方から右下方に向かって湾曲し，その右上縁，左下縁ともに左方に凸で，小彎および大彎とよばれる．食道から連なる噴門は上端からやや右に下っており，噴門よりも上方の部分を胃底とよぶ．噴門よりも下方が胃体で，出口である幽門に向かって細くなる部分を幽門部とよび，幽門部はやや膨れた幽門洞と管状の幽門管に区別する．胃体と幽門部の境界は小彎では鋭角的に陥凹した角切痕で示される．

胃壁の特徴は，粘膜固有層内に腺が存在し，筋層が3層になっていることである．胃壁の腺には，胃体や胃底にあり胃液を分泌する固有胃腺と，粘液を分泌する噴門部の噴門腺および幽門部の幽門腺がある．固有胃腺からは，ペプシノーゲン，塩酸や粘膜上皮を保護する粘液が分泌される．固有胃腺にかぎらず，幽門腺や小腸，大腸の上皮内には消化管ホルモンやセロトニン，ヒスタミンを内分泌する細胞があり，消化液の分泌や消化管の運動の制御などを行っている．胃壁の腺は粘膜表面の微細なくぼみである胃小窩に開口する．筋層は元来の内側の輪走筋層，外側の縦走筋層に加えて，最内側に斜走する筋層があり，内斜，中輪，外縦の3層構造となっている．このうち，中輪筋層が最も発達し，とくに幽門では厚く肥厚して幽門括約筋をつくる．

■ 小腸の位置と構造

小腸は全長7 mをこえ，十二指腸，空腸，回腸の三つに分けられる．十二指腸は胃の幽門に続き，長さが十二横指（約30 cm）であることからこの名がついた．左に開いたC字形で，この凹みの部分に膵臓の頭を入れている．下方に向かう部分には，膵臓の副膵管が開口する小十二指腸乳頭，主膵管と総胆管が合流して開口する大十二指腸乳頭が粘膜面に隆起している．十二指腸は後腹壁に固定されており，前面だけを腹膜におおわれる．後腹壁から離れた部分から空腸が始まり，明確な境界なく回腸となる．一般的に前2/5が空腸，後ろ3/5が回腸とされる．空腸と回腸は全周が腹膜でおおわれており，腸間膜によって後腹壁からぶら下げられている．腸間膜の後腹壁への付着部である腸間膜根は第二腰椎の左側から右下方に向かって右の腸骨窩にいたるため，おおむね空腸は臍部，下腹部，左腸骨窩に，回腸は下腹部，小骨盤内，右腸骨窩に位置する．

粘膜には輪状に走る輪状ヒダがあり，粘膜下組織までの層が隆起する．また，粘膜上皮と粘膜固有層は腸絨毛という無数の指状の突起を構築する．腸絨毛と腸絨毛の間では上皮が陥凹しており，腸陰窩もしくは腸腺，リーベルキューン（Lieberkühn）腺とよばれれる．粘膜上皮は単層円柱上皮細胞であるが，機能的な面より腸吸収上皮細胞とよばれることもあり，自由面に無数の微絨毛をもつ．これらの輪状ヒダ，腸絨毛，微絨毛によって小腸の表面積は大幅に拡大され，栄養素の吸収効率を上げている．腸絨毛の壁には毛細血管網が，腸絨毛の中心には中心乳び腔（中心リンパ管）があり，吸収された栄養素が効率よく運ばれる．なお，十二指腸の粘膜下組織内には十二指腸腺（ブルンネル（Brunner）腺）という粘液腺が発達している．

■ **膵臓**

膵臓は後腹壁に位置する細長い器官で，二つの機能がある．一つが種々の消化酵素を分泌する外分泌機能で，もう一つがインスリンやグルカゴンという血液中のブドウ糖の濃度を調節するホルモンを分泌する内分泌機能である．内分泌機能を果たす部分はランゲルハンス島とよばれ，外分泌組織の中に内分泌細胞が集まって島のように散在している．外分泌部は漿液腺の形態を示し，終末部の分泌細胞には多数のチモーゲン顆粒が見られる．終末部にはそれに続く導管である介在部の細胞が入り込み，膵臓の外分泌部特有の腺房中心細胞となっている．介在部は比較的長いが，すぐに小葉内導管，小葉間導管と続く．小葉間導管は合流して膵管となる．膵管のうち，主膵管は十二指腸の壁内で総胆管と合流して大十二指腸乳頭に開口し，副膵管は小十二指腸乳頭に開口する．大十二指腸乳頭の開口部にはオッディの括約筋とよばれる平滑筋があり，膵液と胆汁の分泌調節を行っている．

■ **大腸**

右下腹部の回盲部より始まる大腸は腹腔内をほぼ一周し，肛門に終わる．回盲部よりも下方にある盲端が盲腸で，ここに細長い虫垂が付着する．虫垂にはリンパ小節が集合しており，強い炎症反応を起こすことがある．これが虫垂炎で，俗に「盲腸炎」と称されるものである．盲腸に虫垂が付着する部位を体表に投影すると，臍と上前腸骨棘を結ぶ線の外側３分の１付近であり，虫垂炎ではこの部位を圧すと強い痛みが走り，マクバーネー（McBurney）の圧痛点とよばれる．回盲部より上方が結腸で，まず肝臓の下まで上行し（上行結腸），ついで左に向かって腹部を横断し（横行結腸），脾臓の下方から下方に向かって（下行結腸）左下腹部にいたる．そこからＳ字形に湾曲し（Ｓ状結腸），正中で直腸となって肛門にいたる．上行結腸と下行結腸は腸間膜がなく後腹壁に固定されている．

結腸壁の縦走筋層は３か所に集まって肥厚し，索状の結腸ヒモとなっている．また，結腸壁には結腸膨起という規則的な膨らみがある．結腸ヒモ（自由ヒモと大網ヒモの２か所）の腹膜下には脂肪組織の付着した腹膜垂がある．これら結腸ヒモ，結腸膨起，腹膜垂は外観で小腸と区別するための目印となる．

大腸の粘膜は腸絨毛がなく，陰窩が深い．陰窩の上皮には粘液を分泌する杯細胞が豊富に認められる．大腸は消化吸収されなかった食物の残渣や剝離した消化管の上皮，腸内細菌の死骸などから糞便をつくる部位であり，大腸の前半部は水や電解質の吸収に，後半部は半固形状となった糞便の貯留に関わっている．　（橋本尚詞）

1-1-7
栄養素

ヒトが生きていくためには，体内でエネルギーを産生し，酵素やホルモンを合成したり，新陳代謝によって壊された細胞をつくり直したりする必要がある．これらのもとになるものは，タンパク質（アミノ酸），炭水化物，脂質，ビタミン類などの有機化合物や種々の無機化合物である．

■ タンパク質の消化吸収

タンパク質は20種類余りのアミノ酸がペプチド結合してできる高分子化合物であり，アミノ酸のみでできる単純タンパク質と糖などが結合した複合タンパク質がある．ヒトの身体の構成成分の多くはタンパク質であり，絶えず合成と分解が行われている．体内でタンパク質が分解されて生じたアミノ酸も再び合成に利用されるが，一部のアミノ酸は代謝され排泄されてしまう．そのため，不足するアミノ酸を食物として摂取したタンパク質を分解して得ている．アミノ酸の中には体内で合成することができるもの（非必須アミノ酸という）もあるが，イソロイシン，ロイシン，リジン，メチオニン，フェニールアラニン，スレオニン，トリプトファン，バリン（子どもではヒスチジンも）の8種（子どもでは9種）のアミノ酸は体内では合成することができず，体外から補給する必要がある（必須アミノ酸という）．

肉などの食物に含まれるタンパク質は，胃で塩酸によって変性させられるとともに，ペプシンで部分的に分解される．十二指腸に運ばれると内部のpHが上昇するためにペプシンの活性がなくなるが，代わりに膵臓で合成されたタンパク分解酵素が作用する．膵液中にはトリプシン，キモトリプシン，エラスターゼというタンパク質内部のペプチド結合を切断する酵素やカルボキシペプチダーゼAおよびBという端から順番にペプチド結合を切断する酵素が含まれており，これらが作用して，タンパク質は個々の遊離アミノ酸ないし数個のアミノ酸が結合したオリゴペプチドに分解される．このような消化管内での酵素による分解を中間消化（管内消化）という．

遊離アミノ酸はそのまま吸収され得るが，オリゴペプチドはさらに分解される必要がある．この働きをしているのが，小腸の吸収上皮細胞表面の微絨毛膜に存在する各種のオリゴペプチダーゼである．この酵素によって，オリゴペプチドはアミノ酸が三つのトリペプチド，二つのジペプチド，さらには遊離アミノ酸にまで分解される．この過程が終末消化（膜消化）である．小腸の吸収上皮細胞には細胞膜をこえて遊離アミノ酸を運ぶトランスポーターがあり，これによって吸収される．ジペプチドやトリペプチドもこれらに対するトランスポーターがあり，そのまま細胞内に運び込まれるが，細胞内のペプチダーゼによって個々のアミノ酸に分解される．吸収上皮細胞内の遊離アミノ酸は基底側にあるトランスポーターによって細胞外に運び出され，単純拡散によって毛細血管内に入っていく．

■ 炭水化物の消化吸収

炭水化物には単糖類，単糖類が二つ脱水縮合によって結合した二糖類，さらに多数が結合した多糖類がある．炭水化物はグルコース（ブドウ糖），ガラクトース，フルクトースなどの単糖類のみが小腸吸収上皮細胞で吸収され，血液中を運搬される．グルコースは全身のエネルギー源として利用されるが，血中のグルコースの濃度はほぼ100 mg/*dl*に保たれており，余ったものは肝臓や筋肉でグリコーゲンとして貯蔵されたり，脂肪合成の原料とされるが，逆に血中濃度が低下すると，グリコーゲンや脂肪が分解されてグルコースとなる．

食物中の炭水化物にはデンプンなどのヒトが消化吸収可能なものと食物繊維（セルロース）などの消化吸収できないものがある．どちらも同じ単糖類で構成されるが，結合様式が異なっており，ヒトは食物繊維を分解する酵素をもっていない．食物中の炭水化物は口腔内で唾液中のαアミラーゼによってα-限界デキストリンや一部がオリゴ糖まで分解され，胃に送られる．胃では消化されず，十二指腸に入ると，膵液中のαアミラーゼによってオリゴ糖ないし二糖類にまで分解される（中間消化）．オリゴ糖や二糖類は小腸吸収上皮細胞の微絨毛膜に存在する各種オリゴ糖分解酵素によって単糖類にまで分解される（終末消化）．単糖類は小腸吸収上皮細胞の細胞膜に存在するトランスポーターによって細胞内に取り込まれ，基底側のトランスポーターによって細胞外の間質に運搬され，拡散して血中に入っていく．

■ **脂質の吸収**

脂質には，脂肪酸とグリセリンのエステルである中性脂肪，レシチンなどのリン脂質，コレステロールなどのステロイド類がある．食物として摂取された脂質は胃に運ばれ，胃の運動によって胃液や他の食物などと攪拌され，小さな油滴となる．胃液には中性脂肪を分解するリパーゼがわずかながら存在するため，油滴の表面で一部の中性脂肪が，脂肪酸が一つ取れたジグリセライド，二つ取れたモノグリセライドもしくは脂肪酸三つとグリセリンに分解される．十二指腸に運ばれると，肝臓で産生されたコール酸やキノデオキシコール酸などの胆汁酸が，脂質やその分解産物の疎水性の部分を内部に囲い込んだ混合ミセルを形成する．そこに膵液由来の膵リパーゼ，ホスホリパーゼA_2，コレステロールエステラーゼなどの脂質分解酵素が作用し，中性脂肪は二つの脂肪酸とモノグリセライドまたは三つの脂肪酸とグリセリンに，レシチンは脂肪酸とリゾレシチンに，コレステロールエステルはコレステロールと脂肪酸に分解される．この混合ミセルは外側が親水性であるため，小腸吸収上皮細胞の表面にまで容易に移動していき，細胞膜表面でミセルが開裂し，脂質の分解産物は単純拡散によって細胞膜を通過して細胞内に移動する．上皮細胞内では分解産物から脂質が再合成されてゴルジ装置に運ばれ，粗面小胞体で合成されたアポタンパク質と結合してカイロミクロンを形成する．カイロミクロンは上皮細胞の基底側より開口分泌によって間質内に分泌され，リンパの流れとともに腸絨毛の中心部に存在する中心乳び腔よりリンパ管内に運ばれ，乳び槽，胸管を経て血管系に移行する．

■ **ビタミン類の吸収**

ビタミン類は水溶性と脂溶性に大別され，それぞれ吸収の経路が異なる．水溶性ビタミンは単純拡散もしくは特異的なトランスポーターの働きで小腸吸収上皮細胞で吸収される．水溶性ビタミンのうち，ビタミンB_{12}は胃で固有胃腺の壁細胞から分泌される糖タンパク質である内因子と結合することによって回腸の吸収上皮細胞で吸収される．脂溶性ビタミンは基本的に脂質と同様の経路によって吸収される．

■ **無機物の吸収**

生体の維持にはカルシウム，ナトリウム，カリウム，マグネシウム，リン，塩素といった主要な無機物以外に，鉄，銅，亜鉛，マンガン，セレン，ヨウ素，クロム，コバルト，モリブデンなども微量ながら必要不可欠である．これらの無機物の大半は，それぞれに特異的な吸収機構が存在し，小腸吸収上皮細胞で吸収される．（橋本尚詞）

1-1-8
肝　臓

肝臓は人体における最大の外分泌腺であるだけではなく，血漿タンパク質の産生，グリコーゲンの貯蔵，さまざまな代謝，解毒など多くの機能を有している．

■ 肝臓の位置と構造

肝臓は腹腔の右上部で横隔膜直下にあり，底辺を右側に向けた円みのあるくさび形をして，右季肋部を占めている．肝臓は一部が横隔膜に癒着しているため，横隔膜の動きに合わせて上下するが，おおむね上縁は第5肋間の高さ，下縁は右肋骨弓から左上方に向かい，剣状突起と臍の中間付近で正中をこえ，左季肋部の中央付近にまで達している．重さは成人男性で1000～1300 g，女性で900～1000 gで，暗褐色の大きな器官であるが，大半が肋骨でおおわれていて柔らかく，体表から触知することは困難である．前面ないし上面の肝鎌状間膜が付着している線で大きな右葉とはるかに小さい左葉に分けられ，右葉は下面で小さな尾状葉と方形葉が区別される．これらは解剖学的な区分であるが，これとは別に肝臓の導管である肝管や固有肝動脈，門脈の肝臓内での分枝の仕方から肝臓を4もしくは8個の区域に分けることもある．

肝臓は横隔膜と癒着している部分および胆嚢が付着している部分を除いて腹膜に包まれている．この腹膜下で実質的に肝臓全体を包んでいる線維膜は肝臓内にも入り込んで，肝臓の実質を六角柱状の小葉構造に分けており，これを肝小葉という．ただし，ヒトでは小葉間の結合組織の発達は悪く，六角柱の角付近に見られるのみである．この角の結合組織内を肝管，門脈，固有肝動脈の枝が走行しており，それぞれ小葉間胆管，小葉間静脈，小葉間動脈とよばれる．また，この小葉間結合組織をグリソン鞘という．肝小葉の中心には中心静脈が走行しており，これを中心として小葉内には放射状に1ないし2細胞の厚さの板状に並んだ肝細胞が広がっている．これを肝細胞板とよぶが，ときに分岐，癒合し，また穴が開いており，全体として網工をなしている．この肝細胞板の間を小葉間静脈と小葉肝動脈から分岐した毛細血管が同様に網状に走行して中心静脈に注いでいる．この毛細血管は通常の毛細血管よりも太い洞様毛細血管（類洞）であり，明瞭な基底膜を欠き，内皮細胞には小孔がある．毛細血管壁には活発な貪食能を有する星形の細胞が付着しており，クッパー（Kupffer）の星細胞とよばれる．毛細血管と肝細胞板の間には狭いリンパ隙があり，ディッセ（Disse）腔とよばれ，ここに脂質を貯蔵する伊東細胞がいる．肝細胞板の隣接する肝細胞間には細管状の隙間があり，この両側で細胞どうしは強く結合している．この細管は中心部の肝細胞間から始まり，合流をくり返しながら辺縁部にいたって小管に注ぎ，小管は小葉間胆管につながっている．この肝細胞間の細管を毛細胆管，小管をヘリング管とよび，外分泌腺としての肝臓の導管系の始まりの部分である．

■ 胆汁の分泌

外分泌腺としての肝臓の分泌物は胆汁である．胆汁の主成分は胆汁酸であり，ほかにリン脂質やコレステロール，胆汁色素が含まれている．胆汁酸には，コール酸，デオキシコール酸，キノデオキシコール酸，リトコール酸があるが，このうち，コール酸とキノデオキシコール酸がコレステロールを原料として肝細胞で合成される．胆汁酸はコレステロールにカルボキシル基が結合した構造をしているため，コレステロールは疎水性，カルボキシル基は親水性を示し，界面活性剤の働きをする．そのため，直接消化酵素としての働きはないが，脂質

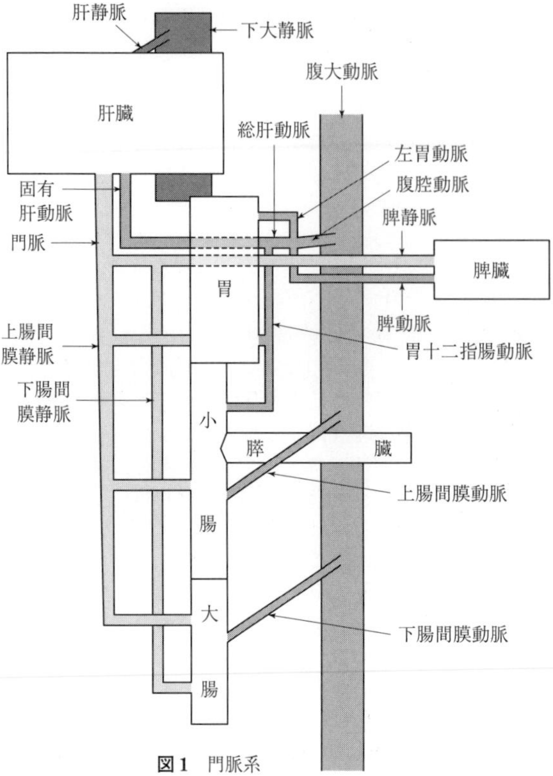

図1　門脈系

を消化吸収するさいに重要な働きをしている．

肝細胞で合成された胆汁は，肝細胞間の細管である毛細胆管に分泌される．毛細胆管は合流をくり返して肝小葉の辺縁部にあるヘリング管に連なり，さらに小葉間結合組織内にある小葉間胆管に注ぎ込み，小葉間胆管は集まって，左右の肝管となり，肝臓から出るところで合流して総肝管となる．総肝管は胆嚢管と合流するところで，総胆管と名前が変わり，総胆管は十二指腸に開口する直前に膵臓からの主膵管と合流し，大十二指腸乳頭に開く．胆汁は総肝管を通って肝臓から出てきた後，胆嚢管を逆流して一時的に胆嚢に貯蔵される．胆汁は，胆嚢内で水と電解質が吸収され，濃縮される．胆嚢に貯蔵された胆汁は食事の刺激で胆嚢が収縮すると押し出され，胆嚢管を経て総胆管に注ぎ込まれ，大十二指腸乳頭から十二指腸内に出てくる．分泌された胆汁酸の大半は回腸の吸収上皮細胞によって能動的に吸収される．一部は結腸内の細菌により．コール酸はデオキシコール酸に，キノデオキシコール酸はリトコール酸となり．その一部は結腸で吸収される．これらの吸収された胆汁酸は門脈血に入って再び肝臓に戻り，肝細胞に取り込まれた後，再び分泌される．

■ 門脈系

肝臓には2系統の血液が流入している．一つは動脈系であり，これは腹大動脈から分枝した腹腔動脈の枝の総肝動脈が胃十二指腸動脈を出した後，固有肝動脈となり肝門から肝臓内に入る．もう一つは門脈系である．この系では胃から直腸までの消化管と脾臓，膵臓を還流した血液が脾静脈，上腸間膜静脈，下腸間膜静脈に集まり，まず下腸間膜静脈が脾静脈に注ぎ込み，さらに上腸間膜静脈と合流して門脈となって肝臓に入る．そのため，門脈血には消化管で吸収された脂質以外の各種栄養物が含まれており，これが肝臓へと運ばれていく．固有肝動脈と門脈は肝臓内で，小葉間動脈および小葉間静脈となり，ともに洞様毛細血管に注ぎ込む．この血液は中心静脈に集まり，小葉下静脈を経て肝静脈となり下大静脈に注ぐ．このように門脈系においては，消化管と肝臓の2か所で毛細血管となっており，このような一度の循環経路で二度毛細血管となる血管系を総称して門脈系とよんでいる．

（橋本尚詞）

1-1-9
排　出

必要な栄養素を消化吸収した残りの食物残渣や剥離した消化管の上皮細胞，腸内細菌の死骸などは最終的に糞便として体外に排出される．また，血液から不要物を濾過してつくり出された尿も体外に排出される．これらは一時的に貯留されていて，ある程度の量が溜まれば排出される．そのため，排出口となる部分の壁には括約筋が発達しており，常時緊張状態にあって，内容物が漏出するのを防いでいる．

■ 排便のしくみ

直腸は消化管の最終末部であり，全長約20 cm で小骨盤内を下方に向かって肛門に終わる．肛門近傍の直腸遠位部では管壁を輪走する平滑筋が肥厚し，内肛門括約筋を構成しており，その周囲はさらに骨格筋の随意筋である外肛門括約筋によって取り巻かれている．これら二つの括約筋によって糞便の排出が調節されている．自律神経支配である直腸壁の筋層や内肛門括約筋，体性神経に支配される外肛門括約筋は，通常，緊張性に収縮しており，直腸内は空虚で前後に細長い管腔となっている．糞便となる大腸の内容物は下行結腸ないしＳ状結腸に留まっており，これが大腸の内容を一掃するような強い蠕動運動によって直腸に送り込まれてくると，直腸の壁を伸展させ，これが刺激となって排便が起こる．直腸の壁が伸展させられたことによって生じた刺激は求心性の神経によって仙髄にいたり，そこから脊髄を上行して脳に達し，便意を感じる．また，この刺激によって排便反射が起こる．排便反射の刺激は直腸に糞便が送り込まれることであり，量の多少はあまり影響しない．排便反射によって，直腸の蠕動運動が起こり，内肛門括約筋が弛緩するが，外肛門括約筋は一時的に収縮し糞便が排出されるのを防止する．さらに，外肛門括約筋を随意的に収縮させて，「こらえる」こともできる．しかし，直腸の蠕動運動と内部の糞便によって内圧が高まり，さらに排便を意識することで排便が行われる．排便のさいには，横隔膜が収縮して下がり，声門が閉じて吸息位で呼吸が止まり，腹筋が収縮することにより胸腔ならびに腹腔の内圧が高まる．さらに外肛門括約筋が弛緩し，直腸と肛門の翻転や脱出を防ぐために肛門挙筋が収縮して肛門を挙上させることにより，糞便は体外に排出される．

■ 膀胱と尿道

腎臓では常時尿がつくられ，尿は尿管の蠕動運動によって膀胱に運ばれている．しかし膀胱に達した尿はすぐに排泄されるのではなく，ある程度貯留され，一定量になったところでまとめて排泄される．このような排尿の機構は膀胱や尿道の構造に負うところが多い．

膀胱は恥骨結合の後方に位置する袋状の器官であり，上方は腹膜におおわれている．その壁は粘膜と粘膜下組織，筋層，外膜で構成される．粘膜の上皮は移行上皮であり，壁の伸縮に合わせて上皮細胞が広がったり縮んで高くなったりする．粘膜固有層はやや密な線維性結合組織で，粘膜下組織は疎性結合組織でできており，そのまわりによく発達した平滑筋の筋層がある．筋層は内側より縦走筋層，輪走筋層，縦走筋層の3層に分けられるが，その境界は不明瞭で，全体として網状となり，排尿に関与することから膀胱利尿筋（排尿筋）とよばれることもある．膀胱の出口である内尿道口の周辺では輪走筋層が内尿道口を取り巻き，膀胱括約筋（内括約筋：平滑筋）を形成している．外膜は前述のように，上方は腹膜であるが，ほかは結合組織で周囲に移行しているため，膀胱内に尿が貯留すると，膀胱は腹腔内に膨隆してくる．

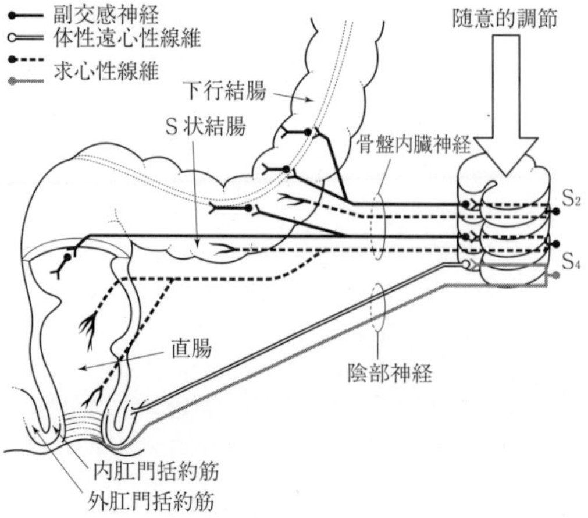

図 1　排便に関与する神経

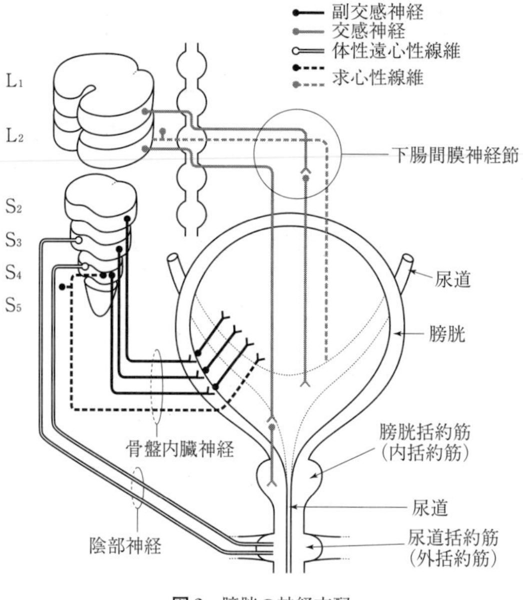

図 2　膀胱の神経支配

尿道は性差の大きい部分である．男性の尿道は約 20 cm ある．膀胱の内尿道口から出た後，前立腺内を貫くが，ここで射精管と前立腺管が開口している．ついで，尿生殖隔膜を貫くが，このとき深会陰横筋の筋束の一部が尿道を輪状に取り巻いて尿道括約筋(外括約筋：骨格筋)を形成している．その後，尿道海綿体内を通り，亀頭の先端の外尿道口に開いている．女性の尿道はおよそ 4 cm 位しかない．膀胱の内尿道口を出た後，腟の前壁に沿って下行し，陰核と腟口の間の腟前庭に外尿道口として終わる．この経過中に尿生殖隔膜を貫き，男性と同様に尿道括約筋に取り巻かれている．

■ 排尿のしくみ

膀胱からの出口はおもに尿道括約筋によって閉鎖されているため，尿管を通して運ばれてきた尿は徐々に膀胱に貯留する．しかし，尿の量がある一定量以下であれば尿意を感じない．膀胱内に貯留した尿がある一定量をこえて膀胱や尿道が拡張されると，排尿反射が起こり尿意を催す．しかし，直ちに排出が起こるのではなく，尿道括約筋の収縮を強め，排尿筋を弛緩させて排尿を抑制する．排尿の準備が整うと，随意的に排尿動作を行うことによって尿が排出される．このとき，膀胱では排尿筋の収縮と膀胱括約筋の弛緩が起こるが，それに加えて，腹筋と横隔膜を収縮させることによって腹圧を上昇させ，尿道括約筋を弛緩させる．また，尿意を感知しなくても，腹圧を高め会陰部の筋肉を弛緩させることが排尿筋の収縮刺激となり，膀胱内の尿を随意的に排出することが可能で，膀胱内の尿は完全に排出することができる．意識的に排尿を停止させる場合には，外括約筋などの会陰部の筋肉を収縮させることによって膀胱が挙上され，それにつれて膀胱の頸部も閉鎖される．膀胱括約筋は排尿には関わりが少ないようであり，現在は，射精時に精液が膀胱に逆流するのを防ぐとともに尿が漏れ出すのを防ぐ働きをすると考えられている．

（橋本尚詞）

1-1-10
皮膚の役割

体表をおおう皮膚にはさまざまな機能がある．体内と体外を境し，体液が外部に漏出しないようにしている．また，外部環境の攻撃から体内を保護するだけでなく，外部環境の変化を感知し，情報を収集している．さらに体内で生じた余分な熱を体外に放散し，体内の老廃物を排泄している．

■ 皮膚の構造

皮膚は表皮，真皮，皮下組織の3層で構成される．表皮は重層扁平上皮であり，表層の細胞は角化している．表皮の厚さは部位によって異なり，手掌や足底では1ないし2 mmあるが，眼瞼などでは約40 μm しかない．角化とは，上皮細胞が表層に向かう間に，細胞質にケラチンタンパク質が満ち，退化変性して核も消失し，扁平な鱗状のケラチンの膜となり，しだいに乾燥して剥離する過程をいう．皮膚の最表層は角化した細胞でおおわれるため，体液の漏出や外部からの細菌などの侵入を防ぎ，物理的な刺激に対して抵抗することができる．基底側の細胞が分裂増殖し，表層に向かって移動し，角化剥離するまでには，おおよそ15ないし30日かかる．表皮にはこの角化する細胞（角質細胞）以外に，異なった働きの細胞がある．メラニン細胞は基底側の細胞間に存在し，角質細胞の間に突起を伸ばしている．その名の通りメラニン色素を産生する細胞で，メラニンを角質細胞に与える．皮膚の色調はおもにメラニンの量で決まるが，メラニン細胞の分布は身体の部位によって異なるものの，人種や性別による違いは少ない．ランゲルハンス細胞は食作用をもつ遊走細胞で，表皮内に侵入した異物を貪食し，抗原提示をする．また，メルケル細胞は触覚の受容に関わる感覚細胞である．

表皮の深側には真皮がある．真皮は比較的密な線維性の結合組織である．厚さは部位によって異なるが，平均すると1ないし2 mmである．真皮は表皮に向かってドーム状に隆起し，これを乳頭とよぶ．乳頭の大きさ，形，密度は部位によって異なり，表皮の厚い部位では比較的発達がよく，薄い部位では発達が悪い．乳頭内にはループ状の毛細血管が入り込む血管乳頭とマイスナーの触覚小体がある神経乳頭がある．

真皮の深部には疎性結合組織の皮下組織があり，皮膚を深側の筋膜や骨膜に結合している．皮下組織には脂肪層が発達し，いわゆる皮下脂肪を形成する．

皮膚に分布する動脈は皮下組織を通ってきた後，真皮との境界部で真皮動脈網をつくり，その枝は真皮の浅層で再び乳頭下動脈網をつくる．この動脈網から毛細血管のループが乳頭内に伸びている．乳頭から戻った毛細血管は真皮の浅層，中層，深層，皮下組織のそれぞれで静脈叢を形成し，一部は皮静脈，残りは動脈に伴行する深静脈に注ぐ．真皮の浅層と深層には，動脈網の動脈と静脈叢の静脈との間を直接連絡する動静脈吻合があり，浅層ではこの動静脈吻合が糸玉状を呈して，皮膚糸球とよばれる．

■ 皮膚の付属器

皮膚には毛や爪のような角質性の器官と汗腺や脂腺などの分泌腺が付属している．

毛は手掌，足底，亀頭などを除く全身の皮膚にある糸状の角質性組織で，体表から出ている部分を毛幹，皮膚の中にある部分を毛根とよぶ．毛根の最深部は膨らんで毛球となり，そこに下から結合組織が入り込んで毛乳頭をつくる．毛根は表皮に続く上皮性毛包とそれを取り巻く結合組織性毛包によって包まれる．上皮性毛包は重層扁平上皮が特殊化した構造であり，内部に向かって角質化し，毛をつくる．毛包の浅部には毛脂腺が開口し，それに隣接して平滑筋の立毛筋がある．

汗腺は分泌の仕方でエクリン汗腺とアポクリン汗腺に分けられる．エクリン汗腺は，いわゆる汗を産生・分泌しており，亀頭などを除く全身の皮膚に存在する．長い単一の管状腺で終末部は真皮の深層もしくは皮下組織にとぐろを巻いたように存在する．汗は大半が水であり，ごく少量の電解質や有機物が含まれる．アポクリン汗腺は，脂質，糖，タンパク質などの有機物を多く含む分泌液を産生・分泌しており，腋窩，外耳道，乳輪，肛門の周囲などに存在する．この分泌物自体は無臭であるが，表在細菌で分解されると腋臭などの臭いを生じる．大きく太い終末部はエクリン汗腺同様にとぐろを巻くが，ときに分岐している．分泌細胞は離出分泌（アポクリン分泌）を行っており，これが名前の由来である．アポクリン汗腺は一般に毛包の浅部に開口する．

皮脂を分泌する脂腺には，毛に付属して毛包に開口する毛脂腺と毛包とは関係なく体表に開口する独立脂腺がある．毛脂腺は毛があればどこにでも存在するが，独立脂腺は口唇，鼻，小陰唇，亀頭や包皮の内面，肛門部，乳輪などにのみ存在する．どちらも同じ構造で，終末部は脂腺嚢とよばれ，多層に重なった細胞でできる．この細胞は中心に向かうにつれて細胞質に脂肪滴を蓄え，最終的には細胞全体を満たすまでになり，細胞が崩壊してそのまま分泌物となってしまう．このような分泌様式を全分泌といい，脂腺特有の様式である．

■ 体温調節

生命現象を酵素による化学反応と見ると，その反応速度は温度による影響をうける．生体の恒常性を保つためにはこの温度を一定に保つ必要があり，体内での熱産生と体外への熱放散との間で平衡が維持されるように処理を行っており，この作用を体温調節とよぶ．

体内での熱は，エネルギー源となる物質

を酸化して化学エネルギーを力学的エネルギーや電気エネルギーに変換するさいに産生される．周囲の気温が低下して体外への熱の放散が増加すると，それを補うために筋肉の運動，ふるえ，ふるえによらない熱産生によって体内での産熱量を増加させる．それに対して，体外への熱の放出は皮膚や呼吸器の粘膜を通しての放射，伝導，対流，水分蒸発によってなされている．

皮膚には豊富な血管網があり，暖かい血液が流れ込んでいる．熱産生が盛んなときには，これらの血管は拡張して多量の血液を流し，熱を放散している．外気温が低いときには，皮膚の血管が収縮して表層の血流を減らし，動静脈吻合というバイパスを通して還流し，皮膚からの熱の放散を減らしている．

気道粘膜からの熱の放散は，吸気の加温と粘膜表面からの水蒸気の蒸発によるものである．気道からの放熱は気温が高くて，皮膚からの放熱がうまくいかない場合には重要であり，呼吸が浅く，速くなって換気量を増し，体熱を大量に放出している．これを浅速呼吸といい，発汗機能がない犬などの動物でよく見られる．気道からの水分蒸発や皮膚からの感覚されない水分放出を不感蒸泄というが，皮膚からの意識される水分の放出が発汗であり，皮膚の触覚で感知されるので可感蒸泄ともいわれる．発汗の主たる役割は体内の熱の放散であり，1 m*l* の汗が蒸発すると約 0.6 kcal の熱を奪う．しかしながら，実際に放熱に役立っている汗は皮膚で蒸発するものだけであり，蒸発量にも限度があるので，発汗量が多いと，汗は皮膚に残っているか流れ落ちるかになってしまう．（橋本尚詞）

1-2 からだの中の世界

1-2-1 血液循環

■ 循環系の構成

人体の循環系は，ポンプとして血液を拍出する心臓（heart）と，導管として血液を運ぶ血管（blood vessel）とからなる．心臓から身体の各器官に向かう血管は動脈（artery），各器官から心臓に戻るのは静脈（vein）で，往路と復路が区別されている．器官の内部で血管は細かく分かれて毛細血管（capillary）となり，動脈と静脈をつなぐとともに，血液と器官の細胞との間での物質交換を行う．

心臓は，人間が生きている限り休むことなく血液を送り出すポンプである．人体の循環系は，全身に血液を送る体循環（systemic circulation）と，肺に血液を送る肺循環（pulmonary circulation）に分かれている．そのため心臓も，肺に血液を送り出す右心と，全身に血液を送り出す左心に分かれている．肺循環では，右心→肺→左心，と血液が流れ，体循環では，左心→全身→右心，と血液が流れる．

動脈から器官内に送り込まれた血液は，毛細血管の壁を通って出入りするが，最終的にほとんどすべて静脈に戻ってくる．しかし液のごく一部は毛細血管から漏れ出て組織の中に溜まってしまう．この組織中の液を回収するのが，リンパ系である．リンパ管（lymphatic vessel）は，組織の間に開いた毛細リンパ管として始まり，しだいに集まって太くなり，リンパ節を通り抜けて，最終的に太い静脈に注ぐ．リンパ管内を運ばれる液はリンパ（lymph）とよばれ，最終的に血液に戻る．リンパ管の要所には，リンパ内の外敵や異物を排除するために，リンパ節（lymph node）というフィルターが挟まっている．

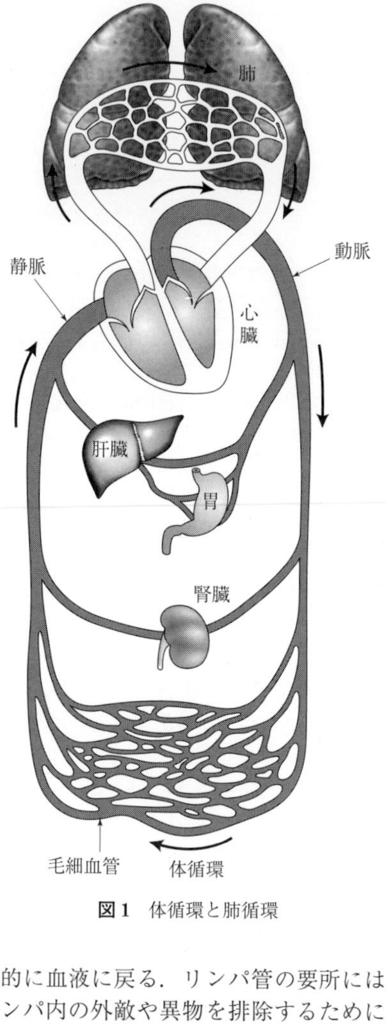

図 1　体循環と肺循環

■ 血液循環の役割

血液循環には，二つの重要な役割がある．

第一の役割は,体内での物質流通である.全身の細胞の生命活動に必要な栄養・酸素などの物質を,血液(blood)に乗せて身体のすみずみに行き渡らせ,細胞活動の結果できた不要な物質を回収する.栄養分を取り入れる消化器,酸素と二酸化炭素のガス交換を行う呼吸器,不要な物質を排出する泌尿器,そういった外界との物質交換を行う三大内臓と,全身の細胞との間で,物質のやりとりの仲立ちを行う.すなわち循環系は,体内の物流システムである.しかも状況に応じて,物流の量や分配を臨機応変に調節する,いわばよく制御された物質流通という意味のロジスティクスである.

第二の役割は,体内での情報流通である.情報を伝達する物質や細胞を,血液を介して全身に運び,体内で情報を伝達・共有するシステムの一翼を担う.内分泌腺から分泌されたホルモンは,血液に乗って全身に行き渡り全身の細胞に提供されるが,そのホルモンに対する受容体をもつ細胞のみが情報を受け取ることになる.リンパ組織で細菌などの外敵の抗原を認識した免疫系の細胞は,血液やリンパ液の中を移動しながら,その情報をもつ細胞を増やし,外敵に対する抵抗性を増す.

■ 血液循環の力学

人体の循環系では,血管内の圧力を原動力として血液が流れる.動脈の血圧(blood pressure)は,心臓の拍動に合わせて変動し,その最高の圧は 120 mmHg,最低の圧は 80 mmHg ほどである.大動脈など太い動脈は,壁に弾性線維が発達していて弾性動脈とよばれ,変動する血圧を受け止めて血流を滑らかにする.分かれて器官内に進入した動脈では,壁に円周方向の平滑筋が発達していて筋性動脈とよばれ,平滑筋の収縮により血流分配を調節するとともに,大きな動脈と毛細血管の間の血圧差を形成する.

毛細血管の血圧は 10～30 mmHg ほど,周囲の組織圧は 5 mmHg ほどで,外向きの静水圧を生じる.これに対し血漿に含まれるタンパク質が内向きに 25 mmHg ほどの浸透圧を生じており,両者はほぼ均衡する.肝硬変やネフローゼのために血漿タンパク質が不足すると,内向きの浸透圧が減少し,組織中に過剰な水分が蓄積して浮腫(edema)となる.

静脈の始まりから心臓までの血圧差は,10 mmHg ほどと小さいために,静脈の各所に備わった弁と,身体の運動によるポン

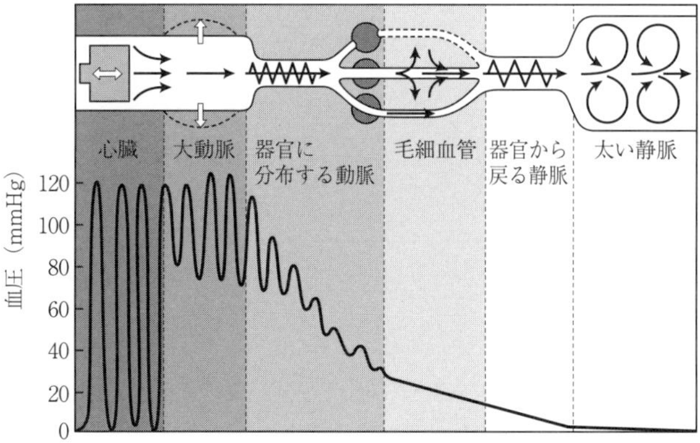

図 2 血圧のプロフィール

プ作用によって，心臓への血液灌流が補強される．静脈弁は，血管の内面をつくる内膜がヒダ状に張り出したもので，四肢や体壁にある中程度の太さの静脈に多く見られる．四肢の筋肉を動かすと，静脈が圧迫され，弁の間に挟まれた一区間の血液を心臓に向かって押し出す．この作用を筋ポンプという．また呼吸運動により息を吸い込むと，心臓周囲も陰圧になり，血液が心房に吸い寄せられる．この作用を呼吸ポンプという．

■ **全身の血管**

左心室から出た大動脈は，短く上行（上行大動脈）し，後左方・下方へと向きを変え（大動脈弓），胸部と腹部を下行し（胸大動脈・腹大動脈），骨盤に入るところで左右に分かれて総腸骨動脈になる．ここから全身の各部に向かう枝が分かれ出る．

- 上行大動脈からは心臓に向かう枝（右・左冠状動脈）が出る．
- 大動脈弓からは，頭部に向かう枝（総頸動脈）と上肢に向かう枝（鎖骨下動脈）が出る．総頸動脈は，頸の両側を上行し，顔に向かう外頸動脈と，脳に向かう内頸動脈に分かれる．
- 胸大動脈からは，気管支などや胸壁に向かう細い数本の枝が分かれる．
- 腹大動脈からは，腹部消化器への無対の枝（腹腔動脈，上・下腸間膜動脈），泌尿生殖器への有対の枝（腎動脈，精巣・卵巣動脈），体壁への有対の枝（数本の腰動脈）が分かれる．
- 総腸骨動脈は，下肢に向かう外腸骨動脈と，骨盤に向かう内腸骨動脈に分かれる．
  右心房には，上半身からの上大静脈と，下半身からの下大静脈が別々に注ぐ．

静脈の多くは，動脈に併走するが，いくつかの場所で独自の走行をとる．とくに腹部消化器の血液は門脈を通して肝臓に運ばれ，肝臓内の毛細血管を経て，下大静脈に注ぐ．（坂井建雄）

1-2-2 心臓の構造

■ **心臓の外観**

心臓（heart）は重さ200～300 gの筋肉の袋で，胸の前面で胸骨の直下に位置している．縦隔の前下部にあり，左右の肺の間に挟まれて横隔膜の腱中心の上に乗っている．正中線上にあってやや左に偏っている．

大血管が出入りする幅広い上端部を心底といい，拍動の大きな下端部を心尖という．心底は後右に，心尖は前左にずれていて，心底と心尖を結ぶ心軸は傾いている．心尖は前胸壁に触れ，左側の第5肋間隙で乳房の下あたりに，その拍動を触れることができる．

心臓の表面は漿膜に包まれ滑らかである．漿膜の下層には，豊富な脂肪の層があり，その中を心臓に分布する冠状動静脈の枝が走っている．

■ **ポンプとしての心臓**

心臓は，ポンプ機能の上では右心と左心の二つのポンプに分かれ，それぞれが心房と心室からできている．血液の逆流を防ぐ弁が，心房と心室の間（右・左房室弁）および心室からの出口（肺動脈弁・大動脈弁）に備わっている．右心の血流は，上・下大静脈→右心房－[右房室弁]→右心室－[肺動脈弁]→肺動脈で，全身から戻った血液を肺に送り出し，左心の血流は，肺静脈→左心房－[左房室弁]→左心室－[大動脈弁]→大動脈で，肺から戻った血液を全身に送り出す．

右房室弁と左房室弁は，その構造から帆状弁とよばれる．心室内に突き出した乳頭筋から複数の腱索が出て弁の自由縁に付着し，反転を防いでいる．右房室弁は三尖弁ともよばれ，3枚の弁尖をもち，左房室弁は僧帽弁ともよばれ，2枚の弁尖をもつ．

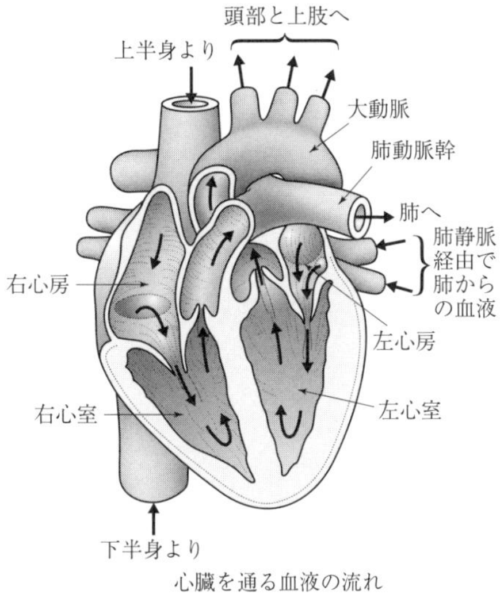

図 1　心臓の構造と血液の流れ

肺動脈弁と大動脈弁は，その構造から半月弁とよばれ，3 枚 1 組のポケット状の半月弁で構成されている．ポケットの縁が接し合うことにより，逆流を防いでいる．

■ 構造面から見た心臓

構造面から見ると，心臓は心房と心室にまず分かれ，それぞれが中隔によって左右に仕切られたものである．心房と心室の間には筋線維の結合がほとんどなく，ピンセットできれいに分離することができる．

心房の内面はおおむね平滑だが，前方につきだした心耳では，櫛状筋が内面に盛り上がってでこぼこしている．左右の心房は心房中隔によって隔てられている．心房中隔の右心房面には，卵円窩という浅いくぼみがあるが，これは胎生期の血液の通路（卵円孔）の痕跡である．

心室は心房よりも壁が厚く，また左心室の壁は右心室の壁の約 3 倍の厚さがある．心室の内面は，壁面から盛り上がる肉柱によって凹凸が著しく，さらに乳頭筋がタケノコ状に突出し，そこから出た腱索が房室弁（三尖弁・僧帽弁）の弁尖の縁に付着して弁の反転を防いでいる．左右の心室を隔てる心室中隔は，大部分が肉厚の筋性部であるが，上端に心筋を欠く膜性部がある．

心房および肺動脈・大動脈を切り取った心室の上面を，心基底部といい，心室に出入りする四つの弁口が並ぶ．心基底部では，肺動脈弁が最も前方に，その後方に大動脈弁があって，前後に接して並ぶ．大動脈弁の左後方に三尖弁（左房室口）が，右後方に僧帽弁（右房室口）が見える．心基底部を含む面は，生体では後右方に傾いている．

心基底部の四つの弁口を取り巻くように結合組織が発達しており，心臓の線維性骨

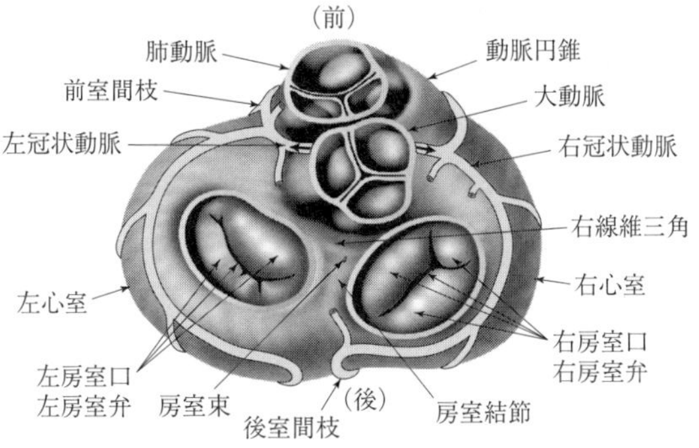

図 2　心基底部

格とよばれる．とくに左右の房室弁と大動脈弁に挟まれた部位（右線維三角）と大動脈弁と左房室弁の接点のやや前の部位（左線維三角）に結合組織がよく発達している．線維性骨格は，心筋線維を支持する働きがあり，心室の筋線維と心房の筋線維は，それぞれ独立に線維性骨格に付着している．右線維三角を刺激伝導系の一部であるヒス束が貫通している．

■ 心臓の外形

心臓の外形には，特徴的な溝がいくつかあり，心臓壁に分布する動静脈が通る．冠状溝は，心房と心室の間にある深い溝で，心臓を取り巻くように走り，冠状動静脈が通る．前・後室間溝は，右・左心室の境界にあたる浅い溝で，冠状動脈の前・後室間枝が通る．

心軸および心基底部の面が後右に傾いているために，前面から見た心臓では，心房よりも心室が，また左心よりも右心の方が大きく見える．そのため心臓の前面では，中央に右心室が見え，その左に前室間溝を隔てて左心室が見える．右心房は心臓の右上部に見え，左心房は心耳の前端部分がわずかに顔を覗かせる．

■ 心膜

心膜は，心臓を包む膜構造で，2種類の膜からなる．線維性心膜は，結合組織性の膜で，心嚢の外層をつくる．漿膜性心膜は漿膜からなり，心臓の表面をおおう壁側板と，それに向き合う臓側板とに分かれる．臓側板と壁側板は，大血管の出入口で折れ返す．漿膜性心膜に包まれた空間を心膜腔といい，少量の液体があって，心嚢内で心臓が滑らかに動くのを助ける．心膜腔の内容物が過剰に貯留して心臓の動きを妨げる状態を，心タンポナーデという．

■ 心臓の動脈

心臓に分布する動脈は，冠状動脈とよばれ，大動脈の起始部から左右の2本に分かれて起こる．右冠状動脈は，冠状溝の中を右回りで心臓の後面に進む．後室間枝を出す．左冠状動脈はただちに2本に分かれる．前室間枝は，心臓前面の前室間溝を心尖に向かって下行する．回旋枝は，冠状溝を左方に回って後面にいたる．右冠状動脈は主として右心房・右心室の後壁・心室中隔の後3分の1に，左冠状動脈は主として左心房・右心室の前壁・左心室の前壁と後壁・心室中隔の大部分に分布する．（坂井建雄）

1-2-3
心臓の機能

■ 心拍の規則性と刺激伝導系

心臓は安静時に毎分70回ほど拍動し，毎分5.5 l ほどの血液を拍出する．心臓の規則的な拍動は，心臓そのものに由来しており，神経を切断しても心臓は拍動を続ける．心臓の規則的な収縮能は，心臓壁を構成する心筋（cardiac muscle）の細胞そのものに由来する．顕微鏡で見ると，心筋は骨格筋と同じように線維に横縞が見えるので，横紋筋である．しかし骨格筋と異なり，線維に枝分れが多く，また細胞どうしが融合していない．心筋細胞は，外からの刺激がなくても規則的に収縮する性質をもっており，分離培養しても自律的に収縮する．さらにたがいにギャップ結合（gap junction）により機能的につながれていて，電気的な収縮刺激を速やかに隣に伝えていくので，心臓壁がまとまって収縮する．

心臓が効率よく働くためには，心臓壁がまとまって収縮するだけでなく，心房の収縮と心室収縮の間に，少し時間差を置かなくてはならない．このような全体の収縮を調節するために，心臓には，周期的に興奮を発生し，心臓全体に伝える刺激伝導系（impulse conducting system）が備っている．興奮の源泉にあたる洞房結節は，右心房内面で上大静脈との境界近くにある．ここで生じた興奮は心房壁に広がって収縮を起こし，右心房下方の房室結節に伝わる．ここで興奮の伝導に多少の遅れが生じ，そこから房室束を経て心室壁に伝えられ，心室筋内に広がるプルキンエ線維を通して心室全体に広がる．この刺激を発生し伝導する組織は，特殊化した心筋細胞からできている．

■ 心電図

心臓の規則的な運動は，刺激伝導系により支配されている．刺激伝導系を伝わってくる電気的な興奮の様子は，心電図（electrocardiogram）によって調べることができる．心電図は，心臓の電気的な活動を記録する方法で，両手足と胸壁に電極をあて，その電極間の電位差を測定することにより得られる．まず左右の手首と左足首にあてた3か所に電極のうち，たがいの電位差をとる3種類の標準肢誘導，どれか一つと残りの二つの平均の電位差をとる3種類のaV誘導，さらに胸の前面から左側面にかけての6か所に電極をあて，手足3電極の平均との電位差をとる6種類の胸部誘導を測定する．

正常の心電図では，まず心房の興奮による小さなP波があり，それに0.12～0.20秒遅れて，鋭いスパイク状のQRS群が現れる．これは，興奮が心室筋に広がるのに対応する．それにやや遅れて，心室筋の再分極を表す丸い山型のT波が続く．

心電図では，心臓の電気的興奮の異常を検出できる．たとえば房室間の伝導がブロックされると，PQの間隔が不規則になる．粗動や細動といった，心房や心室の収縮のリズムの異常もわかる．また心筋梗塞により心室筋が障害されると，ST部分が上昇したり，T波に異常が見られたりする．

■ 心周期

左右の心房と心室は，周期的に収縮と拡張をくり返す．心室の活動の方が重要なので，収縮期（systole）および拡張期（diastole）というのは，心室の拍動についてのもので，心房の拍動はこれと少しずれている．心臓の周期的な活動を，心周期（cardiac cycle）という．

心室の収縮期は，心電図のQRS群に引き続いて始まる．心室の収縮とともに心室圧が急に高まって，房室弁を閉じ，動脈圧を上回って肺動脈弁と大動脈弁を開く．そ

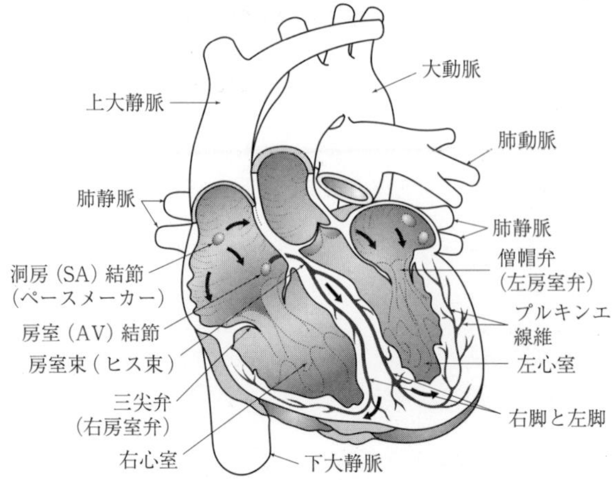

図1 刺激伝導系

れに続いて，開放した動脈弁を通って血液が流出し，心室は50〜60 mlほどを残して血液を拍出する．この期間は心電図上のSTとTにあたる．心室の収縮が終わって心室拡張期が始まると，動脈弁が閉じ，ただちに房室弁が開いて，心房にたまった血液が，房室間の圧の差によって急速に心室に流入する．心房の収縮はこの流入期の終わりころに見られ，心電図上のP波に一致する．心室収縮期は0.3秒，拡張期は0.5秒ほどの長さがある．心拍数が増加するときには，収縮期の長さはあまり変わらず，おもに拡張期が短縮する．

■ 心音と心雑音

胸壁に聴診器をあてると，心拍動に対応して，I音，II音という二つの心音 (heart sound) が聞こえる．I音がII音よりも低く，またI音とII音の間隔が短いので，二つの音の区別をすることができる．I音は心室収縮期の始めに，心臓の下端あたりでよく聞こえ，房室弁の閉鎖，大動脈基部あるいは心室筋自身の振動などが重なって生じるといわれる．II音は心室収縮期の終わりに，第2肋骨の高さの胸骨縁あたりでよく聞こえる．これは，大動脈弁と肺動脈弁が閉じるときに発する音である．

以上の正常な心音のほかに，心臓病とくに弁の異常のさいには，心雑音 (heart murmur) が聞こえ，診断の有力な手がかりとなる．弁の十分に開かない狭窄症のときに，狭い弁口を通って血液が流れたり，完全に閉じない閉鎖不全のときに，血液が逆流すると，血液の流れが乱流となり，それが心雑音を生じると考えられる．

■ 心収縮の調節

心筋は，生理的な範囲では，引き伸ばされるほど張力を増す性質をもっている．そのため心臓は，心房に大量に血液が戻ってきたときには，心室からより強力に血液を送り出し，流入量と流出量のバランスを自動的に保つことができる．

心臓は，交感神経と副交感神経の支配を受けている．交感神経は身体を活動状態にする作用をもち，その刺激は刺激伝導系に働いて心拍数を増加し，心筋に作用して収縮力を増し，心拍出量を増加させる．副交感神経は身体を休息状態にする作用をもち，心拍数を減らし，心筋の収縮力を抑えて，心拍出量を減少させる．　(坂井建雄)

1-2-4
循環の調節

■ 心拍出量と血流分配の変化

心臓は安静時に1回の拍動で約80 mlの血液を拍出し，1分間に70回ほど拍動して，5.5 lほどの血液を拍出する．人間の身体に含まれる5 lの血液量（体重の約8%）を上まわる．安静時には拍出された血液のうち，三大内臓（呼吸器・消化器・泌尿器）に向かう割合がきわめて大きい．肺循環を通して呼吸器には心拍出量にほぼ等しい血液が流入し，体循環を通して約26%が消化器に，23%が泌尿器に送られる．これに対して脳へは15%，心臓へは5%，筋・皮膚などそのほかには20%ほどの血液が送られる．

運動時には，心拍出量は著しく増加し，安静時の5倍以上の血液を拍出するようになるが，全身への血流分配は大幅に変動する．消化器・泌尿器への血流量はやや減少して，心拍出量に占める割合も合わせて10%を下まわるが，骨格筋への血流量は30倍以上に増加し，心拍出量の80%ほども占めるようになる．心臓への血流量は心拍出量に比例して増加し，脳の血流量は，ほとんど変化しない．こうして運動時には，内臓への血流は減り，筋肉と心臓にいく血流が増加して，激しい運動に耐えるようになる．

■ 血管壁の構造

血管の壁は，内腔に近い側から，内膜，中膜，外膜の3層からできている．血管は，内部の血圧に抗して構造を維持する働きを有するが，その力学的な本体をなすのは中膜である．中膜は，平滑筋細胞および弾性線維などの細胞外基質からなり，血管の種類によって構造や厚さが著しく異なる．内膜は，内腔をおおう1層の内皮細胞と少量

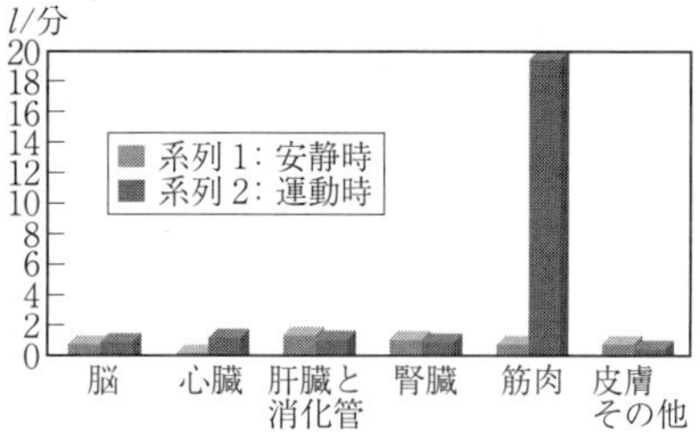

図1　心拍出量の分配

の結合組織，外膜は血管壁を取り巻く結合組織からなる．

大動脈のような太い動脈は，弾性動脈（elastic artery）とよばれ，壁の中に，弾性線維というゴムのように伸び縮みする細胞外基質を豊富にもつ．とくに弾性線維は，孔のあいたシート状の弾性板をつくり，それが中膜の中に何層も重なっている．平滑筋細胞は，隣り合う弾性板をつなぐように配置されている．弾性動脈は，心臓から押し出されてきた血液の拍動を受け止め，それを和らげる働きをする．

器官内の細い動脈は，筋性動脈（muscular artery）とよばれ，弾性線維が乏しく，平滑筋細胞が豊富である．平滑筋細胞は，動脈を取り巻くように，円周方向またはらせん状に走っている．内膜と中膜の間に1層の内弾性板があり，中膜と外膜の間にも外弾性板が見られる．筋性動脈では，平滑筋細胞が緊張して，血管の太さを調節し，血流に対する抵抗を決め，また各器官に向かう血流の分配を調節している．全身の血圧は，心臓の拍出力とともに，この筋性動脈の緊張によって保たれている．

静脈の壁は，平滑筋をもつ薄い中膜を備えている．静脈弁は，血管内腔に向かって内膜がヒダ状に突き出したものである．

■ 交感神経と副交感神経の作用

心拍出量と血流分配の変化は，いろいろな機構によって行われているが，おもなものは交感神経の興奮とそれに伴う副腎髄質

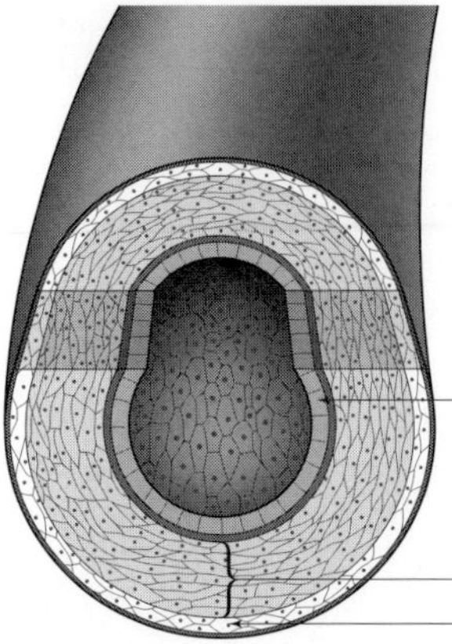

図2　血管壁の構造

からのアドレナリンの分泌，および組織の代謝活動増加に伴う血管拡張物質の産成である．血流分布が変化するのは，器官によって動脈平滑筋の受容体の種類，代謝活動が異なるためである．

交感神経の終末から放出されるおもな伝達物質はノルアドレナリン（NA）である．また交感神経興奮時には，副腎髄質からアドレナリンが分泌され，両者は全身の血管平滑筋に作用する．骨格筋や心筋などに分布する血管の平滑筋はβ受容体をもち，NAなどの刺激に対して拡張し，血流量を増加させる．これに対し，消化器や泌尿器に分布する血管の平滑筋はα受容体をもち，NAなどの刺激に対して収縮し，血流量を減少させる．

副交感神経の終末から放出されるアセチルコリンは，一部の血管を拡張させる作用がある．その代表的なものは陰茎で，副交感神経の刺激により陰茎の海綿体に流入する血管が拡張し，海綿体に血液が充満して勃起を起こす．アセチルコリンは平滑筋細胞に直接作用するのではなく，内皮細胞から血管拡張物質を放出させる作用がある．

■ 内皮細胞による血流調節

血管の内腔をおおう内皮細胞が，平滑筋細胞の収縮状態を調節する物質を出すことが知られている．アセチルコリンの作用や，血流の増加に伴うずり応力によって，内皮細胞は血管拡張物質を放出する．その本体は一酸化窒素（NO）で，アミノ酸のアルギニンを材料としてつくられる．正常な血管の機能は，内皮細胞から放出されるNOによって維持されており，動脈硬化などで内皮細胞が傷害されると，血管平滑筋がさまざまな物質に反応して異常な収縮を起こしやすくなる．NOはきわめて寿命の短い物質で，つくられた場所のごく近くにだけ作用する．

エンドセリンは，内皮細胞がつくるペプチドホルモンで，血管平滑筋細胞を持続的に収縮させる作用がある．血管が過剰に伸展されたり，低酸素状態に置かれると放出され，血管を強力に収縮させる．

■ レニン・アンジオテンシン系と高血圧

腎臓から放出されるレニンという酵素は，アンジオテンシンⅡという強力な血管収縮物質を生成し，全身の細動脈を収縮させて血圧を上昇させる．また副腎皮質に作用して，アルドステロンを分泌させる働きもある．アルドステロンは集合管でのナトリウム再吸収を増強して体液量を増し，中長期的に血圧を上昇させる．

レニン・アンジオテンシン系は，本来は糸球体濾過量を確保するための安全装置であるが，動脈硬化などにより血圧が糸球体に伝わりにくい条件があると，過剰に血圧を上昇させて高血圧を引き起こすことになる．レニン・アンジオテンシン系の関与する高血圧症は，腎性高血圧とよばれる．

（坂井建雄）

1-2-5
血　液

■ 血液の量と成分

血液（blood）は，さまざまな物質を含み，血管を流れて運ぶ役目をもっている．さらに細菌などの外敵から身体を守る役目，血管にできた傷口をふさぐ役目ももっている．血液はいわば万能の液体である．血液の量は体重の約 12 分の 1 で，体重 60 kg の人では約 5 *l* ある．血液は，液体成分の血漿（plasma）と細胞成分の血球（blood corpuscle）を含んでいる．血液を凝固しないようにして遠心沈殿すると，血球が下に沈み，血漿が上に残る．血球の体積の割合をヘマトクリットといい，男性で約 45%，女性で約 40% である．

血球の大部分は，酸素を運ぶ赤血球であるが，その他に細菌などを殺す白血球，傷口をふさぐ血小板もある．

■ 血漿

血漿は，黄色をした液体で，10% ほどの固形物が溶けているが，その大部分はタンパク質である．その他に 0.9% ほどの電解質や，糖，脂質などが溶けている．血漿のタンパク質は，塩濃度による溶解度の差を利用して，アルブミン，グロブリン，フィブリノーゲンといった分画に分けられている．

血漿タンパクの 3 分の 2 はアルブミン（albumin）である．アルブミンは，分子量 69000 程度の小さなタンパク質で，おもに肝臓でつくられ，血液の膠質浸透圧を保ち，組織に予備タンパク質として供給される．グロブリン（globulin）は，さらに α, β, γ の三つの分画に分けられる．α と β には，ビタミンやホルモンなどの運搬を行う役目がある．γ グロブリンは，免疫系のリンパ球によってつくられる免疫抗体を含んでいる．フィブリノーゲン（fibrinogen）は，血液中に 8% ほど含まれるタンパク質で，刺激された血小板から放出されたトロンビンによって重合し，長い鎖状のフィブリンをつくる．傷口をふさぐ凝血は，フィブリンの網目に血球がとらえられ，固まったものである．血液が凝固して，後に残った液体を血清という．血清は，血漿からフィブリノーゲンを除いたものに等しい．

表 1　血漿の成分

水	91%
無機塩類	0.9%
有機物	
タンパク質	7%
糖質	0.1%
脂質	1%
老廃物	

■ 赤血球

赤血球（erythrocyte）は，血球の大部分を占める細胞で，男性で約 500 万/mm^3，女性で約 450 万/mm^3 含まれている．直径約 8 μm の円板状の細胞で，中央部が少し窪んでいる．赤血球は，酸素と結合するヘモグロビンというタンパク質を多量に含んでいて，肺で結合した酸素を全身の組織に送り届ける．毛細血管の中では，かなり自由に形を変えることができて，細い血管でも通り抜けることができる．赤血球の中に含まれるヘモグロビンは，α 鎖 2 本 β 鎖 2 本があわさったタンパク質で，各鎖にヘムという鉄を含んだ分子を一つ含んでいる．このヘムの鉄が酸素を結合して運搬する．

赤血球をはじめ血球をつくる造血組織は，成人では一部の骨髄に分布している．しかし胎児の時期には，造血組織はもっと広い範囲に広がっている．胎生初期には，骨髄だけでなく肝臓や脾臓でも造血が行われているが，小児期には，骨髄だけで造血が行われる．20 歳ころになると，体温の低い四肢の骨の骨髄は，脂肪組織からなる黄色骨髄に置き換えられ，造血機能をもつ赤色骨髄は，胸骨や骨盤など身体の中心部の骨髄にかぎられるようになる．赤血球の生成には，ヘモグロビンの成分である鉄のほかに，DNA 合成に関係するビタミン B_{12} や葉酸が必要である．これらが欠乏すると，赤血球の生成が阻害され，さまざまな形の貧血（anemia）が起こる．赤血球の生成を促進するエリスロポエチン（erythropoietin）というホルモンは，腎臓でつくられる．

血中に出た赤血球は，120 日ほどたつと細胞膜が壊れやすくなり，おもに脾臓の赤脾髄を通るときに壊れてしまう．壊された赤血球の成分は，別の赤血球の成分や他の用途に再利用される．ヘモグロビンの鉄とタンパク質はすみやかに再利用されるが，ポルフィリンというヘムの鉄を除いた部分は，再利用が難しい．ポルフィリンは切り開かれてビリルビンとなり，門脈を通って肝細胞に運ばれる．肝細胞はビリルビンを胆汁に排出する．

細胞		機能	数
赤血球	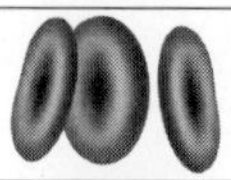	酸素の運搬 二酸化炭素の運搬補助	男 500 万$/\mathrm{mm}^3$ 女 450 万$/\mathrm{mm}^3$
好中球	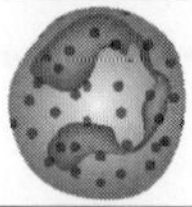	細菌を貪食処理	3000～7000$/\mathrm{mm}^3$
好酸球	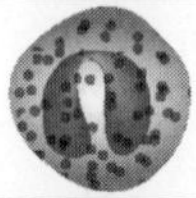	寄生虫に対する防御	20～50$/\mathrm{mm}^3$
好塩基球	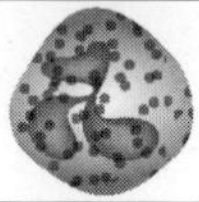	ヒスタミンを放出	100～400$/\mathrm{mm}^3$
リンパ球	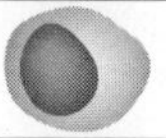	免疫反応	1500～3000$/\mathrm{mm}^3$
単球	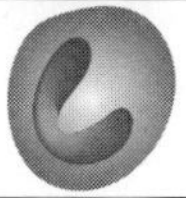	大食細胞になり異物を貪食	100～700$/\mathrm{mm}^3$
血小板	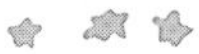	血液凝固	15 万～30 万$/\mathrm{mm}^3$

図 1　血球の形状

■ 白血球

血液の細胞で，赤血球以外のものは白血球（leucocyte）と総称される．この中には，いくつかの種類のものがあるが，細菌などを殺して身体を守る役目をするものが多い．白血球の数は，7000$/\mathrm{mm}^3$ ほどである．白血球を形で分けると，細胞内に顆粒をたくさんもつ顆粒球，顆粒をもたず小型のリンパ球，大型で貪食作用の強い単球がある．

顆粒球は，白血球の中の 60％ほどを占める．顆粒の染色性によって，好中球，好酸球，好塩基球に分けられるが，顆粒球の大部分は好中球である．好中球は細菌感染のある場所に集まって，細菌を食べて顆粒の中の酵素で細菌のタンパク質を分解する．細菌を処理した好中球は死滅するが，それが集まったものが膿である．

リンパ球は，血液の中にも見られるが，リンパの中にも含まれるので，この名がある．脾臓の白脾髄や，リンパ節や，消化管粘膜のリンパ小節などで，異物に対する免疫反応を起こし，特異的な抗体を産生する．

■ 血小板

血小板（platelet）は，骨髄に見られる巨核球の一部が切断して血液中に出てきたもので，無核の細胞断片である．血液中には，30～40 万$/\mathrm{mm}^3$ 存在する．

血管の内皮細胞が傷つくと，その場所に血小板が集まり（凝集），形を変えながらたがいにくっついて（粘着），破れた血管を一時的にふさぐ．それが引き金となって血液の凝固が始まる．血小板の数が減ったり機能が障害されたりすると，出血傾向になり，とくに皮下に出血が起こる紫斑病になる．

（坂井建雄）

1-2-6
内部環境

■ 体液

人体の約60％は，有機物や無機物を溶かした水溶液で占められている．これを体液（body fluid）という．体液の3分の2は細胞に含まれる細胞内液で，3分の1は細胞のまわりにある細胞外液である．細胞外液のうち，4分の3ほどは細胞の間の間質にある間質液で，そのほかに血管・リンパ管・脳室などに含まれる液がある．

人体の中の生きている細胞では，細胞膜を挟んで細胞外液と細胞内液の成分が異なり，さらに膜を挟んで一定の電位差がある．細胞外液のイオンの組成は，陽イオンとしてはナトリウム（Na^+）が大部分で，陰イオンとしては塩素（Cl^-）が大部分である．これに対して細胞内液では，陽イオンとしてはカリウム（K^+）が大部分で，マグネシウム（Mg^{2+}）をかなり多く含み，Na^+とカルシウム（Ca^{2+}）が著しく少ない．また陰イオンのおもなものは，リン酸（HPO_4^{2-}）とタンパク質で，Cl^-の量は少ない．

■ 内部環境の恒常性

人体内の生きている細胞は，ATPのエネルギーを利用して，細胞内液の成分を一定に維持するとともに，細胞内の電位をマイナスにしている．この細胞内液の成分と電位差を維持するために，重要な2種類のタンパク質が細胞膜に埋め込まれている．第1は，ナトリウム・カリウム・ポンプ（Na-K-ATPase）で，ATPを分解したエネルギーを利用して，ナトリウムイオンを細胞外に運び出し，カリウムイオンを細胞内に取り込む．第2はカリウムチャネル（K channel）で，これを通ってプラスの電気をもったカリウムイオンが細胞外に抜け，細胞内の電位をマイナスにする．これら二つは，いわば細胞にとっての生命維持装置であり，ほとんどすべての細胞に備わっている．また細胞内では，カルシウムイオンの濃度が，きわめて低く保たれているのが特徴である．カルシウムイオンは，細胞内の情報伝達物質として働いており，この濃度が著しく上昇するということは，細胞の死を意味する．

細胞が二つの生命維持装置を使って生命を維持するためには，細胞周囲の間質液の成分が一定に保たれていなければならない．間質液と血漿はどちらも細胞外液であり，両者の成分の間に大きな違いはない．間質の方が，血漿に比べてタンパク質の量がやや少ない．人体では，細胞外液は細胞の生命に不可欠な体内の環境という意味で，内部環境とよばれており，その成分はほぼ一定に保たれている．このことは内部環境の恒常性（ホメオスタシス，homeostasis）とよばれる．

■ 電解質と水分の出納

細胞外液の電解質濃度を一定に保つために，塩分の出入りに合わせて水が出入りする．そのため，体液の量は，体内の塩分の量に比例することになる．体液の成分と量を調節するために，人体は出入りする塩分と水分のバランスをとっている．人体に塩分と水分を出入りさせる器官は，消化器，呼吸器，皮膚，および腎臓である．ただし腎臓以外の器官では内部環境とは別の目標をもって水分と塩分の出入りが行われており，たとえば消化器では飲食物として塩分と水分を摂取し，呼吸器は呼気からの蒸散として，皮膚からは熱の放散のための汗などとして水分と塩分が失われる．内部環境を一定に維持するために水分と塩分の出入りを調節しているのは，腎臓だけである．

人体が得る水分の量は，1日あたり2600 m*l*ほどで，その大部分は口から飲物や食物として取り入れられ，また栄養分を細胞で燃焼したさいにも生じる．身体から

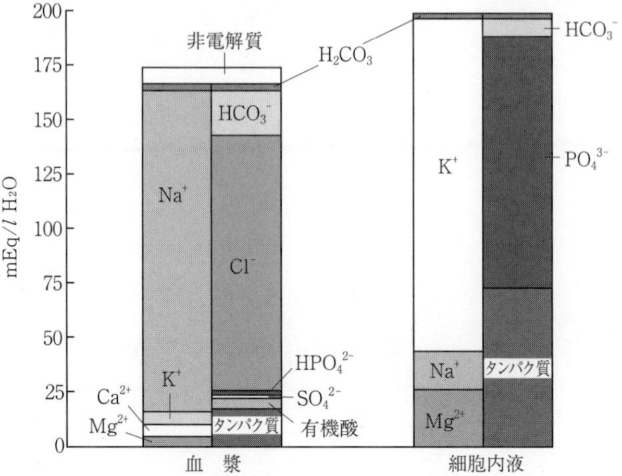

図1　細胞内液と細胞外液（血漿）

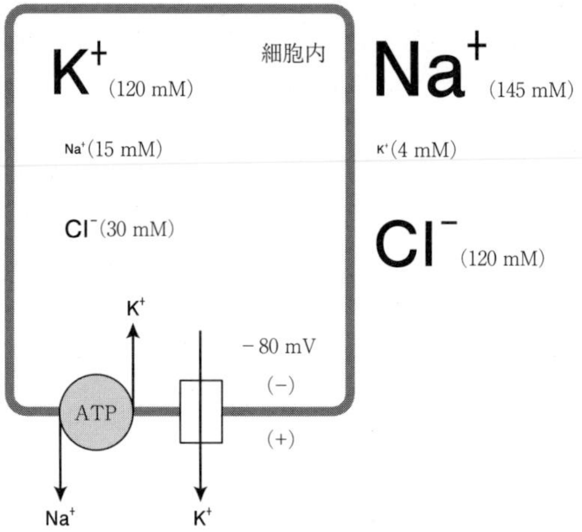

図2　生きている細胞の模式図

失われるのはそれと同じ量で，その60％ほどは尿として排出される．呼気の中の湿気や汗の蒸発として失われる不感蒸泄の量は意外に大きく，身体から失われる水分の40％ほどにあたる．

しかし身体の中では，みかけ以上に，水分が移動している．消化管では，口から取り入れる水分量をはるかに上まわる，1日あたり8*l*もの消化液が分泌され，10*l*以上の水分が吸収されている．また腎臓の糸球体では，膨大な尿が血液から濾過され，その量は1日あたり200*l*にも及ぶが，その99％は尿細管で再吸収されて，最終的な尿になるのは，1.5*l*ほどである．

■ **酸塩基平衡の調節**

細胞外液では，電解質の濃度のほかに，

酸性度も中性の pH 7.4 あたりに維持されている．体内では，細胞の呼吸によって酸性物質が生じるので，これを血液中から除去しなければ，体液の pH は変わってしまう．酸は，肺から CO_2 として排出され，また腎臓からは種々の酸として排出される．とくに腎集合管の間在細胞には，尿中に酸やアルカリを積極的に分泌する働きがある．

体液の pH が正常の範囲から外れ酸性に傾いたものをアシドーシス（acidosis），アルカリ性に傾いたものをアルカローシス（alkalosis）といい，さまざまな症状を引き起こす．肺機能が障害され，CO_2 の排出が困難なときには，CO_2 が蓄積する呼吸性アシドーシスを起こし，過呼吸を続けると，CO_2 が失われて呼吸性アルカローシスを起こす．また糖尿病の末期や腎不全のときには，PO_4^{2-} や SO_4^{2-} が蓄積して体液の pH が酸性に傾くが，これは代謝性アシドーシスとよばれる．また嘔吐などにより大量の胃酸が失われると，血漿中の Cl^- が減少して，代謝性アルカローシスを起こす．

さらに体液には，pH の変動を抑える成分が含まれている．細胞の呼吸で生じた二酸化炭素は，体液に溶け込んで炭酸水（H_2CO_3）になり，ナトリウムとともに炭酸水素ナトリウム（重曹，$NaHCO_3$）を生じる．体液のように H_2CO_3 と $NaHCO_3$ が溶けた液は，酸性やアルカリ性の物質が多少加わっても，酸性度（pH）をほぼ一定に保つ性質があり，緩衝系とよばれる．また血漿タンパクと赤血球のヘモグロビンにも，pH を一定に保つ緩衝作用がある．体液の pH が安定しているのは，これらの緩衝系の役割が大きい．（坂井建雄）

1-2-7
腎臓と泌尿器

■ 腎臓の構造

腎臓（kidney）は，脊柱の左右で肋骨に半ば隠れる位置にあり，重さ 150 g ほどである．形はソラマメ形で，脊柱に向いたややへこんだ入口を通って，腎洞とよばれる内部の空所に，血管や尿管が出入りする．腎臓は，1 日あたり 1.5 l ほどの尿を血液から分離し，尿管を通して膀胱に送る．腎臓は，腎門を除いて丈夫な被膜に包まれる．腎臓の組織には，被膜に近い側を占める皮質と，腎洞に突き出す髄質が区別される．尿を濃縮するのは，おもに髄質の働きである．髄質は全体として円錐状で，その先端は腎乳頭とよばれ，人間では左右それぞれ十数個の乳頭がある．腎乳頭にはそれぞれ，腎杯がかぶさる．腎臓の皮質と髄質でつくられた尿は，乳頭の先端から腎杯に流れ出し，腎盂に集められ，尿管を通って出ていく．

腎臓の皮質と髄質の組織には，糸球体と尿細管が収まっている．糸球体は毛細血管の糸玉で，ボウマン嚢という袋に収まっている．糸球体は，1 日あたり 200 l ほどの尿を血液から濾過してボウマン嚢から尿細管に流し込む．尿細管は腎組織の中に折り畳まれた長い管で，構造と機能の異なるいくつもの分節に分かれており，尿の成分のほとんどを再吸収して血液に回収する．尿は，糸球体濾過と尿細管再吸収の 2 段階でつくられる．

■ 糸球体

糸球体（glomerulus）は，ボウマン嚢（Bowman' s capsule）という袋に包まれており，合わせて腎小体とよばれる．糸球体の毛細血管は，糸球体の中心部にあるメサンギウムという特殊な結合組織によって

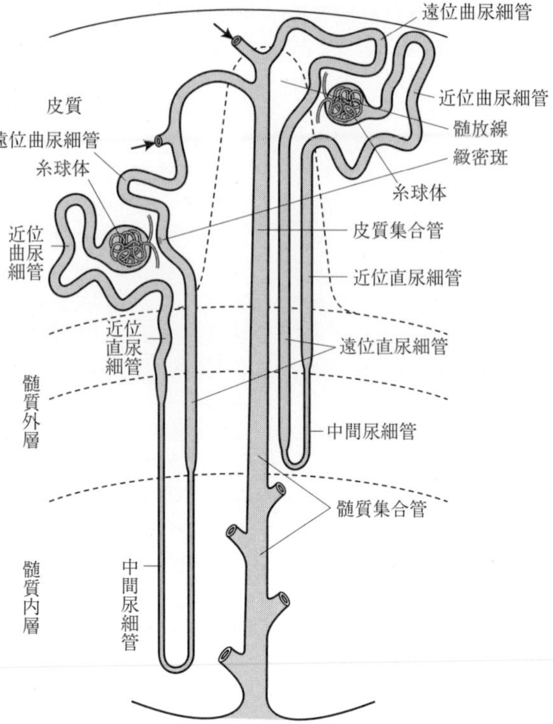

図 1　腎臓の組織構造

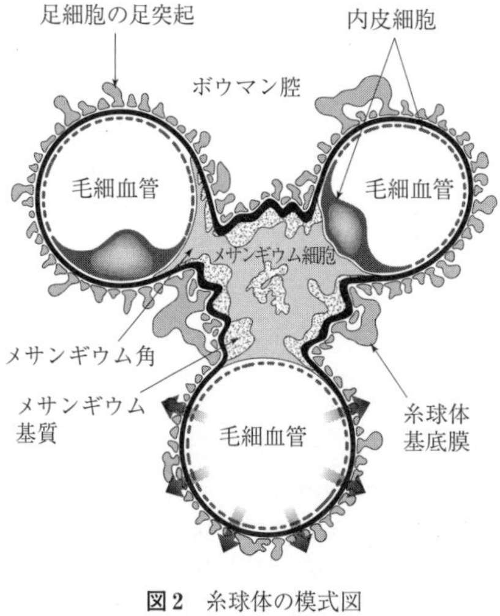

図 2　糸球体の模式図

支えられている．毛細血管の壁の一部はメサンギウムに接するが，大半の部分は薄い壁を隔ててボウマン囊の内腔に向かっている．この薄い壁は，血管内皮細胞，糸球体基底膜，足細胞の3層からできており，血液から尿を濾過するフィルターになっている．

糸球体の血管内皮細胞は，薄っぺらなシート状で，そのシートには大きな丸い孔がたくさん開いている．糸球体基底膜は，細かな細胞外の線維がフェルトのように絡み合った構造である．足細胞は，驚くほどに奇妙な形をした細胞で，タコのように太い突起を何本も伸ばし，そこからさらに数えきれないほど多数の細かい突起を出している．この細かい突起をかみ合わせながら，足細胞は糸球体の表面全体をおおっている．糸球体基底膜と足細胞が，濾過障壁の主役である．

糸球体の毛細血管の中には，高い血圧があって濾過の原動力になっている．糸球体の複雑な形は，血圧による外向きの膨張力と，内部のメサンギウム細胞による内向きの牽引力のバランスの上に辛うじて成り立っている．また足細胞は細胞分裂をすることがない．そのため糸球体は壊れやすく，なおかつ再生できない構造である．そのため糸球体は，年齢とともに少しずつ壊れて，数を減らしていく．

■ 尿細管

尿細管は，糸球体に続く細長い管で，皮質と髄質を一往復半して乳頭の先端に注ぐという，複雑な走行をとる．走り方からみると，尿細管は，まず皮質の中で迂曲しながら走る部分（近位曲部），髄質内を腎乳頭の先端に向かってまっすぐ走り，折り返してまっすぐ戻る部分（ヘンレループ），再び皮質の中で迂曲する部分（遠位曲部），そしてたがいに合流して髄質内をまっすぐに走り腎乳頭の先端から腎杯に注ぐ部分（集合管）に分かれる．

また上皮の構造からみると，尿細管には，細胞の管腔側に微絨毛が密に生えている分節（近位尿細管），壁がきわめて薄い分節（中間尿細管），細胞どうしが突起によって嵌合する分節（遠位尿細管），2種類の立方ないし円柱状の細胞を含む分節（集合管）が，区別できる．

近位尿細管は，近位曲部とヘンレループ下行脚の上部にあり，尿中に出た栄養素を回収し，また液量の50～75％を再吸収する．中間尿細管から集合管までの部分は，協力して髄質の中にナトリウムと尿素を蓄積し，その浸透圧を利用して尿の濃縮を行う．とくに集合管は，最終的な尿の成分を調節する場所である．バゾプレシンというホルモンの作用を受けて，尿の濃縮効率を調節したり，アルドステロンというホルモンの作用を受けて，体液量を調節したり，また血液の酸性度に合わせて排出する酸の量を調節する．

尿をつくる単位という意味でネフロンという言葉がある．ネフロンは，腎小体と，尿細管の中の遠位尿細管までの合流をしない部分を指している．これに対して集合管というのは，尿を集める導管を意味する．しかし実際には，集合管でも尿の成分は変化を受けるので，尿の最終的成分はネフロンと集合管両方の働きにより決まる．

■ 膀胱

腎臓でつくられた尿は，尿管を通して膀胱（urinary bladder）に運ばれ，そこで一時たくわえられる．膀胱は伸縮の自由な壁をもつ袋で，恥骨の後ろで直腸の前に位置する．膀胱の粘膜は，膀胱が縮んだときには丈が高く，伸びたときには丈が低くなる，特殊な上皮でおおわれている．膀胱壁の主体は平滑筋の層であり，その尿道への出口周囲の部分は厚くなって内括約筋とよばれる．さらに尿道が骨盤から出るあたりには，骨格筋でできた外括約筋がある．

膀胱の容量は300～500 mlであるが，200～300 mlの尿がたまると，尿意を感じる．排尿の際には，膀胱内圧が上がり，かつ内外の括約筋が弛緩しなければならない．膀胱内圧は腹壁の筋と膀胱壁の筋の両方の働きで高められる．膀胱壁の筋と括約筋の弛緩/収縮は，反射的に協調しており，その反射中枢は胸より下の脊髄にある．そこに出入りする神経が障害されると，失禁を起こすことがある．（坂井建雄）

1-2-8
腎機能の調節

■ 腎臓の体液調節機能

腎臓には，不要物の排出機能と，内部環境の維持機能という，二つの機能がある．体内に生成された不要な物質や投与された薬剤は，肝臓と腎臓のどちらかから体外に排出される．腎臓は，肝臓とともに排出器官の双璧である．内部環境の維持機能というのは，体液の成分と量を一定に保つ働きである．人工透析では，排出機能を肩代わりすることができるが，内部環境の維持機能は代行することができない．そのため，余分な電解質を処理することができないので，飲食物の摂取に大きな制限がある．たとえばカリウムを多量に含む生の刺身や果物は，禁忌といってよいほどである．

体液の成分を一定に保つために，腎臓は尿の成分と量を柔軟かつ迅速に調節して，過剰な電解質を排出する．腎の尿生成機能は，腎臓そのものに備わった調節機構によって，また自律神経やホルモンによって，制御されている．

■ 傍糸球体装置

糸球体とそれを包みこむ杯状のボウマン嚢を合せて，腎小体とよぶ．ボウマン嚢の杯の口の部分からは，糸球体に血管が出入りするので血管極とよばれ，柄の部分は尿細管につながるので尿細管極とよばれる．糸球体血管極は，髄質から戻ってきた同じネフロンの遠位尿細管と接触する．血管極周辺にある数種類の細胞は，協力して糸球体濾過を調節する働きをしており，傍糸球体装置（juxtaglomerular apparatus）とよばれる．傍糸球体装置は二つの機能を営んでおり，その一つの尿細管-糸球体フィードバックは，遠位尿細管の液の組成や流量により，ある種の信号が糸球体に出入りする血管やメサンギウムに送られ，糸球体での濾過量を調節する現象である．

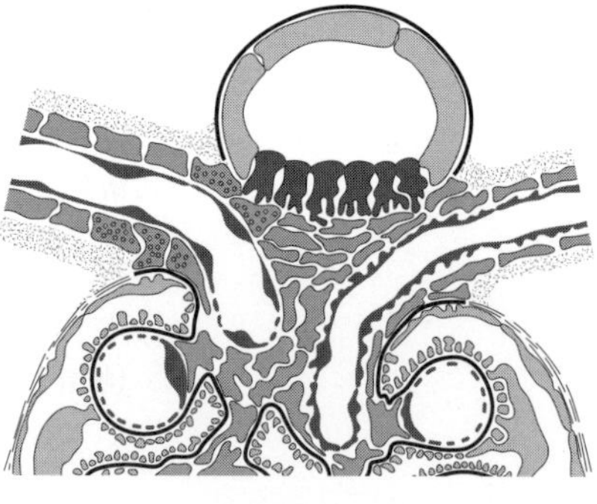

図1　傍糸球体装置の構造

傍糸球体装置のもう一つの働きは，レニンという物質を分泌することである．レニンは，糸球体の血圧が低下したときに輸入細動脈の顆粒細胞から分泌され，血液中にアンジオテンシンII（AII）を生成させて，全身の血圧を著しく増加させる．糸球体の濾過量を確保するために，腎臓から全身の血管系に働きかけるしくみである．

■ 腎臓に作用するホルモン

腎臓の機能は，さまざまなホルモンによって調節されている．

副腎皮質からは，2種類のステロイドホルモンが分泌されるが，電解質コルチコイドの作用をもつアルドステロンは，腎臓の集合管に働いて，ナトリウムの再吸収とカリウムの排出を促進する．その結果，体液量が増加し，中長期的に血圧が上昇する．アルドステロンの合成と分泌は，レニンによって生成されるＡIIによって促進される．高血圧のさいには，レニン・アンジオテンシン系およびアルドステロンがしばしば関与する．

下垂体後葉から分泌されるバゾプレシンは，尿細管のとくに集合管に作用して，集合管上皮細胞の水透過性を上昇させる．その結果，水の再吸収が促進され，濃縮した尿が生成され，尿量が減少する．そ

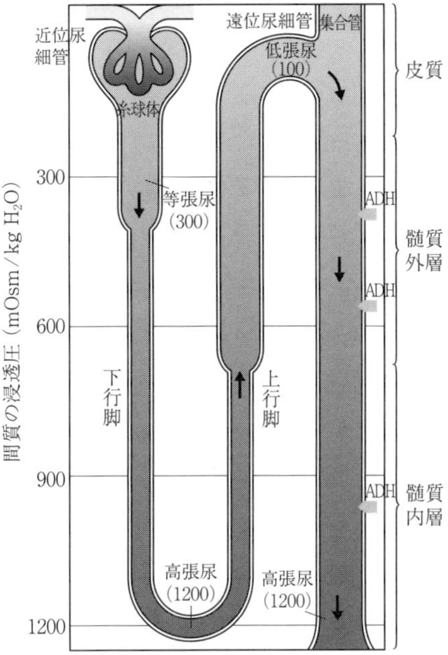

図 2　尿濃縮機構

のためバゾプレシンは，抗利尿ホルモン(antidiuretic hormone, ADH) ともよばれる．尿崩症は，バゾプレシンが不足して薄い尿が大量に排出される状態である．

心房筋細胞から分離された心房ナトリウム利尿因子 (atrial natriuretic factor, ANF) は，腎臓に作用してナトリウム排出量を増加させることが知られている．

上皮小体から分泌されるパラトルモン(PTH) と，甲状腺の傍濾胞細胞から分泌されるカルシトニンは，骨と腎臓に作用して，血液中のカルシウム濃度を一定に保つ働きをする．PTH は，骨からカルシウムを動員し，尿細管に作用して尿へのカルシウム排出を抑制して，血液中のカルシウムを増加させる．カルシトニンはその逆に，骨と腎臓に作用して，血液中のカルシウムを低下させる．

■ 腎臓が産成するホルモン

ビタミン D は，食物中から摂取される栄養素であるが，肝臓と腎臓で代謝を受けて，活性型のビタミン D に変わる．そのため，ビタミン D は，肝臓と腎臓で生成されるホルモンの一種とみなされることがある．ビタミン D は，腸の上皮細胞に作用して，カルシウムの吸収を促進する働きがある．腎不全ではビタミン D が不足して骨粗鬆症になりやすい．

腎臓の皮質の尿細管周囲にある線維芽細胞は，エリスロポエチンというホルモンを分泌する．エリスロポエチンは，骨髄の造血組織に作用して，赤血球の生成を促進する．高地への転居や貧血などで，血液中の酸素濃度が低下すると，腎臓はエリスロポエチンの産成を増加させて，赤血球の生成を促す．腎不全で人工透析を受けている患者では，エリスロポエチンの不足により貧血が起こるので，薬剤としてこのホルモンを投与する．

■ 酸塩基平衡の調節

栄養素の燃焼によって，体内には CO_2 のような揮発性酸と，リン酸や硫酸のような不揮発性酸が生成される．揮発性酸は肺から体外に排出されるが，不揮発性酸はもっぱら腎臓から排出される．

酸塩基平衡を保つ働きは，近位尿細管と遠位尿細管で行われる．近位尿細管では，糸球体から濾過された尿から HCO_3^- を回収し，入れ替わりに H^+ を尿中に分泌する．遠位尿細管と集合管にある間在細胞では，能動的に H^+ を尿中に分泌し，尿中のリン酸イオンやアンモニアイオンに結合した形で，尿中に排出する．近位尿細管や遠位尿細管の酸排出機能が損なわれると，アシドーシスになり体液が酸性に傾く．

（坂井建雄）

1-2-9
内分泌

■ ホルモンとは何か

内分泌腺というのは，もともと血液中にホルモンを分泌する器官であり，ホルモンというのは，血液を介して遠くに運ばれ，特定の標的器官に作用する物質であると考えられていた.代表的な内分泌腺としては，下垂体，甲状腺，副腎，性腺（精巣と卵巣），膵臓のランゲルハンス島がある．しかし肉眼的に認められる内分泌腺以外にも，さまざまな細胞がホルモンを分泌することがわかってきた．また血液を介して遠方の細胞に働く古典的なホルモン以外にも，分泌された周囲にだけ働く物質も数多く見つかり，内分泌やホルモンの概念は大きく広がってきた.

身体の中には，さまざまなホルモンがあるが，化学的には，アミノ酸の代謝産物のカテコルアミン，多数のアミノ酸がつながったペプチド，そしてコレステロールの代謝産物のステロイドが，代表的なものである．カテコルアミンやペプチドのホルモンは，細胞膜上の受容体に結合して，その情報はカルシウムや cAMP など細胞内の情報伝達系に伝えられて作用する．ステロイドや甲状腺からのチロキシンは，細胞内に取り込まれ，受容体タンパク質と結合して核内に進入し，遺伝子の転写を調節して作用する．いずれにしても標的細胞に微量で作用するのが，ホルモンの特徴である.

■ 視床下部と下垂体

下垂体（hypophysis）は，脳の下面についた前後 8 mm，幅 10 mm ほどの小さな器官で，前葉と後葉に分かれる．下垂体は，間脳の視床下部（hypothalamus）から細い茎によってぶら下がっていて，視床下部との間に密接な関係がある．視床下部の毛細血管を通った血液が，再び下垂体前葉の毛細血管を流れる下垂体門脈系によって，視床下部ニューロンから出るホルモンが下垂体前葉ホルモンの合成や分泌を調節する．また視床下部にある神経分泌細胞は，下垂体後葉に軸索を伸ばし，そこから下垂体後葉ホルモンを血液中に放出する.

下垂体前葉ホルモンはすべてペプチドホルモンで，ほかの内分泌腺の働きを調節するものと，全身に作用するものとがある.

- 甲状腺刺激ホルモン TSH：甲状腺ホルモンの分泌促進
- 副腎皮質刺激ホルモン ACTH：副腎皮質の糖質コルチコイド分泌促進
- 卵胞刺激ホルモン FSH と黄体化ホルモン LH：性腺からの性ホルモンの分泌促進
- 成長ホルモン GH：思春期までの身体の成長促進

下垂体後葉からは，2 種類のペプチドホルモンが分泌され，とくにバゾプレシン（抗利尿ホルモン ADH）は腎の集合管に作用して尿の濃縮を促進する.

■ 甲状腺と上皮小体

甲状腺（thyroid gland）は，気管上部の前面にあって，重さは約 20 g で，蝶のような形をしている．甲状腺の後面で両側には，上皮小体という 2 対の小さな内分泌腺がついている．甲状腺の組織は，濾胞という小さな袋が集まってできている．濾胞は 1 層の上皮細胞で囲まれ，甲状腺ホルモンを分泌する．甲状腺ホルモンはヨウ素を含み，全身の代謝を活発にする．バセドウ病は，甲状腺ホルモンが異常に産成される病気である.

上皮小体からは，パラトルモン PTH が，濾胞のまわりに散在する傍濾胞細胞からはカルシトニンが分泌され，いずれも骨と腎臓に作用して血中のカルシウム濃度を調節する.

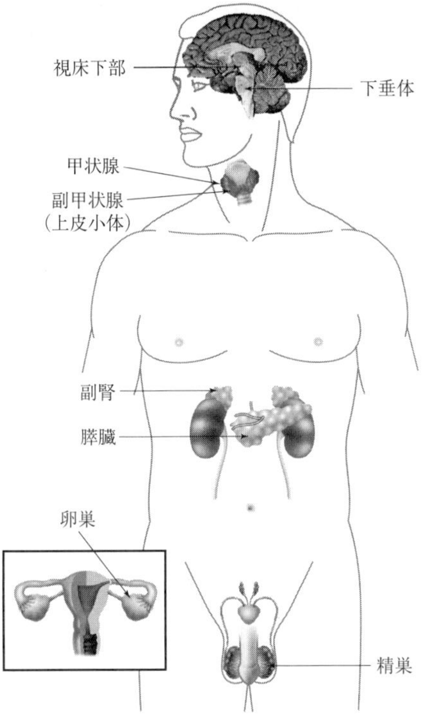

図1　全身の内分泌腺

■ 副腎

副腎 (adrenal gland) は，左右の腎臓の上に，まるで帽子のようにかぶさっている．重さは約 10～15 g である．副腎の組織は 2 部に分かれ，外側の皮質はステロイドホルモンを分泌し，中心側の髄質は，アミノ酸の一種のチロシンの代謝産物であるカテコルアミンを分泌する．

皮質からのステロイドホルモンには，糖代謝を調節する糖質コルチコイドと，集合管でのイオン再吸収を調節する電解質コルチコイドとがある．髄質からのカテコルアミンの代表的なものはアドレナリンで，交感神経の働きを補強する．

■ 性腺

男性の精巣 (testis) から分泌されるテストステロンは，男性らしい体つきをつくる働きをもつ男性ホルモンである．女性の卵巣 (ovary) からの女性ホルモンには，卵胞が多くつくるエストロゲンと，黄体が多くつくるプロゲステロンとがある．女性の月経周期は，女性ホルモンの変動により子宮粘膜の状態が変わるものであるが，視床下部と下垂体からの指令 (FSH と LH) により，卵巣内での卵胞の成熟・排卵および黄体形成というサイクルがつくられることが原因である．

■ 膵臓のランゲルハンス島

膵臓の中に散在するランゲルハンス島という内分泌細胞の集団からは，インスリンとグルカゴンという 2 種類のホルモンが分泌される．インスリンは細胞への糖の取り込みを促して血糖値を下げ，グルカゴンは血液への糖の動員を促して血糖値を上げる働きをもつ．食物が豊富な現代人では，インスリンとその受容体が酷使され続けており，それが破綻してインスリンの作用が欠落したのが糖尿病であるといわれる．

■ 消化管の内分泌細胞

胃腸の粘膜には，粘液や消化液を分泌する細胞に混ざって，何種類かの内分泌細胞が散在している．これらの細胞は，消化管内の食物成分を感知して，消化液の分泌を促進したり抑制したりするホルモンを分泌する．たとえば，ガストリンは胃に入った食物の量に合わせて適量の胃液を分泌させ，パンクレオザイミンは十二指腸に送られた食物に対して，胆汁と膵液を分泌させる働きをもつ．

(坂井建雄)

1-3 からだを動かす

1-3-1 手

手とは手首より先をいうが，片側で27個もの骨がある．指の股より先は2か所で曲げることができ，3個の骨に分かれる．その指骨は，爪の生えている先端の末節骨，手のひら側の基節骨，中間に挟まれている中節骨の3個の指節骨である．各指節骨間の関節を指節間関節というが，3個の指節骨では2か所の指節間関節があり，基節骨と中節骨間は近位指節間関節（PIP），中節骨と末節骨間では遠位指節間関節（DIP）と分けている．しかし，親指（母指）は1か所しか曲がらず，末節骨と基節骨の2個よりなり，単に指節間関節（IP）という．指骨は片側14個で構成される．

手の掌，甲の部分には，中手骨といわれる指骨より長めの骨が5個ある．中手骨と指節骨との間の関節は，中手指節間関節（MP）といわれる．

手首には，前腕側（近位側）に4個と中手骨側（遠位側）に4個，橈側より舟状骨，月状骨，三角骨，豆状骨，そして大菱形骨，小菱形骨，有頭骨，有鉤骨と計8個の手根骨がある．これを舟月三豆大小頭鈎（しゅげつさんとうだいしょうとうこう）とそらんじると覚えやすい．

手の指の運動は，掌側に屈曲し，背側に伸展する．隣り合った指は中指（第3指）を中心に，離れる外転，近づく内転の作用がある．中指は，第2指（示指）に近づく運動を外転，第4指（薬指，環指）に近づく運動を内転という．棒を握るさいに，母指（第1指）と小指（第5指）が対面的に近づくのを対立運動という．

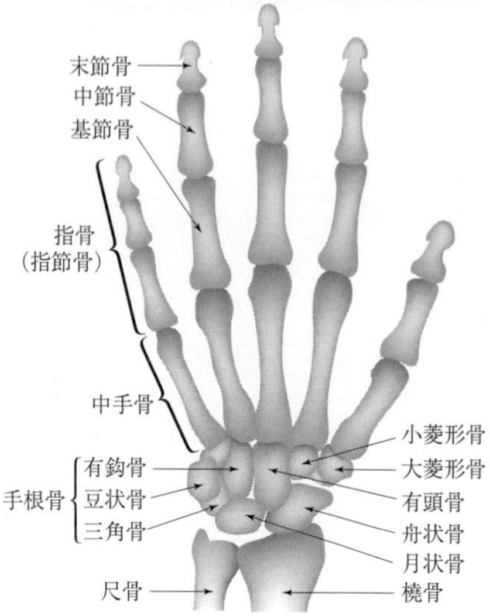

図1　手の骨（右掌側面）

指骨が2個である母指の運動はほかの4指と別に働き，長母指屈筋で末節を，短母指屈筋で基節を屈する．ほかの4指では，末節が深指屈筋により，中節が浅指屈筋によるが，基節は手にある虫様筋によって屈曲する．伸展は，長母指伸筋，短母指伸筋がそれぞれ母指の末節，基節を伸ばすが，第2〜5指は指伸筋によって末節，中節，基節が伸ばされる．しかし，第2指には示指伸筋が，第5指には小指伸筋がつき伸展に関与している．

第5指は基節骨に停止する小指外転筋により外転する．

母指と小指が向かい合う対立運動は，第1指中手骨に停止する母指対立筋と第5指中手骨に停止する小指対立筋が働いている．

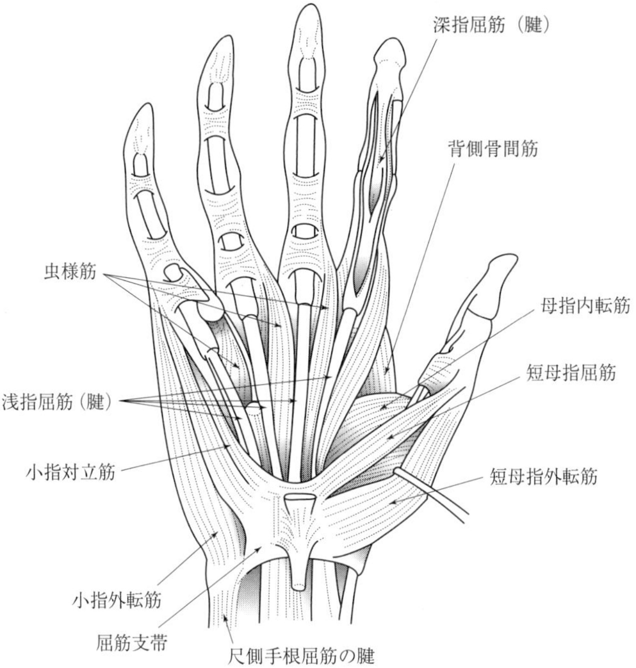

図2　手の筋（右手掌）

母指は示指と60°近く離れ外転するが，そのさい第1中手骨には長母指外転筋が，短母指外転筋は第1指基節骨に停止して母指を外転させる．この外転した母指を示指に近づける内転運動は，横頭と斜頭と2頭あるが，第1指基節骨に停止している母指内転筋により行われる．

前述のように，母指は基節骨と末節骨しかなく，基節骨につく短母指屈筋と末節骨につく長母指屈筋によってそれぞれの屈曲が行われる．しかし，第2～5指は3個の指骨により構成されており，深指屈筋が末節骨に，浅指屈筋が中節骨に停止してそれぞれの関節を屈曲している．このさい，停止腱は浅い方が手前の中節骨に，深い方の深指屈筋腱が先の末節骨につくため，手前の中節骨につく浅指屈筋腱は二股に分かれ，その分かれた間を先に行く深指屈筋腱が通って腱交叉をして末節骨についている．中手骨と基節骨間の関節，中手指節間関節（MP関節）を屈する筋は，虫様筋である．虫様筋は第2～第5指の基節骨に停止するが，起始は骨ではなく深指屈筋の停止腱より始まり，基節を曲げるだけでなく，中節および末節を伸ばす働きももっている．

母指には内転筋と外転筋があり，最内側の第5指小指にも外転筋はある．では，第2～第4指の外転と第2～第5指の内転を行う筋はどこにあるのか？　各指を隣りに近づける内転，隣りから離す外転の働きは，各中手骨の間にある骨間筋が行っている．骨間筋には示指，薬指，小指の内転運動を行う第1～第3掌側骨間筋と示指と薬指の外転および中指の内転と外転運動を行う第1から第4背側骨間筋，計7個が存在している．　　　　　　　　　　（竹内修二）

1-3-2
腕と肩

肢とは，体に関する意をもつにくづき（月）に支と書く．支は「わかれる」という意味をもっており，肢はからだのわかれである．四つ足動物は前肢後枝だが，直立しているヒトは体幹から上下に分かれ，上肢下肢となっている．

体表上では，肩より先が腕，上肢となっているが，骨格では腕と体幹をつなぐ骨があり，上肢帯骨という．上肢帯骨となるのは，鎖骨と肩甲骨である．

肩から肘，上腕には1本の骨，上腕骨のみだが，肘から手首までの前腕には，母指側の橈骨と小指側の尺骨の2本の骨がある．手首より先は，前節に述べた27個の手の骨で構成されている．

鎖骨は体幹の胸骨と胸鎖関節で，肩甲骨と肩鎖関節で連結している．

肩鎖関節の下で上腕骨の上腕骨頭が肩甲骨の関節窩と関節し，人体中最も広範囲な可動域をもつ肩関節を構成している．肩関節は広い範囲を動けるようになったことにより，脱臼しやすい欠点も併せもつこととなった．

肘では，外側で上腕骨小頭と橈骨頭窩とが腕橈関節を，内側で上腕骨滑車と尺骨の滑車切痕とが腕尺関節をつくっている．そのうえ，橈骨の関節環状面と尺骨の橈骨切痕とが上橈尺関節をつくり，腕橈関節と腕尺関節と三つの関節（複関節）からなる肘関節を構成している．

手首では，橈骨の尺骨切痕と尺骨の関節環状面とが下橈尺関節を構成している．また，橈骨と舟状骨，月状骨，三角骨とで橈骨手根関節を構成している．尺骨は，手根骨の間に関節円板があって直接関節はつくられない．

腕を水平に上げる運動を肩関節の外転というが，肩をおおって膨らみをみせている三角筋の収縮によって行われる．

上げた腕を体に引き寄せる内転は，体幹の筋である大胸筋や広背筋，および上肢帯筋の大円筋によって行われる．ボディービルダーが脇を堅め，大胸筋の盛り上がりを強調するのが，上腕，肩関節の内転運動である．

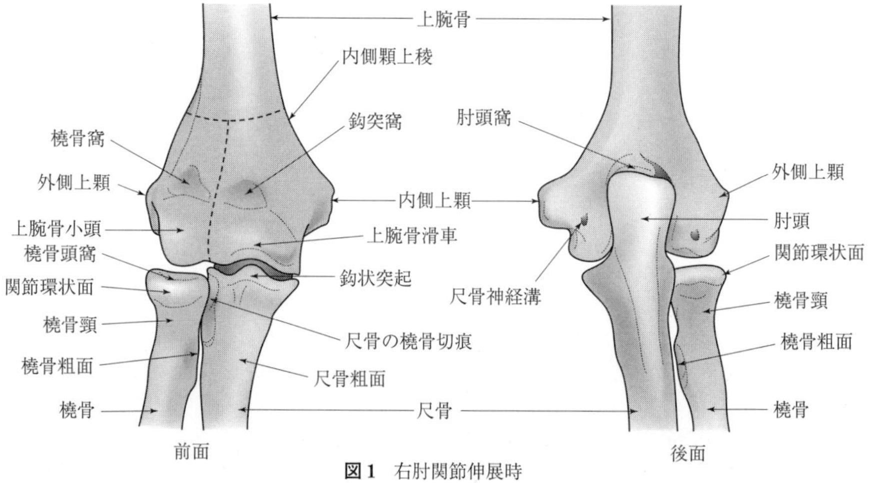

図1　右肘関節伸展時

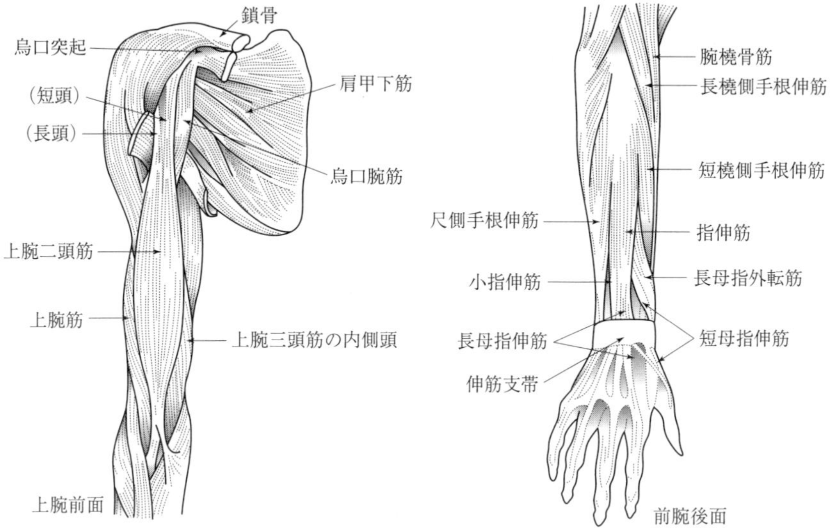

図2 上腕前面と前腕後面の筋

力コブをつくり堅くしてみよう．前腕を上腕に近づけ力コブとなる筋は上腕二頭筋で，停止は橈骨粗面である．協力筋として上腕筋があり，尺骨粗面に停止している．この両筋は筋皮神経によって支配されており，前腕骨の橈骨と尺骨を上腕に引き寄せ肘関節の屈曲運動を行う．

屈曲している肘関節を伸ばし，前腕を上腕から離すのは，上腕後面に位置し尺骨のひじがしら，肘頭（ちゅうとう）に停止をしている上腕三頭筋である．上腕三頭筋は橈骨神経の支配を受けている．

前腕近位，肘関節より先の筋肉の高まりは，ほとんど手首，指の屈曲伸展に働く筋である．そのなかでも，少々変わった運動に手のひらを回転し裏返す回内回外といった運動がある．回内運動は，母指を外側に置き手のひらを前にした状態から母指を内回しにして手の甲，爪が見える状態に手を裏返す運動である．肘のくぼみ，肘窩の内壁を構成する円回内筋と手首前面深層にある方形回内筋によって行われる．回外運動は，手の甲が見える回内位から母指を外回しにして手のひらが前にくるよう回転する運動である．上腕骨外側上顆から起こり橈骨近位外側に停止する回外筋の働きによる運動である．

手首，手関節の屈曲は，橈側手根屈筋と尺側手根屈筋が働く．橈側手根屈筋は正中神経によって支配されるが，豆状骨に停止する尺側手根屈筋は肘の内側，上腕骨内側上顆の後面を通る（肘をぶつけるとビリビリとしびれる）尺骨神経によって支配されている．屈曲した手関節を伸展，過伸展，背屈するのは長短二つの橈側手根伸筋と尺骨手根伸筋の働きによる．互いの支配神経が違う手根屈筋と異なり３種の手根伸筋は橈骨神経によって支配されている．

同側にある手根伸筋と屈筋が協同して手首の外転あるいは内転運動を行う．すなわち長・短橈側手根伸筋と橈側手根屈筋によって手関節の外転，橈屈が行われ，尺側手根伸筋と尺側手根屈筋によって手関節の内転，尺屈が行われる．（竹内修二）

1-3-3
足 腰

脊柱の下方は，腰の部分の腰椎と尻の部分の仙骨・尾骨で構成されている．

仙骨は，小児期5個の仙椎に分離していたが，成長に伴い骨結合し1個の仙骨となった．しかし，脊髄神経の出入口は4対の前仙骨孔と後仙骨孔として残っている．最下端の尾骨（尾てい骨といわれる）も小児期は3から5個の尾椎であったが骨結合し1個の尾骨となった．

体幹の仙骨に同名の耳状面で関節する下肢帯骨が寛骨である．その関節名は，仙腸関節といわれる．寛骨において耳状面が位置する部位は，小児期の腸骨の部分である．寛骨は仙骨同様に骨結合した骨で，小児期は前方の恥骨，上方の腸骨，下方の坐骨の三つの骨から構成されている．寛骨における部分名称は，ほとんどの場合，恥骨・腸骨・坐骨の名称が冠されている．しかし，その三つの骨の軟骨結合部が大腿骨頭と関節する深い関節窩となっており，そこは寛骨臼とよばれる．左右の寛骨は，前方恥骨部で間に線維軟骨である関節円板（恥骨間円板）を挟んで軟骨結合している．

脊柱下端の仙骨・尾骨と左右の寛骨によって構成されたすり鉢状の骨格を骨盤という．骨盤は前方が開放されている大骨盤と，恥骨結合によって閉じられている小骨盤とに分けられる．小骨盤は腔をつくっており，内部に内臓を入れてその上方を骨盤上口，下方を骨盤下口という．骨盤上口の縁は大骨盤との境界線となり，分界線といわれる．すなわち，岬角から弓状線，恥骨結合上縁を通り，反対側の弓状線から岬角へ戻るまでの一周である．骨盤の形態は男女で差違がある．男性に比べて，女性の骨盤上口は横楕円形で広く，仙骨は幅広く前凹彎度は軽度で後方に反り，恥骨下角は鈍角である．

骨盤内臓は，恥骨結合後面に膀胱，仙骨前面に直腸がある．男性は膀胱の下に前立腺と精嚢，女性では膀胱と直腸の間に子宮と卵管・卵巣が位置する．そのため，腹膜の陥凹は，男性が直腸膀胱窩だけであるのに対し，女性は膀胱子宮窩と直腸子宮窩（ダグラス窩）の2か所が認められる．

股関節は前述の大腿骨頭と寛骨臼との間の臼状関節（球関節の一種）である．関節窩周辺に関節唇と寛骨臼横靭帯があり，関節唇の外側より関節包が起こり大腿骨頭頸部を包んでいる．関節内靭帯として大腿骨頭靭帯がある．

運動軸は多軸性で，前後への屈曲伸展，側方への内転外転，回転運動の内旋外旋が

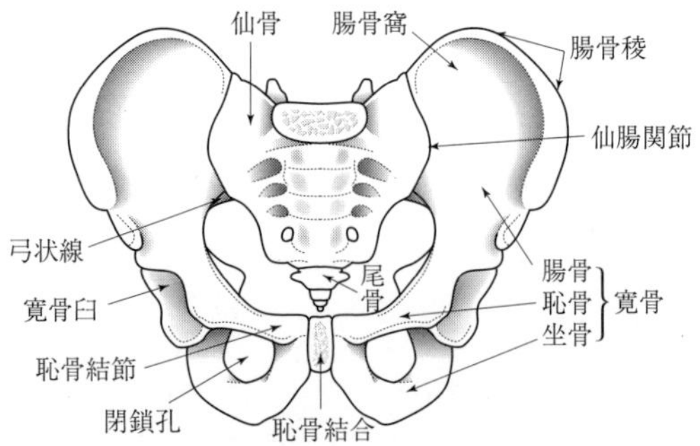

図1 骨盤

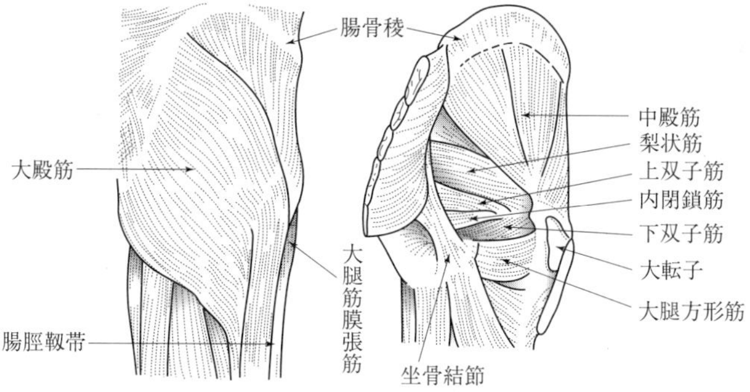

図2　殿筋群（右図は大殿筋を切断したもの）

行われる．

屈曲のさいの主要筋は，鼠径靱帯の下の筋裂孔を通り大腿骨小転子に停止する腸腰筋で，大腿四頭筋のうち下前腸骨棘より起始する大腿直筋も働く．腸腰筋や大腿直筋は腰神経叢の筋枝と大腿神経によって支配されている．

伸展は殿部にあり大腿骨殿筋粗面に停止している大殿筋が主要筋である．

中殿筋と小殿筋は大腿骨大転子に停止し，正中から側方への外転運動を行う．

大殿筋は仙骨神経叢の枝，下殿神経に支配されるが，中殿筋と小殿筋は上殿神経によって支配されている．

膝を閉じ大腿を内方に転じる内転運動は，内ももにある長内転筋や大内転筋によって行われる．内転筋群は腰神経叢の枝である閉鎖神経によって支配されている．

外股となる外旋運動は，大腿骨大転子や転子窩に停止する梨状筋，内閉鎖筋，上双子筋，下双子筋，大腿方形筋など回旋筋群が働く．それらは梨状筋の下方，梨状筋下孔から殿部へ出てくる仙骨神経叢の枝である坐骨神経の筋枝によって支配される．

■ 直立に伴う人体の特徴

直立姿勢は四足動物と比較すると，股関節を伸展位に保持している状態を取り続けていることになる．それゆえ，伸展主要筋である大殿筋は強大な筋となり，殿部の膨らみを強調している．

骨盤は腹部内臓を下にて受ける状態となり，受け易いすり鉢状の形となっている．

四足動物の地平面に平行に近い脊柱では，胸腹部内臓が脊柱に釣り下げられた状態である．しかし，直立すると胸腹部内臓が脊柱の前方に位置してしまうため，真っ直ぐな脊柱ではなく腰部に前彎をもたせ，重心が脊柱腰部に加わるよう前後彎曲が形成されている．また，同様の意味合いで，脊柱の左右後方にまで胸部内臓が入れるように肋骨が回り込み，入れ物である胸郭の形も，左右に押しつけられた形が前後に扁平となっている．

直立により解放された前肢は上肢となり，その先端は手として把握性を獲得した．上肢の広範囲な運動可動域を得るため，肩関節を構成する肩甲骨は体幹側方から背面に位置を移した．前後に扁平な胸郭の後面に位置した肩甲骨は，矢状方向を向いていた関節窩が左右方向を向き，関節する上腕骨の広範囲な可動域を得ることができた．

脊柱の前方に吊り下げられた形であった頭部は直立すると上部に乗る形となり，頭蓋後斜め下方であった大孔は真下に開口している．（竹内修二）

1-3-4
膝と足

膝のお皿，膝蓋骨は，人体中最大の種子骨である．種子骨とは，腱または靭帯の中に生じた小さな骨で，腱と骨との摩擦を少なくする役割をもつ．膝蓋骨は，膝関節の伸展に働く大腿四頭筋の脛骨粗面に停止する腱に埋まっている種子骨だが，その後面は軟骨の関節面となり大腿骨膝蓋面と関節している．

膝関節は大腿骨内側顆・外側顆と脛骨内側顆・外側顆との関節で，そこに膝蓋骨が加わるが腓骨は直接関与しない．脛骨内側顆・外側顆の上面関節窩は浅いくぼみで，歩行や走行に伴う屈曲の大きな可動性を得ている．しかし，直立位を取っているときの体重支持のための安定性保持や過伸展・側方動揺の抑制のためには浅いくぼみは不適当で，土手となる軟骨性の内・外側半月や，関節内靭帯である前・後十字靭帯が役割を担っている．関節包の外には大腿骨内側上顆から脛骨内側顆につく内側側副靭帯と，大腿骨外側上顆と腓骨頭につく外側側副靭帯が両側を保持している．また，膝蓋骨と脛骨粗面の間の腱は膝蓋腱または膝蓋靭帯とよばれている．

膝関節の可動域は伸展 10°，屈曲 135° くらいだが，踵を臀部につける正座などでは 160° くらいまで屈曲可能である．

伸展に働く大腿四頭筋は，内側広筋，中間広筋，外側広筋と大腿直筋の四頭からなる，大腿直筋のみは下前腸骨棘，寛骨臼上縁より起始し股関節と膝関節の 2 関節に関与する 2 関節筋となるが，他三頭は大腿骨から起始している．

屈曲に働く筋は大腿後面のハムストリング筋で，膝窩の外壁となり腓骨頭に停止する大腿二頭筋と脛骨に停止し内壁となる半腱様筋と半膜様筋である．また，下腿後面の腓腹筋も関与している．

足首は脛骨の下端内くるぶし（内果）と腓骨の下端外くるぶし（外果）に挟まれた関節で，この下腿の骨（脛骨の下関節面と内果関節面および腓骨の外果関節面）と足根骨の距骨（距骨滑車の上面，内果面，外果面）とで，らせん関節である距腿関節を構成している．

距腿関節は，上方への伸展背屈と下方への屈曲底屈運動が行われる．距骨の下面と踵骨上前面との間に距骨下関節がつくられ，内反と外反運動が行われる．踵骨後方

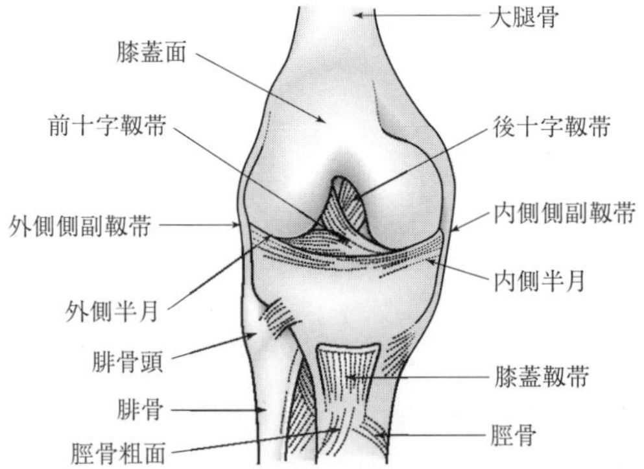

図 1　膝関節前面（軽く屈曲）

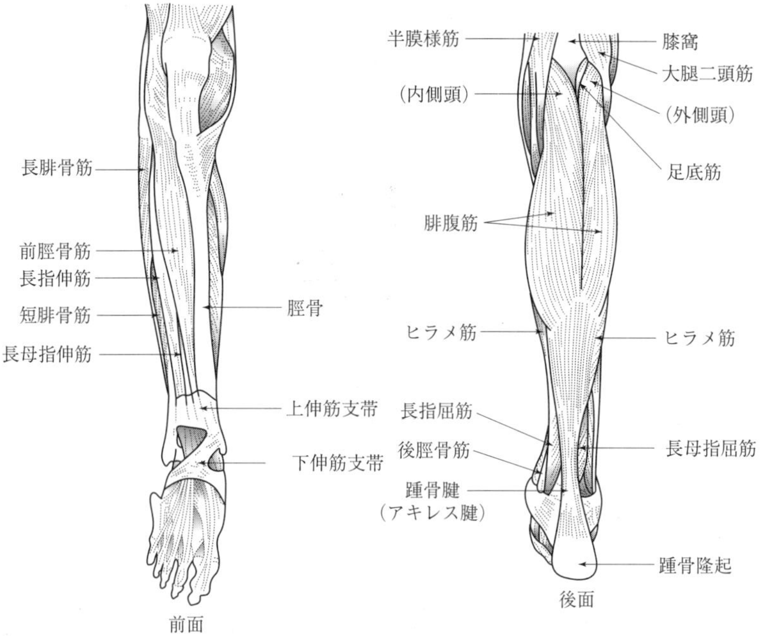

図 2　下腿の筋

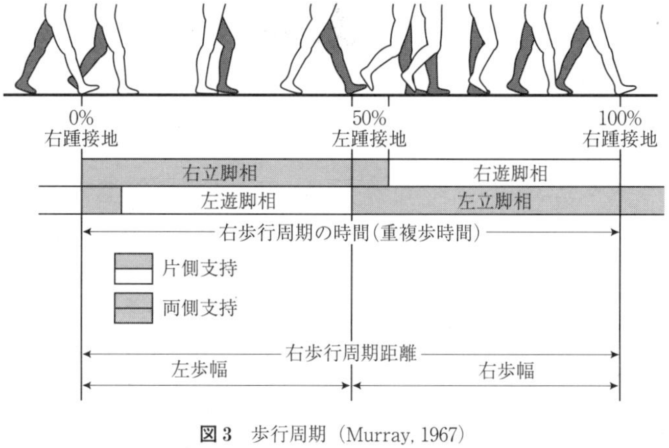

図 3　歩行周期（Murray, 1967）

の踵骨隆起には，下腿後面の強大な筋，下腿三頭筋の停止腱がつき，踵骨腱またはアキレス腱とよばれ，踵をもち上げる足の底屈の主要な筋となっている．

足首の運動に関与する筋は，背屈には前脛骨筋，長母指伸筋，長指伸筋，第３腓骨筋が，底屈には下腿三頭筋，後脛骨筋，長指屈筋，長母指屈筋が働いている．

内反には後脛骨筋および前脛骨筋が，外反には長・短腓骨筋および第３腓骨筋が働いている．

下腿の筋への神経は，伸筋群が深腓骨神

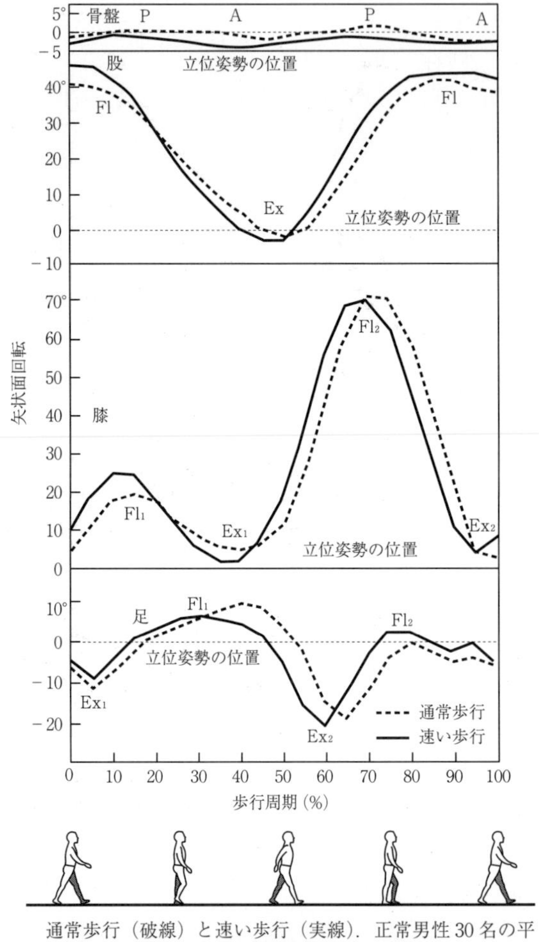

通常歩行（破線）と速い歩行（実線）．正常男性 30 名の平均，0 は立位姿勢での角度．骨盤：P（後方傾斜）；上方へ変化．A（前方傾斜）；下方への変化．股，膝，足の関節：屈曲（Fl）；上方への変化．伸展（Ex）；下方への変化

図 4　歩行時の骨盤，股，膝，足の関節の矢状面での回転運動（Murray, *et al.*, 1966）

経，腓骨筋群は浅腓骨神経，屈筋群が脛骨神経によって支配されている．

■ 歩行運動

人は四つ足動物と異なり，二足歩行で下肢のみが接地した歩行様式である．そのさいの下肢の関節運動は，股関節，膝関節，足関節，そして中足指節関節のおもに屈曲と伸展作用による運動である．その相互作用は，伸筋が収縮しているときは屈筋は弛緩し，屈筋が収縮しているとき伸筋は弛緩している．このような法則性で，歩行の拍子性をもたらしている．

歩行は左右の脚が交互に前方に移動し，身体そのものを前に進める運動である．それは，遊離していた片足（たとえば右）の踵が接地し両足接地状態から始まり．今接地した足と反対側の足（左）が遊離し前方に移動し，踵より接地，今まで接地していた足（右）が遊離し前方に移動し踵から接地といった動作を行う．この一連の動作を歩行周期という．

歩行周期は，足が接地している立脚相と遊離している遊脚相に分けられる．立脚相は，踵接地から足底接地，立脚中期，踵離地，足指離地（最後に離地するのは足尖）となり遊脚相へと移行する．遊脚相は足指が底面を離れて前方に振り出されている側の脚で，脚が体幹の後方にある加速期，体幹の直下の遊脚中期，体幹の前方に振り出されている減速期と移動し，その後は踵から接地して立脚相へと移行する．このさいの股関節，膝関節，足関節の屈曲，伸展運動は規則性をもって定型的なパターンを示すが，左右，各位相での組合せは複雑である．股関節は，1回の歩行周期に伸展と屈曲を各1回行い，膝関節は2回の屈曲と伸展を行う．また，足関節も1回の歩行周期に2回の屈曲と伸展を行っている．

歩行のため関節運動は，単に屈曲し，伸展を行うのではなく，安定性，加速性，減速性といった働きを兼ね備えている．つまり，大腿四頭筋と大腿後面屈筋のハムストリングスは遊脚相から立脚相への変換期に働き，遊脚相での下肢の振り子運動を減速し，同時に活動して股関節と膝関節の安定を保っている．前脛骨筋は，遊脚相で足関節を背屈位に保持し尖足にならないようにし，遊脚相から立脚相への変換期には足関節の過渡の底屈を防いで踵から接地するために足関節を固定している．下腿三頭筋は立脚相，とくに末期に強く活動し，足関節の背屈を防いで重心を踵から足先に移動して床面を強くけり出して遊脚相に入るのに役立ち，前進，加速作用にあずかっている．

（竹内修二）

1-3-5
脊　柱

■ 椎骨

背骨は脊柱,つまり体を支える柱である.しかし,1本の骨でできあがっている柱ではなく,成人では26個の骨が上下に連なって柱状になっている.前に深々とお辞儀をする(屈曲),後ろに反り返る(背屈,伸展),左右脇に体を傾ける(側屈),後ろを向き体をよじる(回旋)などの運動ができ,26個のつながりには関節をもっている.

脊柱を構成する26個の骨は椎骨といい,部位によって頸椎7個,胸椎12個,腰椎5個,仙骨1個,尾骨1個とよび名と数が異なり,形も異なった部分がある.

柱となる部分は椎体といい,その上の椎体と下の椎体の間に軟骨を挟んで上下で連なっている.その軟骨を椎間円板(椎間板)と称し,椎間円板中央にある髄核がある力が加わったことにより飛び出ることを椎間板ヘルニアという.椎体の後方には椎弓との間に空間,椎孔が開いており,その椎孔が上下で連なり脊髄を入れる脊柱管となる.その脊柱管の両側には脊髄に出入りする脊髄神経が通る孔があいており,椎間円板同様に上下の椎骨間にあるため椎間孔とよばれている.しかし,その孔は椎孔のよ

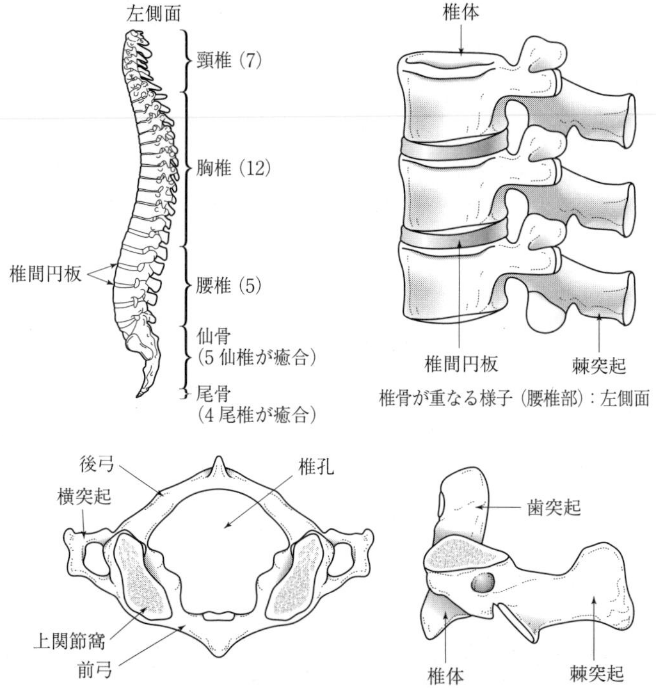

(a) 第1頸椎(環椎):上面　　(b) 第2頸椎(軸椎):左側面

図1 椎骨と脊柱

うに一つの骨にあいている孔ではなく，上方の椎骨の下向きの切痕（下椎切痕）と下方の椎骨の上向きの切痕（上椎切痕）が合わさり孔となっているのである．

上下の椎骨は椎間円板を挟んで連結しているのみではなく，左右にある上関節突起と下関節突起の関節面にて関節し，椎間円板が圧迫によりその部分の厚さを薄くするのと相まって関節運動を行う．

頸椎は横突起に椎骨動脈の通る横突孔が開いており，棘突起は他椎骨より短く，第7頸椎にいたって皮下に触れるようになる．第7頸椎は隆椎とよばれ，触診のさいの目標点となっている．第1頸椎は頭蓋骨を乗せ，環椎後頭関節をつくっている．椎体部はなく前弓と後弓よりなり，輪っか状で環椎とよばれる．第2頸椎は，椎体上部が歯突起となって上方に突出し環椎内に入り，頭部左右回転の軸の様相を呈し軸椎とよばれる．

仙骨は，小児期の5個の仙椎が骨結合し1個となったもので，軟骨の椎間円板が骨化したあとが少々高まって横線となっている．脊髄神経の出入り口も，前後に分かれ各4対の前仙骨孔と後仙骨孔となっている．尾椎は退化的で個人差が多く3～5個あり，やはり骨結合して1個となる．

直立姿勢をとるヒトの脊柱は真っ直ぐではなく，Sの字を上下に二つつなげたように前後に彎曲している．頸部が前彎曲，胸部が後彎曲，そして腰部は上体の重心を受けるように腹側に向かい前彎曲し，それが腰部のへこみとなっている．仙尾部は殿部にあたるが，後方に出ており脊柱も後彎曲となって骨盤腔，内臓の入る容積を広げている．

■ 頸椎の運動

脊柱の最上部が頸椎で，その上に目や耳などの感覚器官や呼吸器や消化器の取り入れ口などをもつ頭を乗せている．頭は上下左右広範囲に動くことができ，その動きは頸椎の可動性によっている．それゆえ，頸椎は脊柱のうちで最も大きな可動域をもつ．その大きな可動域をもたせるように，椎間関節の上・下関節面の水平面に対する傾きが胸椎60°，腰椎90°であるのに，下部頸椎は45°と他部位の椎骨に比べ緩やかで上下可動域が大きい．前額面に対しての傾きも，胸椎20°，腰椎45°に対し，ほとんどなく平行で，左右可動域が大きい．

第1頸椎と頭蓋骨との間の環椎後頭関節は滑り運動により屈曲伸展は約35°の可動域を有するが，側屈回旋は不能である．頭蓋を乗せた第1頸椎と第2頸椎間の環軸関節では回旋運動が約90°の可動域をもち，頸椎回旋運動の約50%がここで行われる．

■ 腰椎の運動

腰椎の下関節突起と上関節突起間の関節面は前述のごとく，水平面に対し90°で屈曲運動域は大きいが，伸展運動域はわずかである．また前額面に対しても45°傾き，回旋運動はほとんどできない．

体幹の屈曲は，ほとんどがこの腰椎と腰仙関節で行われ，腰仙関節で体幹の屈曲の75%が行われている．

体幹の前方屈曲は腹直筋や内・外腹斜筋によって行われ，後方伸展は脊柱起立筋によって行われる．

■ 胸郭

胸郭とは左右の肺や心臓を入れる胸腔を取り囲む，胸椎12個に12対24個の肋骨が関節し，前方で肋軟骨にて1個の胸骨に結合するかご状の入れ物である．

上方は食道や気管，頭頸上肢へ出入りする動静脈が通過し，胸郭上口という．下は胸郭下口というが，横隔膜にて閉じられている．

胸椎は一般的に5対10個の関節面を有している．すなわち，上関節突起・下関節突起・横突肋骨窩・上肋骨窩・下肋骨窩である．12個の胸椎に関節する12対の肋骨

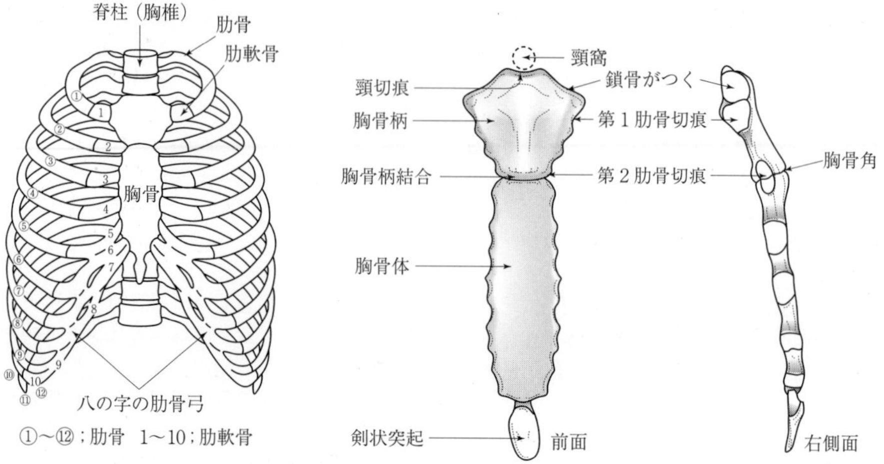

図2　胸骨と胸郭

は，第1〜第7肋骨を真肋といい肋軟骨が胸骨に直接結合している．第8肋骨より下位は仮肋といい，胸骨に直接結合はしていない．第8・9・10肋骨の肋軟骨はそれぞれ上位の肋軟骨に合流し，みぞおちの両脇に斜めの肋骨弓を構成する．第11と12肋骨は短く，先端も非常に短い肋軟骨で前方中央までは到達せず，胸骨に結合しないで浮遊肋骨といわれている．前方の胸骨は1個であるが，鎖骨との関節部である鎖骨切痕をもつ胸骨柄と第2〜7肋軟骨の結合する肋骨切痕を有する胸骨体，そしてみぞおちに突出している剣状突起の3部からなる．

胸骨柄において，左右鎖骨切痕に挟まれた上方正中の切痕を頸切痕という．

胸骨柄と胸骨体の結合部の両側には第2肋軟骨が連結している．柄と体の結合部は前方にやや突出して胸骨角といい，皮下に触れることができ，その両側の肋骨が第2肋骨であるとの目標となる．

肋骨は胸肋関節を支点とし，挙上して胸腔を拡大し，吸気運動を行う．反対に，肋骨を下制して胸腔を狭くし呼気運動を行っている．

（竹内修二）

1-3-6
頭と顔

■ 顔面頭蓋

顔には目・鼻・口があるが，その目が入るために頭蓋骨には眼窩という大きな祠状のくぼみがある．その眼窩は，一つの骨ではなく七つの骨が接して目を入れるくぼみの壁をつくっている．それらは，目がしら側の涙骨，下まぶた側の上顎骨，頬骨，おでこ側の前頭骨，そして，奥側に口蓋骨，篩骨，蝶形骨である．

おでこの奥，そして目の上の壁の上には脳がある．それゆえ，前頭骨は脳頭蓋と分類される．脳に直接面している骨を脳頭蓋といい，篩骨，蝶形骨も脳頭蓋に含まれる．それに対し，上顎骨や頬骨は顔面を形成していることから顔面頭蓋といわれ，9種15個から構成される．鼻のてっぺんを押してみるとある程度弾力がある．そこは骨ではなく鼻尖軟骨であり，鼻すじを鼻根まで下げていくと骨に触れる．鼻骨である．鼻骨は鼻骨間縫合で結合し1対2個よりなる．鼻中隔は，脳頭蓋の篩骨の1部である垂直板と鋤骨よりなる．鋤骨は無対1個である．鼻腔内には下鼻甲介が側壁より正中に向け飛び出し，中鼻道と下鼻道を分ける．目がしら側の涙骨には鼻涙管が開口しており，

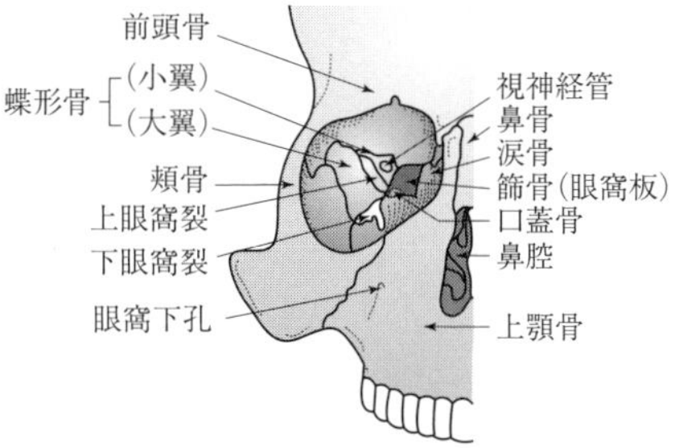

図1 眼窩を構成する七つの骨

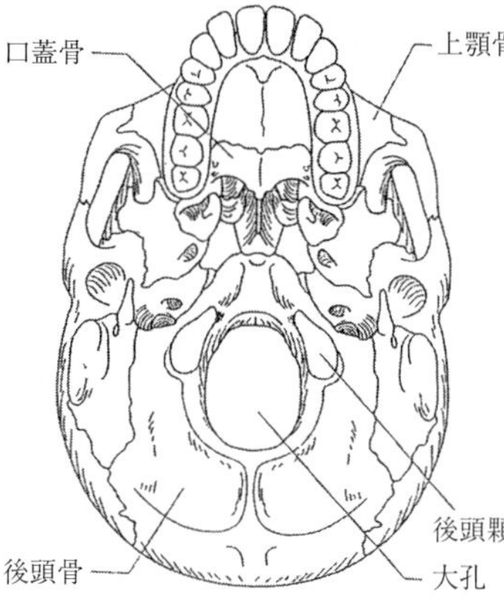

図2 外頭蓋底

下鼻道に涙を排出する．頬骨は耳の前，側頭骨の頬骨突起と結合し頬骨弓をつくり咬筋の起始となる．また，その弓の奥の隙間を側頭筋が通る．上顎骨は上顎間縫合と正中口蓋縫合で左右が結合しており1対2個からなり，鼻腔との境界となる口蓋突起がある．下顎骨は無対でU字形をなし，口腔の蓋となる上顎骨口蓋突起のような口腔の底となる部分はない．口腔の蓋，上顎骨口蓋突起の奥はL字形の口蓋突起が硬口蓋の一部をなしている．上顎骨同様に，横口蓋縫合で左右が結合している．口腔の底は舌が存在しているが，舌筋でできており内部に骨はない．無対の舌骨は，顔面部から離れ，頸部で甲状軟骨の直上にある．

■ 神経頭蓋

中枢神経である脳は，頭蓋腔内に3枚の髄膜に取り囲まれて存在している．頭蓋腔，脳を囲む前後左右とてっぺんの骨を脳頭蓋（神経頭蓋）といい，無対の前頭骨と後頭骨，有対の側頭骨と頭頂骨が外側を囲んでいる．

頭蓋骨を上方から見ると，各骨の接触している部はぎざぎざの線にて結合しており，それを縫合という．すなわち，前頭骨と左右頭頂骨間は冠状縫合，右と左の頭頂

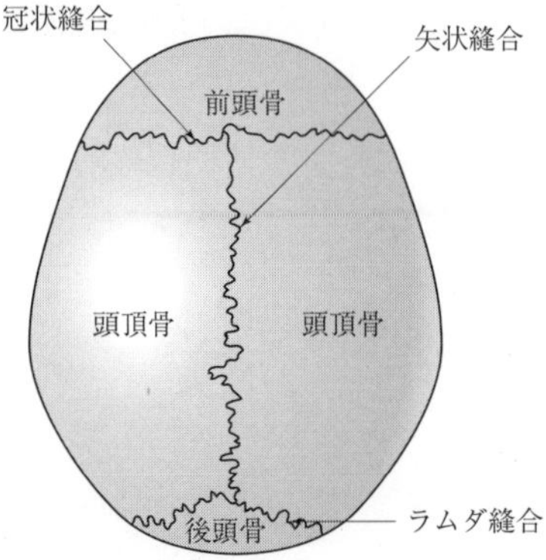

図3　頭蓋の縫合（上面）

骨間は矢状縫合．後頭部で左右の頭頂骨と後頭骨間はラムダ縫合という．

縫合によって結合している脳頭蓋が，外側を囲んでいるとすると，脳はどこに納まるのだろう？　納めるためには，脳を乗せておく床が必要となる．外側を囲んでいた骨は，それぞれ内側へ折り込まれ脳を乗せる床となる．すなわち，おでこの前頭骨が後方に向かい折り込まれ，脳の前部を乗せる．その前頭骨の床の下は眼窩となり，前頭骨は眼窩の天井でもある．同様に，後方から後頭骨が前方に向かい折り込まれ，頸の上まで入り込む．それゆえ，後頭骨には第1頸椎環椎の上関節窩と関節する後頭顆といわれる関節頭部があり，環椎後頭関節となる．頸椎から始まる脊柱の管腔には脊髄が入っており，脊髄は同じ中枢神経の脳の最下端，延髄と連続している．頭蓋腔内の脳が脊髄と連続するため，頸のところまで折り込まれ入り込んでいる後頭骨に大孔という孔が開口している．

左右側方からは，左右の側頭骨が正中に向かい入り込んでいる．側頭部には耳があり，外耳孔，外耳道が開いているが，この部分も側頭骨である．外耳道の奥は中耳（鼓室），内耳となり，聴覚と平衡覚の感覚器官がある．これらも側頭骨内に入っている．また，耳の後ろの出っ張りを乳様突起といい，首すじの脇を斜めに走る筋，胸鎖乳突筋がついている．この側頭骨は，頭頂骨と鱗状縫合にて結合している．

前頭骨，側頭骨，後頭骨が脳を乗せる内頭蓋底をつくっているが，あと2個，それらに囲まれた骨が内頭蓋底の一部となっている．

前頭骨に埋まり，左右の上顎骨に挟まれた複雑な形の篩骨，内頭蓋底の部分は小孔が開いた小さな板で，ふるい（篩）状であることから篩骨と名づけられた．眼窩の内壁，鼻腔内の中隔，鼻道をつくる上・中鼻甲介など顔面の部分をも構成する．

6種類目の脳頭蓋は蝶形骨である．篩骨の後ろで内頭蓋底の中央より前方を，蝶の羽の様との意で小翼，大翼が占めている．左右の翼の間は体で，その上面に内分泌腺である下垂体が収まる窩，下垂体窩がある．前方は眼窩の後壁をなし，眼球と脳とをつなぐ視神経が通る視神経管が開口している．小翼と大翼の間の上眼窩裂は，三叉神経の第1枝眼神経と眼筋を支配する動眼神経，滑車神経，外転神経が通過している．

■ 頭の可動性

頭の運動は，環椎後頭関節では滑り運動により屈曲伸展，うなずく様の運動を行い，屈曲は約10°，伸展は約25°が可能だが，側屈と回旋は行われない．頭の回旋運動は，環椎に乗った状態で環椎と軸椎の間，正中および外側環軸関節間で約90°，回旋運動の約50%が行われる．筋肉は側頭骨乳様突起に付着している胸鎖乳突筋や，頸椎の横突起から棘突起間に存在する回旋筋，多裂筋，半棘筋などの横突棘筋群が働く．

胸鎖乳突筋の短縮による障害は胸鎖乳突筋の働きを表しており，反対側の斜め上方を向いてしまう筋性斜頸となって現れる．

■ 頭部の筋

頭蓋骨中で関節は唯一顎関節のみである．顎関節の動きは，下顎骨を下に引く開

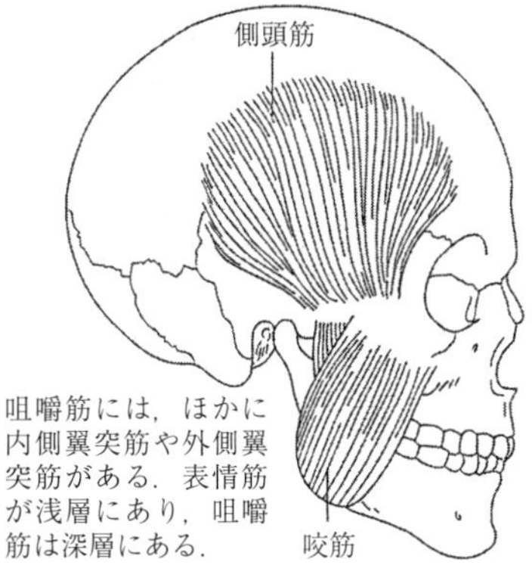
側頭筋
咀嚼筋には，ほかに
内側翼突筋や外側翼
突筋がある．表情筋
が浅層にあり，咀嚼
筋は深層にある．
咬筋

図4 咀嚼筋

口運動と，引き上げる閉口および前後左右に動かす咀嚼運動である．

開口運動に働く筋は，下顎骨より下方で頸部にある4種類の舌骨上筋である．

咀嚼運動を行う筋,咀嚼筋も4種類ある．頬骨弓から下顎角外面につく咬筋と，側頭骨鱗部外面から始まり頬骨弓との隙間を通り抜け下顎骨筋突起に停止する側頭筋は，噛みながら触れてみると皮下でピクピクうごめくのが感じられる．側頭筋は下顎骨を引き上げるだけではなく，後方へ引く働きももっている．内側翼突筋は蝶形骨翼突窩付近から下顎角内面につき，咬筋と同様に下顎骨を引き上げ歯をかみ合わせる働きをもつ．外側翼突筋は，翼状突起外側板あたりから始まり，下顎頸と関節円板ないし関節包につき，下顎骨を左右側方と前方へ押し出す運動を行う．これら4種類の咀嚼筋は，第5脳神経三叉神経第3枝下顎神経の支配を受けている．

顔面には眼裂，外鼻孔，口裂といった皮膚の裂隙や孔があいている．その裂隙や孔のまわりの皮膚は上眼瞼，下眼瞼であり，上唇下唇，鼻翼となっている．それらの皮膚は，関節運動を行わなくても，上眼瞼を挙上したり，下唇を下制したりと移動することができる．これらの動きを行っている筋は，皮膚についていることから皮筋とよばれる．上唇下唇を閉じるためそのまわりを輪状に取り巻く口輪筋は強く働くと口を尖らせる．不平不満顔．口角挙筋は，口角を引きあげニッと笑う．皺眉筋は眉をひそめ，左右の眉の間に縦皺をつくる．このように皮筋は，顔面の皮膚を動かしさまざまな表情をつくり出し，総称して表情筋といわれている．この表情筋は，咀嚼筋とは異なった神経に支配されている．脳神経ではあるが，第7脳神経顔面神経が支配している．顔面神経が障害されると，障害側の顔半分の表情筋が弛緩性麻痺を起こし，その側の口の部分は下に垂れ，眼も閉じることができなくなる顔面神経麻痺となる．

（竹内修二）

1-3-7
骨格の素材

■ 骨

地上に直立し移動しながら生活するヒトは，体を支え，また，さまざまな器官を入れる空間を体の中につくらなければならない．

直立し体を支えるのは背骨であり，肺や心臓を入れる空間（胸腔）の壁は肋骨などでできている胸郭である．また，移動する力は筋の収縮によるが，その筋は関節を動かし，体を運んでいる．つまり，骨が体を支持し，内臓などを囲み保護している．そして，関節は骨と骨とが可動性をもって結合しているところである．

骨はその機能，存在している場所によって，形や大きさが多様である．腕や脚など長い部分のある骨は，長骨という．手首や足首の手根骨・足根骨は短く不揃いで，短骨という．脳頭蓋の頭頂骨や後頭骨，胸骨，骨盤の一部である腸骨などは平べったい骨で，扁平骨といわれる．そのほか，内部に腔所があいて空気が入っている骨を含気骨といっている．

骨は均一な構造ではなく，外側に膜，骨膜があり，骨質，骨髄からなる．骨質には緻密質と海綿質が，骨髄には赤色骨髄と黄色骨髄がある．緻密質は層板構造をなし，その層板の中央にはハバース管，層を貫きフォルクマン管が開口していて血管を通している．骨表面にあいている孔を栄養孔という．緻密質は骨の表層を構成しており，深層や骨端は海綿様の小腔をもち海綿質といわれる．その小腔は骨髄に満たされている．細網組織からなる骨髄は，造血作用

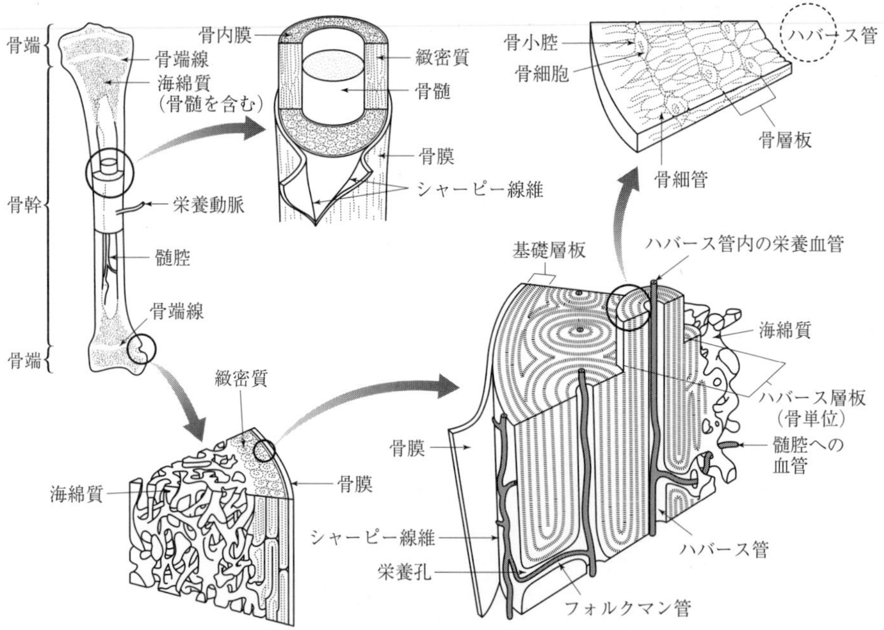

図1　骨の構造

が盛んな赤色骨髄と脂肪細胞が増え黄色を呈している黄色骨髄がある．赤色骨髄は椎骨や，胸骨・肋骨・腸骨などの扁平骨にあり，長骨骨幹腔には黄色骨髄が存在している．シャーピー線維で骨表面に固着している線維性結合組織の膜である骨膜は，血管や神経に富んでおり，骨の成長や再生にも役立っている．

■ 軟骨

軟骨は，軟骨細胞と間質からなり，間質は線維と基質からなる．間質内の線維の量と種類によって，硝子軟骨と弾性軟骨と線維軟骨の3種類に分類される．

硝子軟骨は，多数の細い膠原線維が含まれ半透明の感じがする軟骨で，肋骨と胸骨を結合する肋軟骨や，喉頭軟骨の主体をなす甲状軟骨や輪状軟骨，気管や気管支の馬蹄形の気管軟骨，関節頭や関節窩などの関節面の関節軟骨などである．

弾性軟骨は，集音器である耳介の支柱となる耳介軟骨や，喉頭軟骨でも喉頭口の前で喉頭蓋をつくる喉頭蓋軟骨などである．多量の弾性線維を含み，ゴムのような弾力をもつ軟骨である．

線維軟骨は，多量の膠原線維をもち基質はわずかしかない．脊柱の椎体と椎体を連絡する椎間円板は，周縁部の線維輪がらせん状に走る膠原線維からなる輪状の層板の線維軟骨である．また，骨盤前方での恥骨結合をつくる恥骨間円板も線維軟骨である．

■ 結合組織

結合組織は，人体の部分と部分を連結している組織で，保護や支持といった機能を果たしている．結合組織の種類としては，骨組織，軟骨組織，線維性結合組織，疎性結合組織，脂肪組織，細網結合組織，血液組織がある．

結合組織は多種類の細胞と細胞外基質（細胞外マトリックス）からでき，この基質は結合組織の細胞によって産生され，外部へと分泌されたものである．

骨格筋を骨に付着させる腱や，関節で骨と骨を連結する靭帯は線維性結合組織に分類される．

ほとんどの結合組織はよく発達した血管をもつが，腱と靭帯には血液供給が乏しく，軟骨にいたってはその実質に血管は入っていない．それゆえ，これらの構造は障害を受けた後の治癒が緩慢となる．（竹内修二）

1-3-8
関節と筋

■ 関節の構造

骨の連結は，その連結部が動かない不動結合と連結部においてつながっている骨が移動できる可動結合とがある．関節はこの可動結合であり，連結している骨を移動させる器官が骨格筋（横紋筋）である．

関節は2ないし3個の骨の可動できる接合部である．その接合面-関節面は関節軟骨とよばれる硝子軟骨にておおわれている．連結部全体は，骨膜に続く関節包によって包まれて関節腔がつくられている．関節包内面や関節軟骨表面は滑液によってうるおっている．

相対する関節面は，突出した関節頭と他方は頭が入り込める凹面の関節窩となっている．肩関節や股関節の縁は，線維軟骨でできた関節唇によって凹面の深さが補われている．また，顎関節は線維軟骨性の関節円板によって関節腔を完全に二分し，膝関節は中央部が欠けた関節半月（内側半月と外側半月）によって不完全に二分し，適合しにくい関節面間をよく適合させている．

関節をつくっている骨を，互いに結びつけている結合組織線維束を靭帯という．股関節や膝関節には，大腿骨頭靭帯や膝十字靭帯（前十字靭帯と後十字靭帯）とよばれる関節腔内にある関節内靭帯がある．

関節包の外にある関節外靭帯には，肘関節において上腕骨内側上顆から起こり尺骨鈎状突起や肘頭，滑車切痕につく内側側副靭帯や上腕骨外側上顆から起こり橈骨頭や尺骨鈎状突起まで達する外側側副靭帯がある．また，膝関節にも同名の靭帯があり，内側側副靭帯は大腿骨内側上顆から起こり，脛骨内側顆の内側縁・後縁および内側半月の周辺についている．外側側副靭帯は大腿骨外側上顆より起こり腓骨頭についている．膝関節は大腿骨と脛骨，それぞれの内側顆と外側顆の間にできている蝶番関節で，腓骨は関節腔内に露出してはいない．それゆえ，腓骨頭につく外側側副靭帯下部は関節包から離れて走行している．

関節はそれをつくる骨の数によって単関節（肩関節・股関節）と複関節（肘関節：腕橈関節・腕尺関節・上橈尺関節）とに分類される．

関節運動の方向により，屈伸・回旋のように一方向のみの一軸性関節，前後と側方への屈伸のように直交する2軸方向への二軸性関節，肩関節のように前後屈·外内転·回旋と3方向以上の三軸性関節とを区分する．

また，関節頭と関節窩の形より，球関節（肩関節），楕円関節（橈骨手根関節）蝶番関節（指節間関節），車軸関節（橈尺関節），鞍関節（母指手根中手関節），平面関節（椎間関節）などを分類する．

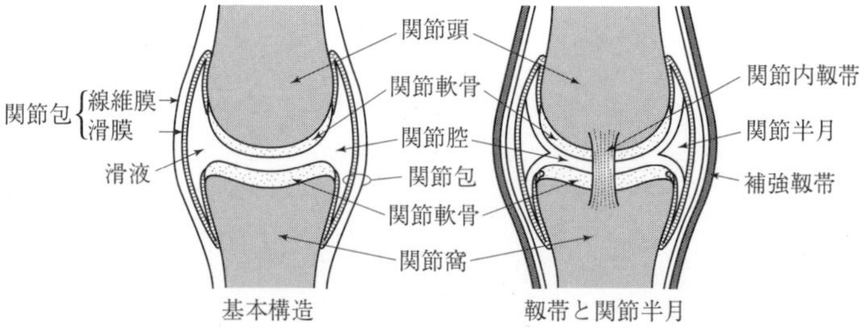

図1 関節の構造

■ 筋の構造

関節運動を行う骨格筋（横紋筋）は，関節を挟んで両端が別の骨に付着し，その付着部は腱となっている．アキレス腱はふくらはぎの筋の腱である．両端の腱の間は，多数の筋線維（筋細胞）が筋膜に包まれ束ねられたものである．

筋の形状は，存在する場所や働きによって異なるが，基本的には紡錘状で両端の腱に移行する部分は細くなり，その間中央部は膨大している．両端を筋頭と筋尾，中央部を筋腹とよぶ．力コブは上腕の中央の筋腹部である．筋頭はからだの正中に近い方をいい，四肢では起始に一致する．一頭のことが多いが，二頭，三頭，四頭のこともある．

名称は筋の形，筋頭の数，働きなどによってつけられている．上腕二頭筋（力コブ），下腿三頭筋（ふくらはぎ），大腿四頭筋（太もも），顎二腹筋（筋腹が二腹），前鋸筋（起始が鋸の歯状），橈側手根屈筋（橈骨側で手首，手根部を屈する筋），三角筋（肩をおおう三角形状の筋），方形回内筋（手首で回内運動を行う長方形の筋），胸骨舌骨筋（起始の胸骨と停止の舌骨）などである．

筋線維の部分は血管やリンパ管に富んで

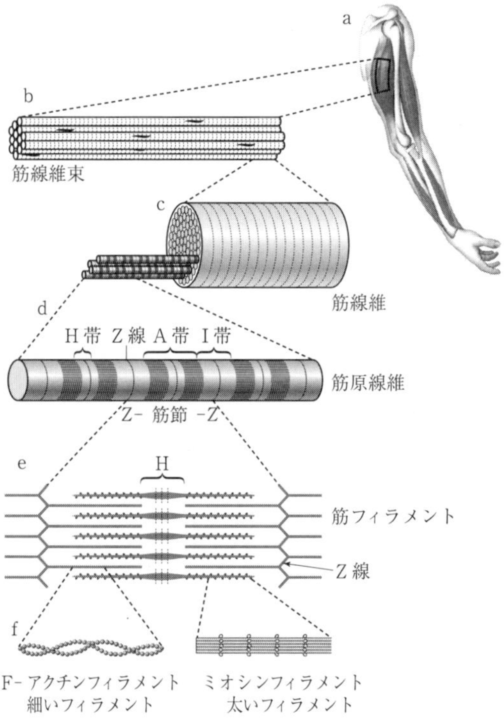

図2 種々の拡大率の骨格筋構造

a：筋肉全体像，b：筋線維束の構造，c：単一筋線維の構造，d：個々の筋原線維の構造，e：個々の筋節を形成するタンパク質フィラメント，f：細いフィラメントと太いフィラメント内のアクチンとミオシンの配列いるが，腱は血管やリンパ管に乏しい．必ず神経の支配を受けて，その刺激によって筋線維は収縮し働きをもつ．

■ 収縮機構

筋の働きは，興奮が伝えられたとき収縮することによって，骨格筋ならおもに関節を動かす運動を行う．

筋肉を構成する細胞は，細長い円柱形の筋線維であるが，その筋線維の中には収縮性の線維タンパク，つまり筋原線維がある．筋原線維はフィラメントという微細な線維の配列であるが，そのフィラメントには太いものと細いものとがあり，太いフィラメントはおもにミオシンというタンパク質が主体である．一方，細いフィラメントは主要タンパク質としてアクチンが，そしてトロポニンとトロポミオシンとよばれる少量の2種類のタンパク質を含有している．

神経からの刺激が伝えられると，筋原線維を構成する太いフィラメント，ミオシンの間に細いフィラメント，アクチンが引き寄せられ滑り込む．このことによって筋線維は収縮し筋が働くのである．

この太いフィラメントと細いフィラメントが，互いに滑り込むことによって生ずるとする筋収縮を，滑走説といっている．

この収縮のエネルギーは，ATP分解のエネルギーである．ミオシンの突起部にはATPを分解する働きがあり，このATP分解のエネルギーを使用してアクチンを引き寄せているのである．

■ 神経支配

骨格筋を支配する運動神経の有髄軸索は，その末梢で多くの分枝をつくり，それぞれ骨格筋線維に接合している．ここでは髄鞘を失っており，神経筋接合部を形成する．1本の運動神経は多数の筋線維を支配しており，これを運動単位という．運動神経が活性化すると，これに付随するすべての筋線維は「全か無か」の法則にのっとって収縮する．

（竹内修二）

1-3-9 からだの運動指令

■ 脳神経

脳神経は，各器官と中枢神経のうちの脳とを直接つなぐ神経線維で，12対の神経からなる．すなわち，第1脳神経嗅神経，視神経，動眼神経，滑車神経，三叉神経，外転神経，顔面神経，内耳神経，舌咽神経，迷走神経，副神経，第12脳神経舌下神経である．そのうち，遠心性の運動線維からなる，または運動線維が含まれているのは，動眼神経，滑車神経，三叉神経，外転神経，顔面神経，舌咽神経，迷走神経，副神経，舌下神経である．

動眼神経，滑車神経，外転神経は眼球を動かす6種類の眼筋と上眼瞼挙筋を支配している．

三叉神経はその第3枝下顎神経が運動線維で，下顎骨を引き上げ，前後左右に動かし咀嚼運動を行う咬筋や側頭筋などの咀嚼筋を支配している．また，下顎骨を引き下げる働きをもつ舌骨上筋をも支配している．

口腔の入口は上下の唇にてできているが，下顎骨が動かなくてもそれら唇は動かすことができる．唇や瞼など顔面の皮膚を動かす筋肉を皮筋，または表情筋というが，第7脳神経顔面神経によって支配されている．それゆえ，顔面神経が障害されると，障害側の顔半分のすべての筋は弛緩性麻痺を起こし，その側の口の部分は下に垂れ，眼も閉じることができなくなるなどの症状が現れる．顔面神経も舌骨上筋の一部を支配している．

舌咽神経は，咽頭の筋と軟口蓋の筋を支配している．この咽頭および軟口蓋の筋は迷走神経によっても支配されている．

迷走神経は，上記の筋のみならず喉頭の

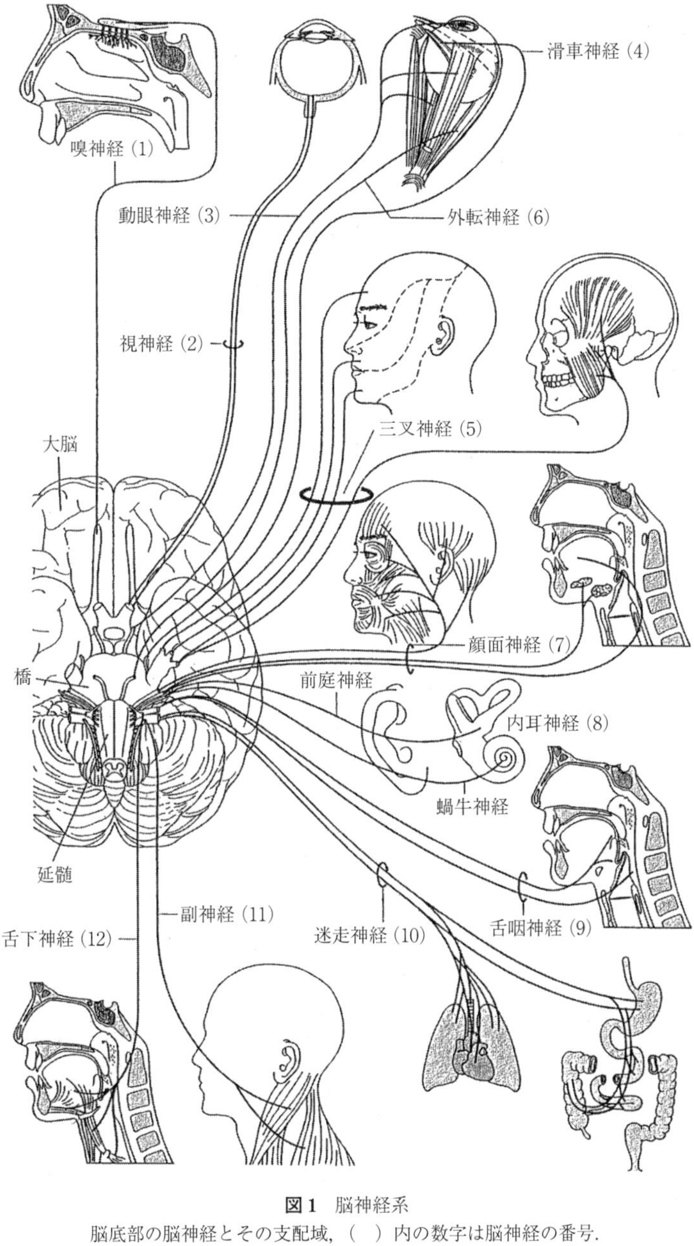

図 1　脳神経系

脳底部の脳神経とその支配域, (　) 内の数字は脳神経の番号.

筋や，気管や食道，胃，腸などの壁を構成している平滑筋を支配している．

副神経は，頸部および背部の目立っている筋，胸鎖乳突筋と僧帽筋に分布している．

舌下神経は，舌本体を構成している内舌筋と舌と下顎骨などをつなぐ外舌筋，つまり舌筋を支配し，舌骨上筋の一部にも分布している．

■ 脊髄神経

脊髄灰白質前柱（前角）に連なる線維（脊髄神経前根）は運動線維（遠心性）で，後柱（後角）に連なる線維（脊髄神経後根）は，知覚線維（求心性）である．両線維は脊柱両側の椎間孔（上位椎骨の下椎切痕と下位椎骨の上椎切痕によってできる孔）を通過して脊柱管外へと出入りしている．

椎間孔を出た線維束は，すぐに後枝と前枝とに分かれる．

脊髄は 31 髄節に分けられるが，それぞれの髄節両側から出入りしている 31 対の脊髄神経を，まず 5 部位に分けている．すなわち，頸神経，胸神経，腰神経，仙骨神経，尾骨神経である．各神経は上方から，第 1 頸神経～第 8 頸神経，第 1 胸神経～第 12 胸神経，第 1 腰神経～第 5 腰神経，第 1 仙骨神経～第 5 仙骨神経と番号をつけて読んでいる．また，これら脊髄神経には，その分布先，走行経路などに基づく固有の名称をもつものがある．

後枝で固有の名称をもつ神経は，第 2 頸神経後枝の大後頭神経，第 3 頸神経後枝の第 3 後頭神経，第 1～3 腰神経後枝の上殿皮神経，第 1～3 仙骨神経後枝の中殿皮神経などで，運動線維は含まれておらず知覚線維のみによって構成されている．

第 1 頸神経後枝の運動線維は後頭下神経で，大後頭直筋など後頭下筋に分布している．運動線維を含む後枝のほとんどは固有の名称をもたず，背面脊柱両側の脊柱起立筋や横突棘筋を支配している．

前枝で固有の名称をもつ神経は，運動線維と知覚線維の両方が含まれた混合神経が大多数を占めている．しかも，一つの椎間孔から出た一つの神経線維束単独ではなく，隣接した上下の神経によって構成される神経叢をつくり，その神経叢の枝として固有の名称をもっている．

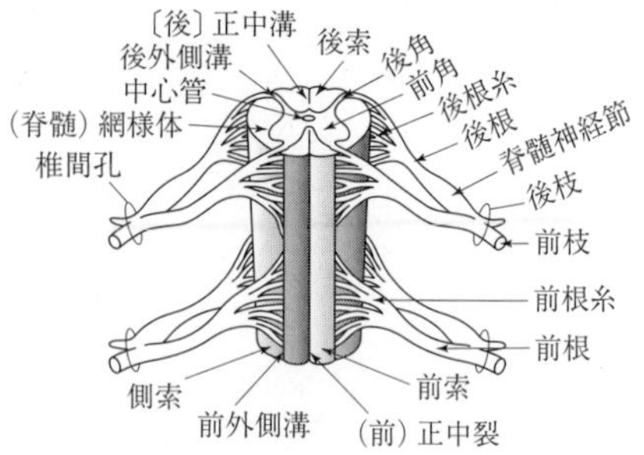

図 2　脊髄神経の根および枝（前面）

脊髄神経叢としては，第 1 頸神経～第 4 頸神経の前枝が結合してできる頸神経叢や，腕神経叢，腰神経叢，仙骨神経叢，尾骨神経叢などがある．

■ 腕神経叢

第 5 頸神経から第 8 頸神経と第 1 胸神経の前枝によって構成され，上肢の皮膚と上肢を動かす筋に分布している．

上肢の運動には，体幹内に位置する肩甲骨と体幹から外に飛び出している自由上肢である上腕骨との間にある肩関節や，肘関節，手根関節，指の運動がある．

肩関節の運動に寄与する筋には浅胸筋群，浅背筋群，上肢帯筋群があり，それらの筋の所在は体幹に位置している．とくに浅胸筋群，浅背筋群の起始は胸骨，肋骨，胸椎，腰椎，腸骨からで，胸神経や腰神経が分布している領域ではある．しかし，大胸筋は内側・外側胸筋神経（C_5～T_1），前鋸筋は長胸神経（C_5～C_7），広背筋は胸背神経（C_5～C_7）と腕神経叢の枝が支配している．

腕神経叢の最も多いでき方は，第 5 と 6

頸神経が合した上神経幹，第７頸神経からなる中神経幹，第８頸神経と第１胸神経を合わせた下神経幹の３幹が構成され，３幹それぞれが前枝と後枝に分かれ，後神経束と外側神経束と内側神経束を構成している．これら神経束からは，11の枝が出ている．前述の内側胸筋神経·外側胸筋神経·胸背神経や，三角筋にいたる腋窩神経，上腕二頭筋など上腕屈筋群を支配する筋皮神経，橈側手根屈筋や浅指屈筋，長母指屈筋など前腕屈筋群を支配する正中神経，尺側手根屈筋や深指屈筋の尺側半を支配する尺骨神経，上腕三頭筋や指伸筋，尺側手根伸筋など伸筋群を支配する橈骨神経などが腕神経叢の代表的な枝である．これらの神経が麻痺すると支配している筋が運動麻痺を起こし，特有の手つきとなる．すなわち，正中神経麻痺のサル手，尺骨神経麻痺のわし手，橈骨神経麻痺の下垂手などである．

■ **腰仙骨神経叢**

腰仙骨神経叢は第12胸神経と第１腰神経から第４腰神経前枝によって構成される腰神経叢と第４腰神経から第３仙骨神経前枝によって構成される仙骨神経叢の総称である．

腰神経叢の枝には，股関節を屈曲する腸腰筋や，膝関節を伸展させる大腿四頭筋を支配している大腿神経がある．また，大腿内側にある長内転筋，大内転筋，薄筋など大腿を内転させる内転筋群を支配している寛骨閉鎖孔前方の閉鎖管を通る閉鎖神経がある．

仙骨神経叢は，仙骨の前仙骨孔から出入りする仙骨神経前枝が構成要素であるが，骨盤後部の大坐骨孔から骨盤腔外後面へと枝を出す．梨状筋上孔を通る上殿神経は，大腿を外転する中殿筋と小殿筋を支配している．殿部の膨らみをつくり，腸腰筋の拮抗筋として股関節の伸展作用を行う大殿筋は，梨状筋下孔を通る下殿神経が支配している．この下殿神経と一緒に梨状筋下孔を通る，人体全身中最大の神経が坐骨神経である．梨状筋下孔を通った坐骨神経は，坐骨結節と大転子の中間を大殿筋におおわれて下行し大腿後面にいたる．大腿後面では，ハムストリング筋といわれる膝関節の屈筋である大腿二頭筋と半腱様筋，半膜様筋に枝を与え，膝窩の上方で２分して，脛骨神経と総腓骨神経となる．脛骨神経は膝窩の中央付近を下行し，アキレス腱で踵を引き上げる下腿三頭筋や後脛骨筋など距腿関節に働き底屈する筋，長母指屈筋，長指屈筋など下腿の屈筋群を支配している．内果と踵骨隆起の間を通り足底にいたって，内側足底神経と外側足底神経とに分かれる．

総腓骨神経は膝窩の上外側縁に沿って下行し，腓骨頭を回り込んで下腿前面に出て浅腓骨神経と深腓骨神経とに分かれる．浅腓骨神経は足の外反底屈に働く長腓骨筋と短腓骨筋とを支配している．深腓骨筋は，足関節の背屈，指の伸展に働く前脛骨筋，長母指伸筋，長指伸筋など下腿伸筋群に分布している．　（竹内修二）

1-3-10
からだの感覚情報

■ 筋紡錘

骨格筋は運動を行うために収縮し弛緩し と，伸縮している．この伸縮の程度を測るために，筋肉中には筋紡錘とよばれる特殊な感覚装置が存在している．

筋紡錘はほとんどすべての骨格筋に見出されるが，その数は筋の重さや容積と関係しており，指の骨間筋には30個，下肢のヒラメ筋には60個，大腿直筋には100個，広背筋には400個ほど存在する．一方，筋紡錘の密度は筋の重さに反比例しており，眼,頸,手など繊細な運動を行う筋にはとくに数多く見出され,密度が高くなっている．

筋紡錘は，紡錘形の結合組織被膜に包まれた8〜15本の細い錘内筋線維（紡錘内線維）によって形成される．その紡錘内線維には，細胞核の並び方から，核鎖線維と核嚢線維の2種類がある．核鎖線維はほぼ一定した直径をもち，核がその中央部に一列縦方向に鎖状に配列している．核嚢線維は，紡錘形をした線維の中央に核が集中しているものである．

これらの線維には，求心性の神経線維がらせん状に巻いて終わっている．このらせん状に巻いている神経終末，一次感覚終末を形成する一次求心性線維（Ia群線維）は，伸展と張力の両方に反応し脊髄に信号を送る特殊な感覚性線維である．多くの筋紡錘には1本または数本のⅡ群線維の二次終末も巻きついている．

伸縮の程度を測る筋紡錘からの情報は，体の位置や動きの制御に関連をもち，目をつむっていても自分の四肢の位置を知ることができる．この体の位置や動きの感覚を固有感覚という．

筋腹に存在する筋紡錘に対し，筋線維の付着部腱内にある受容器をゴルジ腱器官という．ゴルジ腱器官は筋の収縮伸展により生じる腱の張力に対して持続的に反応し，関節の位置を測定する機能をもっている．

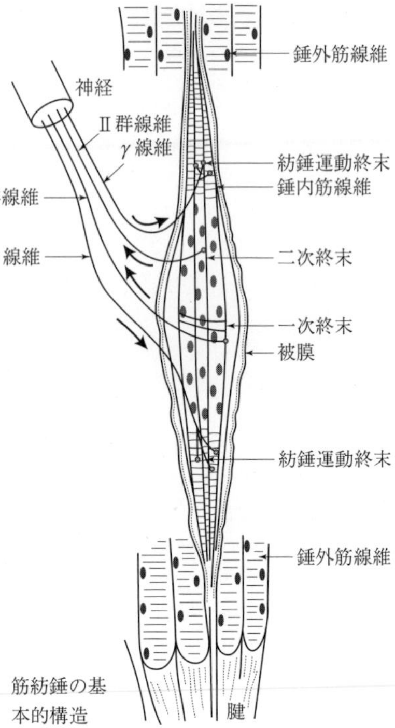

図1 筋紡錘の基本的構造

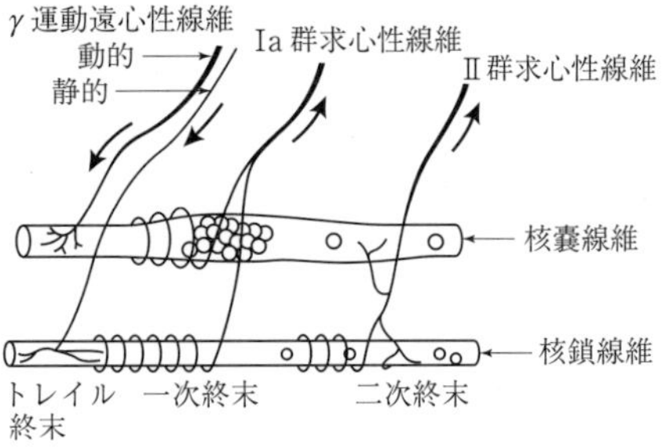

図2 筋紡錘の核嚢線維と核鎖線維と，その感覚神経および運動神経支配

■ 固有感覚

固有感覚は，自らの運動によって，筋腹

に存在する筋紡錘や，腱に存在する張力受容器であるゴルジ腱器官などの深部受容器が興奮して生ずる，自らを感知できる感覚である．それには，位置，動き，重さなどを知る感覚が含まれている．

位置の感覚は，身体各部の相対的な位置関係を知る感覚である．動きの感覚とは，運動による関節の角度変化で方向や速度を知る感覚である．重さ，力の感覚は，姿勢維持のさいや運動時に，筋の収縮を必要としたとき，筋活動によって生じた動きの程度を知る感覚情報である．

■ 反射

膝関節を曲げた状態で膝蓋骨の下，大腿四頭筋の停止腱である膝蓋靭帯（腱）をたたくと，屈曲していた膝関節が伸展する．脚気の診断手段などに使われている膝蓋腱反射である．膝蓋腱を鋭くたたくと，腱に連動している大腿四頭筋が伸ばされる．大腿四頭筋が伸ばされ，筋内にある筋紡錘の核嚢線維が刺激される．その結果，筋紡錘から出ているIa群線維によって筋の伸展が脊髄に伝えられ，刺激は灰白質に入り，大腿四頭筋を支配しているα運動ニューロンに単シナプス結合して，同調した放電を起こす．その結果，大腿四頭筋は急に収縮し，膝関節が伸展するのである．アキレス腱をたたくと同様な反射（アキレス腱反射）が起こり，下腿三頭筋の収縮によって，足関節が底屈する．

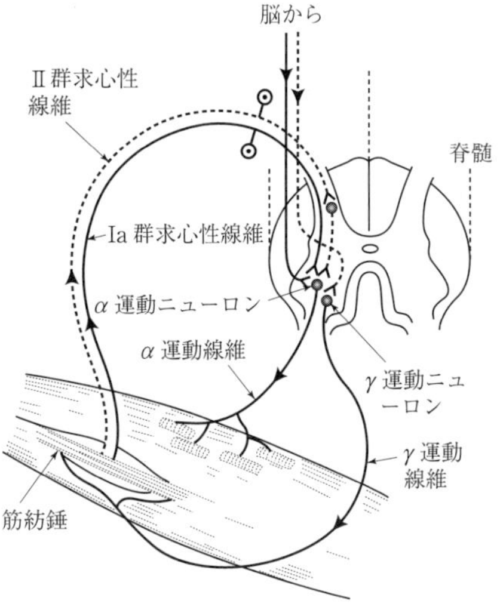

図3 筋紡錘の遠心性・求心性線維と脊髄（Boyd, 1980）

反射は，刺激に対しすぐ反応する最も単純な形式（刺激→反射中枢→反応）の反射弓をなし，反射中枢を有している．反射弓には，少なくとも二つのニューロン，求心性あるいは感覚性ニューロンと遠心性あるいは運動性ニューロンを有している．

上記の膝蓋腱反射は，たたくことによる刺激が，筋（大腿四頭筋）の伸展→筋紡錘の興奮→求心性神経（感覚神経）→反射中枢（脊髄）→遠心性神経（運動神経）→筋（大腿四頭筋）の収縮→膝関節の伸展，といった反応を引き起こす経過をとる．この反射弓は，二つのニューロンとシナプスが一つで構成されるので，単シナプス反射という．

膝蓋腱反射やアキレス腱反射は，筋の伸展がその筋の収縮の初発原因となっているので，伸張反射あるいは筋張力反射という．

この伸張反射が，腱の殴打のような単発的な刺激に対しての単発的な反応のみの反射ではなく，持続的な反射として起こる場合がある．たとえば，直立しているとき，重力が加わり，膝は軽く曲がってしまおうとする．すると，大腿四頭筋は引き伸ばされ，筋紡錘の一次感覚終末の活動がまして伸張反射が起こる．そして，大腿四頭筋は収縮し，曲がってしまおうとした膝関節は伸ばされる．このような伸張反射がくり返されれば，膝は曲がることなく直立していられる．つまり，伸張反射のくり返し，持続的反射によって膝関節は伸展しており，直立を保つことが可能となり，姿勢の維持が保たれるのである．（竹内修二）

1-4　からだと心

1-4-1
神経系

神経系（nervous system）は，からだの中で内分泌系とともに情報の伝達を担う．内分泌系が広い範囲の標的細胞に比較的ゆっくりと効果を及ぼすのに対し，神経系はきわめて速やかに限局した標的細胞に情報を伝える．そのため，神経系は伝える情報量が格段に多い．神経系において情報の伝わる経路を伝導路とよぶ．伝導路は神経細胞（nerve cell）でつくられる．

神経系は全身の諸器官とつながっている．それら諸器官は神経系に対して末梢器官あるいは標的器官とよばれ，受容器（receptor，感覚器）と効果器（effector，運動器）に分類される．受容器は，外界やからだの内部からの情報を電気的興奮に変換し，神経系に伝える．効果器は，神経系から受け取った興奮を変換して，外界へ働きかけたりからだの内部環境を調節したりする．それによって動物は環境に合目的的に適応して生存することができる．

神経系が単純な動物では，ある感覚刺激に対してほぼ一定の反応を生ずるが，神経系が発達するに従い，さまざまな感覚刺激を空間的・時間的に統合して，より複雑かつ合目的的な反応をつくり出すことが可能となる．

■ 神経系の進化

神経系は無脊椎動物にも脊椎動物にも存在する（図1）．

ヒドラのような単純な無脊椎動物では，神経系は神経細胞の単純な網目（神経網）のかたちをとる．やや複雑になってからだに分節性が現れると，分節ごとの細胞の集まり（神経節）とそれらを結ぶ神経が梯子状に編成される．昆虫のようにさらに複雑な無脊椎動物の場合は，神経節が統合されて頭部に近いものほどよく発達する傾向にある．

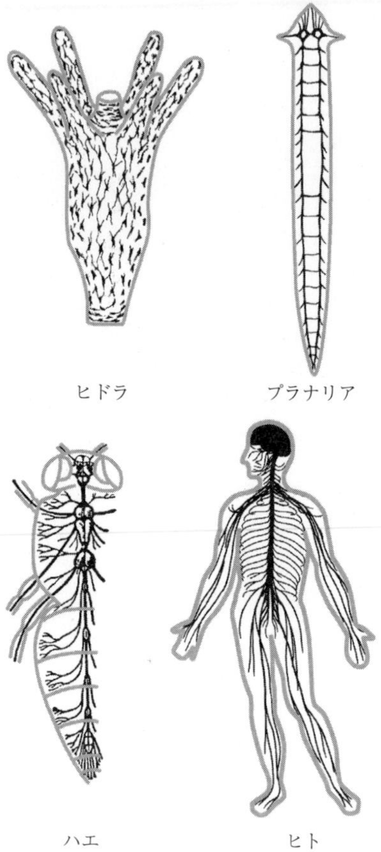

図1　神経系の進化

脊椎動物では，からだの中軸をつくる頭蓋と脊柱の内腔（頭蓋腔と脊柱管）に多くの神経細胞が集中して，頭尾方向（すなわちヒトでは上下方向）に長い神経組織のかたまりをつくる.これを中枢神経系とよぶ.それに対して，末梢神経系は神経節と末梢神経からなり，中枢神経系と末梢器官を連絡する．両者を結ぶために，末梢神経は中枢神経系の入っている頭蓋や脊柱を通り抜けて，外部の末梢器官に向かう必要がある．頭蓋の孔を通って外部に向かう末梢神経を脳神経（cranial nerve），脊柱の孔を通る末梢神経を脊髄神経（spinal nerve）とよぶ.

■ 神経系をつくる細胞

神経系は，興奮を伝える神経細胞（nerve cell），神経細胞のはたらきを支える神経膠細胞（グリア細胞，neuroglia），血管，結合組織からなる（図2）．神経細胞の伝える興奮とは，細胞膜の内外に生ずる電位差（膜電位）の変化である．神経細胞の細胞膜は通常外部よりも内部の電位が低い（静止膜電位，resting potential）．細胞が興奮すると，その部位の膜電位がごく短い時間逆転する（活動電位，action potential）．活動電位が一つの細胞の突起を伝わっていくことを興奮の伝導（conduction）とよぶ．次の細胞との接点（シナプス，synapse）まで興奮が伝わると，そこで特定の化学物質（神経伝達物質，neurotransmitter）が次の細胞に向かって放出され，次の細胞がその物質を受け取ってふたたび膜電位の変化に変換する．このように細胞間で興奮が伝わることを伝達（transmission）とよぶ（図3）．神経伝達物質の種類によっては，次の細胞の興奮を抑制するはたらきをもつ場合がある．次の細胞を興奮させるものを興奮性シナプス，抑制するものを抑制性シナプスという.

神経細胞は，細胞体（cell body）とそこから伸びる樹状突起（dendrite）の表面で，ほかの神経細胞から興奮の伝達を受ける．樹状突起によって細胞の表面積が増大し，多くの情報を受け取ることが可能となる．神経細胞は，離れたほかの神経細胞や効果器に興奮を伝えるために，軸索（axon）とよばれる突起を伸ばす．ふつう一つの神経細胞には，複数の樹状突起と1本の軸索がある．細胞体，樹状突起，軸索をまとめた一つの神経細胞全体をニューロン（神経元，neuron）とよぶ.

軸索は非常に細いものを除いて，絶縁性のある構造，髄鞘（myelin）によっておおわれる．髄鞘は，中枢神経系では稀突起膠細胞（oligodendrocyte）の，末梢神経系ではシュワン細胞（Schwann cell）の細胞膜

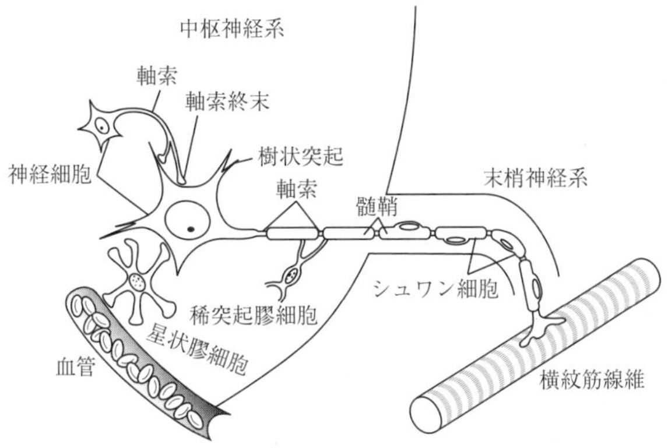

図2　神経系の細胞

が何重にも軸索に巻きついたものである．軸索とその被覆をあわせて神経線維とよぶ．髄鞘をもった軸索を有髄線維，髄鞘をもたない軸索を無髄線維とよぶ．有髄線維は興奮の伝導速度が速い．

神経系のうち有髄線維が多い部分は断面が白色を呈するので白質（white matter）とよばれる．有髄線維が少なく神経細胞の細胞体が多い部分は，やや暗調を呈するので灰白質（gray matter）とよばれる．灰白質のうち，脳の内部にかたまりとなって存在するものを核，脳の表面に薄いシート状に広がり層構造をもつものを皮質とよぶ．

神経膠細胞にはそのほかに，星状膠細胞（アストログリア，astrocyte），小膠細胞（ミクログリア，microglia），上衣細胞（ependymal cell）がある．星状膠細胞は神経細胞に栄養や酸素を供給するとともに不要な物質を除去し，神経細胞の活動環境を整える．小膠細胞については不明な点が多いが，神経組織の損傷時に大食細胞となって食作用をもつとされる．上衣細胞は中枢神経系内部で脳室や中心管の裏打ちをする．

（小林　靖）

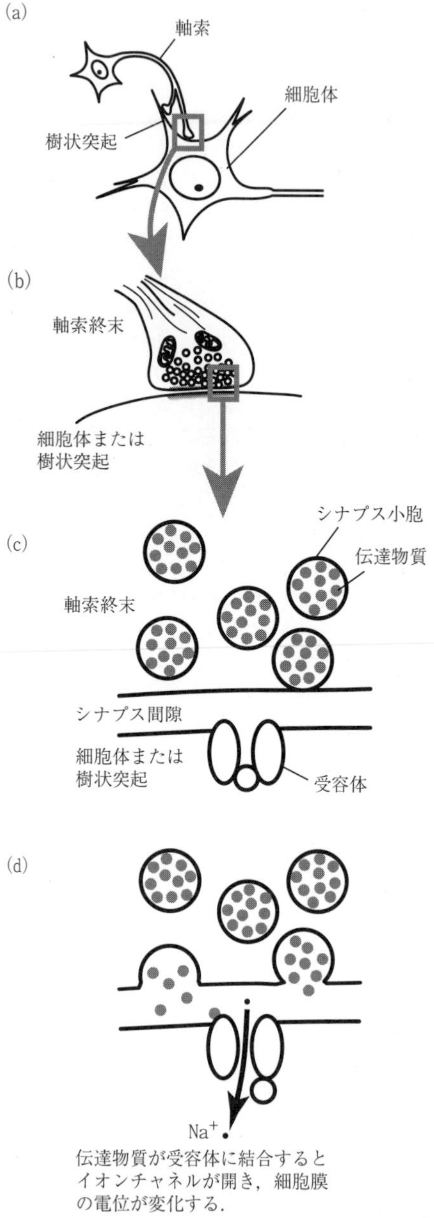

図3　シナプスにおける興奮の伝達

1-4-2
脊　髄

■ 中枢神経系の発生

神経組織は外胚葉から分化する．外胚葉のうち中枢神経系をつくるのは，発生初期に胚の正中背側にできる神経溝の部分である．末梢神経系はそのさらに外側に現れる神経堤から分化する．

発生が進むにつれて神経溝は深まり，やがて左右の土手が融合して溝の壁は体表から分離し，頭尾方向に伸びる1本の管を形成する．この管状構造のうち頭蓋内に収まる部分が脳，脊柱管内に収まる部分が脊髄(spinal cord)となる．脳や脊髄の実質は，この管の壁が発達して厚くなったものである．管の内腔は脳室ないし中心管とよばれる空間となり，できあがった脳や脊髄の内部に残る．

■ 脊髄の外観

脊髄は脊柱管内に位置し，上下方向に長い太いひも状の構造であり，延髄の下端につながっている．脊髄のうち上下肢に神経を送る部分は太く（頸膨大と腰膨大），下端に近づくと細くなって（脊髄円錐）ついには終糸とよばれる糸状の構造となり，脊柱管の下部に付着する．胎生3か月まで脊髄は脊柱管の全長に及ぶが，しだいにからだの成長速度が脊髄の成長速度を上回るようになり，脊髄下端の位置は相対的に上昇し，終糸が伸びる．成人の脊髄下端はふつう第1～2腰椎の高さにある．

脊髄の左右両側において，後外側からは脊髄神経後根(dorsal root)が，前外側からは脊髄神経前根(ventral root)が起こる（図1）．それぞれが上下一列に並んだ

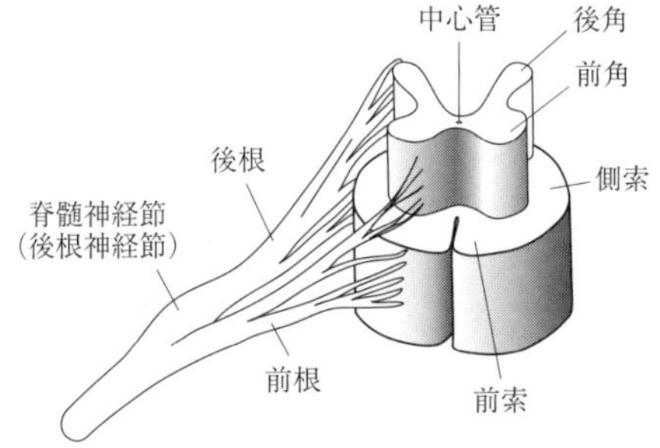

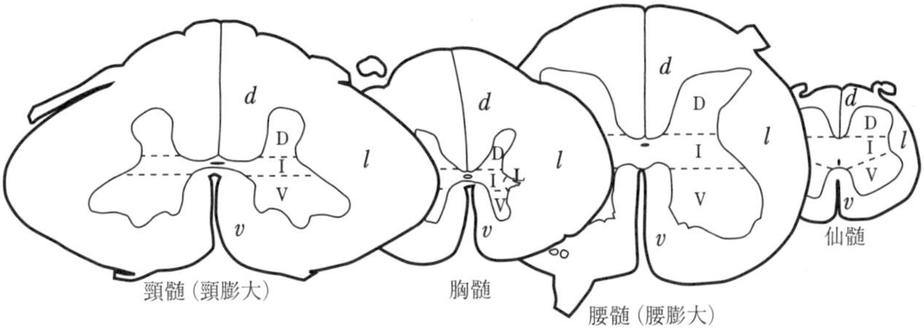

d：後索，*l*：側索，*v*：前索，D：後角，I：中間帯，L：側角，V：前角

図1　脊髄の構造

細い根糸として脊髄を離れ，隣り合う椎骨の間の椎間孔に向かって脊柱管内を走りながら後根と前根にまとまる．後根と前根は合して脊髄神経となる．後根はその直前にふくらみをつくり（脊髄神経節，spinal ganglion／後根神経節，dorsal root ganglion），そこに後根を走る軸索の細胞体が集まっている．ヒトの脊椎は7個の頸椎，12個の胸椎，5個の腰椎，5個の仙椎，1個の尾骨からなる．脊髄神経は頭蓋と第1頸椎のあいだ，ならびに各椎骨の下から出るので，あわせて31対ある（図2）．脊髄下端は脊柱管の下端よりかなり上方にあるので，下位の後根・前根ほど脊柱管内で長い距離を下行することになる．そのさい，脊髄円錐より下方にある後根と前根は馬の尾のような外観を呈するので馬尾とよばれる．

■ 脊髄の内部構造

脊髄の横断面を観察すると，その内部構造は脊髄全長にわたってだいたい同じである．そのため脊髄のある部分が上下方向のどの高さにあるかを示すのに，そこから何番目の脊髄神経が起こるかで表現する．たとえば，頸椎から出る5番目の神経（第5頸神経）が起こる部分を第5頸髄，腰椎から出る2番目の神経（第2腰神経）が起こる部分を第2腰髄とよぶ．

脊髄断面の中心には細く痕跡的な中心管があり，そのまわりを灰白質が囲む（図1）．灰白質は左右に伸び出したのち，後方と前方に突出するので，全体としてH字形を呈する．H字形の横棒を中間帯，後方と前方への突出をそれぞれ後角（dorsal horn）・前角（ventral horn）とよぶ．後角には後根を通ってきた線維が多く進入し，からだからの感覚を伝える．前角には前根へ線維を送る運動神経細胞（運動ニューロン）の細胞体が集まっていて，それらが末梢の骨格筋（横紋筋）に軸索を送る．後根が末梢からの感覚を脊髄に伝え，前根が運動の指

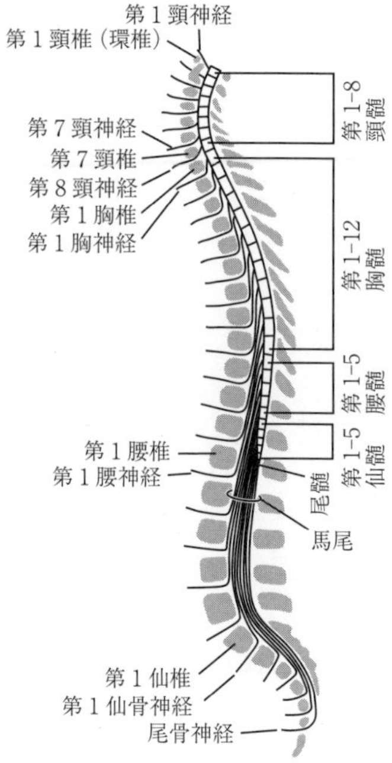

図2 脊髄神経と髄節

令を末梢に伝えることは，19世紀にイギリスのCharles BellとフランスのFrançois Magendieが見出したので，Bell-Magendieの法則とよばれる．胸髄においては中間帯が後角と前角の間で外方に突出する．これを側角（lateral horn）とよび，内臓の筋（平滑筋・心筋）や腺を駆動する運動ニューロンが集まる．平滑筋・心筋・腺を支配する神経細胞や線維を自律神経系とよぶ．

灰白質の外側には白質がある．左右の後角の間に位置する部分を後索，前角の間に位置する部分を前索，後角と前角の間に位置する部分を側索とよぶ．白質には脊髄灰白質の神経細胞から出た線維，脳から脊髄灰白質に向かう線維が通る．後索には後根から入って脳に向かう線維も多く含まれる．

■ 髄膜（meninges）

脊髄の表面は軟膜（pia mater）とよばれ

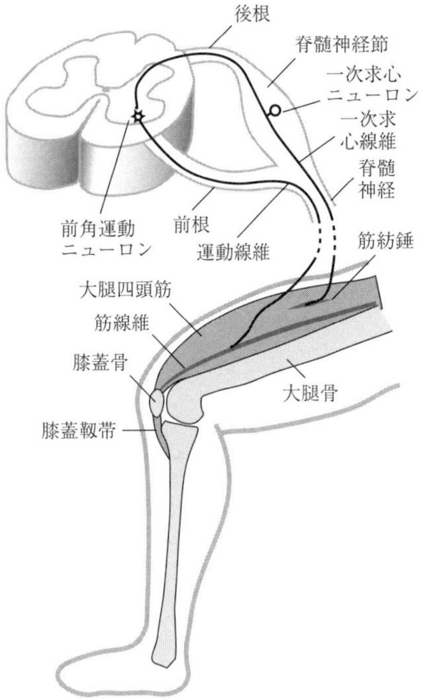

図3 伸長反射

る薄い結合組織の膜でおおわれる．軟膜の外側には脳脊髄液とよばれる液体で満たされた空間（クモ膜下腔，subarachnoid space）があり，脊髄はその中に半ば浮いた状態で保持されている．クモ膜下腔の外側にはクモ膜（arachnoid）があり，そのさらに外側には硬膜（dura mater）が密着する．硬膜の外には発達した静脈叢があり，椎骨と硬膜の間を埋める．

■ 脊髄反射 (spinal reflex)

後根を通して脊髄に入った感覚情報は脳に伝えられ，脳からの運動指令が前角と前根を通して末梢に伝えられる．そのほかに脳とは独立して，感覚情報が脊髄内部で処理されて運動指令をつくり出す場合がある．これを脊髄反射とよぶ．後根からの軸索が前角の運動神経細胞に直接シナプスをつくって刺激を伝えるものを単シナプス反射，間にほかのニューロン（介在ニューロン）を介するものを多シナプス反射とよぶ．また，反射の作用によって伸長反射，屈曲反射，皮膚反射などが区別される．代表的な単シナプス性の伸長反射である膝蓋腱反射を例にあげる（図3）．膝関節の伸展にはたらく大腿四頭筋の中には，筋の長さを検出する筋紡錘というセンサーがある．筋紡錘から筋の長さの情報を伝える軸索は，後根から脊髄に入ると大腿四頭筋を支配する前角運動ニューロンに直接シナプスをつくる．この経路により，膝関節が屈曲して(あるいは腱をハンマーでたたいて)大腿四頭筋が伸長すると，その刺激が大腿四頭筋を支配する運動ニューロンを興奮させる．その結果，大腿四頭筋は収縮してもとの長さを回復し，膝関節の角度が一定に維持される（あるいはハンマーでたたいた場合膝関節が伸展する）．こうして，脊髄反射によってある程度の運動制御が行われる．

（小林　靖）

1-4-3
脳の形

■ 脳の発生

神経管のうち，脊柱内に位置する部分からは脊髄が，頭蓋内に位置する部分からは脳が分化する．脊髄の中に中心管があるように，脳の中にも神経管の内腔が残り，脳室とよばれる．脳になる部分には，まず頭尾方向に三つのふくらみができる．それらを頭側から前脳胞・中脳胞・菱脳胞とよぶ．前脳胞からはさらに左右1対のふくらみが生じ，そこから終脳が分化する（図1）．中央に残った部分からは間脳が分化する．終脳と間脳内部の脳室は，それぞれ側脳室，第3脳室とよばれる．中脳胞はそのまま中脳（midbrain）に分化し，内部の脳室は細長い中脳水道となる．菱脳胞からは菱脳が分化し，その内部の脳室（第4脳室）は菱脳背側部に平らな菱形の空間（菱形窩）をつくる．これが菱脳の名の由来である．菱脳の中脳側は橋（pons）と小脳に，脊髄側は延髄（medulla oblongata）に分化する．第4脳室の背側壁は薄い膜状であるが，菱形窩の中脳側から大きく発達する小脳によって，やがておおわれる（図2）．

発生初期にからだの中央には頭尾方向に脊索（notochord）とよばれる構造がのびる．中脳・菱脳・脊髄がその背側に位置するのに対して，終脳と間脳は脊索前端よりも前方に位置する．脊索のまわりに形成される骨は分節性（似た構造が頭尾方向にくり返すこと）をもち，後頭骨の一部と脊柱とを形成する．それに対応して中脳・菱脳・脊髄からは分節性のある神経（脳神経の大部分と脊髄神経のすべて）が起こる．終脳

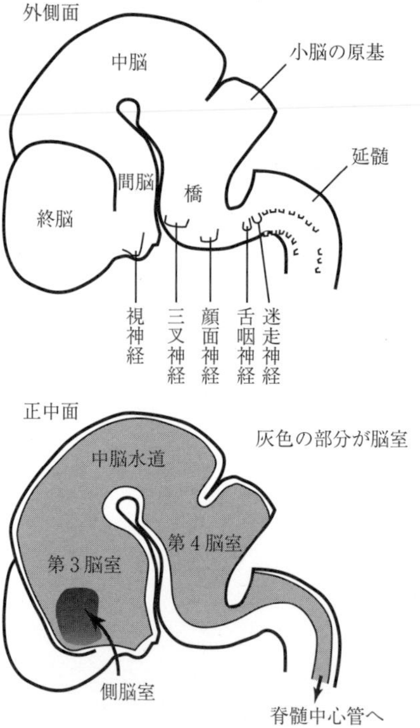

図1　脳の発生

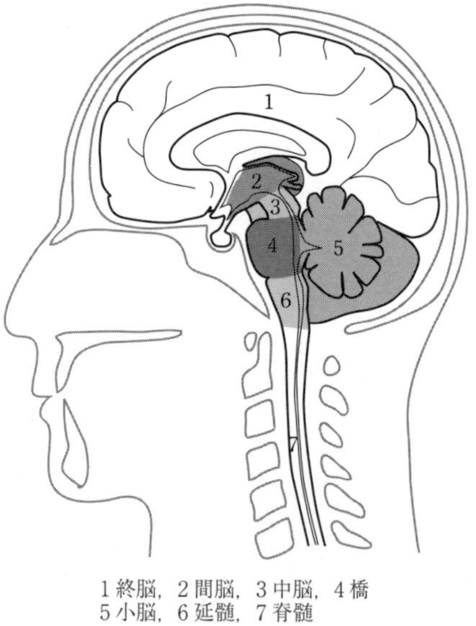

図2　中枢神経系の区分

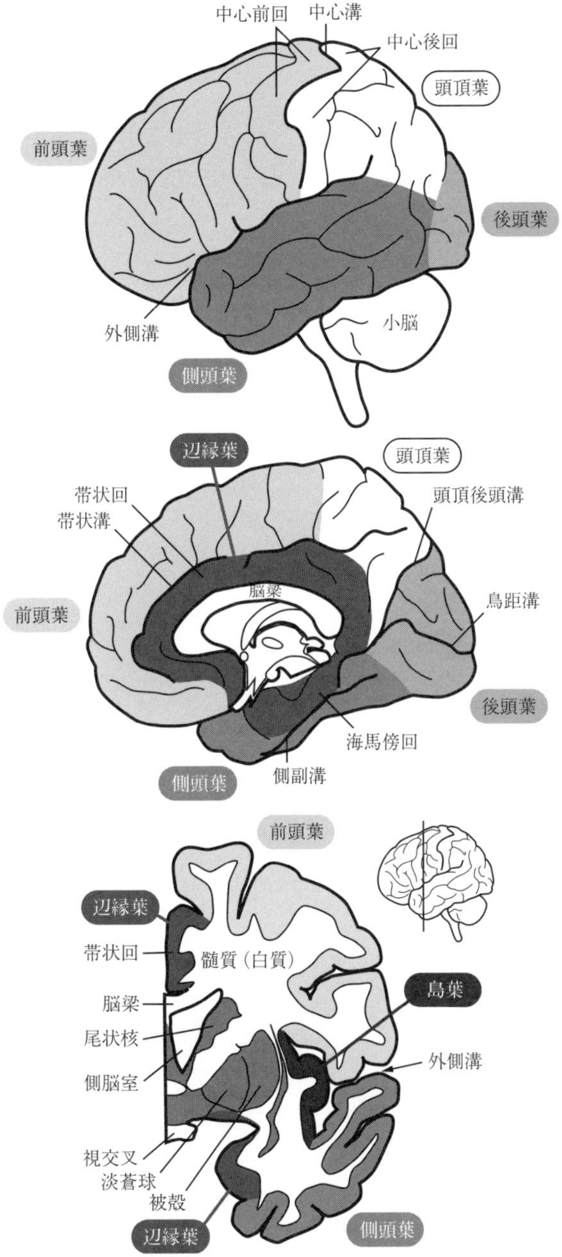

中心前回
中心溝
中心後回
頭頂葉
前頭葉
後頭葉
外側溝
小脳
側頭葉
辺縁葉
頭頂葉
帯状回
帯状溝
頭頂後頭溝
脳梁
前頭葉
鳥距溝
後頭葉
海馬傍回
側副溝
側頭葉
前頭葉
辺縁葉
帯状回
髄質（白質）
島葉
脳梁
尾状核
外側溝
側脳室
視交叉
淡蒼球
被殻
辺縁葉
側頭葉

図 3　大脳の区分

からは嗅神経が，間脳からは視神経が起こる．

■ 脳幹

脳幹（brain stem）の定義は種々あるが，現在では中脳・橋・延髄をさすことが多い．脳幹の内部構造は，脊髄の内部構造の延長に脳特有の構造が加わったと理解される．脳神経の感覚線維が終止する部分（脳神経の終止核）は脊髄後角の延長，脳神経の運動線維を出す細胞体の集まる部分（脳神経の起始核）は脊髄前角や側角の延長である．脊髄中間帯を中心とした部分は脳幹に入ると網様体とよばれる構造をつくる．脳幹には脊髄白質の延長もみられる．それ以外の構造は脳特有の構造である．

脳幹には呼吸や循環など生命の維持に不可欠な中枢があり，それらが機能しなくなるとやがて呼吸や心拍が停止する．脳幹の不可逆的な機能停止を脳死とよぶ．

■ 小脳

小脳（cerebellum）は脳幹の背側に接し，中脳・橋・延髄とそれぞれ上・中・下小脳脚で連絡する．小脳表面には薄いシート状の灰白質（小脳皮質）があり，その下に白質（小脳髄質）さらに深部に小脳核がある．小脳表面には細かい溝が多数，おもに水平方向に走っており，小脳皮質の面積を増している．溝を小脳溝，溝と溝の間の細長い高まりを小脳回とよぶ．

小脳は前庭神経（平衡感覚を伝える）や脳・脊髄のさまざまな部位から入力を受ける．小脳皮質のうち，前庭神経から平衡感覚の情報を受ける部分を前庭小脳，脊髄から全身の筋や関節の状態に関する情報を受ける部分を脊髄小脳，橋を経由して終脳からの情報を受ける部分を橋小脳とよぶ．前庭小脳は小脳腹側下部の小さな部分，脊髄小脳は小脳の正中に近い部分（虫部），橋小脳は左右に張り出した部分（半球）を占める．小脳皮質で処理された情報は小脳核に伝えられ，小脳核から脳や脊髄の各部に出力が送られる．

■ 大脳

大脳（cerebrum）は終脳と間脳をさす．終脳と同義に用いられることもあるので注意が必要である．

間脳は第3脳室の壁が厚く発達したものである．背側から腹側に向かって，視床上部，視床，視床腹部，視床下部が区別される．視床上部からは松果体とそれに隣接する小部分が，視床腹部からは視床下核が分化する．視床（thalamus）と視床下部（hypothalamus）の両者は間脳の大部分を占め，それらの内部には多くの核が分化する．視床の多くの核は脳のさまざまな部位からの入力を受け，終脳皮質に出力を送る．視床下部は下垂体に直接つながるほか，脳幹や脊髄の自律神経中枢に出力を送り，内分泌ならびに自律神経系の最高中枢とされる．

終脳の表面は小脳よりも太い高まりとそれらを隔てる溝があり，脳回，脳溝とよばれる．終脳の表面もシート状の灰白質（終脳皮質/大脳皮質）におおわれており，脳溝によって皮質の面積が増大している．皮質の下には白質（髄質）がある．これは皮質に出入りする線維の集まりにほかならない．さらに深部には終脳核（基底核）がある．終脳核には，間脳に近いところに位置する淡蒼球と，その外側から前方に位置する新線条体（被殻と尾状核）がある．

終脳皮質はその部位によって大きく前頭葉，頭頂葉，後頭葉，側頭葉，島葉，辺縁葉に区分される（図3）．側頭葉の前内側部には半ば皮質で半ば核の構造があり，扁桃体とよばれる前頭葉の内側後方には終脳正中面に露出した核があり，中隔核とよばれる．

（小林　靖）

1-4-4
感覚の入力

■ 感覚の種類

神経系は受容器（receptor，感覚器）から感覚情報を受け取る．からだの外皮より外からの情報を外感覚，消化管をはじめとする内臓からの感覚を内感覚（臓性感覚）という．両者の中間に位置する筋，腱，関節，骨膜からの感覚を固有感覚という．外感覚には視覚，聴覚，皮膚感覚がある．嗅覚と味覚はふつう臓性感覚として扱われている．これらの感覚はそれぞれ特定の末梢神経を経由して中枢神経系に伝えられる．末梢神経を通る感覚神経線維を一次求心線維（primary afferent fiber）とよぶ．感覚情報は脊髄や脳幹・小脳レベルで統合されて運動の制御に使われたり，終脳皮質に伝えられて意識に上りさらに高次の処理を受けたりする．終脳皮質ではそれぞれの感覚が最初に到達する部位が決まっており，一次感覚野とよばれる．

■ 感覚の性質

異なる種類（modality）の感覚刺激は，異なる種類の受容器で電気的興奮に変換され，神経系に伝えられる．受容器は感覚神経線維自体のこともあるが，神経線維とは別の細胞のこともある．ある受容器が最も鋭敏に感じる種類の感覚刺激を適当刺激（adequate stimulus）とよぶ．感覚刺激を受けたさいに受容器で記録される電位を起動電位ないし受容器電位とよぶ．起動電位が一定以上に大きくなると感覚神経に活動電位が発生し，感覚が伝えられる．ふつう刺激が強いほど活動電位の頻度が高まる．感覚神経を活動させる最小の刺激強度をその感覚の閾値とよぶ．

感覚の種類によってそれを伝える神経線維も異なっている．そのため実際にその感覚刺激があったかどうかにかかわらず，ある感覚神経線維が刺激されると，その線維が本来伝えるべき種類の感覚が意識に上る．たとえば眼球を圧迫すると光を感じたり，肘の内側を走る尺骨神経を打つと，その本来の支配領域である手の小指側に痛みを感じたりする．

感覚神経線維は，末梢の特定の範囲が刺激されたときに活動電位を生ずる．たとえば視神経線維はそれぞれ網膜の特定の領域への刺激で活動するし，皮膚感覚の線維は皮膚の特定の範囲への刺激に応答する．二次，三次以下のニューロンも同様である．このように，感覚刺激を受けたさいに，ある感覚ニューロンを活動させる末梢の範囲を，そのニューロンの受容野とよぶ．

感覚刺激を受け続けている間に，感覚線維の活動電位頻度は減少する．この現象を順応（adaptation）とよぶ．減少頻度が遅いものを遅順応性，速いものを速順応性という（図1）．速順応性の受容器は刺激の強さの変化を伝える．

■ 体性感覚

皮膚感覚と固有感覚をあわせて体性感覚（somatic senses）とよぶ．これらはともに末梢神経から脊髄や脳幹，視床を経由して終脳皮質の頭頂葉最前部の中心後回に到達

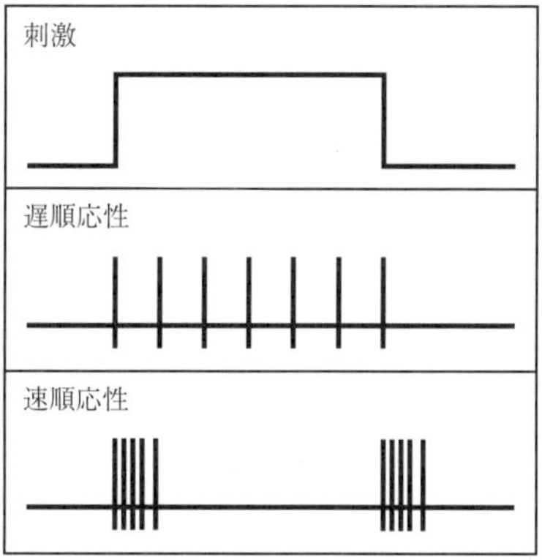

図1 順応性

する．その領域を一次体性感覚野とよぶ(図2)．

体性感覚を伝える一次求心線維の細胞体は，脊髄神経節や脳神経（おもに三叉神経）の神経節に存在する．その細胞体は1本の軸索を出すが，それはすぐ2分して一方は末梢神経を通って受容器へ，他方は後根を通って脊髄後角や三叉神経核などに向かう．そこで刺激を受け取った二次ニューロンは軸索を伸ばして視床に刺激を伝える．

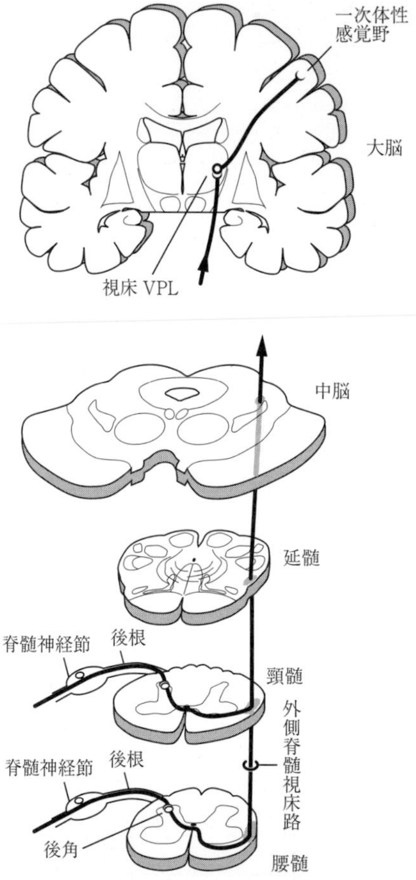

注：大脳と中脳以下では縮尺が異なる

図2　外側脊髄視床路

視床にある三次ニューロンが一次体性感覚野へ刺激を伝える．

体性感覚の中でも温度感覚，痛覚，触圧覚，固有感覚などの種類によって，伝える伝導路が異なる．温度感覚と痛覚の一次求心線維は後根から脊髄内に入ると，後角の表層で二次ニューロンに接続する．二次ニューロンから出た線維はすぐ対側にわたって側索を上行し，脳幹の外側部を通って視床後外側腹側核（VPL）にいたる（外側脊髄視床路）．VPL にある三次ニューロンの線維は一次体性感覚野にいたる．

詳しい位置の情報を伴った触圧覚や固有感覚は温痛覚とは異なる伝導路で伝えられる．それらの感覚を伝える一次求心線維は，脊髄内に入ると後索をそのまま上行し，延髄の下半分にある後索核に達する．後索核にある二次ニューロンの線維はすぐに交叉すると内側毛帯とよばれる線維束を形成して脳幹を上行し，視床 VPL にいたる．VPL の三次ニューロンは線維をやはり一次体性感覚野に送る．

顔面の皮膚感覚は三叉神経によって脳幹に伝えられる．脊髄神経領域の場合と同じく，温度感覚や痛覚と触圧覚とでは伝える伝導路が異なる．しかしいずれの場合も三次ニューロンは視床後内側腹側核（VPM）に存在し，そこから一次体性感覚野に感覚が伝えられる．（小林　靖）

1-4-5
眼

眼球は光刺激の受容器である．光刺激を神経の興奮に変換するのは眼球内の網膜であるが，眼球にはそのほかに光受容を適切に行うために，光の量を調節する虹彩や，水晶体の厚みを調節して網膜に光を結像させるための毛様体，眼球を必要な方向に向けるための外眼筋，眼球表面の角膜を潤すための涙腺などが付属している．眼球とこれらの付属器は，眼窩とよばれる顔面の一対のくぼみに収まっている．

■ 眼球壁の構造

眼球の壁は光の入射する前方部を除いて3層構造をとる(図1)．外層は強膜 (sclera) とよばれ，膠原線維に富んだ厚い丈夫な膜で，眼球の形を保持する．中層は脈絡膜 (choroid) とよばれ血管が豊富で網膜を栄養する．内層は網膜 (retina) である．網膜の脈絡膜よりには，色素に富んだ層 (色素上皮)があり眼内での光の乱反射を防ぐ．

眼球前方部の中心領域 (一般に黒目とよばれる部分) は透明な角膜 (cornea) でおおわれる．角膜の外方に接して結膜 (conjunctiva，一般に白目とよばれる部分と眼瞼の裏側)があり，眼瞼でできたポケット状の空間を裏打ちする．結膜は眼瞼の縁で顔面皮膚に移行する．角膜の後方には後述する虹彩，水晶体などがある．眼球をおおう結膜の奥には強膜の最前部があり，これが透けて見えるために白色を呈する．

■ 網膜

網膜には光を受容する細胞 (視細胞)，感覚を脳に伝える細胞 (神経節細胞)，ならびに両者の間に介在する細胞 (双極細胞など) がある．視細胞は網膜の最外層にあり光を受容する部分が最も外側を向いている．視細胞には杆体細胞と錐体細胞の2種

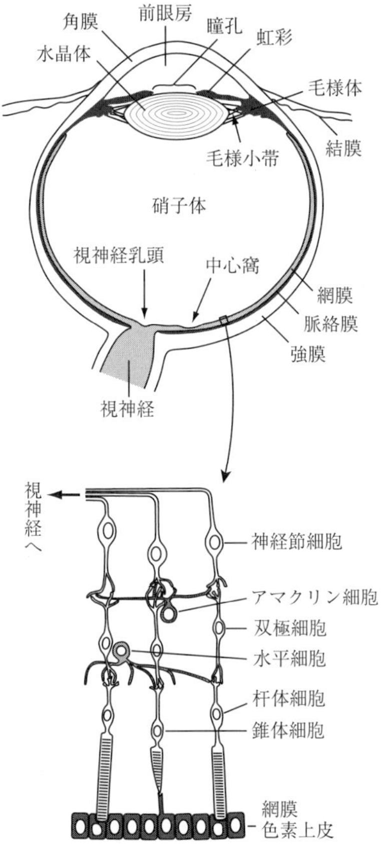

図1 眼球の構造

類がある．杆体細胞は感度が高いが色を識別できない．錐体細胞は感度が低いが赤・緑・青の三原色それぞれに感受性をもつ細胞があり，そのため色を識別することができる．霊長類の網膜には中心窩というくぼみがあり，そこを中心とする直径2～3 mm の領域 (黄斑) に錐体細胞が密集している．

視細胞は眼球の内側を向いた突起で双極細胞とよばれる神経細胞に接し，これに興奮を伝える．双極細胞は網膜の内外方向に突起をもった細胞で，外方の突起で視細胞

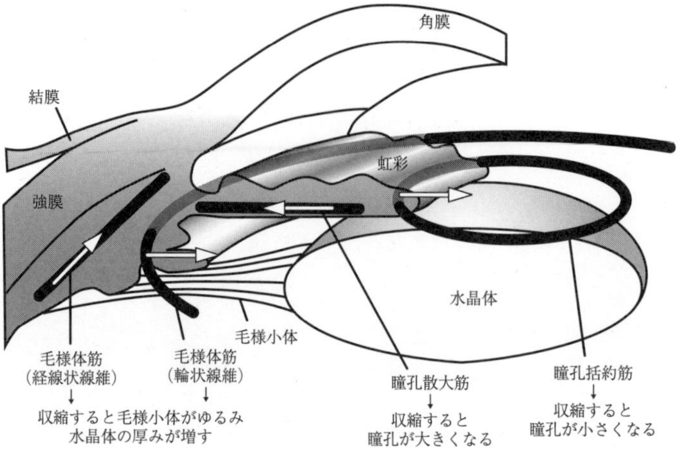

図 2　虹彩と毛様体

から興奮を受け，内方の突起で神経節細胞に興奮を伝える．神経節細胞から出た軸索は網膜の最内層を通って，黄斑のやや内側にある視神経乳頭に集まり，そこから視神経を形成して眼球を離れる．

■ 虹彩

角膜の内側には透明な液体（眼房水）を満たした前眼房があり，その奥に薄い輪状の虹彩（iris）がある．虹彩に開いた孔を瞳孔（pupil）とよぶ．虹彩には色素細胞の層（色素上皮）があり，光を遮る．虹彩の色が人によって異なるのはこの色素（メラニン色素）の量の違いによる．虹彩内部には輪状に走る瞳孔括約筋と放射状に走る瞳孔散大筋という 2 種類の平滑筋があり，瞳孔の直径を変えて入射する光の量を調節するはたらきがある（図 2）．

■ 水晶体と毛様体

虹彩の後には水晶体（lens）がある．水晶体は透明なレンズ型の組織である．網膜に像を結ぶための屈折率は角膜・眼房水・水晶体が合わさって得られるが，水晶体のみがその厚さを変えて屈折率を調節し，さまざまな距離にあるものに焦点を合わせることを可能にする．水晶体の外周と毛様体（ciliary body）を結んで放射状に走る毛様小帯（チン小帯）は，水晶体外周を外方に牽引することで水晶体を薄く保つ．毛様体の中には毛様体筋とよばれる平滑筋があり，これが収縮すると毛様小帯がゆるめられ，水晶体を牽引する力が弱まり，水晶体の厚みが増す．こうして毛様体筋は近くのものをみるときに働いている．

■ 外眼筋

眼球の外側にはヒトでは 6 種類の横紋筋が付着しており，それらが収縮することで眼球が眼窩内で回転し，視線の方向が変わる．外眼筋のうち，上直筋，内側直筋，下直筋，下斜筋は動眼神経によって，上斜筋は滑車神経によって，外側直筋は外転神経によって支配される．

■ 涙腺

涙腺（lacrimal gland）は眼球の上外側に接して存在し，涙液を分泌する．涙液は角膜と結膜の表面で涙液層とよばれる薄い層をつくり，乾燥を防止する．上下の眼瞼の内側部には涙点とよばれる小孔があり，そこから涙小管，涙嚢，鼻涙管を経由して，涙液が鼻腔に排出される．（小林　靖）

1-4-6
視　覚

■ 視力とその異常

視覚には，光の位置，強さ，色，時間経過などさまざまな情報が含まれる．このうち光刺激の空間的分解能を視力とよぶ．通常の視力検査では5m離れた位置からランドルト環とよばれるC字形の図形を見る．環の切れ目が視角にして1分（1/60度）あるときにその位置を判別できれば視力1とする．切れ目が2分で判別できれば視力0.5，40秒（40/60分）で判別できれば視力1.5とする．

眼の屈折力や遠近調節に異常があると，ものがぼやけて見える．眼球の長さに対して屈折力が弱い場合には遠視とよび，近くのものに焦点が合わない．屈折力が強すぎる場合には近視とよび，遠くのものに焦点が合わない．遠視は凸レンズを，近視は凹レンズを装着することで，矯正することができる．

■ 光順応

暗いところから明るいところに出ると，はじめはまぶしくて目が開けられないほどであるが，しだいに慣れてふつうに見ることができるようになる．明るいところから暗いところに入ると，時間はこれより長くかかるがやはりしだいに眼が慣れてくる．これには虹彩による入射光量の調節のほかに，視細胞の順応性が大きく関与する．視細胞の反応性が明るいところに慣れるのを明順応，暗いところに慣れるのを暗順応とよぶ．順応がない場合に視細胞が対応できる光量の範囲は1000倍程度であるが，順応によってその範囲は100万倍以上にまで広がる．完全に暗順応した杆体細胞は光子1個にも反応できるとされる．

■ 視覚の伝導路

網膜の視細胞で受容され，双極細胞，神経節細胞の順に伝えられる．神経節細胞から出た線維は視神経（optic nerve）を形づくり，視交叉（optic chiasm）で約半数の線維が対側に交叉したのち視床の外側膝状体（lateral geniculate body）とよばれる核にいたる（図1）．外側膝状体のニューロンはその線維を終脳後頭葉の一次視覚野に送る．ここで光の感覚や単純な形態などが意識に上る．左右両眼ともに，視野の右半分の感覚は左の一次視覚野に，左半分の感覚は右の一次視覚野に送られる．

■ 対光反射

網膜への入射光量の調節は虹彩によって行われる．明るいところでは副交感神経系の作用によって瞳孔括約筋が収縮し瞳孔が小さくなる（縮瞳）．これを対光反射（light

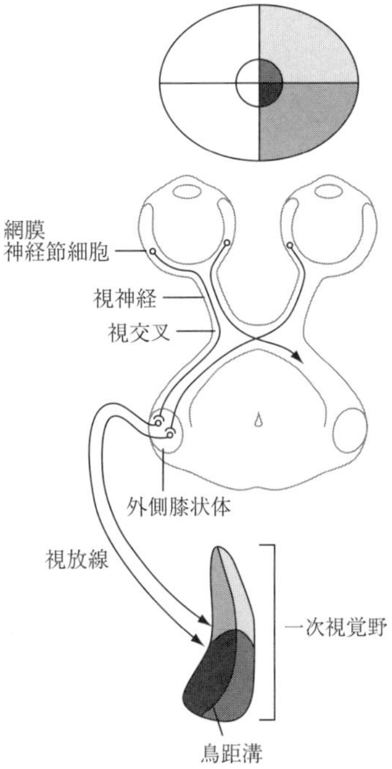

図1　視覚路

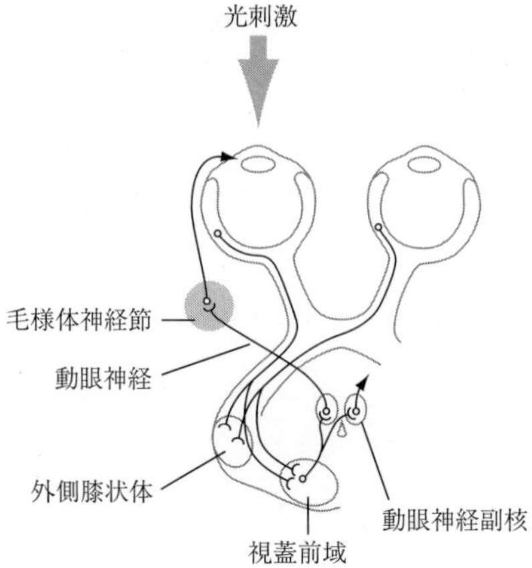

図 2　対光反射

reflex）とよぶ．そのさいにはたらく伝導路は以下の通りである．視神経線維を通して伝えられる視覚刺激の一部は外側膝状体に向かわず中脳の視蓋前域（pretectal area）とよばれる部分にいたり，そこから動眼神経副核（Edinger-Westphal 核）に伝えられる（図 2）．動眼神経副核のニューロンは動眼神経を通して眼球の後方にある毛様体神経節（ciliary ganglion）に投射し，そこから出た線維が瞳孔括約筋を収縮させる．動眼神経副核と毛様体神経節のニューロンは副交感神経系に属する．そのため副交感神経系の阻害剤であるアトロピンを点眼すると，後述の交感神経系の作用のみが現れて散瞳する．

対光反射は視神経，中脳，動眼神経を経由する反射である．脳幹（中脳・橋・延髄）の機能が停止した状態で消失するので，脳死判定や通常の死亡判定のさいに重要である．ただし視神経や動眼神経に異常がある場合にも消失しうるので注意が必要である．

暗いところでは交感神経系の作用によって瞳孔散大筋が収縮し瞳孔が広がる（散瞳）．暗いところで光刺激が減少すると，視床下部から胸髄の側角にいたる伝導路が活動する．側角のニューロンは前根を通して交感神経幹の上頸神経節に刺激を伝える．そこから出た線維は頭蓋内に入って眼球にいたり，瞳孔散大筋を収縮させる．胸髄側角と上頸神経節のニューロンは交感神経系に属する．

（小林　靖）

1-4-7
耳

■ 耳の構造

耳は聴覚と平衡感覚の受容器である．耳は鼓膜より外側の外耳，鼓膜の奥の空間である中耳，さらに奥の内耳に分かれる（図1）．実際に音波や頭の傾きなどを神経興奮に変換するのは内耳である．外耳と中耳は音を内耳に伝えるために重要な役割を果たす．

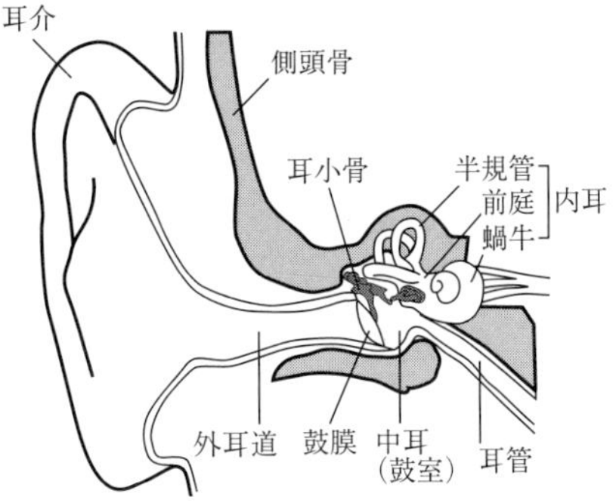

図1　耳の構造

内耳は側頭骨の中に埋まった迷路状の空間であり，リンパとよばれる液体に満たされている．その中に膜でできた管と嚢が浮いており，その中をさらにリンパが満たしている．骨でできた空間を骨迷路，膜の内部の空間を膜迷路とよぶ．また，膜迷路の中の液体を内リンパ，外の液体を外リンパとよぶ．

骨迷路は渦巻状の蝸牛（cochlea），三つの環からなる半規管（semicircular canals），ならびに袋状の前庭（vestibule）からなる（図2）．それぞれの中に膜迷路があり互いにつながっている．これら三つの器官には有毛細胞（hair cell）とよばれる感覚細胞があり，感覚小毛を内リンパ腔に向かって突き出している．それぞれの器官に特有の機械的刺激が加わると感覚小毛が傾き，有毛細胞は興奮する．その興奮が蝸牛神経ないし前庭神経線維の末梢側終末に伝達される．蝸牛では音による振動，半規管では頭の回転加速度，前庭では頭の直線加速度が，有毛細胞を興奮させる．

■ 聴覚

空気中を伝わる音波は外耳道に導かれ，鼓膜に達する．鼓膜が振動すると，その奥にある三つの耳小骨（ツチ骨，キヌタ骨，アブミ骨）に順に伝えられる．アブミ骨の底部は内耳につながる前庭窓に面しており，ここから内耳を満たす液体（外リンパ）に振動が伝わる．外リンパの振動は蝸牛内を伝わるさいに，音の高さによって特定の位置で定常波を生じ，その部分の内リンパを振動させる．内リンパ腔に向かって小毛をのばす有毛細胞が，その振動を受容して興奮を神経終末に伝達する．蝸牛の有毛細胞には，蝸牛内にあるらせん神経節（spiral ganglion）の細胞の末梢側軸索が終止して興奮を受け取る．その細胞の中枢側軸索は，蝸牛神経，内耳神経を経て橋に入り，蝸牛神経核（nucleus of the cochlear nerve）に興奮を伝える（図3）．橋の蝸牛神経核にある二次ニューロンの多くは下丘（inferior colliculus）に線維を送る．一部は台形体核や外側毛帯核で中継されて下丘にいたる．下丘のニューロンは視床の内側膝状体（medial geniculate body）に線維を送り，そこで中継された聴覚情報は側頭葉上部にある一次聴覚野にいたる．上述の経路のどこが障害されても聴覚に異常をきたしうる．音波を蝸牛に伝えるまでの過程が障害された場合を伝音性難聴，有毛細胞や神経伝導路が障害された場合を感音性難聴とよぶ．

聴覚では音波の振幅と振動数ならびにそれらの時間的変化をとらえることができる．振幅は音の強さ，振動数は音の高

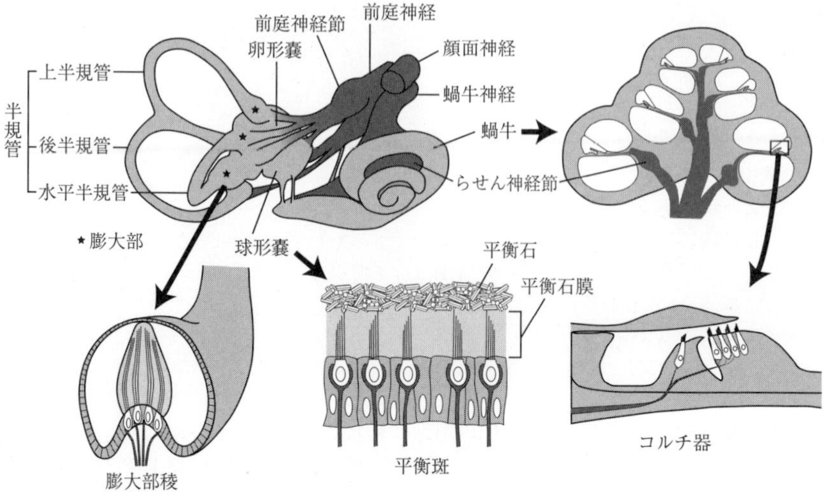

図 2　内耳の構造

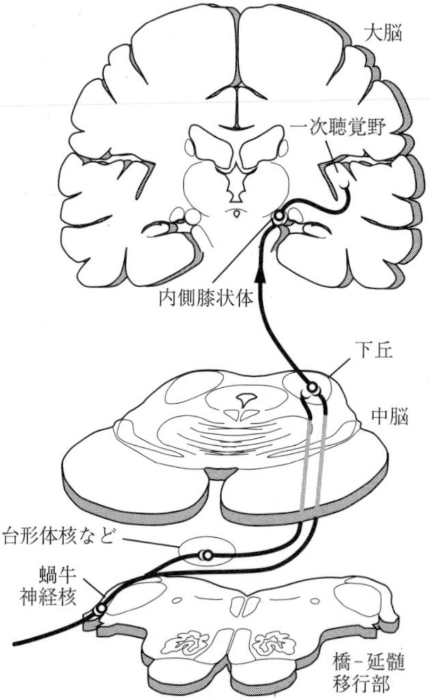

図 3　聴覚路

さとして感じられる．ヒトの耳は聴覚閾値（0 dB（デシベル））から 140 dB までの音を聞くことができるとされる．これは音圧にして 1000 万倍の差である．また，ヒトの耳が聞くことのできる振動数は約 20 から 20000 Hz（ヘルツ）の範囲である．聴覚の閾値は振動数によって変化し，最も閾値の低いのは 1000～4000 Hz の範囲である．脳は音源の位置を，両耳に達する音の時間差ならびに強さの差によって解析する．

視覚の場合と同じく，聴覚情報は一次聴覚野から二次聴覚野，さらに周辺の皮質領野に送られることで，より多くの特徴が解析される．その中には聴覚言語を解析する領野も含まれる．

■ 平衡感覚

前庭には卵形嚢と球形嚢の二つの部分があり，それぞれに平衡斑とよばれる受容器がある．平衡斑には有毛細胞があり，その小毛は平衡石膜とよばれるゼリー状の膜の中に伸びている．平衡石膜の上には平衡石（平衡砂）とよばれる炭酸カルシウムの粒が乗っている．頭が傾くとこの平衡石と平衡石膜が下方に向かってずれて，小毛が傾き有毛細胞を興奮させる．

半規管には三つの環があるが，それぞれの基部に膨大部とよばれるふくらみがあり，その中に膨大部稜という受容器がある．膨大部稜にも有毛細胞があり，その上に載るゼリー状の頂（小帽）が内リンパに突き出している．頭に回転加速度が加わるとその回転面に近い半規管の中で内リンパが回転する．そのさいに頂が回転の方向に動かされ，有毛細胞を興奮させる．

平衡斑や膨大部稜にある有毛細胞の興奮は，前庭神経の終末に伝えられ，前庭神経，内耳神経を通って橋と延髄の前庭神経核に伝えられる．前庭神経核からは脊髄前角や外眼筋の運動神経核，小脳などに情報が伝えられ，姿勢の制御や眼球運動の制御が行われる．平衡感覚の一部は終脳皮質にも伝えられ，運動や姿勢の感覚が意識に上る．前庭系の過度の刺激は悪心，嘔吐，発汗，血圧変化などの症状を起こすことがある．現実に回転運動が起こっていないのに回転感覚を感じることをめまいとよぶ．

（小林　靖）

1-4-8
嗅覚と味覚

■ 嗅覚

嗅覚は鼻腔の最上部にある嗅粘膜の，嗅細胞（olfactory cell）で受容される（図 1）．嗅細胞の表面は粘液層におおわれているので，におい物質は空気中に拡散して嗅粘膜にいたったのち，粘液層に溶け込んで嗅細胞に達する．水棲動物の場合は鼻腔内が水で満たされているので，におい物質は空気を介さず水中を拡散して嗅粘膜にいたる．嗅細胞の数はヒトでは 1000 万個，犬では 1 億個以上ある．嗅細胞は寿命が 30 日前後でつぎつぎに更新される．嗅細胞は感覚受容を行う細胞体がそれ自身で軸索を伸ばす点で特殊である．嗅細胞から出た軸索は嗅神経を形成して頭蓋内に入り，終脳の嗅球とよばれる突起にいたる．

嗅球（olfactory bulb）の中で嗅細胞の軸索は，僧帽細胞やそのほかの細胞の突起と糸球とよばれる構造をつくり，嗅覚情報を伝達する．僧帽細胞の軸索は嗅索とよばれる線維束をつくり梨状皮質にいたる．梨状皮質は終脳皮質の中でも比較的原始的な構造をとどめる部分である．嗅覚情報は梨状皮質からさらにいくつかの部位に伝えられるが，前頭葉下面（眼窩面）の皮質にいたると嗅覚が意識に上るとされる．

■ 味覚

味覚は舌に分布する味蕾（taste bud）とよばれる器官で受容される（図 2）．味蕾はヒトでは数千個程度あり，それぞれの味蕾には約 50 の味覚受容細胞が存在するとされるが，その数は嗅細胞に比べてはるかに少ない．味覚受容細胞の寿命は数日から 2 週間で，常に更新されている．食物から唾液に溶け出した化学物質が味蕾の味覚受容細胞を興奮させる．舌の部位によって味

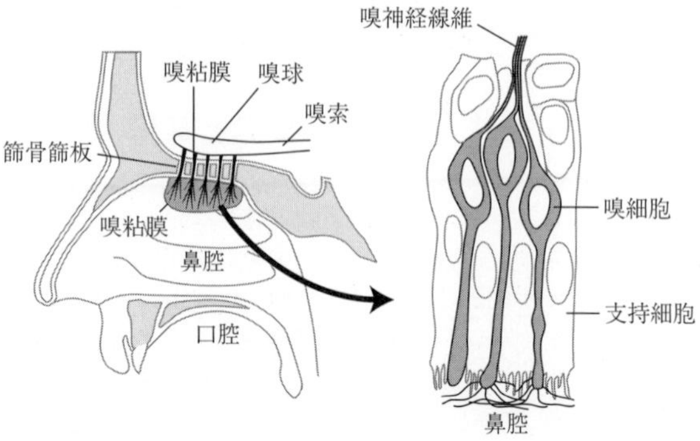

図1　鼻腔と嗅上皮

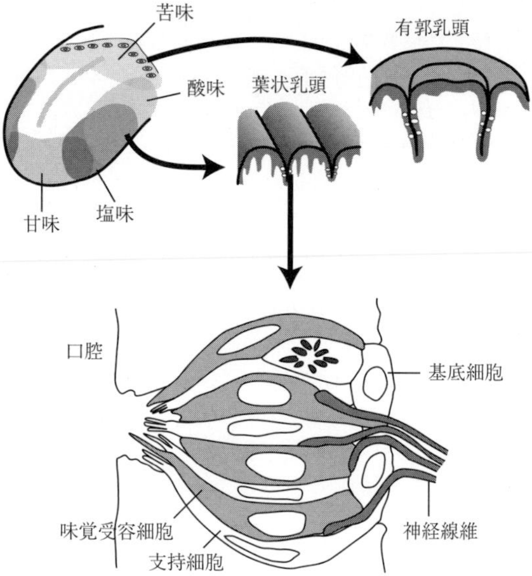

図2　舌と味蕾

蕾が受容する味覚の種類が決まっており，甘みは舌の尖端付近，塩味と酸味は外側部，苦みはやや奥の部分で感じられる．味覚受容細胞には，舌の部位によって顔面神経，舌咽神経，迷走神経といった脳神経が分布しており，これらの線維によって興奮が延髄に伝えられる（図3）．延髄の孤束核にある二次ニューロンから，結合腕傍核，視床VPMの小細胞部を経由して，終脳の体性感覚野の下方に隣接する味覚野にいたり，味覚が意識される．

■ 内臓感覚

内臓からは，痛覚，空腹感，満腹感，吐き気，便意などの意識される感覚や，血中化学物質の濃度のように意識されない感覚など，さまざまな情報が中枢に伝えられる．

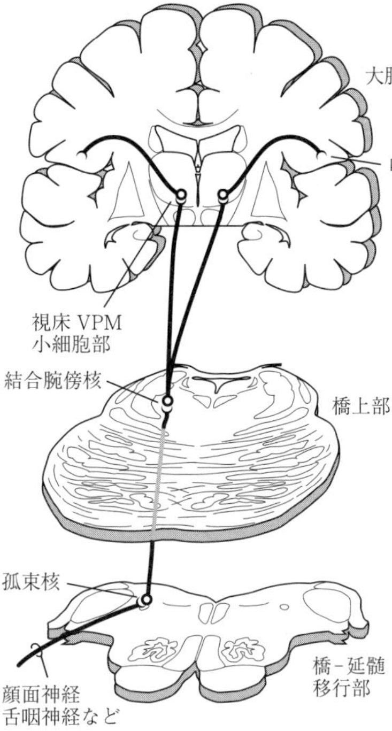

注：大脳と中脳以下では縮尺が異なる

図3 味覚路

気管下部や食道下部以下の内臓の痛覚は，後根を通して脊髄に伝えられるが，それより上の部分の痛覚は迷走神経を経由して延髄にいたる．後根を経由した一次求心線維は後角に終止するほかに，中心管周辺にも終止する点で皮膚感覚線維とは異なる．内臓自体の痛覚は皮膚感覚に比べてはるかに局在が不明瞭である．しかしながら内臓に痛覚刺激があるときに，特定の皮膚領域に痛みを感じることがある．これを関連痛（referred pain）とよぶ．関連痛の原因としては，内臓の痛覚を伝える一次求心線維が皮膚感覚を伝える二次ニューロンにも感覚を伝達すること，また内臓の炎症で隣接する腹膜などが刺激され，その痛みが同じ脊髄神経に支配される皮膚に投影されることが考えられている．

（小林　靖）

1-4-9
運動の指令

■ 運動ニューロン

すべての骨格筋（横紋筋）は脳幹と脊髄にある運動ニューロン（motor neuron）によって支配され，その指令によって収縮する．運動ニューロンから筋にいたる経路は，どんな運動の場合にも必ず使われるので，最終共通路とよばれる．姿勢の制御などの自動的運動と自らの意志で動く場合（随意運動）とでは，運動ニューロンに指令を送る伝導路が異なる．

■ 錐体路

随意運動のさいにおもに運動ニューロンを制御するのは錐体路（pyramidal tract）とよばれる伝導路である．錐体路は前頭葉の最後部にある一次運動野とそれに隣接した領域の，V層錐体細胞という大型のニューロンから起こり，その線維が直接運動ニューロンにシナプスをつくり指令を伝える（図1）．

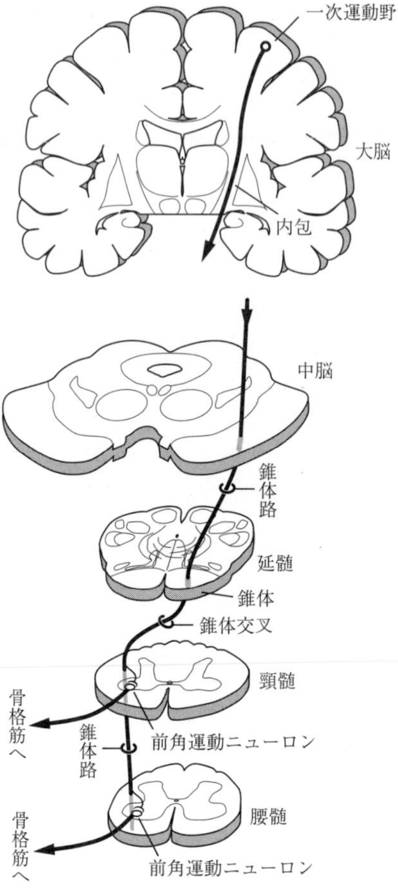

図1　錐体路

錐体路の線維は皮質下の白質に入ると，終脳と間脳の境（内包）を通って，中脳，橋，延髄の腹側部を下行する．その途中で一部の線維は脳神経の運動核に向かい，外眼筋，咀嚼筋，表情筋など顔面の運動を司る．錐体路の名は，延髄腹側部を通る線維束が錐体とよばれる高まりをつくることに由来する．延髄の下端で大部分の線維は対側にわたり，脊髄の側索を下行して，脊髄のさまざまな高さにある前角運動ニューロンにいたる．延髄下端で大部分の線維が交叉するため，延髄から上の障害で随意運動が損なわれる場合は症状が損傷部位の対側に出るのに対して，脊髄の障害では同側に症状が出る．

錐体路の線維それぞれは一つないしごく少数の筋の運動を司るが，随意運動にはふつう多くの筋が協調してはたらくので，錐体路の起始細胞の多くが互いに協調して活動する必要がある．そのために，一次運動野以外の運動関連領野（運動前野，補足運動野など）や基底核，小脳をはじめとする構造がはたらいている．

■ 基底核

基底核のうち新線条体（被殻（putamen）と尾状核（caudate nucleus））は終脳皮質の広い範囲からの入力を受け，淡蒼球（globus pallidus）の内側部（内節）や中脳

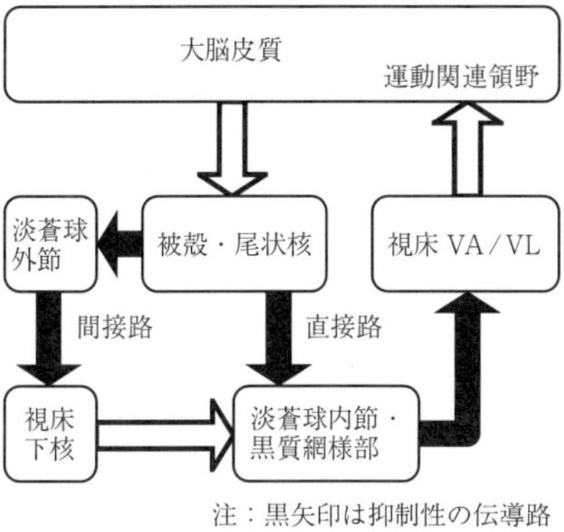

図 2　基底核と大脳皮質の連関

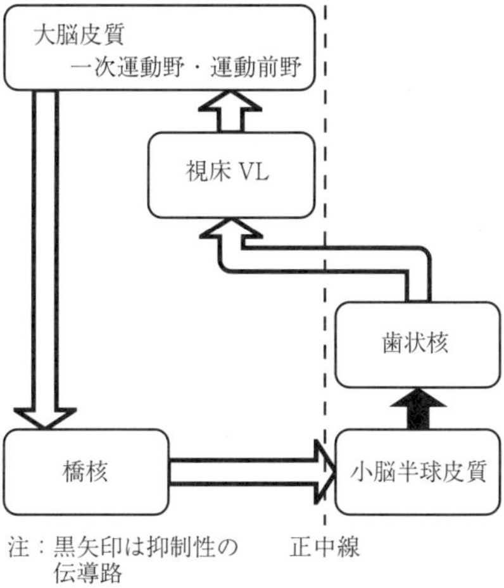

図 3　小脳と大脳皮質の連関

の黒質（substantia nigra）の一部（網様部）に出力を送る（直接路）（図 2）．これらの領域から視床の一部（前腹側核 VA と外側腹側核 VL）を経由して，皮質運動領野に指令が返される．新線条体から淡蒼球外側部（外節）→視床下核→視床 VA, VL→運動関連領野という経路も知られている（間接路）．これらのループ状の伝導路が，状況に応じて適切な運動が発現するよう調節し，運動の学習にも重要な役割を担うとされる．

■ **小脳**

小脳のうち前庭小脳と脊髄小脳は平衡感覚や全身の骨格筋や関節の状態に関する情報を受け取り，それらを統合して脳幹から脊髄に下行する伝導路（前庭脊髄路，網様体脊髄路，赤核脊髄路）を駆動することによって，姿勢の制御や筋の緊張度の調節を行っている．

橋小脳は終脳皮質との間にループ状の伝導路をもち，運動野と運動前野に指令を返すことで錐体路に影響を与えて運動を調節する（図 3）．終脳皮質の広い範囲から起こった線維は内包，中脳腹側部を通って橋の腹側部にある橋核に終わる．橋核のニューロンは対側の橋小脳（小脳半球皮質）に出力を送る．皮質で統合処理された指令は小脳核の一部（歯状核）→視床 VL 経由で一次運動野と運動前野にいたる．このループが，四肢の運動を円滑に協調して行うための調節や，運動の学習と記憶を可能にしているとされる．　（小林　靖）

1-4-10
大脳の役割

■ 大脳皮質の構造

大脳（終脳）皮質は終脳の表面に薄くシート状に広がる灰白質で，その内部には脳表面にほぼ平行な層構造がある．部位にかかわらず一様の構造をとる小脳皮質とは対照的に，大脳皮質の層構造は部位によって異なる．ヒトの大脳皮質の大部分を占めるのは，成体あるいは発生途上で6層構造をとる等皮質（isocortex）とよばれる部分である（図1）．それ以外の皮質を異皮質（allocortex）とよぶ．等皮質の厚さは最も薄い一次視覚野で2 mm，最も厚い一次運動野で3.8 mmある．

等皮質の層はそれぞれ役割が異なり，たとえばIII層の錐体細胞は皮質の他の領域に線維を送り，V層の錐体細胞は基底核や脳幹・脊髄に線維を送る．VI層の細胞はおもに視床に線維を送る．一次感覚野において特定の感覚を視床から受け取るのはIV層である．層構成の同じひとまとまりの皮質領域を領野とよぶ．ヒトの大脳皮質の領野区分は，Brodmannやvon Economoの研究に基づくものが今日でも広く用いられている．

■ 機能局在

上述のように各層の役割が異なるため，皮質の部位ごとに層構成が異なることは，その部位の機能の違いを反映していることにほかならない．大脳皮質の部位によって営む機能が異なることを，大脳皮質の機能局在とよぶ．大脳皮質のうち最も末梢器官に直結したはたらきを営むのが一次運動野と一次感覚野である．一次運動野は錐体路の起始となって全身の筋の随意運動を司る．一次感覚野はそれぞれの感覚を大脳皮質の中で最初に受ける領野である．

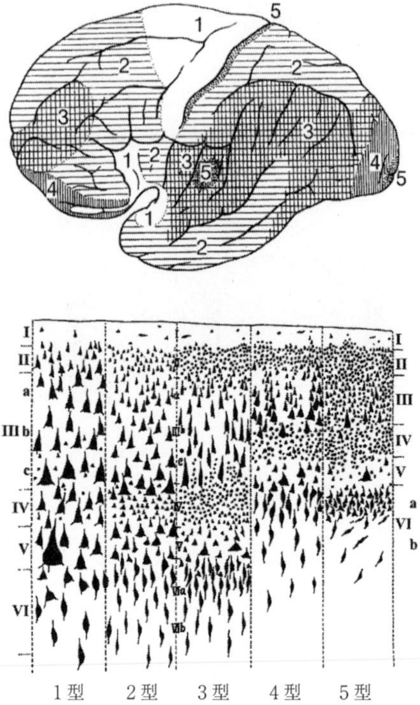

図1　大脳皮質の層構造

運動に関係する皮質としては一次運動野以外に運動前野，補足運動野，帯状回運動野などが知られており，これらをまとめて運動関連領野とよぶ．

■ 連合野

運動関連領野と一次感覚野以外の皮質を連合野（association area）（広義）とよぶ．連合野は前頭葉，頭頂葉から後頭葉，側頭葉に存在し，それぞれ前頭連合野，頭頂後頭連合野，側頭連合野という．

一次感覚野それぞれの周辺には，その感覚のみをさらに処理する連合野（単感覚連合野）が存在する．たとえば一次視覚野からはさらに多くの視覚連合野に視覚情報が送られ，形態，色，運動，空間情報などさまざまな側面が解析される．霊長類では視覚が発達しているが，それは皮質の視覚連

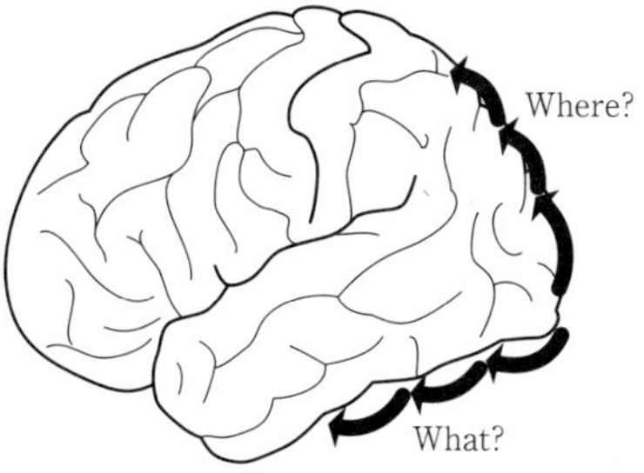

図2　視覚処理

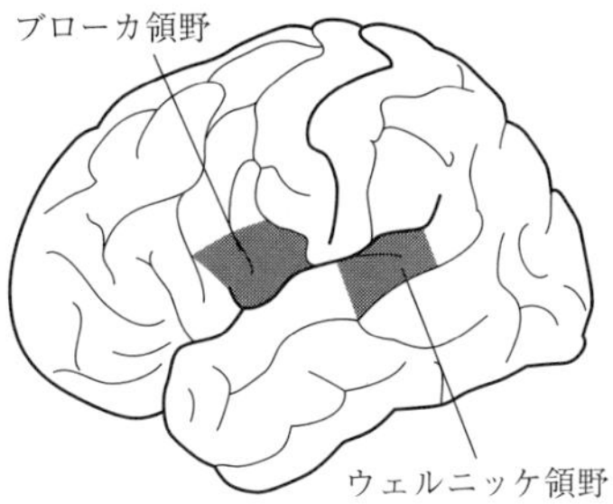

図3　言語野

合野の分化によるところが大きい．アカゲザルには構築や機能の異なる30以上の視覚関連領野が知られている．それらは大きく分けて2系統あり，一次視覚野から頭頂葉に向かう経路は背側路とよばれ，対象の空間的位置や運動の解析に関連した領野からなる．それに対して側頭葉下面に向かう経路は腹側路とよばれ，対象の形態の解析と同定に関連した領野からなる（図2）．

単感覚連合野以外の連合野のみを連合野（狭義）とよぶ場合がある．狭義の連合野には複数の感覚情報を受ける多感覚連合野や，さらに高次の機能を営む連合野がある．

■ 言語野

ヒトでは，損傷を受けると言語機能に障害をきたす領野が知られており，これを言語野とよぶ．言語野は狭義の連合野の一部である．言語野は左右どちらかに限局しており，右利きの人の場合96％で，左利きの人の場合70％で左側にある．言語野の局在している側の大脳半球を優位半球とよぶ．

言語野にはいくつかの領域が知られている（図3）．上側頭回の後部にあるウェルニッケ（Wernicke）領野は，視覚や聴覚で受け取った言語の意味理解に関与するとされ，感覚性言語野ともよばれる．ウェルニッケ領野から弓状束とよばれる線維束を経由して，言語情報はブローカ（Broca）領野に送られる．ブローカ領野は一次運動野下部の前方に位置し，ここで発音のための協調運動のパターンが形成され，それが運動野に送られる．ブローカ領野は運動性言語野ともよばれる．また，ウェルニッケ領野の後上方にある角回やその下方に位置する領域は，読み書きに関与するとされる．言語野が損傷を受けると失語症（aphasia）とよばれる病態を呈する．失語症の症状は上述のどの領野が損傷されるか，またそれらのどの連絡が遮断されるかによって異なる．

（小林　靖）

1-4-11
記憶，判断，情動，睡眠

■ 記憶

ものごとを憶えること（記憶）は単一の機能ではない．記憶はその保持時間によって，感覚記憶，作業記憶，長期記憶に分類される．

感覚記憶とは感覚情報をそのまま数秒以内の非常に短い間保持しておくものである．

作業記憶とは，行動や認知作業のためにある情報を意識的に短時間アクティブに保持しておくものである．その内容は感覚情報であっても長期記憶から想起された情報であってもよい．作業記憶は記憶容量と保持される時間に制約がある．作業記憶を処理することにより判断や推論などの高次機能が営まれる．作業記憶を司るのは前頭連合野とされる．従来短期記憶とよばれていたものはおおむね作業記憶の中に含まれる．

容量と時間に制約のある作業記憶に対して，長期記憶は膨大な情報を長期間貯蔵するものである．長期記憶はその内容を言葉や図で説明できる陳述的記憶（declarative memory）と，説明できない非陳述的記憶（non-declarative memory）とに分類される（図1）．陳述的記憶にはエピソード記憶（episodic memory）と意味記憶（semantic memory）の二つが区別される．エピソード記憶とは個人的経験の想い出であり，特定の時間と場所に結びついた記憶であるのに対して，意味記憶とは一般的な知識のことである．さまざまな感覚情報や作業記憶の内容は，辺縁系の一部である嗅内野を経て，海馬に送られる（図2）．海馬で処理された情報は再び嗅内野を経由してさまざまな皮質領野に返され，そこで貯蔵されると考えられている．そのため海馬が破壊されると新しい長期記憶が形成されなくなるが，昔憶えた記憶は想起することができる．非陳述的記憶には運動の手順などを憶える手続き記憶，感覚情報の処理に密接に影響するプライミングなどが含まれる．

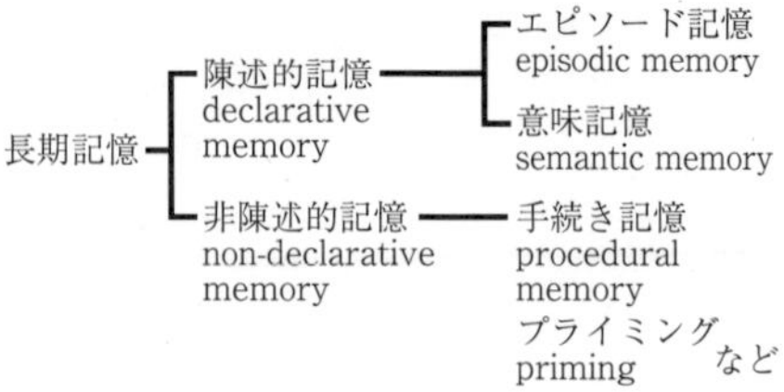

図1　記憶の分類

海馬は嗅内野に情報を戻すほかに，視床下部の乳頭体や中隔核とよばれる終脳前内側部の構造などに線維を送る．乳頭体からは視床前核→帯状回後部→海馬傍回→嗅内野→海馬の順に情報が渡されて，閉じた回路を形成する．これをPapezの回路とよぶ（図2）．Papezはこの回路を情動に関連するとしたが，今日では長期記憶の形成に関与するものと考えられている．視床や帯状回後部などの損傷でも長期記憶の形成が障害される．

■ 脳波

脳から記録される電位変動を脳波（electroencephalogram；EEG，脳電図）とよぶ．電極は脳の表面や内部において記録する場合もあるが，通常の脳波検査では頭皮上の電極から記録を行う．

α 波は成人の閉眼安静時に特徴的な脳波であるが，その周波数は血糖値，体温，動脈血二酸化炭素分圧などさまざまな条件によって変化する．α 波は何かに注意を集中したり，感覚刺激を受けたりすると消失し，かわりに速くて不規則な低振幅の波形が現れる．この減少を α ブロック，または覚醒反応という．

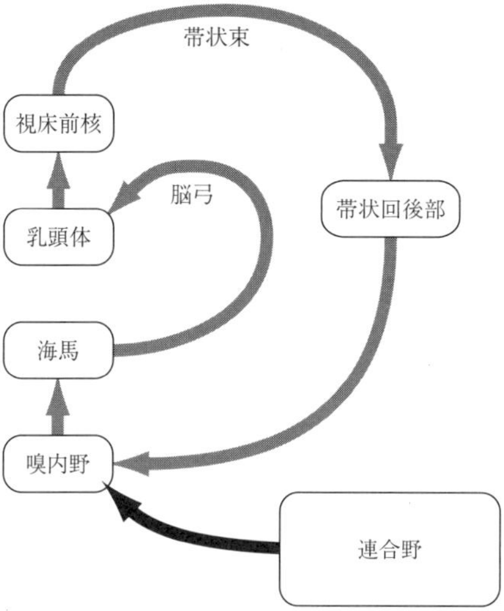

Papez の回路（灰色矢印）に連合野からさまざまな情報が入る（黒矢印）.

図 2 Papez の回路

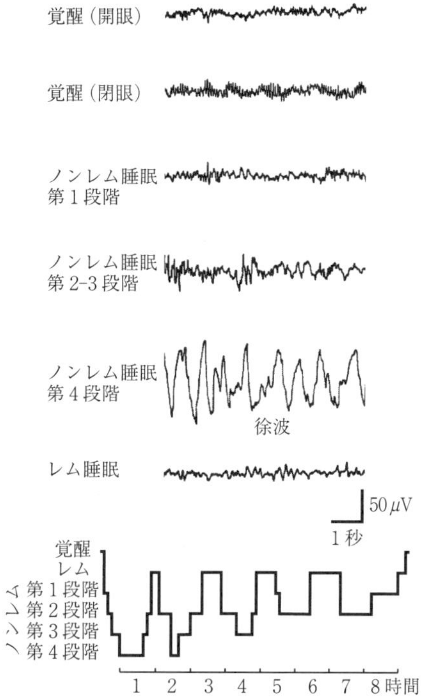

図 3 睡眠時の脳波

■ 睡眠

動物は周期的に意識水準が変化する．感覚刺激に対してただちに反応できる状態を覚醒とよび，刺激に対する反応性が低下してからだの動きが止まっている状態を睡眠とよぶ．睡眠は可逆的な意識水準の低下なので,刺激によって覚醒することができる．その点で不可逆的な意識水準の低下である昏睡とは異なる．

睡眠には 2 種類ある．通常の睡眠時に最初に現れるのはノンレム睡眠（non-REM sleep）である（図3）．ついでレム睡眠（REM sleep）が現れて，これを数回くり返して覚醒する．ノンレム睡眠には四つの段階があり，第 1 段階から順に第 4 段階までいたると，逆に第 1 段階まで戻ってレム睡眠に移行する．最も深い第 4 段階では周波数の最も低い徐波（δ 波）がみられる．ノンレム睡眠中は副交感神経優位で，縮瞳，心拍数と呼吸数の低下がみられるが，四肢や頸部の筋緊張はある程度保たれる．

レム睡眠は，その最中に速い眼球運動（rapid eye movement）が起こることから名づけられた．レム睡眠中は脳波が覚醒時と同様に低振幅の不規則な徐波を示す．しかしながら感覚刺激に対する反応閾値は低下しており睡眠の状態にある．このため逆説睡眠（paradoxical sleep）ともよぶ．眼球は急速に動揺するが，四肢や頸部の筋緊張は低下し，心拍数と呼吸数の増加がみられる．

（小林　靖）

1-4-12
生命の維持

■ 自律神経系

末梢神経の運動線維のうち，腺や，平滑筋・心筋を支配する成分は．骨格筋を支配する成分と性質が大きく異なる．骨格筋支配の線維は細胞体が脊髄前角や多くの脳神経運動核にあって，筋を直接支配する．腺・平滑筋・心筋の支配は，まず，脊髄側角や一部の脳神経運動核にある細胞が末梢の神経節にある神経細胞に指令を伝え，その神経細胞が効果器に線維を送って支配するという，間接的な支配である．骨格筋の運動は自動的な制御のほかに随意的にも行われるが，腺・平滑筋・心筋は自分の意志でコントロールすることができない（不随意的）．このため，腺・平滑筋・心筋支配の伝導路を自律神経系（autonomic nervous system）とよぶ．中枢に細胞体をもち神経節まで指令を伝える自律神経系ニューロンを節前ニューロン，末梢神経節の中に細胞体をもち効果器まで指令を伝える自律神経系ニューロンを節後ニューロンとよぶ．また，それぞれから出る線維を節前線維，節後線維という．

自律神経系はその機能や形態の違いから交感神経系と副交感神経系に分類される．交感神経系は外敵と戦ったり逃げたりする（fight or flight）さいに必要な内部環境を整え，副交感神経系は逆にからだを休ませて，消化吸収を促進し次の活動に備えるための内部環境を整える．交感神経系の節前ニューロンは脊髄側角に細胞体をもち，伝達物質としてアセチルコリンを使う．節後ニューロンは椎骨の両脇にある交感神経幹の神経節や大動脈周囲の神経節に細胞体をもち，ノルアドレナリンを伝達物質とする．副交感神経系の節前ニューロンは脳神経運動核や仙髄前角に細胞体をもち，節後ニューロンは効果器近傍に位置する．伝達物質は両者ともにアセチルコリンである．

■ 脳幹

脳幹には，脳神経運動核の一部に副交感神経系の節前ニューロンが分布するほかに，呼吸や循環の制御を行う中枢が存在する．

呼吸中枢は延髄網様体にある．呼吸中枢への入力は，頸動脈小体と大動脈小体からの動脈血酸素分圧と二酸化炭素分圧の情報，延髄にある受容体からの脳細胞外液pHの情報，気道の伸展受容器からの情報である．呼吸中枢は脊髄にある吸息筋ならびに呼息筋支配の運動ニューロンに出力を送り，呼吸の調節を行う．

循環の制御は延髄にある血管運動中枢が行う．この領域は脳脊髄液のpH情報を受容するほかに，頸動脈洞と大動脈の圧受容器から血圧の情報を受け，交感神経系を介して心拍数や血圧を調節する．

■ 視床下部

視床下部の中には多くの核が存在し，内分泌系や自律神経系の最高中枢とされる．

視床下部からは下方に突起が伸び出して下垂体につながる．視床下部の室傍核や視索上核のニューロンは軸索を下垂体後葉まで伸ばし，そこで下垂体後葉ホルモン（オキシトシン，バソプレッシン）を分泌する．弓状核や視索前域のニューロンは下垂体前葉ホルモン（コルチコトロピン，成長ホルモン，甲状腺刺激ホルモンなど）の放出ホルモンや抑制ホルモンを分泌する．それらは血流に乗って下垂体前葉にいたり，下垂体前葉ホルモンの分泌を促進ないし抑制する．

視床下部からは脳幹と脊髄の自律神経ニューロンに直接あるいは間接に線維を送る．視床下部外側域はおもに交感神経系を亢進させる．視床下部にはまた，体温調節，摂食行動，性行動に影響を与える中枢や，

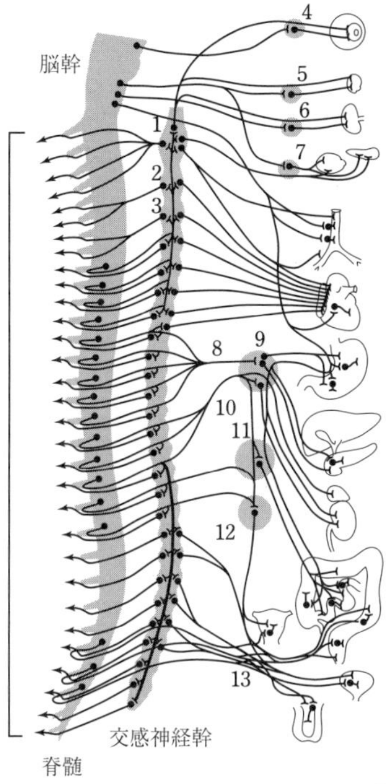

1 上頸神経節，2 中頸神経節，3 星状神経節，
4 毛様体神経節，5 翼口蓋神経節，6 耳神経節，
7 顎下神経節，8 大内臓神経，9 腹腔神経節，
10 小内臓神経，11 上腸間膜動脈神経節，
12 下腸間膜動脈神経節，13 骨盤内臓神経

	交感神経	副交感神経
虹彩	散瞳	縮瞳
毛様体筋	弛緩（遠くを見る）	収縮（近くを見る）
涙腺	分泌減少	分泌増加
耳下腺	分泌減少	分泌増加
顎下腺	分泌減少	分泌増加
舌下腺	分泌減少	分泌増加
気管・気管支・肺	弛緩	収縮・分泌増加
心臓	心拍数増加 収縮力増加	心拍数減少 収縮力減少
胃	運動・分泌減少 括約筋収縮	運動・分泌増加 括約筋弛緩
胆道・膵	分泌減少	分泌増加
副腎髄質	アドレナリン・ノルアドレナリン分泌増加	—
腎	レニン分泌増加	—
小腸 結腸	運動・分泌減少 括約筋収縮	運動・分泌増加 括約筋弛緩
子宮	［受容体その他の条件により不定］	
膀胱	排尿筋弛緩 括約筋収縮	排尿筋収縮 括約筋弛緩
陰茎	射精	勃起
細動脈（皮膚の）	収縮	拡張
汗腺	局所的分泌（手掌など）	全般的分泌
立毛筋	収縮	—

図 1　自律神経支配

概日リズムを制御する中枢（視交叉上核）が知られている．

■ **辺縁系**（limbic system）

自己の内面で体験する心の動きを感情とよぶが，それに伴って生じる外部から観察できるような反応，たとえば攻撃や逃避，血圧・呼吸の変化，発汗などを情動反応といい，情動反応を発現させている脳内の過程を情動という．情動は，長期記憶形成とならぶ辺縁系の重要なはたらきである．とくに中心的な役割を果たすのは辺縁系のうち，扁桃体と帯状回の前部である．扁桃体は感覚連合野からの入力を受け取り，自己に危険が及ぶような状況かどうかを判定し，危険な場合には視床下部外側域に指令を送って交感神経系を緊張させる．それによって速やかな逃避や攻撃行動をとる準備を整える．帯状回前部は，扁桃体，海馬，前頭連合野と密接な連絡をもつ一方，運動関連領野に出力を送る．帯状回前部の破壊により攻撃性や強迫行動，不安が減少する．こうしたことから，帯状回前部は情動とそれに伴うさまざまな行動の発現に重要な役割を担う．

（小林　靖）

1-5 からだの素材

1-5-1 人体の階層性

■ 人体と器官系と器官

「からだ」(人体) の中にはいくつもの器官 (内臓, 臓器ともよぶ) があり, それぞれ別々の機能を担っている.「内臓」という概念は, 日常生活の中でもしばしば使われ, 比較的理解しやすい (表1). これに対し, 人体という複雑で曖昧模糊としたものを整理して理解しようとするとき, われわれは同じ機能を分担しているいくつかの器官をまとめて考えることが多い. このように系統立てて器官をまとめたものを器官系とよぶ (表2).

■ 組織

ある一つの器官は, いくつかの「部品」の組合せによって構成されているとみなすことができる. 類似の形態と機能をもつ細胞が有機的に集合して形成する構造を組織とよび, これが器官の「部品」となる.

19世紀中頃にドイツの Koelliker は光学

表1 「肉屋さんに行ってみよう!」

身近で器官 (内臓) を観察できる場として, 食肉売り場がある. 食用になる内臓には独特の名称がつけられている.

内臓の俗称	対応する内臓
ハツ	心臓 (ドイツ語の Herz から)
レバー	肝臓 (ドイツ語の Leber から. キモとよぶこともある)
マメ	腎臓 (ソラマメに似たその形から)
ガツ	胃 (とくに豚)*1
ヒモ	小腸 (とくに豚)*2
シマチョウ	大腸 (とくに牛)

*1 牛には四つの胃があり, ミノ, センマイ, ハチノス, ギアラという.
*2 豚の小腸と大腸を合わせた腸全体を, ヒモ, シロ, トロともよぶ.

表2 器官系とそれぞれを構成するおもな器官

器官系	構成するおもな器官
循環器系	心臓, 血管 (動脈, 静脈, 毛細血管, リンパ管)
呼吸器系	鼻腔, 喉頭, 気管, 気管支, 肺
消化器系	口腔, 歯, 咽頭, 食道, 胃, 腸 (小腸, 大腸)
泌尿器系	腎臓, 尿管, 膀胱, 尿道
生殖器系	精巣, 精管, 前立腺, 陰茎;卵巣, 卵管, 子宮, 膣
内分泌系	脳下垂体, 甲状腺, 上皮小体 (副甲状腺), 副腎, 精巣・卵巣
神経系	脳, 脊髄, 末梢神経 (脳神経, 脊髄神経)
感覚器系	眼 (視覚), 耳 (聴覚, 平衡覚), 舌 (味覚), 皮膚 (触覚, 温痛覚)

顕微鏡による観察によって，上皮組織・結合組織・筋組織・神経組織，の4大組織を分類した．この分類は，現在までほとんど変わらず用いられているが，細胞生物学や分子生物学はこの形態学的分類に以下のような分子レベルでの意味づけをすることができた．上皮組織を特徴づけるのは細胞間結合のうち，とくにタイト結合であり，上皮細胞どうしを強固に接着することによって文字通り水も漏らさない細胞のシートを形成させている（1-5-3，1-5-4参照）．また，結合組織は細胞が合成して細胞外へ分泌した豊富な細胞外基質が特徴であり（1-5-3），筋組織の筋細胞は発達した細胞骨格要素（とくにアクチン線維系）によって収縮力を生み出すことができる（1-5-5）．さらに神経組織の構成要素である神経細胞（ニューロン）は，細胞膜を介した物質輸送の中でもとくにイオンの輸送系を発達させ，膜電位の変化による興奮を伝えるという形質を獲得した（1-5-7）．

■ 細胞，すなわち生命の単位

細胞とは，外部から物質を取り込んで新陳代謝を営み，分泌物や老廃物を外部に放出し，外界からの刺激に反応し，分裂して自らの複製を残す，という生命現象の基本単位である（1-5-2）．ヒトの場合，全身で60兆個の細胞があるといわれており，その種類の数だけでも200をこす．大きさは一般に直径10 μm程度だが，直径7 μmの赤血球から直径200 μmの卵細胞までさまざまである．また，神経細胞の軸索突起はときに1mをこえる長さになる．形状も，白血球は球形，表皮の上皮細胞は扁平な円盤状，粘膜上皮細胞は立方体あるいは直方体，横紋筋細胞は円柱状，平滑筋細胞は円錐状，とさまざまである．

歴史的には，1665年にイギリスのR. Hookeが手製の顕微鏡を用いてコルクを観察し，その中に蜂巣状の小部屋を多数発見して“cell”とよんだのが最初の記載である．しかしながら現在では，彼の発見した構造は植物の細胞壁（が乾燥したもの）であって，生きた細胞そのものではなかったことがわかっている．

■ 人体の階層性

人体の構造をもう一度振り返ってみよう．われわれは，人体の構成をいくつかの階層に分けて理解している（図1）．すなわち，人体はいくつかの器官系からなり，器官系はいくつかの器官（内臓）で構成されている．器官や器官系は，肉眼で見て観察できる大きさである（肉眼的，マクロのレベル）．器官はいくつかの組織という部品に分けることができ，組織は細胞の有機的な集合体である．組織や細胞を観察するには，光学顕微鏡が用いられる（ミクロのレベル）．さらに，細胞の中には細胞小器官という，より下位の階層をなす構造があるが，細胞小器官の中には電子顕微鏡によって初めて同定されたものも少なくない（1-5-2）．

（小林直人）

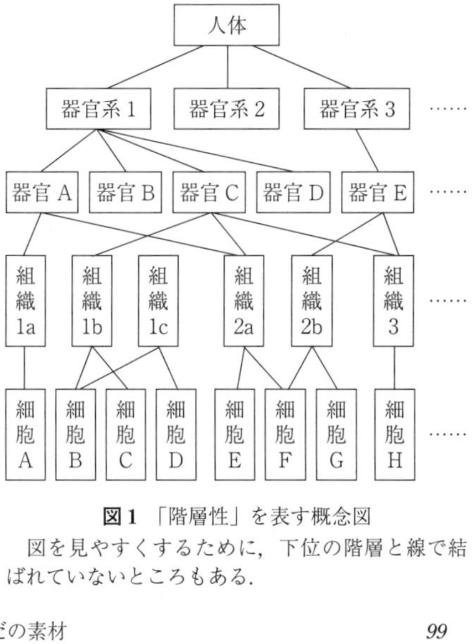

図1 「階層性」を表す概念図
図を見やすくするために，下位の階層と線で結ばれていないところもある．

1-5-2
細胞の構成

■ 細胞を構成する要素

細胞（cell）は，膜（細胞膜）で囲まれた「小さな部屋」である．真核生物（動物，植物，菌類）の場合，細胞の内部には核や細胞内小器官があり，機能の分担・局在化が認められる（図1）．原核生物（細菌とラン藻，古細菌が属する）では，細胞の中に特定の構造物は認められない．一つの細胞で一つの個体となる単細胞生物と違い，多細胞生物ではそれぞれの細胞がお互いに分子レベルで情報を交換し合い，個体としての統制を保っている（1-5-3, 1-5-10 参照）．

細胞が（ただの「穴，抜け殻」ではなくて）生命の単位であることを主張したのは，ドイツの植物学者 M.J. Schleiden と，同じくドイツの解剖学者 T. Schwann である．彼らは 1838 年と 1839 年にあいついで，「生体は細胞と細胞の生産した物質とによって成立している」という「細胞説」を主張した．ただし，彼らの「細胞説」は無構造の液体から細胞が生まれるとしていた．この誤りを正したのはドイツの病理学者 R. Virchow である．彼は 1855 年に細胞病理学の概念を打ち立て，「細胞は細胞から」しか生まれないとした．彼らをはじめとする 19 世紀の科学者たちが「細胞学（cytology）」を確立したのである．

■ 核

核（nucleus）は細胞の中に認められる，膜（核膜）に包まれた球体である．核に含まれる DNA が酸性を示すため，塩基性色素であるヘマトキシリンで青紫色に染まる（好塩基性）．通常，細胞小器官には含めない．核の中には 1～数個の核小体（仁ともよぶ）という小球体がある．通常，核は細胞当たり 1 個であるが，哺乳類の赤血球は

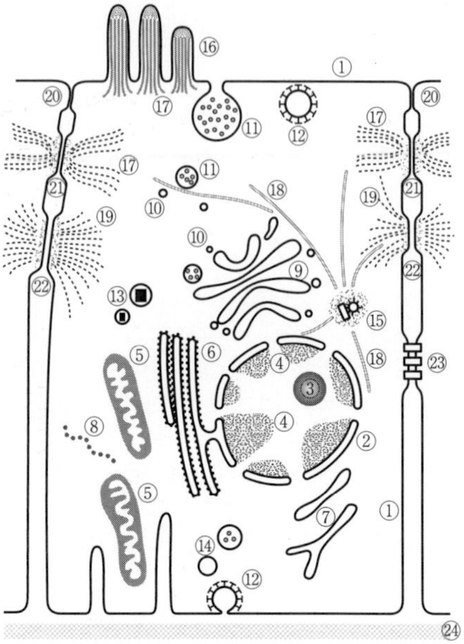

図1　細胞の模式図

① 細胞膜，② 核，③ 核小体，④ 染色質，⑤ ミトコンドリア，⑥ 粗面小胞体，⑦ 滑面小胞体，⑧ ポリソーム，⑨ ゴルジ装置，⑩ 輸送小胞，⑪ 分泌顆粒，⑫ 被覆小胞，⑬ ペルオキシソーム，⑭ リソソーム，⑮ 中心体，⑯ 微絨毛，⑰ アクチン線維，⑱ 微小管，⑲ 中間径線維，⑳ タイト結合，㉑ 接着帯，㉒ デスモゾーム，㉓ ギャップ結合，㉔ 基底膜

核をもたず，反対に骨格筋細胞や破骨細胞は核を複数もつ多核細胞である．一般に球状であるが，白血球のうちの好中球は馬蹄形あるいは分葉状の核をもち，多形核白血球とよばれる．核の中では，DNA から伝令 RNA への転写，細胞分裂時の DNA の複製，核小体におけるリボソーム RNA の合成などが行われる（1-5-8）．細胞周期の間期には核は核膜に包まれているが，分裂期には核膜と核小体はともに消失し，染色質は染色体に変化する．アポトーシス（プログラムされた細胞死）のさいには，細胞質の変化に先立ってまず核が崩壊する．

■ 細胞小器官

細胞の中で，特定の機能をもつように分

化した構造を細胞小器官（細胞内小器官，オルガネラ，organelle）とよぶ．細胞小器官全体で細胞の体積の約半分を占める．膜に包まれたミトコンドリア（植物細胞では葉緑体も）やリソソーム（水解小体），膜をもたない中心体やリボソームなどがある．これらの細胞小器官が細胞の機能のうちいくつかをそれぞれ分担して受けもつことにより，細胞機能の発現の効率化をはかっている．さらに，細胞内の膜系を介した相互の連絡や，細胞質基質内の可溶性情報伝達物質の働きによって，細胞全体の統制がはかられている．また，個々の細胞の機能に応じて，特定の細胞小器官がとくに発達することがある．

■ **細胞膜**

細胞膜（cell membrane）とは，細胞の表面をおおう生体膜である．細胞膜によって細胞は外部と遮断され，独立した機能を営むことができる．生体膜とは，細胞膜や細胞小器官を包む膜など，細胞に認められるすべての膜をさす．脂質とタンパクからなる厚さ 5 nm の膜で，透過型電子顕微鏡では電子密度の高い 2 層が電子密度の低い層を挟むように見える．リン脂質の脂質二重層（lipid bilayer）が主要構成要素で，イノシトールリン酸などリン脂質の一部は生体膜から切りとられて細胞内情報伝達物質としても機能する．脂質二重層に含まれるコレステロールは膜の流動性・安定性を調節している．細胞膜に埋め込まれている膜内タンパクは，疎水性アミノ酸を多く含むドメインが脂質二重層の中に埋まり，親水性アミノ酸を多く含むドメインが細胞外や細胞質内に向いている．細胞膜の主成分であるリン脂質が疎水的であるため，脂溶性物質は比較的簡単に細胞膜を通るが，水溶性物質は細胞膜を通過できない．細胞膜の構造については，1972 年に S.J. Singer と G.L. Nicolson によって提唱された「流動モザイクモデル」が有名である．彼らは，細胞膜ではリン脂質の二重層の中にタンパクが埋め込まれており，タンパクは膜内を自由に移動できると考えた．現在では，細胞膜中のタンパクや脂質の移動はかなり制限されていることがわかっている．

■ **細胞質と細胞質基質**

細胞質（cytoplasm）とは，細胞から核を除いたもので，細胞膜は含むものとすることが多い（これに対して原形質とは細胞の生きている部分を構成するすべての要素で，細胞膜，核，細胞質，およびすべての細胞小器官を含む）．細胞膜によって囲まれ，さまざまな細胞小器官が多数局在する．核で行われる反応（遺伝子 DNA の複製と RNA の合成）以外のすべての代謝の場であり，また細胞骨格による細胞運動の場でもある．細胞分裂時には，複製された遺伝物質を等分する核分裂に引き続いて，細胞質が二分して二つの娘細胞を生じる（細胞質分裂）．通常の細胞分裂は対称性だが，ウニなどの初期胚発生で認められる不等卵割は，非対称性の細胞質分裂の一例である．細胞質基質（サイトゾル，cytosol）とは，細胞質の中で核や細胞小器官以外の無構造の部分をさし，水や無機・有機イオンのほか，糖質・脂質，解糖系をはじめとする代謝系の酵素などが含まれる．

■ **細胞骨格**

細胞質基質内の線維性タンパクとその関連タンパクを総称して細胞骨格（cytoskeleton）とよぶ．3 大構成要素として，微小管・中間径線維・アクチン線維（微細糸）があり，共同して細胞の形態を形成・維持する．微小管やアクチン線維は種々のモータータンパクと共同して，細胞内の小胞の輸送や鞭毛・線毛の運動，細胞の変形や筋細胞の収縮などに関与する（1-5-5）．中間径線維の構成分子種には細胞特異性があり，がん細胞の由来を同定するマーカーとしても用いられる．（小林直人）

1-5-3
細胞と周囲の結合

■ 細胞は一人ではない

多細胞生物では，全身のあらゆる細胞は隣接した細胞や細胞外基質と接している．細胞どうしの接着は，細胞が特定の配列をとって組織を形成するさいに重要である．細胞間接着装置は単に細胞どうしを結合するだけではなく，接着分子の特性によって結合する相手の細胞を選択することもできる．細胞外基質は細胞に機械的な足場を提供するだけでなく，細胞が細胞外基質と接着することによって特定の情報が細胞内にもたらされる．

細胞どうしの結合部位や細胞と細胞外基質との接着部位には，細胞膜に埋め込まれた接着分子が集積し，それらの接着分子が細胞質内に突き出た部分にはさまざまな関連分子が集まっている．このような部位の細胞質側には細胞骨格の裏打ちが必要である．細胞骨格の裏打ちは，接着部位に機械的な強度を与えることで，細胞どうしの結合を強化したり，足場としての細胞外基質との接着を強化する．

■ 細胞間結合

細胞どうしを結合する細胞間結合には，微細構造や構成分子により，タイト結合 (tight junction)，接着帯 (adherens junction)，デスモゾーム (desmosome)，ギャップ結合 (gap junction) などが区別される (図 1)．上皮細胞の頂上部付近では，タイト結合，接着帯，デスモゾームの 3 者が隣接して局在し，接着複合体（結合複合体）を形成している．

タイト結合は文字通り細胞膜どうしを密着させる．タイト結合では，オクルーディン (ocludin) やクラウディン (claudin) とよばれる膜内タンパクが，隣り合う細胞の細胞膜をジッパーのように結合している．タイト結合は細胞膜の中の物質の移動を制限することができるので，タイト結合を境にして上皮細胞の細胞膜は，頂上部（内腔に面する部分）と基底部の膜ドメインに分けられている．

接着帯では，カドヘリン (cadherin) とよばれる一群の接着分子が細胞膜を貫通して相対し，細胞間の結合を担当する．カドヘリン分子の仲間には類似した数十種のタンパクが知られている．そのなかで，あるカドヘリンは同種のカドヘリン分子としか結合しない (homophillic な結合)．カドヘリン分子のこのような性質のため，特定のカドヘリン分子を発現している細胞は同じ種類のカドヘリン分子を発現している細胞とのみ結合できる．これが，組織の中で同種の細胞が集合できる分子メカニズムの一つである．代表的なカドヘリン分子には，神経細胞に特異的な N 型カドヘリンや，上皮細胞に特異的な E 型カドヘリンなどがある．接着帯の細胞質側には，細胞骨格のうちアクチン線維が結合して裏打ちを形

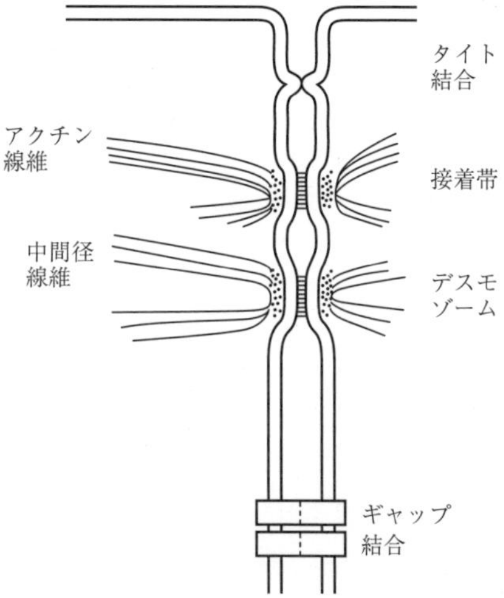

図 1 細胞と細胞の間の結合

成している．

デスモゾームの細胞接着分子は，カドヘリン・ファミリーに属しているデスモコリンやデスモグレインである．接着帯と異なり，細胞質側の裏打ちは中間径線維である．表皮細胞（皮膚の上皮である表皮の細胞）のデスモゾームは，中間径線維タンパクのうちのケラチンがつくる線維で裏打ちされている．表皮細胞のケラチン線維の束はとくに発達していて光学顕微鏡でも観察され，張原線維とよばれる．

抗体として知られる免疫グロブリン（IgG）に類似した分子群が，免疫グロブリン・スーパーファミリーとよばれる細胞間接着分子のグループをつくっている．この中には，神経細胞どうしの接着に関与するNCAM，リンパ球と血管壁の内皮細胞との間の接着に関与するICAM，腎臓の糸球体でスリット膜を形成するネフリン（nephrin）などの分子が含まれる．

これらの細胞間結合とはやや性格を異にするのがギャップ結合である．ギャップ結合の接着分子はコネキシン（connexin）とよばれる．通常六つのコネキシン分子がコネキソンというドーナツ状の構造を形成し，コネキソンが隣り合う細胞の細胞膜をつなぎ合わせる．コネキソンの中央には小孔が開いており，この小孔を通して低分子量の物質は隣接する細胞どうしを行き来することができる．神経細胞どうしのギャップ結合はとくに電気的シナプスとよばれる．

■ 細胞基質間接着

細胞が細胞外基質と接着している部位を接着点（focal contact）とよぶ（図2）．ここではインテグリン（integrin）分子が細胞膜を貫通して局在し，その細胞外ドメインは細胞外基質のタンパクに結合している（heterophillic な結合）．インテグリン分子はα鎖とβ鎖が一つずつ組み合わさったヘテロ二量体として機能し，α鎖β鎖それぞれに数個の異なる分子がある．接着点の細胞質側にはアクチン線維が結合している．培養細胞では，接着点に結合したアクチン線維が応力線維（stress fiber）とよばれる太い束をつくる．インテグリン分子のうち$\alpha6\beta4$鎖の組合せの場合には，細胞骨格の裏打ちは中間径線維となるので，この場合にはとくにヘミ・デスモゾーム（hemidesmosome）とよぶ．

細胞の接着点の部位でインテグリン分子が細胞外基質のタンパクと結合すると，細胞が接着したことを知らせる情報が細胞内に伝えられる．これを“outside-in”シグナルといい，接着点の細胞質側に集合したタンパク群の中のキナーゼ（リン酸化酵素）によって伝えられる．これとは逆に，細胞内の情報を受けてインテグリン分子の結合性を調節することができるキナーゼもある（“inside-out”シグナル）．

■ 細胞外基質

細胞外基質（細胞外マトリクス，extra-

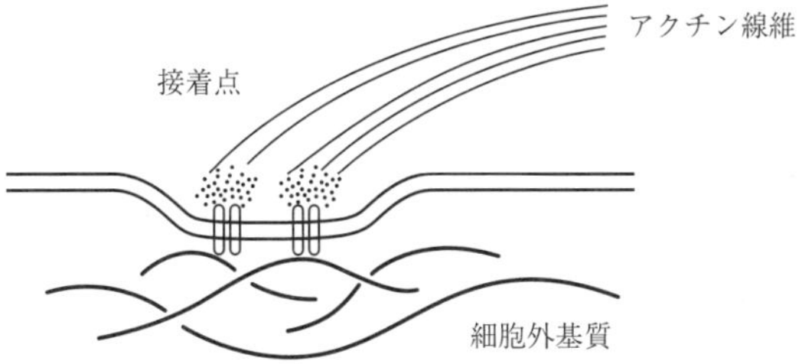

図2　細胞と細胞外基質との間の結合

cellular matrix）とは，細胞（たとえば，線維芽細胞）が分泌し細胞外に蓄えられた物質の総称であり，細胞外基質が豊富な組織を結合組織とよぶ（1-5-1）．皮下組織などではコラーゲンが主体だが，コラーゲンのほかに骨組織ではリン酸カルシウムが，軟骨組織ではムコ多糖類が蓄積している．また血液では，液体成分（血漿）を特殊な細胞外基質とみなす．がん細胞は細胞外基質を分解する酵素を分泌して，基底膜やそのほかの細胞外基質を破壊しながら浸潤して行く．

コラーゲン（collagen）は全身のあらゆる結合組織に存在し，からだの全タンパク重量のほぼ3分の1を占める．コラーゲン分子の仲間のうち，I・III・V型コラーゲンは一般の結合組織にみられるコラーゲン細線維をつくる．コラーゲン細線維はI型コラーゲンがつくるものの場合は直径約150 nmで，67 nmの周期性横紋構造をもつのが特徴である．また，II・XI型コラーゲンはおもに軟骨に分布する特別なコラーゲン細線維をつくる．VI型コラーゲンがつくる細い細胞外基質は，ミクロフィブリルとよばれる．

血管，靭帯，弾性軟骨（たとえば，耳たぶ：耳介の軟骨）などの弾性が必要な組織には，エラスチン（elastin）分子などがつくる弾性線維が含まれている．弾性線維は肉眼ではやや黄色味を帯びているので，弾性線維が多い組織は黄色く見える．

上皮細胞の基底側や多くの細胞の周囲には，基底膜（basement membrane）という1層のフェルト状のシートがある．光学顕微鏡レベルでは，PAS染色という染色法でよく染まる層として観察される．その厚さは組織によって異なるがおよそ50nm前後で，IV型コラーゲン，ラミニン，プロテオグリカンなどの糖タンパクがおもな構成成分である．（小林直人）

1-5-4 上皮での輸送

■ 上皮とは？

上皮（上皮組織，epithelium）とは，からだの「内」と「外」とを境する連続したシート状の組織である．微視的には，タイト結合によって細胞どうしが密に結合することによって，シート状の構造を維持しつつ上皮を介した物質の輸送を制限している（1-5-3）．ここでからだの「内」「外」の境とは，外気に触れている皮膚のことをさすだけではない．たとえば，食物を受け入れる消化管の中の空間，呼吸器の中で吸い込んだ空気で満たされる空間，泌尿器で生産された尿が通過する空間，なども「外」と考えてみよう．「外」という言葉をこのようにとらえたときの「内」と「外」との境が上皮である（図1）．ただし，血管や漿膜腔（心膜腔，胸膜腔，腹膜腔）の内部は「内」である．

「がん」という用語は悪性腫瘍一般のことを示すことも多いが，厳密には上皮細胞

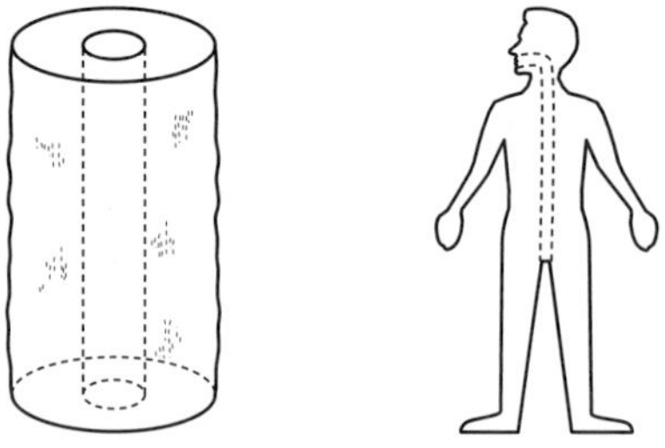

図1　からだを「竹輪」にたとえると…

からだの「内」と「外」との境である上皮という構造を考えるとき，ヒトの体を竹輪にたとえるとわかりやすい．竹輪は，竹の棒のまわりに調味した魚のすり身を巻きつけてから焼いてつくる．竹輪の外側はもちろん「外」に面しているが，竹輪を焼いたときに棒が入っていた空間もまた「外」である．竹輪の食べられる部分はすべて「内」である．

から発生する悪性腫瘍を「癌」とよぶ．上皮は外部からのさまざまな発がん因子（紫外線，発がん性物質，発がん性ウイルス）にさらされており，ほかの組織よりも悪性腫瘍ができやすい．

上皮はとくに水溶性物質に対してその通過を制限する障壁となっている．脂溶性のクリームは皮膚に染み込んでゆくように感じられるのに，水は皮膚に染み込まずにその上で水滴をつくるのは，上皮の疎水的な性質にもよっている．これに対して，脂溶性の物質やガス（二酸化炭素，一酸化窒素など）は比較的自由に上皮を通過できる．

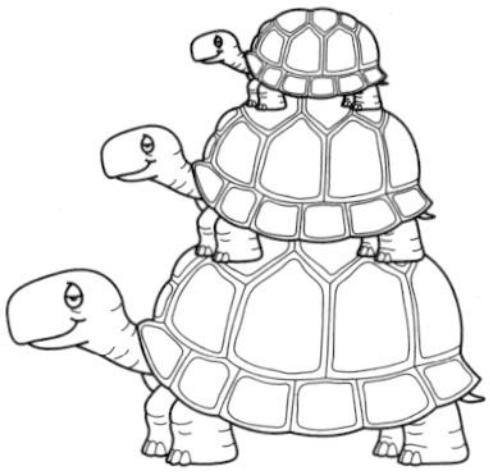

図2 親亀の背中に …

一次・二次・三次能動輸送の関係は，「親亀の背中に小亀が乗った」ようなものである．「小亀（二次・三次能動輸送）」は「親亀（一次能動輸送）」の働きによって維持されている．したがって，「親亀がこける（一次能動輸送が阻害される）」と「小亀」は…．

■ 能動輸送と受動輸送

上皮細胞は，内腔側から上皮層を経由して間質側へ（吸収），あるいは間質側から内腔側へ（分泌），さまざまな物質を輸送することができる（経上皮輸送）．経上皮輸送は，ときには輸送される物質（基質）の濃度勾配に逆らい，基質濃度の薄い方から濃い方へと物質が運ばれるときもある．エネルギーを消費して濃度勾配に逆らって物質が運ばれる場合を能動輸送（active transport），エネルギーを消費せずに物質を輸送することを受動輸送（passive transport）という．能動輸送はさらに，直接ATPを分解して得たエネルギーを利用して基質を輸送する一次能動輸送，一次能動輸送によって成立したナトリウムイオンの濃度勾配を利用して基質を輸送する二次能動輸送，二次能動輸送によって成立した物質（たとえば，水素イオン H^+）の濃度勾配を利用してさらに別の基質を輸送する三次能動輸送に区別される（図2）．一次能動輸送を起こすことのできる分子はポンプ（pump），二次・三次能動輸送を担当する分子は輸送体（トランスポーター，transporter）ないし共輸送体（cotransporter）などとよばれる．これらのタンパクは細胞膜を貫通していて，その中央に基質を通すための穴が開いている．ポンプ分子はATPを分解して得たエネルギーを利用して，共輸送体分子はある物質が分子内を通過していくときに放出するエネルギーを利用して，それぞれの分子の中央の穴を通してイオンや低分子量分子を濃度勾配に逆らって輸送する．

■ ポンプ，トランスポーター，チャネル

一次能動輸送の代表例は，ナトリウム・カリウム・ATPアーゼ（Na-K-ATPase）である．この分子はポンプの一種で，ナトリウムイオン（Na^+）3分子を細胞外へ，カリウムイオン（K^+）2分子を細胞内へ，おのおのの濃度勾配に逆らって同時に輸送し，そのさいに1分子のATPを分解してADPを生じる．ATPを分解して得た化学エネルギーが，濃度勾配に逆らってイオンを輸送する際のエネルギーに使われる．このため，細胞の内外ではさまざまなイオンの濃度が異なる．Na-K-ATPaseが正常に機能して細胞内外のイオン濃度の差をつくっているということは，その細胞が生きている証拠でもある（1-5-7）．

二次能動輸送には，ナトリウム依存性グルコース輸送体やナトリウム・プロトン交換輸送体などがある．ナトリウム依存性グルコース輸送体は，細胞外の方がナトリウム濃度が高いことを利用して，細胞内に流

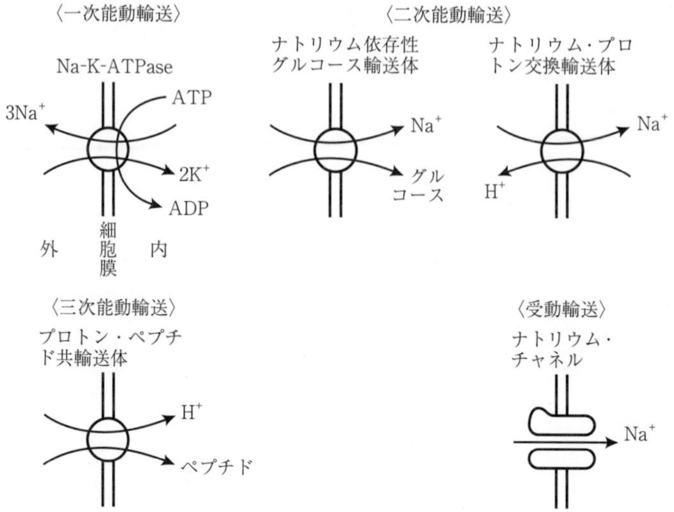

図 3　能動輸送と受動輸送を担当する分子

れ込もうとするナトリウムイオンとともにブドウ糖（グルコース）を細胞内へ運び込む．この分子は腎臓の尿細管で尿中からグルコースを再吸収する．また，ナトリウム・プロトン交換輸送体は，ナトリウムイオンの濃度勾配を利用して水素イオン（プロトン）をナトリウムとは反対方向へ輸送する．三次能動輸送の例としては，水素イオンとペプチド（アミノ酸が数個結合したもの）の共輸送体があげられる．この分子は，二次能動輸送で成立した水素イオンの濃度勾配（細胞外が濃度が高い）を利用してペプチドを細胞内へ取り込む（図 3）．

受動輸送を行う分子は，チャネル（channel）とよばれる．チャネルも膜を貫通しているタンパクでその中央には特定の物質しか通さない穴が開いているが，物質の濃度勾配に逆らう輸送を行うことはできない．リガンド依存性チャネル分子は，その分子に特異的に結合できる別の小さい分子（これをリガンド（ligand）とよぶ）が結合したときにのみ穴を開いて基質（たとえばカルシウムイオン Ca^{2+}）を通す（1-5-10）．電位依存性チャネル分子では，膜電位が変化したときに穴が開いて基質（たとえばナトリウムイオン Na^{+}）を通す（1-5-7）．

（小林直人）

1-5-5
運動を起こす力

■ 運動する細胞

われわれのからだが運動する（起き上がる，歩く，体操をするなど）ことができるのは，骨格筋の働きである．収縮によって運動することができる組織には，おもに関節を動かす骨格筋のほか，心臓の壁をつくる心筋や，内臓や血管の壁をつくる平滑筋（内臓筋）がある．筋細胞とは，アクチンを中心とする細胞骨格をとくに発達させた細胞である．

このほかにも，からだの中で運動に関与する組織として，線毛上皮があげられる．気管・気管支（肺を行き来する空気の通り道）や卵管（卵子や受精卵を子宮に運ぶ）の上皮には，長さ10～20 μm，太さ0.2 μmほどの線毛とよばれる細長い突起が多数生えている．線毛はすべてが同じ方向に動き，ボートのオールのように液体の流れをつくる．また，精子には1本の「しっぽ」のような鞭毛が生えており，鞭毛の運動が精子に泳ぐ力を与える．真核生物の線毛や鞭毛は，細胞骨格の内の微小管がとくに発達した装置である．

筋細胞や線毛・鞭毛では，化学的エネルギーを力学的エネルギーに変換する（力を発生する）機構が働いている．このような作用をもつ分子をモータータンパクとよぶ．

■ アクチン線維とミオシン分子

アクチン線維（actin filament）（または，微細糸，microfilament）は細胞骨格の主要構成要素の一つで，分子量43 kDのアクチン分子が重合して直径約7 nmの線維を形成したものである．アクチン分子の単量体をGアクチン，Gアクチンが重合した線維状の構造をFアクチンとよぶ．一般にアクチン線維はFアクチンに種々の関連タンパクが結合してできている．

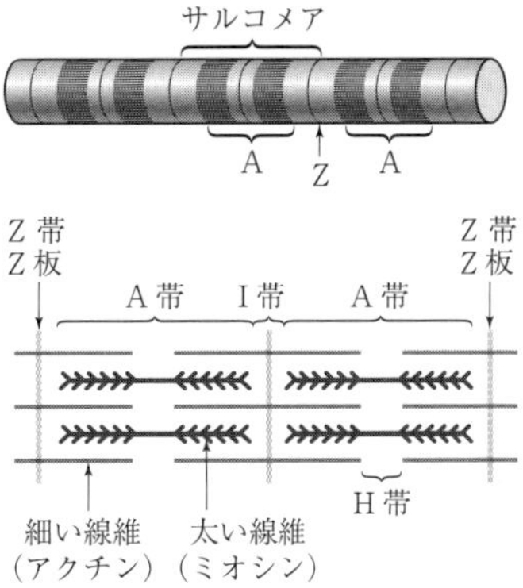

図1　サルコメアとアクトミオシン

骨格筋や心筋を構成するのは横紋筋細胞である．骨格筋や心筋の細胞を光学顕微鏡で観察すると周期性のある横紋が認められる．内臓や血管の壁の筋の細胞には横紋は認められないので，平滑筋細胞とよばれる．この横紋はサルコメア（sarcomere）とよばれる構成単位を反映したものである（図1）．サルコメアでは，アクチンの重合した細い線維（thin filament）と，ミオシン（厳密にはII型ミオシン）の重合した太い線維（thick filament）とが，互いに噛み合いながら規則的に配列している．このうち細い線維のアクチンのマイナス端は，Z板とよばれる円盤状の構造につなぎ止められている．ミオシン分子はATP分解酵素（ATPase）活性をもち，アクチンとの相互作用によりATPの化学的エネルギーを力学的エネルギーに変換する．ミオシン分子がアクチン線維に沿って動いていき，細い線維と太い線維が互いに滑り込むことで，Z板どうしの距離すなわちサルコメアの長さが短くなり筋細胞が収縮する．アクチンとミオシンの間での滑り込みによって筋が収縮するという「滑り説」は，1953年にイギリスのA.F. HuxleyとアメリカのH.E.

Huxley とによって独立に提唱された．

横紋筋細胞のサルコメアはアクチンとミオシン（両者の複合体をアクトミオシンとよぶ）による細胞骨格系をとくに発達させた構造であるが，アクチンによる細胞運動は筋細胞にかぎったことではない．細胞分裂のさいに二つの娘細胞の間にできる収縮環では，アクトミオシンによる収縮が起こって細胞質を二つにちぎり取る．また細胞の移動は，細胞の先端部でアクチン線維の重合と脱重合がくり返して起こって細胞辺縁部が変形し，これに細胞基質間接着の組み替えが連動することで起こる．

■ 微小管とダイニン・キネシン分子

微小管（microtubule）も細胞骨格の主要構成要素の一つで，分子量 55 kD のチューブリン分子（α と β のヘテロ二量体が単位）が重合して直径 25 nm の細管状の線維を形成したものである．すべての細胞が微小管をもっているが，とくに神経細胞の軸索突起や細胞分裂時の分裂装置に顕著に認められる．微小管にはプラス端とマイナス端との極性がある．細胞内では微小管が重合を開始できる部位はかぎられており，微小管形成中心（MTOC）とよばれる．中心体は典型的な微小管形成中心で，中心体に局在する γ チューブリン分子は，細胞内での微小管の重合に必要である．

線毛や鞭毛の断面を電子顕微鏡で観察すると，2 本の微小管が組になった構造が九つ，全長にわたって走行し，それらの間に腕（arm）とよばれる構造が横方向に伸び出しているのがわかる（図 2）．この腕はダイニンとよばれるモーター分子であり，ATP のエネルギーを利用して線毛や鞭毛の中の微小管どうしの「ずれ」を引き起こす．この「ずれ」によって線毛や鞭毛が曲げられるのである．

神経細胞の軸索突起はときに 1 m をこす長さになるが，この中ではタンパクの合成ができないため，軸索内部や先端部で

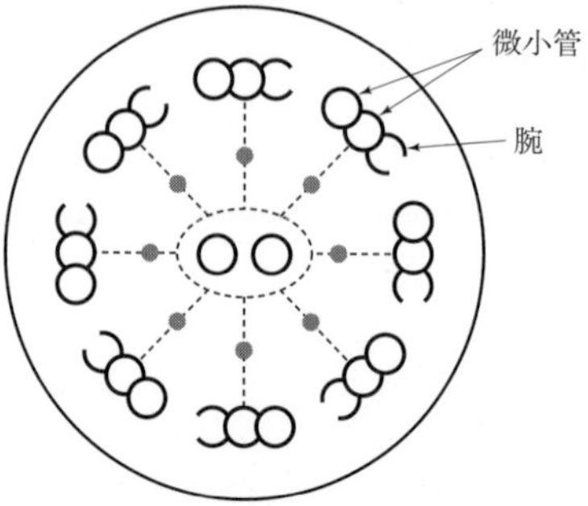

図 2　線毛の断面図（9＋2 構造）

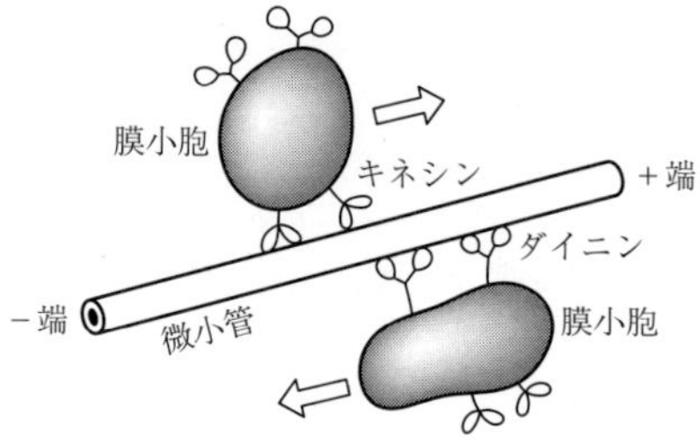

図 3　キネシンやダイニンによる小胞輸送

神経細胞の軸索突起の中では，細胞体から先端にあるシナプスへの輸送（順行性輸送）はキネシンなどによって，シナプスから細胞体への輸送（逆行性輸送）はダイニンなどによって，それぞれ独自に行われている．

必要な物質はすべて細胞の中心部（神経細胞体）で合成して小胞に封じ込め，輸送しなければならない（軸索輸送）．軸索突起以外でも，細胞内での小胞の輸送はあらゆる細胞において不可欠である．これらの小胞輸送は，微小管に依存して力を発生するモータータンパクである，キネシンや細胞質ダイニンによって行われている（図 3）．キネシンとダイニンとでは，軸索突起の中で小胞を輸送する方向が反対である．

（小林直人）

1-5-6
細胞での物質の出入り

■ 細胞内での物質の移動

細胞内でのタンパク合成は，粗面小胞体上のリボソームないしは細胞質内にある遊離リボソームで行われる．粗面小胞体とは，小胞体のうち表面にリボソームが付着しているもので，タンパク合成の場となる細胞小器官である（1-5-8）．抗体を産生する形質細胞や分泌腺の腺上皮細胞，神経細胞などでとくに発達している．粗面小胞体上のリボソームで合成されたタンパクは，小胞体膜を通過して小胞体腔に入り，ゴルジ装置へと送られてさらに糖鎖などが付加される．粗面小胞体で合成されるタンパクには，細胞外へ分泌されるものや細胞膜へ組み込まれるものなどがある．これに対して，遊離リボソームで合成されるタンパクは，おもに核やミトコンドリアなどの細胞小器官に送り込まれる．

ところで，それぞれのタンパクが細胞内のどこへ運ばれるかどのようにして決められているのであろうか．1970年代初頭にドイツのG. Blobelは，小胞体へのタンパクの輸送に関して「シグナル仮説」，すなわちタンパクの一次構造（タンパクを構成しているアミノ酸の配列）にはそのタンパク自身がどの細胞小器官へ運ばれるかを決めるシグナルが含まれているという仮説を提唱した．この「細胞内局在化シグナル」は，荷物につけられた「タグ」のような働きをするというのである．現在ではこの仮説は実験的に証明され，彼はこの業績により1999年にノーベル医学生理学賞を受賞した．細胞内の物質輸送系は，タンパクを合成しながらそのアミノ酸配列の中にある細胞内局在化シグナルを読み取り，それに応じて決められた場所へタンパクを運ぶ（表1）．低分子量Gタンパクのうちのrabファミリーの分子群が輸送小胞のソーティングに関与する．細胞内でのタンパクが合成されてから分泌されるまでに通過する経路を図1にまとめた．

■ ゴルジ装置：細胞内の物質輸送の中心

ゴルジ装置とは，タンパクや脂質を小胞体から受け取り，糖などを付加してそれを細胞の各領域に分配するための細胞小器官である．ゴルジ装置はイタリアのC. Golgiによって1898年に初めて記載された．しばしば核の近傍に局在し，粗面小胞体とも連絡している．電子顕微鏡を用いた観察により，一重の生体膜で包まれた扁平な嚢が数枚重なったゴルジ層板の周囲に，独立した小胞であるゴルジ小胞が集まった，膜系の複合体であることが明らかとなった．小

表1　細胞内局在化シグナルの例（アミノ酸は1文字コードで記述してある）

細胞小器官	シグナル配列	部　位
核内輸送	PKKKRKV （タンパクの例：SV40のT抗原）	どの位置でもよい
ミトコンドリア	MLSLRQSIRFFKPATRTL （例：シトクロームオキシダーゼIV）	N末端（アミノ末端）
小胞体膜タンパク	KDEL（タンパクの例：BiP）	C末端（カルボキシル）末端
ゴルジ装置	YQRL （タンパクの例：TGN38）	C末端（カルボキシル）末端
分泌されるタンパクのシグナルペプチド	MRSLLLGTLCLLAVALA （タンパクの例：Hsp47）	N末端（アミノ末端）

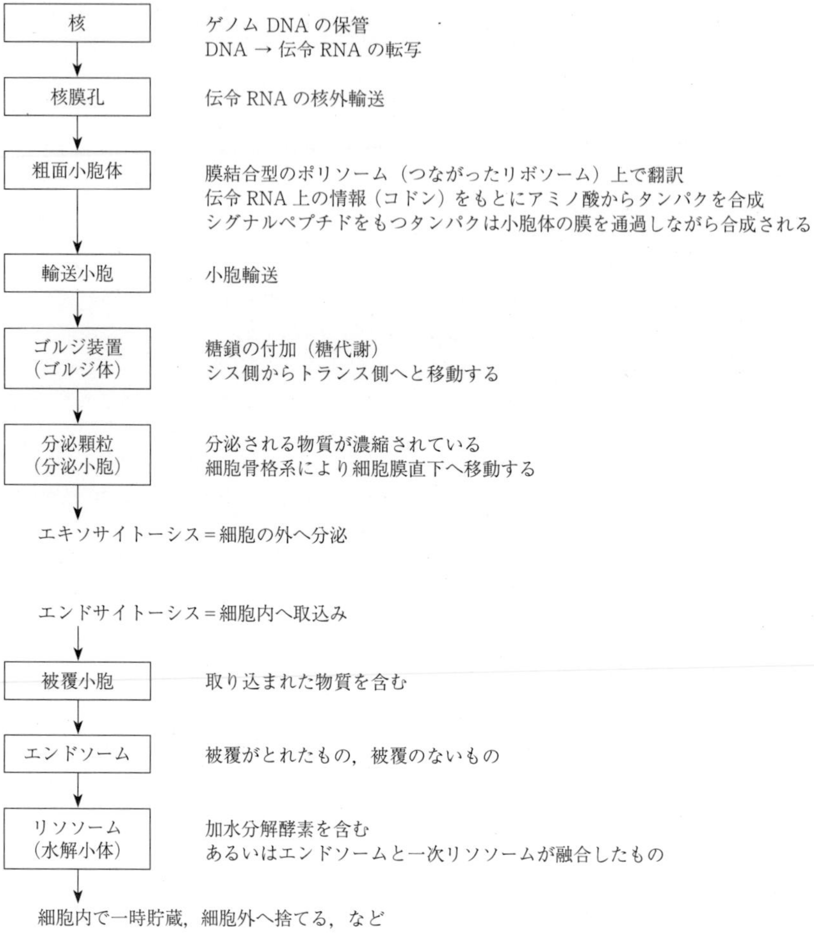

図1　あるタンパクの一生
分泌されるタンパクの挙動を時間軸を追って考えてみよう

胞体側からシス区画，中間区画，トランス区画，トランスゴルジ網に分けられ，区画によって司る化学反応が異なる．トランスゴルジ網からは，細胞膜・分泌顆粒・リソソームなどへ小胞が区分されて輸送される．

ゴルジ装置は微小管とも結合していて，微小管を破壊するとゴルジ装置の構造も壊れてしまう．さらに，ゴルジ装置内あるいはゴルジ装置からの小胞輸送にも微小管が関わっている．ゴルジ装置の形態の維持やゴルジ装置内外の小胞の輸送に，キネシンやダイニン，ミオシンやダイナミンなどさまざまなモータータンパク（1-5-5）が関与していることが明らかになった．従来，ゴルジ装置は安定して変化しない細胞小器官とされていたが，最近では，膜系がつねに出芽と融合をくり返すことで構造が入れ

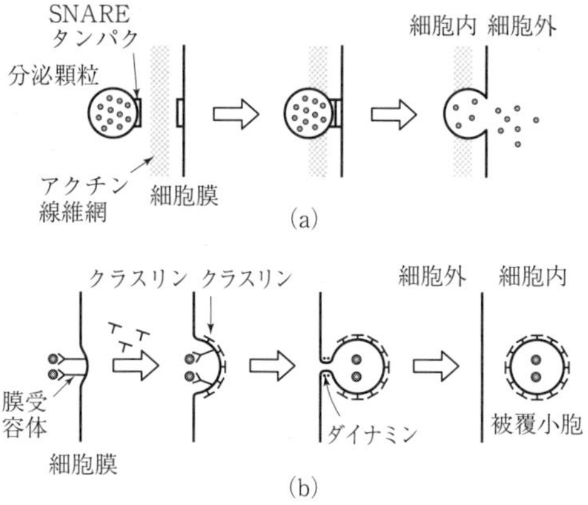

図2 エキソサイトーシス (a) とエンドサイトーシス (b)

替わり変化している「動的」な構造と考えられるようになった.

■ **エキソサイトーシス：細胞の中から外へ**

分泌には，分泌顆粒（分泌小胞）が細胞膜と融合して中身を放出する開口分泌（エキソサイトーシス，exocytosis；exo- とは外・外への意味）と，分泌顆粒を用いずに細胞膜内の輸送体分子によって管腔内へ物質が輸送される分泌とがある.

開口分泌によって分泌される物質は，ゴルジ装置を通過した後で分泌顆粒とよばれる細胞小器官に濃縮される．分泌顆粒は，細胞の種類や分泌物の種類によってさまざまな大きさになる．分泌顆粒は，微小管に依存した輸送によって細胞膜直下まで運ばれ，上皮細胞の頂上部や神経細胞の前シナプス部位など，内容物が放出される部位に集積する．細胞外からの刺激に反応して，分泌顆粒は細胞膜直下のアクチン線維の網目を通過して細胞膜に融合し，内容物を細胞外へ放出する．このとき，スネア（SNARE）タンパク群が細胞膜との融合を制御して正しい部位で開口分泌を起こさせる（図 2a）.

■ **エンドサイトーシス：細胞の外から中へ**

細胞が外から物質を取り込む現象をエンドサイトーシス（endocytosis；endo- とは内・内への意味）という．このうち，細胞膜上の特定の受容体によって特定の分子を取り込むことを受容体依存性エンドサイトーシスとよぶ．細胞膜上のある種の受容体にそのリガンドが結合すると，細胞はそれを契機として細胞外から物質を内部へと取り込もうとする（図 2b）．クラスリン分子が細胞膜の内側面に集合してカゴ状の構造を構築し，細胞膜を「たこつぼ」状にへこませる（被覆小窩, coated pit）．さらに，ダイナミン分子が細胞膜をちぎり取り，生体膜に包まれた独立した小胞が形成される（被覆小胞，coated vesicle）．クラスリンはやがて小胞から離れ，リサイクルされる．「被覆」とは,クラスリンがつくる「カゴ」が電子顕微鏡で観察されたものである. エキソサイトーシスやエンドサイトーシスは，細胞膜上の受容体を細胞内に送り込んだり取り込んだりすることにより，特定のリガンドに対する細胞全体としての感度を調節するさいにも利用される．（小林直人）

1-5-7
細胞の興奮

■ 興奮する細胞

神経組織は，興奮して情報を伝える神経細胞（ニューロン，neuron）と，神経細胞を保護し活動を助けるグリア細胞（神経膠細胞，glia）とからなる．このうち神経細胞は，電位依存性ナトリウムチャネルをもつことで細胞膜の脱分極による電気的興奮を起こし，それを次の細胞へ伝えることができるようになった細胞である．神経細胞は，核のある細胞体（soma），細胞体から伸び出した1本の長い軸索突起（軸索，axon），通常複数でしかも木の枝のように枝分かれをしている樹状突起（dendrite），とからなる（図1）．軸索突起の先端は，別の神経細胞に接触してシナプス（synapse）を形成する．

筋細胞は膜の脱分極により興奮し，さらに収縮を起こすことができる細胞である．骨格筋細胞は神経からの刺激を受けなければ興奮することがないが，心筋細胞は自らの固有のペースで自律的に興奮・収縮することができる．

■ 細胞内外のイオン環境と細胞の興奮

ほとんどすべての細胞はNa-K-ATPaseをもっているので，細胞膜を介した細胞内外でイオンの濃度差が生じる．細胞内にはカリウムイオン（124 mM）が多くてナトリウムイオン（10.4 mM）や塩素イオン（1.5 mM）が少なく，逆に細胞外にはナトリウムイオン（109 mM）や塩素イオン（77.5 mM）が多くてカリウムイオン（2.25 mM）が少ない（図2）．また，細胞内の情報伝達物質であるカルシウムイオンは通常滑面小胞体という細胞小器官の中に閉じ込められており，細胞質での濃度はきわめて低い（1-5-10）．

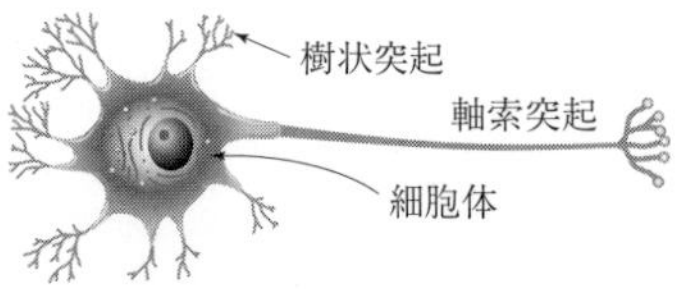

図1　神経細胞の模式図

このようなイオン濃度の違いが成立している状態（細胞が生きている状態）では，もしカリウムイオンが細胞から出ようとすれば細胞内がマイナス電位になり，ナトリウムイオンが細胞内へ流入しようとすれば細胞内がプラス電位となる（膜電位）．興奮していない静止状態の細胞では，細胞膜にあるカリウムチャネルのためカリウムイオンの膜透過性は高く，反面ナトリウムイオンの通過性は低い．このために細胞内がマイナスになるように（約 −80 mV）膜電位が保たれる．これを静止電位（resting potential）といい，この状態の細胞膜は分極しているという．

神経細胞や筋細胞では，細胞膜を脱分極させる（膜電位が0に近づく）刺激が与えられると，電位依存性ナトリウムチャネルが開き，細胞内外の濃度勾配にしたがってナトリウムイオンが細胞内に流入する．これはさらなる脱分極を引き起こし，さらに多くの電位依存性ナトリウムチャネルが開いてナトリウムイオンが大量に流入し，膜電位は約 +50mV まで上昇する．これを活動電位（action potential）という（図3）．活動電位を引き起こす最初の刺激は，隣接した部位の脱分極などの電気的な刺激や，神経伝達物質によってリガンド依存性ナトリウムチャネルが開いた結果としての脱分極などである．電位依存性チャネルはいったん開いた後で迅速に閉じ，その後数ミリ秒の間不活性化するため，細胞が興奮状態のままおかれてしまうことはない．

このような細胞の興奮は「全か無かの法則（all-or-none law）」に従う．すなわち，

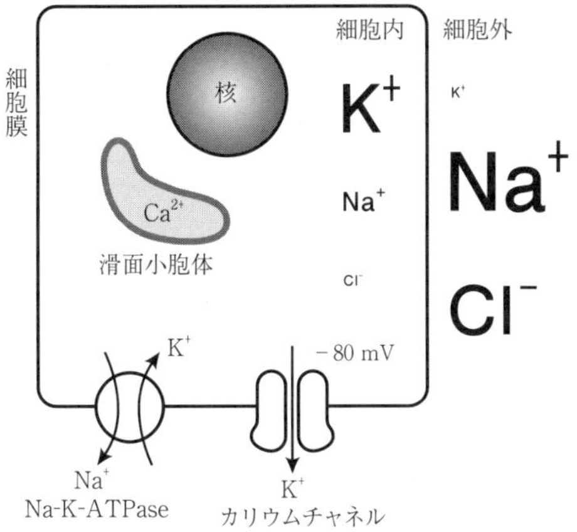

図 2　細胞内外のイオン環境と静止電位

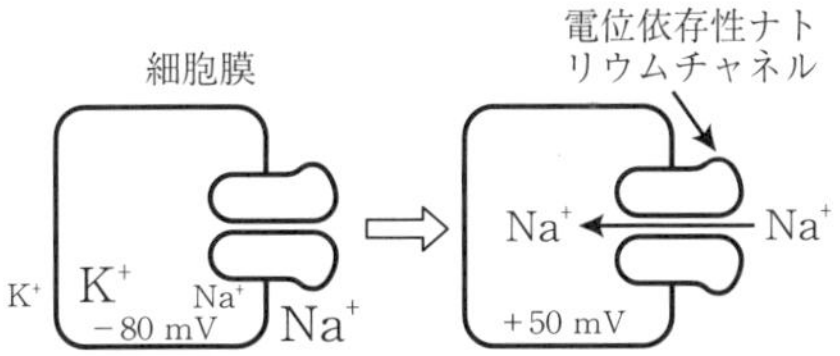

図 3　活動電位

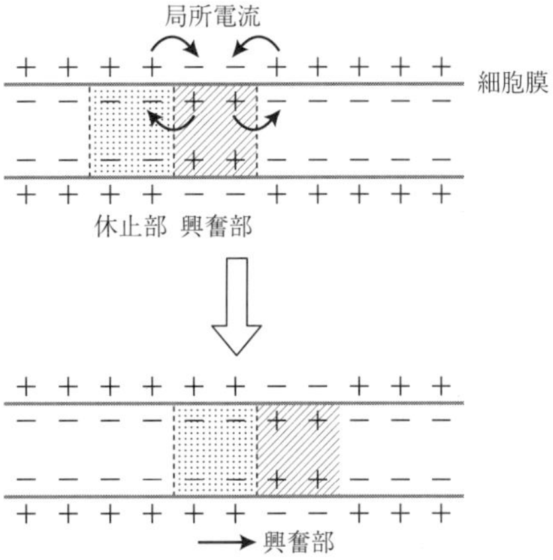

図 4　興奮の伝導

ある程度の強さ（これを閾値という）の刺激が与えられると細胞は興奮するが，さらに刺激が強くなっても興奮の程度は変わらない (all)．また，閾値を下回る刺激では興奮はまったく起こらない (none)．

■ 興奮を伝える：伝導と伝達

神経細胞，とくに軸索突起の中で細胞の興奮が長い距離を伝えられる現象を，伝導 (conduction) とよぶ．細胞膜のある部分が脱分極によって興奮していると，その周囲の興奮していない（分極している）部位との間で電位差が生まれ電流が流れる．これを局所電流といい，この刺激で電位依存性ナトリウムチャネルが開く．これによって細胞膜が脱分極し，非興奮部に興奮が伝えられる．電位依存性ナトリウムチャネルは開いた直後にすぐ不活性化するため，もともと興奮していた部位はしばらくの間休止（興奮できない）状態にある．このため，軸索突起での興奮の伝導は細胞体側からシナプス側への一方向にしか起こらない（図 4）．神経細胞の軸索突起（神経線維）の太さは，直径 0.3 μm～25 μm までさまざまであるが，神経線維が太いほど興奮しやすく，また伝導速度も速くなる．

軸索突起の一部は，グリア細胞の仲間で

ある希突起グリア細胞（oligodendroglia）やシュワン細胞（Schwann cell）がつくるミエリン（髄鞘，myelin）という構造で包まれている．ミエリンは薄い膜状の細胞の突起が何重にも軸索を取り巻いたもので，細胞膜の性質により非常に絶縁性が高い．ミエリンでカバーされた軸索を有髄線維というが，ミエリンはところどころで途切れていて（ランビエ（Ranvier）の絞輪），有髄線維の電位依存性ナトリウムチャネルはほとんどこの部分に集中して局在する．このため興奮の伝導はミエリンが途切れた部位でとびとびに起こるため，伝導速度が非常に速い（跳躍伝導）．

神経細胞が回路をつくって情報処理を行うためには，ある神経細胞の興奮は次の細胞に伝えられなければならない．これを興奮の伝達（transmission）とよぶ．伝達はシナプス（厳密には化学シナプス）で神経伝達物質（neurotransmitter）という特別な化学物質により行われる．シナプスでは，軸索突起の終端部が前シナプス（pre-synapse）の要素を，樹状突起や神経細胞体からの突出（棘，spine とよばれる）が後シナプス（post-synapse）の要素を提供し，両者の間にはわずかに隙間がある．シナプスでは，神経伝達物質が前シナプスから放出され，それに対する受容体が後シナプスに局在するため，興奮の伝達は軸索から樹状突起・細胞体へと一方向性にのみ起こる．アセチルコリンやセロトニンのような興奮性神経伝達物質は後シナプスでナトリウムイオンを流入させて細胞を脱分極させる（興奮させる）が，γ-アミノ酪酸（GABA）やグリシンのような抑制性神経伝達物質は塩素イオンを流入させて後シナプス側の細胞の興奮を抑制する．軸索突起と筋細胞が接する神経筋接合部は，神経細胞から筋細胞への特殊なシナプスといえる．

（小林直人）

1-5-8
機能統合——遺伝情報の発現

■ ゲノム，遺伝子，DNA

「カエルの子はカエル」である．また，子どもの顔が親に似ているのもよく経験する．このように，ある性質（形質とよばれる）が次の世代に伝えられることを遺伝とよぶ．遺伝という現象自体は古来から経験的に知られてきたが，学術的には，オーストリアの修道士であった G.J. Mendel が庭園の植物の花の色や実の形状の遺伝現象を観察し，1865 年にその法則性について発表した（実際には，1900 年に「再発見」されるまで，彼の業績は日の目を見なかった）ことから研究が始まったといえよう．

ある形質の遺伝を司る因子を，その形質の遺伝子（gene）とよぶ．遺伝子は生殖細胞（卵子・精子）を経由して次世代に伝えられる．現在，遺伝子は DNA という物質でつくられており，細胞の核の中に貯蔵されていることがわかっている．すべての遺伝子は母方から受け継がれたものと父方から受け継がれたものとで対をなしているので，個体はすべての遺伝子を 2 セットもつことになる（性染色体上の遺伝子の場合には例外がある）．生殖細胞がつくられるときには，対をなしていた遺伝子（2 セット）は半分（1 セット）に分けられ，精子が卵子と受精した時点で遺伝情報が再びもとの

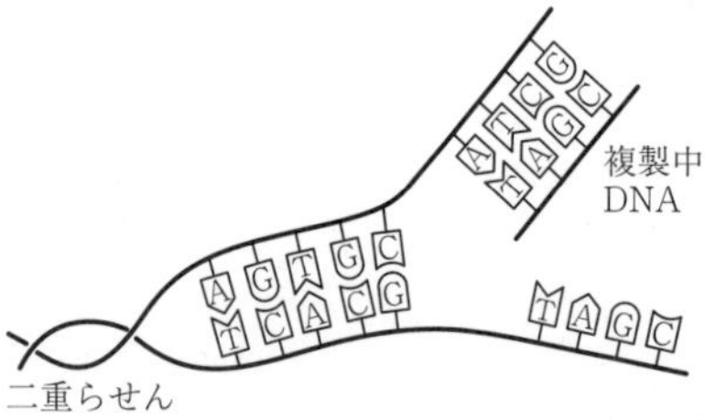

図 1　DNA の二重らせんとその複製

状態（2セット）に戻る．

遺伝子の物質的基盤であるデオキシリボ核酸（DNA）は，ヌクレオチドという構成単位が延々とつながった巨大分子であり，全体では2本の鎖がねじれながら絡み合った「二重らせん（double helix）」の構造をなしている（図1）．ヌクレオチドは，塩基（窒素を含む有機塩基），五単糖，リン酸から構成される．このうち塩基は，DNAではアデニン（A），シトシン（C），グアニン（G），チミン（T）の4種であるが，RNAではチミンの代わりにウラシル（U）が使われる．五単糖は，DNAではデオキシリボース，RNAではリボースである．遺伝子の情報はヌクレオチドの塩基の配列によって記録されている（遺伝暗号）．塩基は二重らせんの内側を向いており，「AとT(U)」「CとG」が相補的な結合によって必ずペア（塩基対）になっている（これ以外の組合せは許されないので，遺伝情報を確実にコピーすることができる）．また，糖とリン酸はDNAの鎖の骨組みをつくる．鎖のそれぞれには極性（5′端→3′端）があり，2本の鎖は反対方向を向いて逆平行に配列している．このようなDNAの二重らせんモデルは1953年にJ.D. WatsonとF.H.C. Crickによって提唱され，彼らは1962年，M.H.F. Wilkinsとともにノーベル医学生理学賞を受賞した．

ある生物の個体の生存および世代の維持に必要な遺伝情報のすべてを総称して，ゲノム（genome）とよぶ．ヒトのゲノムは約30億塩基対ある．2001年には，ヒトのゲノム情報をすべて解読しようとするヒトゲノム・プロジェクトが一応の終結をみた．これによってヒトのゲノムは約2万5千の遺伝子をもつこと，また多くの遺伝子には一塩基多型（SNP（スニップ），遺伝子の中の塩基一つが別の塩基に置き変わっている変異で，遺伝子の機能障害は軽度）とよばれる個人差があること，などが明らかにされた．

細胞小器官のうちミトコンドリアは，核とは独立した独自のゲノム（ヒトのミトコンドリアでは16569塩基対）をもっている．これらの細胞小器官は細胞分裂時には自律的に分裂して娘細胞に分配される．ミトコンドリア独自の遺伝子は核外遺伝子ともよばれ，核に含まれる遺伝情報とは異なり，卵子（母方）からしか次世代に伝えられない（母系遺伝）．ミトコンドリアは，もともとは独立した好気性細菌が細胞内に寄生したものが，後に細胞小器官として取り込まれたと考えられている．これを「細胞内寄生説」とよぶ．植物の葉緑体も，同様の細胞内寄生によって細胞小器官になったと考えられている．

■ 遺伝子の複製と細胞分裂

細胞が二つに分かれるとき（細胞分裂）には，核の中のすべての遺伝情報はコピーされ（複製），染色体という構造に詰め込まれて分裂装置により二つの娘細胞に等しく分けられる．このようにして，個体の全身のすべての細胞にはまったく同じ遺伝情報が伝えられる．

DNAの複製は，まず塩基対の間の結合が切れて二重らせんがほどかれることから始まる．このとき，あらわになった塩基にはそれと相補的に結合できるヌクレオチドのみが結合する（AとT，CとG）ので，オリジナルを半分ずつ鋳型として利用して，結果的にはもとの二重らせんとまったく同じものが二つできることになる（半保存的複製，図1）．真核細胞の場合，DNAの複製は長いDNA分子の端からだけではなく，数多くの複製開始点から始まる．DNAポリメラーゼ（DNA polymerase）がDNAの複製を触媒するが，そのほかにも複製開始点を認識するタンパクやその調節タンパクなど，多くの因子が必要である．

細胞の核の中で塩基性色素によく染まる部分を染色質（クロマチン，chromatin）

という．その構成成分は，DNAと塩基性タンパクであるヒストン（histone）とが複合したデオキシリボ核酸タンパクである．染色質は，細胞が二つに分裂するさいには染色体（chromosome）という棒状の構造に凝縮する．染色体の中では，ヒストン分子の働きによりDNAがきわめて規則的かつ高密度に畳み込まれている．たとえていうなら，貴重な財産（遺伝子）を二つに分けるときに，いくつかのトランク（染色体）にていねいに詰め込んで運び出す，ということである．染色体のすべては母方（卵子）から受け継がれたものと父方（精子）から受け継がれたものとで対をなしているので，ヒトの染色体は23対46本である．このうち，男性と女性で大きさの異なる1対の染色体を性染色体，それ以外の22対を常染色体，とよぶ．性染色体には大型のX染色体と小型のY染色体があり，生殖細胞が受精したときにXXの組合せになればその受精卵は女性に，XYの組合せになれば男性になる（卵子はX染色体をもつものしかできないので，YYの組合せはあり得ない）．

全身の細胞（体細胞）が分裂するさいには，まずすべての遺伝子情報が複製される（細胞周期のS期）．その後，核の構造が消失し，同時に染色質の凝集によって染色体が出現する．細胞質の中でネットワークをつくっていた微小管のほとんどが脱重合し，新たに形成された微小管が分裂装置を形成する．染色体に分裂装置の微小管が結合する部位を動原体とよぶ．動原体では，微小管が染色体との結合を維持しながら順次脱重合してゆく．脱重合によって微小管は短くなり，それによって染色体が引っ張られ両極へと移動する（細胞周期のM期）．染色体が二つの娘細胞に当分に配分されると，細胞質も収縮環により二つに分割され，分裂装置は消失して核の構造が復活する．

生殖細胞（配偶子：卵子と精子）が形成されるときには，通常の細胞分裂に引き続いて遺伝情報の複製を伴わずに細胞がもう一度分裂するため，遺伝情報の量も染色体数も半減（$1n$，ヒトの場合には$n=23$）した細胞が四つできる（減数分裂）．卵子と精子が受精すると，再び遺伝情報量や染色体数がもとの状態（$2n$）に戻る．

■ 遺伝子の転写と遺伝情報の発現

遺伝子とは，タンパクの構造を規定する単位である．遺伝子の情報（DNAの塩基配列）をもとにして伝令RNA（メッセンジャーRNA, messenger RNA, mRNA）を合成することを転写（transcription）という．また，遺伝暗号によって指定されたアミノ酸を順次結合することでタンパクを合成することを翻訳（translation）という．さらに，このようにしてタンパクの合成という形で遺伝子の情報が細胞によって利用されることを，遺伝情報の発現とよぶ．伝令RNAは，タンパク合成の場であるリボソームまで遺伝情報を運ぶ役目をもつのでこの名がある．アミノ酸をリボソームまで運ぶ分子は転移RNAである．

遺伝子はDNAの長い鎖の上に密に並んでいるのではなく，むしろ飛び飛びに存在していて，それらの間にはまだ機能のわからない配列がある．約30億塩基対のヒトゲノム情報のうち，直接タンパクの構造を指定している部分はたかだかその5%である．遺伝子の中で最終的に伝令RNAの配列に用いられる部分をエキソン（exon），その間にある部分をイントロン（介在配列，intron）という（図2）．また，その遺伝子の転写開始点のすぐ上流に，遺伝子の転写を触媒するRNAポリメラーゼ（RNA polymerase）が結合するプロモーター（promoter）とよばれる配列（TとAに富むTATA配列など）がある．さらに，プロモーターより上流あるいはときにイントロンの中に，その遺伝子の発現（いつどこでどれだけの量のタンパクを合成するか）

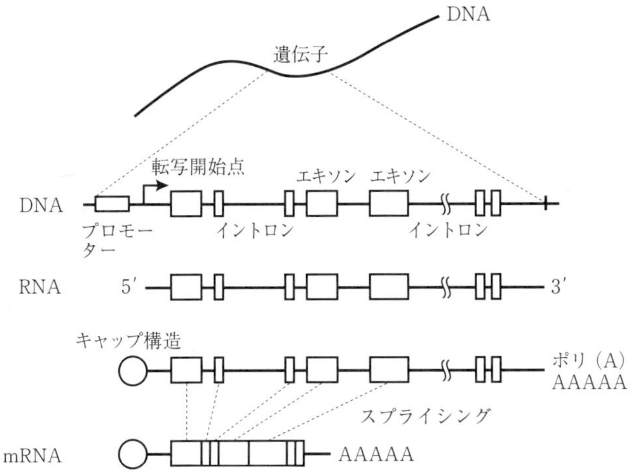

図 2　遺伝子の構造

を制御するエンハンサー（enhancer）とよばれる配列がある．プロモーターやエンハンサーの領域には数々の転写調節因子が結合し，遺伝子上の情報に基づいて遺伝子の発現を制御する．

遺伝子の転写は，RNA ポリメラーゼによって，DNA からそれと相補的な配列をもつ伝令 RNA 前駆体がコピーされることから始まる．この後，核内で伝令 RNA 前駆体の 5′ 端にキャップ構造といわれる特殊な構造が付加され，さらに反対側の 3′ 端に 100～200 塩基のアデニン（ポリ A）が付加される（図 2）．キャップ構造やポリ A は，伝令 RNA の核外への輸送，安定性や翻訳の制御などのために重要である．さらに，イントロンに対応する部分が伝令 RNA 前駆体から切り出され（スプライシング，splicing），伝令 RNA が完成する．この後，伝令 RNA は核膜に開いた核膜孔から核外へ輸送され，細胞質内のリボソームあるいは粗面小胞体へと運ばれる．

リボソームは，伝令 RNA 上の塩基配列をもとに順次アミノ酸をつなぎ合わせてタンパクを合成するための細胞小器官である．直径約 15 nm で，大小二つのサブユニットからなるダルマ型をした，数種のタンパクと RNA（リボソームの重量の半分以上は RNA）との巨大複合体である（図 3）．小胞体表面に結合して粗面小胞体をつくる付着リボソームと，細胞質内に遊離している遊離（自由）リボソームとがある．遊離リボソームはしばしば伝令 RNA にそって数珠上につながり，ポリリボソームあるいはポリソームとよばれる．

リボソーム上では，伝令 RNA の塩基配列の中のコドンという暗合を解きながらタンパクが合成される．コドン（codon）は三つ並んだ塩基の配列で，塩基三つで 1 種のアミノ酸を指定する（表 1）．たとえば，AUG というコドンはメチオニンというアミノ酸を指定する．UAA，UAG，UGA の 3 種のコドンには対応するアミノ酸がないので，そこでタンパク合成が終了する（ストップ・コドン）．タンパク合成に利用されるアミノ酸は 20 種あるが，そのそれぞれに特異的な転移 RNA がある．転移 RNA には，自身が結合しているアミノ酸のコドンに相補的に結合する部分があり，

表1 遺伝暗号
三つ並んだ塩基の配列（コドン）がアミノ酸を指定する.

第1コード	第2コード				第3コード
	U	C	A	G	
U	フェニルアラニン	セリン	チロシン	シスチン	U
	フェニルアラニン	セリン	チロシン	シスチン	C
	ロイシン	セリン	ストップ・コドン	ストップ・コドン	A
	ロイシン	セリン	ストップ・コドン	トリプトファン	G
C	ロイシン	プロリン	ヒスチジン	アルギニン	U
	ロイシン	プロリン	ヒスチジン	アルギニン	C
	ロイシン	プロリン	グルタミン	アルギニン	A
	ロイシン	プロリン	グルタミン	アルギニン	G
A	イソロイシン	スレオニン	アスパラギン	セリン	U
	イソロイシン	スレオニン	アスパラギン	セリン	C
	イソロイシン	スレオニン	リジン	アルギニン	A
	メチオニン	スレオニン	リジン	アルギニン	G
G	バリン	アラニン	アスパラギン酸	グリシン	U
	バリン	アラニン	アスパラギン酸	グリシン	C
	バリン	アラニン	グルタミン酸	グリシン	A
	バリン	アラニン	グルタミン酸	グリシン	G

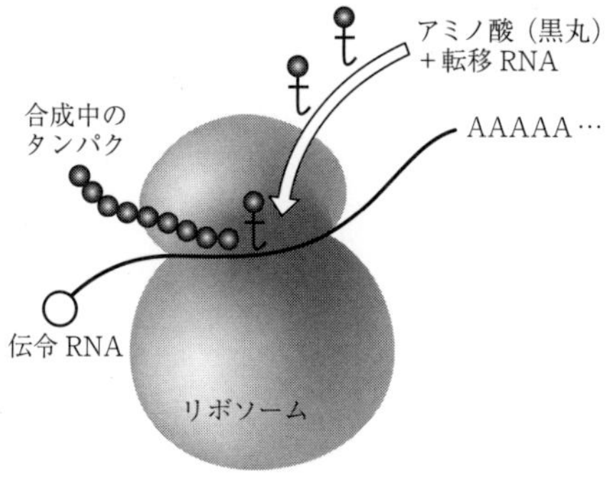

図3 リボソームにおけるタンパク質の合成

この部分が伝令 RNA と結合することで指定された順にアミノ酸がリボソーム上に並び，並んだアミノ酸どうしが順次連結されてタンパクが合成されていく（図3）.

（小林直人）

1-5-9
機能環境——エネルギーの産生

■ ATP は細胞の「通貨」

われわれは物を買うときにお金（通貨）を払う．2002 年に通貨統合を果たしたヨーロッパ圏内では，どの国へ行っても「ユーロ (Euro)」という通貨を払えば買い物ができるので便利である．細胞の世界もこれとよく似ている．細胞の世界での「通貨」はアデノシン三リン酸 (ATP) という分子である．

ATP は，アデノシン（有機塩基であるアデニンとリボースという五単糖が結合した分子）にリン酸残基が 3 分子つながって結合したものである．リン酸が一つついた分子はアデノシン一リン酸 (AMP)，二つついた分子はアデノシン二リン酸 (ADP)，である．ATP の三つのリン酸のうち，端に近い側の二つのリン酸残基は高エネルギーリン酸結合で結合している．高エネルギーリン酸結合はそれをつくるときに通常の結合より高いエネルギーを必要とする代わりに，ATP が分解されてピロリン酸と ADP になったときに大きなエネルギーを放出する（ATP の中にエネルギーが充電されていると考えてもよい）．

細胞にとってのエネルギー源として，ブドウ糖（グルコース）などの糖質のほか，脂質やタンパクも用いられる（タンパクはとくに飢餓状態のときに分解されてエネルギーとなる）．グルコース (glucose) はほとんどすべての細胞にとっての主要なエネルギー源である．とくに神経細胞はグルコースしかエネルギー産生に用いることができない．これらを分解してエネルギーを得る過程は，細胞質基質で行われる第一の過程（解糖）と，ミトコンドリアで行われる第二の過程とに分けられる（図 1）．

■ ATP 産生の第 1 段階：解糖系

解糖の過程はすべて細胞質基質で酸素を用いずに（嫌気的条件下）行われる．解糖 (glycolysis) とは，グルコース 1 分子を 2 分子のピルビン酸に分解して ATP 2 分子を合成する過程である．

多くの細胞では，解糖に引き続いてミトコンドリアで酸化的リン酸化が起こるため，解糖によって得られたエネルギーを用いて ATP がさらに 3〜5 分子（合計 5〜7 分子）合成される（この ATP 2 分子の違いは，解糖系の産物である NADH がミトコンドリアに運ばれる経路の違いによる）．赤血球はミトコンドリアをもたないため，約 120 日の寿命の間に必要なエネルギーはすべて解糖によって得ている．また，激しい運動のさいには筋細胞の中は嫌気的条件になるため，筋の運動エネルギーはおもに解糖によって供給され，細胞内にはピルビン酸が変化した乳酸が蓄積することになる．

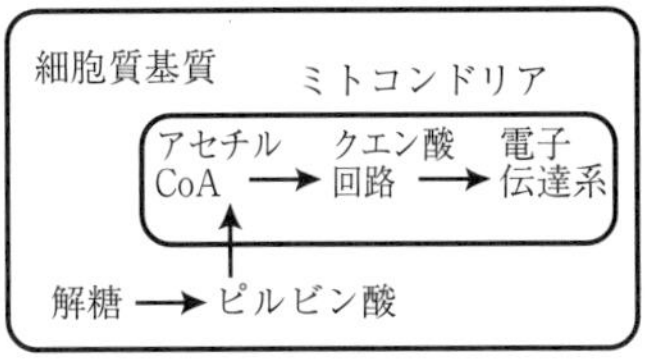

図 1　ATP 産生までのエネルギー代謝の模式図

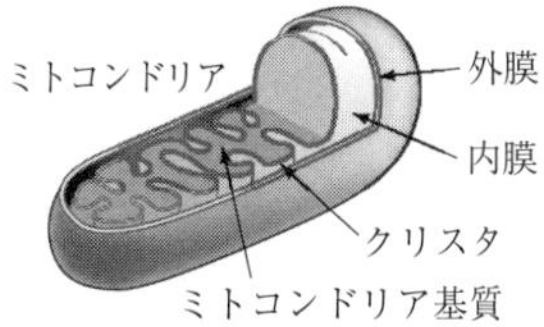

図 2　ミトコンドリアの模式図

■ 酸素を消費する ATP 産生：ミトコンドリア

ミトコンドリア（mitochondria/mitochondrion）では，酸素を利用してピルビン酸を分解し酸化的リン酸化により ATP を合成する過程，すなわち細胞内呼吸が行われる（図 2）．ミトコンドリアは，精子や光受容細胞，筋細胞や肝細胞，輸送上皮細胞など，エネルギーを大量に必要とする細胞にとくに多く存在する．長径 2 から 6 μm，短径約 0.2 から 1 μm の杆状あるいは顆粒状で，2 枚の生体膜によって包まれ，内側の膜（内膜）が内腔に突出してクリスタとよばれるヒダ状の隆起をつくり表面積を広げている．内膜に包まれた部分はミトコンドリア基質とよばれ，ミトコンドリアでのエネルギー代謝のほとんどは内膜とミトコンドリア基質とで行われる．基質の中にはクエン酸回路（TCA 回路）の酵素が含まれ，内膜の中には電子伝達系（呼吸鎖）に属する酵素が埋め込まれている．

ミトコンドリアでのエネルギー代謝は，解糖系で生じたピルビン酸からのアセチル CoA（アセチル補酵素 A）の産生，クエン酸回路でのアセチル CoA の酸化，電子伝達系による ATP の合成，に分けられる．まず，ミトコンドリア基質内でピルビン酸が分解されてアセチル CoA と二酸化炭素が生じ，このときに NAD^+（酸化還元反応に関与する補酵素の一つ）が NADH に還元される．つぎに，アセチル CoA はミトコンドリア基質内でオキサロ酢酸と反応してクエン酸を生じる．この後，8 段階の酵素反応を経て再びオキサロ酢酸が生じて「回路が一巡するように」もとに戻るので，回路のはじめの分子の名前からクエン酸回路，または発見者の名前からクレブス（Krebs）回路ともよぶ．クエン酸回路によって二酸化炭素のほか，ATP や NADH が生じる．最後に，ミトコンドリア基質内に生じた NADH などの分子（電子伝達体とよばれる）は内膜上の巨大酵素複合体に受け渡され，水素イオンが内膜の酵素群の中を順次伝達されてゆく（電子伝達系，呼吸鎖ともよばれる）．この過程で，水素イオン（プロトン）はプロトンポンプによってつぎつぎと内膜の外側へ汲み出され，結果としてミトコンドリアの内膜を介して水素イオンの濃度勾配が生じる．この勾配によって ATP 合成酵素に水素イオンが流れ込むさいに，そのときに放出されたエネルギーを利用して ADP から ATP が合成される（図 3）．水素イオンと同時に生じた電子は，最後には酸素と反応（酸素を還元する）して水分子を生じる．この過程で酸素が消費され，ピルビン酸は二酸化炭素と水に完全に分解される．

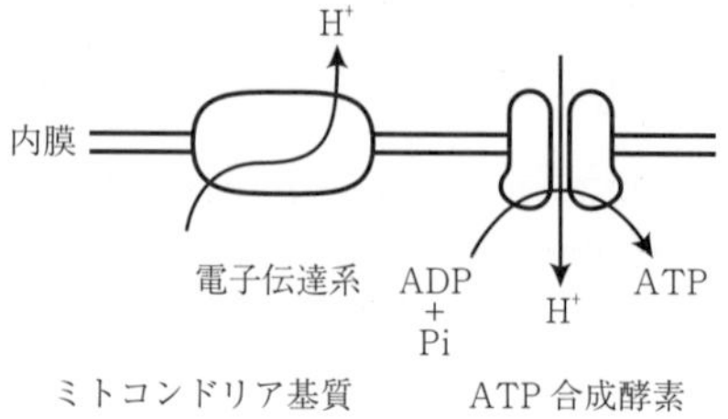

図 3　ATP 合成の模式図

ミトコンドリアにおけるピルビン酸 2 分子の完全分解によって，25 分子の ATP が合成される．したがって，1 分子のグルコースが酸素を消費しながら（好気的条件下）完全に分解されたときに生じる ATP は 30 ないし 32 分子である．　（小林直人）

1-5-10
機能調節——細胞内の情報

■ 細胞にとって「情報」とはなにか？

多細胞生物の場合，細胞はお互いに情報をやり取りしながら活動しており，それぞれが好き勝手に活動していては生命を維持できない.細胞どうしの情報のやり取りは，細胞が分泌した化学物質によって伝達される場合と，細胞どうしが直接接触することでやり取りされる場合とがある．また，細胞が細胞外基質に接着したときにも，細胞内に情報がもたらされる（1-5-3).

細胞が分泌した液性因子が血液中に分泌されて血管系を介して全身に行きわたるとき，これを内分泌（エンドクリン，endocrine）という．これに対し，情報分子が細胞周囲の組織液中に分泌され，近傍の細胞に作用することをパラクリン（傍分泌)，分泌した細胞自身に作用することをオートクリン（自己分泌)，という.

液性因子は受け手の細胞がもつ受容体レセプター (receptor) に結合することによってはじめて情報を伝えられる．受容体に結合する分子はリガンド (ligand) とよばれ，リガンドが結合すると受容体は細胞内へさまざまな情報をもたらす．細胞内での情報を伝える分子には，カルシウムイオン (Ca^+)，環状アデノシン一リン酸 (cAMP)，イノシトール三リン酸 (IP3) などがある．これらは二次メッセンジャー (second messenger) とよばれ，受容体がリガンドと結合すると細胞内に流入したり (Ca^+)，細胞内で新たに合成されたりする (cAMP, IP3)．一過性に二次メッセンジャー分子の濃度が上昇することで細胞内情報伝達系の分子がつぎつぎと活性化され，細胞にとっての「情報」が伝えられる．これらの分子はどれも迅速に分解されるか回収されてしまうため，情報伝達系は必要な情報を伝え終わるとすぐにリセットされ，細胞はつぎの情報が入ってくるのを待つことができる．また，タンパクの一部はリン酸化 (phosphorylation) を受けるが，リン酸化も細胞内でさまざまな情報を伝える．タンパクをリン酸化する酵素をキナーゼ (kinase)，リン酸を外す酵素を脱リン酸化酵素 (phosphatase) とよぶ.

■ 細胞の外からくる情報分子をとらえる

細胞の外から血液などに溶けてやってくる液性因子，すなわちリガンドがどのようにして細胞内へ情報を伝えるかを考えてみよう．細胞膜の疎水的な性質のために水溶性のリガンドは，細胞膜を通過することができない．この場合，リガンドは細胞膜に埋め込まれている膜受容体に結合し，膜受容体から細胞内へ情報が変換されて伝えられる．これに対して，副腎皮質ホルモンや性ホルモンなどのステロイドホルモンは，脂溶性のためそのまま細胞膜を通過できる．細胞膜を通過したステロイドホルモンは細胞質内でそれぞれの特異的な受容体と結合し，核内へ移動して遺伝子発現を調節する.

水溶性・脂溶性にかかわらず，あるリガンドにはそれぞれ特定の（すなわち，ほかの分子は結合することができない）受容体分子が存在する．ただし，あるリガンドが結合できる受容体分子が複数ある例も知られている.たとえばアセチルコリンの場合，その働きをアトロピンという物質で阻害できる作用と，クラーレで阻害できる作用とが薬理学的に区別されていた．分子生物学的研究の結果，前者と後者の受容体は別々の分子であることがわかり，それぞれムスカリン作用受容体とニコチン作用受容体とよばれている.

■ 液性因子と膜受容体の種類

リガンドが水溶性の場合には細胞膜を通過できないから，受容体は細胞膜上に局在

表 1　細胞膜受容体の種類

種　類	リガンドの例
Gタンパクを介した情報伝達	アドレナリン（α作用，β作用） アセチルコリン（ムスカリン作用）
チャネルを介した情報伝達	アセチルコリン（ニコチン作用） グルタミン酸（NMDA）
酵素を介した情報伝達	・受容体自体に酵素活性がある受容体 インスリン，インスリン様成長因子 1(IGF-1) 上皮成長因子（EGF） 血小板由来成長因子（PDGF） トランスフォーミング成長因子β（TGF β） ・酵素と共役した受容体 インターロイキン（IL）1，2，3，4，6 腫瘍致死因子（TNF），Fas

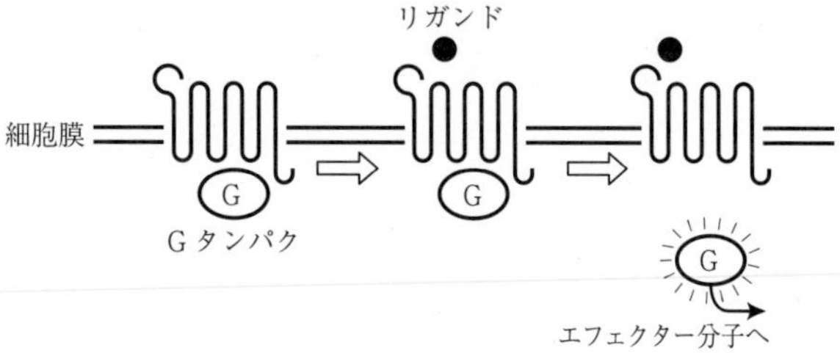

Gタンパクによって情報を伝える膜受容体

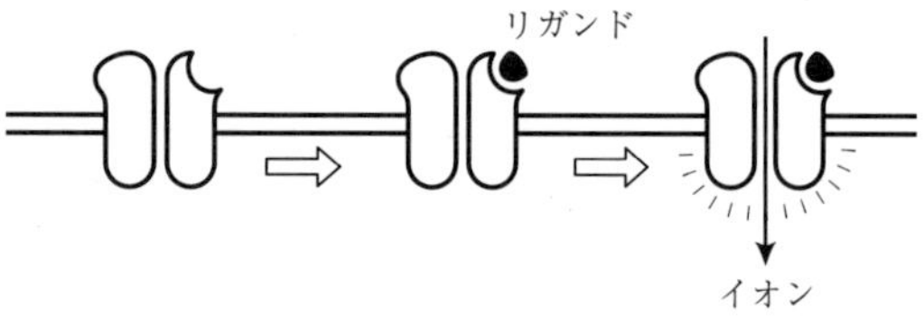

チャネルによって情報を伝える膜受容体

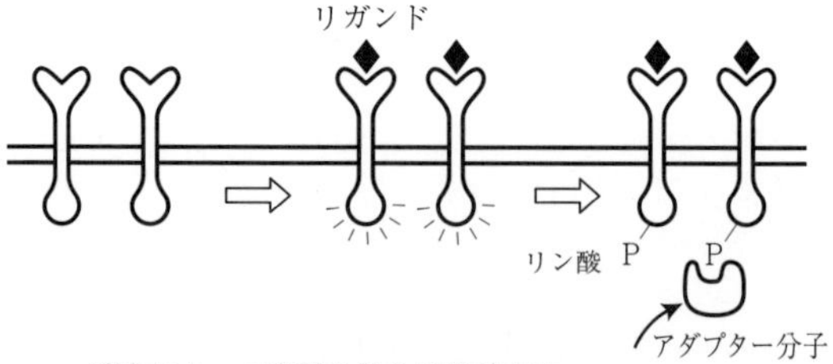

酵素によって情報を伝える膜受容体

図 1　膜受容体による情報伝達

し,これを膜受容体とよぶ.膜受容体によってそれらが細胞内へ送る情報は異なり，情報の伝え方によって，Gタンパクによって情報を伝えるもの，チャネルによって情報を伝えるもの，酵素によって情報を伝えるものに大別される（表1，図1）．酵素反応を利用する膜受容体はさらに，受容体自身が酵素活性を有するものと，受容体分子が細胞質側で別の酵素分子と結合しているものとがある.

Gタンパク（GTP結合タンパク，GTPとGDPに結合する一群のタンパク）と共役する受容体はすべて1本のペプチドが7回膜を貫通しているのが特徴である．受容体にリガンドが結合すると，細胞質側で結合しているGタンパクを活性化する．活性化されたGタンパクはアデニル酸シクラーゼ（cAMPを産生）やホスホリパーゼC（IP3を産生）を活性化して,二次メッセンジャー分子が産生される.

分子の一部にチャネルを含む膜受容体は，リガンドが結合するとカルシウムイオンなどを通過させることができ，流入した分子が二次メッセンジャーとなる．カルシウムイオンは，カルシウム結合ドメインをもつタンパク（たとえばカルモジュリン）を活性化する.

膜受容体自体が酵素活性(キナーゼ活性,グアニル酸シクラーゼ活性など）を含む場合，リガンドが受容体に結合すると酵素活性が発揮されて二次メッセンジャー分子が生産される．膜受容体が別の酵素とリンクしている場合には，リガンドとの結合によって受容体に結合した別のキナーゼ分子やタンパク分解酵素が活性化される．タンパクがリン酸化されたときには，リン酸化部位を認識して結合する種々のアダプター分子（たとえばGrb-2）が集まり，つぎつぎにさまざまな細胞内情報伝達系へと情報が伝えられてゆく.　（小林直人）

1-6 からだの時間

1-6-1 個体発生

約60兆の細胞でつくられるヒト成体の形成は，受精卵（接合子）というたった一つの細胞に始まる．その受精卵は男性の精子と女性の卵娘細胞が女性の生殖器内で合体（受精）することによって生じる．これが男女の細胞から半分ずつの遺伝子情報を得たヒトの一生の始まりであり，子宮内膜に着床することによって，さらに個体発生が進む．母体（子宮）内で成長する約280日の時期を「胎生期」とよぶが，胎生期はさらに「卵割期」，「胚子期」，「胎児期」の3期に区分される．

■ 受精

卵子と精子はいずれも染色体数は23本であり，通常の細胞の半分しかない．成熟卵胞（卵娘細胞とそれを包み込む卵胞膜）に下垂体ホルモンが作用して卵娘細胞が卵巣の外にとび出し（排卵），卵管采の連れ込み運動によって卵管に入り，卵管膨大部とよばれるところで，数百の精子と出会い，そのうちの1個の精子（長さ約0.06 mmのオタマジャクシ型細胞）が，卵娘細胞（直径0.14 mmの円形細胞）に進入した直後に，大きな卵子と染色体を含まない小さな極体とに分裂する．その卵子が46個（23個＋23個）の染色体をもつ受精卵（接合子）となる．ここで性の決定が行われると同時に，接合子の卵割が開始される．受精後7日間は卵割期とよばれ，受精卵が卵管の中を移動しながら，つぎつぎと分裂して細胞数を増やしていく．ただし，新しく生じる細胞はつぎつぎと小型になっていくので全体の大きさはあまり変わらない．

■ 性の決定

精子のもとである精祖細胞および卵娘細胞のもとである卵祖細胞は，体細胞（＝生殖細胞以外のすべての細胞）と同様，染色体数はともに46本である．そのうち44本（22対）は常染色体，残りの2本は性染色体（X染色体，あるいはY染色体）であり，男性の細胞の染色体は44＋XY，女性のは44＋XXとなっている．よって，染色体数を半分に減らす「減数分裂」によって生ずる精子には22＋Xと22＋Yの2種類ができ，同じく減数分裂を経た22＋Xの卵娘細胞と受精することによって，再び44＋XYの男性あるいは44＋XXの女性の細胞の誕生となる．

■ 着床

受精後3日目に桑実胚とよばれる12個以上の細胞からなる球が子宮に入る．まもなく桑実胚の中に液体で満たされた腔が生じて，内細胞塊（胚結節），栄養膜，胞胚腔からなる胞胚に変化する．受精後5日目に胞胚の栄養膜は子宮の上皮と接触し，やがて胞胚は7日目には子宮内膜上皮の下層組織に侵入を開始し，14日目には子宮内膜下へ埋没する．これを着床という．しかし，異常として子宮以外に着床することがある（子宮外妊娠）．その場所としては，腹膜腔，卵巣，卵管があげられる．

■ 形態形成

卵割期につぎつぎと増殖した細胞は小型で，みかけ上は同じ形をしているが，子宮内膜に着床してから，それぞれ異なった大きさや形をとるようになる．将来，胎児となる細胞群（胚盤）とそれ以外のもの（胎盤など）に細胞群が見分けられ，受精後2週目には，内細胞塊は胚盤葉上層（外胚葉）

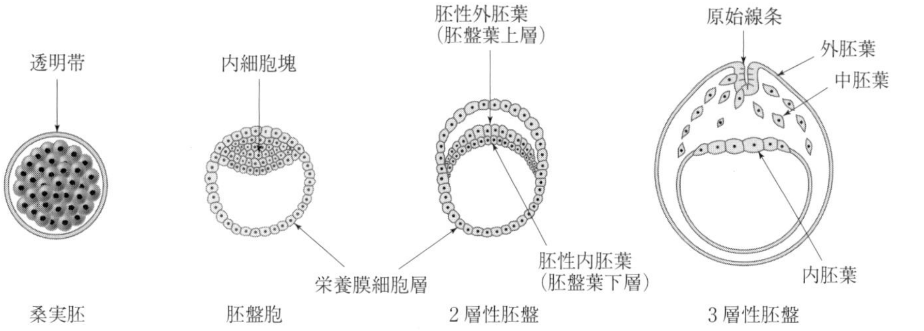

図1 ヒト肧子の初期発生

と肧盤葉下層（内肧葉）からなる2層性肧盤になり，頭側と尾側が決まり，このときから肧子（胎芽）とよばれる（図1）．

■ 初期肧

第2週の2層性肧盤（肧盤葉上層と肧盤葉下層）は，第3週には3層（外肧葉・中肧葉・内肧葉）からなる3層性肧盤に変貌する（図1）．この時期に肧子の前後左右の折り畳みが始まり，扁平な3層性肧盤はC字状で円筒形の肧子になる．この3層の肧葉は驚くべき速さで細胞分裂をくり返し，つぎつぎと分化して特殊細胞を産み出し，各種器官が形成されていく．第4週には心臓が動き始める．その後の肧子は，魚類，爬虫類と水中から陸上へ進化してきた脊椎動物と似た様相を呈しながら，外肧葉より神経・表皮が，中肧葉より骨格・筋肉・循環器・泌尿器・生殖器が，そして内肧葉より消化器・呼吸器が生じ，徐々にヒトらしくなる．この過程では，細胞の分裂・増殖・分化のみならず，遺伝的にプログラムされた細胞死（アポトーシス）も積極的に関わって形態形成が進行する．受精後第8週の終わりには，誰が見てもヒトとわかるようになり，身長は約4 cmとなっている．第4週から第8週の間に，すべての主要な構造物が発生してくるので，この時期に発生学的障害があると重大な先天奇形を生じやすい．

■ 生殖細胞と体細胞

ヒトの細胞は，生殖細胞と体細胞の2種類よりなる．前者は生命を絶やさないための根幹となる細胞であり，後者は個体維持を司る細胞である．男性と女性の生殖細胞どうしが接合して受精卵になり，細胞の分裂・増殖をくり返しながら，第4週には精子・卵子の発生元となる原始生殖細胞が卵黄囊付近に多数認められ，アメーバ運動によって，精巣・卵巣にやがて分化していく予定の生殖腺原基に向かって移動する．この原始生殖細胞は，すでに桑実肧の段階で1個ないしそれ以上発生している．このように胎生期のごく初期に，すでにつぎの子孫をつくるシステムの発達が始まる事実は驚異である．受精卵より，脳，消化管，筋肉や骨，心臓，肺といった臓器がつくられ，それぞれの働きをしていくなかで，生殖細胞だけは次世代に遺伝子を提供する役目だけを担って胎生期より静かに待機している．単細胞生物でみられる無性生殖とは異なり，ヒトを含めた多細胞生物は有性生殖という戦略で，環境の変化に対応できる多様性を獲得した．しかし，その利点と引き替えに，多細胞生物は「個体の死」を引き受けることになった．その説明理論として，「体細胞はいろいろな傷を受けるが，すべてを修復し続けるのは多くのエネルギーが必要であるので，体細胞は損傷を受ければ使い捨てにしていき，ごく一部の生殖細胞のみを大切に残して次代に生命を伝えていく．こうして，体細胞を遺伝情報保存という制約から解放し，傷だらけになってもいいからとことん働かせる高度な機能をもたせた」という「体細胞破棄説」がある．よって，不死の生殖細胞を生命の主人公と考えれば，体細胞は生殖細胞を保護する器あるいは宿であり，次世代へと遺伝情報を運ぶ乗物であるといえる．（伊藤正裕）

1-6-2
妊娠と出産

■ 胎盤

妊娠した女性の子宮内にできる胎児と母体との間で物質を交換する器官である．出産時には直径 20 cm，厚さ 2 cm，重さ 500 g くらいの円盤状をしている．胎児出産後約 30 分して，いわゆる後産として外に出てくる．胞胚が着床すると，子宮内膜は増殖し脱落膜をつくる．また胞胚を囲む細胞（栄養膜細胞）が急速に増殖し，絨毛となってその一部は脱落膜に入り込むようになる．この絨毛（胎児由来部分）と脱落膜（母体由来部分）の連絡組織を胎盤という．すなわち胎盤は二つの部分よりなるのである．母体にとっては胎児は免疫学的に異物であるが，拒絶されずに約 280 日母体内に留まることができるのは，胎盤が免疫学的フィルターとして機能しているからとされている（図 1）．

胎盤のおもな働きは，糖質・コレステロール・脂肪酸の代謝（肝臓機能），酸素・二酸化炭素などのガス交換（呼吸器機能），ビタミン・抗体の輸送（消化管機能），老廃物の排泄（泌尿器機能），母体から胎児側への異物侵入防御（生体防御機能），妊娠維持のためのホルモン分泌(内分泌機能)である.胎盤から分泌されるホルモンには，プロゲステロン，エストロゲン，性腺刺激ホルモン，乳汁分泌ホルモンなどがある．

■ 胎児の成長

卵割期（0～7 日），胚子期（2～8 週）を経て，ヒトらしい形ができあがったころから出生までを胎児期（9～40 週）とよぶ．胚子期で器官の発生はほぼ完成するため，その後の胎児期では，胎児の各器官の成熟や身体の発育が進む．100 日目で身長は約 15 cm，体重は約 100 g となり，ヒト

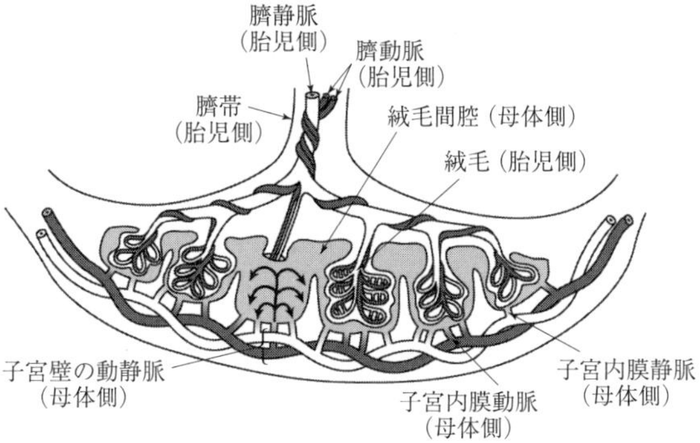

図1　胎盤の構造

としての形が完成している．150日目には身長約25 cm，体重は300 gとなり胎児が動いているのが，母親に感じられるようになる．胎生期の終わりである280日目ころには，身長約50 cm，体重約3 kgにまで達しており，細胞数は約4兆個（成人では約60兆個）となる．一般に，頭部の発育は身体のほかの部分の発育に比べて緩慢である．頭の長さは妊娠3, 5, 10か月と進むに従って，身長の約1/2, 1/3, 1/4となる．しかし，頭の大きさは胎児期を通じて身体のどの部分よりも大きい．このことは胎児の産道通過に大きな意味をもつ．

■ 分娩

平均40週（280日）の胎生期を終えて，胎児は母体（子宮）から出て新生児となる．これを胎児の立場からは「出生」といい，母親（妊婦）の立場からは「分娩」という．

分娩の経過は次の3期に分けられる．

第1期（開口期）：陣痛（子宮収縮）が規則正しく始まってから，外子宮口が全開して直径約10 cmになるまでの時期．子宮頸部の伸展刺激によって反射性に下垂体からのオキシトシンの分泌が増加し，陣痛が強くなる．陣痛の間隔はしだいに短くなり，ついには胎胞は破れて羊水が流れ出す（破水）．

第2期（娩出期）：外子宮口の全開大から胎児の娩出までの時期．ふつう胎児は頭部から娩出されるが，殿部や足から出ることもある．

第3期（後産期）：胎盤などの胎児付属器が排出される時期で，これをもって分娩は終了する．

胎児は子宮内で守られ，胎盤を通じてさまざまな恩恵を受けている．しかし，母体を出た瞬間から，酸素や栄養物の摂取，二酸化炭素や不要物の排出，微生物との戦いは，自分で直接やらねばならず，生きていくために感覚器や運動器を活用せねばならない．よって出生とは一大転換の時期であり，死亡率の高さからもわかるように，ヒトの一生を通じて最大の危機ともいえる．

■ 胎児循環

胎生期には肺がまだ機能していない．胎児の血液は胎盤に送られて，ガス交換，栄養の補給，不要物の排泄を行った後，右心房に戻るが，その血液は肺を通らず静脈系から動脈系に抜ける二つの迂回路で全身に分布する．最初の迂回路は心房中隔に開いた卵円孔であり，血液は右心房から左心房に抜ける．2番目の迂回路は動脈管（ボタロー管）で，右心室-肺動脈幹の血液が下行大動脈に抜ける．肺循環の血管抵抗が大きいため，肺への血流はわずかである．また，胎盤の循環において，胎盤に二酸化炭素と排泄物に富む血液を送る臍動脈は，内腸骨動脈から出る一対の血管として起こり，胎盤内で盛んに分岐して絨毛の中に血液を送る．胎児の血液は，母体の血液と混ざらないが，薄い組織層を通して，ガスや物質の交換を行う．胎盤で酸素と栄養を受けた血液を運ぶ臍静脈は，肝臓の静脈管を通って下大静脈に入る．

■ 周産期の変化

血液循環経路は出生時の初呼吸と同時に大転換する．胎児の循環経路と生後の循環経路とは，臍部（胎盤と胎児を連絡する臍動脈・臍静脈），肝臓（臍静脈と下大静脈を連絡する静脈管），心臓の中（両心房を連絡する卵円孔），心臓の近傍の血管（肺動脈と大動脈を連絡する動脈管）の4か所で異なっている．臍帯の血管の閉鎖（血管壁の収縮，臍帯の結紮）によって，胎児血の二酸化炭素分圧が上昇し，脳の呼吸中枢が刺激される．肺呼吸の開始（うぶ声）とともに肺は広がり，肺循環の抵抗が減って，血液は動脈管へは流れずに肺循環を満たす．肺からの還流は左心房の内圧を高め，卵円孔が閉じて卵円窩になる．また，臍動脈，臍静脈，静脈管，動脈管は血管壁の収縮に続いて器質的にも閉鎖し，それぞれ臍動脈索，臍静脈索（肝円索），静脈管索，動脈管索という結合組織となり成人になっても残る．（伊藤正裕）

1-6-3
女性の生殖器

生殖とは，男性と女性の配偶子が受精することにより，新たな生命が誕生することである．その過程である受精，受精卵形成，着床，胎児成長，分娩の場が女性生殖器となる．体外から見える外生殖器（恥丘，陰核，大陰唇，小陰唇，腟前庭）と，体外からは見えない内生殖器（腟，子宮，卵管，卵巣）に分類される．心臓，肝臓，腎臓は，生き続けるために欠かせない，文字通り肝心（肝腎）な器官であるが，生殖器は，たとえ摘出されたとしても，個人して生き続けることができる．しかし，生殖器は，生命を途切れることなく連綿と続けていくためになくてはならない肝心な器官である．

■ 卵巣

卵巣は，生殖細胞である卵細胞を蓄え，成熟させ，やがて放出させる外分泌腺であると同時に，卵胞ホルモン（エストロゲン）と黄体ホルモン（プロゲステロン）を分泌する内分泌腺でもある．母指頭大（約2.5×4 cm，重さ7 g）の器官で，骨盤腔の外側壁近くに位置し，左右一対ある．胎生期の第6週まで男女差の見られない原始生殖腺が，やがて女性の胚子では卵巣へと分化する．卵子のもととなる原始生殖細胞は胎生4週にはすでに認められ，胎生期に激しく増殖して，原始卵胞（原始生殖細胞由来の卵祖細胞とそれを包む卵胞細胞）として胎生中期にはおよそ700万個にも達する．しかしその後，分化と同時に退化が起こり，出生前後には200万個の原始卵胞が残り，成熟して卵母細胞となる．さらに，卵母細胞は思春期前後には5万個にまで減ってしまう．思春期になると1か月に1個ずつ卵母細胞は染色体数を半分に減らす1回目の減数分裂によって成熟した卵娘細胞と

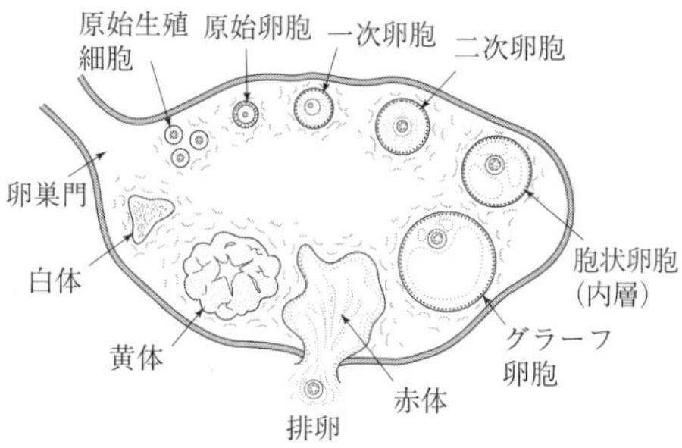

図 1　卵巣の構造

なり，卵巣外に排出される（排卵）．排卵後に受精が成立すれば2回目の減数分裂に入って卵娘細胞は卵子となり，受精卵として時を移さず卵割が始まる.男性と異なり，生殖細胞は新生追加されることがないので，退化減少の一途をたどり，50歳代でまったくなくなってしまう（閉経）（図1）.

■ **卵管**

卵巣より排卵された卵娘細胞を子宮へと輸送する通路である．長さは10〜12 cmである．輸送は卵管上皮の線毛運動と卵管の蠕動運動によって，卵管采→卵管漏斗→卵管膨大部→卵管峡部→子宮腔という経路で進む．発生学的には，テストステロン分泌とミュラー管阻害物質分泌をする精巣が存在しないため，中腎管（ウォルフ

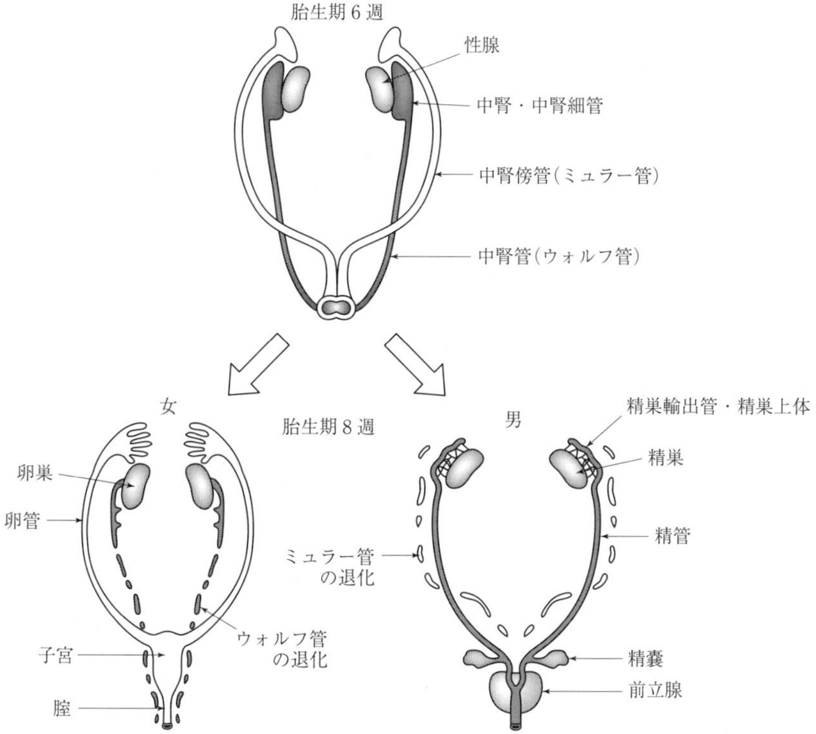

図 2　生殖器系の発達

管）が退化し，中腎傍管（ミュラー管）が発達して,それより卵管と子宮が発生する．中腎傍管は中腎の傍らにある器官で中腎の部分ではない（図2）.

■ 子宮

膀胱と直腸の間にある中空器官で前傾・前屈しており，長さ7 cm，幅4.5 cm，厚さ3 cmほどある．ナス型（あるいは洋梨型）をしており，上方より，子宮底（左右の卵管が開口），子宮体，子宮頸部となり，膣へ開口している．子宮体壁は3層(外膜・筋層・内膜）からなり，内膜は排卵時に肥厚して着床のためのクッションの役割を果たす．また筋層は非常に発達しており，妊娠すると身長50 cm，体重3 kgの胎児を中に入れるほどにまで拡張する．

■ 膣

子宮に続く長さ約7 cmの前後に扁平な管状器官で，交接器と産道を兼ねる．尿道の後側かつ直腸の前側を走行し，膣前庭に開口する（膣口）．処女では処女膜により膣口が部分的に閉ざされている．発生学的には，尿生殖洞の内胚葉に由来するが，男性の尿道が尿路と生殖路を兼ねるのとは異なり，女性では，尿道（尿路）と膣（生殖路）は別々に開口する．（伊藤正裕）

1-6-4
月経周期

月周リズムは月の運動と関係して進化したリズムであるが，有名なものにウニの生殖行動がある．成人女性の月経周期も月の満ち欠けと関係しているとしばしばいわれているが，どのような過程を経て進化してきたのかはわからない．

■ 性ホルモン

思春期になると，視床下部の働きかけに応じて下垂体の性腺刺激ホルモンが増加し，それまで中途で停止していた卵母細胞の減数分裂活動が再開される．同時に，視床下部（卵胞刺激ホルモン放出ホルモン・黄体形成ホルモン放出ホルモン），下垂体（卵胞刺激ホルモン・黄体形成ホルモン），卵巣（エストロゲン・プロゲステロン），子宮（子宮内膜）の4者が連関した毎月の生殖周期が始まる．生殖周期（性周期）には，卵巣にみられる卵巣周期と，それに伴って子宮内膜が変化する月経周期とがある．

■ 卵巣周期

卵巣周期は「卵胞期」,「排卵期」,「黄体期」からなる．卵母細胞は1回目の減数分裂を経て，大きな卵娘細胞と小さな第1極体になる（卵胞期）．成熟卵胞（卵娘細胞とそれを取り巻く卵胞膜）に下垂体の性腺刺激ホルモンが作用すると1か月に1個のペースで卵娘細胞の排卵が起こる（排卵期）．受精した瞬間に卵娘細胞は，再び2回目の減数分裂をして卵子と小さな第2極体になる．未受精の場合，卵娘細胞のまま24時間以内に死滅する．排卵後に卵巣に残された卵胞は,多少とも出血した血液が溜まり,「赤体」とよばれる状態になるが，やがて血液は吸収されプロゲステロンを分泌する「黄体」を形成する（黄体期）．受精すれば

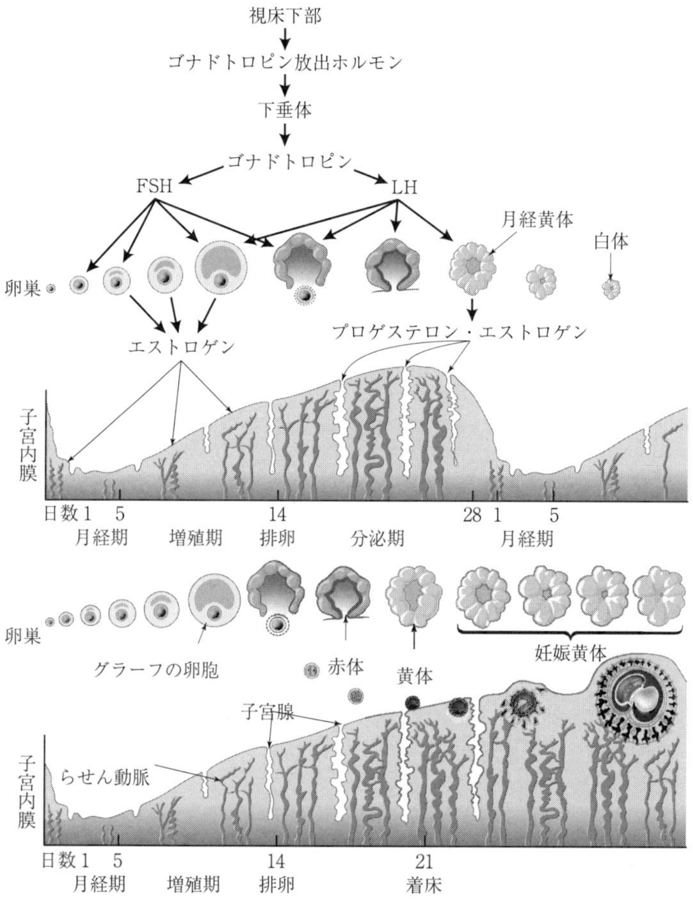

図1 卵巣周期と月経周期

「妊娠黄体」となり，分娩まで活躍するが，未受精のさいは「月経黄体」として退縮し始め，最終的に「白体」となる．卵母細胞を包む原始卵胞は，思春期までに約5万個に減るが，それらのごく一部のみに成熟卵胞（グラーフ卵胞）までの成熟が起こるので，排卵にまでいたる卵娘細胞は，生涯でたったの約400個にすぎない．そのほかの大部分の細胞は消滅し続ける（図1, 2）．

■ 月経周期

卵巣周期に応じて変化する子宮内膜の変化が月経周期であり，「月経期」,「増殖期」,「分泌期」に分けられる．受精しなかった場合，未受精の卵娘細胞は死滅し，やがて剥離した子宮内膜とともに腟口より排出される（月経期）．月経終了後，下垂体からの卵胞刺激ホルモンは卵胞の成熟を促し，しだいに成熟する卵胞からは卵胞ホルモン（エストロゲン）が分泌される．これら両ホルモンの働きによって，子宮内膜が再生して子宮腺が新生し，粘膜の厚みを取り戻す（増殖期）．卵胞が成熟して胞状卵胞に

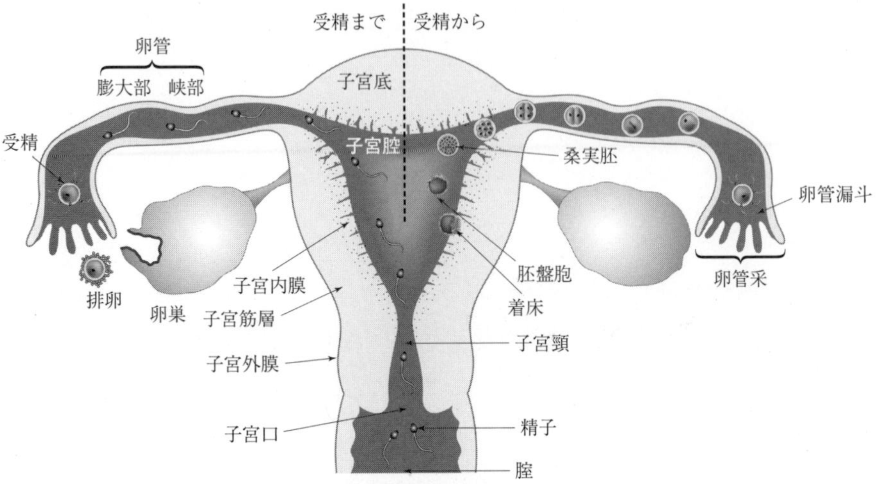

図 2　女性生殖器

なると，卵胞刺激ホルモン・黄体形成ホルモン・エストロゲン分泌が急激に高まり，排卵が誘導される．排卵後の卵胞は黄体形成ホルモンの作用によって黄体に変化し，黄体からはプロゲステロンが分泌される．そのため，子宮腺細胞の増殖，子宮腺の迂曲延長，血管の増殖（らせん動脈）などが起こり，子宮内膜は充血・肥厚して海綿状を呈し，胚子が着床し発育するのに適した環境ができる（分泌期）．そして受精が起こらなければ，黄体はしだいに吸収され白体となるため，プロゲステロン分泌も止まり，子宮内膜が剥離して出血（月経）が起こる．月経は 3～4 日続き，約 50 ml の出血を伴う．月経は排卵の約 2 週間後に起こる（図 1, 2）．　（伊藤正裕）

1-6-5
男性の生殖器

男性生殖器には，陰茎と陰嚢からなる外生殖器と，陰嚢の中にある精巣，精巣上体，精管および付属生殖器（前立腺，精嚢，射精管，尿道球腺）である内生殖器がある．生殖器は，しばしば泌尿器と併せて「泌尿生殖器系」とよばれるが，発生学的・解剖学的に，射精管から出た精液が尿道を通過する，精巣輸出管が中腎細管由来である，精巣上体・精管・精嚢・射精管が中腎管由来であることなどが，尿路系との密接な関係を示している．（胎生期に，前腎・中腎・後腎が発生する．後腎だけが最終腎として残り，そのほかの大部分が退化するが，中腎の一部が男性生殖器として残る．）

■ 精巣

精巣は左右の陰嚢の中に収まっている卵形をしたウメの実大の器官（約 3 cm × 2.5 cm × 2 cm，重さ約 10 g）で，精細管という細長い管が集まり，その管の中でセルトリ細胞という支持細胞に守られて，生殖細胞である精子が日々約 1 億個つくられる外分泌腺である．また，精巣は精細管と精細管の間の間質にあるライディッヒ細胞が男性ホルモン（テストステロン）を分泌する内分泌腺でもある．発生学的には，原始生殖腺が本来なら卵巣へと分化してしまうところを，男性の性染色体（XY）の Y 染色体上にある遺伝子が産生する「精巣決定因子」が，卵巣への分化を防いで精巣へと分化誘導する．精子のもとである原始生殖細胞は胎生初期（4 週）にはすでに発生しているが，胎生期から幼少期を通じて，精祖細胞まで分化したところで増殖・分化を停止している．やがて思春期になってから精祖細胞は精子形成のための分裂増殖を開始し，精祖細胞の増殖と同時に，精祖細胞から精母細胞，1 回目の減数分裂による精娘細胞，2 回目の減数分裂による精子細胞，そして精子へと分化が進む．卵祖細胞と大きく異なり，精祖細胞は老人になっても絶え間なく新しい細胞を産生し続ける（図 1，2）．

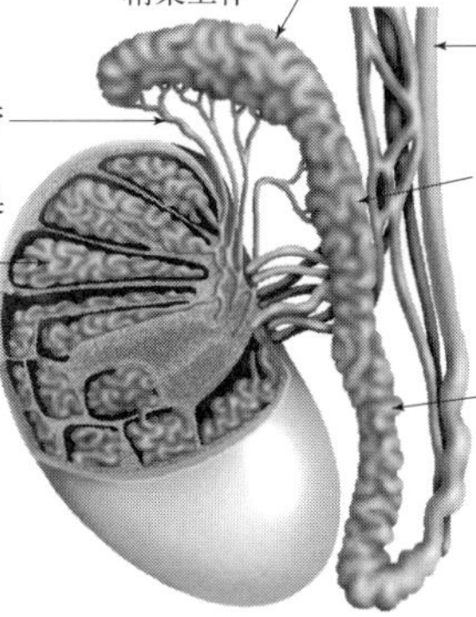

図 1　精巣と精巣上体の構造

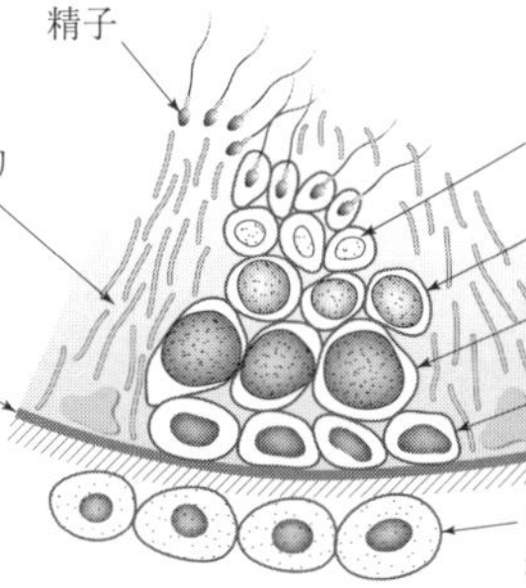

図 2　精巣管内の精子形成

■ 精巣上体

精巣において，円形の精子細胞が成熟・変形してオタマジャクシ型の精子となって精細管を離れ，精巣網・精巣輸出管を通過して，到達する器官が精巣上体である．精巣の上端から下端に向けて張りついている長細い器官で，上端より頭・体・尾部と区別される．この器官内の管（精巣上体管）を通過中に精子はさらに機能的に成熟し，

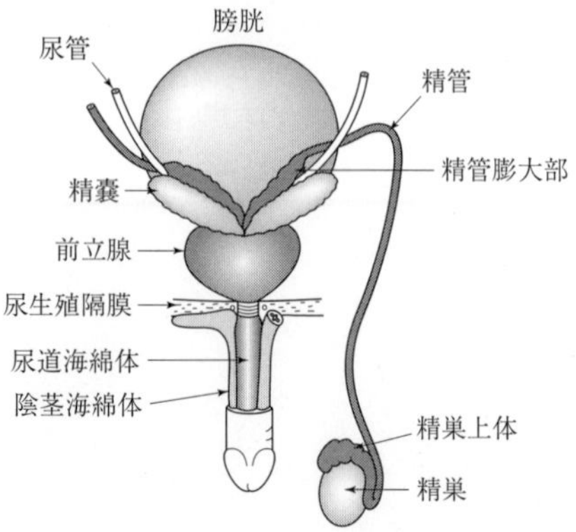

図3 男性生殖器

尾部で貯蔵されて射精を待つ．発生学的には，胎生期の精巣のライディッヒ細胞からのテストステロン分泌およびセルトリ細胞からのミュラー管阻害物質分泌により，卵管と子宮になるはずの中腎傍管（ミュラー管）が退化し，中腎細管および中腎管（ウォルフ管）が発達して，それぞれ精巣輸出管と精巣上体とになる（図3）．

■ **精管**

精巣上体管を通り抜けた精子が入る比較的太くて固い，筋層のよく発達した全長40～50 cmの管が精管である．精管は鼠径管を経て骨盤内に入り，膀胱後面の下部に達したところで太くなって精管膨大部となる．精管膨大部はやがて射精管に移行し，前立腺を貫いて尿道に達するので，射精時に精子は陰茎内の尿道を通って体外に出る．発生学的に，精管も中腎管由来である．

■ **精嚢**

膀胱の背後で精管膨大部の外側に左右一対ある嚢であり，その導管は精管とともに射精管に連なる．ここの分泌物は，精子の運動のエネルギー源となる果糖を供給する．発生学的に精嚢も中腎管由来である．

■ **前立腺**

膀胱底に近接したクリの実型の器官で，尿道の起始部と射精管を取り囲んでいる．その分泌物は尿道内に出され，精液臭の主体をなす．発生学的に，尿生殖洞の内胚葉に由来し，胎生期の精巣のライディッヒ細胞からのテストステロン分泌下で発達する．

■ **精液**

精液は，前立腺，精嚢および尿道球腺（クーパー腺）からの分泌液が大部分を占め，精巣-精巣上体-精管からの分泌液は少量である．精液中（2～5 m*l*）には数億個の精子が含まれるが，腟から子宮頸管，子宮腔，卵管を通過するのは数千個だけである．さらに，排卵された卵娘細胞（通常24時間以内に受精しないと死滅する）と受精する場となる卵管膨大部にまで到達する精子数は100個ほどにすぎない．射精された精液中の精子は通常48時間以上は生存できないが，まれに72時間くらいまで生きる．（伊藤正裕）

1-6-6
子どもの成長

出生後7日までは「新生児期」，満1歳までを「乳児期」という．満1歳〜6歳までを「幼児期」，6歳から思春期が始まるまでを「少年少女期」という．一定の割合で一定の方向へ着々と成長が進んでいく少年少女期は，ある時期から一転して，人生第2の激変期である思春期（10歳ころ〜20歳ころまで）に突入する．突入の時期には個人差があり，早い者は9歳過ぎ，遅い者は12歳過ぎになる．男子は筋肉が発達し身体ががっちりして精巣で精子をつくり始め，女子は身体に丸みが出てきて，卵巣より成熟した卵娘細胞を排卵し始める．

■ 器官の発達

スキャモン（Scammon）の発育曲線が示すとおり，身体のすべての器官系が同一パターンで発育するのではない．呼吸器系，消化器系，排泄器系，骨格系は体重と同じような曲線をつくるが，次の4者は異なる発育曲線を描く．

リンパ系：リンパ節，扁桃腺，胸腺などは小児期に急速に発育し，思春期までに最大の大きさに達する．それから退行の過程が始まり，20歳までにはかなり萎縮する．

神経系：5, 6歳までに成人の大きさの約90％の大きさに達し，12歳で成人とほぼ同じ大きさになる．

生殖系：早期にはきわめてゆっくりと発育するが，思春期には身体のほかの部分よりもきわ立って早く発育し始める．

内分泌系：副腎は胸腺とは対照的な発育曲線を描く．これは副腎の胎児性帯という皮質が生後に消失し始めるためである．成人の副腎重量は新生児の5倍未満に留まり，ほかの器官や身体全体の成長倍率と比べて著しく低い（図1, 2, 表1）．

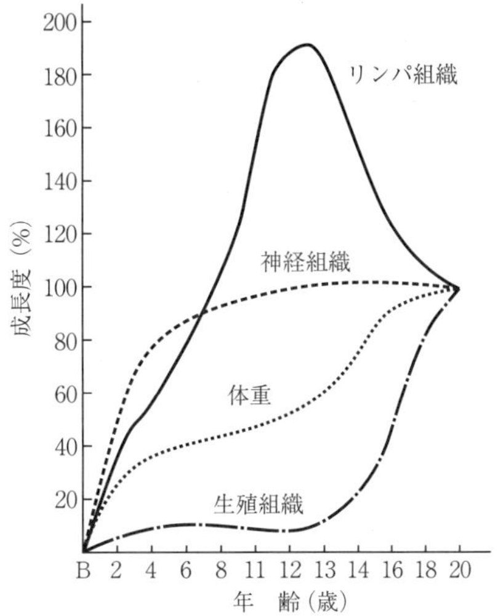

図1 スキャモンの成長曲線

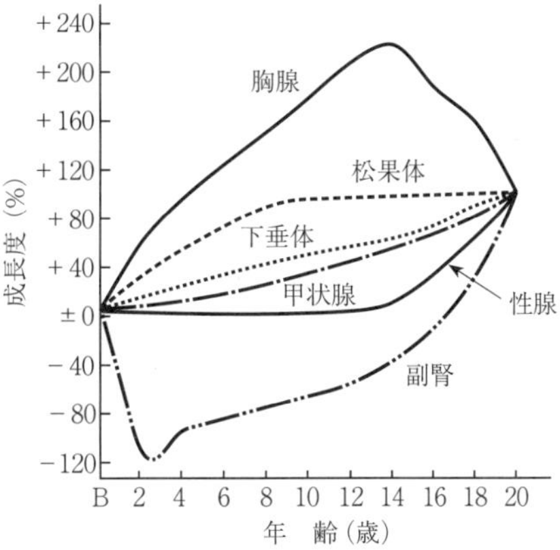

図2 内分泌腺の成長曲線

■ 思春期

思春期に最初に起こることは，性ホルモンが大量に分泌され始めることである．これによって，少年少女期にはほとんど成長しなかった生殖器が，突如一気に発達成熟する．同時に，生殖器以外の身体部位にも性差が顕著に現れる（二次性徴）．すなわち，女性では乳房の発達，皮下脂肪の沈着，

表1 器官の発達

成長倍率	器　官
30〜40倍	骨格筋，外性器官，精巣，膵臓
25〜30倍	子宮
20〜30倍	身体の全体，骨格，呼吸器系
15〜20倍	心臓，肝臓，リンパ系，卵巣
10〜15倍	甲状腺，腎臓
5〜10倍	下垂体
5倍未満	副腎

骨盤の発達など，男性では声変わり，ひげ，筋肉の発達，肩幅の増加などである．また，身長が急に大きくなり，身体各部位や内臓諸器官の大きさの増大が認められる．「精子形成」と「排卵開始」は，子孫をつくる働きが始められたことを意味する．これらの変化は，女子のほうが若い年齢で始まり，完了するのも女子が数年早い．わが国の初経の発来時期は平均12歳である．ただし，視床下部－下垂体－卵巣系のフィードバック機構が完成されるのは思春期の後期以降であり，初経を含めその後1〜2年間は無排卵周期が続く．

思春期発来は，生後4歳ころまでゴナドトロピン放出ホルモンをパルス分泌する性中枢（視床下部）が，その後休止期に入り，少年少女期を経過して，再びパルス分泌が再活性化されることによって起こる．そこには，性ステロイドによる性中枢抑制効果の消失（性中枢の性ステロイドに対する感受性の低下）やゴナドトロピン放出ホルモン分泌抑制因子からの性中枢の解除などが働いていると考えられている．（伊藤正裕）

1-6-7
老　化

思春期を経て，20歳で成人となったヒトは，しだいに衰退し始める．30歳代では，まず運動機能（体力）の衰えが現れ，40歳代では感覚機能（視力・聴力）が衰え，50歳代では，消化・呼吸・排出機能が衰えを見せ始める．女性では生殖機能がこのころに終止し，男性の生殖機能もゆっくりと衰えていく．老化現象の進展は諸種の疾病を誘発し，65歳以上の有病率は35〜65歳のそれに比して約2倍となり，死亡率も年齢とともに高くなっていく．生体の恒常性維持に重要な役割を演じているのは，神経系・内分泌系・免疫系であるが，老化によりいずれも機能低下あるいは予備能の低下が起こる．とくに，免疫監視機能の低下は，単に易感染性のみならず，発がんおよび自己免疫疾患の発症とも関連している．やがて，すべてのヒトが死をもって，その一生の幕を閉じる．

■ 器官の老化

細胞の外部の基質である膠原線維の増加と弾性線維の変質が全身的に起こる．これにより組織の弾力性や柔軟性が失われ器官の動きが制限され萎縮が起こる．とくに動脈壁にこのようなことが進行すると，動脈硬化となり，動脈瘤の形成や破裂，脳出血，心筋梗塞などを惹起する．動脈壁にはカルシウム・脂質・コレステロールなども老化に伴い沈着し，血栓を起こしたりする．血栓は諸器官への酸素や栄養物の供給の途絶を意味する．「ヒトは血管とともに老いる」といわれる通り，最も多い疾患は循環器系で，ついで神経系，感覚系，消化器系，呼吸器系，筋骨格・結合組織系となるが，同時に多くの疾患に罹患する多病性も老年者疾患の特徴である．循環器以外の老化には下記のものがあげられる．

生殖器：卵母細胞の消失（閉経），精子形成能低下，生殖器官の萎縮

消化器：歯が抜けやすくなる，消化管の蠕動運動の不活発化，消化液分泌の減少，肝臓萎縮，膵内分泌能の低下

呼吸器：気管支へのカルシウム沈着や弾性線維の弾力低下による肺活量の低下

泌尿器：腎臓萎縮，排尿障害

神経系：五感（視覚・聴覚・味覚・嗅覚・触覚）・運動神経機能・自律神経機能の減退，記銘力の低下，睡眠障害

運動器：骨からの無機質（カルシウム・リンほか）の減少，筋量の減少，関節の可動範囲の狭小化

免疫器官：胸腺・リンパ節の萎縮

■ 細胞の老化

ヒトの体は細胞の活動が機能の根元にあるのであるから，老化とは細胞活動が衰えることといえる．細胞老化の過程には基本的に次の四つの側面がある．第1に，老化に関連する変化は普遍的であり，すべての細胞に起こる．第2に，老化は内因的であり，あらゆる環境の影響を取り除かれても起こる．第3に，老化はしだいに蓄積していく進行性の過程である．第4に老化の過程は生命を短縮し，最終的には死にいたる過程で集結する．細胞老化とは，このようにして正常な連続修復をなし遂げる能力（恒常性維持機構の予備能）を徐々に失っていくことと考えられている．

形態学的には，染色体末端にあるテロメア配列が分裂するごとに短くなっていき，ある回数までで分裂に限界が訪れ，やがて死にいたる（ヒト胎児細胞で約50回）．このため，テロメアは，「分裂時計」，「老化時計」あるいは「細胞分裂回数券」ともいわれる．このテロメア長を維持する酵素が，第5染色体上にあるテロメアーゼであり，正常細胞では不活性化しているために老化が進行するが，がん細胞では染色体異常に伴ってこの酵素遺伝子が活性化されるので，無限寿命を獲得すると考えられている．

細胞老化の説明理論には，プログラム説（老化の過程を制御するプログラムが遺伝子に組み込まれている），エラー説（細胞とそのDNAの絶え間ない修復の過程で生化学的エラーが蓄積していき，最終的に細胞を死にいたらせる），体細胞突然変異説（体細胞に起こる突然変異の蓄積が細胞死を招く），フリーラジカル説（温度，栄養，運動，精神活動などのさまざまなストレス下で発生したフリーラジカルが細胞の修復や代謝過程を障害して，細胞に死をもたらす）自己免疫説（リンパ球が変異して自分自身の組織の物質を異種タンパクとして拒絶する）などがある．

■ 早老症

人間の老化が，特定の遺伝子によって支配されていることの明らかな証拠は，遺伝的早老症の存在である．第8染色体の変異によるウェルナー症候群や第21染色体の変異によるダウン症などがある．症状としては，若い年齢のときに，白髪または禿頭となり，痴呆や神経変性障害が現れ，アミロイドやリポフスチンの沈着，生殖機能低下，白内障，骨粗鬆症などが現れる．

■ 寿命

0歳児の平均余命を寿命をよぶ．死亡率を減らし，老化を遅らせることで寿命は延びる．周知の通り，日本人の寿命は年々長くなってきている．日本人の平均寿命は明治中期までは40歳あまり，第二次世界大戦から終戦時にかけても50歳前後であった．その後，衛生状態と栄養状態の改善および抗生物質の発見で，寿命の伸びはきわめて顕著で，現在，男性では77歳，女性では84歳にまで伸びている．今後も，生活改善・環境改善の努力を進めることによって，寿命は少しずつ延びるかもしれない．しかし，無限に永くなるとは誰も思っ

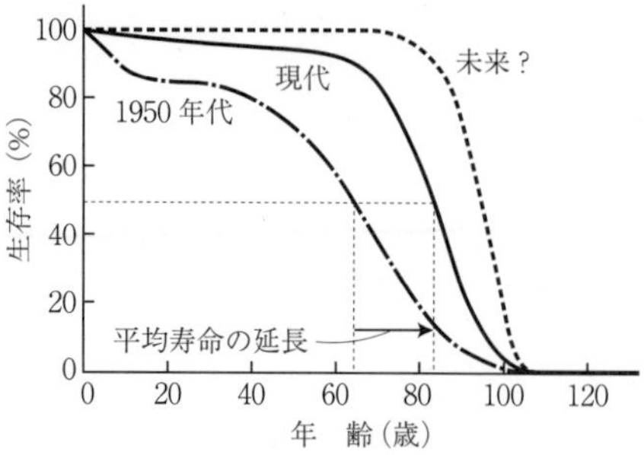

図 1　ヒトの寿命

ていない．ヒトの最大寿命あるいは天寿は 120 歳くらいとみなされている（図 1）．

（伊藤正裕）

1-6-8
概日（日周）リズム

■ 周期性

生命現象と時間の関係は,「加齢」と「周期性」の二つの軸によって成り立っているといえる．加齢は，胚発生から成長，老化，死にいたる不可逆的な進行性の過程であり，周期性は，似たようなことを似たような時間間隔でくり返し起こす可逆的な過程である．周期性には，その長さに応じて概日（日周）リズム，概月（月周リズム），概年（年周）リズムなどがある．

■ 睡眠

睡眠(睡眠欲)は摂食(食欲)や生殖(性欲)と同様に，生命を維持するための本能行動として生体に内因性にプログラムされている．ヒトは昔から日の出とともに起きて働き，日没後は休息と睡眠をとるという地球の自転による昼夜交代の周期に合わせた生活を続けてきた．睡眠とは，このように活動と休息のリズム現象（概日リズム）をもとに無意識のうちに自動的に実行される機能であり，大脳をうまく休ませる特殊化した機能である．一般に，生体の能動的な活動は，能動的な不活動を要求するため，眠らずにいる時間が延長するにつれて，眠気は直線的に増大する因果関係（サイクル）がある．睡眠は単なる活動停止時間ではなくて，高度の生理機能に支えられた適応行動であり，とりわけ発達した大脳をもつヒトにとっては，睡眠の適否が高次の情報処理能力を左右することになる．すなわち「よりよく生きる」とは「よりよく眠る」ことなのである．睡眠機能に不都合が生じ，生活の質が悪くなる状態に，時差ぼけ，不眠や過眠などの睡眠障害がある．

睡眠には「ノンレム睡眠」と「レム睡眠」の 2 種類がある．レム睡眠は急速眼球運動

(閉じたまぶたの下で眼球がキョロキョロ動くこと）を伴う睡眠で，体はぐったりしているのに，脳は覚醒に近い状態になって夢を見ていることが多い眠りである（ぐったり睡眠）．ノンレム睡眠は，浅いまどろみからぐっすりと熟睡している状態までの睡眠である（ぐっすり睡眠）．健康な成人では，これら2種類の眠りが約1時間半の単位をつくり，たくみに組み合わされて一夜の睡眠を構成し，各単位の終了時ごとに目覚めやすくなる．

■ 概日リズムの発達

新生児や乳児を特徴づけるものに睡眠時間の多さがあげられる．これは脳の発育のために必要と理解されている．この時期の眠りは未発達で，成人にみられるような2種類の睡眠（レム・ノンレム睡眠）が完成していない．40〜50分の短い眠りが昼夜にわたって小刻みにくり返され，「超日リズム」とよばれる．超日リズムは，脳内で1日の生活リズムをつくり出す「生物時計（体内時計）」が未完成なことを示す．月齢3か月までには，睡眠の昼夜差が認められるようになり，2歳以上の幼児になると，レム・ノンレム睡眠が現れ，睡眠単位ができあがる．幼児の1日はほぼ25時間周期で，24時間周期の昼夜リズムとかかわりなく進行する．この生物時計は視床下部に存在し，ほぼ1日（約25時間）周期の眠気の信号を出している．5歳から10歳にかけて睡眠単位はしだいに長くなり，約90分に落ちつき，やがて生物時計（25時間周期）も成熟し，昼夜リズム（24時間周期）と同調し始める．幼児期から学齢期にかけては，熟睡の量が生涯で最も多くなる．熟睡時に下垂体より成長ホルモンが大量に分泌され，文字通り「寝る子は育つ」となる．思春期から青年期にかけては，学校や職場の時間割に拘束されて，睡眠は社会的・文化的に管理されていく．中高年期に入ると，睡眠の質の劣化が目立ってくる．概日リズムの位相がずれて，早寝早起きになり，中途覚醒が増え，熟睡が減る．

■ 概日リズム睡眠障害

睡眠調節のメカニズムには，つぎの二つの基本法則がある．

第1の法則：睡眠は1日を単位とするリズム現象であり，脳内（視床下部）に存在する「生物時計」に管理されている（時刻依存性機構，概日機構）．これにより地下の洞窟の中で暮らさせて明暗の手がかりを与えないようにしても，生活機能は25時間近い一定の周期をもつようになる．

第2の法則：寝る前までにどれだけ睡眠が不足しているかによって，眠りの質と量が自動的に決められている（時刻非依存性機構，恒常性維持機構）．

生物時計はある程度柔軟性をもつので外界のリズムに同調できるが，現代の人工的環境の中で，1日の長さがある範囲をこえて不規則になると，生物時計はもはやそれに追随できなくなり，睡眠障害が誘発される．ジェット機で東西に大陸間を同日に移動し，また自由意志により照明の点滅を行い，交代勤務制で24時間にわたる活動をすることで，自然の昼夜を克服したかのような現代文明の振る舞いは，人類の自然への勝利であるかのように一見みえるが，これがまさにヒトの自然である生物時計を脅かし破壊しつつあるといえる．この「概日リズム睡眠障害」は近年，増加傾向にあり，次の7種類に分類されている．① 時間帯域変化（ジェット時差）症候群症状，② 交代勤務睡眠障害，③ 不規則型睡眠・覚醒パターン（1日の睡眠量が正常範囲にありながら，その配分がきわめて不規則で予測できなくなる疾患），④ 睡眠相後退症候群（主睡眠の時間帯が，望ましい時間より後ろに大幅にずれ，固定された疾患），⑤ 睡眠相前進症候群（主睡眠の時間帯が，望ましい時間より前に大幅にずれ，固定された疾患），⑥ 非24時間型睡眠・覚醒障害（生物時計の生まれつきのリズムが自由継続して昼夜の 24 時間周期に同調できない疾患），⑦ 特定不能の概日リズム睡眠障害である．症状としては，睡眠−覚醒障害に加え，精神作業能力低下，疲労感，食欲低下，頭重感，胃腸障害，眼精疲労などさまざまな症状が認められる．

■ さいごに

すべての生物には，誕生（発生）の時があり，生長（成熟）の時があり，やがて衰退（老化）の時期が訪れ, 最後に消滅（死）の時を迎える．しかし，個々の身体は生老病死・諸行無常というはかなさの中にありながらも，子孫を残すという生殖行為をくり返すことを通して生命は延々と連なり続けている．よって，加齢（発生・成熟・老化・死）も「個」でなく「生命」という観点に立てば,「周期性」の中にあるといえる．しかし，人類は自ら発展させてきた人工的環境（照明下の夜間活動，ジェット機による大陸間同日移動など）の中で「概日リズム」を失いつつあるように，近年の生殖細胞の冷凍保存，人工授精，脱核卵子への体細胞核移植などにより，太古以来連綿と続いてきた「生命の周期性」にも徐々に変化が及びつつあるといえる．（伊藤正裕）

1-7　からだの歴史

1-7-1
生命の起源

■ 星屑から原始スープまで

地球は，今から約46億年前に太陽系の第三惑星として誕生したといわれる．宇宙空間をただよう星屑が集まって，太陽を中心に回転するなかで，中心に太陽が，そのまわりにいくつもの惑星が形成されたと推定される．

中心に鉄やニッケルが集まって核を形成し，そのまわりにかんらん岩からなるマントルとよばれる層がつくられ，最後に玄武岩と花崗岩からなる薄い地殻が形成された．

絶えまない隕石の衝突や火成活動によって溶けた地殻から水蒸気が放出され，雲が形成され，そこから雨が地上に降り注いだ．降り注いだ雨は，窪地に溜まって，海が形成された．この原始の海の中で，生命は生まれたと考えられる．

ロシアの生化学者 A. I. Oparin は，生命の誕生はつぎの三つの段階に分けて起こったと述べた．まず，第一段階では，最も単純な有機物であるメタンがアンモニアと反応して，アミノ酸などの窒素化合物が形成される．第二段階では，アミノ酸からさらに複雑なタンパク質などの有機物が形成され，第三段階では，タンパク質などの有機物が外界と区切られ，物質代謝を行うようになる，というのである．

この仮説を証明したのが，シカゴ大学の S. L. Miller と H. C. Urey であった．彼らは，フラスコの中にメタン・アンモニア・水素の混合ガスを入れ，水蒸気をまぜて放電させることで，シアンやアルデヒド，アミノ酸を生成させた．

この実験が突破口となって，生体を構成する多くの有機物が，つぎつぎと合成されるようになった．Oparin の第一段階の証明である．単純な有機物は，重合して，しだいに複雑な高分子からなるタンパク質や核酸に変化したと考えられる．この過程を「化学進化」とよんでいる．

さらに，三菱化成生命科学研究所の江上不二夫は，海水中にアミノ酸を入れて，熱することで，マリグラヌールとよぶ，小さな粒を形成した．この粒は，まわりの海水と膜によって隔てられ，膜を通して物質の交換をし，発芽をして増殖するなど，生命に似た現象を起こすとされている．Oparin の第三段階の証明である．

しかし，マリグラヌールと，真の生命体との距離はまだまだかなり大きい．生命体は，核酸を遺伝情報のための手段とし，脂質の二重膜でおおわれ，タンパク質を基本的な構成要素とする細胞から構成されている．

最初の生命が誕生したのは，有機物が集まった原始スープであったとされている．この原始スープは，海水と大気と大地（鉱物）が混ざり，太陽熱が注ぐ海岸の水たまりがふさわしいと考えられてきた．

ところが，最近は，深海底で高温の熱水が吹き出している「ブラックスモーカー」とよばれる場所で，最初の生命が生まれたという説が唱えられている．生命は，居心地のよい温かな海岸の水たまりではなく，まるで地獄の釜のようなところで，発生したというのだ．

そのような場所では，多数の好熱性のイオウをエネルギー源とする細菌が生息し，その細菌を餌としたり，共生者として体内に取り込んださまざまな生物が栄えている．これらの超好熱性の細菌は，古細菌というグループに分類され，すべての生物の系統樹の根幹に位置していると考えられている．

ともあれ，地球上に最初に出現した生命は，脂質の二重膜からなる細胞膜（単位膜）で囲まれ，遺伝情報の自己複製とその情報に基づくタンパク質の形成に関わるRNAとDNAという核酸と，基本的構成要素であるタンパク質をもつ，原始的な細菌であったと推定される．原始的な細菌は，細胞膜を通して，周囲から必要な有機物や無機物を吸収して，不要な物質を排泄し，自己増殖をして，しだいに数を増やしていった．

■ 原核生物から真核生物へ

熱水の吹き出る深海底にかぎらず，初期の地球には，酸素は少なく，嫌気的な環境であったとされている．ところが，25億年前になると世界各地に酸化鉄からなる縞状の鉄鉱層が堆積している．地球上に酸素が増加した証拠である．

この酸素を形成したのは，緑のクロロフィル（葉緑素）をもつラン藻（藍色細菌，シアノバクテリア）であった．ラン藻はおよそ10億年かけて，光合成しつつ，酸素の泡を吹き続けた．その結果，海水中にも大気中にも酸素が増えることになった．

酸素は，私たち動物にとって，なくてはならないもので，酸素のない状態では，私たちは数分間でも生きることはできない．ところが，最初の生物にとって，酸素は何でも酸化してしまう猛毒であった．しかし，少数ながらこの酸素をエネルギー源としていた細菌がいた．好気性細菌である．

ラン藻も好気性細菌も，核膜がなく，核酸が細胞膜に直接付着している原核生物である．地球上に最初に出現した生物は，すべて原核生物であり，「モネラ界」を構成している．これまでに知られている最古の化石は，35億年前のラン藻である．

原始原核生物は，やがて DNAが付着している細胞膜の一部が細胞質中に陥入し，DNAを核膜が包んだ核をもつ真核生物に進化したと推定される（図1）．細胞膜も核膜も，同じ脂質の二重膜からなる単位膜である．

また，原始原核生物は，同じ原核生物である好気性細菌を細胞膜に包まれたまま，細胞質の中に取り込んだ（図1）．というよりも，はじめは好気性細菌を食べようとしたのであろう．それが，食べ終わらないうちに，細胞質の中で酸素をエネルギーとする細胞内小器官として，共生関係に入ったのである．それが，ミトコンドリアである．L. Margulisの細胞共生説である．

ミトコンドリアは，私たちにとってはなくてはならない細胞内のエネルギー生産工

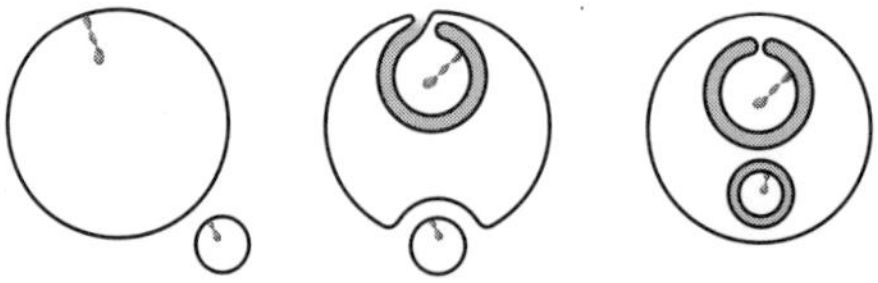

図1　原核生物から真核生物への進化

DNAが付着している細胞膜の一部が細胞質中に陥入して核が形成された．また，好気性細菌やラン藻が細胞質中に入り込んで，共生するようになり，ミトコンドリアや葉緑体が形成された（寺川博典『菌と人と自然と』学会出版センター，1989より）．

場であるが，単位膜で包まれ，内部に独自のDNAをもっており，細胞分裂のさいには，あらかじめ倍に増えて，娘細胞に受け継がれる．

同様に，細胞質の中にラン藻を葉緑体として取り込んだ生物は，やがて植物へと進化していった．葉緑体は，光合成するための植物にとってはなくてはならない細胞内小器官となった．

葉緑体をもつ生物は，合成能力を獲得し，独立栄養の植物的な生活をするようになった．他方，葉緑体のない生物は，合成能力をもたず従属栄養となり，消費生活に明け暮れる動物的な生活をする生物と，植物や動物の遺体を分解する還元者としての菌類的な生活をする生物になった．

葉緑体をもっていようがいまいが，単細胞の真核生物は「原生生物」とよばれる．最古の真核生物の化石として，21億年前の鉄鉱層から真核藻類に似た生物が報告されている．

■ 単細胞生物から多細胞生物へ

実は，生物の歴史35億年のうちの27億年は単細胞の生物の時代で，多細胞生物の時代はわずかに8億年にすぎない．

単細胞生物も群体をつくって生活するものがあるが，やがて細胞分裂しても細胞膜が形成されない多核の単細胞生物が生まれ，それらの核のまわりに細胞膜が形成されて多細胞の生物が出現したと推定される．

そして，一つの組織だけでなく，さまざまな組織からなる多細胞生物から，やがていくつもの組織からなるいくつもの器官から構成される多細胞生物が進化した．

現生生物のなかでもっとも細胞数の少ない生物は，タコやイカの腎臓内に棲む二胚虫類で，十数個から四十数個の細胞から，からだがつくられている．以前は，原生動物と後生動物の中間として「中生動物」に分類されたが，現在では三胚葉性の多細胞動物が寄生によって退化したと考えられている．

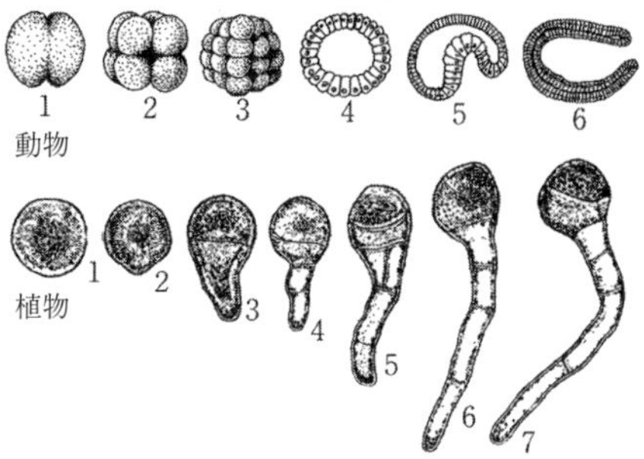

図2 植物と動物の初期発生

細胞の増殖が「積み重ね」と「嵌め込み」の二つの様式で進行するようすを示す．動物は原索動物のナメクジウオ，植物は褐藻類のエゾハヤズ（三木成夫『生命形態学序説』うぶすな書院，1992）

単細胞生物から多細胞生物が進化するなかで，植物・動物・菌類という3種類の生物が進化することになった．

すなわち，葉緑体をもつ植物的な生活をしていた原生生物から，葉を広げて光合成を行う独立栄養の生活をする植物が進化した．

動物的な生活をする原生生物からは，動きまわって餌をさがす動物が進化した．菌類的な生活をする原生生物からは，他の生物の体内にもぐって生活する菌類が進化した．

これらの生物はその生活様式にあわせた体制をもつようになり，植物や菌類では細胞が「積み重ね」式で分裂して多細胞になった．

動物では球体の分割で多細胞となり，やがてその一部が陥入して栄養吸収のための腸をつくり，外側の細胞層と腸の細胞層との間に「嵌（は）め込み」式に器官が形成されるようになる（図2）．

最古の多細胞生物の化石は，8億年前の地層から報告されている環形動物などである．

（後藤仁敏）

1-7-2
脊椎動物の起源と進化

■ 旧口動物と新口動物

多細胞動物の進化の根幹に位置するのは,刺胞動物である.刺胞動物は基本的に,からだの外側をつくる外胚葉と,原腸を構成する内胚葉の2層からできている.これは,多くの動物の発生における腸胚の段階にとどまるものである.

進化した動物では,腸胚以降の発生過程によって,横向きに動き出す方向に2種類ある.原口がそのまま口になって,からだの後端に肛門が形成される「旧口動物」と,原口が肛門になって新しく口ができる「新口動物」である(図1).

節足動物や軟体動物が旧口動物に,棘皮動物や脊椎動物が新口動物に属している.

■ 脊椎動物の起源

脊椎動物の特徴は,その名の通り,脊椎,すなわち椎骨の連なった脊柱をもつことである.椎骨は脊索のまわりに軟骨や骨が分節的に形成されたものである.脊索はやがて神経管を誘導する.しかし,最も原始的な脊椎動物である無顎類には,脊索はあっても椎骨はない.無顎類を脊椎動物に分類するのは,おまけである.無顎類を脊椎動物とする理由は,神経管の前方部が膨らんだ脳をもつからである.したがって,脊椎動物の定義は,「脊索と脳をもつ動物」ということになる.

脊椎動物の起源は,固着生活をする無脊椎動物で,はじめは棘皮動物のウミユリのように触手を伸ばして餌を捕っていたが,やがてからだに鰓孔が空いて,ホヤのように口から吸い込んだ水といっしょに入ってきた微生物を鰓で濾しとって食べるようになった.

ところで,ホヤの幼生には,鰓に脊索を含む尾がついていて,遊泳生活をしている.そのためにホヤ類は「尾索類」とよばれる.成体になるときには,固着生活になり,尾は退化してしまう.アメリカの古生物学者A. S. Romerは,ホヤの幼生が幼生のまま性成熟をして子孫を残し,脊索を頭方にまで伸ばしてナメクジウオ型の脊索動物に進

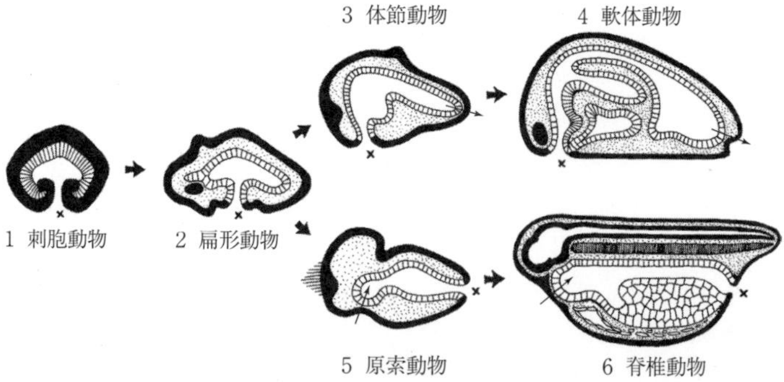

図1 旧口動物と新口動物

原腸の底が抜けて腸管ができるとき,原口(×)がそのまま口になって肛門ができる軟体動物などの旧口動物と,原口が肛門になって,新しく口ができる脊椎動物などの新口動物の二つの方向に進化が起こった(三木成夫『生命形態学序説』うぶすな書院,1992).矢印は上の二つの図では肛門の形成.下の二つの図では口の形成を示す.

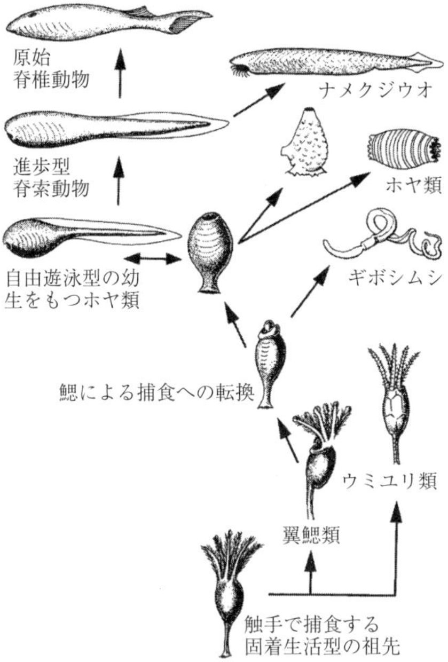

図2 脊椎動物の起源に関する Romer の仮説
触手で捕食する固着生活の祖先から，鰓で捕食するホヤ類が進化し，遊泳生活をするその幼生からナメクジウオ型の脊索動物が進化して，原始脊椎動物が出現したと考える（後藤仁敏ほか『化石と生物進化』東海大学出版会，1995）．

化したと考えた（図2）．

現在のナメクジウオは，海底に棲む全長数cmのサカナのような動物であるが，頭の先まで脊索をもつために，「頭索類」とよばれる．頭の先まで脊索があることは，砂の中に潜るのには好都合だが，脊索の上にある神経管の前方部が膨らんで脳をつくることを妨げたのだろう．

5億3000万年前のカンブリア紀のバージェス動物群には，ピカイアというナメクジウオの先祖の化石が知られているが，脊索は頭の先端までは達していない．

脊索をもつだけでは，脊索動物であっても，まだ脊椎動物ではない．つぎの5億年前から始まるオルドビス紀になると，最古の脊椎動物である無顎類の化石が報告されている．無顎類は脳をもっている．脳は，神経管の前方部が，頭部に発達した鼻・眼・耳という感覚器に対応して膨らんだ，前脳・中脳・後脳から構成されている．

脊椎動物は，感覚器と脳を容れる頭をもつことから「有頭類」とよばれ，ナメクジウオは頭をもたない「無頭類」とよばれるのはそのためである．

■ 脊椎動物の進化

古生代の無顎類は，体表に骨と小さな象牙質の粒からなる皮甲をもつことから「甲皮類」とよばれる．無顎類は顎も歯もなく，ホヤのように小さな口から水といっしょに吸い込んだ微生物を鰓で濾しとって食べていた．鰭の発達も悪く，とてもすいすい泳ぐことはできず，無顎類は鋭い顎器をもつ大型の頭足類の格好の餌になっていたであろう．

シルル紀の棘魚類やデボン紀の板皮類・サメ類の先祖，すなわち初期の顎口類では，鰓孔の開閉にあずかっていた筋肉を動かしていた鰓弓軟骨が，能動的に開閉する顎軟骨になり，体表の象牙質の粒からなる鱗が歯に変化した（図3）．顎と歯をもつようになった脊椎動物は，大きな獲物も食べられる積極的な捕食者に変身した．

デボン紀は「魚類の時代」とよばれ，この時代に魚類は無顎類から棘魚類，板皮類が栄えた．また，サメ類などの軟骨魚類，さらには，内骨格にも骨をもち，淡水において水が濁ったときの補助呼吸器として鰓の一部から膨らんだ肺をもつ硬骨魚類が進化している．

デボン紀の後期には，すでに陸上にあがった植物と節足動物を求めて，内骨格に骨をもち，肺を発達させた硬骨魚類から，両生類が進化した．水中では泳いで獲物に追いつき，顎と歯で捕食していたのが，陸上に棲む両生類では，空を飛ぶ昆虫を捕らえるための飛び道具として骨格筋からなる

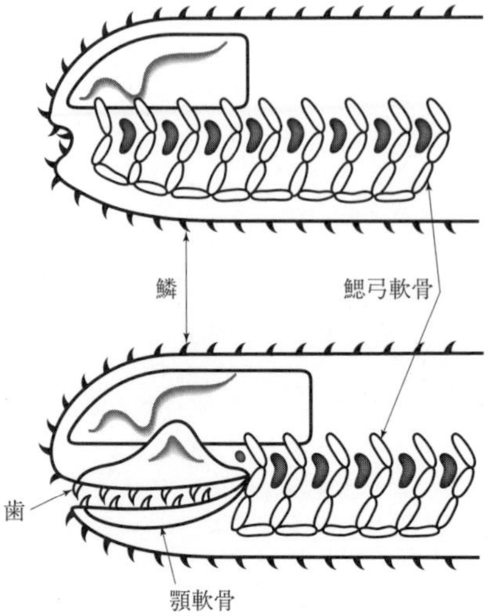

図 3　顎と歯の獲得

無顎類の鰓弓軟骨の一部が顎口類では能動的に動く顎軟骨に変化し，全身と口腔内の鱗から顎上の歯が進化した（後藤仁敏『歯のはなし』医歯薬出版，2001）．

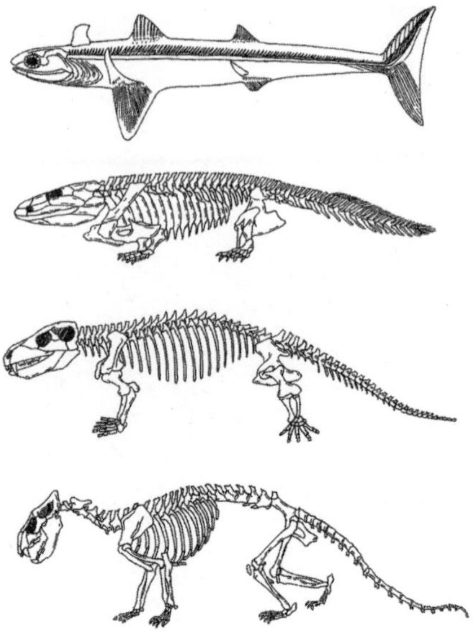

図 4　脊椎動物の骨格の進化

上から，原始軟骨魚類のクラドセラケ，原始両生類のイクチオステガ，原始爬虫類，原始哺乳類（有袋類）のプロチラキヌス（三木成夫『生命形態学序説』うぶすな書院，1992）．

可動性の舌が発達した．

続く石炭紀には，陸上にシダ植物の大森林が聳え立ち，沼地が発達する世界で，両生類がその短い王国をつくりあげた．そして，乾燥した陸上でも子孫を残せる，殻に包まれた羊水を入れる羊膜の袋をもつ卵を生む爬虫類が進化している．

両生類では幼生期には，水中生活をして鰓呼吸であるが，成体では鰓は退化して肺が発達し，肺で空気呼吸をするようになる．爬虫類では，鰓は完全に退化して，最初から肺で呼吸し，皮膚も乾燥に耐えられるように角質層が発達する．鰓の部分は，くびれて頸が形成され，長い頸を伸ばして餌を捕らえることもできるようになった．

中生代になると，爬虫類は陸上だけでなく，海や空中でも大繁栄をきわめることになった．陸上では巨大な恐竜が跋扈し，海では長頸竜類やモササウルス類，魚竜類が栄え，空では翼竜類や，小型肉食恐竜から進化した鳥類が飛びまわるようになった．

そして，中生代初期には，原始的な爬虫類の一グループから哺乳類が進化している．

こうして，脊椎動物は，無顎類から顎口類へ，水中に棲む魚類から陸上生活に適応した両生類・爬虫類へ，恒温性で乳腺をもつ哺乳類へと，5 億年の年月を経て，段階的に進化してきたのである（図 4）．

（後藤仁敏）

1-7-3
哺乳類の進化

■ 哺乳類の起源と進化

2億年以上前の中生代初期に，原始的な爬虫類である獣弓類（哺乳類型爬虫類）から哺乳類が進化した．

哺乳類の特徴は，その名の通り，子どもを乳腺から分泌される乳汁で育てることである．また，皮膚に体温調節のための毛と汗腺があり，恒温性を獲得している．体内の組織に酸素を効率よく送るために，心臓は2心房2心室となり，赤血球は無核になっている．

鼻や眼などの感覚器と大脳が発達し，周囲の状況を敏感に感じとり，機敏に動くことのできるのも特徴である．骨の特徴としては，頸椎が7個となり，肋骨が関節する胸椎と，肋骨が退化して椎骨に癒着した腰椎が区別され，脳頭蓋が大きく，下顎が歯骨という一つの骨で構成されることである（図1）．

原獣類は，爬虫類と同じ卵生であるが，母親の溝状の乳腺から分泌される乳汁を飲ませて子どもを育てることから哺乳類に分類される．現在の単孔類（カモノハシとハ

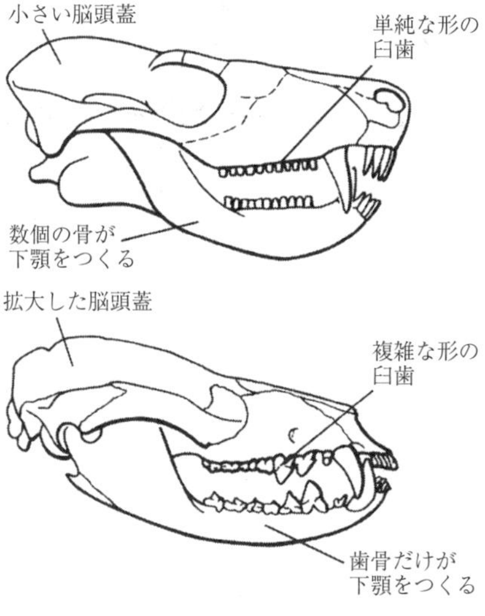

図1　爬虫類と哺乳類の頭骨

上は爬虫類の獣弓類（*Bauria*）の頭骨．下は哺乳類の有袋類（*Opossum*）の頭骨（Colbert, E. H. and Morales, M., 田隅本生監訳『脊椎動物の進化』築地書館，1994）．

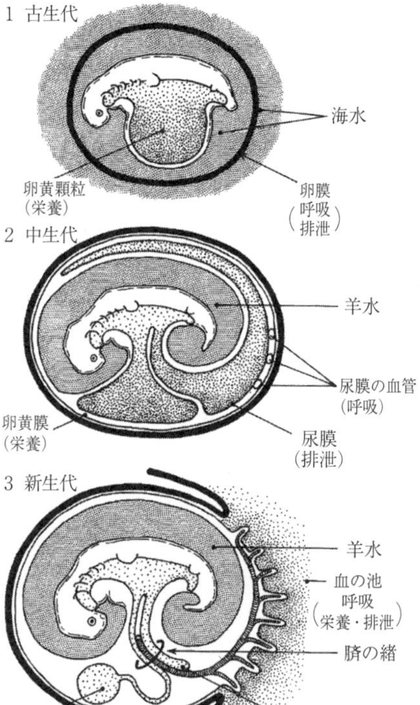

図2　脊椎動物の卵の進化

上は，魚類と両生類の水中に産み落とされる無羊膜卵．卵膜に包まれ，卵黄をもつ．中は，爬虫類と鳥類・原獣類の陸上に産み落とされる羊膜卵．卵殻に包まれ，胎児を浸けた羊水を入れる羊膜と，呼吸のための尿膜をもつ．下は，有胎盤類の子宮の壁に着床する卵．胎児は，子宮の壁に形成された胎盤から血管によって直接，栄養と酸素を受け取るために，卵黄膜の中身は空になっている．胎児と母体は文字通り血と血で結ばれる（三木成夫『胎児の世界』中公新書，1983）．

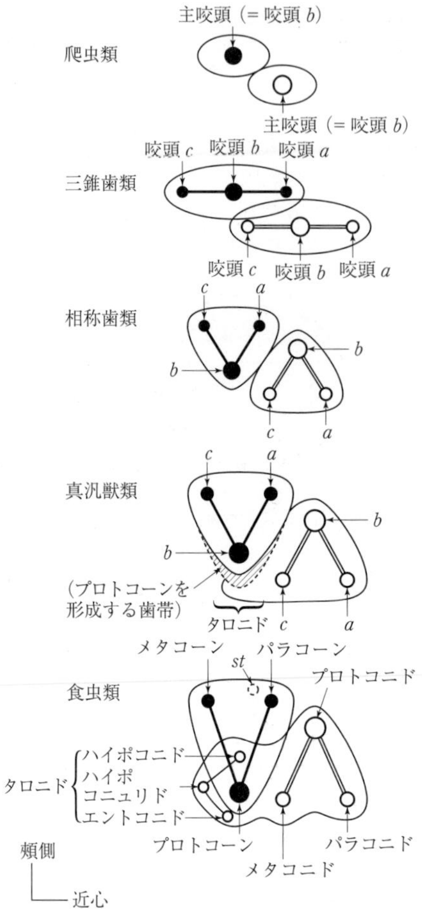

図 3　哺乳類の臼歯の進化

原獣類の三錐歯類から，相称歯類・真汎獣類をへて，正獣類の食虫類のトリボスフェン型臼歯が形成された（大泰司紀之ほか『歯の比較解剖学』医歯薬出版，1986）．

リモグラ）がその生き残りである．

約 8000 万年前の中生代白亜紀後期になると，未熟児で産んでお腹の育児嚢の中で乳頭から乳汁を飲ませて子どもを育てる有袋類（後獣類）と，親と同じ生活ができるようになるまで子宮の中で子どもを育てる有胎盤類（正獣類）が進化した．実に，魚類・両生類の無羊膜卵から，爬虫類・鳥類・原獣類の羊膜卵をへて，有胎盤類の着床卵すなわち胎生へと脊椎動物は卵を進化させてきたのである（図 2）．

爬虫類から原獣類をへて有袋類や有胎盤類が進化する過程で，歯の形態が，単咬頭の単錐歯型から，三つの咬頭が近遠心方向に並ぶ三錐歯型をへて，中央の咬頭が上顎では頬側，下顎では舌側に移動した形態の臼歯となった．さらに，下顎の臼歯の遠心部が張り出し，そこで上顎の臼歯の中央の咬頭と咬み合うようになり，切断と擦り潰しの両方の機能をもつ，昆虫の硬いキチン質の殻を咬み砕いて食べるのに適したトリボスフェン型臼歯が形成された（図 3）．

そして，切歯・犬歯・小臼歯・大臼歯の区別をもつようになり，厚いエナメル質をもち，上下の歯が咬み合い，口腔内で食べ物を咀嚼するようになった．

■ 有胎盤類の適応放散

有袋類は，北アメリカで起源し，ヨーロッパ・南アメリカ・オーストラリアで栄えたが，現在では南北アメリカにオポッサムの仲間がいるだけで，そのほかの種類はオーストラリア以外では滅びた．オーストラリアでは，新生代第三紀に有袋類の適応放散が起こり，虫食・肉食・草食などさまざまな種類の有袋類が栄えている（図 5）．

オーストラリア以外の地域では，有胎盤類が進化し，新生代第三紀以降，適応放散を遂げている．食虫類はトリボスフェン型臼歯をもち，その根幹であるとされているが，現生のものは，モグラ類として地下生活者となっている．霊長類は，樹上生活に適応し，翼手類は逆さまに木の枝にぶら下がるなかで，前肢を翼に変化させ，飛翔するようになった．イヌ・ネコなどの食肉類では，犬歯の牙を発達させて獲物を倒し，臼歯を肉を切断するための裂肉歯に変化させた．海に入って魚食に適応したのは鰭脚類で，臼歯は単純な三錐歯型になってい

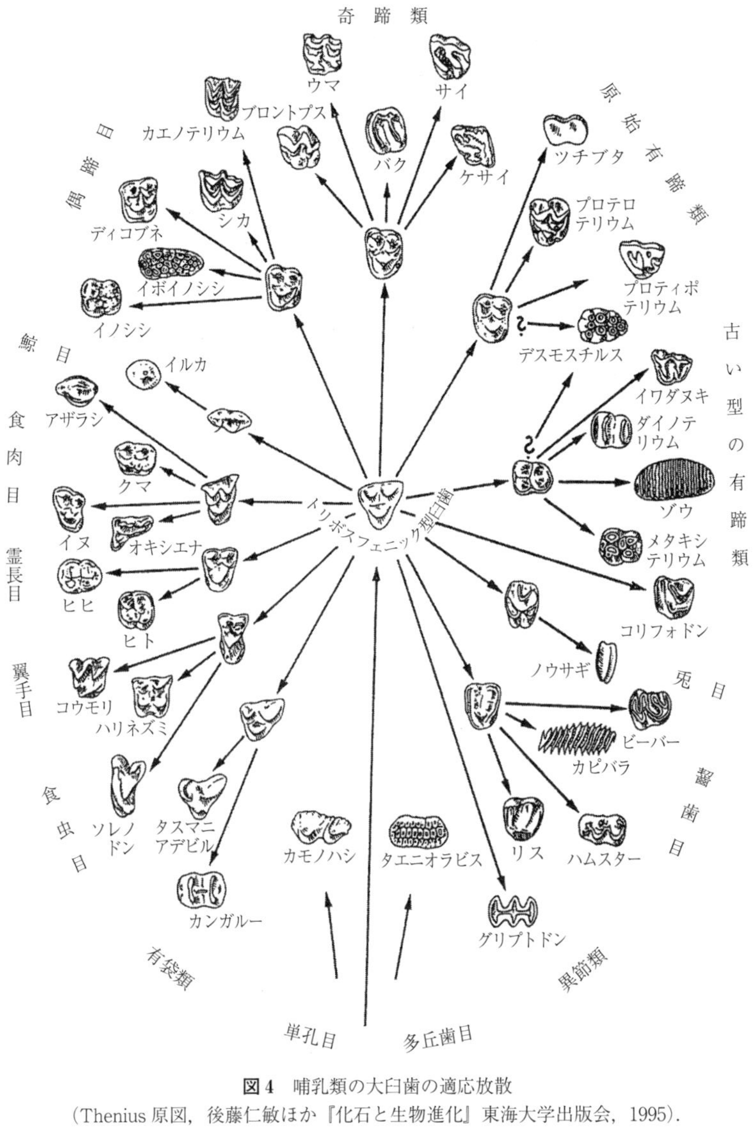

図 4　哺乳類の大臼歯の適応放散

（Thenius 原図，後藤仁敏ほか『化石と生物進化』東海大学出版会，1995）.

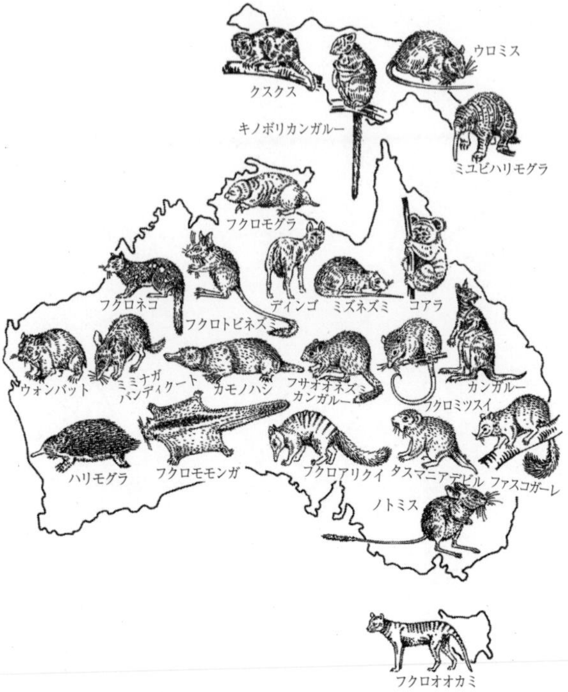

図 5　オーストラリア周辺の哺乳類

ネズミ類とディンゴ（イヌ）を除いてすべて有袋類と単孔類である（Thenius 原図，後藤仁敏ほか『化石と生物進化』東海大学出版会，1995）．

る．

後肢を失って完全な魚類型の体形になったのが鯨類で，歯はさらに単純化して単錐歯型となり，一部の種類では，歯を失って口蓋から垂れ下がる鯨鬚で濾過して捕食する仲間もいる．

草食に適応して，葉や草を擦り潰す広い咬合面をもつ臼歯を発達させたのは，奇蹄類や偶蹄類，長鼻類である．偶蹄類では，雑食性の仲間は低い咬頭を発達させた鈍頭歯をもつが，草食に適応した反芻類では，食道の下端が膨らんだいくつもの反芻胃をもち，半月形の模様の咬合面の臼歯をそなえている．長鼻類では，とくに長い上顎切歯を牙として発達させ，何枚もの咬板が集まった大型で特殊な臼歯をもつようになった．

硬い木の実の殻を割って食べる方向に進化したのが，齧歯類である．切歯は大型化して常に伸び続け，臼歯は長鼻類の臼歯のような複雑な形態に変化している（図 4）．

（後藤仁敏）

1-7-4
霊長類の進化

■ 霊長類の起源

6000万年前の新生代第三紀のはじめに，原始的な哺乳類である食虫類から霊長類が進化した．

食虫類は，すべての有胎盤類の根元に位置するとされており，進化の過程でモグラ類は地下生活者となった．一方，木に登って樹上生活に適応したのが霊長類で，樹上生活から空中を飛ぶようになったのが翼手類（コウモリ類）である．

最古の霊長類とされる化石は，モンタナ州の白亜紀後期の地層から発見されているプルガトリウス *Purgatorius* の１本の歯である．

初期の霊長類は，東南アジアに現生す

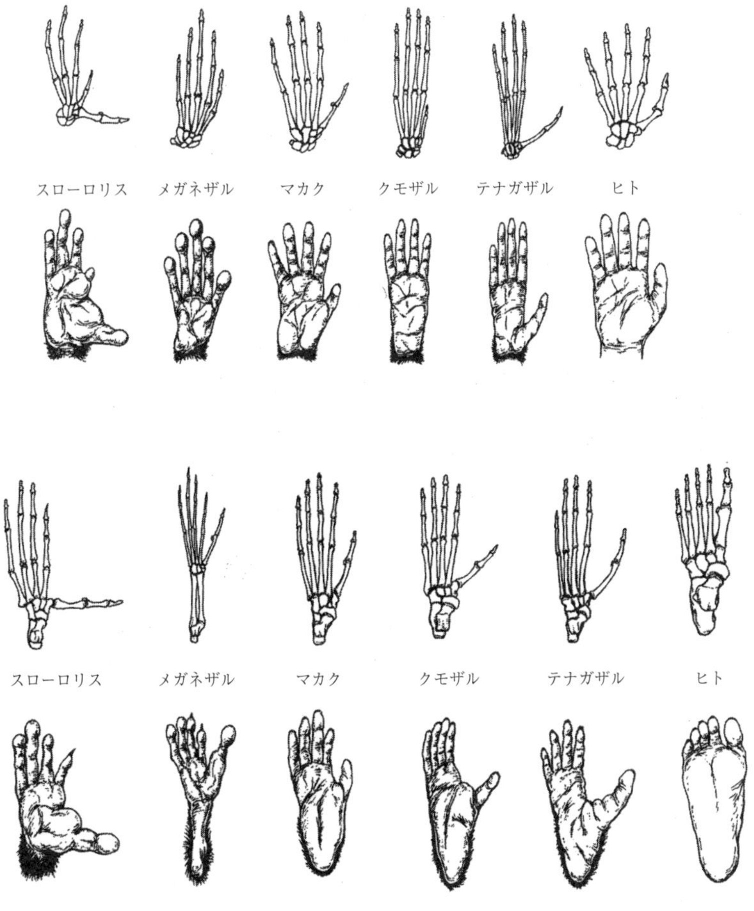

図１　霊長類の左手の骨格の背面と右手の掌側（上），左足の骨格の背面と右足の底側（下）
（Fleagle, J. G.: Primate Adaptation and Evolution, Academic Press, 1988より）

るツパイ類のような動物であったと思われる．その代表であるツパイ *Tupaia* は，リスくらいの大きさで，昆虫や果実をもとめて熱帯の森林を枝を登ったり，降りたりしている．鼻よりも眼が発達し，大きな脳をもっている．歯の形態は，トリボスフェン型の特徴を残す双波型の臼歯をもち，霊長類よりは食虫類に近いが，最近ではツパイ目という独立の目に分類されている．

■ 霊長類の特徴

霊長類の特徴は，嗅覚が退化して視覚が発達していること，したがって鼻先は突出せず，眼が大きく，両眼視ができることによって，樹上という三次元の空間で動きまわることができるようになった．

前肢と後肢はともに，第1指が他の指と対抗し，木の枝をつかむことができる（図1）．爪は鉤爪から平爪になっている．母親は子どもを長く保育すること，よく吠えることも特徴である．そして，敏感な感覚と敏捷な運動を可能にするために，脳がよく発達している．

脳頭蓋は大きく，眼窩は弓状の骨で側頭窩と隔てられ，閉じている．歯は，進化とともに数を減少させ，とくに小臼歯が退化する．臼歯は歯冠が低く，咬頭は丸みをおび，何でも食べる雑食に適応している．

■ 霊長類の進化

霊長類は，プレシアダピス類，原猿類，真猿類の三つの亜目に分類される．

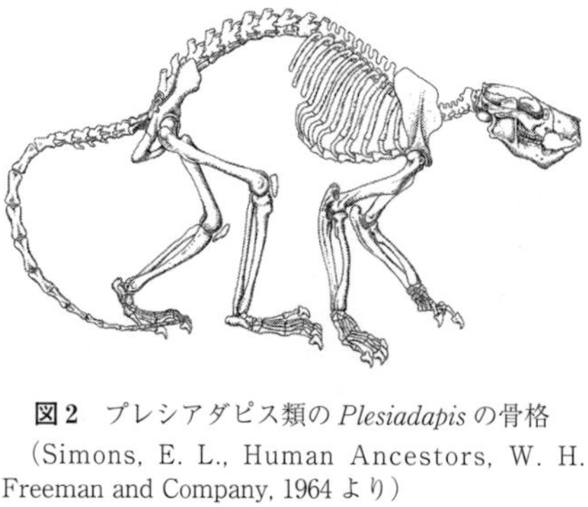

図2 プレシアダピス類の *Plesiadapis* の骨格
（Simons, E. L., Human Ancestors, W. H. Freeman and Company, 1964 より）

このうち，第三紀暁新世から始新世のプレシアダピス類のプレシアダピス *Plesiadapis*（図2）は，リスくらいの動物で，眼窩は側頭窩とつながっており，指には鉤爪がある．このような特徴から，プレシアダピス類は霊長類ではなく．皮翼類（ヒヨケザル類）であるという説がある．しかし，後の霊長類に進化する道の上に存在した動物であることは間違いない．北アメリカとヨーロッパから化石が知られている．

原猿類は，アダピス類，キツネザル類，ロリス類，オモミス類，メガネザル類に分けられる．系統的には，前三者を曲鼻類，後二者を直鼻類と二つに分けることが多い．

アダピス類とオモミス類はともに始新世に出現し，北アメリカとユーラシアで栄え，キツネザル類，ロリス類，メガネザル類は現在も，アフリカ，インド，東南アジアに夜行性の動物として生息している．

これらの原始的なサルは，すでに先に述べた霊長類の基本的な特徴を備えているが，眼窩の後方は細い弓状の骨が外側にあるだけで開いており，小臼歯が3本ある点などで，進化した霊長類と異なっている．

アダピス類（図3）は，プレシアダピス類の先祖から進化して，霊長類の特徴をもつようになった仲間で，鼻先が長かった．その特徴は現在のキツネザル類に受け継がれており，前面ではサル的な顔であるが，側面ではキツネに似た細長い鼻先をもっている．

オモミス類は，大きな眼窩をもち，短い頭蓋をもつ動物で，現在のメガネザル類はその子孫である．

3300万年前の第三紀漸新世になると，真猿類が出現している．眼窩の後方が骨で閉じて，側頭窩と隔てられるようになり，胴を直立させて両手を自由に動かすことができ，脳もさらに発達した．

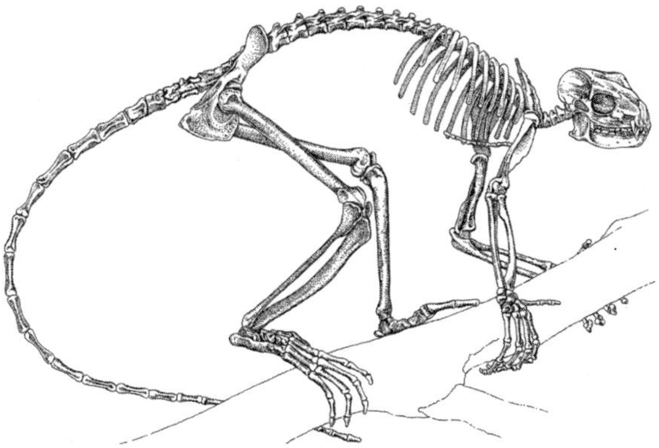

図 3　アダピス類の *Smilodectes* の骨格
（Simons, E. L., Human Ancestors, W. H. Freeman and Company, 1964 より）

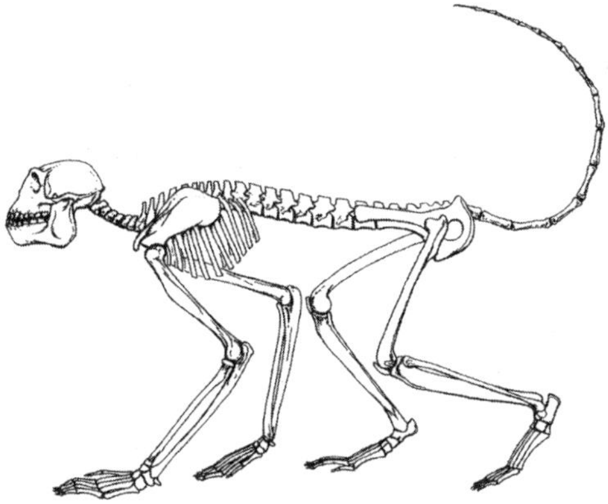

図 4　狭鼻猿類の *Mesopithecus* の骨格
（Fleagle, J. G. : Primate Adaptation and Evolution, Academic Press, 1988 より）

真猿類は，中央アメリカと南アメリカに棲む平らな鼻をもつ広鼻猿類と，アフリカとユーラシアに棲む狭鼻猿類に二分される．前者は小臼歯の数が 3 本であるのに対し，後者は 2 本になっている．

広鼻猿類は，中南米の熱帯の森林に棲み，左右の鼻孔は離れてそれぞれ外側を向いている．オマキザル類ともよばれるように，長い尾をもち，まるで「第 5 の手」とでもいうように，尾を枝に巻きつけてからだを支えることができる．

狭鼻猿類の化石で有名なのは，エジプトの漸新世前期の地層から報告されているパラピテクス *Parapithecus* である．長さ 5 cm の下顎骨からすると小さなサルで，まだ小臼歯は 3 本あった．同じ地層からプロプリオピテクス *Propliopithecus* という類人猿と似ているサルの化石が知られてい

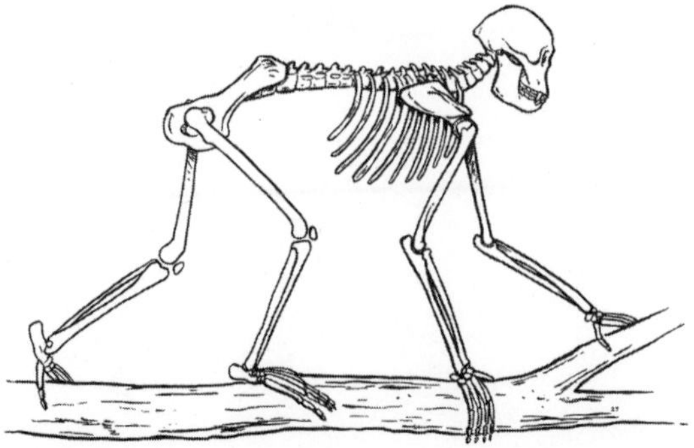

図5 類人猿の *Proconsul africanus* の骨格
（Fleagle, J. G.: Primate Adaptation and Evolution, Academic Press, 1988 より）

るが，こちらは小臼歯が2本になっている．

最近，ミャンマーの始新世の地層から狭鼻猿類の顎の化石が発見されており，この仲間の起源はさらに古くなっている．完全な骨格の化石として知られているのは，ヨーロッパの鮮新世の地層から産出しているメソピテクス *Mesopithecus* である（図4）．

■ 類人猿の進化

狭鼻猿類でも尾をもたないサルを類人猿とよぶ．類人猿は人類とともにヒト上科を構成している．エジプトのプロプリオピテクスの出た地層より少し上の地層から，エジプトピテクス *Aegyptopithecus* というテナガザルほどの大きさのサルの化石が発見されている．大きな頭蓋，両眼視に適応した前方に向いた大きな眼をもち，下顎大臼歯はこれ以前のサルでは4咬頭であったのが，5咬頭になっている．これらの特徴は類人猿と共通している．

間違いのない類人猿の化石は，東アフリカの2200万年前の第三紀中新世前期の地層から発見されているプロコンスル *Proconsul* である（図5）．ヒヒくらいの大きさのサルで，性的二型があった．

プロコンスルを先祖として，中新世中期にはドリオピテクス *Dryopithecus* が進化し，ヨーロッパやアジアにまで広がった．その下顎大臼歯は Y_5 型（Y字形の溝と5つの咬頭をもつ）を示し，これをドリオピテクス型とよぶ．

アジアの類人猿化石としては，シバピテクス *Sivapithecus*（*Ramapithecus*）が有名である．かつては，エナメル質が厚く，歯列が半円形で，ヒトに似ていることからヒトの先祖と考えられたこともあったが，最近ではオランウータンの先祖とされている．

最近，ケニアの中新世後期の950万年前の地層から，サンブルピテクス *Samburupithecus* という類人猿の化石が報告された．700万年前の地層からは最古のヒトとされる化石が発見されており．類人猿とヒトの距離は少しずつ縮まってきている．

現生の類人猿としては，アジアのテナガザルとオランウータン，アフリカのゴリラとチンパンジーが知られている．

（後藤仁敏）

1-7-5
人類の進化

■ 人類の起源

ヒトは，動物界・脊椎動物門・哺乳綱・霊長目・ヒト科・ヒト属・ヒト（*Homo sapiens*）に分類される．このうち，人類といわれるのは，生物学的にはヒト科の仲間である．

700〜500万年前の新生代第三紀中新世後期から鮮新世前期に，類人猿から人類が進化した．現生類人猿のなかで最もヒトに近いのは，チンパンジー *Pan* 属で，ゲノムにおいても1.23％しか違わないといわれる．チンパンジーは，堅い木の実を割るのに石器を使用したり，樹木の穴の中に木の枝を突っ込んでアリやシロアリを捕ったり，明らかに道具を使用する．ピグミーチンパンジー（ボノボ）では，異性間の交尾や同性間の性的行動が頻繁にみられ，性的行動が個体間の緊張をほぐす手段として使われている．また，手でサトウキビをもったり，幼児を抱いて歩くときには二足歩行をする．飼育下での教育により，その知能はますますヒトに近づいている．

一方で，化石の記録についても，最古の人類の発見が相次ぎ，どんどん人類の起源は古くなってきている．すなわち，400〜300万年前のアウストラロピテクス・アファレンシス *Australopithecus afarensis* から，580〜550万年前のアルディピテクス・カダバ *Ardipithecus kadabba*，600〜570万年前のオロリン・ツゲネンシス *Orrorin tugenensis*，700万年前のサヘラントロプス・チャデンシス *Sahelanthropus tchadensis* まで，人類の起源は鮮新世前期を通りこして，ついに中新世後期にまでさかのぼってしまった．これまで報告されている人類化石は，7属20種に及んでいる（図1）．

こうして，人類と類人猿の境界はかぎりなく透明に近くなってきている．それは，人類とはなにか，人類の定義をどこに置くか，という問題によって決まるといえよう．

■ 人類の特徴と人類の進化

人類の特徴は多数あるが，それらは，

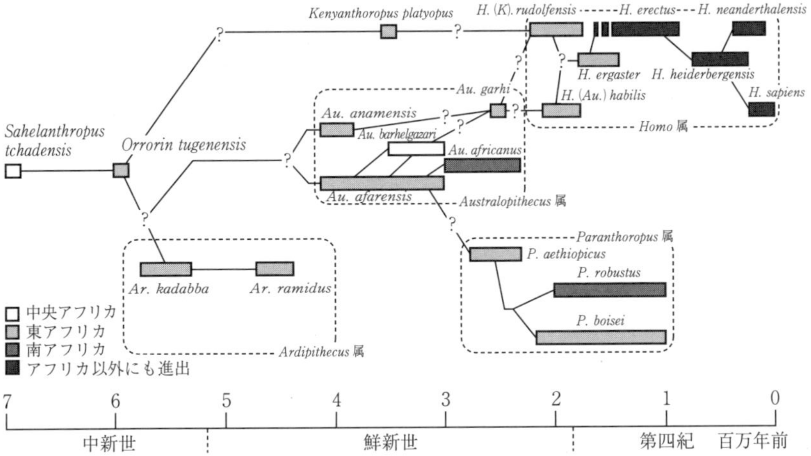

図1 人類の進化に関する仮説
（後藤仁敏，日本の科学者，2003年2月号を改変）

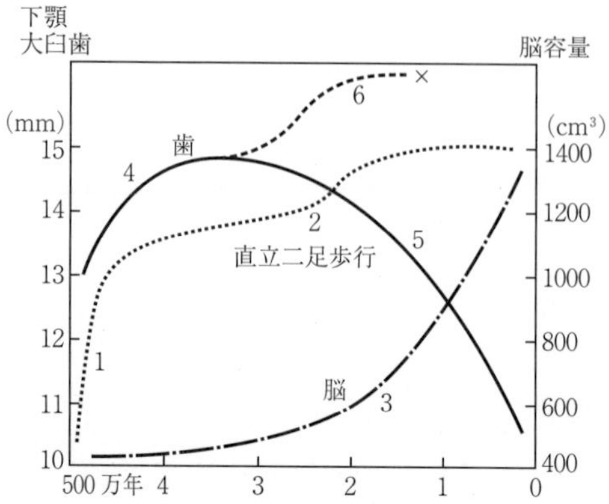

図 2　人類の身体特徴の進化傾向

直立二足歩行は猿人 (1) で発達し，原人 (2) で完成した．大脳と成長の遅滞は少しずつ発達し，原人 (3) 以降急速に発達した．歯は，初期には大きくなった (4) が，ヒト属 (5) では退化している．歯が巨大化したパラントロプス属 (6) は絶滅した（馬場悠男，ピテカントロプス展図録，国立科学博物館，1996 より）．

① 直立二足歩行，② 顎と犬歯の退化と大脳の発達，③ 性的活性化，④ 幼児性の持続，⑤ 道具の使用と製作，言語の使用などの社会性，の 5 点に要約できる．

このうち，直立二足歩行，それに伴う道具の使用と犬歯の退化は，比較的早い時期に実現され，大脳の発達と顎の退化はゆっくりと段階的に獲得されたと考えられている（図 2）．

しかし，猿人とされているアウストラロピテクスなどの属が，はたして本当に直立二足歩行だけで生活してきたかについては,疑問が出されている．上肢がまだ長く，これらの属では，現在の類人猿にみられるように，樹上での生活の時間もかなりあったのではないかと推定されている．その点から，ヒト *Homo* 属以外のヒト科については，これを真の人類とはみないで，類人猿と人類との中間段階として，「前人」とよぶこともある．

本当の直立二足歩行は，下肢が長くなったヒト属，わけても原人といわれるホモ・エルガステル *H. ergaster* になってから実現されたのである（図 3）．

ともかく，直立二足歩行により，自由になった手で，道具を使用するようになり，木の棒や棒状の骨を武器として使うことから，サルでは戦いの武器であった犬歯が退化したと考えられる．初期人類化石では，犬歯が小さいことが，サルではなくヒト科とされる根拠とされている．犬歯が小さければ，道具を使用していたし，道具を使用していれば直立二足歩行であったと考えられるからである．

脳の容積については，最古の人類とされるサヘラントロプスではチンパンジーと同じ 320～380 cm^3，アウストラロピテクスでは 400～450 cm^3 であった．240～180 万年前の最古のヒト属であるホモ・ハビリス *Homo habilis* では 680 cm^3，ホモ・ルドルフェンシス *H. rudolfensis* では 750 cm^3 で，190～150 万年前のホモ・エルガステルでは 850 cm^3，ホモ・エレクトゥス *H. erectus* では 1000 cm^3 をこえ，ホモ・ネア

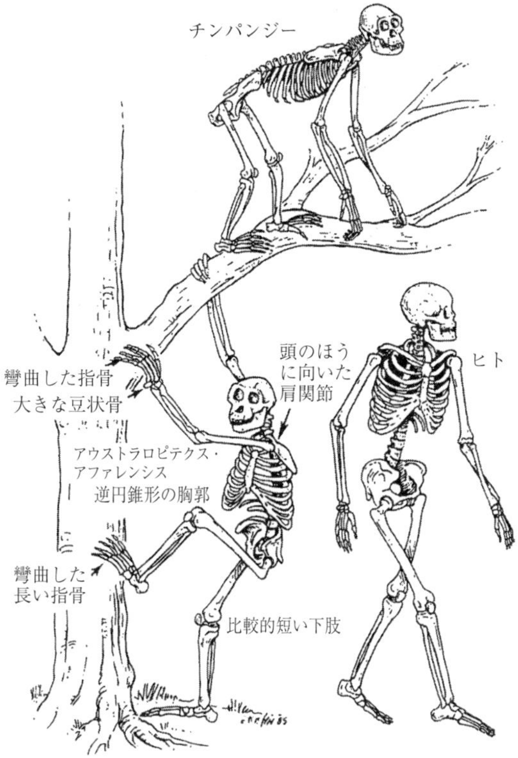

図3　チンパンジー，アウストラロピテクス，ヒトの移動様式
上肢が下肢よりも長いチンパンジーは，おもに樹上生活をするが，地上をナックルウォークングすることもある．猿人では，直立二足歩行をするが，まだ樹上生活にも適応した特徴が残っている．原人以降のヒト属になって，下肢が長くなり，直立二足歩行が完成された (Lealey, R.『ヒトはいつから人間になったか』草思社，1996 より)．

ンデルターレンシス *H. neanderthalensis* やホモ・サピエンスでは 1300 cm^3 以上となっている．

脳の拡大の原因は，道具の使用と作成，言語の発達，さらには文化の創造があげられる．250〜150 万年前の最古の石器であるオルドワイ型石器は，ホモ・ハビリスが使用したと考えられているが，間違いのない最古の道具製作者はホモ・エルガステルであるとされている．道具の使用と製作により，人類は文化を創造し，遺伝子だけでなく文化を伝える存在になった．

■ 人間性の確立をめざして

しかし，真の人間性の確立は，ホモ・ネアンデルターレンシスとホモ・サピエンスの登場を待たねばならない．共同して狩りをし，精巧な道具を製作し，火を使用し，さらには動物を飼育し，言語が発達し，トーテミズムやシャーマニズムという観念が生まれることにより，大脳が急速に拡大した

進化段階	現代人	新人 (クロマニヨン人)	旧人 (ネアンデルタール人)	原人 (ホモ・エレクトゥス)	猿人 (アウストラロピテクス)
絶対年代	現在　1万年前	5～10万年前	35万年前	160万年前	400万年前
身長 (男女を含む)	140～180 cm	140～180 cm	140～180 cm	140～170 cm	100～160 cm
頭骨	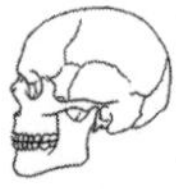	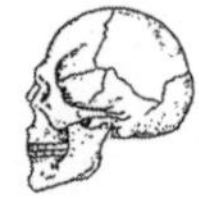	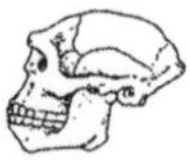	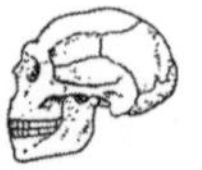	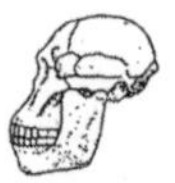
脳の容量 (男女を含む)	1300～1600 ml	1300～1600 ml	1300～1600 ml	700～1300 ml	400～700 ml
労働手段	機械	石刃・槍先	剝片石器	石斧	礫器
	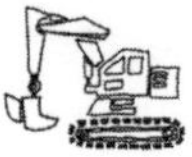	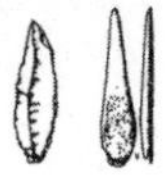	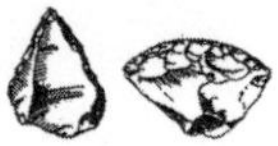	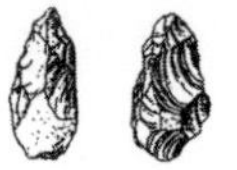	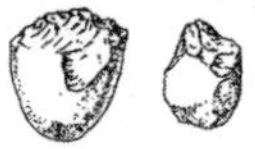
		石器の精巧さと 種類の増加 ほかの道具の使用	石器の種類の増加		

図4　巨視的な人類の進化段階と代表的な労働手段
(井尻正二・後藤仁敏『新ヒトの解剖』築地書館，1996より)

のであろう．

ピグミーチンパンジーのような類人猿から受け継いだ性的活性化は，人類のつよい繁殖力と生命力のもととなり，また個体間の関係の強化，社会性の発達にも役立ったであろう．

そして，大きな脳をもつ子どもを狭い骨盤から生み出す困難を解消するために，未熟児のままでの出産が行われるようになり，女性と子どもを大切にする習慣が生まれた．同時に発育の遅延が起こって，幼児性が長く持続するようになり，文化の学習が発達した．

その過程で，ヒトは動物的個体主義を克服し，食欲や性欲を抑制することを覚え，共同労働によって得られた食べ物を，女性と子どもだけでなく，高齢者や障害者にまで分け合うようになった．食物の平等な分配が，人間性の基礎となった．

こうして，人類は進化とともに，自分自身のからだを変化させ，道具を発達させてきたのである（図4）．

しかし，21世紀を迎えても，まだ戦争やテロの脅威は続いており，飢えと貧困は解消されておらず，医療と教育はすべての人びとのものになっていない．私たちは真の人間性の確立をめざして今後も，努力していかねばならない．　（後藤仁敏）

1-7-6
個体発生と系統発生

■ 個体発生と系統発生をめぐって

ドイツの動物学者 Ernst Haeinrich Haeckel は，その著『一般形態学』(1866) のなかで，「個体発生は系統発生をくり返す」という反復説を唱えた．この考えは，当時の生物学に大きな影響を与え，その動物の個体発生を研究すれば，その動物の進化を解明できるということで，発生の研究を大いに進めた．

しかし，いろいろな動物の発生が解明されるなかで，必ずしも個体発生と系統発生は並行な現象ではなく，ネオテニーのような子孫において幼形の特徴が発達するという傾向も発見された．イギリスの動物学者 Gavin Rylands De Beer は，その著『胚と祖先』(1940) において，個体発生と系統発生には，さまざまな関係が存在することを示した．

アメリカの古生物学者 Stephan J. Gould は，その著『個体発生と系統発生』(1977) において，どちらかというネオテニー説に主眼をおいて，この関係を論じている．

しかし，解剖学者の三木成夫は，その著『胎児の世界』(1983) などにおいて，人体解剖学と脊椎動物の比較発生学の立場から，Haeckel の考えを復権し，脊椎動物の脾臓の血管系の比較発生と，ヒトの胎児の顔面の発生において，個体発生の過程で象徴的に系統発生が反復されることを示した．

同様な考えは，発生学者の団まりなによって，その著『生物の複雑さを読む』(1996) において述べられている．すなわち，動物の個体体制は，より原始的な各段階を踏まえて階層的に発生することが明らかにされている．

オーストラリアの古生物学者 Kenneth J. McNamara は，その著『動物の発育と進化』(1997) において，生物の進化はその発生過程における異時性（ヘテロクロニー）によって，すなわち発育の加速および減速によって引き起こされると述べている．動物の個体発生が系統発生に大きな影響を及ぼすとする見解である．しかし，これだけでは，新しい形質の発現については説明することができない．

また，現代では個体発生が遺伝子レベルで解明されており，その比較研究は，遺伝子レベルの進化の解明につながっている．

■ 人体の発生にみる進化

(1)　体節と鰓弓

人体の発生過程には，さまざまな進化の過程が再現されている．その代表が体節と鰓弓である．

体節は，後頭部以下の神経管の両側に沿軸中胚葉が形成する分節構造で，脊椎動物の皮膚，骨格・筋肉・神経・血管の基本構造をつくるものである．すなわち，体節の皮板から真皮が，筋板から背筋と腹筋・体肢筋が，椎板から椎骨と肋骨が形成される．体節は，後頭部に 4 対，頸部に 8 対，胸部に 12 対，腰部に 5 対，仙骨部に 5 対，尾骨部に 8～10 対形成される（図 1）．

ヒトのからだには外見上は分節構造はみられないが，神経支配をみると，体節という分節構造が認められるのである．また，上肢と下肢も体節から分化したもので，ど

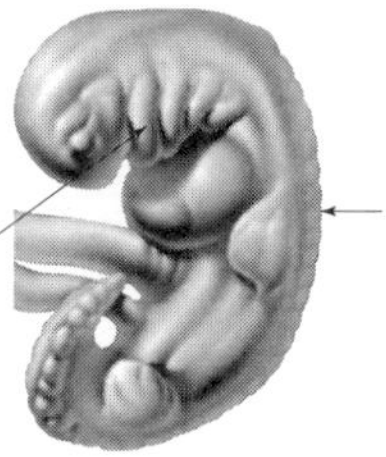

図 1　ヒトの 5 週の胚子における体節と鰓弓

の体節から形成されたものかを調べれば，その由来を解明することができる．

同様に，頭頸部の腹側には，鰓弓という分節構造が6対ほど形成される（図1）．その形成には，頭部の沿軸中胚葉であるソミトメアだけでなく，神経堤由来の外胚葉性間葉細胞が大きく関与する．顔面の骨格，筋肉，神経，血管の構造は，この鰓弓の形成とその変化によって形成される．

たとえば，顎関節は，初期には鰓弓骨に由来する口蓋方形軟骨（骨化すると方形骨）とメッケル軟骨（骨化すると関節骨）の間の一次関節である．発生の過程で，一次関節は鼓室に入り，方形骨はキヌタ骨に，メッケル軟骨の遠位端はツチ骨となり，両者の関節は伝音に携わるようになる．そして，一次関節に代わって，皮骨性の鱗状骨（ヒトでは側頭骨）と歯骨（ヒトでは下顎骨）間の二次関節が顎関節として機能するようになる．このような個体発生にみられる過程は，系統発生（図2）の再現とみることができる．

また，鰓溝は，初期には各鰓弓ごとに存在しているが，発生の過程で第二鰓弓の部分が尾方に伸長して鰓蓋となって，それより後方の鰓溝をおおうようになる（図3）．この過程は，魚類の進化においてサメ類（板鰓類）では5～7対の鰓裂が個々に開口しているのに，硬骨魚類になると鰓蓋が形成されて，鰓孔の開口が一対になることの再現である．

(2)　骨の形成

骨には，骨化の様式に2種類あり，頭蓋の大部分と鎖骨では，膜性骨化といって，結合組織の膜の中に血管が侵入して直接骨化が始まる．このことは，これらの骨が，古生代の甲皮類の皮甲に由来する皮骨であることを示している．

これに対し，軟骨性骨化を行うほかの内骨格を構成する骨では，まず軟骨が形成され，それがまず骨幹部から血管が侵入して

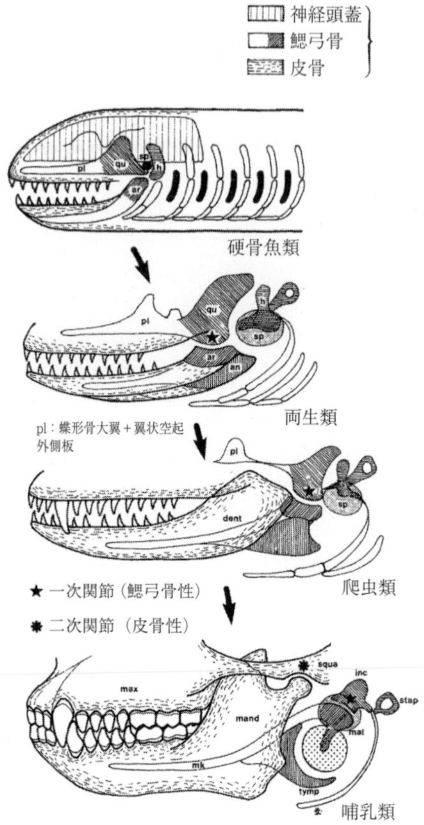

図2　顎関節の進化

an：角骨，ar：関節骨，dent：歯骨，h：舌顎骨，inc：キヌタ骨，mal：ツチ骨，mand：下顎骨，max：上顎骨，mk：メッケル軟骨，pl-qu：口蓋方形骨，sp：呼吸孔および鼓膜，squa：鱗状骨，stap：アブミ骨，tymp：鼓骨（三木成夫『生命形態学序説』うぶすな書院，1992より）．

軟骨が石灰化して破壊され，骨に置換される．やがて，骨端部にも血管が侵入して骨化が起こる．成長期には，骨端部と骨幹部の間に骨端軟骨が存在するが，骨端軟骨が骨化すると，成長は止まる．

この過程は，脊椎動物の進化において，まず内骨格が軟骨からなる軟骨魚類から，しだいに骨化が進む過程を再現するもので

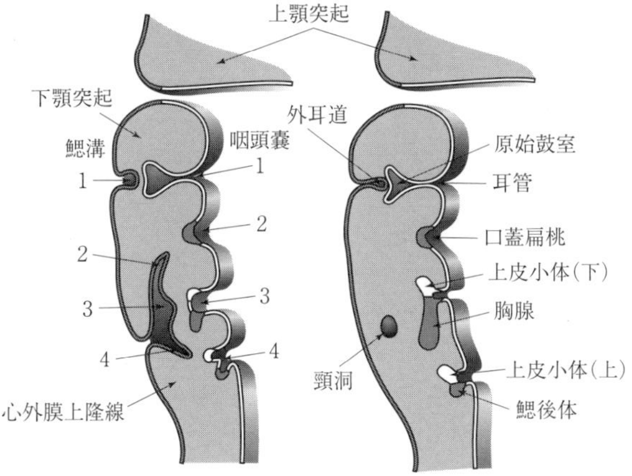

図 3　鰓溝の変化

第一鰓溝のみが外耳道として残り，第二鰓弓が鰓蓋として第三～四鰓溝をおおい，一時的に頸洞をつくるがやがて消失する（Thomas W. Sadler『ラングマン人体発生学』メディカルサイエンス・インターナショナル，1996 より）．

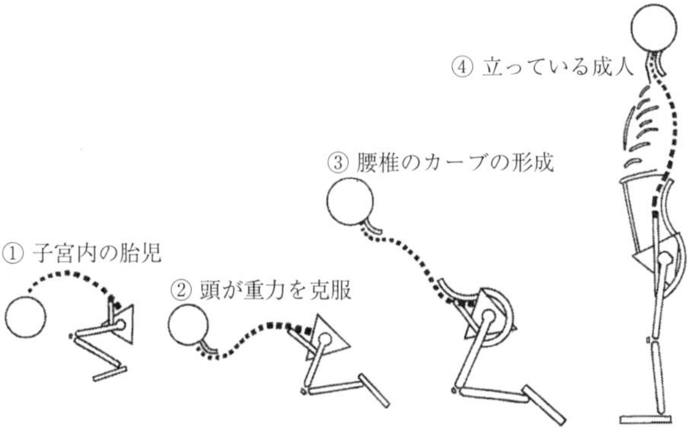

図 4　脊柱の発生

（井尻正二・後藤仁敏『新ヒトの解剖』築地書館，1996 より）

ある．すなわち，原始的な硬骨魚類ではまだ軟骨が多いが，両生類では陸地を歩くために骨化が進んで，骨幹は骨からなるようになる．さらに，爬虫類では骨端部も骨化し，強固な骨格が形成される．また，爬虫類では基本的に成長は生涯継続し，骨端の軟骨は骨化することはない．しかし，哺乳類になると成長が進むと骨端軟骨まで骨化して，成長が停止する．性成熟を起こすと，哺乳類は成長が止まるのである．

(3)　脊柱の S 字彎曲の形成

脊柱の彎曲は，生後に後天的に獲得される形質であるが，これもまた系統発生の過程の再現とみることができる．

胎児では両生類のように胸椎の背彎がみられるだけであるが，乳児ではやがて頸が

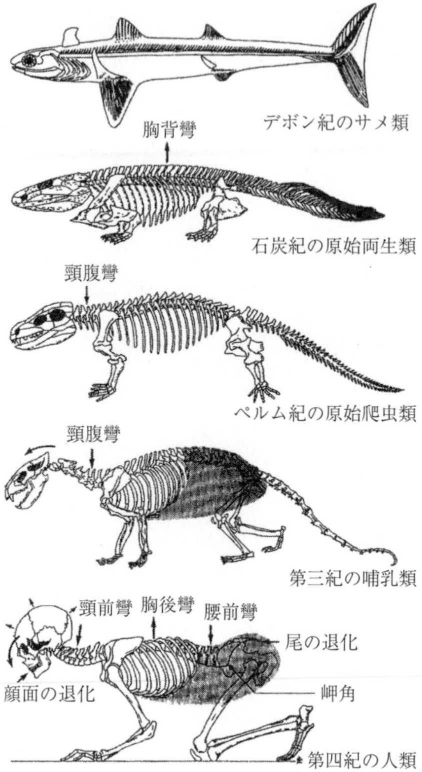

図5　脊柱の進化
（三木成夫『生命形態学序説』うぶすな書院，1992より）

すわって爬虫類のように頸椎の腹彎が形成される．1歳児で，四肢歩行から直立二足歩行が始まると，腰椎が前彎し，仙椎は後彎して，仙骨の上前端は岬角として突出する．そのことによって，ヒトの脊柱のS字彎曲が完成するのである（図4，5）

(4)　細胞から個体まで

以上のように，人体の発生過程にはさまざまな形で進化の過程の再現が認められる．それは，細胞レベルから，組織レベル，器官レベル，個体レベルまでの各レベルでみられる現象である．

たとえば，細胞レベルでは，赤血球の形成過程では，未分化な血球芽細胞から有核の赤芽球をへて，核を放出した無核の赤血球が分化する．この過程は，鳥類以下の動物の有核赤血球の段階をへて，哺乳類の無核赤血球が進化する過程を再現するものである．

筋細胞の分化でも，骨格筋組織の形成過程では，未分化な間葉細胞から筋芽細胞をへて，多核の巨大な骨格筋線維が形成される過程は，無脊椎動物や脊椎動物の内臓にみられる平滑筋から，脊椎動物の骨格筋が分化する過程を再現するものである．

器官レベルでの例は，心臓など多くの器官があげられる．また，脾臓のような胎生期と生後で別の役割を果たしている器官の機能については，魚類では造血器としての機能を果たしているという，臓器の系統発生を踏まえてはじめて理解されることである．

■ 個体発生と系統発生の関係

井尻正二は，その著『古生物学論』（平凡社，1949）のなかで，「個体発生は系統発生によって与えられ，系統発生は個体発生を通じて展開する」，換言すれば，「個体発生の合法則性（論理性）は，系統発生の必然性（歴史性）によって与えられ，系統発生の合法則性（論理性）は，個体発生の偶然性を通じて展開（生成発展）する」と述べている．

要するに，個体発生と系統発生の問題は，論理性と歴史性，偶然性と必然性という概念で，はじめて理解されるとしている．

人体の発生においても，発生の過程に進化の過程の再現が少なからずみられることを，何人といえども，無視することはできない．からだの発生は，からだの歴史をふまえてはじめて理解されるのではないだろうか．
（後藤仁敏）

1-8 からだの外敵

1-8-1
細　菌

肉眼では見えない微生物の存在を人類史上初めて確認した人物は，オランダ人の A. van Leeuwenhoek（1632-1723）であろう．自らで作製した高倍率の顕微鏡を用いて身近なものを多数観察した彼は，原生動物とともに，それよりもはるかに小さな小動物を発見し，残されたスケッチには，桿菌やスピロヘータに相当する微生物が描かれている．以来，人類は細菌との闘いに多くの努力をつぎこみ，抗生物質の発見やワクチン開発は感染症のコントロールを可能ならしめる一つの要因となった．

しかし，近年にいたって感染症との闘いが過去の歴史上の出来事ではなく，新興・再興感染症や病院感染，薬剤耐性細菌の出現からバイオテロリズムにいたるまで，細菌の反撃がいつ起こるかわからない臨戦状態にあることを人類は思い知らされることになった．

■ 炭疽

現代社会への復讐に暗い情熱を燃やすある種の人々にとって，見も知らぬ他人を大量殺戮し人類社会に混乱をもたらすことは究極の目標となる．多くの人々にとって寝耳に水であったことは，すでにコントロール可能となり感染の危険がほとんどなくなった細菌感染症がバイオテロリストらに利用される可能性が出てきたことである．数ある細菌感染症のうちでバイオテロリズムに用いられる可能性のある細菌として最右翼にあげられたものが炭疽菌（anthrax）*Bacillus anthracis* である．その芽胞は乾燥，熱に対しても抵抗性があり，何十年にもわたって土中に生きながらえることができる．

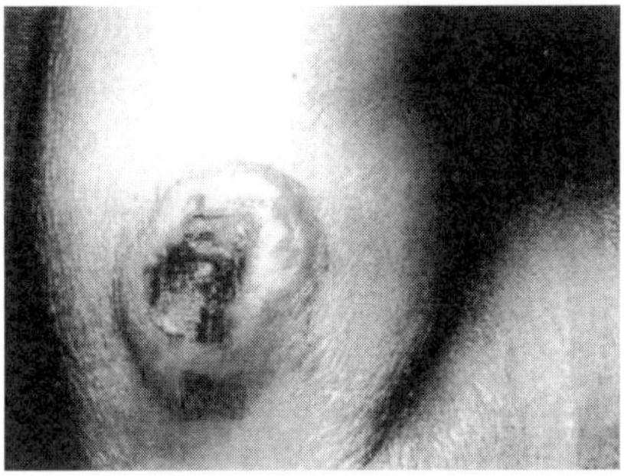

図 1　腕に形成された皮膚炭疽の病変スケッチ
（写真：W.E. Kobuch, M.D., St.Luke' s Hospital, Lupane, Bulawayo, Zimbabwe）

通常は家畜など草食動物を侵し，ヒトへの感染は炭疽に罹患した家畜との接触や炭疽菌の芽胞に汚染された家畜の肉・排泄物などを通して起こる．症状は，侵される部位によって皮膚炭疽，肺炭疽，腸炭疽があり，未治療の場合の致命率はそれぞれ 20%，95%，60% と報告されている．肺炭疽で急性呼吸切迫症状が 24 時間以上持続するとどのような治療を加えても致命率はほぼ 100% に達するという．

1979 年の 4 月から 5 月にかけて，ソビエト連邦（当時）の都市である Sverdlovsk で起こった集団炭疽菌感染の勃発は謎多い出来事として記憶されている．このとき，7 週間に 96 人もの人間が炭疽に罹患し，そのうち 64 人もの死者を出したこの事件を，当局は炭疽菌に汚染された肉の摂取によって一時的な流行が起こったものと説明してきた．しかし近年の詳細な疫学的調査により，当時の炭疽罹患患者の多くが，昼間近郊に位置する生物兵器工場から南東部に位置する場所にいたこと，工場の南東部の村々では多くの家畜が当時炭疽に罹患したこと，4月2日の風の向きが南東方向へ吹いていたことなどが明らかにされ，生物兵器としての炭疽菌が工場より漏れ出た可能性が強く指摘されることになった．

肺より芽胞が吸入された場合の肺炭疽の致命率はきわめて高いことから，原因不明の集団感染が疑われた場合にはバイオテロリズムの可能性を疑い注意が促されるべきであろう．幸いなことに治療法は確立されており，芽胞に曝露した可能性のある者は有効な抗生物質の服用を行わなければならない．

■ **結核**

結核（tuberculosis）で命を落とした歴史上の著名人は数多く，現在でも数多くの日本人を苦しめ続けている最大級の感染症である．戦国の世，京都へ上洛せんとし織田信長を絶体絶命の窮地へ陥れた戦国武将，武田信玄が陣中で没したのは，結核が原因と推測されており，幕末，京都の池田屋に集まる尊攘派志士を襲った新撰組隊員のひとり，沖田総司は結核による喀血のため襲撃の途中で動けなくなったという．明治の歌人石川啄木は，数多くの名作を残して27歳で結核のため世を去った．

結核の病原体は結核菌 *Mycobacterium tuberculosis* とよばれ，1882年ドイツの細菌学者 R. Koch により発見された．感染はほとんどの場合，結核患者の咳などによって飛散する飛沫核に含まれる結核菌を吸い込むことによって起こる．感染を受けた多くの人は発病しないが菌は長期にわたって体内で生存し，十数年から数十年後に発病することもある．現在のわが国の結核患者の過半数を占める60歳以上の老人のほとんどは若いときに感染を受けたものと推定されており，老化，糖尿病など慢性疾患の存在で免疫能が低下したため菌が増殖し，症状が顕現してきたものと考えられている．

近年，本症の問題を複雑化した要因は，エイズとの合併および多剤耐性菌の増加である．結核菌のコントロールを可能ならしめたアメリカの S. Waksman による抗生物質ストレプトマイシンの発見は人類生存への福音であったにもかかわらず，その後発見された他の数多くの抗結核剤の不適切な使用が菌の耐性獲得に拍車をかけることになった．わが国でも結核は年間の新登録患者数が4万人をこえ，死者も3000人に達する勢いをみせたうえに1998年から増加に転じたことから，厚生労働省は結核緊急事態宣言を出して注意を喚起することになった．

■ **メチシリン耐性黄色ブドウ球菌（MRSA），バンコマイシン耐性黄色ブドウ球菌（VRSA）**

病気の治療を求めて訪れた病院で逆に新たな病気にかかってしまう事例は，重大な脅威として感染症がわれわれの前に立ちはだかり始めていることを示す好例である．病院感染の事例では，黄色ブドウ球菌 *Staphylococcus aureus* が最重要の病原菌の一つとして認識されている．本菌は，ヒトの皮膚，鼻咽腔粘膜，腸管内に常在し，化膿を引き起こす代表的な細菌であるが，薬剤耐性が生じやすく多剤耐性菌が多い．

耐性形質の獲得は，プラスミドとよばれるDNAが原因であるとされる．MRSAはメチシリンが投与され始めた翌年の1961年には報告が見られ，1980年代頃から本菌の病院感染が急増し大きな問題となった．MRSAの治療にはおもに抗生剤の一つバンコマイシンが使用されてきたが，本剤へ耐性を示すVRSAの出現が報告され，抗生物質の効かない感染症が，衰弱した患者や高齢患者の生命を脅かす原因となっている．

（宮平　靖）

1-8-2
マイコプラズマ，真菌

マイコプラズマは，通常の細菌と異なり濾過によって除去されない濾過性微生物として1898年に初めてその存在が推測された. ヒトの原発性異型肺炎の病原体として，抗生物質が有効な特異な性状のウイルスが想定されたが，1962年に特殊培地の考案によりマイコプラズマが初めて分離され，疾患研究が大きく進展することになった.

マイコプラズマは，自己増殖能力をもつ最小の微生物とされている．本微生物は，ヒトに病変をきたすものとして医学的に重要であるだけでなく，医学研究に対しても重大な脅威を与え続けている微生物として有名である．すなわち，医学研究を遂行する上で必要不可欠な細胞培養の技術で，細胞がマイコプラズマの混入，汚染を受けることがしばしばあり，正確な医学情報の知見確立を妨害することが知られているからである.

一方, 真菌は下等真核生物の一つであり，細菌に比べて分化の程度が高く多様な形態をとる．基本形態は，菌糸型と酵母型である．ヒトに影響する真菌の性質としては，感染を起こす真菌症，真菌が産生する有毒物質の中毒であるカビ毒症，真菌が抗原として作用する過敏症（アレルギー）がある．真菌は真核生物であることから，同じ真核細胞で構成されるヒト細胞との選択毒性を発揮する薬剤の開発が難しく，これが真菌症の化学療法を困難にしている最大の要因とされている.

■ マイコプラズマ肺炎

5歳から9歳の学童が発熱，咳などのかぜのような症状を呈し，病院を受診して胸部X写真で下肺野を中心に陰影を認めたさいには，マイコプラズマ肺炎（または原発性異型肺炎）を疑う必要がある．本症は学童から家族内にもち込まれ家族内感染を起こすが，3歳以下の乳幼児，高齢者の発症はまれとされる.

本肺炎の流行は4年をサイクルとしてくり返されオリンピック開催の年に流行するといわれたこともあったが，最近の報告ではこの周期がなくなりつつあるという．咳はかなり長く残ることもあるが，合併症がなければ後遺症を残さないで回復する．しかし，ときに髄膜炎，脳炎，神経根炎，小脳失調を引き起こすことがある．通常よく使用される抗生物質がまったく効かないため，診断の遅れから治癒までに時間がかかることもある.

■ カンジダ症

本菌はヒトの常在菌で病原性は弱いが，抵抗力の低下したヒトに日和見感染症として病変をきたし重篤になる場合がある．糖尿病，腫瘍，とくに造血系腫瘍，抗細菌剤の多用，ステロイド剤の使用やHIV感染による免疫不全（AIDS）などが重篤な本感染症を引き起こし，とくにAIDSのさいには重症の口腔, 食道カンジダ症が頻発する.

深部臓器を侵す深在性カンジダ症は，免疫不全の場合にはときに終末感染の様相を呈する．表在性カンジダ症の代表的な疾患としては膣カンジダ症があり，おりもの（帯下）を主訴とする婦人科の病気のなかでは，日ごろ最もよく遭遇する疾患の一つである．カンジダは，膣炎を起こしていない健康女性の膣内にも10～15%に検出され健康女性の膣内の常在菌類の一つとされるが，性交渉年齢にある女性での発生頻度が高くなることから，性感染症の一つと考えられている.

膣カンジダ症の起こりやすい原因としては，① 薬剤の使用（抗生剤，ホルモン剤とくに副腎皮質ホルモン，エストロゲン，ピル)，② 糖尿病，③ 高温多湿の環境，④ 妊娠，⑤ 月経などがある．膣カンジダ

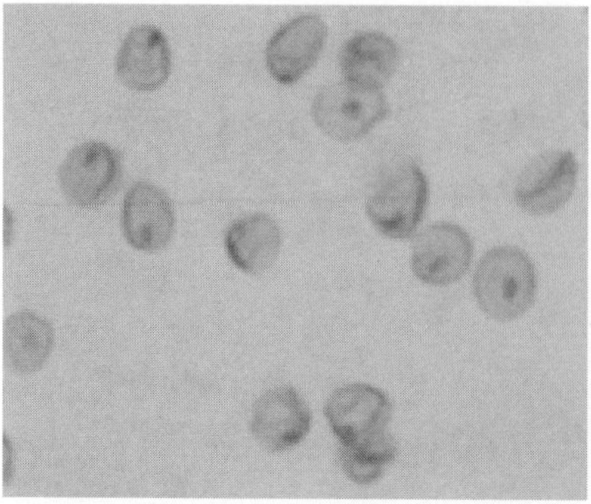

図1　ニューモシスチス・カリニ銀染色標本（写真：小林正規博士提供）

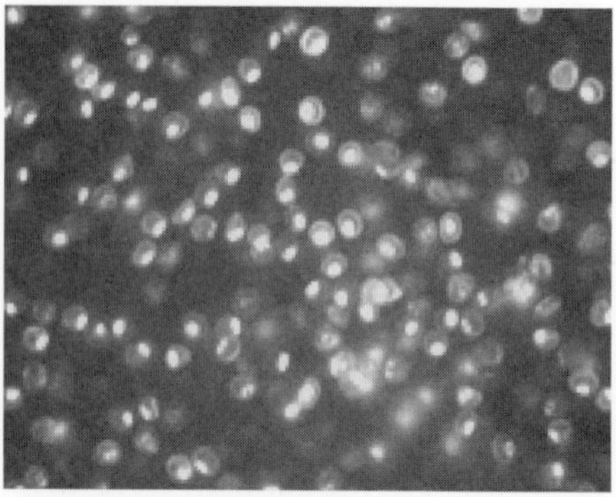

図2　ニューモシスチス・カリニ蛍光色素染色標本（写真：小林正規博士提供）

症は診断も容易であり，有効な薬剤も多く治りやすい感染症ではあるが，しばしば再発をくり返すことから根気強い対処が必要である．

■ ニューモシスチス・カリニ肺炎

1980年の10月から翌1981年の5月までの間に，米国ロサンゼルス市の三つの病院で観察された5人の重篤な肺炎の症例を米国疾病防疫センターが報告したとき，それは明らかにふつうではないことを示唆していた．その肺炎が，当時は発生がきわめてまれであると考えられていたニューモシスチス・カリニ肺炎であったこと，また5人の患者がそれまで何らの基礎疾患をわずらったこともない健康な若い男性同性愛者であったことは，きわめて異例だったのである．この報告書は，20世紀後半から21世紀にかけて人類の健康問題を大きく揺るがしたHIV感染によって引き起こされる後天性免疫不全症候群（AIDS）発見の最初のきっかけをつくった報告であり，ニューモシスチス・カリニ肺炎はAIDSのいわば「影武者」としての役割を演じ続けたといっても過言ではない．栄養不良児に発症するまれな疾患から大きく変貌し脚光を浴びた疾患ではあったが，その分類についても謎に包まれた部分が多かった．

本病原体を人類史上初めて観察したブラジル人研究者C. Chagasは1909年，それをトリパノソーマ科原虫の一形態であると誤解して記載している．その後，形態的な性状がマラリア原虫などが含まれる胞子虫類の形態に類似していたことから原生動物に長く分類されていたが，近年のDNAバイオテクノロジーを用いた遺伝子の比較検討の結果から，本病原体は真菌に分類されるとの見解が主流となった．

本肺炎は健常人に発症することはまずあり得ないが，常在菌として多くのヒトに寄生していると推測されており，免疫不全状態時，とくにAIDSのさいには高い頻度で本病態を呈してくることが知られている．治療を施さなければ間違いなく死の転帰をたどるが，有効な治療薬剤があり，適切な診断をつけた後に薬剤副作用に留意しながら化学療法を行うことで，疾患のコントロールは比較的容易となった．（宮平　靖）

1-8-3
ウイルス

ウイルスの発見は，ヒトではなく植物のタバコの疾病研究のなかで1886年から1898年までに成し遂げられたものである．まず最初に，葉に斑点を生じるタバコモザイク病の原因が，細菌よりも小さな濾過性物質によって引き起こされることが実験で明らかにされた．その後，病原体が培養液の中で増殖不能だが生きたタバコの葉で増殖することも証明された．この濾過性病原体は，いまではタバコモザイクウイルスとよばれ，ウイルス発見の端緒となったものとして知られている．

ウイルスは自分自身では増殖できず細胞の中でしか増殖できないという顕著な特徴をもつ．その疾患予防や治療に関しては，天然痘，狂犬病，黄熱，ポリオ，麻疹といったウイルス性疾患への効果絶大なワクチンによる免疫予防療法が実施可能となり，致死性疾患のコントロールに長足の進歩がみられた分野でもあった．

また腫瘍を引き起こす腫瘍ウイルスの発見はがん遺伝子の発見へとつながって発がん機構の解明に大きな展望を開き，レトロウイルス中の逆転写酵素の発見は分子生物学の常識をくつがえす発見となった．ウイルス研究からは主要組織適合抗原（MHC）拘束性の抗原認識といった免疫学上の重要な概念も提出されるなど，医学生物学の研究上重大な貢献を成し遂げてきた研究分野である．

■ インフルエンザウイルス

現代を生きるわれわれにとって最もなじみ深い感染症の一つがこのインフルエンザであろう．通常のかぜ症候群と異なり重篤な合併症や後遺症を残すこともあり，毎年流行季節には多数のメディアを通して本症の流行やワクチン接種を促す報道が盛んに行われている．歴史的にみて，本症が人類の生存へ大きな影響を与えた出来事が1918年から1919年にかけて世界を席巻した「スペインかぜ」とよばれるインフルエンザの大流行である．これによって全世界の罹患者数は6億人をこえ2300万人もの人が命を失うという大きな惨禍がもたらされた．

症状は，1日から3日の潜伏期間を経て発熱（38～40℃），全身倦怠感，頭痛，筋肉痛を伴って急激に発症し，2日から3日間持続する．解熱とともに全身症状の改善をみるが，咳や鼻汁過多などの呼吸器症状が2週間から3週間続いて治癒する．しかし，乳幼児，高齢者，気管支喘息や慢性肺疾患，心臓病や糖尿病をもつ人々では合併症が起こりやすく，肺炎，脳炎・脳症が引き起こされる．インフルエンザ脳炎・脳症は1歳から5歳の乳幼児を中心に起こることが多く，インフルエンザ症状を示し始めて1日から2日以内に痙攣を伴う意識障害が急速に進行することがあり，致命率は20%から40%と高いため注意を要する．

インフルエンザウイルスが大流行を引き起こす一つの原因として考えられている機構が，本病原体が抗原変異を起こしやすいことにある．ウイルスの表面抗原は，赤血球凝集素（hemagglutinin, HA）やノイラミニダーゼ（neuraminidase, NA）などがあり，それぞれに亜型が存在する．たとえばスペインかぜを引き起こしたウイルスの表面抗原はH1N1亜型であり，1957年に起こったアジアかぜとよばれる世界的流行のウイルスはH2N2亜型，1968年の香港かぜとよばれたウイルスはH3N2亜型であった．1977年にはH1N1亜型が再登場して若年層を標的にインフルエンザの流行が起こり「ソ連かぜ」とよばれた．このような抗原変異ウイルスが出現することで，人類の多くが免疫を欠く感受性個体であるために，世界的な大流行へとつながることが推測されている．

このような抗原変異の起こる機構として，トリにかかるインフルエンザウイルスと，ヒトにかかるインフルエンザが同時にブタにかかることで，双方のウイルス間で起こる遺伝的再集合による結果であると提唱されている．1918年から1919年に流行したスペインかぜのウイルスは現在残っていない．しかし，スペインかぜにより死亡した患者のホルマリン固定標本から遺伝子が抽出され，インフルエンザウイルスの遺伝子のすべてがトリ型ウイルスを示すことが明らかにされた．

■ 肝炎ウイルス

近年，肝移植術の進歩により，かつては座して死を待つしかなかった肝不全患者が助かったという事例を，患者が著名人であるケースなどでメディアが取り上げることが増えた．このような肝機能不全を引き起こす病因としては，アルコール性，薬剤性による障害に加えて肝炎ウイルスが原因となる場合がかなり多い．

肝炎ウイルスは，A型肝炎ウイルスのように経口感染し，海外流行地で感染する輸入肝炎として問題となる場合と，B型，C型肝炎ウイルスのように輸血により感染し発症する場合とがある．1964年，米国のライシャワー駐日大使が暴漢に襲撃され重傷を負う事件が発生し世間を驚愕させたが，さらに日本中を驚愕させ憤慨させたことは，このときの輸血治療で一命を取りとめたライシャワー氏が，その後輸血後肝炎を発症したことであった．この事件は国辱とまでよばれ大きな社会問題へと発展し，日本における血液供給が売血から献血へと移行するきっかけとなった．

輸血後肝炎のうちB型肝炎は起因ウイルスの性状が明らかにされワクチンの開発も行われたが，最近とくに問題になっている起因ウイルスがC型肝炎ウイルスである．本疾患は慢性化し，高率に肝硬変を経て肝細胞がんを発症するにいたる．感染経路は血液媒介性（輸血など）または性感染症であり，予防法は血液に対する一般的な注意事項を遵守することにつきる．日本には約200万人の潜在感染者がいると推定されており，適切な対策が望まれている．

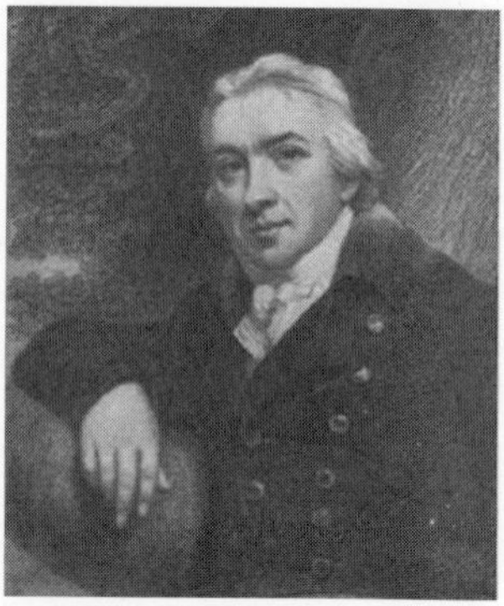

図1 エドワード・ジェンナー，種痘を行う（1796）

■ 天然痘

かつて世界中いたるところで猛威をふるって多数の死者を出すなど，人類を苦しめ続けてきた痘瘡（天然痘）は，1796年にE. Jennerが初めて行った種痘法の世界的な普及により1980年ついに根絶が宣言された．

現在，地球上最後の痘瘡ウイルスは米国とロシアの研究室2か所に保存されているが，それらを永久に廃棄するか否かについては大きな議論が湧き起こった．予定されていた1999年の永久廃棄処分は延期され，現在痘瘡ウイルスを用いたバイオテロリズムの脅威が世界中で叫ばれている．中断されていた対痘瘡用ワクチンの製造，保管も再び脚光を浴び始め，バイオテロリストたちの無慈悲な人類大量殺戮計画に対する可能な限りの対策が世界的に進行する現状は，人類の愚かさをも映し出しているようである．

（宮平　靖）

1-8-4
寄生虫

かつて地球上に広く分布し繁栄を謳歌した寄生虫は，この頃日本では目にすることが極端に少なくなった．寄生虫病研究者へはときに一般の方から「寄生虫に会いたい」という熱心かつ執拗な問い合わせがあり，困惑させられるという時代である．

寄生虫のかつての繁栄の痕跡はわれわれ自身の身体に存在する免疫グロブリンE（Immunoglobulin E, IgE）に残っている．IgE は寄生虫病感染時に体内で大量に産生されそれが寄生虫排除機構の重要な一翼を担っていることが知られており，この免疫グロブリンが人類の進化の過程で現れ保持されてきた理由が，ひとえに寄生虫感染への抵抗力獲得にあったと信じられているからである．

日本から一歩海外へ足を踏み出すと，しかし寄生虫病は大きな健康問題としての地位を保ち続けている．マラリア症による年間の死者は100万人から200万人と推定され，HIV/AIDS 感染症，結核と並ぶ三大感染症の一つである．また腸管内寄生虫疾病群は世界中の多くの子どもたちの栄養を奪い去り，小児の発育不全の大きな原因となっている．

一方，コントロールが成功したと考えられている寄生虫疾患ですら，状況しだいではいつ復讐に燃えた再興感染症として再登場し，社会問題化するかわからない危険性がつねに叫ばれている．近年は寄生虫病とアレルギーの関係がメディアを通して話題になることが増え，寄生虫に罹患しているとアレルギー体質にならないという主張を信じ込む人々も多いという．このように寄生虫病は話題に事欠かない，決して過去の疾患群ではないつねに新しい話題と興味を提供している分野でもある．

■ マラリア

ヒトにかかる4種のマラリア原虫のうち，熱帯熱マラリア原虫は致命的な病態へと進行することが知られている．世界中で年間100万人から200万人ものヒトがマラリアにより死亡していると推定されているが，このほぼ全例が熱帯熱マラリア感染の合併症の結果による．死者の大部分は5歳以下のアフリカの乳幼児であり，このことからマラリア症は強大な淘汰圧力として人類の進化にすら大きな影響を与えてきたことが知られている．

マラリアはハマダラカによって媒介されるが，蚊体内でのマラリア原虫の発育にはある一定以上の温度が必要であることが，本疾患が熱帯地方に限局して分布している一つの理由となっている．このマラリア症の分布地域に沿って，鎌状赤血球症，地中海貧血症やグルコース6リン酸脱水素酵素欠損症といった遺伝病が分布していることが知られている．これらの遺伝的形質をもつ者は重症マラリアに対して抵抗性を獲得しており，致死的な臨床経過を免れることが知られている．このようにある単一疾患によって特定の遺伝性疾患が淘汰選別されてきた事例はマラリア感染のほかに例をみず，それだけマラリアという疾患が人類の生存へかけてきた圧力の大きさを明白に示しているものであろう．

熱帯熱マラリアの起源としては，トリにかかっていたマラリアがヒトにかかるようになったことが分子遺伝学的な解析から提

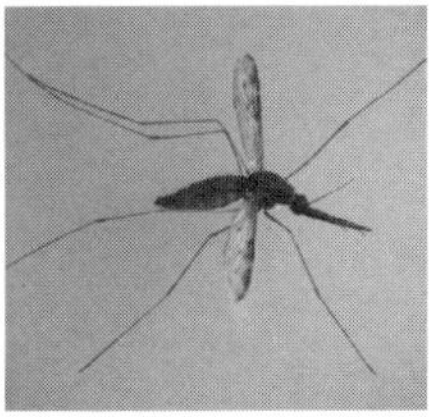

図1 シナハマダラカ（*Anopheles sinensis*）成虫写真．日本国内にて捕獲（松岡裕之博士提供）．

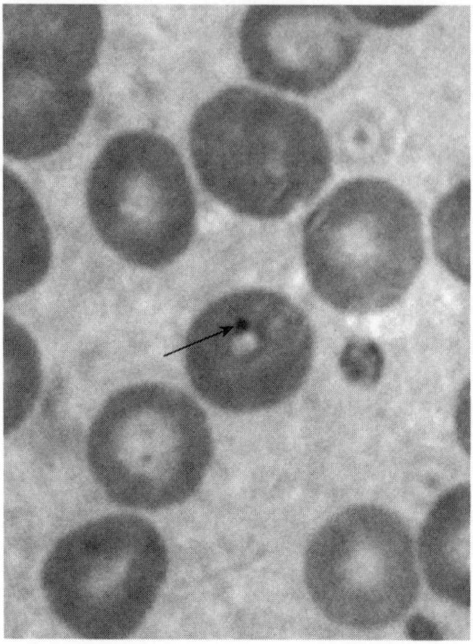

図 2　ヒト赤血球に感染した三日熱マラリア原虫（矢印）

唱されている．さらに，いつごろからこのマラリア原虫がヒトにかかるようになったかという疑問に対しても，分子遺伝学的な解析と統計学的な解析の組合せにより，約 5000 年から 10000 年前にさかのぼると推定した研究結果が提出され，この推定値はマラリアに対して臨床的に抵抗性をもつグルコース 6 リン酸脱水素酵素欠損症をもつ人類の出現推定時期とほぼ一致するという．興味深いことにこの時期は，人類が狩猟生活から農業生産を開始した時期に一致していると考えられている．すなわち，農業の開始により潤沢につくり出された水たまりなどのハマダラカの発育場所から蚊が大量発生し，トリのマラリア原虫がヒトにかかるようになったという推定がなされている．

本症は，薬剤耐性マラリアや殺虫剤耐性の蚊などの問題の解決が不十分なうえ，ワクチンの開発もいまだ成し遂げられておらず，多くの問題を抱え続けたままである．しかし，適切な診断をつけられれば救命は十分可能な疾患であり，診断が可能か否かはひとえに医師がマラリアを鑑別診断疾患として思い浮かべるか否かにかかっているといえる．

■ シャーガス病

中南米の風土病シャーガス病はサシガメという吸血昆虫により媒介される疾患で，病原原生動物が体内でおもに筋肉や心筋細胞内で増殖，細胞破壊をくり返し，心筋炎などの病態を呈してくる．しかし，南米各国が一致協力して行った各戸へのしらみつぶしの殺虫剤撒布が予想以上の効果をあげ，現在シャーガス病の新患発生が減少し，複数の国ではまったく見られないレベルにまで到達するにいたった．

C. Chagas が 1909 年に初めて本疾患を記載してから 100 年近く地道な科学研究が続けられてきたが，それでも成し遂げられなかったシャーガス病の撲滅が，殺虫剤の大量散布という単純明快な作戦で達成されつつあることは科学研究者へも大きな波紋をなげかけている．これもまた科学の勝利といえるのか，寄生虫病は再び復讐に燃えて再興してくるのか，本疾患の今後の動向に目が離せない状況にある．

■ 寄生虫とアレルギー

寄生虫が日本からいなくなったことが日本におけるアレルギー患者の増大の原因だとその因果関係を主張する研究者がマスコミの寵児となり，またたく間にこの「信仰」が一般へも広がってしまった．寄生虫病は，アレルギー症状を緩和するという説と，アレルギー症状をむしろ増悪するという真向から対立する説が主張されている現状では，寄生虫にかかってアレルギーを治したいと考えることは時期尚早である．また，病気を病気で治すという概念についても多くの方のコンセンサスを得ることは難しいであろう．　（宮平　靖）

1-8-5
食中毒

食中毒の問題は，感染症がコントロール可能となってからもしばしばメディアを通じて伝えられることが多い．食中毒とは，食品に起因する急性胃腸炎あるいは神経障害などの中毒症を総称したものである．メディアを通じて報道される事例は，飲食店や給食施設などで提供された原因食を摂食することにより，集団的に発生するものである．発生の事例が多いことからも行政的な対応が定められており，食中毒の発生を認めたり疑ったりした場合には，医師は速やかに保健所への届出を行わなければならない．

食中毒の原因は，食品衛生法で細かく定められており，1999年にも改正が加えられて多様な食品媒介性の食中毒原因物質への行政的対応に厚みが増すことになった．食中毒は，① 細菌性食中毒，② ウイルス性食中毒，③ 自然毒食中毒，④ 化学性食中毒の四つに大きく分類されている．細菌性食中毒はさらに感染型と毒素型に分けられる．自然毒食中毒は，例数としては多くはないが死亡例が高い割合を占め，フグ毒中毒やキノコ中毒などが含まれる．さらに特記すべきことは，ある種のカビ毒が重篤な病態を引き起こすことが知られている．

1960年，イギリスにおいて10万羽をこす七面鳥が死ぬというショッキングな出来事を引き起こした原因物質が，カビ毒のアフラトキシンであった．このカビ毒は肝臓に対する急性毒性を発揮する以外に強力な発がん性を有しており，食品衛生上重大な問題と考えられ，輸入農作物の汚染検査が行われている．

食中毒の日本における発生頻度は，年間2万5千人から4万5千人ほどである．その大部分は細菌性食中毒であり，とくにサルモネラと腸炎ビブリオによるものが多い．その予防は，① 清潔，② 冷蔵または加熱，③ 迅速摂食の三大原則を励行することに集約される．

■ サルモネラ

サルモネラ（*Salmonella spp.*）による食中毒は先進諸国では最も多い食中毒の原因となっており，食品衛生上の大きな問題である．その理由の一つが，サルモネラの宿主域がきわめて広くヒト以外にも各種の哺乳類，鳥類，爬虫類，両生類に感染し保有されていることにある．菌の経口感染後，8時間から48時間でサルモネラによる食中毒は急性胃腸炎として発症する．ヒトからヒトへの直接伝播は特殊な場合を除いてなく，ほとんどが食品を介した感染が原因である．

発症は，発熱，頭痛，腹痛，下痢，嘔吐などで始まり，下痢は水様でときに血液や粘液が混じることがある．致死的な経過をたどることはまれで，主要症状は1日から2日で収束し1週間ほどで回復をみる．ただし，小児の場合には敗血症型の感染経過をたどる場合があり，致命率は5%から20%に達することがある．

本菌には，感染動物（ブタ，ウシ，ニワトリ，シチメンチョウ，アヒル）の肉，乳，卵や汚染された食品（保菌者，ハエ，ゴキブリ，ネズミなどによる）を通して感染することが多く，保菌獣としてはこのほかにイヌが高率に菌を保有していること，ペットとして飼育されるカメにもサルモネラが感染していることがある．サルモネラの種によっては鶏卵の卵内感染を起こし，卵による食中毒の主原因となっている．

■ 腸炎ビブリオ

本菌は，1950年に日本の大阪で発生した「しらすぼし」による食中毒の原因菌として初めて特定されたものである．本来菌は，海水中に生息するため汚染された魚介類の生食によって発症することが多い．6時間から12時間の潜伏期の後に激しい腹痛，下痢，嘔吐，発熱で発症する．便は水様性，ときに粘液，血液が混じることがある．予後は一般に良好で，2〜3日で回復する．

■ コレラ

コレラを発症する時間帯は真夜中であることが多いという．家族とともに夕食をとり，寝所に入って眠りに入ろうとしたそのとき便意を覚えて立つ．何度かトイレへ行くうちに便は水様性となり外観は「米のとぎ汁様」となって糞便特有の臭気が消えてくる．嘔吐もくり返されるが，腹痛を伴う下痢でもなく苦痛を伴う嘔吐でもない大量の水分喪失が進行し，電解質異常から多臓器の機能不全へと進み，適切かつ迅速な輸液で水分補給を行わなければ致命率は60%をこえる．

コレラ菌 *Vibrio cholerae* は長い間ベンガル湾とガンジス川河口にひっそりと生息していた風土病であったと考えられている．西洋人の大航海が発端となった人と物の世界的な交流の開始は，1817年以降コレラの世界的大流行 (pandemic) をきたす原因となった．1854年，コレラの流行がイギリスのロンドン市内で勃発したとき，当時の一般人は病気の原因は「患者の放散する毒気を吸入するため」と何百年前からの「瘴気」（ミアスマ）学説の流れをくむ考え方で理解しており，ロンドン市民は恐怖に陥っていた．

ドイツの細菌学者 R. Koch がコレラ菌を発見する1883年より30年近くもさかのぼる当時は，コレラ菌の概念すら存在しなかった時代である．このとき若き疫学者 J. Snow は，「患者の腸管排泄物中に含まれる，自ら増殖し，最初と同一のものをしだいにつくりゆく物質が，主として飲料水を媒体として，人から人へと伝播するものであること」を信じ，丹念な調査の結果，

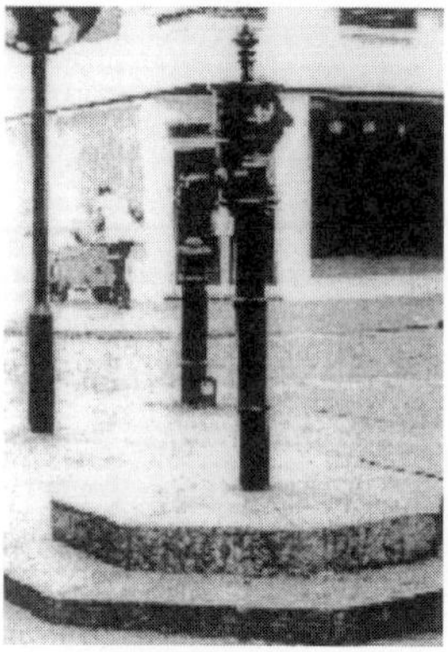

図1 現在のブロード・ストリート，ポンプ井戸跡

コレラ患者のほぼすべてがテムズ河から配管されたブロード・ストリート (Broad Street) のポンプ井戸からの水を使用していたことを突きとめるにいたった．彼は汚染源となったポンプ井戸を撤去するという対策をたてることができ，「近代的疫学の原点」としての偉業を成し遂げたと考えられている．

日本最初のコレラ大流行は1822年，下関に初発したコレラといわれる．人々は「横病」「鉄砲」「コロリ」「三日コロリ」とこの病態を恐れ，オランダからきた蘭書によってこれがコレラであることを知り音訳して「酷烈辣」と称したり,「胆液病」という病名をつけたりしたといわれている．

日本では1977年以降ほぼ毎年のように患者発生の報告があり，輸入症例以外に国内感染例もときにみられることがある．本疾患の名前は，多くの人々にいい知れぬ恐怖感を感じさせるほどの威力があるが，医学的な解析からはコレラ菌の感染力はきわめて弱いことが明らかとなっており，バイオテロリズムの目的に用いられるにはあまりに不適当という意外な一面をもみせる食中毒の起因菌となっている．（宮平　靖）

1-8-6
毒物と劇物

「毒殺」は人類の歴史が始まって以来，さまざまな局面で目にする言葉である．政治上の権力闘争で敗北がすなわち死と同義であったころには，人々はしばしば毒物を用いて闘争相手を倒すことを試みてきた．残念なことに毒殺はいまだ過去の出来事ではなく，ニュースとして現代の世間を騒がせ続け，忌まわしい人間のエゴを教えてくれる出来事が後を絶たない．

犯罪として用いられる毒劇物の顕著な例は，戦争におけるその使用である．化学兵器が初めて戦争に用いられたのは1914年から1918年までヨーロッパを戦場として戦われた第一次世界大戦においてであった．とくにドイツ軍が1915年12月19日にホスゲン（$COCl_2$）を窒息性毒ガスとして大規模に使用したことは，大戦中の毒ガスによる死者の85%を生み出した．連合軍はホスゲンに対する防毒マスクを開発して対抗したが，ドイツ軍はホスゲンに加えて嘔吐性ガスであるジフェニルクロロアルシンを混合し，連合軍兵士が嘔吐によって防毒マスクを外したところで刺激性は少ないが毒性の高いホスゲンを吸入し，肺水腫で後に死亡することが多かった．その使用による悲惨さは人類史上例をみず，国際的な化学兵器禁止条約の締結へと進むにいたった．しかしながら1980年代のイラン・イラク戦争時にイラク軍は化学兵器（マスタードガス）を使用し，このときの犠牲は改めて化学兵器の悲惨さを世界へ知らしめる出来事となった．

現在でも大量殺戮化学兵器の製造を続けている可能性がある国々の存在が指摘されており，国際的な議論が絶えない問題である．また，化学薬品はとくに工業用，研究用に使用されることが多いことから毒劇物の使用による事故や犯罪は後を絶つことがない．

■ 酸

酸はアルカリなどとともに腐食性物質とよばれており，局所に付着した場合の局所作用とそれが吸収されたときの全身作用を考慮する必要がある．局所作用は化学熱傷とよばれる通り，熱傷の一種で細胞の破壊，浮腫が著しい．したがって急激に現れる共通した全身症状は脱水性ショックであり，十分な輸液が対症療法として重要になる．

1989年から1998年の日本国内における酸による死者は86人であり，内訳としては塩酸（HCl）による死者が60人と圧倒的に多い．硫酸（H_2SO_4）による死者は同時期には5人であった．

硫酸は，世界のある国々ではすばらしい男性との巡り会いと結婚を夢みる若い女性の夢を粉々に打ち砕いている劇物でもある．意にそぐわない男性からの求婚を断ったバングラデシュの女性は，夜間就寝中に硫酸を顔に浴びせかけられる報復を恐れなければならない立場に置かれてしまう．求婚を断られた男性は「顔を潰された」ことに腹を立て，文字通り硫酸を用いて女性の美しい「顔を潰し」二度と人前に出られないほどの惨めな容貌にしたいという暗い復讐の念を抱き続けるのである．2001年には，340人のバングラデシュの女性が酸を顔や身体に浴びせかけられ，一命を取り留めたとしても美しい容姿がもとに回復することはなく，高価な形成外科的な手術を受けることもできずに泣き寝入りする例も多くあったという．国際的に流通する米国の週刊誌が本案件を取り上げるなど，この残酷な仕打ちが世界的な注目を集め始め，各国政府も対策にようやく本腰を入れ始めたところである．

■ ヒ素

ヒ素を用いた毒殺では歴史上有名な事例

が多い．ヒ素のうち三酸化ヒ素 AS_2O_3（亜ヒ酸）が無色，無臭，無味に近く毒薬として完全犯罪をも可能にしうることが知れわたると，ヨーロッパでは遺産相続などにからんで毒薬として17世紀から18世紀にかけてさかんに犯罪に用いられるようになった．日本では，1955年に「森永砒素ミルク事件」が大きな問題となり，また1998年7月25日に和歌山市で起こったヒ素入り毒カレー事件が世間を騒がせたことが記憶に新しい．ヒ素は職業病としても多数の患者発生をみたことがあり，人類の歴史とともに存在し続けた毒物であったといっても過言ではない．

18世紀終わりから19世紀初めにかけて全ヨーロッパを絶対王政の圧制から解放したフランスの「英雄」ナポレオンは皇帝への復帰を遂げた直後，命運を賭けたワーテルローの会戦で敗れ去った．大西洋上の孤島セントヘレナ島へ流された彼は，その地で1821年5月5日に52年の波乱に富んだ生涯を閉じることになるが，当局より胃がんと発表された彼の死因については当時より疑いを差し挟む声が多かった．近年でも権威ある機関が残されたナポレオンの毛髪を検査したところ，残留したヒ素が検出されたとの結果が発表されるなど話題を提供し続けている毒物である．

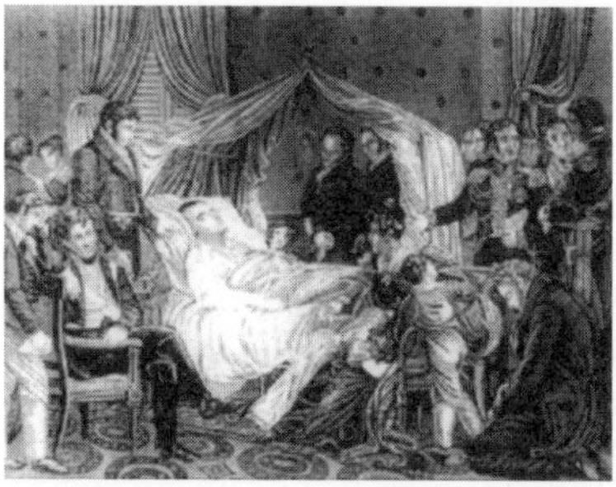

図1　セントヘレナ島のナポレオンはヒ素で毒殺された？
（写真：Cornell 4606. 18. J43より）

■ サリン

有機リン剤に含まれるサリンは化学兵器のなかでも神経剤とよばれ，コリンエステラーゼ阻害作用をもつ．オウム真理教信仰集団が起こした1994年6月27日の松本市の事件では，死者7人，入院患者56人，外来患者208人，また1995年3月20日の東京都の地下鉄サリン事件では，死者12人，中毒者約5500人もの犠牲者を出す惨事となった．

低濃度のサリンガスに曝露した場合には，まず縮瞳，鼻汁，くしゃみ，息苦しさといった症状が出現する．皮膚に付着した場合には，発汗や付着部位の筋攣縮がみられる．眼痛，前頭部痛，頭痛は一般的な症状で，全身筋肉の痙攣，頻脈がみられるようになり，高濃度のサリンガス曝露では，意識消失，あえぎ呼吸，全身痙攣，呼吸停止へと進行する．治療を速やかに行わなければ生命に関わり，コリンエステラーゼ阻害剤中毒に対する薬理学的拮抗薬を用いて治療する．重症例では大量のアトロピンを数日，数週間にわたって投与することが必要になる．（宮平　靖）

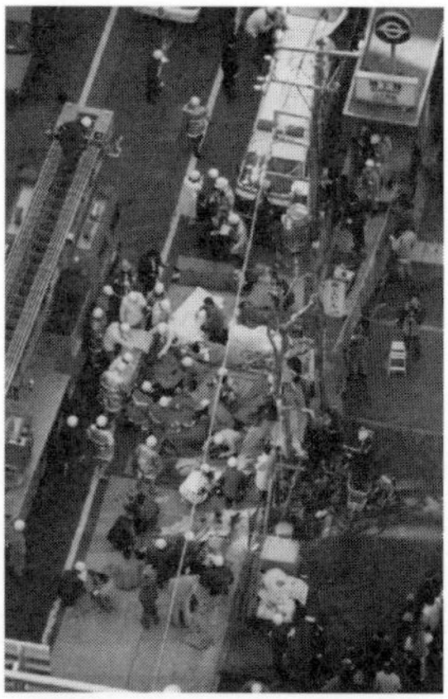

図2　地下鉄サリン事件（1995年3月20日）
（写真：毎日新聞社提供）

1-8-7
熱傷，凍傷，放射線障害

からだを外敵から守る第一の防御機構は,からだをくまなく取り囲む皮膚である．皮膚の表皮には角化細胞が存在し，最外層には角層が存在して体内の水分の保持，外からの異物侵入の阻止，物理的，化学的障害に対する防御機構を司る中心的な役割を果たす．

角層機能は生命の維持に必須であり，何らかの機序で角層が消失すると表皮は急速な増殖と角化の促進によってこれを再生する．放射線に対しては，しかしこれらの皮膚は何らの防御的役割をも果たし得ない．重篤な放射線障害の場合には皮膚を再生する細胞群の死滅をも引き起こし，皮膚の再生不良による脱落をきたしてくる．

■ 熱傷

熱傷は日常的にきわめてよく遭遇する皮膚の障害である．ごく軽度の熱傷である場合には冷水で冷やすことが肝要であるが，熱傷の深度，受傷面積が広範囲にわたる場合には生命に関わる重篤な病態をきたしその回復に細心の注意を要することが多い．

その重症度は，受傷面積と深度以外に受傷原因，受傷部位，年齢，既往歴，基礎疾患の有無，気道熱傷の有無などにより慎重に判断する必要がある．熱傷深度分類では，I 度（表皮熱傷；紅斑および浮腫），II 度（真皮熱傷；紅斑および水疱形成），III 度（皮下熱傷；壊死）と分けられ，通常 II 度熱傷が体面積の 30％以上をこえた場合に重症熱傷と判定する．

軽症では局所療法で十分に対応できるが，中等症以上の熱傷では静脈確保から補液療法をただちに開始し，熱傷ショックの発症を防止する．熱傷患者では，全身の血管透過性の亢進によって血漿成分が血管外へ漏出することによって循環血液量の減少と浮腫が生じてくる．補液を行わなければこの病態が進行し多臓器不全を経て死にいたるため，静脈確保は最初に行うべき手法である．そのほか呼吸管理，栄養管理を通して急性期（ショック期，受傷後 48 時間まで）を乗り切れば再吸収期（ショック離脱期，48 時間から 1 週間），感染期（1 週間から 3 週間），回復期（3 週間以降）へと進む．

重症感染症の発症阻止には，抗生物質の投与だけでは十分ではなく，壊死組織除去や植皮術を施行して早期に創傷を閉鎖することが必要になる．患者へは熱傷のさいにはとにかくすぐに水でよく冷やし，できるだけ早く医師の治療を受けることが肝要であると，教育しておくことが重要となる．

■ 凍傷

皮膚は内臓器官の恒常性を維持するために温度調節を行っている．寒冷刺激によって皮膚の血管収縮が生じ，皮膚で低温化した血液が内臓へ流入することを防ぐ機序が働く．しかし，低温状態が長く持続することによって皮膚組織は内臓組織に先立って器質的，機能的な障害を受ける．生体組織が氷点下以下の寒冷に曝露され皮膚が凍結することによって凍傷が生じる．

四肢末端部，耳介，鼻，頬部などの露出部に病変は生じやすく，I 度（浮腫性紅斑），II 度（水疱形成），III 度（壊死），IV 度（脱落）の 4 段階に区別される．障害は曝露温度が低いほど，曝露時間が長いほどに重篤となり，強風により促進される．

治療のためには凍結組織の解凍がまず必要になるが，これを緩徐に行うと組織の障害が促進されるとされ，40℃から 42℃の比較的高温水による急速解凍が推奨されている．温浴は末梢部位が潮紅を回復するまで行う．壊死に陥った組織は外科的に除去し，適宜感染予防のために抗生物質を使用する．

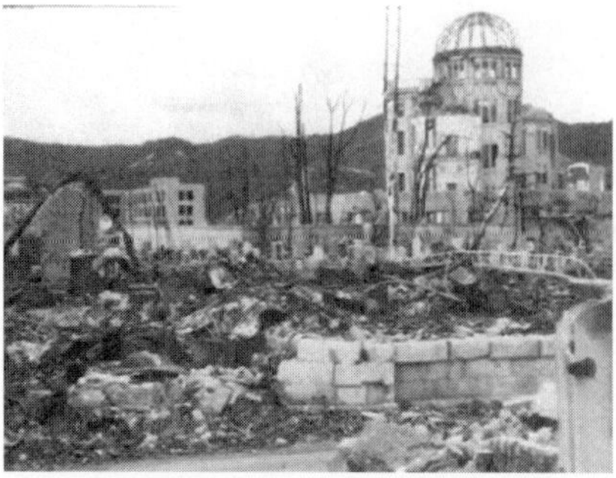

図1　原爆ドーム（広島）

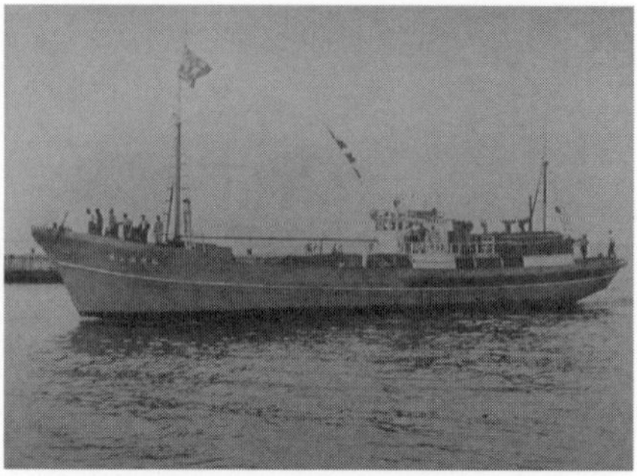

図2　進水直後の第五福竜丸
（写真：(財) 第五福竜丸平和協会提供）

■ 放射線障害

X線が発見されたのは1895年11月8日の夕方，ドイツ人科学者 Röntgen によってである．実験室を暗くして改良型真空放電管を使った実験を行っていたとき，偶然に彼は管から離れたところにある白金シアン化バリウムが塗られてあるスクリーンが明るく光っていることに気がついた．いろいろな物体，木板，布，金属を管とスクリーンの間に置いたが，金属以外，どれも管からそのスクリーンに向かう未知の物質を遮らなかった．管の前方に手を出すと，スクリーンには手の骨が映った．レントゲンは「新種の放射線」をみつけたのである．この発見が医学，医療上画期的であったことは，この技術からもたらされた恩恵を受ける現代社会をみれば明らかである．

しかしながら放射線は恩恵だけではなく，現代を生きる人類にとって両刃の剣としての放射線障害をもたらしてきた．1999年9月，茨城県東海村で起こった臨界事故は，放射線障害の恐ろしさを世間に改めて知らしめる出来事として記憶されることになった．1945年の広島，長崎への原子爆弾投下による被曝，1954年にはマグロ漁船，第五福竜丸のビキニ環礁での米国水爆実験のさいの被曝など，日本人には放射線障害に関連した忌まわしい記憶が多い．

大量の放射線を被曝したさいに人体に生じる生物学的な変化は，個々の細胞の死，組織の障害，そして遺伝物質であるDNAの損傷と再生の阻害である．最も典型的な急性放射線症候群は，前駆期，潜伏期，発症期，回復期の4期の臨床病期を経過する．前駆期では被曝後48時間以内に食欲不振，嘔気，嘔吐，疲労感，倦怠感などを訴える．高線量の被曝では，流涎，腹痛，下痢などの消化器症状が現れ，非常に高線量では神経学的な症状が発現する．また皮膚症状や結膜炎などの眼症状を呈してくる．

しかし潜伏期に入るとこれらの症状は倦怠感や疲労感のみを残して消失し，安定した時期となる．しかしながら発症期では，脱毛，造血器障害，それに基づく感染症と出血傾向，高線量被曝では消化管障害による嘔吐，下痢，脱水，小腸結腸炎などを発症する．きわめて高い線量の被曝では，中枢神経系障害による痙攣，運動失調，ショックなどへといたり死亡する．この発症期を耐えられた者のみが回復期へと移行する．

放射線障害に対する特異的な治療法はない．抗生物質の予防投与，無菌室収容，輸血，輸液，骨髄移植などで対症的に経過を見守っていくしかない．何よりも基本を忠実に守った放射性物質の取り扱いに優る予防法はない．　　　　（宮平　靖）

1-8-8
内分泌攪乱物質

内分泌攪乱物質または環境ホルモンとは，外因性の化学物質で内分泌系に干渉する結果として，ヒトや野生動物の健康に悪影響を与える物質として理解されている．具体的には生殖機能の障害，発がん，免疫異常などを引き起こす可能性が指摘され，とくに1990年代に入ってから世界的に大きな問題となった．

ダイオキシンという言葉は日常的にニュースの言葉として定着し，環境問題への人々の意識の向上とともに忌み嫌われる物質として脚光を浴びた．一般に，ダイオキシンとは，75種類の異性体をもつポリ塩化ジベンゾパラジオキシン（PCDDs）および135種類の異性体をもつポリ塩化ジベンゾフラン（PCDFs）の総称で，ダイオキシン類と総称されることが多い．

発生源としてはごみ焼却による割合が最も高く，一般廃棄物焼却で全体の80%，産業廃棄物焼却で全体の10%，計90%が焼却施設から発生していると考えられている．ダイオキシンの摂取としては，食品からの摂取が大気から呼吸器を通して摂取される量を大きくこえ，とくに脂肪分の多い魚，肉，乳製品，卵などに多く含まれているという．いったん体内に取り込まれると肝，脂肪組織へ集積し，ダイオキシン類の生物学的半減期は約7年と推定され体外へ排出されず，慢性的に体内に存在し続けることになる．

ダイオキシン類のなかでもとくに毒性が高いといわれている2, 3, 7, 8-テトラクロロジベンゾパラジオキシン（2, 3, 7, 8-TCDD）は世界保健機関の研究機関によって発がん性があるとの判定を受けており，動物実験結果，疫学研究結果からヒトでの発がんに大きな関与がある可能性が指摘されている．

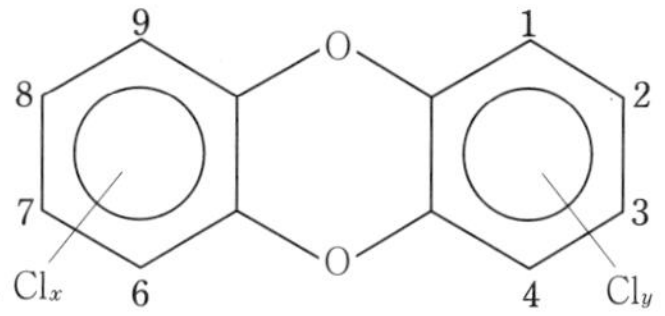

(a) ポリ塩化ジベンゾパラジオキシン

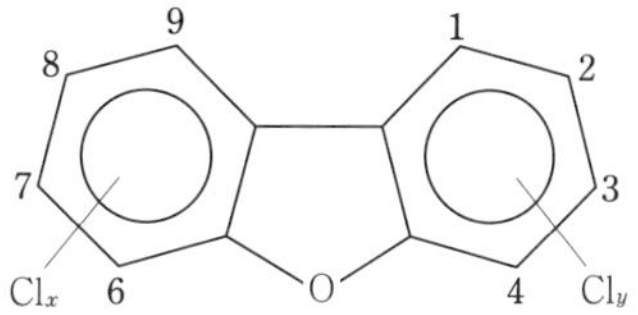

(b) ポリ塩化ジベンゾフラン

図1 ダイオキシン類の化学構造

しかしながら，このことで必要以上に神経質になることはないであろう．疫学研究でのデータでは，喫煙（間接喫煙も含む）などに比べれば発がんの危険性の増加ははるかに少ないことから，冷静に行政を通じて環境対策の着実な実行を見守っていく態度がより重要となる．

■ 男性への影響

内分泌攪乱物質は，男性生殖機能を障害するという報告が増えている．その事例としては，過去50年間に男性の精子の数が世界的に減少傾向にあること，精巣腫瘍症例が北欧を顕著な例として大幅な増加をみていること，また尿道下裂，停留精巣の発生頻度も増加していることがあげられた．これら男性生殖器の変化が過去50年の間に急激に起こってきていることは，環境要因に原因があるのではないかという当然の指摘がまことしやかに語られてきた．

精子数減少に関しては，1992年に最近50年間のヒト精子数を扱った文献を総括してまとめた報告が発表され，半減という結果が世界的に大きな反響をよんだ．しかしながらこの報告に対する反論も多く，結論はまだ確定されておらず世界的に調査が進行中である．したがって本報告の重要性は，現在のところは問題の火つけ役になったという点のみであり，男性生殖器の発生や発達に影響する環境因子の関与を示唆した点にあるとされている．

日本の川崎，横浜地域で実施された精液の検査所見では，精液量 3.3 m*l*，精子濃度は 1 m*l* 当たり 1 億 2000 万，精子運動率は 55.8％で，現在のところ世界保健機関の基準値などと比較しても大きな異常は指摘されていない．また，精液量や精子濃度，精子運動率が低くとも児を得ている事例も数多くみうけられることから，男性生殖機能の判定指標に精液検査が最適なのか否かという疑問も提出され，今後内分泌攪乱物質の男性への影響の解析と合わせて解決が望まれている．

■ 女性への影響

内分泌攪乱物質の女性へ与える影響としては，乳がん，子宮内膜症，子宮筋腫，膣がんの発生への関与が疑われている．たとえば米国における乳がん患者の増加は顕著である．毎年 18 万人以上もの女性が乳がんの診断を受け，4 万人から 5 万人もの人が乳がんによって命を落としている．乳がんになる女性の割合は 1980 年代後半の 14 人当たりに 1 人から約 10 年間で 9 人当たりに 1 人へと大きく増加した．

内分泌攪乱物質の大部分は環境ホルモンと別称される通り女性ホルモンのエストロゲン様物質が大部分である．エストロゲンは乳腺細胞の増殖を促すことが知られており，乳がんのなかにはエストロゲンへの反応性が非常に高く，その曝露によってがんの増殖が促される可能性が考えられている．

しかしながら，はっきりと認識しておくべきことは，内分泌攪乱物質が乳がん発生に与える影響を肯定するしっかりとした科学的報告はこれまでのところないということである．受胎調節に用いる経口避妊薬や閉経期のホルモン補充療法を含めて，女性ホルモン剤の影響を解析した研究が多数あるなかで，内分泌攪乱物質の影響を解明，確立した報告はなく，必要以上に神経質になることは今のところないであろう．

一方，乳がんと同じく女性へ大きな影響を与える病態が子宮内膜症である．子宮内膜症は不妊原因全体の約 30％を占め，内分泌攪乱物質は子宮内膜細胞の増殖を促すことが実験により確かめられている．子宮内膜症の発症原因はまだ完全には明らかにはされていないが，子宮内膜がエストロゲンによって増生し，子宮内膜症の病状進行にエストロゲンが関与していることから，その因果関係についてさらに解析研究が進行中である．現在までのところでは，ヒトにおける因果関係を科学的に肯定した報告はまだ発表されていない．

■ 乳幼児への影響

ダイオキシンはベトナム戦争時に米国が枯葉剤に混入して散布した後，現地で奇形などの先天異常が増えたとの報告がある．またポリ塩化ビフェニル（PCB）汚染により生じたとされるカネミ油症事件や台湾でのポリ塩化ジベンゾフラン（PCDFs）混入油症事件の結果から，これらの物質への胎児期での曝露により発育発達への重大な影響があることが報告されている．

しかし，現在の日本の環境下では，母乳中のダイオキシン濃度が高かろうが低かろうが乳幼児の発達発育へ明らかな悪影響が認められることはなかったという報告が発表された．長期的な観察による因果関係の判定や環境問題の改善などへ向けて地道な活動を続けていくことは無論必要であるが，母乳保育の利点を鑑みると，現在明らかにされた母乳中のダイオキシン汚染のレベルで母乳保育を中止することは必要ないとの意見も発表されている．（宮平　靖）

1-8-9
性感染症

性行動の若年化と性に対する意識の変化に伴って，性感染症の実体は大きな変化を遂げた．かつて「性病」といえば誰もが梅毒や淋病を思い浮かべたが，現在では性感染症は多様化し，女性不妊を引き起こす要因として注目を集めているクラミジア感染症，子宮頸がんの発症に関与しているパピローマウイルス感染症，母子感染で新生児にときに重篤な症状を引き起こすヘルペス感染症，生命予後に重大な影響を与えるHIV/AIDS感染症などが登場してきた．

梅毒がかつてヨーロッパを席巻し人々を恐怖に陥れていたころ，イギリスのある高名な医師は「それは悪魔ではなく，むしろ，神の加護である」と記し，その治療法が永遠にみつからないことすら望んだという．人々の性の放縦を憂い，梅毒こそが猥褻不埒な人類を救い清浄の世界へと導いてくれる天からの贈り物と考えたのである．

しかし現代社会における本問題の大きさを鑑み，人類の生殖や生命予後を考えたさい，手をこまねいて事態を傍観することは許されることではない．この間に性病（venereal diseases）は1975年に世界保健機関によって性感染症（sexually transmitted diseases）と名称も改められ，感染症の分野でも対策が重点的に必要な疾患群であると認識されるにいたった．

1999年の感染症新法制定後に伝染病予防法，性病予防法，エイズ予防法は廃止されたが，インフルエンザ感染症，エイズと並んで性感染症に対し，その対策として「特定感染症予防指針」が法律に基づき作成され2000年2月から施行された．性感染症は生殖という人類の生存に欠かせない重要な部分へ関わり，次世代の健康へも大きな影響を与えることから，今後もその対策事業が重要であり続けることは疑いない．

■ HIV/AIDS

1981年，米国の若い男性同性愛者にそれまでは比較的まれな疾患とされたニューモシスチスカリニ肺炎やカポジ肉腫，その他の日和見感染症の発症が報告された．それは未知の疾患の登場を予見させる出来事であった．原因不明のこの新しい疾患に対し，末梢血のCD4陽性T細胞の顕著な減少と免疫力の低下が観察されたことから，後天性免疫不全症候群（acquired immunodeficiency syndrome, AIDS）という名称が与えられることになった．

原因となる病原体に関しては，国際的な科学者間の熾烈な競争の結果，ヒト免疫不全ウイルス（human immunodeficiency virus, HIV）が1983年に発見された．HIVに感染すると数年から10年ほどの無症状期を経て，日和見感染症などの症状発現など免疫不全を示唆する兆候が顕著となり（AIDS発症），無治療ではほぼ100%死にいたる．2000年末の統計では，全世界でAIDSにより死亡した者は2180万人，現在HIVに感染している者は3610万人とされている．とくにサハラ砂漠以南のアフリカ大陸での流行は深刻であり，世界中の感染者の70%から80%がこの地域に集中する．東南アジアでも感染者は多く，2000年だけで78万人の成人が新たに感染したという．最近ではインドや中国における流行拡大が懸念されている．

HIVの起源に関しては多くの議論があるが，1930年ごろにおそらくアフリカの霊長類に慢性持続感染していたウイルスがヒトへ感染するようになったものから進化したと推測する説がある．その感染経路は，まず性交渉を通して感染することが知られており，同性間，異性間で感染が伝播する．したがって，この経路の感染抑止には教育とコンドーム使用の推進が効果的であると

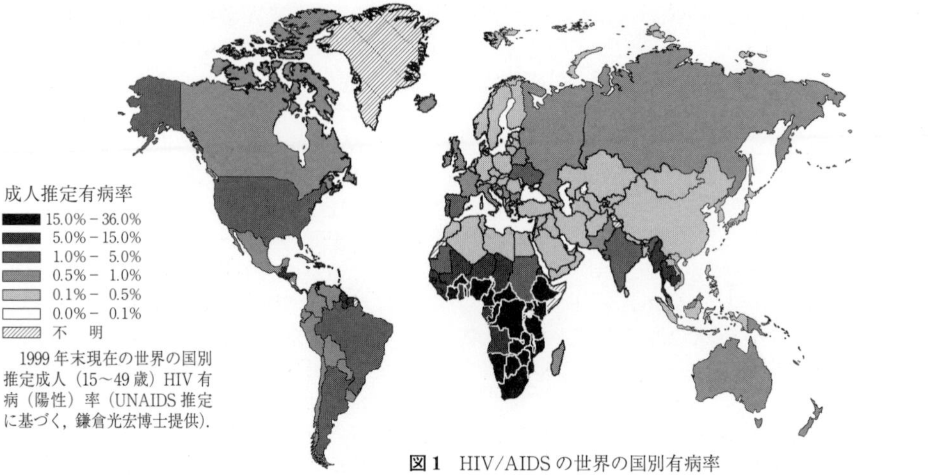

1999年末現在の世界の国別推定成人（15～49歳）HIV有病（陽性）率（UNAIDS推定に基づく，鎌倉光宏博士提供）.

図1　HIV/AIDSの世界の国別有病率

されている．輸血や血液製剤を介した感染は，流行初期に大きな問題となり日本でも薬害エイズ訴訟が世間の耳目を集めたが，現在では抗体検査やウイルスのスクリーニングによりこの経路による患者発生はほとんどみられなくなった．最後の感染経路は垂直感染で，母体が治療を受けていなければ生まれてくる新生児の30%に感染が起こるものと考えられている．これは抗ウイルス剤の投与により感染移行の危険性がかなり低く抑えられるようになった．

治療に関しては，抗ウイルス剤の3剤併用療法（highly active antiretroviral therapy, HAART）が完全なウイルス除去は達成できないもののウイルス増殖抑制，病態進行阻止に大きな効果を発揮することが明らかとなり，さらなる効果ある新薬剤開発が期待されている．これらの高価な薬剤は，多くの患者を抱える開発途上国では特許などの問題が絡み利用できなかったが，最近人道的な見地から話し合いが続けられその解決がはかられることになった．

■ 赤痢アメーバ

1960年代の終わり，米国ニューヨーク市マンハッタン島にあるニューヨーク大学医学部のH. Mostは，米国熱帯医学会中に*Manhattan*:“*A tropic isle*?” と題した会長講演を行い，熱帯病と目されていたさまざまな疾患がニューヨーク市という先進国の政治，経済，文化の華やかな中心地へ音もなく侵入してきていることを明らかにし警鐘を鳴らした．その講演のなかで彼は，赤痢アメーバ症に罹患した男性同性愛患者のことを紹介し，本症が性感染症であることを初めて示唆している．

本症は，赤痢アメーバという単細胞の原生動物によって引き起こされる疾患で，本来は衛生状態の悪い地域で糞口感染により流行がみられ，赤痢症状や肝膿瘍を形成し，治療しなければ死にいたる疾患であった．

日本では第二次世界大戦後の流行を経て年間の発生件数が1桁台になるまでに感染流行が収束したが，1980年代より増加に転じ現在では年間300人前後の新患発生をみるにいたっている．現在では患者のかなりが男性同性愛者であると予測されており，性感染症対策として患者の啓蒙活動がさらに必要であろうと考えられている．

（宮平　靖）

1-9　からだの防衛線

1-9-1
自然治癒力

■ 自然治癒力とは

小さなけがや感冒が自然に治っていくように，生来備わっている，生体をもとの状態に修復する能力を自然治癒力という．また，骨折のように比較的大きな障害でも，骨折箇所をもと通りに合わせ固定すれば，それ以降の回復は自然治癒力による．一方，外部環境が変化しても，内部環境が一定に保たれている状態をホメオスタシス（恒常性）とよんでいる．生体のホメオスタシスの維持に働く機構は，すべて自然治癒力の構成要素と考えられる．DNA 損傷に対する修復機構に始まり，細胞レベルではアポトーシスによる傷害細胞の排除，炎症，凝固系をもとにした組織損傷に対する修復や感染に対する自然抵抗性は自然治癒力の基礎である．さらに免疫系，自律神経系，内分泌系の三つはホメオスタシスの三角といわれ，相互に密接に関連しながらホメオスタシスを維持している（表 1）．

表 1　自然治癒の構成要素

レベル	反　応
DNA・細胞	DNA 修復 活性酸素不活化・抗酸化物質 アポトーシス
組織	凝固 炎症 組織修復・創傷治癒 自然抵抗性・自然免疫
生体	自律神経系 内分泌系 免疫系

■ DNA，細胞レベルでの修復機構

環境中の紫外線，放射線，食品中の有害物質や煙草中の発がん物質などによって，直接，間接的に生体内の DNA に損傷が生じる．これらは正しく修復されないと，その箇所に変異が起こる可能性が高くなる．このため，正常の細胞には，除去修復，組み換え修復，ミスマッチ修復などの修復機構が備わっている．

酸素に由来するフリーラジカルは，細胞膜を構成する脂質を過酸化し，タンパクを修飾し，DNA の損傷を引き起こす．これらはすべて細胞に対する傷害につながるため，フリーラジカル反応を停止または不活化する機構がある．ビタミン E を含む内因性，外因性の抗酸化物質であり，また，銅イオンや鉄イオンの還元反応やそれに関連する酵素である．

強い細胞傷害が生じた場合，細胞はアポトーシス（枯死，自殺死）の状態となって除去される．アポトーシスは病的な死であるネクローシスとは異なり，DNA のヌクレオソーム単位の断片化，クロマチンの凝縮などの特徴的な変化を示し，細胞はすみやかにマクロファージに貪食され，周囲には炎症反応を引き起こさない．

■ 組織修復，自然抵抗性

組織レベルでの損傷には，早期には出血・凝固機転，炎症反応が働くが，炎症の終焉とともに組織修復が引き続いて起こる．このときには肉芽組織という特徴的な組織が形成され，組織欠損を埋め，上皮や表皮が再生する足場をつくる．肉芽組織は時間が経過するとコラーゲンの沈着が進行し瘢痕となる．これらの過程には血小板，内皮細胞，炎症細胞とともに線維芽細胞が重要な役割をし，また，種々の増殖因子，細胞接

着因子が関与している．

自然抵抗性は自然免疫ともよばれ，侵入してきた微生物を非特異的に不活化するしくみである．分泌液中のリゾチーム，血清中の補体，インターフェロンなどの可溶性因子と，好中球，単球，マクロファージなどの貪食細胞群，ナチュラルキラー細胞が重要な役割を担っている．補体は抗体の作用を補うものとして発見されたが，血清中で順繰りに活性化され，好中球の食作用を助けたり，好中球を反応局所によび寄せたり，細胞破壊に働くなど，非特異的反応にも重要な役割を果たしている．

■ **ホメオスタシスの維持**

ストレスという言葉を医学に応用したのは，Selye である．外界からのあらゆる要求に対する生体の非特異的反応をストレスとよび，反応を引き起こした刺激をストレッサーとよんだ．現在は，むしろ後者の意味で使用されている．温度･気圧の変化，騒音・手術・外傷などの物理的ストレス，アルコール・薬剤などの化学的ストレス，細菌・ウイルスなどの生物学的ストレス，不安・緊張などの心理的ストレスの 4 種類に分類されている（図 1）．

生体にストレスが加わると，まず交感神経系の緊張が起こる．ついで内分泌系の視床下部−下垂体−副腎皮質系の活性化によってグルココルチコイドの放出が起こる．さらに免疫系でも，免疫担当細胞はホルモン，神経伝達物質に対するレセプターをもっており，神経系・内分泌系の影響を受けている．グルココルチコイドによる免疫系の抑制は有名である．一方，免疫系も種々のサイトカインとよばれる生理活性物質を産生し，発熱，徐波睡眠誘発，摂食抑制，鎮痛，下垂体−副腎皮質系の活性化など，多彩な神経・内分泌反応を引き起こす．

以上のように免疫系，自律神経系，内分泌系は，相互に密接に関連しながらホメオスタシスの維持に働いている．当然，これらは物理的，化学的，生物学的ストレスのさいにも，細胞，組織レベルの修復機構，抵抗性を調節し，自然治癒を促進している．また，同様に心理的ストレスも免疫系，自律神経系，内分泌系を介し，自然治癒過程に多大な影響を与えていると考えられる．

（深山正久）

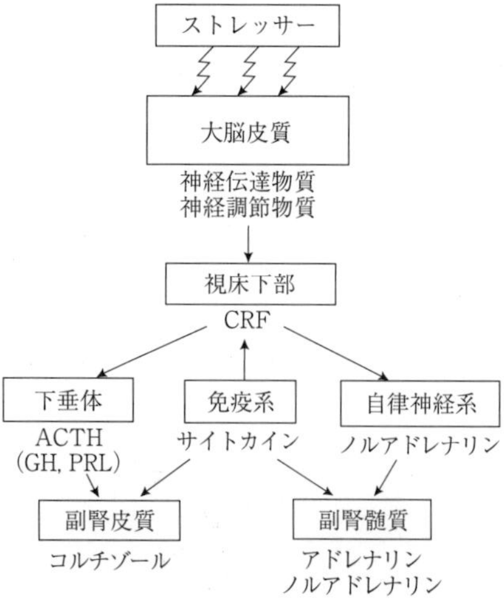

図 1　ホメオスタシスの維持

1-9-2
炎症と創傷治癒

■ 炎症とは

炎症は，高等動物における，有害刺激に対する基本的・総合的防衛反応である．この反応は古くから気づかれており，その推移は四肢のけが，やけど，日焼けなどの経過を思い浮かべてみると容易に理解できる．急性期の代表的な症状として発赤，疼痛，発熱，腫脹の四つがあげられている（炎症の四主徴）が，これらは炎症が血管を中心にした組織単位の反応であることに基づいている．

外来性の異物（細菌），物理的刺激，化学的刺激によって組織が傷害を受けると，傷害を受け，壊死におちいった細胞からさまざまな分子がまわりに放出され，炎症をスタートさせる（図1）．最初に引き起こされる変化は組織の微小循環系の変化である．まず，細動脈が一過性に収縮した後，拡張するため，通常は閉じている毛細血管床が開き，血流量が増加する．さらに，細静脈を中心に血管透過性が高まり，血漿成分が血管の外，組織間質に漏れ出す．この現象は滲出とよばれ，その滲出液のため組織が腫れることになる．血管透過性亢進は2相性に起こり，第1相はヒスタミンまたはセロトニンによって起こる弱い反応であり即時型透過とよばれ，第2相の遅延型透過が炎症における血管透過性亢進の主体である．

拡張した毛細血管では血液の流れはゆるくなり，血液中の白血球は血管内皮細胞の側に集まるようになり，表面をころがるように移動し，つぎに列をつくって接着する．白血球は偽足を内皮細胞の間に差し込み，内皮細胞間をすりぬけるように血管外に出て，炎症の起こっている場所に到達する．これらの反応には白血球，内皮細胞両者の細胞接着因子の変化，相互作用が重要な役割を果たしている．病変部で白血球は，炎症の原因となった物質や外来の異物を貪食し，活性酸素ラジカル，プロテアーゼなど，さまざまな活性物質を細胞外に放出する．

一方，血清中では，凝固・線溶系，キニン系，補体系が活性化し，これらの炎症の過程を制御，修飾している．

■ 炎症の種類と経過

炎症は，原因や部位によって，いろいろな違った形をとる．フィブリン以外の血清タンパクが滲出し，組織に炎症性浮腫を起こした場合は漿液性炎症とよばれる．一方，滲出物が大量の好中球を含むような炎症は化膿性炎症とよばれる．この場合，滲出物はいわゆる「膿」である．また，組織全体

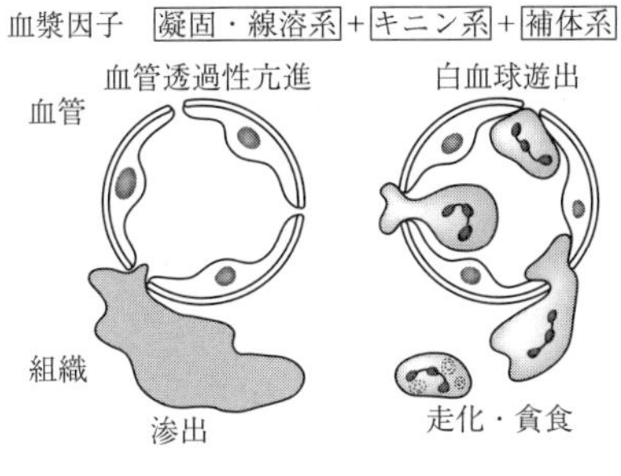

図1　急性炎症の過程

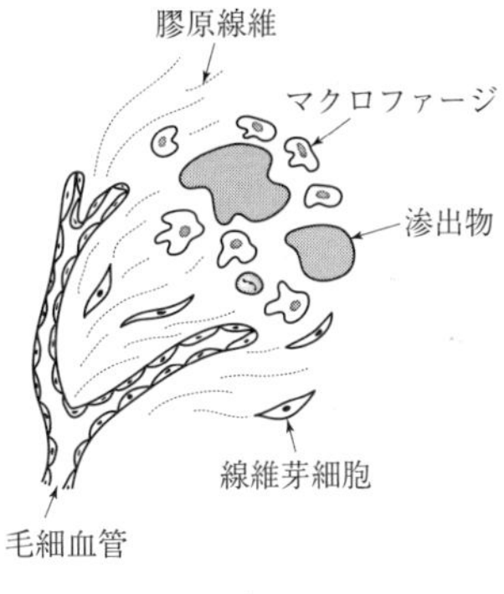

図2　肉芽組織

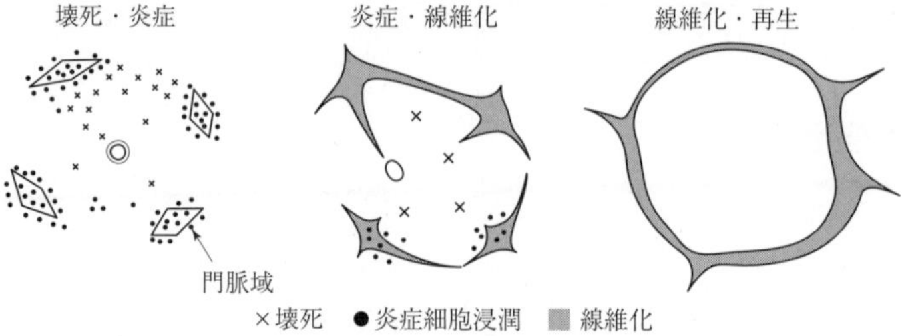

図3　慢性炎症の諸相（肝臓の場合）

に無数の好中球が浸潤した場合は蜂窩織炎といわれ，虫垂炎が代表的である．化膿性炎症のため組織に壊死が起こり，破壊された状態が膿瘍である．炎症は完全治癒するか，治癒，再燃をくり返す，あるいは，瘢痕を形成して治癒する場合もある．

■ 創傷治癒のしくみ

炎症による組織傷害が大きく，また再生しない組織細胞が傷害された場合は，肉芽組織が形成される（図2）．組織の欠損は細血管の増生，線維芽細胞の増殖によって埋められるが，この新生組織は，肉眼的な性状から肉芽とよばれる．時間がたつと，肉芽組織から好中球がまず姿を消し，リンパ球，形質細胞，単球やマクロファージも減少，消失し，液体成分も吸収される．やがて毛細血管も減少し，ついに消失するにいたる．逆に線維形成が進行し，ことに膠原線維が増加し，硬固で，緻密な線維性結合組織に変わる．この状態を瘢痕という．瘢痕は収縮し，四肢の拘縮や，気道，消化管や尿管などの瘢痕性狭窄を起こす場合もある．創傷治癒の過程には，種々の成長因子などが時間的，空間的に調和がとれた状態で働き，瘢痕へと収束していく．

■ 慢性炎症

炎症の経過が長期（数週間～数か月）にわたる場合は，慢性炎症とよばれる．急性炎症が治癒，再燃をくり返し，慢性炎症に移行する場合もあるが，いつの時点から炎が起こったか定かではなく，はじめから慢性炎症として観察される場合もある．

急性炎症の主役は好中球，血管の透過性亢進であったが，慢性炎症の場合は単球，マクロファージ，線維芽細胞，そして血管増生である．また，破壊と再生によって組織の本来の構築が別個のものに置き換えられている（リモデリング）．いい換えると，炎症と損傷治癒が同時に進行している状態といえる（図3）．　（深山正久）

1-9-3
止血と循環障害

■ 止血機構

けがをして体表の血管が破綻を起こすと出血が起きる．しかし，傷が大きくなければ自然に出血がとまってしまう．これはわれわれのからだに止血機構が備わっているからである．

止血血管壁の損傷で内皮下の組織が血流に露出すると，フォンビルブラント因子（von Willebrand factor）を介して血小板が粘着する．引き続いて血小板に放出反応が起こるとともに，血小板自身も活性化し，表面で凝固機転が進行し，血小板の凝集塊が形成される．この過程は血管損傷後，数分以内に終了する（一次止血，図1）．

同時に，損傷の部位では組織因子が遊離して血小板因子と共同して，血漿中の凝固因子をカスケード反応によりつぎつぎと活性化し，トロンビン生成にいたる．トロンビンはフィブリノーゲンをフィブリンに変換し，血小板の凝集塊を安定化させる（二次止血）．以上のような一連のカスケード反応に関与する因子を総称して凝固系とよんでいる（図1）．

一方，凝固した血液を溶解する機構もあり，線維素溶解系，略して線溶系とよばれる．フィブリンを溶解するのがプラスミンで，プラスミノーゲン・アクチベーターによりプラスミノーゲンから変換される．組織型プラスミノーゲン・アクチベーターは血管内皮細胞で産生，分泌されるので血栓のできた場所で選択的にフィブリン溶解が起こる．

■ 血栓の形成と種類

止血機構が病的状態になった場合には，心臓血管系の中に血液凝固塊ができる．これを血栓とよび，血栓ができた状態を血栓症という．病的な状態とは，血管・心臓の内面に病変が存在する場合，血流が遅くよどんだ状態，あるいは，血液の凝固性が高まった状態などがあげられる．なかでも，動脈硬化が起こっている血管では，内皮細胞の下にコレステロールに富んだ脂質が多量に沈着した粥腫（じゅくしゅ）が形成されており，このような部位では内皮細胞の障害が起きやすく，血栓が形成されやすい

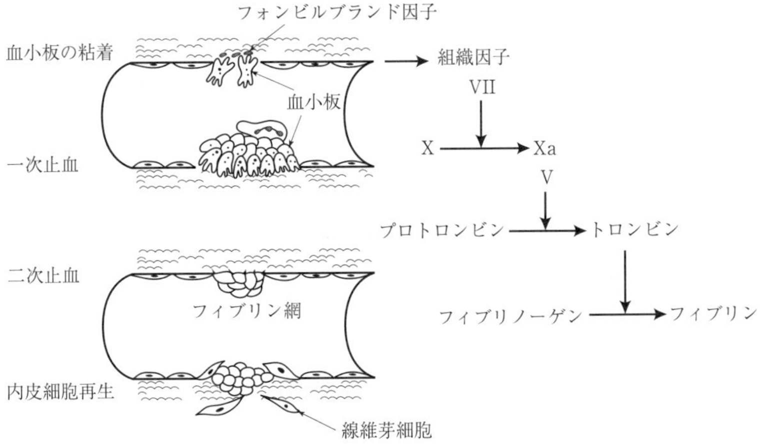

図1　止血の機構

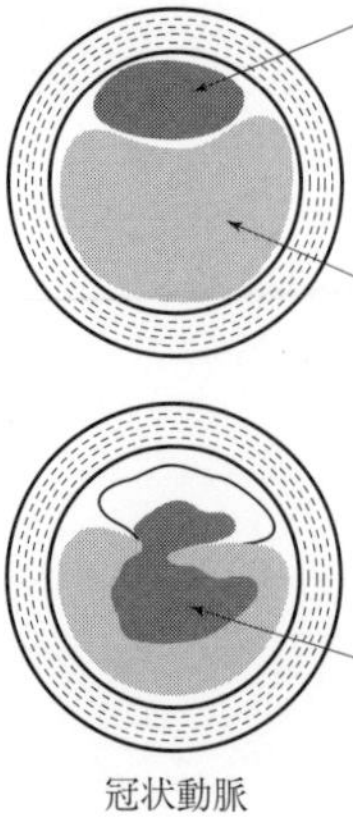

図 2　冠動脈血栓

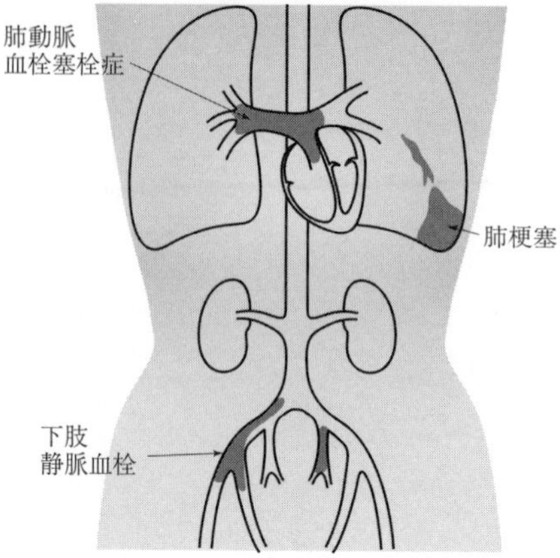

図 3　肺動脈血栓塞栓症・肺梗塞

（図 2）.

動脈系の血栓では血小板の関与が大きい. 血栓の大部分は白色で（白色血栓）, フィブリンにからまった血小板の凝集塊が主体となっている. 一方, 静脈系に血栓ができる場合は, 血液凝固の関与が大きく, 試験管内の凝固と同様に赤血球を含む全有形成分が参加し, 赤色が強調される（赤色血栓）.

心房内, 心室内, 動脈壁の一部に付着した血栓を壁在血栓とよぶ. 冠動脈, 脳動脈, 大腿動脈などでは血栓が内腔を閉塞することがあり, 閉塞性血栓という. 弁膜に付着した血栓は疣贅（ゆうぜい）とよばれる.

■ 塞栓症

血栓はできた部位から離れて, 血流により運ばれ, 他の臓器の血管を閉塞する場合がある. 血栓塞栓症とよばれるが, 塞栓は血栓にかぎらず血管を閉塞する閉塞物のことである. 下肢静脈や骨盤静脈に存在する血栓が肺動脈本幹やその枝を閉塞し, 急速な右心不全. 低酸素血症を起こして急死の原因になる場合がある（肺動脈血栓塞栓症, 図 3）.

■ 梗塞

循環障害の結果起こる限局性の虚血性壊死が梗塞である. 主として吻合枝をもたない終動脈が血栓によって閉塞された場合に起こり, 白色（貧血性）梗塞の形をとる. 梗塞巣の形は通常閉塞した動脈の部位を頂点とし, 底を臓器の表面に向けた円錐形をなす. 24～48 時間の間に実質細胞は凝固壊死となり, 辺縁から好中球などの浸潤, 血管の増生, 侵入が起こる. やがて梗塞巣の周囲から肉芽が侵入し, 壊死部を吸収置換し, この肉芽組織はついには線維性の梗塞性瘢痕となる. 多数の瘢痕が形成されると臓器は著しい変形を示す. 代表的には心筋梗塞があげられる. 脳梗塞の場合には, 肉芽組織が形成されず, 液状となって嚢胞化する.

血管支配が二重である場合や吻合が多い場合には, もう一方の血管から出血が起こるため, 赤色（出血性）梗塞となる. 肺梗塞が代表的であるが（図 3）, 腸や精巣などにもみられる.　　　　（深山正久）

1-9-4
免疫のしくみ

■ 免疫とは

免疫反応は，抗原刺激に始まり，特異抗体産生あるいは特異抗原感作リンパ球成立にいたる特異的な反応で，マクロファージ，Tリンパ球，Bリンパ球などの共同作業によって行われる．昔から，痘そうに一度罹患し治癒した患者は再びは罹患しないというような「二度なし」現象が観察されており，「疫を免れる」という意味で免疫という言葉が用いられるようになった．免疫反応は高度な防御機構で，自己と非自己を識別でき，非自己である病原体に接触したことを特異的に記憶している．しかし，逆にこのように高度に発達した反応であるため，いったん制御の機構が乱れると重大な結果を引き起こし生体に害を及ぼす場合もある．この事情については次項で述べる．

■ リンパ組織

免疫反応を担うリンパ球にはT細胞，B細胞がある（図1）．T細胞は胎生期に胸腺上皮細胞との相互反応で，自己の主要組織適合複合体（major histocompatibility complex, MHC）分子に一定の親和性をもつもののみが選択され（正の選択）自己抗原に反応するものは消去あるいは不活化される（負の選択）．骨髄を出たB細胞，胸腺で選択されたT細胞は，血液を介して末梢のリンパ組織に散布される．リンパ節ではT細胞，B細胞は違った分布をしており，B細胞はリンパ濾胞という塊をつくって分布し，T細胞は濾胞間に存在している．抗原刺激を受けると，局所ばかりでなく，その領域のリンパ節で免疫反応が起こりリンパ節が腫張することになる．

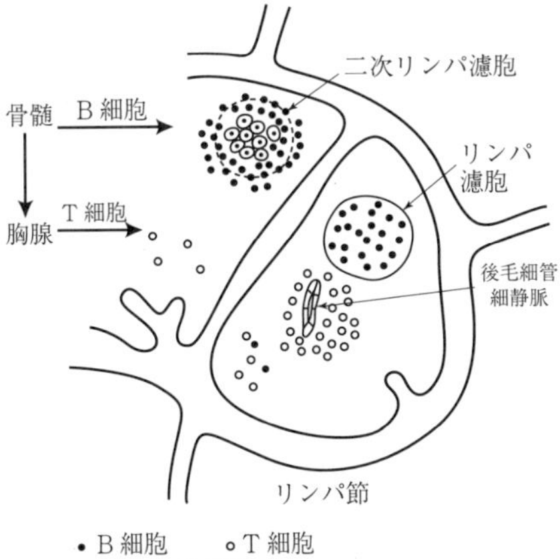

図1 TおよびBリンパ球

■ 自己と非自己の識別

免疫反応を担う細胞はリンパ球であるが，免疫反応が始動するためには，まずTリンパ球が抗原を認識することが必要である（図2）．たとえば病原体が生体内に侵入した場合，まずマクロファージや樹状細胞などの抗原提示細胞に取り込まれ，細胞内のエンドソームで分解され，アミノ酸にして15個前後のペプチド分子になる．これらは，MHCクラスII分子と複合体をつくり，抗原提示細胞の細胞膜上に提示される．この複合体をヘルパーT（T_H）細胞上のT細胞抗原レセプターが識別し結合する．一方，ウイルス感染の場合は抗原分子が感染細胞の中で産生されるが，抗原タンパクは細胞内のプロテアソームで分解され，アミノ酸10個程度のペプチドになり，この場合はMHCクラスI分子と結合し，細胞膜上に提示される．この複合体は細胞傷害性T（T_C）細胞によって識別される．

T細胞が抗原とともに識別するMHC分子は，自己のMHC分子でなければならない．MHC分子はヒトの場合，第6染色体上に位置し，クラスI分子としてA, B, C座，クラスII分子としてはDP, DQ, DR座が存在する．A座にかぎっても26種類以上の対立遺伝子があり，非常に多型性に

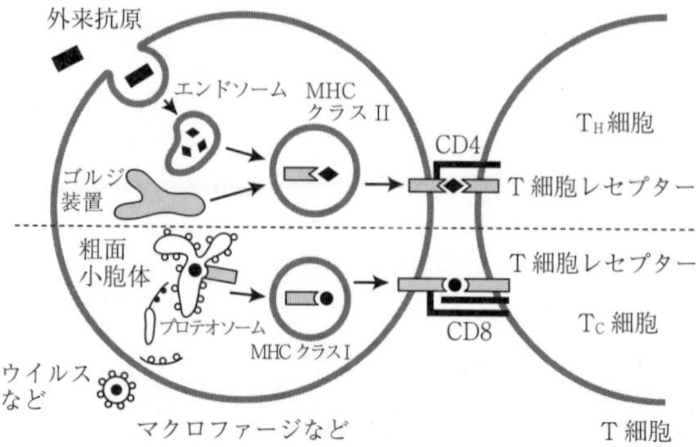

図2 免疫反応における自己・非自己の識別

富んでおり，個体間で同一のMHC分子をもつ確率はきわめて低い．

B細胞の抗原認識はT細胞と異なっている．B細胞の抗原レセプターは，細胞膜上に発現された膜型免疫グロブリンで，特異的な抗原が結合すると，B細胞は抗体産生細胞に分化し，抗原に対応する特異的な抗体を産生する．

■ 液性免疫と細胞性免疫

免疫反応には液性免疫と細胞性免疫の2種類がある（図1）．通常，両者とも誘導されるが，抗原の種類によってはどちらか一方の反応のみが強く表現される．

液性免疫ではMHCクラスII分子と抗原ペプチド複合体によって刺激されたヘルパーT細胞がB細胞の増殖・分化を促すサイトカインを産生する．B細胞は抗原刺激を受けると，そのサイトカインの助けによって抗体を産生する．抗体は血液・体液中を循環し，病原体と結合することで標的細胞への結合を阻止することができる．また，抗原を食細胞に取り込まれやすくする働きもある．また，血清中の補体系は，抗体の作用を補うものとして発見されたが，免疫反応ばかりでなく，炎症の過程に重要な役割を果たしている．

一方，細胞性免疫では，抗体ではなくT細胞が中心となり，マクロファージなどを反応局所に動員し，活性化する．活性化されたマクロファージは局所の抗原微生物を破壊する．結核菌に対するツベルクリン反応がその代表である．また，ウイルス抗原で刺激された細胞傷害性T細胞による反応，移植免疫，腫瘍免疫においても重要な役割を果たしている．

■ 抗原レセプターの多様性

多様な抗原に対して特異的に免疫反応が起こる機構は，長い間謎であった．現在では，T細胞，B細胞ともに類似の機構で多様なレセプター分子をつくり出すことが判明している．たとえば，免疫グロブリンは一対の重鎖，軽鎖からなっている．重鎖の遺伝子は，染色体上にV, D, J, C遺伝子断片が分離して存在しているが，個々のB細胞が分化する過程で，不要な部分が切り捨てられ，再構成されて接合する．V, D, J遺伝子はおのおの1000, 12, 4個あるため，少なくとも48000種類の組合せをつくり出すことができる．軽鎖の場合は1000種類あるため，あわせると約5×10^7種類の多様性が生じる．そして再構成のさいに免疫グロブリンの超可変領域に変異が起こるため，さらに多様性に対応できることになる．

（深山正久）

1-9-5
免疫の異常

■ アレルギーと自己免疫疾患

免疫反応は高度に発達した反応であるため，いったん制御の機構が乱れると重大な結果を引き起こし生体に害を及ぼす場合もある．その代表がアレルギーと自己免疫疾患である．アレルギーは抗原に対する量的，質的な異常反応である．自己の成分に対して免疫反応が起こった場合は自己免疫現象とよぶが，そのために生体に障害が引き起こされたときに自己免疫疾患とよぶ．自己免疫現象は老化に伴ってみられる場合があり自己免疫疾患に進展しないことも多い．

■ アレルギー

アレルギーにはおもに四つの型の機序が知られている．I 型は，アナフィラキシー型とよばれ，喘息，花粉症，薬剤に対するアナフィラキシーショックなどを引き起こす．喘息を例に I 型の機序を説明しておこう（図 1）．マスト細胞の表面にはレセプターを介して IgE が多数結合している．アレルギーの原因である抗原，アレルゲンが，マスト細胞の表面で IgE と結合し IgE どうしを架橋すると，それが引き金になって，マスト細胞の中に蓄えられているヒスタミンなどの活性物質が一挙に放出される．その結果，血管透過性の亢進，平滑筋の収縮，副交感神経の刺激などを引き起こす．

II 型は抗体が細胞に結合し，補体などの働きにより，細胞傷害性に働く機序である．母体と胎児の間に血液型不適合，とくに Rh 血液型の不適合があり，第二子以降の場合は，Rh（−）の母親から胎盤を介して抗 Rh 抗体が抗 Rh（+）の胎児に移行し，胎児赤血球が破壊される．このため，母体から切り離された新生児期に重症の黄疸が生じることになる．

III 型は抗原，抗体の複合物が組織に沈着することによって，組織の傷害が引き起こされる．II 型と異なり，傷害を受ける組織とは関係がなく，抗原抗体反応が引き起

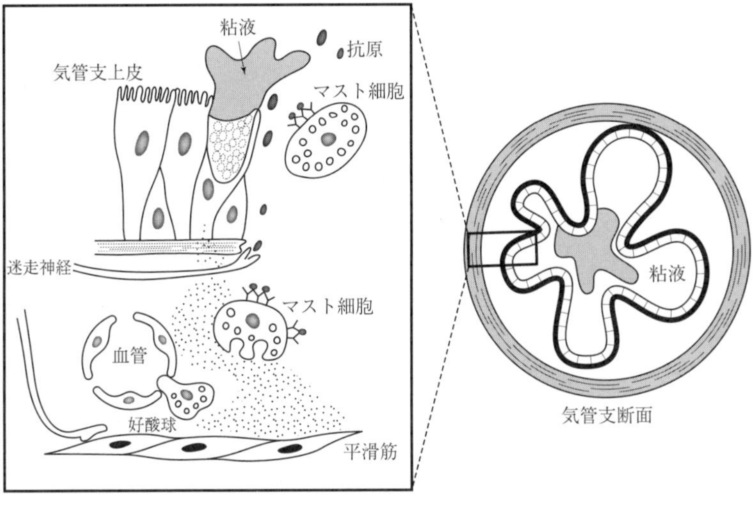

図 1　気管支喘息

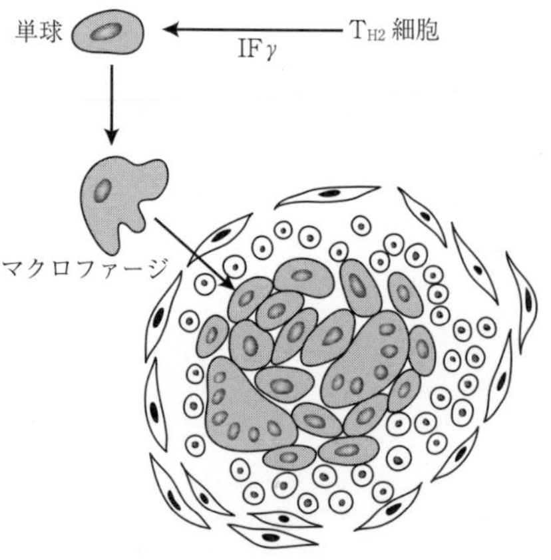

図 2　IV 型アレルギーと肉芽腫

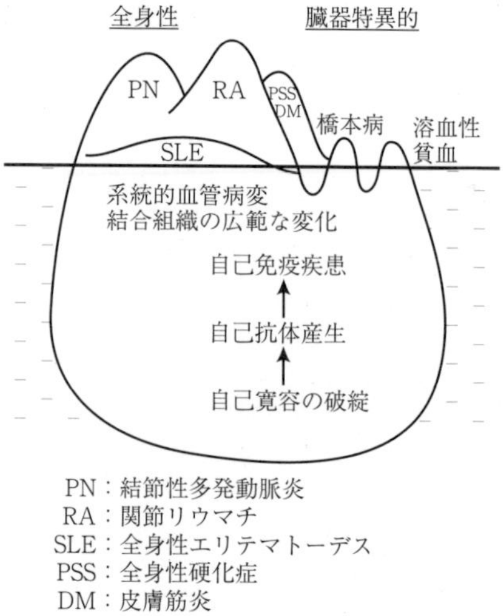

図 3　自己免疫疾患

こされる．古くは，種々の感染症治療のためにウマ血清が用いられたさいに発症したことから血清病型ともよばれる．β 溶血性連鎖球菌感染後，血中に抗体価が高い状態で再度感染した場合，抗原抗体複合体が糸球体に沈着し，炎症を引き起こす．

IV 型は，細胞性免疫によって発生するアレルギーである（図 2）．接触性皮膚炎や肉芽腫を形成する感染症（結核症，Hansen 症，真菌など）に関係し，炎症の持続と組織傷害を引き起こす．

■ 自己免疫疾患

自己免疫疾患は，全身性自己免疫疾患と臓器特異的自己免疫疾患の二つに大別されている．全身性自己免疫疾患のなかには膠原病に含まれるものが多い．膠原病は結合組織にフィブリノイド変性という共通した変化を示す疾患群をまとめたもので，慢性関節リウマチ，全身性エリトマトーデス，全身性硬化症，多発性筋炎・皮膚筋炎，結節性多発動脈炎，リウマチ熱などが含まれる．これらは系統的な血管，結合組織の急性，慢性炎症で，発症には自己免疫の機序が働いていることが，明らかになっている（図 3）．

慢性関節リウマチは 30～50 歳代の女性に多く，日本での患者数は約 30 万人といわれる．多発性関節炎を起こし進行性で，重篤な関節障害をもたらす．関節の病変を観察すると，滑膜は絨毛状に増殖し，リンパ球浸潤，肉芽腫がみられる．骨，軟骨が破壊され，最終的には関節腔が消失して，骨どうしが線維性結合織でつながってしまう．血清中には IgG に対する自己抗体，リウマトイド因子が認められる．

全身性エリトマトーデスは 20～30 歳代の女性に発症し，推定患者数は 2 万 3 千人である．臨床症状は非常に多彩で，皮膚の蝶形紅斑，光線過敏症，口腔内潰瘍，関節炎，胸膜・心膜炎，腎障害，中枢神経障害，貧血などを起こす．自己の細胞の核成分に対して種々の自己抗体がみられ，なかでも二重鎖 DNA，リボ核タンパク Sm に対する抗体の上昇が特徴的である．（深山正久）

1-9-6
腫　瘍

■ 腫瘍とは

腫瘍は新生物ともよばれているが，組織の異常増殖であり，最初にあった増殖刺激が取り去られた後も，自律的に増殖が続いている状態である．腫瘍の増殖は，周囲の健常組織と調和することがなく，身体にとって不必要で寄生性である．腫瘍は1個の細胞に由来し，単クローンの細胞集団から出発して，肉眼的にも認識できる結節となり，さらに臨床的に発見される腫瘤まで増殖し続ける．

■ 腫瘍の種類

腫瘍は悪性腫瘍と良性腫瘍に二大別される（表1）．悪性腫瘍は放置すれば必ず患者の生命を奪う腫瘍であり，一方，良性腫瘍の場合は，原則としてその腫瘍によって死にいたることはない.両者は増殖の速度，形式が異なっており，また身体の中の広がり方，与える影響も大きく違っている．とくに悪性腫瘍は（図1），細胞がばらばらに分離して，まわりの組織にしみこむように広がる（浸潤）．さらに悪性腫瘍は1か所に留まることがなく，遠く離れた臓器やリンパ節に到達し,新たに増殖を始める(転移)．また，腹腔，胸膜腔，心嚢腔などの体腔内に，多数の結節がばらまかれたように広がる（播種）．

表1　良性腫瘍と悪性腫瘍の違い

	良性腫瘍	悪性腫瘍
増殖速度	通常ゆっくり	通常早い
境界・被膜	明瞭，あり	不明瞭，なし
周囲との関係	膨張性	浸潤性
腫瘍の広がり	局所限局性	播種・転移
身体への影響	圧迫症状	浸潤・破壊

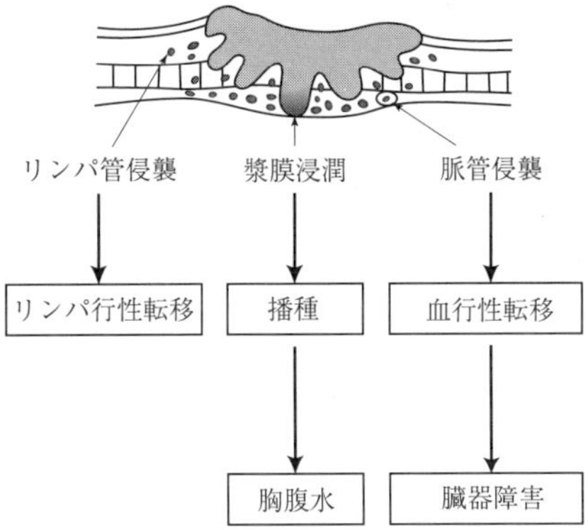

図1　悪性腫瘍の広がり

■ 腫瘍の分類

腫瘍の種類は非常に多いため，どのような細胞に由来したかによって分類されている．上皮性細胞に由来した上皮性腫瘍，それ以外の非上皮性腫瘍に分けられる．悪性腫瘍のなかでも，上皮性のものをがん，あるいはがん腫とよぶが,「癌」という漢字は岩を意味する文字からつくられた．また，英語の cancer はカニに由来する言葉で，カニとの形の上での類似性に基づいている．非上皮性腫瘍の場合は，悪性腫瘍は肉腫とよばれ，さらに由来した細胞の種類に基づいて，良性腫瘍であれば線維腫，脂肪腫，平滑筋腫など，悪性腫瘍であれば線維肉腫，脂肪肉腫，平滑筋肉腫というように命名される．

上皮は管腔をもつ臓器の内面をおおっている細胞群で，内腔と支持組織（間質）の間に位置し，極性をもっている．上皮も大別して3種類あり，がんも3種類に分けることができる．扁平上皮がんは，がん細胞が層をつくるように並び，腔の側に向かって角化していく性質を残している．扁平上皮がんは，皮膚，食道など，もともと重層扁平上皮でおおわれている臓器ばかりでなく，加齢によって扁平上皮に置換される子宮頸部や，喫煙などによって線毛上皮

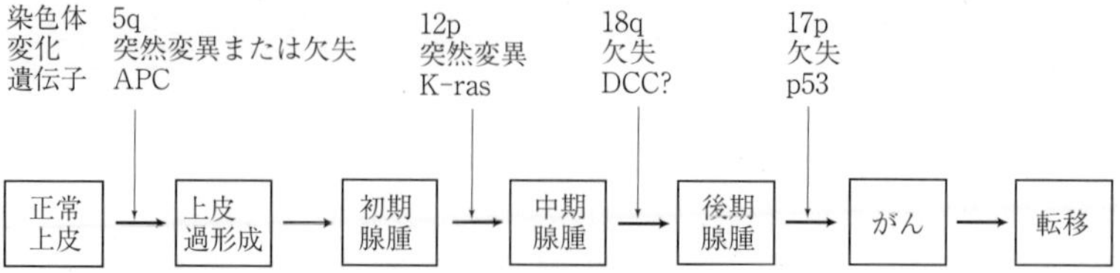

図 2 多段階発がん

家族性大腸ポリポーシスからがんが発生する種々の段階にがん遺伝子やがん抑制遺伝子の変化がみられる（Fearon and Vogelsten, 1990）．

が扁平上皮化生を起こす気管支にも発生する．一方，分泌物が腺腔に分泌されるような腺構造をとるがんは腺がんとよばれ，消化管，肺，乳腺，前立腺などから発生する．尿路に発生するがんは移行上皮に類似しており，移行上皮がんに分類される．

■ 腫瘍の形態

一般に悪性腫瘍と良性腫瘍を組織学的に観察すると，悪性腫瘍の細胞，組織は正常からかけ離れており，細胞や核の形状，配列の規則性が失われている．これを異型性とよび，逆に強い異型性を示している細胞，組織は悪性腫瘍であることがほとんどである．腫瘍の組織，細胞の形態から，その性状を診断するのが病理診断で，その検査は病理検査とよばれる．

子宮頸部の場合，異形成とよばれている病変があるが，これは形態学的に異型性はあってもがんと診断できるほどではない細胞が集まっている．異形成は放置すればがんになる確率が高く，前がん病変と考えられている．子宮頸部以外の臓器においても，種々の前がん病変が見出されている．

■ 腫瘍の原因

腫瘍は 1 個の細胞に由来する（単クローン性）が，細胞が腫瘍細胞になるためには遺伝子の変化が必要である．大腸がんの場合は，良性腫瘍である腺腫，異型の強い腺腫，粘膜内のがん，さらには大腸の壁に浸潤し，転移を起こす進行がんというように進んでいくが，この進行に応じて特定の遺伝子の異常が集積していくことが知られている．これを多段階発がんとよんでいる（図 2）．

環境中には非常に多くの発がん因子があり，細胞の DNA はくり返し障害を受けているが，修復機構により異常は取り除かれている．また，異常が修復されない細胞でも，アポトーシスに陥り排除されるか，あるいは免疫学的に除去されている．こうした防御機構が破綻した隙間をぬって，がん遺伝子，がん抑制遺伝子の変化が積み重なった腫瘍細胞が増殖し，がんとして成長する．このような遺伝子の機構に生まれながらに（遺伝的に）異常があってがんが生じる場合がある．がん抑制遺伝子である APC 遺伝子に変異のある患者や，ミスマッチ修復酵素に異常がある患者の場合には，大腸などにがんが多発する．（深山正久）

1-9-7
ワクチン，予防注射

■ ワクチン，予防注射とは

感染症から個体を守るための予防法の一つで，感染症，伝染病の病原菌そのものやその一部を用いて非感染者を免疫することを予防接種（注射）といい，用いる抗原をワクチンとよぶ．ワクチンという言葉は，Jennerが天然痘の予防に牛痘を用い，ウシを意味するvaccaという言葉から，vaccineと名づけたことに由来する．

伝染病は特定の病原体がつぎつぎと伝播される感染症を指しているが，これを防ぐには①感染源の排除（患者の治療，外来伝染病に対する検疫の強化，感染動物の排除，環境の消毒），②感染経路の遮断（患者の隔離，媒介動物の駆除，水・空気の清浄化），および③個体の抵抗力と免疫の増強の3点で対策を講ずる必要がある．ワクチンの予防接種は，③の観点からの対策であるが，天然痘，ポリオにみられるように感染症予防に果たした役割は大きい．

■ ワクチンの原理

ワクチンは種々の方法で病原性をなくすように処理されている．現在用いられているワクチンには四つの種類がある（表1）．弱毒生ワクチンは，病原微生物を何らかの方法で非可逆的に変異させ，生体内で増殖するが発症にはいたらない弱毒株を生きたまま接種する．自然感染に近い免疫を誘導できるため，免疫の持続期間が長い反面，副反応が強い．不活化ワクチンは，ホルマリンや紫外線で不活化し，感染増殖能をなくした病原微生物の菌体成分，ウイルスを用いる．生ワクチンに比べ免疫原性は弱い．

病原体により産生される外毒素が重要な役割を果たす感染症では抗毒素抗体が有効である．現在，これらのトキソイドは接種年齢，接種回数が近いことから，ジフテリア，破傷風，百日咳三種混合ワクチンとして接種されている．

不活化ワクチンには免疫誘導に役に立つ抗原エピトープだけではなく，種々の微量の成分が含まれ，副反応，アレルギー反応の原因となる．このため感染防御にかかわる抗原成分のみを分離，精製してつくられているのが成分ワクチンである．B型肝炎ウイルスに対するワクチンのように，抗原エピトープをクローニングして遺伝子工学で大量生産するリコンビナントワクチンは究極の成分ワクチンといえよう．

■ 予防接種

日本で現在行われている定期の予防接種は，ポリオ，百日咳・ジフテリア・破傷風，麻疹，風疹，日本脳炎の7種である．これに結核予防法で定められたBCGが加わり，8種類が接種されている（表2）．定期接種

表1 ワクチンの種類

分類	成分	免疫	持続	現在使用されているワクチン
弱毒生ワクチン	生きた病原体	液性免疫 細胞性免疫	長期間 終生免疫	結核（BCG） ポリオ，麻疹，風疹，ムンプス， 水痘，黄熱
不活化ワクチン	不活化したウイルス，菌体成分	おもに液性免疫	数年	百日咳，コレラ 日本脳炎，狂犬病，A型肝炎
トキソイド	無毒化した毒素	液性免疫のみ	数年	ジフテリア，破傷風，百日咳
成分ワクチン	感染防御抗原	おもに液性免疫	数年	百日咳 インフルエンザ，B型肝炎ウイルス

表2　定期接種のワクチン

対象疾病（ワクチン）		接種					
		対象年齢	標準的な接種年齢	回数	間隔	接種量	方法
ジフテリア 百日咳 破傷風	沈降製剤 DTP ワクチン	1期初回　生後3〜90月	生後3〜12月	3回	3〜8週	各0.5 ml	皮下
		1期追加 （1期初回接種［3回］終了後，6か月以上の間隔をおく）	1期初回接種（3回）後12〜18月	1回		各0.5 ml	
		2期　11〜12歳 （DTトキソイド）	小学校6年	1回		0.1 ml	
	DT トキソイド	1期初回　生後3〜90月	生後3〜12月	2回（沈降） 3回（液状）	4〜6週（沈降） 3〜8週（液状）	各0.5 ml	皮下
		1期追加（1期初回接種終了後，6か月以上の間隔をおく）	1期初回接種後12〜18月	1回		0.5 ml	
		2期　11〜12歳	小学校6年	1回		0.1 ml	
ポリオ		生後3〜90月	生後3〜18月	2回	6週以上	各0.05 ml	経口
麻疹		生後12〜90月	生後12〜24月	1回		0.5 ml	皮下
風疹		生後12〜90月 12〜15歳	生後12〜36月 小学校1年 中学生	1回 1回		0.5 ml 0.5 ml	皮下
日本脳炎		1期初回　生後6〜90月	3歳	2回	1〜4週	0.25 ml （3歳未満）	皮下
		1期追加　生後6〜90月 （1期初回終了後はおおむね1年おく）	4歳	1回			
		2期　9〜12歳	小学校4年	1回		0.5 ml （3歳以上）	
BCG （結核予防法）		4歳未満のツ反陰性者 小学校1年のツ反陰性者 小学校2年のツ反陰性者 中学校1年のツ反陰性者 中学校2年のツ反陰性者		各1回	ツ反判定後2週間以内	規定のスポイトで滴下	経皮

のワクチンは，病気の流行阻止が可能であること，原疾患による合併症が重く，個人防衛にも役立つことなど，諸要素が考慮され，決定されている．

■ 将来のワクチン

副作用が少なく効果的なワクチンを目指して，開発が行われている．

病原体の一部のDNAを直接筋肉内に接種すると，筋細胞でタンパクが発現し生ワクチンと同様，長期にわたる免疫を得ることができる．これはDNAワクチンとよばれ，比較的容易に大量生産することができ，熱に安定なため，設備が不備な場所での接種にも好都合である．また，DNA自身がアジュバント活性をもっているなどの利点がある．

粘膜を介して生体に侵入する病原体に対しては分泌型IgA抗体が中心的な役割を果たしている．その誘導には，口，鼻，直腸，腟などを介して投与する粘膜ワクチンが有効であることがわかってきた．現在は，インフルエンザ経鼻ワクチンがおおいに注目されている．　（深山正久）

1-9-8
消毒・殺菌

■ 消毒・殺菌とは

殺菌（killing, bactericidal）とは病原性，非病原性を問わず，微生物を死滅させることである．微生物の増殖を阻止する「静菌」（bacteriostatic）と対置して用いられる場合が多い．「滅菌」（sterilization）は殺菌より厳格な意味をもっていて，すべての微生物を完全に死滅させるか，あるいは完全に除去して無菌状態にすることである．しかし，殺菌は滅菌と同義語として用いられる場合もある．

消毒（disinfection）とは病原微生物の感染力または毒力を消滅させることである．殺菌も商業的殺菌の意味で使用される場合があるが，その場合は一種の消毒で，有害菌を死滅させ，食品衛生上安全にすることを意味している．ちなみに，防腐は腐敗菌や発酵菌の増殖を阻止することである．

■ 滅菌・消毒の方法，殺菌効果

消毒・滅菌の方法としては物理的方法と化学的方法がある．物理的方法は残留性がなく効果が確実で，経済性にもすぐれている．物理的方法がとれない機器はエチレンオキサイドガスや各種の消毒薬による化学的方法をとる．

滅菌や消毒の効力は，微生物の種類，生育状態，数量，混入物の質・量により影響を受ける．また必要とされるレベルに応じて，適切な滅菌法や消毒法を選択する必要がある．対象物が完全に滅菌あるいは消毒されたか否かを調べることを，滅菌，消毒の効力の検定という．滅菌効力は無菌検査法により検定する．消毒効力は抗生物質の効力検定法に準じて最小発育阻止濃度（MIC）あるいは最小殺菌濃度（MBC）を測定するが，さらに消毒剤独特の表現法として殺菌力を石炭酸の効力と相対比較した石炭酸係数で表すことがある．

表1　滅菌法の種類と適応

種類		適応
物理的滅菌法	高圧蒸気滅菌法	熱に対して安定なもの：ガラス製品や金属製品，ゴム製品，繊維製品，液状の医薬品
	放射線滅菌法	放射線照射に耐えられるもの：ガラス製品や金属製品，ゴム製品，プラスチック製品，繊維製品
	紫外線滅菌法	手術室や中央材料室の滅菌，滅菌水の製造
	濾過滅菌法	薬剤などの滅菌（高度の除菌法と考える）
	低温プラズマ滅菌法	ガラス製品や金属製品，ゴム製品（水分や空気を含むものは対象外）
化学的滅菌法	エチレンオキサイドガス滅菌法	加熱滅菌できない器具類，ビニールチューブ，プラスチック製品（毒性，引火性などに注意）

■ 滅菌

代表的な滅菌法をあげる（表1）．このほか，放射線，低温プラズマ滅菌法などが用いられている．

乾熱滅菌法：ガラス製品，陶器などはオーブン（乾熱滅菌器）の中で180℃，30分間ないし160℃，120分間保つ．この条件ではほとんどの生物物質は変性し，微生物は死滅する．

高圧蒸気滅菌：オートクレーブを用い加圧により滅菌する方法で，最も一般的に用いられている．2気圧，121℃，15分間処理する．熱に対して安定なものが対象となる．

紫外線：病室，手術室の滅菌に用いられている．15 W の殺菌灯で50 cm の距離ですべての微生物を数分間で死滅させるが，影の部分では著しく効力が低下する．

■ 消毒

消毒の物理的方法としては，主として温

表2　消毒薬の殺菌レベル，抗微生物スペクトル

殺菌レベル	消毒薬	殺菌力					タンパク不活化	金属腐食性	適応
		グラム陽性	グラム陰性	結核菌	芽胞	HBV, HIV			
高度	ホルマリン グルタールアルデヒド	○	○	○	○	○	中	中～大	環境 器具
中等度	次亜塩素酸ナトリウム	○	○	△	△	○	大	大	人体 環境 器具
	アルコール	○	○	○	○	○	大	なし	
	ヨウ素	○	○	○	○	○	大	大	
低度	4級アンモニウム塩	○	○	×	×	×	大	なし	人体 環境 器具
	クロロヘキシジン	○	○	×	×	×	中～大	なし	
	両性界面活性剤	○	○	△	×	×		なし	

表3　生体消毒薬とその濃度

対　象	薬　物
正常皮膚	クロロヘキシジン0.5%の消毒用エタノール溶液 10%ポビドンヨードと消毒用エタノール 0.5%クロロヘキシジン 10%ポビドンヨード
熱傷皮膚	10%ポビドンヨード
皮膚創傷部位	0.05%クロロヘキシジン 10%ポビドンヨード 2.5～3.5%過酸化水素 0.025%塩化ベンザルコニウム 0.025%塩化ベンゼトニウム
粘膜およびその創傷部位	10%ポビドンヨード 0.025%塩化ベンザルコニウム 0.025%塩化ベンゼトニウム
膣洗浄	0.05%塩化ベンザルコニウム 0.025%塩化ベンゼトニウム 0.1%クレゾール石けん
結膜嚢	0.05%クロロヘキシジン 0.05%塩化ベンザルコニウム 0.1%塩化ベンゼトニウム

熱が用いられ，炭酸ナトリウム2%を加えた沸騰水中で15分間煮沸すると，芽胞以外のほとんどの微生物は殺菌される．

一方，化学的には消毒薬を使用する方法が広く用いられている．消毒薬のなかには毒性の高いものがあることから使い分ける必要がある．実際の使用にあたっては，物理的汚染を除去した後，適切な濃度，温度（20℃），時間を守り使用する．また，消毒薬にも抗微生物スペクトルがあり，その殺菌レベルによって高度，中等度，低度に分類されている（表2）．

生体に対して用いることのできる消毒薬については表3の通りである．創傷の中に強力な消毒液や殺菌薬を入れて消毒することは，傷の中の組織や細胞を傷つけ，かえって治りを遅くする．汚い傷，異物がある傷は流水で洗い流すことが肝心である．

最近，多剤耐性菌の院内感染が問題となっているが，医療従事者の手洗い，手指の消毒（流水，石けん）が基本的，効果的な交差汚染防止対策である．

■ パスツリゼーション（pasteurization）

商業的殺菌法のこと．62℃，30分間加熱する消毒法で，もともとはPasteurがぶどう酒の腐敗を防ぐために考案した．現在では牛乳の殺菌に用いている．牛乳を汚染する可能性のあるおもな病原菌は結核菌，サルモネラ，連鎖球菌などで，この方法で殺菌でき，ビタミンなどの破壊も少ない．しかし，最近では130℃，3秒間処理を行う超高温殺菌法が主流になっている．

（深山正久）

1-9-9
漢方薬と鍼灸

■ 漢方薬と鍼灸

いずれも中国伝統医学（中国医学）で用いられる代表的な治療法である．

漢方とは，古代から中国の影響下に発展した日本の医学体系を指す言葉で，明治以後急速に取り入れられた西洋医学に対して漢方医学，略して漢方という．治療には，もっぱら漢方薬が用いられる．漢方薬は，植物，鉱物，動物を乾燥させた生薬を組み合わせたものである．生薬の組合せに水を加えて加熱，煮詰めてできあがる液体が「煎じ薬」で，現在では，乾燥エキス剤として用いられることが多い．1976年には健康保険で多数の漢方薬が認められた．

鍼灸とは，鍼（はり）法と灸（きゅう）法の総称である．鍼法は金属製（金，銀，ステンレス）の鍼でいわゆるツボを刺し，いろいろな方法で人体内に特殊な刺激を与え疾病を治療する．灸法は艾（もぐさ）をツボの上で燃焼させ，人体の皮膚に一定の温熱刺激を与え疾病を治療する方法である．

このほか，中国医学の治療法としては，太極拳などの運動・呼吸訓練法，按摩などの中国式マッサージ，気功，薬膳などの食養生などがある．

■ 中国医学の特色

中国医学（東洋医学という表現が使われることもある）は分析的な西洋医学に比べ，病人を総合的に把握治療するところに特色がある．また，漢方医学で随証治療といわれるように，診断と治療は表裏をなしている．ここで「証」とは個々人の個別性で，自覚症状，医師の五感により把握した症状に従って得られた病態のことであり，その病態に則した治療に直結している．

病態把握のための基本的考え方となるのが陰陽，虚実，気血水という概念である．たとえば，陰陽は，万物はすべて陰と陽のバランスからできているという考え方である（表1）．体温が高くまっ赤な顔をして暑がっている状態は陽，発熱がほとんどなく青白い顔で寒がっている状態が陰となる．陰の状態にはからだを「温める」薬を用い，陽の状態には「冷やす」薬を用いる．同じように，虚実については，病気に対抗する力が虚弱なものが虚，充実して強いものが実である．虚の状態には，体力を補い元気を増す薬（補剤），実の状態には病気

表1　陰陽と虚実

陰陽	陰	冷えている状態 顔や患部が赤くなく蒼白で症状が表に現れにくい状態 新陳代謝の低下している状態	附子，乾姜，呉茱萸などの暖める作用を有する薬
	陽	熱のある状態 顔や患部が赤味を帯び， 症状が表に現れやすい状態 新陳代謝の亢進している状態	石膏，黄連などの冷やす作用を有する薬物が有効
虚実	虚	病に対する闘病能力の低下した状態 体格貧弱，腹力弱く，胃腸も弱く，疲れやすい	人参，黄耆などの補う作用を有する薬物
	実	闘病反応強い 体格がっしり，腹力があり，胃腸丈夫，疲れにくい	大麻，麻黄などの攻撃的な薬物

表 2　西洋薬と漢方薬のおもな相違点

	西洋薬	漢方薬
素材	合成品	天然品
有効成分	既知成分	未知成分も利用
	単一成分	複合成分
作用機序	解明済	未解明のものが多い
作用点	少数	多数
作用方向	一定方向	正常化への方向
使用方法	病名に随う	証に随う
	薬剤単位	処方単位
	近代医学的理論	漢方医学的理論

を駆逐する薬（瀉剤）を用いる．一方，気は一種の生命エネルギー，血は血液循環，水は体液の体内における分布を指し，おのおのの異常に適した漢方薬が用いられることになる．

陰陽学説とともに中国医学における重要な考え方を示しているのが，五行論である．これは世界を木，火，土，金，水の五つの要素に分類し，それらの相互作用によって現象を説明しようとする考えである．各要素は互いに抑制ないし増強しあう関係にあり，相互にバランスのとれた状態が健康状態であると捉えている．ある要素の過剰，不足もその要素を直接制御するのではなく，関係のある要素を介して統御することも可能となる．

■ **漢方薬**

漢方薬と西洋薬とのおもな相違点は表 2 の通りである．漢方薬では，生薬の組合せ，分量比が重要な意味をもつ．この点で根拠のない民間薬とは決定的に異なる．また，漢方医学の立場では，薬は三つに分類される．不老長寿の上薬，体質を強化し病気にかかりにくくする中薬と，治療を目的とした下薬である．下薬は長期には使用できないもので，西洋薬はすべて下薬に分類される．

■ **鍼灸治療の基礎—経路**

鍼灸治療法は気血の不調和を物理的刺激によって調整するもので，その基礎にはツボ（経穴），経路という考えがある．経絡には，からだを縦方向に走る経脈と，経脈から分かれて横あるいは斜め方向に走る絡脈がある．経絡はツボを結び，身体各分野と連係し，全身の機能系統を有機的に調節するものと考えられている．その流れに過不足やかたよりが生じると病気になるため，鍼や灸で刺激してバランスをとり，治療するものである．現在ツボとして認められたものは 361 個に上る．

西洋医学には経路に対応するものはないが，局所の皮膚を刺激するとエンドルフィンというモルヒネ類似物質が生じ，鍼灸の治療効果に結びついているという見方もある．

（深山正久）

1-9-10
リハビリテーション

リハビリテーション（rehabilitation）は，機能回復訓練，あるいは社会復帰の意味で理解されていることが多い．しかし，本来の意味はより広いもので，re「再び」，habilis「人間にふさわしい」状態に戻すというラテン語に由来しており，何らかの原因で社会の戦列から離れた人が再び復帰する現象を表す用語である．リハビリテーションの目的は文字通り「全人間的復権」であるが，ADL（日常生活行為，activities of daily living）を単にもと通りにするということではなく，種々の障害をもつ個人がそれぞれのQOL（人生の質，quality of life）の向上を目指し，新たに人生を建設することを意味している．

リハビリテーション医学の対象は広い．これまでの代表的な対象としては，脳血管障害（脳卒中），脊髄損傷，脳性麻痺，各種の骨関節疾患，神経筋疾患に基づく身体的障害があげられる．また，精神的障害では，統合失調症，躁うつ病，てんかんだけでなく，脳血管障害や頭部外傷で生じる失語症・記憶障害，アルツハイマー病など痴呆を生じる場合も取り上げられるようになってきた．そのほか，心筋梗塞・心臓移植後の患者，肺気腫・胸部外科手術後の患者，糖尿病や肥満，腎透析患者，人工肛門や人工膀胱の患者なども，内部障害としてリハビリテーションの対象である．

■ 障害の構造と基本的アプローチ

障害は複雑な構造をもっており，そのリハビリテーションのためには，医学，教育，職業，社会的分野から多数の専門職が協同で作業する必要がある．このため，障害の構造について共通の理解が必要である．WHOによれば，障害は身体機能・構造，

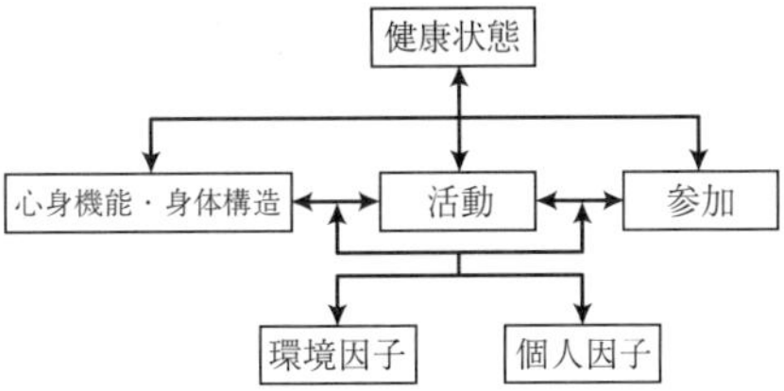

図1 障害モデル

活動，社会参加という三つの次元に環境因子，個人因子という背景因子が相互に作用して成り立っている（図1）．リハビリテーションのための保健医療サービスは，これらに対応した治療的，代償的，心理的あるいは環境改善的アプローチであり，さらにそれらを統合したものでなければならない．

リハビリテーションの際立った特徴は，病気の診断と治療管理を担当する医師と看護婦だけでなく，障害の克服のために種々の専門家が協力したチームで治療に取り組んでいること（チームアプローチ）である．チームのメンバーは，理学療法士，作業療法士，言語聴覚士，臨床心理士，義肢装具士，医療ソーシャルワーカー，職業カウンセラーなどが含まれ，それぞれのメンバーが専門的立場から患者の障害を評価し，その理解のもとに治療を分担するのが望ましい．

■ リハビリテーションの治療

(1) 理学療法

理学療法は運動療法と物理療法に分けられる．運動療法は，手足や全身の運動練習によって筋力を強くし，麻痺を改善させ，歩行や階段昇降など日常生活動作の能力を高める．拘縮の予防，関節可動域の拡大などを目的とした関節可動域訓練，運動練習時にかかる力を増減させて個別の筋力を強くする筋力増強訓練，体力や持久力の回復のための全身調整訓練や，まひの回復のための協調性訓練，呼吸訓練などが含まれる．

物理療法にはマイクロウエーブ（極超短

波）療法，超音波温熱療法，低周波電流を利用した電流療法，赤外線や紫外線を利用した光線療法，温水や冷水を利用した水治療，ホットパックなどの温熱療法などがあげられる．

(2) 作業療法

作業療法は，特定の作業を介して身体的，精神的機能障害を治療する方法である．作業をすること自体が心身の健康に必要であるという理念を基礎にしている．作業内容としては，木工，金工，陶芸，革細工などの作業，絵画，園芸，音楽やゲームを通して心身活動を高め，運動，動作能力，日常生活の回復をはかる．そのほか，職業復帰のための評価や前段階の訓練なども行われる．

(3) 義肢・装具療法

四肢部分の欠損を補う人工物を義肢（義手，義足），身体部分に装着してその部位の機能を補うものを装具という．義肢・装具療法は義肢・装具を装着して行う歩行や日常生活動作の訓練を指している．そのほかにも，杖，歩行器などの歩行補助具，車椅子や，日常生活動作の自立性を高めるため工夫された道具(ホルダーつきスプーン，座薬挿入器など）が広く用いられている．

(4) 言語療法

言語障害の対象はさまざまで，失語症，まひや失調による言語障害，口蓋裂や兎唇による発語障害，喉頭がんで喉頭が失われたもの，吃音，子どもの言語発達の遅れなども含まれる．訓練としては言語そのものの訓練だけでなく，ジェスチャーや道具を利用してコミュニケーションの改善をはかることも指導に含まれる．

(5) 心理療法

患者によっては抑うつ，依存性，粗暴行動などさまざまな心理的障害が生じる．このような臨床心理学的な問題や，脳卒中などにみられる認知機能障害による神経心理学的問題を分析し，カウンセリング，行動，集団療法などを通して解決をはかる．

(6) ソーシャルワーク

障害者が復職，復学し，家庭生活に戻るため，職場環境，家庭環境，経済的問題などを把握し，調整する．医療費に対する公的援助，社会福祉制度を利用するための手続きを含め，患者，家族が直面する問題を社会福祉の立場から側面的に援助する．

■ リハビリテーションと介護

在宅の65歳以上の寝たきり者数は，現在32万人で，要介護状態にある高齢者は280万人である．2000年4月からは在宅，施設で障害者が自立した生活を送るため，介護保険が導入された．このような介護の現場に，リハビリテーションの考え方を取り入れ，介護技術として体系化することが必要である（リハビリテーション介護）．

寝たきり老人を減らすため，自立を助ける介護や自立に向けた介護を行う．介護現場に重心の移動や，てこの原理・シーソーの原理などのボディメカニクスを応用し，身体に負担の少ないやり方で行うトランスファーテクニックが利用される．

（深山正久）

2
からだの一大事

2-1　頭頸部の一大事

2-1-1）神経内科 -1
アルツハイマー病

アルツハイマー病は1907年にドイツのAlzheimerにより報告された40～50歳代の初老期に発症する痴呆疾患である．しかし近年では65歳以上に発症するアルツハイマー型老年痴呆を含んだものとして扱われることも多い．本項では両方を含んだ概念として述べることにする．

アルツハイマー病は，徐々に記憶障害や見当識障害で発症する．さらに失認･失行･失語などの認知機能障害をきたし，幻覚･妄想などの精神症状やうつ状態，意欲低下，多幸症，感情失禁などもみられるようになる．

老年期の痴呆をきたす疾患にはさまざまなものがあるので，まず正確に診断することが必要である．脳血管性痴呆，慢性硬膜下血腫，正常圧水頭症，脳腫瘍，脳炎などは重要な鑑別疾患である．ほかの中枢神経の変性疾患も除外する必要がある．甲状腺機能低下症やビタミン欠乏症，あるいは薬物の副作用なども念頭におくべきである．さらに意識障害やうつ病・統合失調症（分裂病）などの精神疾患の可能性も考慮しなければいけない．正確な診断によって治療可能な病態を見逃さないことが重要である．

画像検査では，MRI（magnetic resonance imaging）にて側頭葉の内側，海馬や頭頂葉の萎縮がみられ，SPECT（single photon emission computed tomography）やPET（positron emission tomography）でそのような部位の血流低下や活動性の低下がみられることが多い．病理学的には海馬や大脳皮質における老人斑と神経原線維変化，さらに著明な神経細胞の脱落が特徴的な所見である．

本疾患の病理変化の中核ともいえる老人斑はアミロイドβタンパク（Aβ）が主要な構成成分であることが示され，病態形成において重要な意義をもつものとして注目されている．Aβの沈着の程度が臨床症状の重症度や病理学所見の程度と必ずしも相関しないことから，Aβの沈着は結果をみているに過ぎないとの考え方もあるが，現在ではAβの沈着に基づく病態メカニズムによりアルツハイマー病が発症するという考えが主流となっている．

アルツハイマー病は孤発性のことが圧倒的に多いが，一部に家族性にみられる場合がある．これまでに三つの遺伝子異常がみつかっている．これらの家族性アルツハイマー病は発症年齢が60歳より前と若く，進行が一般に速いことが知られている．またアポリポタンパクEε4は危険因子として重要視されている．

アルツハイマー病に対しては現時点ではまだ根本的な治療薬がなく，リハビリテーション的なアプローチや親切な介護が重要な位置を占めている．また必要に応じて適切な向精神薬を対症的に使用する．現在アルツハイマー病に対する治療薬として使用可能なものとしては，アセチルコリンエステラーゼ阻害薬である塩酸ドネペジルがある．脳内のアセチルコリン濃度が低値となることからそれを上昇させることを目的としている．病気を根本的に治療する薬ではないが，認知機能の低下を改善することが期待される．そのほかにも女性ホルモン剤や抗炎症薬などが治療として試みられている．

（楠　進）

2-1-1）神経内科 -2
パーキンソン病

パーキンソン病は，安静時振戦・筋固縮・無動・姿勢反射障害を主徴とする疾患であり，有病率は人口10万人あたり50～100人程度（65歳以上では200人程度）といわれ，神経変性疾患のなかでは頻度の高いものである．

病理学的には中脳黒質のドーパミン作動性神経細胞が変性･脱落し，神経細胞内にレビー小体がみられるのが特徴である．

通常のパーキンソン病には遺伝性はみられない．しかし一部に家族性のものが存在することも知られており，なかには責任遺伝子が同定されたものもある．

本症患者は，前傾姿勢で両腕を体幹部につけたまま軽く曲げ，ほとんど腕を振ることなく小刻みに歩く．表情に乏しく，小声で早口の聞き取りにくい声で話す．動作をするときではなく安静時にふるえ（振戦）がみられるのが特徴である．患者の四肢を屈伸すると検者には歯車様あるいは鉛管様の抵抗が感じられる．動作は緩慢となり，動作の開始に時間がかかるようになる．足が止まって歩けなくなる「すくみ足」がみられたり，歩行中にしだいに小走りになり止まれなくなったりするようになり，バランスがとりにくくなって転倒しやすくなる．便秘，立ちくらみ，排尿困難などの自律神経障害もみられる．

パーキンソン病以外で類似の症状（パーキンソニズム）を呈する場合があり鑑別が必要である．そうしたものとして脳血管障害に伴う場合や薬剤性パーキンソニズムが知られる．またパーキンソニズムを呈するいくつかのほかの変性疾患がある．正確な診断のためには専門医による診察が重要である．また近年MRIやPET, SPECTなどの画像診断法の進歩がみられ，補助診断検査として有用となっている．

パーキンソン病は原因不明の変性疾患であり，根本的な治療法はまだ開発されていない．しかし上記のように，黒質ドーパミン作動性神経細胞からのドーパミン放出が不足するために，運動調節がうまくいかなくなりパーキンソニズムを呈することから，ドーパミンを補うレボドーパ剤，ドーパミン受容体刺激薬，さらにドーパミン代謝阻害薬など，数多くの対症的治療薬が開発されており，有効性が認められている．しかし治療開始時の食欲低下や悪心，不随意運動，精神症状などの副作用がみられることも多い．レボドーパを長期投与すると，有効時間の短縮がしばしばみられ，服薬時間に関係なく有効期と無動期が出没する現象がみられることもある．パーキンソン病治療薬の副作用として，幻覚・妄想が生ずることもある．さらに脱水，感染症罹患，抗パーキンソン病薬の急な中断などにより，発熱・筋固縮や無動の悪化，意識障害，横紋筋融解などを呈する悪性症候群が起こることがあり，注意が必要である．薬物療法でコントロールの難しい例に，視床破壊術・淡蒼球破壊術・脳深部電気刺激などの定位脳手術が行われる場合もある．

経過が長くなるとともに薬物の効果が低下し，重症化して寝たきり状態となる．感染症などの合併症が予後を決定する因子となる．（楠　進）

2-1-1）神経内科 -3
てんかん

てんかん発作とは，脳の神経細胞の過剰放電によるものであり，意識・運動・感覚・自律神経・精神などの異常が，発作性かつ不随意に生ずるものである．てんかんとはてんかん発作を主症状とする慢性の脳疾患である．てんかんの有病率はほぼ人口10万対200～300といわれている．多くは小児期に発病する．

てんかん発作は，部分発作と全汎発作に分けられる．

部分発作は，一側の大脳半球の一部に限局した神経細胞の異常興奮による臨床症状および脳波所見を呈するものである．意識障害を伴わない単純部分発作と意識障害を伴う複雑部分発作，および部分発作が全汎発作に移行するものに分けられる．単純部分発作には身体の一部にけいれんなどをきたす運動発作，感覚の異常をきたす感覚発作，自律神経発作などがある．複雑部分発作では自動運動がみられることがあるが，患者はその間の記憶がない．精神運動発作といわれることもある．

全汎発作は，はじめから両側半球性の障害を示すものであり，いきなり全身のけいれんなどの症状をきたす．いくつかの病型が知られる．欠伸発作は突然に意識が消失して空白状態となるが，間もなく回復する．多くは4～12歳頃に発症する．脳波で3 Hzの棘徐波結合を呈するのが特徴である．突然かつ瞬間的な筋の収縮であるミオクローヌスをきたすミオクローヌス発作は，思春期頃に多く，突然手にもったものを落としたりする．間代発作はいきなり四肢を屈曲伸展してがたがたとふるわせる発作である．強直発作は四肢・頸部・体幹などの筋のつっぱりやこわばりが起こるものである．強直間代発作は，いわゆる大発作であり，意識消失とともに全身性強直けいれんが起こり，その後，間代けいれんに移行する．発作の持続は数分程度で，しばらく意識不鮮明やもうろう状態を経て覚醒する．脱力発作は筋緊張が一瞬失われるものである．

てんかん発作が持続性反復性に起こり，なかなか回復しない状態を発作重積状態という．脳に永続的変化を残したり，全身状態が悪化して重篤な状態となるので，早急に止めなければならない．

てんかんはさまざまな原因により起こる．脳腫瘍・脳血管障害などの器質的障害や代謝障害など，原因の明らかなものは症候性てんかんという．一方，そのような明らかな原因がないものは本態性てんかんあるいは真性てんかんとよばれる．

検査としては脳波が最も重要である．また症候性てんかんの原因診断のために，血液検査，髄液検査，頭部CTおよびMRIなどを行う．

治療は薬物療法が主体である．フェノバルビタール，フェニトイン，バルプロ酸，カルバマゼピンなどが用いられる．抗てんかん薬を急に中止することは，非常に危険であり避けなければならない．一般的にはてんかん発作が完全に抑制されても数年間は減量せずに服用を続けなければならない．難治例では外科的治療が必要になることもある．

（楠　進）

2-1-1）神経内科 -4
ギラン・バレー症候群

ギラン・バレー症候群（Guillain-Barré Syndrome, GBS）は急性の運動麻痺を主な症状とする末梢神経障害であり，大部分の症例で発症の1～2週間前に呼吸器感染や消化器感染が先行する．先行感染因子が同定されることは少ないが，*Campylobacter jejuni*, *Cytomegalovirus*, *Epstein-Barr virus*, *Mycoplasma pneumoniae* などが知られている．消化器感染のなかでは *C. jejuni* が先行する症例が多い．年間発症率は10万人あたり約2人程度と考えられる．本症は幼児から高齢者までみられる．以前から末梢神経ミエリンの障害（脱髄）がGBSの病態と考えられてきたが，近年軸索を一義的に障害するタイプである「軸索障害型」の存在が認められるようになってきた．

運動麻痺は四肢および体幹にみられることが多い．腱反射は消失する．また顔面神経麻痺，眼球運動麻痺，構音障害，嚥下障害などの脳神経麻痺が加わることもあり，さらに呼吸筋の麻痺をきたすこともある．しびれ感などの軽度の感覚障害を伴うことが多く，軽度の失調がみられることもある．血圧が不安定になったり，脈拍の異常をきたしたりする自律神経障害がみられることも多い．また眼球運動麻痺・失調・腱反射消失を3徴とするフィッシャー症候群や，感覚障害のまったくみられない純粋運動型，咽頭・頸部・上腕部に限局した麻痺を呈する型などの亜型が存在する．

GBSの発症機序には，細胞性免疫と液性免疫の両方の多くの因子の関与が示唆されている．とくに近年の研究から，約60%の急性期血中に，細胞膜表面に存在するガングリオシドなどの糖脂質を認識する抗体が上昇することがわかった．抗糖脂質抗体は，GBSなどの免疫性ニューロパチーに上昇がみられるのが特徴である．GBSにおいては発症直後が最も抗体価が高く，その後抗体価は低下消失する．この経過から病態に密接に関連して上昇した抗体であると考えられる．抗体の反応性と特定の症状が対応するものが多く，なかでも抗GQ1bガングリオシド抗体は眼球運動麻痺や失調と特異的に関連して，フィッシャー症候群のほぼ全例にみられる．抗体上昇の機序として，先行感染因子のもつ糖鎖構造に対して上昇した抗体が糖脂質に交差反応するという「分子相同性仮説」が提唱されている．

GBSの診断にとっては，特徴的な臨床経過と臨床症状が重要である．補助診断検査としては，上述した急性期血中の抗糖脂質抗体，髄液検査におけるタンパク細胞乖離（タンパクは上昇するが細胞数は正常），末梢神経伝導速度や針筋電図などの電気生理学的検査が用いられる．

GBSは急性期を過ぎれば病勢は鎮静化し回復に向かう疾患である．しかし病状の極期には呼吸筋麻痺をきたして人工呼吸器が必要となる場合もある．したがって急性期の全身管理と回復期のリハビリテーションがきわめて重要である．軽症例を除いては，自己免疫機序のコントロールのために，血漿交換療法や免疫グロブリン大量療法を行う．両者は同等の治療効果をもつとされている．

GBSでは約半数で2週までに，90%以上で4週までに極期に達し，その後2～4週で回復がはじまり，数か月で社会復帰可能となることが多い．ただ15%程度にはなんらかの後遺症を残すと報告されている．

（楠　進）

2-1-1）神経内科 -5

筋萎縮性側索硬化症

随意運動をつかさどる運動ニューロン系は，大脳皮質運動野の神経細胞から脳幹の脳神経運動核および脊髄前角細胞にいたる上位運動ニューロンと，脳神経運動核や脊髄前角細胞から筋肉にいたる下位運動ニューロンからなっている．運動ニューロンを選択的に障害する疾患を運動ニューロン病とよぶが，筋萎縮性側索硬化症 (amyotrophic lateral sclerosis, ALS) はその代表的疾患である．有病率は人口10万人あたり2〜7人である．そのほかの運動ニューロン病には，下位運動ニューロンのみが侵される疾患である脊髄性進行性筋萎縮症，クーゲルベルグ - ヴェーランダー (Kugelberg-Welander) 病，ウェルドニッヒ-ホフマン (Werdnig-Hoffmann) 病，球脊髄性筋萎縮症などがある．

ALSは運動神経系の上位運動ニューロンと下位運動ニューロンが進行性に変性脱落する原因不明の神経変性疾患である．一般に中年以降に，徐々に四肢の筋萎縮・筋力低下や構音・嚥下障害で発症する．感覚障害，眼球運動麻痺，膀胱直腸障害や褥瘡がみられないのが特徴である．発症2〜4年で呼吸筋麻痺が出現する．人工呼吸器装着を行わない場合は呼吸不全により不幸な転帰をとる．ALSの病因はいまだ不明である．ほとんどは孤発性であるが一部に家族性の例もみられる．

厚生労働省の診断基準では，ALSは神経学的所見で ① 球症状（舌の麻痺・萎縮・筋線維束性攣縮，構音障害，嚥下障害），② 上位運動ニューロン徴候（錐体路徴候：痙縮，深部反射亢進，病的反射出現），③ 下位運動ニューロン徴候（前角細胞徴候：筋線維束性攣縮，筋萎縮，筋力低下）のうち二つ以上を満たし，成人発症で進行性の経過をとり，特徴的な筋電図所見（高振幅電位と多相性電位）を認め，さらにほかの疾患を鑑別することにより診断される．

ALSの病状は臨床症状から判断する．構音・嚥下障害については，発語の可否・嚥下の可否が重要である．四肢筋力低下では自力歩行の可否が重要であり，呼吸筋障害については，麻痺を示唆する肺活量の低下，動脈血ガスで pCO_2 の上昇や pO_2 低下の有無が重要となる．

ALSの根本的な治療法は確立されていない．基本的には，合併症予防と対症療法となる．廃用性筋力低下や関節拘縮の予防のための適度な運動を行う．病状が悪化すると，気道確保のための気管切開や，誤嚥性肺炎予防や経口摂取期間の延長の目的で喉頭摘出を行うことがある．嚥下不能になった場合には，経管栄養や胃瘻造設を行う．呼吸不全出現時の人工呼吸器装着については賛否があり，患者本人と家族に対する十分な説明と精神的サポートが必要である．近年, 気管切開を行わないBiPAP（経鼻間欠的陽圧換気）も選択されるようになった．内服薬としては，日本ではグルタミン酸遊離抑制作用をもつリルゾール(商品名：リルテック)が認可され，病状の進行を遅らせる効果を期待されている．

（楠　　進）

2-1-1）神経内科 -6
ナルコレプシー

過度の眠気をきたす疾患であり，防ぐことのできない睡眠発作と情動脱力発作を主徴とする．有病率は約0.1％といわれる．遺伝的要因の関与が推定されている．10歳代に発病することが多い．

■ 症状

臨床的には以下の4徴が特徴である．

(1) 眠気と睡眠発作

持続的に眠気があり，注意の集中が困難となる．睡眠発作は耐えがたい眠気のために数分から十数分眠ってしまうものである．大切な会議や面談，あるいは自動車運転中など，通常は決して眠らないような状況で眠ってしまう．1日の間に何度もくり返し起こることがあり，ほとんど毎日起こる．

(2) 情動脱力発作（カタプレキシー）

大笑いしたり，怒ったり，驚愕したりなどの強い情動にさいして生じる，数秒から数分の脱力発作である．身体の一部に生ずる場合も，全身性に生ずる場合もある．発作の間，意識は保たれ，発作時のことを覚えている．情動脱力発作はナルコレプシーの診断にとって重要な症状である．

(3) 睡眠麻痺

入眠時に数秒から数分続く全身の脱力状態である．金縛り様の状態になる．

(4) 入眠時幻覚

入眠時に体験する視覚･聴覚・触覚などの幻覚である．非常に鮮明で通常は恐ろしい内容の夢をみることが多い．

以上の四つの症状のほかにも，夜間の中途覚醒が多く，熟眠感が乏しいとの訴えが多い．さらに自動症がみられることもある．

■ 検査

脳波では傾眠傾向がみられるが，一方で睡眠時の検査を行うと中途覚醒が多く，深睡眠の減少が認められる．入眠時に出現するレム睡眠も特徴である．

近年，本症ではほとんどの例がHLA-DR2/DQ1陽性を示すことが明らかとなった．

■ 治療

治療は薬剤による対症療法となる．睡眠発作に対しては精神刺激薬であるメチルフェニデート（リタリン）が用いられる．そのほかに抗うつ薬，抗精神病薬，睡眠薬などが用いられる．（楠　進）

2-1-1）神経内科 -7

顔面神経麻痺

顔面の運動を支配する顔面神経麻痺には，脳血管障害や脳腫瘍など中枢神経内の障害で起こるものと，顔面神経核よりも末梢の末梢性顔面神経麻痺がある．

片側性の顔面神経麻痺では顔面の表情が左右非対称となる．眼を閉じさせると，麻痺側は十分に閉じられず，白眼がみられる．正常側では睫毛が完全に眼瞼のなかに隠れるが，麻痺側では収縮が弱く睫毛が残る（睫毛徴候）．麻痺側の口角は下垂し，口笛をふかせると麻痺側では音が漏れる．末梢性の麻痺では前額部にしわがよらないが，中枢性の麻痺では前額部の動きが保たれるので，前額部のしわの有無が中枢性と末梢性の鑑別に重要である．そのほかに，顔面神経は涙腺や唾液腺を支配し，味覚を伝える線維をも含むことから，涙や唾液の分泌障害，味覚障害などを伴うこともあり，さらに聴覚過敏をきたすこともある．両側性の場合は，表情が弛緩し上記の徴候が両側にみられるが，軽度の場合はみつけにくい．

顔面神経麻痺をきたす疾患としては，脳血管障害，脳腫瘍，多発性硬化症，小脳橋角部の腫瘍，髄膜炎，外傷，サルコイドーシス，ギラン・バレー症候群，帯状疱疹ウィルス感染症（ラムゼー・ハント症候群）などさまざまなものがあるが，圧倒的に多いのは原因不明なものでベル麻痺といわれる．ウィルス感染症状が先行することが多く，冷風に曝露した後に発症することもある．

治療は原因疾患により異なるが，ベル麻痺の場合は早期に副腎皮質ステロイド剤を投与し，漸減していく．ビタミン剤を併用することが多い．まぶたを完全に閉じることができない場合は，眼帯をして眼の保護をする．また理学療法も行う．星状神経節ブロックを行うこともある．心身の安静を心がける．

ベル麻痺の予後は良好であり，8割程度の例は完全に回復するが，高齢者で完全麻痺をきたした場合には回復がよくないといわれている．（楠　進）

2-1-2）脳外科-1
脳出血

脳卒中というのは脳出血，脳梗塞，くも膜下出血を含めた脳血管疾患の総称であり，日本人の3大生活習慣病の一つで，かつては死亡原因の第1位であったが，脳血管障害に対する予防と治療により死亡者数が減り，がん，心筋梗塞による死亡が増えた結果，第3位に後退した．死亡者数は減少したものの，脳卒中の罹病率は相変わらず高く，生活習慣病の管理が国民生活にとって重要であることに変わりはない．

脳出血は，脳の実質内に出血して，血の塊，血腫を形成して，脳の組織を破壊したり，圧迫したりして神経症状をきたす．被殻，視床とよばれる脳深部の灰白質に生じることが最も多く，ついで大脳皮質下，小脳，脳幹部にも発生する．出血の原因としては，高血圧によるものが最も多い．老人では血管壁の変性（アミロイド変性）によるものが多くなる．

■ **症状**

出血して破壊された部位の局所症状を呈する．1cm 以下の小さな血腫でも錐体路が通過する内包を破壊すれば強い運動麻痺をきたす．血腫が大きくなって周囲の脳を圧迫し，結果として頭蓋内圧が上昇すると意識障害におちいる．出血が脳室内に穿破すると，脳室内出血となり，頭痛，嘔気，意識障害をきたし，脳脊髄液の循環・吸収をさまたげると水頭症になる．

■ **治療**

出血の急性期では，まず血圧のコントロールを行う．血圧上昇が続くと再出血を起こしてより重症になる危険性が高い．出血による脳の圧迫が生じている場合には，脳圧降下剤を投与して，脳実質損傷を最小限にするよう努める．血腫が大きく，脳の圧迫が強く，意識障害におちいっている場合には，開頭手術を行い，顕微鏡下に血腫を吸引除去し，頭蓋内圧を下げる治療を行う．脳室内の血腫が大きく，急性の水頭症をきたしている場合には，穿頭脳室ドレナージ術を行って，脳室内の血腫および脳脊髄液を除去して脳圧のコントロールを行う．比較的大きい血腫であっても，意識障害があまり強くなく，局所症状のみが強い場合には，局所麻酔下に穿頭術を行い，定位脳手術法で血腫を吸引する手術法は，開頭手術に比べて脳の損傷が少ない．

■ **予後**

脳出血は脳実質を破壊する病変であるので，発症後に治療を行っても劇的に症状改善することは少ない．再出血を予防し，軽症の場合には早期リハビリを行い，重症の場合には，意識の回復を待ってリハビリを行う．強い意識障害や運動麻痺は改善が難しい．小脳出血で意識障害が出現している場合には，血腫除去術で意識の改善が期待できる．

■ **予防**

脳出血の原因の多くは高血圧であり，したがって高血圧の治療が脳出血の予防に必須である．脳出血は発症後の治療よりも予防がより重要な役割を果たしている．

（根本　繁）

2-1-2）脳外科 -2
くも膜下出血

くも膜下出血の原因は，脳動脈瘤破裂によるものが最も多く，患者は50〜60歳の女性に多い．脳動脈瘤はくも膜下腔にある脳動脈の分岐部がこぶのように膨らんだもので，破裂するとくも膜下腔に出血が広がり，くも膜下出血となる．脳動脈瘤は，ウイリス輪とよばれる頭蓋底部の動脈に多く発生する．左右の前大脳動脈を連絡している前交通動脈に最も多くみられる．内頸動脈-後交通動脈分岐部，中大脳動脈，脳底動脈分岐部，椎骨動脈にも発生する．

未破裂の脳動脈瘤がどのくらいの確率で破裂するのかは明らかにされていない．従来およそ1〜2%の年間破裂率と思われていたが，米国の報告では年間0.05%の破裂率という報告もある．

■ **症状**

動脈瘤が破裂してくも膜下出血を起こすと，激しい頭痛とともに嘔気，嘔吐に襲われ，意識を失うこともまれではない．多くの患者では，動脈瘤が破裂するまで何も症状がないのが特徴である．出血後に，首の後ろが突っ張る項部硬直が認められる．軽い頭痛のあとに急に激しい頭痛に襲われて意識がなくなることもあり，この場合，軽微な出血が大出血の前に起こる，いわゆる前兆としてとらえられている．動脈瘤が大きくなって，神経を圧迫して神経症状を呈することもある．内頸動脈瘤で動眼神経を圧迫すると破裂する前に瞳孔不動，複視が出現することが知られている．

■ **診断**

CTスキャンでくも膜下腔の出血を診断する．出血が軽度でCTスキャンで検出できない場合には，腰椎穿刺を行って血性髄液を検出する．くも膜下出血と診断されたら，脳血管撮影を行って，脳動脈瘤の位置を確認する．

■ **治療**

くも膜下出血急性期に，手術可能な場合には，全身麻酔下で開頭術を行い，手術用顕微鏡を用いて動脈瘤クリッピングを行う．

開頭手術が困難な動脈瘤ではカテーテルを用いて動脈瘤内にプラチナコイルを挿入して動脈瘤を閉塞するコイル塞栓術が導入され，最近の国際的な臨床研究では，コイル塞栓術のほうが開頭クリッピングよりも成績がよいとする報告もある．

■ **予後**

初回のくも膜下出血で約20%の人が治療を受けることなく死亡し，初回出血後の再破裂で死亡する危険が高く，治療せずに放置すると約70%の患者が死亡するといわれている．くも膜下出血の段階を5段階に分類すると，軽症の1〜2段階では，治療後の成績は良好であるが，重症の4〜5段階では，出血時の脳損傷，脳血管スパズムとよばれる出血後遺症のために，重篤な障害が残ったり，死亡する症例が多い．

■ **未破裂動脈瘤**

くも膜下出血の重症例では，治療しても成績が不良なことから，未破裂動脈瘤を積極的に治療すべきとの考えがある．しかし開頭クリッピング術の合併症と，自然破裂率を考慮して治療適応を検討すべきであるという慎重な立場もある．（根本　繁）

2-1-2）脳外科 -3

脳梗塞

脳梗塞には動脈硬化性アテローマによる脳血栓症と心臓由来の血栓が脳動脈を閉塞する脳塞栓症がある．前駆症状を伴ったり，症状が段階的に進行することが多いが，突然発症することも多い．高血圧，糖尿病，高脂血症，高尿酸血症，心疾患などの生活習慣病がリスクファクターとなる．

■ 症状

閉塞した脳動脈の部位により局所神経症状が起こる．左中大脳動脈では失語症，右半身麻痺，失算，失書などが起こる．一過性に一側眼球の視力が喪失する一過性黒内障は，頸部頸動脈狭窄症による動脈-動脈塞栓症で初発症状として重要な所見である．椎骨脳底動脈では，意識障害，運動失調，嚥下障害，構音障害など多様な症状がみられる．主幹脳動脈が閉塞して，脳虚血が広範囲に及ぶと，意識障害，脳圧亢進など生命に危険な状態におちいる．

神経症状が24時間以内に回復する場合には，一過性脳虚血（transient ischemic attack, TIA）とよばれる．症状が徐々に進行する場合には，進行性脳梗塞とよばれ，梗塞が完成すると完全梗塞となる．

■ 診断

血流が遮断されると，脳細胞が細胞毒性浮腫を生じ，さらに血管性浮腫にいたると，CTスキャンでは低吸収域として検出される．急性期では梗塞病変は浮腫のため脳溝は閉じてみにくくなっているが，組織が壊死におちいった慢性期には萎縮性病変となり，むしろ脳溝は拡大する．脳梗塞により，血液脳関門が破綻した状態で血流再開が起こると，出血を伴う出血性梗塞になる．脳塞栓症でしばしばみられる現象である．急性期に，明らかに神経症状があっても，CTスキャンでは異常所見が認められないこともまれではない．CTスキャンでは正常と診断される部位でも，MRIの拡散強調画像では脳虚血におちいった部分が高信号域として検出されるので，脳梗塞超急性期の診断にはMRIが有効である．救急医療の現場ではMRI検査実施困難なことが多い．大脳皮質動脈が閉塞すると皮質の梗塞病変となり，穿通枝が閉塞するとラクナ梗塞となる．

■ 治療

脳梗塞の治療原則は内科的治療であるが，血圧のコントロール，リスクファクターの治療，抗血小板療法など予防的治療が重要な役割を果たす．急性期と慢性期で治療法が異なる．脳梗塞急性期には脳血栓か脳塞栓かを診断する必要がある．脳血栓症では原則として内科的治療を行う．血圧のコントロールと抗血小板療法，抗凝固療法を行う．脳塞栓症で発症3時間以内の早期に，組織プラスミノーゲンアクチベーターを静脈内投与して線維素溶解を活性化することにより血行再建すると，発症3か月後の機能予後で有効であったという報告があり，米国ではFDAにより認可されているが，出血性合併症の頻度も高く，わが国では承認されておらず，一般的な治療法として普及されるにいたっていない．

アテローム性動脈硬化の患者で，頸部頸動脈に70%以上の高度狭窄がある場合に，内膜剥離術を行うと，内科的治療を行った場合に比べて，脳梗塞発生予防効果があるという臨床研究結果が報告されている．内膜剥離術が困難な場合には，形状記憶合金でできたステントとよばれる金属の筒を狭窄部に留置して狭窄部を拡張し，血流改善させる血管形成術が行われている．内膜剥離術とステント留置術のどちらがよい治療法かについては，結論が出ていない．

内頸動脈閉塞で患側大脳半球の血流が低下しているが脳細胞が広範な梗塞におち

いっていない場合に，バイパス手術を行うことがある．いまだエビデンスが得られていない治療法ではあるが，症例によっては明らかに有効な場合がある．

脳内の動脈狭窄により脳血流が低下して神経症状が出現している場合には，バイパス手術を行うか，細い風船のついたカテーテルを脳動脈内に誘導し，狭窄部で膨らませて血管を拡張させる血管拡張術が行われている．

■ **無症候性脳梗塞**

まったく神経症状のない高齢者にMRI検査を行うと，かなり高頻度で基底核や白質内に点在するび漫性のT2強調画像で高信号の病変を検出する．これを無症候性脳梗塞と診断し，予防的に抗血小板剤を投与されることがある．（根本　繁）

2-1-2）脳外科-4
脳腫瘍

脳腫瘍には原発性脳腫瘍と転移性脳腫瘍がある．原発性脳腫瘍で最も多いのは神経膠腫である．以下髄膜腫，神経鞘腫，下垂体腫瘍の順に多い．

脳腫瘍の症状としては，頭蓋内圧が上昇することにより，頭痛，嘔吐がみられ，さらに進行すると意識障害にいたる．局所的な症状としては，手足の運動麻痺，言語障害，視力視野障害，脳神経麻痺など，発生する部位により多彩な症状を呈する．このほかにけいれんも脳腫瘍の症状として重要なものである．脳腫瘍はゆっくり成長するため，症状の発現は比較的緩徐であるが，進行性である．

CTスキャンで頭蓋内に占拠性病変として認められ，造影剤を用いた撮影により，正確な診断が可能となる．下垂体腫瘍や聴神経腫瘍などの小さな病変では，解像力の優れているMRI検査を行う．

良性腫瘍では，開頭術で全摘出することが根治的治療法である．全摘出が困難な症例では，術後に放射線治療を追加することがある．悪性腫瘍では，摘出術を行っても再発することが多く，放射線治療，化学療法などが行われる．

■ **髄膜腫**（meningioma）

硬膜由来のくも膜絨毛（arachnoid villi）から発生するといわれ，硬膜のあるところに発育する良性腫瘍である．上矢状静脈洞近傍の硬膜に発生する傍矢状洞部髄膜腫が最も多い．大脳半球穹隆部，大脳鎌，蝶形骨翼などにも多く認められる．硬膜の動脈が栄養血管として発達する，血管に富んだ腫瘍であり，摘出時に大量の出血が起こることもまれではない．硬膜にできる腫瘍で，脳実質とは明らかな境界があり，全摘出により根治が可能である．

■ 神経膠腫（glioma）

ニューロンの支持組織であるグリア細胞（glia cell）由来の腫瘍で，比較的良性な経過をたどるものから，悪性のものまで多彩である．星細胞腫（astrocytoma）が最も多い．グリア細胞は，脳内に伸びる長い突起を有し，全摘出することは原則的には不可能であるが，比較的良性のものでは，摘出術で可及的に取り除き，放射線治療を追加する．最も悪性の神経膠芽腫（glioblastoma）では，大部分を摘出しても，短期間で再発するため，摘出術よりも放射線治療，化学療法のほうが重要であり，治療により延命効果は得られるが，根治することは困難である．こうした悪性腫瘍に対して，遺伝子治療を導入して，腫瘍発育を阻止する治療が試みられている．

■ 神経鞘腫（neurinoma）

神経線維をとりまくシュワン細胞（Schwann cell）から発生した良性腫瘍であり，全摘出を行う．聴神経腫瘍は，小脳橋角部の前庭神経に発生した腫瘍で，聴力低下で発症し，1 cm 以下の小さな腫瘍では，聴力温存が可能であるが，大きい腫瘍では，聴力が廃絶していることが多く，回復は望めず，また顔面神経が腫瘍により圧排伸展されており，術後顔面神経麻痺をきたす可能性がある．小さな聴神経腫瘍では，開頭術を行わずにガンマナイフという放射線治療を行うことがある．

■ 脳下垂体腫瘍（pituitary adenoma）

脳下垂体前葉細胞から発生する腺腫で，ほとんどの症例では良性である．ホルモン分泌する細胞の腫瘍では，内分泌症状を呈する．ホルモン産生腫瘍で最も多いのは，プロラクチン産生腫瘍で，血中プロラクチン値は高値となり，月経異常，不妊，乳汁分泌などの症状がみられる．ブロモクリプチンという薬剤を投与すると，腫瘍縮小，血中プロラクチン値降下が起こり，保存的に治療する場合に使用される．摘出術を行う場合には，開頭術ではなく，経鼻的に顕微鏡手術を行う．最近は内視鏡を用いて経鼻的に摘出術を行う方法もある．摘出術後に残存腫瘍が認められる場合には，放射線治療を追加する．

■ 小児の脳腫瘍

髄芽腫（medulloblastoma）は男児の小脳虫部に発生する．運動失調などの小脳症状か，第 4 脳室，中脳水道圧迫による水頭症で発症する．開頭術で全摘出が可能であるが，悪性腫瘍であり，再発を予防するために，術後放射線治療，化学療法を行う．胚芽腫（germinoma）は視床下部や松果体部に発生し，東洋人男性に多くみられ，尿崩症，思春期早発症などで発症する．精巣に発生する seminoma という悪性腫瘍と組織形が酷似しており，放射線感受性が高く，放射線治療により腫瘍が消失することが多いが，再発率も高い．

頭蓋咽頭腫（craniopharyngioma）は第 3 脳室近傍に発生する腫瘍で，石灰化，囊胞を伴い，思春期早発症，尿崩症，水頭症で発症し，摘出術を行うが，困難な場合も多く，残存腫瘍に対して化学療法，放射線療法を行う．

■ 転移性脳腫瘍

悪性腫瘍が転移したもので，肺がん，乳がん，胃がん，大腸がんなどの転移が多い．原発巣が十分コントロールされていて，脳内転移病変が一つである場合には，摘出術を行う．小さな転移性病変には，侵襲の少ないガンマナイフ治療を行うことがある．肺がんでは原発巣がみつからずに脳転移が先に発見されることがある．乳がんでは原発巣治療後数年たってから脳転移が起こることもある．転移性脳腫瘍は，原発病変の予後に左右されるが，予後不良であり，根治は不可能である．治療による延命効果を期待する．（根本　繁）

2-1-2) 脳外科 -5
正常圧水頭症

脳脊髄液は脳室にある脈絡叢で1日約500 m*l* 生産され，脳室からくも膜下腔に流出して脳表のくも膜顆粒で静脈系に吸収される．脳脊髄液の通過障害や吸収障害が起こると脳脊髄液が脳室内に貯留し，脳室が拡大し，脳実質を圧迫し，水頭症となる．正常圧水頭症は，脳脊髄液の吸収障害による水頭症であるが，脊髄液圧が高値を示さないことから正常圧水頭症とよばれている．痴呆，歩行障害，尿失禁を主症状とする．くも膜下出血後慢性期に，くも膜下腔に癒着が起こり，脳脊髄液の吸収が低下し水頭症になることがよく知られている．高齢者で原因不明の脳室拡大，痴呆症状，尿失禁をきたし，正常圧水頭症と診断されることがある．

■ 診断

CT スキャンで側脳室拡大を認め，脳室前角周囲に低吸収域 (periventricular lucency, PVL) を伴う．脳槽シンチグラフィー (cisternography) で腰椎穿刺によりテクネシウムなどのラジオアイソトープを注入すると，側脳室内に流入し (ventricular reflux)，脳表での吸収遅延などの所見が得られる．

■ 治療

脳室腹腔シャント術 (ventriculo-peritoneal shunt, VP シャント) を行う．全身麻酔下に穿頭術を行って脳室内に細いチューブを挿入し，同時に開腹術を行って腹膜腔内にカテーテルを挿入し，両方のチューブを圧調整装置を介して連結し，皮下に埋め込む．脳室内に貯留した脳脊髄液は腹膜で吸収され，脳室は縮小する．腰椎くも膜下腔と腹膜腔を同様に細いチューブでつなぐ腰椎腹腔シャント術 (lumbo-peritoneal shunt, LP シャント) も行われる．脳脊髄液が過剰に腹膜で吸収されると，低髄圧となり，頭痛，嘔気，嘔吐が出現し，硬膜下血腫をきたすこともあり，髄液圧の調整が必要となる．

アルツハイマー病，脳動脈硬化性痴呆症などの疾患は，症状が類似していても，VP シャント術を行っても症状改善は望めないので，これらの疾患と鑑別することが大切である．痴呆症状の患者で CT スキャンで脳室拡大が認められる場合に，正常圧水頭症の診断を下すことが容易でない場合もあり．この場合，VP シャント術を行って，術後結果をみて判断することもある．

（根本　繁）

2-1-3) 耳鼻科-1
声帯ポリープ

声帯の炎症性腫瘤には声帯結節，声帯ポリープ，ポリープ様声帯の3種がある．いずれも声の濫用により声帯粘膜に微細な損傷が生じることから発する．病理組織学的には区別がつきにくいが，肉眼的所見ではその差が明らかである．

声帯ポリープは成人男性に多く，瞬発的な大声やカラオケなどの音声酷使が原因となる．ほとんどは一側性で声帯の前1/3付近に生じ，柔らかい半球状あるいは球状の腫瘤として認められる．声帯結節よりは大きく，大きさも色もさまざまであるが，周囲の声帯と明らかに色調が異なることが肉眼所見上のポイントである（図1）．年齢的には30～50歳台に，職業的には教師，歌手,俳優,僧侶などに好発する．嗄声（させい）が主症状で,ときに異物感を訴える．

声帯結節は声帯ポリープとほぼ同位置にできる小腫瘤であるが，周囲の声帯と色調は変わらない（図2）．両側に対称的にできる．若い女性と小児に多くみられるところから高い声での発生の酷使に起因すると思われる．声帯結節で歌手，教師，学童などにみられるものはそれぞれ謡人結節，教師結節，学童結節などとよばれる．

声帯の粘膜全体が浮腫性に変化するのがポリープ様声帯で，両側の場合が多い．中年以後のヘビースモーカーに多くみられる.声の酷使よりも喫煙が主要因とされる．病変の主体が粘膜固有層であり，そこをラインケ（Reinke）間隙とよぶことから，ラインケ浮腫ともよばれる．

いずれの病変も嗄声を主訴とするが，結節では声門の閉鎖不全を起こすための気息性嗄声であるが,ポリープではそれに加え，声帯質量の増加による不規則な振動のため粗糙性となる．ポリープ様声帯の嗄声は浮腫が高度であるため，低音化し，極端に太い声になる．巨大なポリープや進行したポリープ様声帯では声門の間隙が狭まり，呼吸困難も発現する．

結節や小さめのポリープでは声の安静と吸入療法で改善するものが多い．無効例や程度の進んだものは，顕微鏡下手術の適応である．男児では変声期に自然治癒することがあることから，学校教育上の問題がないかぎりは放置する．手術治療を行う場合

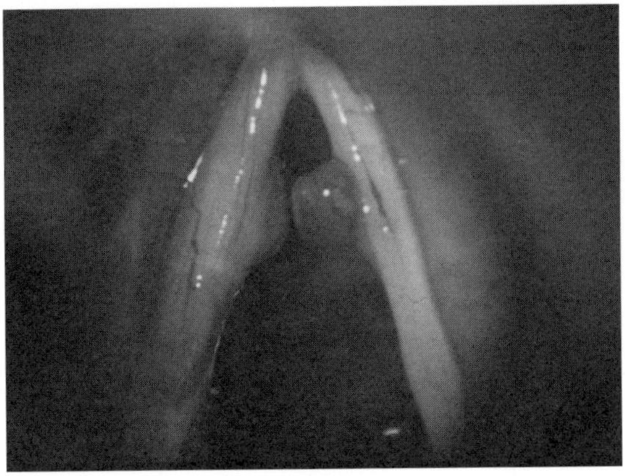

図1 声帯ポリープ

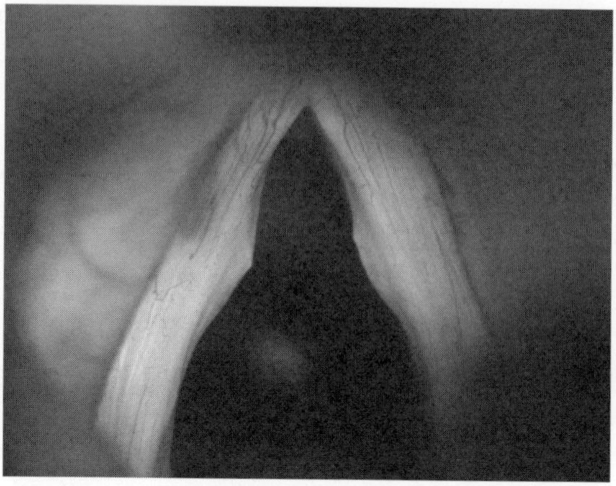

図 2　声帯結節

は，結節やポリープでは顕微鏡下に病変を鋭的に鉗除あるいは鋏切する．ポリープ様声帯はやや高度な技術が必要で，声帯上面粘膜に切開を入れ，粘膜下の浮腫状病変を吸引除去，搾り出し，鉗除などの方法を用いて処理したうえで，余剰粘膜を切除し，粘膜断端を寄せて接着させる．いずれの場合も術後には 1 週間の発声禁止，1 か月の声の安静（長話や大声の禁止）を必要とする．

（市村恵一）

2-1-3）耳鼻科 -2
上顎洞がん

上顎洞に発生したがんをさす．日本はかつて，上顎洞がん発生率が最も高い国の一つであったが，近年減少傾向にある．それでも年間国内で1000例の発生がある．大部分が扁平上皮がんである．

上顎洞がんで最も多い症状は一側性鼻閉，ついで頬部腫脹である．このほかに血性鼻漏，歯痛，口蓋腫脹，眼球突出，流涙などが多くみられる．とくに初期の場合は副鼻腔炎と差はないので，疑いをもたないかぎり鑑別は困難である．これらの症状を訴える場合，とくに複数の訴えの場合には上顎洞がんを疑ってみる必要がある．

視・触診では頬部腫脹，外鼻変形，口蓋腫脹，歯牙動揺などの所見があるか，また触って硬さや圧痛の有無を確認する．鼻腔内は腫瘍が顔をのぞかせていることもあれば，下鼻甲介が内側に圧排されたり，鼻腔底（Gerber 隆起）や下鼻道の膨隆として認められる場合もある．眼球の位置異常は眼窩内，開口障害は後方への進展を示唆する．

上顎洞がんを疑わずに偶然に撮影した単純X線像で一側性上顎洞陰影が得られることがあり，こうした例では歯性上顎洞炎，真菌症，歯原性嚢胞，線維性骨異形成症などとともにがんも考慮する．がんが疑われた場合にCTを撮影するのは必須である．

生検は可能なかぎり鼻腔内から行うことが望ましい．鼻腔進展のない例では開洞して生検する．一側性陰影で疑わしい場合は試験開洞も必要となる．

リンパ節転移の頻度は頭頸部がん中では最低で，治療中出現するものも含めて27%と低いが，起こるとすれば顎下，上内深頸リンパ節が多い．

上顎洞がんの治療法は現在大きく二つに分かれるが，いずれも手術，放射線，化学療法などを組み合わせた集学治療からなる．一つは東京大学佐藤らの開発した局所免疫を重視し，放射線，抗腫瘍薬の量を可及的に少なくして，頻回の局所清掃を行う方法で，もう一つは術前の化学療法，放射線照射後にがんの進展範囲に応じて上顎の部分切除，あるいは全摘出を行い，腫瘍の周囲組織を含めての切除をはかり，遊離弁を用いて再建するものである．

前者ではまず局所に10グレイ（Gy）照射したあと，上顎開洞術を行うが，このさいは壊死組織のみを除去する．同時に浅側頭動脈経由で顎動脈にカテーテルを留置する．軟膏ガーゼをパックして手術を終え，術後はカテーテルから5-FUなどの抗がん薬の動注を行いながら照射を10Gy追加する．照射終了後に残存腫瘍の切除を行う．この段階では腫瘍と健常組織の間に被膜が形成されているので，この層で剥離切除する．術後は歯肉頬粘膜部を開創したままとし，そこから観察と局所治療を行う．

後者では術前照射を40〜50Gy行い，初診時の進展度に応じて術式の選択をする．上顎部分切除，あるいは上顎全摘出術を行い，正常組織を十分に含めて腫瘍の残存がない形で摘出する．摘出後の欠損創は腹直筋皮弁などで補填する．眼窩内進展例では眼窩内容摘出術（眼摘）を含めた拡大上顎全摘出術が採用される．頭蓋底浸潤例は近年の頭蓋底外科，形成外科の進歩により成績が向上している．

一般には進展範囲により術式が変わるが，必ずしも進展例なら全摘出術で対処というわけではなく，頭蓋底浸潤例に対しても上顎部分切除術できわめて高い生存率を出している施設もある．手術法の決定は治療理念の差によるところが多い．5年生存率は50〜60%である．（市村恵一）

2-1-3）耳鼻科 -3
喉頭がん，咽頭がん

喉頭がんの発生頻度は全がんの2%といわれ，1年あたりでは10万人に3人が発症する．男女比は10:1といわれてきたが，最近では20:1に近づいている．喉頭がん患者の特徴は男性的生活環境，外向的生活態度である．多弁，活動的，自己顕示性大，喫煙・飲酒習慣，口腔不衛生，音声酷使といった項目が該当する．

喉頭がん患者の初発症状は嗄声が多い．間接喉頭鏡やファイバースコープで腫瘤の表面的性状をよく観察し，生検して診断を確定する．

治療は初期例には放射線やレーザー照射が行われ，良好な成績が得られている．再発例には喉頭部分切除，あるいは喉頭全摘出を行う．進行例には放射線照射後に手術（喉頭全摘出）を行うことが通例である．近年は喉頭の機能温存をはかるための努力がなされている．

喉頭を摘出するとさまざまなハンディキャップが生じるが，社会生活上では発声できなくなることが最も問題となる．喉頭摘出術後の音声獲得法には食道発声，人工喉頭，音声再建術（シャント手術）などがある．

咽頭は鼻腔，口腔，喉頭に対応して上・中・下に分ける．鼻腔の後方の上咽頭は前壁を軟口蓋上面，側壁を耳管関連構造で構成する．口腔の後ろの中咽頭は舌根を前壁，口蓋扁桃と前後の口蓋弓を側壁とする．下咽頭は前方が輪状軟骨後部，側方が梨状陥凹からなる．後壁は上・中・下とも連続する．ここにできるがんは各部位により特徴が異なる．いずれも扁平上皮がんが多い（上咽頭では未分化のもの）が，ここは扁桃系リンパ様組織（ワルダイエル輪）に富むため，悪性リンパ腫の好発部位でもある．中・下咽頭はいずれも側壁原発が多い．

上咽頭がんはほかの頭頸部がんに比べ低年齢での発症が多く，平均年齢層は50歳台で，10，20代症例も多くみる．本腫瘍が中国南部や台湾で好発することは有名であるが，その発症にEBウイルスが関与する．とくに抗VCA-IgA抗体が高値であることが特徴である．上咽頭がんの4大症状は　耳症状（難聴，耳閉感），鼻症状（鼻閉，閉鼻声や鼻出血など），眼・脳神経症状（上方進展による複視，視力低下，顔面知覚異常や咽頭後リンパ節転移や副咽頭間隙進展による下部脳神経症状など），それに頸部症状であるリンパ節腫脹（上内深頸リンパ節や後頸リンパ節が多い）である．治療の一般原則は根治量放射線照射であったが，近年では遠隔転移の防止，制御率の向上をめざして，化学療法が導入されている．それにもかかわらず，初回治療後の局所再発は決して少なくない．

中咽頭がんは口腔と同様に喫煙，飲酒が危険因子になる．症状は咽頭痛，嚥下痛が多い．診断は視触診で見当がつく場合が多いが，咀嚼筋間隙方向に進展すると開口制限がきて所見がとりにくくなる．腫瘍の進展範囲を知るにはCTやMRIが有用である．放射線療法が奏効するものが多いが，進行例では広範囲切除，再建手術が採用される．

下咽頭がんは梨状陥凹原発が多いが，輪状後部のものは女性に多く，そのほとんどはプラマー-ヴィンソン（Plummer-Vinson）症候群の咽頭ウエッブから発生する．飲酒や喫煙が危険因子で，食道をはじめとする他部位に重複がんが発生する率は2割をこえる．発見時に進行例が多いため，手術治療（咽喉頭食道摘出術＋頸部郭清術）が中心となる．頭頸部がんの中では予後が最も悪く，5年生存率はようやく30%である．

（市村恵一）

2-1-3）耳鼻科 -4

中耳炎

中耳の炎症の総称である．急性（化膿性）中耳炎，慢性（化膿性）中耳炎，滲出性中耳炎に大別される．

急性中耳炎は細菌あるいはウイルス感染により生じる中耳腔内の急性炎症で，耳痛，発熱，鼓膜の発赤や膨隆，ときには穿孔を生じて耳漏を伴うものと定義される．鼻や咽頭の炎症病巣から耳管を介して生ずる場合がほとんどである．

急性中耳炎治療についての一般的な考え方は抗生物質内服治療を7～10日間行うというものであったが，耐性菌の増加，医療費の増大，EBM（証拠に基づいた医療）の採用などといった時代風潮から治療法も変化しつつある．

急性中耳炎の自然軽快率は50～92％とかなり高いことがわかってきたので，北欧諸国やオランダでは，初診時に抗生物質を用いず，対症療法で厳密な観察をする方法を採用した．1～3日後に症状悪化または改善がないならその時点で抗生物質を使用する．急性中耳炎での検出菌はそのほとんどが肺炎球菌，インフルエンザ菌，カタラリス菌であるが，近年，とくに日本ではPRSP（ペニシリン抵抗性肺炎球菌）や薬剤抵抗性インフルエンザ菌の中耳炎の増加が問題となっており，これらに対する抗菌薬の使用が余儀なくされる．

6か月間に3回または12か月間に4回以上急性中耳炎をくり返すものを反復性中耳炎とする．保育所生活，狭い住居，人工栄養，親の喫煙などが要因とされる．治療として，各急性中耳炎のエピソードごとの適切な治療（適切な抗生物質の選択と鼓膜切開の適用），鼻副鼻腔や上咽頭への対処，集団保育の回避，滲出性中耳炎合併例での換気チューブ留置，無効例への免疫グロブリン補充療法を行う．

滲出性中耳炎は鼓膜穿孔がなく中耳腔内に液体が慢性に貯留する病態で，小児の伝音性難聴の代表的疾患である．診断にあたっては難聴を疑わせる病歴，鼓膜所見（とくに可動性の制限），純音聴力検査，チンパノメトリーの組合せによって行うとよい．このなかで最も鋭敏な検査はチンパノメトリーである．本疾患の多くは自然治癒の期待できる軽症例であり，治療にあたっては保存的療法をまず選択する．一方で反復例が多いので疾患の説明を十分に行っておく必要がある．本疾患の成因には感染が関与するので，抗生物質の投与も考慮される．保存療法中心とはいえ，難治例には積極的に鼓膜切開，鼓膜換気チューブ留置などを行うべきである．

慢性中耳炎は急性中耳炎が治癒せずに鼓膜穿孔が残存し耳漏が続く状態をさす．鼓膜緊張部に中心性穿孔があるものを単純化膿性中耳炎（非危険型），弛緩部または緊張部に辺縁性穿孔のあるものを真珠腫性中耳炎（危険型）に分類する．

症状として難聴，膿性または粘膿性の耳漏がある．ポリープ，肉芽による耳漏の排泄障害があると耳痛も訴える．真珠腫は上皮の侵入とその結果蓄積する角化物質により腫瘤状形態をとったものである．上皮の過剰角化増殖とここに加わった炎症により，種々のサイトカインが産生され，線維芽細胞やマクロファージを刺激し，放出された酵素や炎症メディエータが骨を吸収することにより破壊的プロセスをたどる．真珠腫の底部が観察でき，その部に感染がなければ定期的観察でよいが，それ以外では進行は避けられないので合併症のないうちに手術（鼓室形成術）で対処する．

（市村恵一）

2-1-3）耳鼻科 -5

メニエール病

メニエール病は Ménière が内耳の障害でめまいが起こることを初めて提唱したことにちなんで呼称している疾患であり，厚生省前庭機能異常調査研究班による診断基準が用いられている．要約すると，① 回転性めまい発作を反復すること，② 耳鳴，難聴などの蝸牛症状が反復,消長すること，③ 中枢疾患，ならびに原因既知の疾患が除外できること，を満たすことである．

有病率は16～38人/10万人であり，性別は女性のほうが多い．年齢的には男性は40歳台，女性は30歳台にピークがある．発症誘因としては精神的・肉体的疲労，睡眠不足などが多い．性格的には几帳面，神経質な人が罹患しやすい．両側性は約16％で，一側性から徐々に両側性に移行するものが多い．

メニエール病の本態は内リンパ水腫である．この原因として，おもに内リンパ嚢での吸収障害と内リンパ産生亢進の二つが考えられているが，前者を支持する意見が多い．なぜ吸収障害が起こるかについては不明であるが，内リンパ嚢の発育不全や内リンパ嚢の線維化による機能不全（先天性，ウイルス感染後や外傷後の瘢痕，自己免疫など）が考えられている．また，めまい発作や難聴がなぜ起こるのかについてはいまだ結論が出ていない．

反復するめまい発作，難聴，耳鳴が3主徴である．このほかに耳閉感を伴うことも多い．めまい症状は自覚的所見としては自発性・発作性，反復性・回転性であり，悪心嘔吐を伴う．めまいの持続時間は1～6時間で，ほかの中枢神経系の症状を伴わない．他覚的所見としては発作中の水平性または水平回旋混合性眼振（方向固定性が多い）を認め，温度眼振反応の低下を認める．蝸牛症状はめまい発作と同時または先行する難聴・耳鳴が主体で，耳閉感，音響過敏などを合併することもある．他覚的所見では反復性感音難聴で，音をわずかに強くしても著しく大きく聞こえる補充現象がみられる内耳性難聴である．当初は軽度の低音障害から始まるが，発作をくり返すうちに難聴は高度になり，全周波数にわたって悪化する．難聴，耳鳴，耳閉感などの蝸牛症状を伴うめまいを訴える患者では，メニエール病のほかに，めまいを伴う突発性難聴，外リンパ瘻，内耳梅毒，ハント症候群，レルモワイエ症候群，聴神経腫瘍などを鑑別する．レルモワイエ症候群はめまい発作の後に聴力が回復する点がメニエール病とは異なっているが，メニエール病の一亜型との意見もある．内耳梅毒は後天性の場合，メニエール病とまったく同様の症状を呈することがあり，血清梅毒反応の確認が必要である．ハント症候群に関しては完全型では耳介の帯状疱疹で容易に鑑別できるが，血清水痘帯状疱疹ウイルス抗体価陽性で，疱疹のない不完全型もある．

病期（めまい発作時，間歇期，安定期）によって治療法が異なる．発作時はほかのめまい疾患と同様に安静にし，補液，吐気止め，鎮静薬が使用される．間歇期では浸透圧利尿薬を使用して内リンパ水腫の軽減をはかる．安定期では日常生活に気をつけ，ストレスや過労を避けるようにする．保存的治療で効果が認められなかった例では，アミノ配糖体系抗生物質の鼓室内投与が有用である．外科的治療としては，内リンパ嚢減荷術，前庭神経切断術，迷路破壊術などがある．

生命予後は良好であるが，機能面では予後はよいとはいえない．（市村恵一）

2-1-3）耳鼻科-6
難　聴

音は外耳道から入り，鼓膜を振動させ，三つの耳小骨を伝わって前庭窓から内耳に達する．この間に20倍に増強されて伝わる．内耳に伝わった振動は外リンパ液に伝わり，基底板が振動する．基底板の振動はらせん器の上下運動となり，その中の有毛細胞の聴毛も上下に振動する．そのため，聴毛と接している蓋膜との間にずれが生じ，有毛細胞が興奮する．有毛細胞基部から伝達物質が放出され，蝸牛神経の興奮を起こす．蝸牛神経はらせん神経節を経由し，内耳道を経て，脳幹に入り，ここから一部は交差して，さらに中枢へと向かい，側頭葉聴皮質に達する．

こうした聴覚の経路のうち，中耳までの音を伝える部分を伝音系とよび，内耳以後の音を感じる部分を感音系とよぶ．伝音系の異常からくる難聴を伝音難聴，感音系の異常を感音難聴とよぶ．両者の混在した状態は混合難聴とよぶ．難聴の診断にはオージオメータを用いた純音聴力検査が有用である．純音聴力検査で気導聴力（外耳道経由）と，骨導聴力（頭蓋骨経由）の両方を測定することで伝音，感音の鑑別は可能である．難聴では気導聴力が落ちるのが当然であるが，骨導聴力も落ちるのが感音難聴である．

500，1k，2 kHzの各周波数における聴力レベルをa, b, c dBとすると（a＋2b＋c）/4 dBで示される平均聴力レベルで，20 dB以内を正常，21～40 dBを軽度難聴，41～70 dBを中等度難聴，71～90 dBを高度難聴，91 dB以上を聾と規定する．

伝音難聴は外傷，炎症，先天性などの原因により鼓膜や耳小骨の連続性が破壊あるいは欠損して起こる．そのおもな原因には耳垢栓塞，外耳道閉鎖，中耳炎，外傷（鼓膜穿孔，耳小骨連鎖離断），耳硬化症，耳小骨奇形などがある．感音難聴のおもな原因には感染（中耳炎や髄膜炎から波及した内耳炎，ウイルス感染），音響が関与するもの（騒音性難聴，音響外傷），内耳奇形，外傷（側頭骨骨折，外リンパ瘻），薬物中毒，遺伝性難聴，内耳循環障害，原因不明（メニエール病，突発性難聴など）といった内耳病変や，聴神経腫瘍や脳梗塞などの中枢病変に起因するものがある．

治せる難聴は伝音難聴と感音難聴の一部である．感音難聴のうちで治療の対象となるのは突発性難聴，外リンパ瘻などの急性発症した感音難聴である．

伝音難聴に対する治療の主体は顕微鏡下の手術である．鼓膜や耳小骨連鎖を再建する鼓室形成術が一般的であるが，アブミ骨の固着にはアブミ骨手術が行われる．

急性発症の感音難聴は薬物治療を行う．ステロイド，血流改善薬（血管拡張薬，抗凝固薬），ビタミンなどが用いられる．血流改善作用を期待して高圧酸素，混合ガス吸入，星状神経節ブロックなどの治療も行われる．慢性や進行性感音難聴には有効な薬剤はないが，耳鳴が高度な場合に同様に薬物療法を行う．

治療できない症例には補聴器を用いる．補聴器は本質的には音の増幅器である．伝音難聴なら音を増幅すれば本来の音に聞こえるので問題はないが，感音難聴では周波数分解能が低下し，レクルートメント現象が起こるので，「音は聞こえるが聞き取れない」などの苦情が出る．個々の難聴者に適した条件にするためには補聴器適合検査が必須であるし，装用後の訓練，慣れも必要である．

聾かそれに近い内耳性の難聴には人工内耳の埋め込み手術が行われるが，術後のリハビリテーションが必須である．

（市村恵一）

2-1-3）耳鼻科-7
副鼻腔炎

鼻腔と狭い交通路を介してつながる空洞が副鼻腔である．上顎洞，篩骨洞，前頭洞，蝶形骨洞の左右各四つがある．篩骨洞は4～11個の蜂巣の集まりで，それぞれが独立した開口を有しており共通のものは存在しない．開口部が中鼻道にあるものを前篩骨蜂巣，上鼻道，最上鼻道にあるものを後篩骨蜂巣と分類する．

急性副鼻腔炎とは，ウイルス感染やその後に続く細菌感染による急性上気道炎に続いて発症する副鼻腔の急性炎症をいう．2～5歳の児は年に6～8回ウイルス性上気道炎に罹患するが，通常は10日以内に軽快する．これが長引く場合，急性副鼻腔炎となっていることが多い．肺炎球菌，インフルエンザ菌が主役をなす．発熱，全身倦怠感に続いて，鼻閉，膿性鼻漏，後鼻漏が生じ，頬部腫脹感，前頭部痛を伴うことが多い．急性嗅覚障害を訴えることもある．また，まれに眼瞼の発赤，腫脹などの眼窩および頭蓋内合併症状を伴うことがある．通常4週間以内の保存的治療で治癒する．抗生物質治療はプラセボより有用であることが証明されている．難治症例では罹患副鼻腔の穿刺洗浄を行う．

慢性副鼻腔炎は鼻副鼻腔の粘膜の炎症が遷延化し，粘性や膿性の鼻汁，後鼻漏，鼻閉，頭痛，頭重感といった症状を呈する病態をさす．昭和30年代を境に，慢性副鼻腔炎の罹患率は減少し，かつ軽症化したが，近年ではほぼプラトーとなっている．

最近はアレルギーの関与する副鼻腔炎が増えているとはいえ，やはり大きな要因は細菌感染である．急性の場合はウイルス感染から細菌感染に移行するものが多く，肺炎球菌とインフルエンザ菌の2菌種が重要であるが，慢性では黄色ブドウ球菌，インフルエンザ菌，緑膿菌，嫌気性菌が主役を占める．慢性化の機序として細菌による3型アレルギーやグラム陰性桿菌のエンドトキシン，バイオフィルムなどの関与も論議されている．

吸気・呼気の主流が通過する中鼻道とそこと交通する上顎洞，前頭洞，前篩骨洞の開口部（自然口）をまとめたものを中鼻道自然口ルートとよび，急性炎症などでこの部の粘膜が腫脹し閉塞すると，副鼻腔内は換気障害によりガス組成が変化し，pHも変化する．そのため細菌が増殖し，粘膜固有層の肥厚が生じる．そうすると自然口の閉塞はますます増強し，悪循環を形成するにいたる．

治療にさいしては悪循環のどの部位でもよいから断ち切ることが最も重要とされる．軽症例では粘液線毛機能改善薬，消炎酵素薬，抗アレルギー薬，漢方薬などを組み合わせることでこれが達せられる．急性増悪時には抗生物質で対応する．最近は難治例に対しマクロライドの少量長期投与が一般的となった．14員環マクロライドを常用量の半量で基本的には3か月間投与する．投与期間にほぼ比例して徐々に症状が軽快してゆく．とくに鼻汁分泌の軽減が著しい．改善のない例は手術療法の適応となる．以前は病的粘膜をできるだけ切除するというコンセプトであったが，最近は粘膜をできるだけ残し，中鼻道から篩骨洞を広く開放し，副鼻腔との交通路を広げて換気排泄を改善するというところに目標をおいており，かつて標準とされたコルドウェル-ルック（Caldwell-Luc）手術に代わり，外鼻孔からすべての操作を行う内視鏡下鼻内副鼻腔手術が全盛である．術後もマクロライド治療を行うと経過がよい．

（市村恵一）

2-1-4）眼科 -1
白内障

白内障とは本来透明である水晶体の光透過性が低下し，水晶体が部分的あるいは全体的に混濁した状態を総称したものである．通常，水晶体の混濁は白色にみえるので白内障とよばれるが，茶褐色などに混濁することもある．

■ 水晶体の構造と機能

水晶体は眼内に位置し，直径 9.0〜9.5 mm，前後径 4.0〜5.0 mm（加齢や調節状態によって変化する）の凸レンズ状の形状をした透明な組織である．水晶体は，水晶体嚢，水晶体上皮，水晶体皮質，水晶体核からなる（図 1）．水晶体嚢は水晶体上皮細胞によって形成された基底膜で，水晶体全体をおおっており，赤道部より前の部分を前嚢，後方を後嚢とよぶ．水晶体上皮は前嚢下の 1 層の細胞層である．水晶体皮質は水晶体線維とよばれる水晶体細胞が規則的に層状に配列してできている．水晶体核は古い水晶体細胞が集積したもので 25 歳頃から徐々に形成される．水晶体赤道部と毛様体はチン小帯とよばれる細線維で結ばれている．水晶体は約 65％が水分で，33％が α-クリスタリン，β-クリスタリン，γ-クリスタリン，アルブミノイドなどの水晶体タンパクからなる．水晶体の機能は ① 屈折と ② 調節に分けられる．屈折とは外界から眼内に入った光を屈曲させて網膜に集光させる機能であるが，水晶体の屈折力は約 19 ジオプターで眼屈折全体の約 3 割を占める．調節とは水晶体自体の弾力性により屈折力を変化させ，遠方や近方にピントを合わせる機能をいい，加齢に伴い低下する（老視）．

■ 白内障の原因と分類

白内障が生じる原因としては，水晶体タンパクの変性，水晶体線維の配列の乱れ，水晶体核の硬化，水晶体嚢の傷害などがある．白内障の分類法には，① 発生時期によるもの，② 発生原因によるもの，③ 白内障の形状によるもの，④ 白内障の進行程度によるもの，などがある（表1）．大部分は加齢に伴ういわゆる老人性白内障で，根本的な原因は不明である．

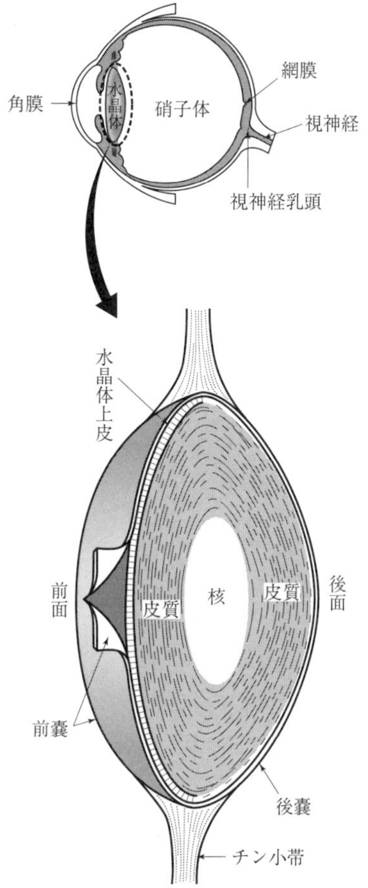

図 1　水晶体の構造
（前嚢は切開した状態を示している）

■ 白内障の予防と治療

白内障の予防薬として，還元型グルタチ

表1　白内障の原因と分類

(1) 発生時期による分類
- ① 先天白内障
- ② 後天白内障

(2) 原因による分類
- ① 老人性白内障
- ② 外傷性白内障
- ③ 併発白内障（ぶどう膜炎，緑内障，網膜剥離などの眼疾患に併発）
- ④ 糖尿病白内障
- ⑤ ステロイド白内障
- ⑥ 放射線白内障
- ⑦ 赤外線白内障
- ⑧ 皮膚病性白内障（とくにアトピー性皮膚炎）
- ⑨ 代謝異常に伴う白内障
- ⑩ 薬物性白内障（薬物中毒によるもの）

(3) 混濁の形状や部位による分類
- ① 楔状白内障
- ② 点状白内障
- ③ 冠状白内障
- ④ 核白内障
- ⑤ 後嚢下皿状白内障

(4) 進行程度による分類
- ① 初発白内障
- ② 未熟白内障
- ③ 成熟白内障
- ④ 過熟白内障

オン薬やトリプトファン代謝改善薬などの点眼や内服薬，ビタミンCやビタミンE製剤などがあるが，確実な進行防止や混濁改善効果は期待できない．現時点では，白内障により視機能が一定以上障害をうけた場合は手術的に水晶体を摘出し，眼内レンズを挿入する方法が最も確実な治療法である．

（水流忠彦）

2-1-4）眼科-2

緑内障

眼球は球状の構造をしており，その内容物として房水，水晶体および硝子体がある．このうち房水は毛様体で産生され，後房から瞳孔，前房へと循環し，隅角から眼外へ排出される．この房水の循環に異常が生じると眼圧に異常をきたす．正常眼圧の範囲は10～21 mmHg（平均約15 mmHg）とされるが，緑内障とは眼圧の異常を主要因として視神経に特有な障害をきたし，その結果として特徴的な視野障害を中心とした視機能障害をきたす疾患を総称したものである．緑内障は単一因子による疾患というよりは，多様な先天的・後天的因子が複合して生じる疾患群と考えられている．一般的には眼圧が高いほど緑内障性の視神経障害が生じる確率が高くなる．日本人では，

表1　緑内障および眼圧異常の分類

Ⅰ．原発緑内障
- 1. 原発開放隅角緑内障
- 2. 原発閉塞隅角緑内障
- 3. 正常眼圧緑内障
- 4. 混合型緑内障

Ⅱ．続発緑内障
- 1. 続発開放隅角緑内障
  - a. ステロイド緑内障
  - b. 偽前嚢落屑症候群
  - c. ぶどう膜炎に続発するもの
  - d. 網膜剥離に続発するもの
  - e. 血管新生緑内障
- 2. 続発閉塞隅角緑内障
  - a. 瞳孔ブロックによるもの
  - b. 瞳孔ブロック以外によるもの

Ⅲ．先天緑内障
- 1. 隅角の形成異常
- 2. ほかの先天異常疾患に併発するもの
  無虹彩症，Marfan 症候群，Lowe 症候群，Sturge-Weber 症候群など

Ⅳ．高眼圧症

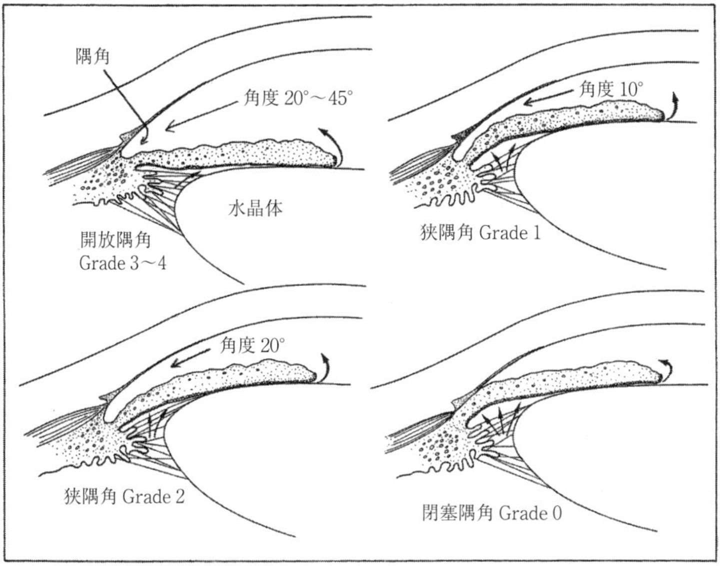

図 1　開放隅角と閉塞隅角の模式図
(Shaffer 分類. Hoskins H. D. Jr. ら：Becker-Shaffer's Diagnosis and Therapy of the Glaucomas. 6th ed. CV Mosby, 1989 より)

40 歳以上の一般人口の 5% 前後が緑内障に罹患していると推定されている.

■ 緑内障の分類

緑内障および眼圧異常疾患は通常, I. 原発緑内障, II. 続発緑内障, III. 先天緑内障, およびIV. 高眼圧症に分類されている (表 1). 原発緑内障とは緑内障の原因となる疾患がなく原因が特定されていないもの, 続発緑内障とはほかの眼科的あるいは全身的疾患や薬物使用などに続発して生じるもの, 先天緑内障とは隅角形成異常をきたす種々の先天疾患によるものである. 隅角が解剖学的に広いものを開放隅角 (広隅角), 狭いものを閉塞隅角 (狭隅角) とよぶ (図 1). なお最近の疫学調査では, 本邦では正常眼圧緑内障が最も頻度が高いことが報告されている. 一方, 高眼圧症とは眼圧値は正常より高いが緑内障性の視神経障害や視野障害のないものをいい, 厳密には緑内障とは区別されている.

■ 緑内障の臨床像

緑内障は ① 眼圧の異常, ② 隅角の所見, ③ 視神経乳頭の異常, および ④ 視野障害の有無, などを総合的に判断して診断が下される. 緑内障では一般的に眼圧が高く, 変動が大きく, 視神経乳頭陥凹の拡大や視神経乳頭の萎縮が特徴的である. 視野障害は緑内障に特有な進行様式をとることが知られている (図 2).

■ 緑内障の薬物治療

緑内障性視神経障害は, 高眼圧による機械的圧迫と微小循環障害の両者が関与して生じると考えられている. 現時点では眼圧を可能なかぎり下げることが最も確実な治療法と考えられている. 眼圧下降薬としては, 副交感神経刺激薬, 交感神経刺激薬, 交感神経 β 受容体遮断薬, プロスタグランジン関連物質などの点眼薬や, 炭酸脱水

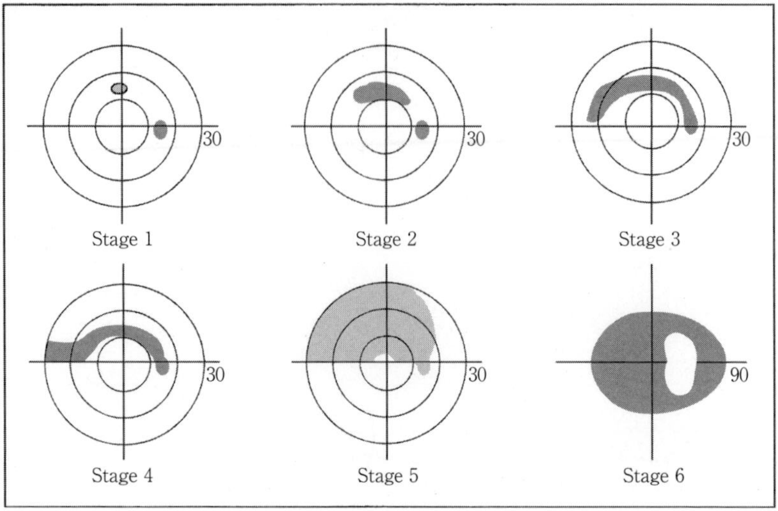

図 2　緑内障の視野障害の進行様式
（Aulhorn 分類 Greve 変法による）

酵素阻害薬の内服薬などがある．

■ 緑内障の手術治療

薬物治療で十分な効果が得られない場合には手術治療を行う．閉塞隅角緑内障に対しては周辺虹彩切開術が，開放隅角緑内障に対しては線維柱帯切除術や線維柱帯切開術などが行われる．　（水流忠彦）

2-1-4) 眼科 -3
屈折異常

眼球の最も基本的な機能は，外界の可視光を眼内に取り入れ光刺激を網膜で神経興奮に変換することである．このさい，外界の像を鮮明に認識するためには外界から入った光を屈折し，正確に網膜の中心窩に結像させる必要がある．この機能を眼の屈折とよぶ．無調節時（意識的に近方をみようとしない状態）に無限遠の平行光線が網膜中心窩に結像する状態を「屈折正常」といい，これを「正視」とよぶ．「屈折異常」とは正視以外の屈折状態を総称したもので,「非正視」ともいう．屈折異常には近視，遠視および乱視がある（図1）．眼の屈折

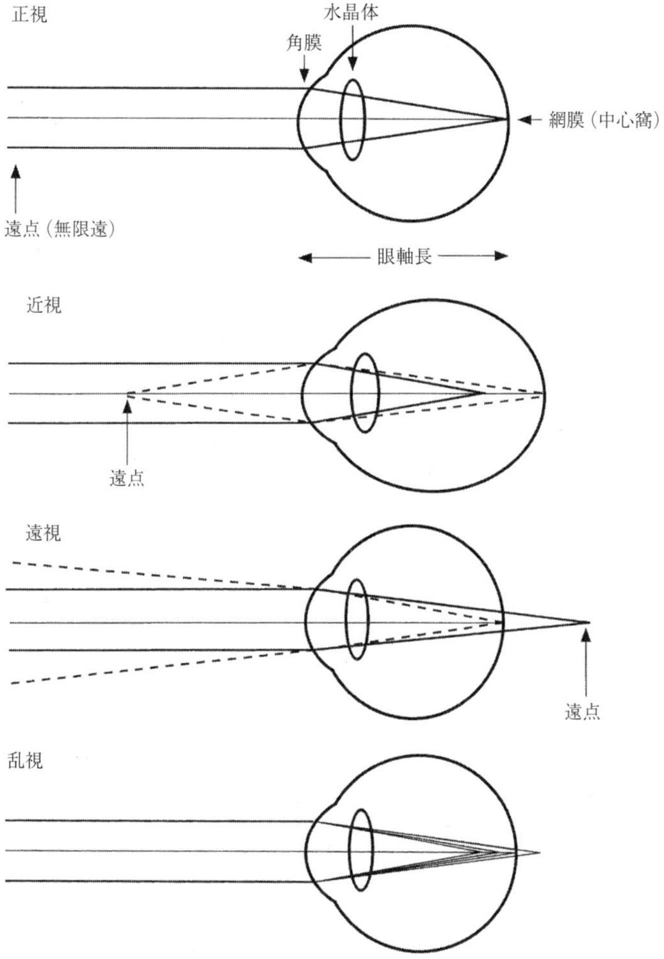

図1　正視および屈折異常の概念図

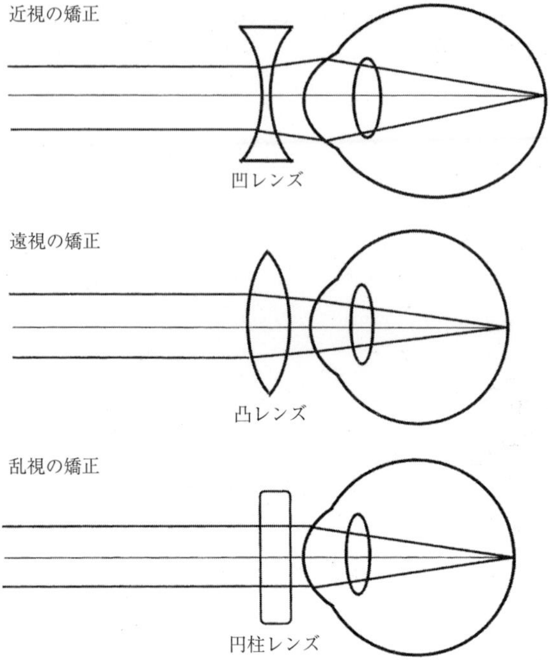

図 2　近視，遠視および乱視の矯正法

度数は眼の屈折力と眼軸長（角膜頂点と網膜中心窩間の距離）との相対関係で決まる．正常成人の眼の屈折力は約 60〜70 ジオプター（D）で，このうち角膜が約 43D，水晶体が約 19〜33D（調節力によって異なる）を占める．正常成人の眼軸長は約 24 mm である．屈折異常は眼の屈折力と眼軸長の異常の組み合わせによって生じる．屈折異常が生じる原因は不明であり，遺伝的要因と環境要因の両者が関与していると考えられている．

近視とは無調節状態で眼内に入った平行光線が網膜の前方に結像する状態をいう．いいかえれば，無調節時に眼前有限距離にある点（これを遠点という）から発散する光線が網膜に結像する状態をいう．したがって，近視では遠方の対象を明瞭に見るためには凹レンズによる矯正が必要となる（図 2）．近視は眼の屈折力が相対的に強いか，眼軸長が長いために生じる．日本人の場合，小学生で約 30%，中学生で約 40%，高校生以上では約 50% に近視があるとされている．遠視とは無調節状態で眼内に入った平行光線が網膜より後方に結像する状態をいう．いいかえれば眼の後方有限距離にある点（遠点）に収斂する光線が網膜中心窩に結像する．遠視は相対的に眼屈折力が弱いか眼軸長が短いために生じる．遠視を矯正するためには凸レンズを使用する．乱視とは経線方向によって眼の屈折力が異なり，外界の 1 点から出た光線が網膜中心窩，眼内，眼外のいずれにおいても 1 点に結像しないものをいう．乱視を矯正するためには円柱レンズを用いる必要がある．円柱レンズにより矯正できる乱視を正乱視，円柱レンズでは矯正できない不規則な乱視を不正乱視という．不正乱視は角膜や水晶体の疾患により生じる．正乱視は近視性乱視，遠視性乱視，雑性乱視（混合性乱視）に分けられる．（水流忠彦）

2-1-4）眼科-4
老　視

老視（いわゆる老眼）とは眼の調節力が加齢（老化）によりしだいに低下し，近方視が困難になる状態をいう．調節とは眼の屈折力を変化させ，遠方や近方の対象に焦点（ピント）を合わせる機能をいう．ヒトでは水晶体の屈折力を変化させることにより眼球全体の屈折力を変化させ調節を行っている．水晶体はチン（Zinn）小帯とよばれる微細な線維で毛様体につながっているが，毛様体筋の緊張や弛緩によってチン小帯の張力が変化する．その結果，水晶体自体の弾力性により水晶体の厚みや曲率が変化し水晶体の屈折力が変化する．眼の調節力とは水晶体の屈折力変化能にほかならない．毛様体筋が弛緩している状態（無調節の状態）ではチン小帯により水晶体は牽引されて相対的に薄くなり，眼は遠方に焦点が合う状態となる．この状態で網膜に結像する外界の点を「遠点」という．逆に毛様体筋が緊張するとチン小帯が弛緩し，水晶体が厚くなり水晶体屈折力が増加して近方に焦点が合うようになる．最大に調節した状態で網膜に焦点の合う外界の点を「近点」といい，遠点と近点間の距離範囲を調節域という（図1）．遠点は正視では無限遠，近視では眼前の有限距離，遠視では眼球後方に位置する（「屈折異常」の項目を参照）．調節すなわち毛様体筋の緊張や弛緩は自律神経（副交感神経）に支配されているが，詳細な機構は不明な点もある．水晶体は水晶体囊，水晶体上皮，水晶体皮質，水晶体核などからなり，加齢により生化学的ならびに組織学的な変化が生じる．水晶体の調節力低下は主として水晶体囊の弾力性の低下によるとされている．

調節力 A（D：ジオプター）は，遠点距

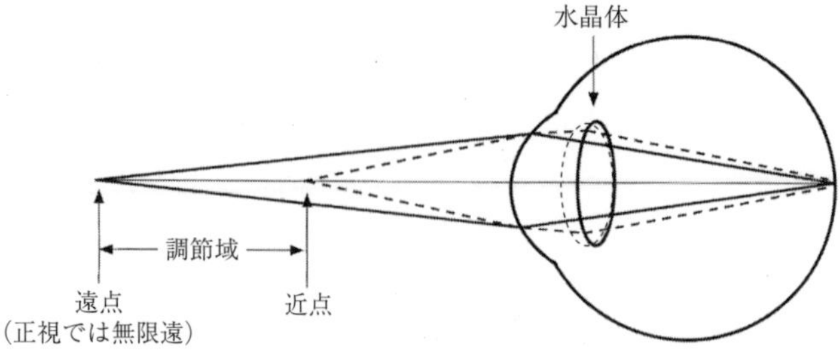

図 1　眼の調節の概念図

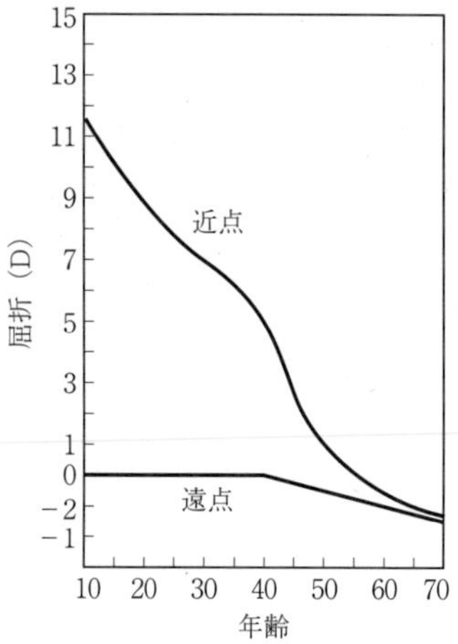

図 2　正視眼での加齢による近点および遠点の変化

近点と遠点にはさまれた領域が各年齢での調節力（単位は D）を表す（石原　忍，1919 年による）．

離を F（m：メートル），近点距離を N（m）とすると，$A=\frac{1}{N}-\frac{1}{F}$ で定義される．調節力は加齢とともに減弱することが知られている（図 2）．眼前 30 cm の位置にある対象を明視するためには 3.3D の調節力が必要であるが，40 歳から 45 歳にかけて調節力が 3D を下回るようになるため，臨床的にはこの年代で老視を自覚する場合が多い．ただし，近視眼では元来近方に遠点があるうえに，近視眼鏡装用者ではみかけの調節力が大きいため，正視眼や遠視眼に比較して老視の自覚や発現が遅くなる傾向がある．しかし，調節力の低下自体は屈折の状態とは関係なく若年期から徐々に進行していることに留意が必要である．

老視自体に有効な薬物治療や手術治療法はないため，年齢や調節力に応じた適切な眼鏡，すなわち近用眼鏡（老眼鏡）の処方

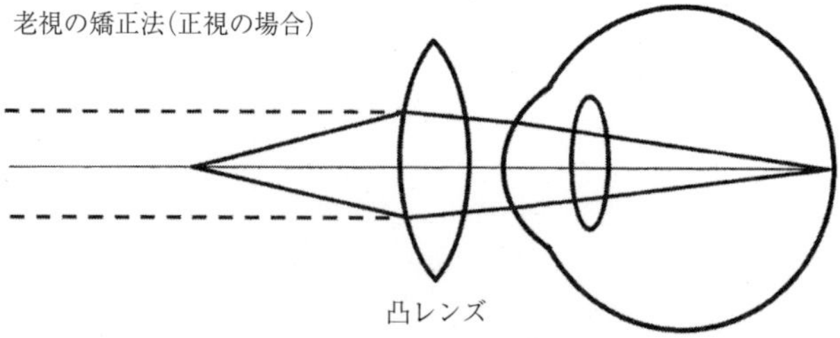

図 3　老視の矯正法（正視の場合）

と装用が必要である．一般的には調節力の低下を補うために凸レンズの眼鏡を使用するが，基礎にある屈折異常によって使用するレンズの種類や度数が異なる点に注意が必要である．（水流忠彦）

2-1-4）眼科-5

角膜乾燥症

■ 角膜乾燥症と涙液

角膜と結膜は眼球の前表面に位置し，いわゆる「眼表面」を形成している．眼表面は涙液とよばれる液体でおおわれている．涙液は涙腺からの漿液性分泌物と結膜組織内にある副涙腺や杯細胞，眼瞼の脂肪腺などからの分泌物などから構成されている．涙液層の厚さはほぼ7 μmで最表面から脂肪層・漿液層・ムチン層の3層構造をしている．涙液は，① 角結膜表面の乾燥を防ぎ，② 角膜の表面を光学的に滑らかにし，③ 角結膜上皮に栄養を供給し，④ 角結膜表面の脱落上皮，代謝物や異物などを洗い流し，⑤ リゾチームや分泌型IgA，補体，β-リジンなどにより眼表面の感染を防御する，などの機能がある．角膜乾燥症は涙液の分泌量の低下により眼の乾燥症状や角結膜障害をきたすものをいう．「乾燥性角結膜炎」,「眼乾燥症」あるいは「ドライアイ」もほぼ同義に用いられる．ドライアイは眼の疲れ，不快感，違和感など不定愁訴的な症状を主体とする比較的軽度な眼乾燥症をさす場合が多い．シェーグレン（Sjögren）症候群は原因不明の乾性角結膜炎と口腔乾燥症を特徴とする疾患で，眼や口腔の乾燥症状のみのものを一次性（または原発性）シェーグレン症候群，種々の自己免疫疾患（膠原病）に合併するものを二次性シェーグレン症候群とよぶ．

■ 角膜乾燥症の症状と診断

角膜乾燥症の症状としては，眼の乾き，異物感（ゴロゴロ感），眼の充血，眼精疲労，視力低下（眼のかすみ感）などがある．他覚的所見としては眼表面の乾燥に伴う，角結膜上皮障害と涙液分泌量低下が重要である．角結膜障害は蛍光色素（フルオ

表1 シェーグレン症候群の厚生労働省改訂診断基準（1999年）

1. 生検病理組織検査でつぎのいずれかの陽性所見を認めること
   a）口唇腺組織で4 mm^2 あたり1focus（導管周囲に50個以上のリンパ球浸潤）以上
   b）涙腺組織で4 mm^2 あたり1focus（導管周囲に50個以上のリンパ球浸潤）以上
2. 口腔検査でつぎのいずれかの陽性所見を認めること
   a）唾液腺造影でStage I（直径1mm未満の小点状陰影）以上の異常所見
   b）唾液分泌量低下（ガム試験にて10分間で10 m*l* 以下またはSaxonテストにて2分間で2g以下）があり，かつ唾液腺シンチグラフィーにて機能低下の所見
3. 眼科検査でつぎのいずれかの陽性所見を認めること
   a）シルマー（Schirmer）試験で5分間に5mm以下で，かつローズベンガル試験（van Bijsterveldスコア）で3以上
   b）シルマー試験で5分間に5mm以下で，かつ蛍光色素試験で陽性
4. 血清検査でつぎのいずれかの陽性所見を認めること
   a）抗Ro/SS-A抗体陽性
   b）抗La/SS-B抗体陽性

*診断基準：上記の4項目のうち，いずれか2項目以上を満たせばシェーグレン症候群と診断する．

レセイン）あるいはローズベンガルによる生体染色による角結膜上皮の異常染色の有無により診断する．涙液分泌量検査はシルマー（Schirmer）試験が標準となっている．シルマー試験は5×35 mmの濾紙でできた試験紙の一端を5 mm折り曲げ，眼瞼縁の耳側約1/3の位置に折り曲げた部分を結膜囊に5分間挿入し，涙液で濡れた部分の長さを濾紙の折り曲げた位置から計測するものである．通常は点眼麻酔を行わずに実施するが（第I法），変法として点眼麻酔を行ってするもの（第I法変法）や鼻腔刺激を併用するもの（第II法）などがある．第I法での正常値は10 mm以上である．また，同様な方法でフェノールレッド綿糸を用いる方法があり，この場合は15秒で10 mm以下を異常と判定する．角膜乾燥症の代表的疾患であるシェーグレン症候群の診断基準を表1に示す．

■ 角膜乾燥症の治療

涙液分泌自体を増加させる有効な治療法がないため，ヒアルロン酸やコンドロイチン硫酸などの人工涙液や生理食塩水の点眼などの対症療法を行う．点眼治療のみでは不十分な場合には，涙点閉鎖手術，涙点プラグの挿入，ゴーグルやドライアイ用保護眼鏡の装用などを併用する．　（水流忠彦）

2-1-4) 眼科 -6
網膜剥離

■ 網膜剥離とは

網膜は眼球壁の内層を形成する厚さ 0.1～0.3 mm の半透明の膜状組織で，視覚に関わるさまざまな神経細胞や血管組織などからなり，カメラのフィルムに相当する機能を果たしている．ヒト網膜は組織学的に 10 層構造をとり，最外側（眼球壁に近いほう）の網膜色素上皮と内側（硝子体側）の 9 層からなる感覚網膜（神経網膜ともいう）からなる．発生学的な理由で網膜色素上皮と感覚網膜間の細胞学的な接着力は脆弱で，種々の原因で両者の接着がはがれることがある．網膜剥離とは感覚網膜が網膜色素上皮から部分的あるいは全体的に剥離した状態をいう（図 1）．剥離した感覚網膜では視細胞などの神経細胞がしだいに変性・萎縮するため，放置すると剥離した部分の視機能が不可逆的に失われる危険がある．

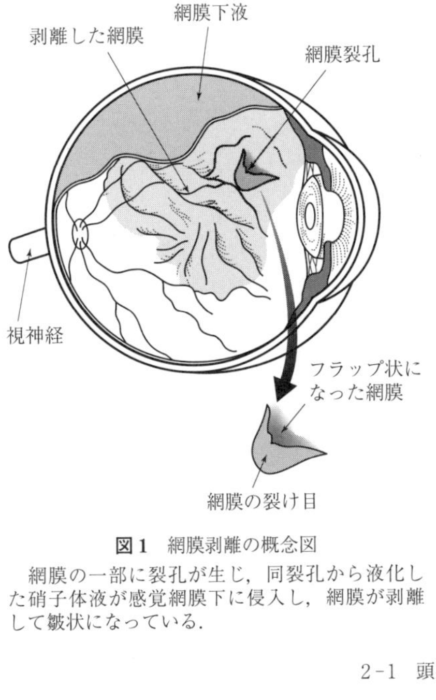

図 1　網膜剥離の概念図
網膜の一部に裂孔が生じ，同裂孔から液化した硝子体液が感覚網膜下に侵入し，網膜が剥離して皺状になっている．

■ 網膜剥離の原因と分類

網膜剥離は発生要因により，「裂孔原性網膜剥離」と「非裂孔原性網膜剥離」に大別される．裂孔原性網膜剥離とは何らかの原因で網膜に裂隙や円孔が生じ，その裂孔から液化した硝子体が感覚網膜と網膜色素上皮間に侵入して両者間が剥離するものである．裂孔原性網膜剥離はさらに，特定の原因のない特発性（または本態性）網膜剥離と，外傷や増殖性硝子体網膜症などに続発する続発性網膜剥離に分けられる．網膜裂孔が生じる機序としては，加齢や近視などによる硝子体変性による網膜の牽引や網膜変性巣の形成が重視されている．非裂孔原性網膜剥離はぶどう膜炎・眼内腫瘍・増殖性網膜症などの眼疾患により網膜が牽引されたり，網脈絡膜血管からの滲出液が原因で続発性に網膜剥離を生じるものである．

■ 網膜剥離の治療

裂孔原性網膜剥離では原因となった網膜裂孔を何らかの方法で閉鎖し，感覚網膜と網膜色素上皮間に侵入した液化硝子体（網膜下液）を排出して感覚網膜と網膜色素上皮を密着させる必要がある．網膜裂孔の閉鎖法には，裂孔周囲にレーザー光線などを照射して熱凝固する方法（光凝固）と，強膜側からの冷凍凝固や電気凝固（ジアテルミー）法などがある．網膜剥離が一定範囲以上ある場合には，手術的に剥離部分の強膜を硝子体側に内陥させるとともに網膜下液を強膜側から排出して感覚網膜と網膜色素上皮の接着をはかる．強膜内陥法には，強膜短縮術，強膜バックリング術，強膜輪状締結術などがあり，網膜剥離の程度や範囲に応じて手術法を選択する（図 2）．また，最近では硝子体手術による治療も行われる

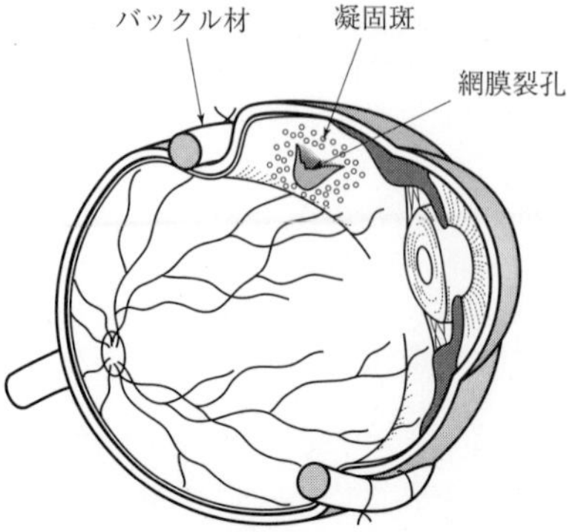

図2 網膜剥離の手術法

眼球のまわりにバックルとよばれるバンドを巻いて強膜を内陥させるとともに，裂孔周囲に光凝固や冷凍凝固を行って裂孔を閉鎖する．

ようになった．非裂孔原性網膜剥離では原因となっているぶどう膜炎や眼内腫瘍の治療を優先して行う．（水流忠彦）

2-1-4）眼科 -7
ぶどう膜炎

■ ぶどう膜炎とは

ぶどう膜（葡萄膜）は眼球壁を形成している3層組織のうち，外層の強膜と内層の網膜の間に位置し血管とメラニン色素に富む組織である．ぶどう膜は虹彩，毛様体，脈絡膜からなる．虹彩は瞳孔運動，毛様体は調節や房水産生，脈絡膜は網膜や強膜の栄養などに重要な役割を果たしている．ぶどう膜炎とはぶどう膜を主たる病変部位とする炎症性疾患を総称したものであるが，実際には隣接する網膜や硝子体，前房などにも炎症が波及することが多い．炎症の原因としては特発性のものが多いが，外傷性，感染性のものもある．

■ ぶどう膜炎の病型

ぶどう膜を構成する虹彩・毛様体・脈絡膜は連続しているが，どの部位の炎症が主体になっているかによって，① 前部ぶどう膜炎，② 中間部ぶどう膜炎，③ 後部ぶどう膜炎，④ 汎ぶどう膜炎に分けられる（図1）．前部ぶどう膜炎は前眼部の炎症を主体とするもので，虹彩炎，虹彩毛様体炎ともよばれる．中間部ぶどう膜炎は炎症の主体が毛様体や硝子体にあるもので，周辺部ぶどう膜炎，毛様体扁平部炎，硝子体炎ともよばれる．後部ぶどう膜炎は炎症の主体が後眼部，すなわち脈絡膜や網膜にあるもので，脈絡膜炎あるいは網脈絡膜炎ともよばれる．汎ぶどう膜炎は前眼部と後眼部の両者に炎症を生じるもので，ベーチェット（Behçet）病，サルコイドーシス，フォークト（Vogt）-小柳-原田病（原田病）が代表的なものである．

■ ぶどう膜炎の臨床症状と所見

ぶどう膜炎の原因や炎症の程度によっても異なるが，眼の充血（とくに毛様充血），

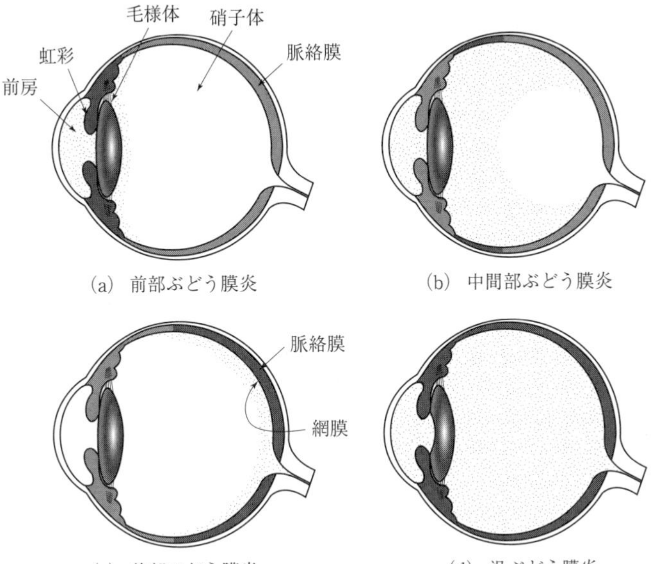

(a) 前部ぶどう膜炎　(b) 中間部ぶどう膜炎
(c) 後部ぶどう膜炎　(d) 汎ぶどう膜炎

図1　ぶどう膜炎の型の模式図

霧視（かすみ感），視力低下などが主体で，ぶどう膜炎のみに特有な症状はない．他覚的所見としては，前部ぶどう膜炎では前房のフレア増大や細胞浮遊，角膜後面沈着物，前房蓄膿，虹彩後癒着などが，後部ぶどう膜炎では硝子体混濁，網膜浮腫，網脈絡膜血管炎などがある．

■ ぶどう膜炎の3大原因

日本人では特発性ぶどう膜炎の原因としてベーチェット病，サルコイドーシス，原田病が3大原因とされている．ベーチェット病は口腔粘膜の再発性アフタ，外陰部潰瘍，皮膚症状とぶどう膜炎を特徴とする疾患である．ぶどう膜炎としては前房蓄膿を伴うことが特徴であるが，網膜血管炎を生じることもある．サルコイドーシスは全身性にサルコイド結節を形成する疾患で，眼では豚脂様角膜後面沈着物，虹彩結節，周辺虹彩前癒着，硝子体混濁，滲出性網脈絡膜炎などを特徴とするぶどう膜炎をきたす．原田病はメラニン保有細胞に対する自己免疫疾患と考えられており，髄膜炎症状，内耳症状（難聴，耳鳴，眩暈），皮膚の白斑や白髪化，ぶどう膜炎などを特徴とする．ぶどう膜炎は基本的には汎ぶどう膜炎であるが，急性期には強い網脈絡膜炎と滲出性網膜剥離を生じ，病勢が沈静化すると脈絡膜のメラニン細胞の脱落による夕焼け状眼底を呈するのが特徴である．

■ ぶどう膜炎の治療

特発性ぶどう膜炎に対しては副腎皮質ステロイド薬の点眼や全身投与による対症療法的治療が主体となるが，難治例に対しては種々の免疫抑制薬を併用する場合がある．外傷や感染によるものに対しては原因に対する治療を主体に行う．　（水流忠彦）

2-1-5) 歯科・口腔外科 -1
齲　歯

齲歯（うし，carious tooth）とは，齲蝕（dental caries）に罹患している歯をいい，一般的にはむし歯とよばれている．齲蝕は，口腔内の微生物の作用によって，歯質が破壊される疾患である．

■ 齲蝕の原因

齲蝕の原因としてまずあげられるのが，歯垢（plaque）で，とりわけその中の微生物である．歯垢の70～80％は微生物であり，そのなかでもストレプトコッカス・ミュータンス（*S. mutans*）は，齲蝕の発生に大きく関与している．

S. mutans はショ糖から不溶性グルカンという，水に溶けにくい粘着性のある多糖類を菌体外につくり出す．これが歯の表面に堆積するとほかの細菌とともに厚みのある歯垢を形成していく．

S. mutans をはじめとして歯垢中の細菌は，食物中の糖質から乳酸などの有機酸をつくり出す．この酸によって歯の無機質（ハイドロキシアパタイト）が脱灰されていき，ついで細菌の酵素により残った歯の有機質が分解されて溶解し，歯質が崩壊していく．

■ 齲蝕の発生要因

齲蝕の発生には，直接の原因となる歯垢中の細菌のほか，さまざまな誘因が考えられる．

歯の形態や位置：プラークが付着しやすい部位は，齲蝕が発生しやすい．小窩裂溝（歯の陥凹や溝），歯頸部，歯と歯の隣接面，露出した歯根面は好発部位である．

歯質：耐齲蝕性が弱い，萌出直後の歯のエナメル質などは齲蝕にかかりやすい．

唾液の分泌：唾液には抗菌作用や緩衝作用があるが，口腔乾燥症などで分泌量が減少すると，自浄作用も不十分となり，齲蝕になりやすい．

飲食物の影響：糖質の多い食品や，歯に付着しやすい食品は齲蝕を誘発しやすい．

生活習慣：歯垢が歯に付着している時間が長いと齲蝕になりやすいので，口腔清掃の頻度，ブラッシング方法，食事習慣の影響も大きい．

■ 齲蝕の分類

一般的には，齲蝕の進行程度から次のように分類している．

第1度の齲蝕（C_1）：エナメル質が侵されているもの．初期の齲蝕である．

第2度の齲蝕（C_2）：歯質が象牙質まで侵されているもの．

第3度の齲蝕（C_3）：歯髄腔まで病変が及んでいるもの．

第4度の齲蝕（C_4）：ほとんど歯根のみとなった，残根状態のもの．

[参考] COの歯について：要観察歯（questionable caries for observation）のことで，齲蝕好発部位のエナメル質に脱灰初期の白濁がみられる．フッ化物塗布やフッ化物洗口を行い，食生活やブラッシングに注意すれば，再石灰化も期待できる．

■ 齲蝕の治療

従来は，窩洞形成といって，充填修復に適した形態にするために健全な歯質が削除されることも多かったが，現在は“minimal intervention”という概念で，健全な歯質はなるべく保存し，最小限の侵襲にとどめようとする傾向にある．

C_1，C_2 の歯：齲蝕検知液による着色などをガイドに，罹患した歯質を削除し，レジンや金属などで修復する．

C_3 の歯：可能ならば歯髄の保存的処置を行うが，自発痛の強いものは抜髄し，根管充填後に歯冠形態の修復を行う．

C_4 の歯：一般的には抜歯するが，根管処置後に根面部を金属などでおおい，保存することも多い．　（熊澤亘彦）

2-1-5) 歯科・口腔外科－2
歯列不正

上下歯列の咬み合わせの異常や，歯の位置異常を総称して歯列不正（専門的には不正咬合，malocclusion）という．

■ 不正咬合の原因

歯列不正には，いくつかの原因が複合していると思われるが，先天的なものと後天的なものが考えられる．

(1)　先天的な原因

遺伝によると考えられるものには，家系的にみられる下顎前突や，歯の先天的欠如などがあり，先天異常によるものとしては口蓋裂に伴う裂隙部の側切歯欠如，上顎の叢生などがある．

(2)　後天的な原因

乳歯齲蝕による乳歯の早期喪失や晩期残存，歯の交代期の異常によるもの，口腔の習癖（拇指吸引癖，舌突出癖，吸唇癖，口呼吸など）によるものなどがある．

また歯と顎骨の大きさの不調和によるものをディスクレパンシー（discrepancy）といい，遺伝的にも，食生活の変化からも起こりうる．

■ 不正咬合の分類

Angleの分類が臨床的には広く用いられている．

Ⅰ級：上下歯列弓が正常な近遠心的関係にあるもの．

Ⅱ級：下顎歯列弓が上顎歯列弓に対して正常より遠心（中心から遠ざかる方向，後方）にあるもの．上顎前歯が前突している1類と，上顎前歯が後退している2類がある．

Ⅲ級：下顎歯列弓が上顎歯列弓に対して正常より近心（中心に向かう方向，前方）にあるもの．

一般的には次のような用語と慣用語で分類されている．

(1)　歯の位置異常

転位，傾斜，捻転，移転など：個々の歯が本来の位置や方向からずれているもの．

低位，高位：歯が咬合する位置に達していないもの，および越えているもの．

正中離開：上顎の中切歯間に空隙があるもの．

叢生：数歯にわたり唇・舌側に交互に転位して配列が乱れているもの．

(2)　歯列弓形態の異常

狭窄歯列弓：歯列弓が狭くなっているもの．上顎ではV字型歯列弓，下顎では鞍状歯列弓がある．

(3)　上下歯列弓関係の異常

上顎前突：下顎歯列弓が上顎歯列弓に対して正常より遠心に位置しているもの．

下顎前突：上下顎前歯の咬合関係が反対になっているもの．

過蓋咬合：前歯部の垂直的な被蓋が非常に深い状態にあるもの．

開咬：咬合したときに前歯部が接触しないもの．

そのほか切端咬合，交叉咬合などがある．

■ 不正咬合の影響

不正咬合は，顎の発育に悪影響を与え，齲蝕や歯周疾患の原因にもなる．また咀嚼機能が低下し，発音の障害が出ることがあり，精神的な影響を及ぼすこともあるので，著しいものは治療が必要となる．

■ 不正咬合の治療

矯正装置を使って歯列全体を整える．矯正装置には可撤式と固定式がある．可撤式には床矯正装置，機能的矯正装置，顎外固定装置があり，固定式には舌側弧線装置，マルチブラケット装置などがある．骨格性の不正咬合が著しいものには外科矯正を行う．術前矯正後に，骨体部の骨切りと移動を行い，矯正装置を装着する．（熊澤亘彦）

2-1-5) 歯科・口腔外科 -3
歯髄炎

浅在性の齲蝕が進行し，象牙質の深部や歯髄腔にまで及ぶようになると，歯髄に炎症を起こし，強い痛みを感じるようになる．初期で軽度の歯髄炎では，感染歯質を除去し，鎮静･鎮痛後，歯冠形態の修復を行う．激しい痛みが続くものは歯髄の除去が行われる．

■ 歯髄炎の原因

歯髄炎（pulpitis）のほとんどは，齲蝕からの継発症であり，感染により生じる．ほかに物理的な因子としては歯の切削，歯の咬耗，磨耗や外傷による歯の破折などがある．化学的な因子としては歯の処置時の象牙質消毒剤，鎮静剤，あるいは歯の充填修復材料による刺激などがある．また歯周疾患の進行に伴い，歯の根尖部から感染することもある．

■ 歯髄炎の分類と症状

発赤・腫脹・発熱などの徴候がみられる一般の炎症とは異なり，歯髄炎の臨床的な徴候は，疼痛と機能障害だけである．

歯髄の病変には，歯髄充血から歯髄炎，歯髄壊死・変性まであるが，歯髄炎はつぎのように分類されている．

(1)　急性歯髄炎

急性漿液性歯髄炎：初期の歯髄炎である．一般に齲蝕は比較的浅く，冷水や甘味物で一過性の疼痛がある．歯髄には充血や軽度の炎症性細胞浸潤がみられる．

急性化膿性歯髄炎：齲蝕は深在性で，歯髄まで進行している．漿液性歯髄炎から継発することが多い．非常に強い自発痛がある．拍動痛，放散痛もあり，歯の浮いた感じや打診痛も強い．歯髄には，好中球の著明な浸潤，強い充血，浮腫がみられる．

上行性（逆行性）歯髄炎：歯周炎や，隣在歯の根尖性歯周炎からの炎症が，根尖孔から波及した歯髄炎である．自発痛を伴う．歯冠部に齲蝕や磨耗などはみられない．

(2)　慢性歯髄炎

慢性潰瘍性歯髄炎：齲蝕が進行して，露髄状態となり，排膿がみられ潰瘍性病変となる．自発痛はみられない．

慢性増殖性歯髄炎：露出した歯髄面から慢性刺激によるポリープ状の肉芽組織の増殖がみられる．

■ 歯髄炎の治療

(1)　歯髄の保存療法

症状が軽度で，齲蝕部の切削中に露髄したような場合，接着性レジンや水酸化カルシウム製剤などにより直接覆髄（露出した歯髄を保護する）した後，切削歯質部を修復し経過をみる．

また，歯髄に近い齲蝕象牙質を残したままグラスアイオノマーセメントなどで修復し，歯髄腔内に第二象牙質の形成を確認してから，感染象牙質部を除去して再度修復する方法もある．

(2)　抜髄

歯髄炎が進行して痛みが激しく保存が不可能な場合は，局所麻酔下で，歯髄を除去することが一般的である．失活剤（亜ヒ酸やパラホルム糊剤）を用いて歯髄を除去する失活抜髄法もある．抜髄後，根管内をきれいにし，根管充填して歯冠部を修復する．

(3)　歯髄切断法

根尖の未完成な歯や，歯髄炎が歯冠部に限局している場合，歯冠部の歯髄を除去し，露出した歯根部歯髄面を水酸化カルシウムなどで覆髄して保存する．　（熊澤亘彦）

2-1-5) 歯科・口腔外科 -4
歯根膜炎

歯の打診痛，咬合痛や，歯の挺出（ていしゅつ）感（浮いた感じ），根尖相当部の歯肉腫脹，圧痛あるいは自発痛を示すような歯根膜部の疾患を総称して，臨床的に歯根膜炎（periapical periodontitis）といっている．歯根膜は，歯根の表面のセメント質と歯を支える歯槽骨とを結合させている線維性の結合組織である．

歯根膜炎は，歯髄炎や歯髄壊死・壊疽から継発することが多い．また，根管処置において，根管の形態が複雑なため抜髄や根管治療が不十分であったりすると，感染が根尖部周囲まで及び，歯根膜部に炎症が起こる．病理組織学的には，急性の根尖性歯周炎（〔参考〕を参照）が相当すると思われる．

■ 歯根膜炎の原因

歯根膜炎の原因は，齲蝕に継発する化膿性歯髄炎，細菌感染による歯髄壊疽のほか，歯の打撲，外傷性咬合や，抜髄，根管治療の予後の不良な場合などが考えられる．

■ 歯根膜炎の症状

歯の挺出感，咬合時の痛み，打診痛，急性期の拍動痛，放散痛，根尖部の発赤，腫脹などである．顎下リンパ節が腫脹することがある．X 線写真で根尖部の歯根膜腔の拡大を認めることもある．

本症は放置すると炎症が根尖周囲組織から，隣接周囲組織に波及していき，歯槽骨炎，骨髄炎，上顎洞炎，歯肉・骨膜下膿瘍，口底蜂窩織炎などの継発症に移行していく．

自覚症状が軽い場合に放置すると，慢性根尖性歯周炎となり，歯根の先端部には，歯根肉芽腫，歯槽膿瘍（図 1），歯根嚢胞などがみられるようになる．X 線写真では，

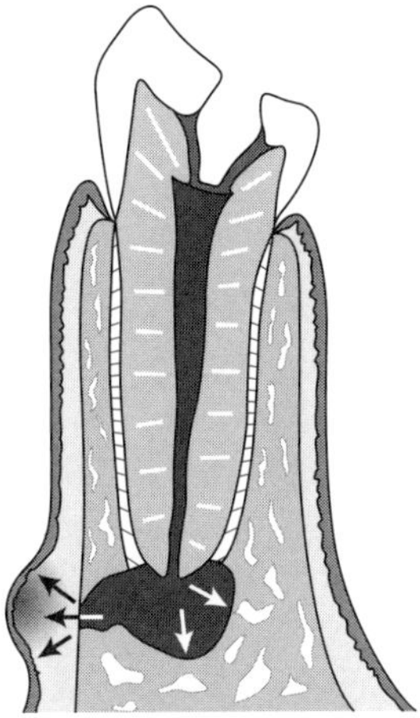

図 1　歯槽膿瘍

根尖周囲の骨にほぼ円形の破壊像が認められる．また，膿瘍が形成されている場合には，口腔の内外に瘻（fistula）の形成をみることがある．

■ 歯根膜炎の治療

炎症が強い場合は，抗菌剤，消炎鎮痛剤の投与を行う．咀嚼時の疼痛が激しい場合は，歯を少し削り咬合を低くすることもある．処置時は痛みが強いので愛護的に処置することが必要である．消炎後根管治療を行い，感染象牙質や残存している歯髄を除去し，根管充填後に歯冠修復をする．

（熊澤亘彦）

〔参考〕おもな歯周組織の疾患は，歯肉炎，辺縁性歯周炎，根尖性歯周炎などである．辺縁性歯周炎は，歯周病，歯槽膿漏症といわれている．

歯の周囲に歯垢が沈着・増殖すると，歯肉の炎症が起こる．歯肉炎が進行して，歯根膜にまで達すると，これを辺縁性歯周炎という．歯周ポケットが形成され，歯槽骨の破壊吸収，歯根膜腔の開拡などがみられる．歯の動揺があり，時に排膿が認められる．予防には，直接的な原因である歯垢を除去するプラークコントロールが大切である

2-1-5) 歯科・口腔外科 -5
顎関節症

顎運動時の疼痛，顎関節雑音，開口障害などの症状のある慢性疾患を顎関節症（arthrosis of temporomandibular joint/temporomandibular disorders, TMD）という．咀嚼筋群の痛みをおもな症状とするものと，顎関節に異常がみられるものがある．咬合の不調和や精神的ストレスなどが原因と思われ，女性が男性の数倍多く，20～30 歳代に多くみられる．

■ 顎関節症の原因

精神的ストレスによる咀嚼筋の異常緊張，歯ぎしり，くいしばり，また過度の開口，硬固物の咀嚼，異常な顎運動癖，歯列不正などによる咬合異常，歯の充填物・補綴物の不適合など慢性の力学的な異常刺激，そして打撲，事故による外力などが原因とされている．

■ 顎関節症の症状

おもな症状は，顎関節の疼痛，咀嚼筋の疼痛，開口障害，顎運動異常，顎関節の雑音などである．起床時，食事後に症状の増悪がみられることがある．頭が重い，頸部や肩がこるなどの症状が合併することもある．

■ 顎関節症の分類

顎関節症は，咀嚼筋部に異常のあるもの，関節部に器質的変化のあるもの，心因性のものなどに分類される．日本顎関節学会では原因別にⅠ～Ⅴ型に分類している．

咀嚼筋の異常：下顎を動かしている筋肉に障害があるもの．咀嚼筋のこわばり，圧痛，運動時痛がある．

顎関節部の異常：関節包や靭帯などに外傷性の病変のあるものは，関節部の運動時痛，圧痛，開口障害がある．また，関節円板に障害があるものは，関節部の疼痛と雑音などがある．

骨の変形性病変：おもに下顎頭が変形し，周囲の炎症を伴って痛みや雑音を生じるもの．

■ 顎関節症の治療

治療にあたっては，疾患の性質上，顎関節部の安静を第一に考慮することが大切である．

(1)　セルフケアの指導

a.　歯のくいしばりを防止し，顎の安静を保つ．上下顎の歯の咬合面を少し離すようにする．

b.　大きな開口を避ける．食事，会話，あくびなどでの大きな開口を避ける．

c.　痛みが強いときは，軟らかい食事を摂り，顎に負担をかけない．

d.　正しい姿勢を保持し，うつ伏せ寝や頬杖をしない．片側で咀嚼しない．

e.　開口訓練を穏やかに行う．下顎を左・右側に偏位させないよう垂直に開ける．

(2)　薬物療法

消炎鎮痛剤，筋弛緩剤，精神安定剤などを投与する．

(3)　スプリント療法

バイトプレートともよばれる上顎または下顎の咬合面をおおう装置を作製して，歯ぎしりなどを防止し，顎関節への負荷を適正にする．

(4)　理学的療法

疼痛部の温湿布，筋肉のマッサージを症状に応じて行う．赤外線の温熱作用で末梢血管を拡張する赤外線療法などもある．

(5)　外科療法

顎関節形成術，関節円板切除術，関節鏡視下手術，関節腔洗浄療法などが行われる．

(6)　咬合状態の改善

齲蝕や，欠損歯部を治療して適正な咬合状態にする．咬合調整といって，歯を削合することは，なるべく行わないほうがよいと思われる．

（熊澤亘彦）

2-1-5) 歯科・口腔外科 -6
口　臭

人が不快に感じる呼気や，口腔の臭いを口臭（halitosis/oral malodor）というが，生理的な口臭で治療の対象とならないものもある．口臭の 80〜90％は口腔に原因があるといわれている．

■ 口臭の原因

舌苔や歯垢（プラーク）のなかの細菌，とくに嫌気性菌が口腔内の食物残渣中のタンパクなどを分解して，メチルメルカプタンなどの揮発性硫黄化合物（volatile sulfur compounds, VSC）を産生することにより，不快な臭いが発生する．

VSC には，メチルメルカプタン，硫化水素，ジメチルサルファイドがある．原因物質としてはほかに揮発性窒素化合物のインドール，スカトールなどがある．

■ 口臭の分類

(1)　口腔に由来する口臭

歯・口腔の清掃不良：厚い舌苔や，歯垢の沈着が原因となる．

口腔疾患：齲蝕，歯肉炎，歯周炎，口内炎，腫瘍などによる．

生理的な口臭：生体の代謝や，分泌の変化によって起こるもので，起床時，空腹時，疲労時，緊張時の口臭，月経時の口臭などがある．

その他：加齢に伴う変化や，薬剤の副作用（降圧剤，冠拡張剤，向精神薬，鎮静剤など），シェーグレン症候群などで唾液分泌が減少し，口腔の自浄作用が低下することによるものもある．

(2)　そのほかの口臭

全身疾患に由来する口臭：呼吸器系疾患，消化器系疾患，鼻咽喉疾患，代謝性疾患などが原因となる．糖尿病ではアセトン臭，尿毒症ではアンモニア臭，肝性昏睡では肝性口臭など疾患によりさまざまな口臭が感じられる．

飲食物，嗜好品に由来する口臭：飲酒，喫煙，ニンニク，ニラなどの摂食による．母乳，牛乳によるもの，薬剤によるものもある．

心因性の口臭：口腔内そのほかに口臭の原因がないにもかかわらず，本人のみが口臭を訴えることがあり，自臭症，口臭症あるいは口臭愁訴症とよばれている．

■ 口臭の検査法

嗅覚は順応が速く，閾値の個人差が大きいので，口臭をある程度客観的な形で評価するため，つぎにあげる検査法が行われている．

(1)　官能試験法

複数の判定者の嗅覚による主観的な方法である．呼気採取用バッグなどを用いる．

(2)　機器による測定

a.　呼気を採取して，ガスクロマトグラフィーで VSC そのほかを測定する．

b.　ハリメーターなどの口臭測定器を使用し VSC などを測定する．

■ 口臭の治療

口臭を指摘されること自体が愉快なことではないため，患者への説明には十分な配慮が必要である．

a.　口臭の原因となる歯垢，舌苔の除去が大切である．適切なブラッシング，タングクリーナーを使用しての舌苔除去，定期的な歯石除去，洗口など歯口腔の清掃を行う．

b.　放置されている齲蝕や歯周炎の治療を行い，口腔粘膜疾患の治療を行う．不適合な歯科修復物や補綴物の再治療を行う．義歯の清掃を摂食後に行う．

c.　原因となる全身疾患の治療を行い，症状の改善をはかる．

d.　喫煙や，過度の飲酒を控えることなど，生活習慣の改善は有効である．（熊澤亘彦）

2-1-5) 歯科・口腔外科－7
味覚障害

味の感受性が欠如すること，感受性が低下あるいは亢進すること，また正常とは異なった味を感じることを味覚障害（gustatory disorder/dysgeusia）という.

食物を味わうときは，味覚のほか嗅覚，温度感覚，触覚，視覚，聴覚など総合的な感覚で評価しており，過去の記憶や周囲の環境によっても影響を受けている．したがって「味がわからない」という訴えの場合には，ほかの感覚の検査が必要なこともある.

■ 味覚について

味には，甘味，酸味，苦味，塩味の4基本味があるとされているが，これにうま味を加える考え方も定着する方向にある.

味覚の受容器は，味蕾（taste buds）である．味蕾は，主として舌の茸状乳頭，葉状乳頭，有郭乳頭に存在し，舌背の大部分を占める糸状乳頭にはない．そのほか，軟口蓋，咽喉部などにも存在している.

■ 味覚障害の原因と分類

原因については不明な点も多いが，亜鉛欠乏によるもの，薬剤の副作用によるものが多いといわれている．原因別にあげるとつぎのようになる.

a.　中枢伝導路（延髄，視床など）が，腫瘍，出血，外傷で侵された場合に起こる中枢性の味覚障害.

b.　手術による鼓索神経の障害，顔面神経麻痺などによって起こる末梢性の味覚障害.

c.　糖尿病，肝障害，甲状腺疾患，腎疾患，シェーグレン症候群など全身疾患に伴う味覚障害.

d.　舌炎や厚い舌苔などの口腔粘膜の疾患に伴う味覚受容器の障害による味覚障害.

e.　頭頸部腫瘍に対する放射線治療によって起こる放射線性の味覚障害.

f.　血清亜鉛（基準範囲 84～150 μg/dl）の低下によって，味細胞に新陳代謝の遅れなどの異常が生じるためと考えられる亜鉛欠乏性味覚障害.

g.　薬剤のもつ亜鉛キレート作用により亜鉛の尿中排泄が亢進するためと考えられる薬剤性味覚障害．血圧降下剤，冠血管拡張剤，抗うつ剤，抗がん剤，抗菌剤，解熱剤など多数の薬剤によるものがある.

h.　原因が特定できない特発性味覚障害.

i.　神経症やそううつ病などでみられる心因性の味覚障害.

j.　妊娠による酸味と塩味の閾値上昇や，加齢に伴う唾液分泌の減少，味蕾の機能低下など生理的な原因による味覚障害.

k.　過度の喫煙や飲酒など，嗜好品や食習慣による味覚障害.

l.　義歯による味覚障害については，義歯の粘膜をおおう部分の温度感覚，触覚に対する影響などが考えられる.

■ 味覚障害の検査法

全口腔法：ブドウ糖，食塩，酒石酸，塩酸キニーネなどの濃度別味溶液を口に含ませて検査する.

濾紙ディスク法：目的とする舌の部位に呈味溶液を浸した濾紙をおき，濃度別に検査して味覚支配神経別に閾値を測定する.

電気味覚検査：電気味覚計を用いて各部位の検査を行う．味覚伝導路障害の診断に有効である.

■ 味覚障害の治療

亜鉛欠乏症には亜鉛の内服治療を行う．特発性の場合も亜鉛の内服が有効なことが多い．薬剤による場合は，可能ならば原因と考えられる薬剤の減量や服薬の中止を行う．口腔疾患が原因の場合には原疾患の治療を行う．ビタミンB群の服用が有効なこともある.

（熊澤亘彦）

2-2　心臓と血管の一大事

2-2-1
狭心症と心筋梗塞

心臓を栄養する血管を冠動脈という（図1）．冠動脈内部に狭窄を生じ，心筋へ十分な血流が供給できなくなると（心筋虚血），特有の胸部およびその隣接部の不快感（狭心痛）を生じる．狭心症（angina pectoris）とは，狭心痛を主症状とする臨床症候群である．また，冠動脈が完全閉塞し，血流が途絶え，不可逆性に心筋壊死を生じたもの，およびそれに伴う症候群を心筋硬塞（myocardial infarction）という．

冠動脈狭窄の原因として，動脈硬化，攣縮（スパスム）があげられる．冠動脈閉塞は，動脈硬化部位粥腫の破裂や，破綻部への血栓付着により生じる．冠危険因子として，喫煙，高血圧，高脂血症，糖尿病，肥満，家族歴などがある．

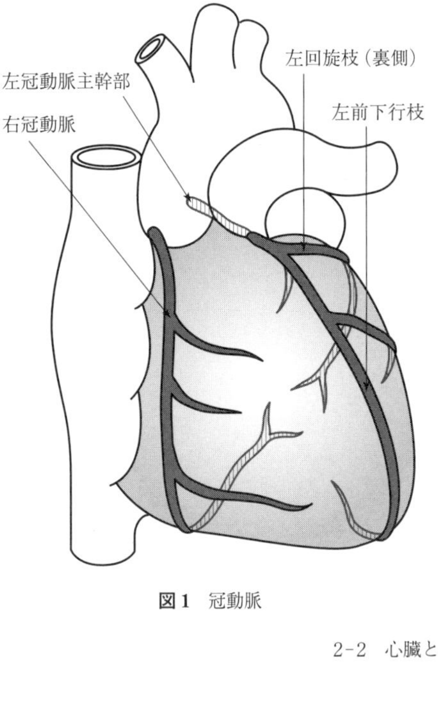

図1　冠動脈

■ 狭心症

(1)　狭心症の分類

① 労作性狭心症：運動負荷によって胸痛発作出現，② 安静狭心症：睡眠中，安静時の胸痛，異型狭心症，③ 安定狭心症：運動負荷なしでは症状安定，④ 不安定狭心症：症状が増悪傾向にあり心筋梗塞への移行が高い，に分類される．異型狭心症は冠動脈の攣縮が原因の狭心症である．夜間から早朝にかけて多く，安静時約20分くらい発作が持続する．発作時心電図では各誘導でST上昇が認められる．日本人に多い．

(2)　自覚症状

狭心痛の典型的な症状は，漠然とした範囲の胸部絞扼感，胸部圧迫感である．左上肢，肩，首への放散痛を伴うこともある．労作によって誘発される狭心痛は，安静により2〜3分で消失する．通常，ニトログリセリン舌下が著効し，30秒〜数分以内に症状の改善がある．

(3)　検査

a.　心電図：狭心症の診断で最も重要なことは，発作時の心電図を記録することである．発作時には，各誘導でST低下が認められる．

b.　負荷検査：① マスター，トレッドミル：運動負荷，② 心臓心筋シンチグラフィー：運動負荷，薬剤負荷（ペルサンチンなど），③ 負荷心エコー：ドブタミン負荷など．

c.　心臓カテーテル検査（冠動脈造影）：問診，負荷検査にて狭心症が疑われる場合，

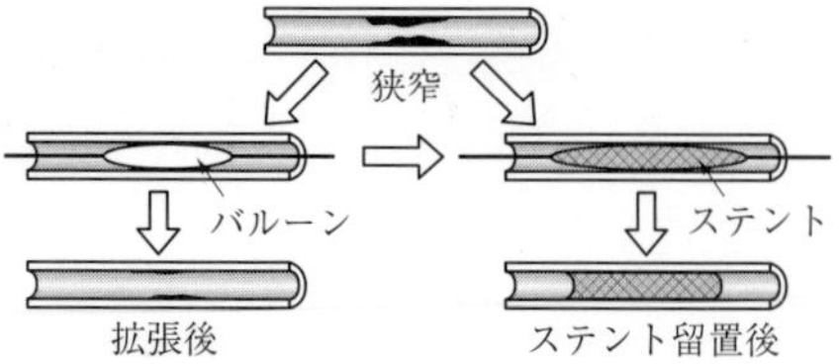

図 2　経皮的冠動脈形成術

心臓カテーテル検査を行う（確定診断）．冠動脈造影上，1 枝以上の主要冠動脈の直径 75％以上の狭窄，あるいは左主幹動脈 50％以上の狭窄を示す場合，有意な冠動脈疾患と定義される．

(4)　治療

a.　内科的治療：
発作時：ニトログリセリン剤の舌下．
非発作時：①　β ブロッカー：心筋酸素需要を抑制，②　血管拡張薬（Ca ブロッカー，硝酸剤など）：冠血管拡張，心筋酸素需要の抑制，③　抗血小板剤（アスピリンなど）：血栓予防，④　冠危険因子の除去：高脂血症，糖尿病，高血圧の治療，禁煙，肥満の是正．

b.　経皮的冠動脈形成術（percutaneous coronary intervention, PCI）：冠動脈造影上，有意な狭窄があり，かつその病変が虚血，症状の原因と考えられる場合，経皮的冠動脈形成術を検討する．カテーテル下に，病変部をバルーンで拡張する風船療法とステント留置術がある（図 2）．そのほか，ロタブレーター，アテレクトミーなどの治療法がある．

c.　手術（冠動脈バイパス手術）：経皮的冠動脈形成術が困難な複雑病変，多枝病変，左主幹部病変では，バイパス手術を検討する．

■ 心筋梗塞

発症 1 か月以内を急性心筋梗塞，それ以後を陳旧性心筋梗塞という．硬塞の生じた部位により，前壁，前壁中隔，側壁，高位側壁，下壁，後壁に分けられる．

(1)　自覚症状

持続する胸痛発作．冷汗，嘔気，呼吸困難，めまいを伴うことがある．

(2)　検査

聴診上 S3，S4 音，奔馬音，僧帽弁逆流音，両肺野ラ音などが認められることがある．重症例ではショックとなる．

a.　心電図：冠動脈支配領域に一致した誘導で ST 上昇，時間経過で異常 Q 波，冠性 T 波が認められる（表 1）．不整脈の合併にも注意．

b.　血液検査：心筋逸脱酵素の上昇．CK（CK-MB），トロポニン T，白血球，LDH，GOT，CRP などの上昇．

c.　心臓超音波検査：硬塞領域に一致した部位の壁運動低下．急性僧帽弁閉鎖不全，心室中隔穿孔，そのほかの合併症の発見に

表 1　心筋梗塞の部位診断

	I	II	III	aVR	aVL	aVF	V1	V2	V3	V4	V5	V6
前壁中隔梗塞							+	+	+	+		
広範前壁梗塞	+				+		+	+	+	+	+	+
側壁梗塞	+				+						+	+
高位側壁梗塞	+				+							
下壁梗塞		+	+		+							
後壁梗塞							*	*				
後壁側壁梗塞		+	+		+						+	+

（*高い R 波，T 波陽性，＋心電図変化）

も役立つ.

(3) 診断と治療

発症後，迅速に諸検査を行い，心筋梗塞の診断，梗塞部位，不整脈そのほかの合併症の評価を行い，治療を開始する．早期再灌流が最も重要.

a. 初期治療：① 心電図モニター：不整脈の監視，② 静脈路確保：緊急時，投薬，③ 酸素吸入：合併症のない場合初期のみ，④ 鎮痛薬：抗虚血療法，モルヒネ製剤，⑤ 抗血小板剤（アスピリンなど)，⑥ 血管拡張薬（Ca ブロッカー，硝酸剤)，⑦ β ブロッカー，ACE 阻害剤など.

b. 再灌流療法：発症 12 時間以内では，再灌流を目的に経皮的冠動脈形成術（PCI）を施行する．また血栓溶解療法は，病院到着後，PCI までに時間を用する場合で，禁忌がなければ検討する.

c. 合併症の管理：合併症の予防，治療が予後を左右する.

① 不整脈：洞性頻脈，洞性徐脈，房室ブロック，心房性期外収縮，発作性上室性頻拍，心房細動，心房粗動，心室性期外収縮，心室頻拍，促進型心室固有調律，心室細動など，② 心不全，③ 心原性ショック，④ 右室梗塞，⑤ 心室中隔穿孔，⑥ 心破裂，⑦ 急性僧帽弁閉鎖不全症，⑧ 梗塞後狭心症，⑨ 心膜炎など.

d. 慢性期治療：心臓リハビリテーションを行う．内服治療としては抗血小板剤，β ブロッカー，ACE 阻害剤，血管拡張薬などを投与する．再発予防のために冠危険因子の除去も重要である.

(4) 予後

院内死亡率は 7 から 10% 程度であるが，来院前に急死する例が多い. （磯部光章）

2-2-2
心臓弁膜症

心臓には四つの部屋があり，左右にそれぞれ心房，心室がある．心房で血液を集め左心室は全身に，右心室は肺へ送り出す．それぞれの部屋の出口には弁があり（図 1)，収縮に合わせ弁が開閉し血液を一定方向に流す．左心室の前後の僧帽弁と大動脈弁に異常が起こると症状が出やすい．弁の開きが悪くなって，血液が心臓の部屋から出づらくなったり（弁狭窄症)，弁の閉じ方が悪くなって，血液がもとの心臓の部屋に戻ってしまう（弁閉鎖不全症）病気が心臓弁膜症（valvular heart disease）である.

■ 原因

リウマチ熱：連鎖球菌に感染し傷害が生じ弁の変化が進行する.

変性：弁の組織が弱くなり血流の圧力に耐えられなくなる.

先天性：生まれながらに弁に異常がある.

感染性心内膜炎：傷，虫歯から体内に入った細菌が弁を破壊.

そのほか：心筋梗塞，外傷，動脈硬化など.

■ タイプとその症状と治療

成人で頻度が多く，心臓の働きに大きく影響するのは，大動脈弁，僧帽弁の狭窄症，閉鎖不全症である.

(1) 大動脈弁狭窄症

大動脈弁は，心臓の出口にあり，大動脈弁狭窄症とは，弁の開きが悪くなり，血液を拍出する際に余計に力が必要になり，左心室に負担がかかる.

弁の硬化のため，開きが悪くなる動脈硬化性大動脈弁狭窄が，原因として最も多い．症状は，狭窄が軽いうちは目立たないが，病状が進むと胸痛，または失神が出現する．また，心不全状態となり呼吸困難で発症することもある．治療としては弁を取りかえ

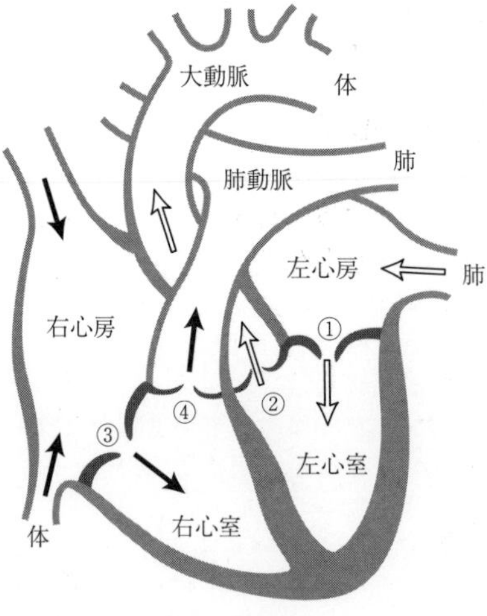

図1　弁膜症

① 僧帽弁，② 大動脈弁，③ 三尖弁，④ 肺動脈弁

る外科的手術（弁置換術）が行われる．

⑵　大動脈弁閉鎖不全症

大動脈弁閉鎖不全症は弁の合わさりが悪くなる状態であり，原因として，弁が傷つくこと（リウマチ熱，動脈硬化など）と，大動脈の拡大により弁の合わさりが緩むこと（大動脈瘤，大動脈弁輪拡張症など）とがある．押し出した血液が，再び心臓に戻ってくるため負担がかかり，進行すると呼吸困難などの心不全症状が出る．

治療として，血管拡張薬や利尿薬を使用し心臓の負担を減らすが，薬を使っても，心不全症状がよくならないなら，外科的手術を行う．

⑶　僧帽弁狭窄症

僧帽弁は左房と左室の間の弁であり，前尖，後尖の二つからなる．僧帽弁狭窄症の原因は，リウマチ熱が大部分である．症状は進行するまで目立たないが，弁の上流の左心房や肺血管に負担をかけるため，心房細動という不整脈を起こしやすく，また肺血管にまで血液がうっ滞すると，呼吸困難が出現する．呼吸困難などの心不全症状が出てくれば，血管拡張薬や利尿薬を使う．外科的治療としてカテーテルによる交連切開術や人工弁置換術がある．

⑷　僧帽弁閉鎖不全症

僧帽弁閉鎖不全症は左房から左室へ流れた血液が，合わさりの悪い僧帽弁より逆流する病気である．原因は，リウマチ熱が多かったが，最近は僧帽弁逸脱症（弁が左房側に落ち込む）が増えている．

この病気も，症状は進行するまで目立たないが，呼吸困難などの心不全症状出現時には，病状はかなり進んでいるため，最近は手術手技の進歩により，中等度以上の僧帽弁逆流があれば，症状が出る前に外科的手術をしたほうがよいといわれている．

手術は，僧帽弁置換術が多く行われていたが，最近，弁形成術といって，人工弁は使わず弁をうまく切り貼りして，弁の合わさりをよくする方法も試みられている．

（磯部光章）

2-2-3
心筋炎と心筋症

■ 心筋炎

心筋炎（myocarditis）の原因としてはウイルス·細菌など病原体の感染，薬物中毒，膠原病などがあげられる．感冒様の症状に続いて胸痛・動悸や呼吸困難などが出現したら本症を疑う必要がある．胸部X線写真や心エコー検査にて急性左心不全の所見を認め，心電図・血液検査で虚血性心疾患では説明のつかない異常を認める．確定診断は心筋生検による病理組織学的検査にて行われる．急性期には安静と病因除去，不整脈や心不全などの対症療法を行う．劇症化して心原性ショックや致死性不整脈を合併したら補助循環装置·電気的除細動·ペースメーカーなどが必要である．多くは回復後に後遺症を残さないが，慢性化して拡張型心筋症に移行する例もある．

■ 心筋症の分類

心筋症（cardiomyopathy）は「心機能異常を伴う非炎症性心筋疾患」と定義され，形態的特徴から拡張型と肥大型に大別される．ほかに拘束型心筋症・不整脈原性右室心筋症などがあるが頻度は低い．

■ 拡張型心筋症

拡張型心筋症は心筋の収縮力低下がおもな病態であり，左心室腔が著明に拡大するのが特徴である．原因は遺伝子異常・免疫異常・心筋炎後遺症など多岐にわたる．初期は症状に乏しいが，病状が進行すると運動時に動悸·息切れを自覚するようになり，さらに重症化すると呼吸困難や浮腫などが出現する．致死性不整脈による突然死や血栓塞栓症などの合併症を起こすこともまれではない．胸部X線写真にて心拡大があり，心エコー検査で左心室の拡張・収縮低下・心室壁が全体的に薄いなどの所見があれば本症が疑われる．心臓カテーテル検査や心筋生検などで虚血性心疾患や二次性心筋症が除外されたら診断は確定する．利尿剤，ジギタリス，アンギオテンシン受容体拮抗薬，ACE阻害剤や少量のβ遮断剤を，バランスよく用いて心筋の保護をはかりながら心不全の悪化を予防することと，抗不整脈剤や抗凝固剤などによる合併症対策が薬物治療の基本方針である．両心室ペーシングや左心室の部分切除などの外科的治療が有効な例もあるが，重症例は心臓移植以外に救命する手段がない．

■ 肥大型心筋症

肥大型心筋症は心室筋の著しい肥厚が特徴であり，左室肥大による心臓の機能障害が起こる．約半数に家族性がみられ，いくつかの遺伝子異常が判明している．重症になると運動時の動悸・息切れや胸痛・失神発作を自覚することがあるが，多くは自覚症状に乏しい．しかし症状がないままに突然死する例もある．左心室の流出路付近が狭まる閉塞性肥大型心筋症は血液が左心室から流れ出にくくなり，重症例では失神や胸痛発作，突然死を起こす．心雑音や心電図異常を契機に発見される例が多く，心エコー検査にて著しい心室の肥大が確認され，高血圧・弁膜症などほかの心肥大をきたす疾患が否定されれば診断は確定する．心肥大による拡張不全や流出路の狭窄に伴う症状を改善させるために，β遮断剤・ベラパミル・ジソピラミドなどの薬剤が用いられる．流出路の狭窄が高度である場合には，手術やカテーテル治療で流出路の心筋量を減らしたり，右室ペーシングにより左室の収縮を遅らせる治療を行う．致死性不整脈を合併している場合は抗不整脈剤や植え込み式電気的除細動器が必要になる．一部で拡張型心筋症に移行する例があるが，これらは拡張型心筋症の治療に準じる．

（磯部光章）

2-2-4
不整脈

健康な成人の安静時の脈拍数は60～80/分程度で，運動，精神的緊張，発熱などで増加し，睡眠中は50程度まで減少するが，脈拍のリズムはほぼ規則的である．この脈拍のリズムが乱れたり，極端に速くなったり，遅くなったりするのが不整脈(arrhythmia)である．

■ 不整脈の種類

(1) 徐脈性不整脈

a. 洞性徐脈：毎分50以下の洞リズム．

b. 洞房ブロック，洞停止：洞結節の興奮が心房へ伝導されない（洞房ブロック）あるいは洞結節自動能が一時的（通常3秒以上）に停止する（洞停止）状態．両者とも心電図ではP波もQRS波も記録されず区別しにくい．

c. 洞不全症候群：洞結節機能の慢性的な低下による徐脈性不整脈で三つの病型に分類される．I型：心拍数50/分以下の持続性洞性徐脈，II型：洞停止または洞房ブロック，III型：徐脈頻脈症候群（図1a，徐脈性不整脈を呈し，少なくとも1回の発作性頻脈を呈するもの）．

d. 房室ブロック：房室伝導系の刺激伝導障害．心電図上第1度～第3度に分類される．

第1度：PR時間延長のみ（0.20秒以上）．

第2度：PR時間が漸増性に延長した後，伝導途絶を生じるウェンケバッハ(Wenckebach)型，PR時間の延長を伴わず突然に房室伝導が途絶するモービッツ

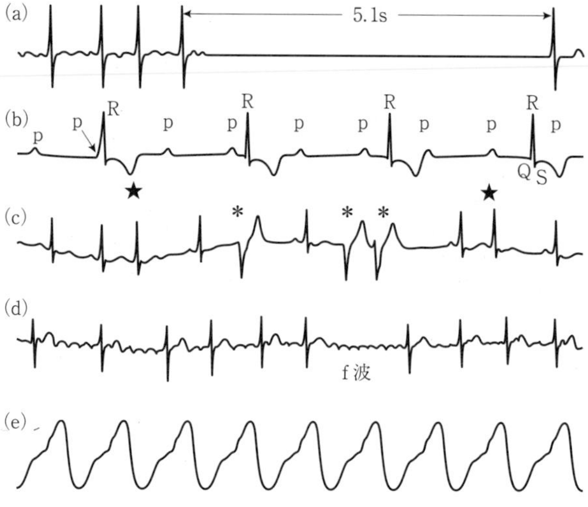

図1 不整脈

(a) 洞不全症候群（徐脈頻脈症候群）：頻脈性心房細動停止後，約5.1秒の洞停止と房室接合部補充収縮が認められる．(b) 完全房室ブロック：P波と無関係にQRS波が出現する房室解離が認められる（P-P間隔＝0.38秒，R-R間隔＝0.83秒）．(c) 心房期外収縮と心室期外収縮：P波が先行する幅の狭いQRS波（★）の心房期外収縮とP波の先行しない幅広いQRS波（*）の心室期外収縮がみられる．(d) 心房細動：P波は消失し細かい基線のゆれ（f波）がみられる．R-R間隔は不整である．(e) 心室頻拍：心拍数135/分．QRS波は幅広く規則正しい．

（Mobitz）II 型に分類される．第3度（完全房室ブロック）：房室伝導がまったくない状態で，心電図上房室解離がみられる（図1b）．

(2) 頻脈性不整脈

a. 上室性不整脈

① 洞性頻脈：毎分100以上の洞リズム．

② 心房期外収縮：正常洞調律中に，予期されるよりも早いタイミングで心房から発生した異常興奮（図1c）．

③ 上室性頻拍症：房室結節回帰性頻拍，副伝導路を介する房室回帰性頻拍，心房性頻拍など頻拍に心房由来の興奮が関与しているもの．心電図は通常，幅の狭いQRS波形を示しR-R間隔は一定である．

④ 心房細動：不規則で非常に速い無秩序な心房筋の興奮を原因とする不整脈．心電図上P波が消失し不規則な細かい基線の揺れ(f 波)が記録されQRS波が不規則に出現する（図1d）．

⑤ 心房粗動：心電図上240～440/分の規則正しい鋸歯状の粗動波(F 波)を呈する．

b. 心室性不整脈

① 心室期外収縮：正常洞調律中に，予期されるよりも早いタイミングで心室から発生した異常興奮（図1c）．

② 心室頻拍：心拍数100以上で，心室起源の興奮が三つ以上連続するもの（図1e）．持続時間，波形形態による分類がある．非持続性；30秒以内に自然停止するもの．持続性；30秒以上持続するもの，または持続が30秒以内でも血行動態の悪化により停止処置を要するもの．単形性；QRS波形が一定のもの．多形性；QRS波形が1拍ごとに変化するもの．とくに基線を中心に極性が周期的に変化をくり返すものをトルサード・ド・ポワント（torsade de pointes）という．

③ 心室細動：各心室筋細胞が無秩序に興奮する状態で心室壁は震えているだけの細動状態となる致死性不整脈．心電図では振幅，周期とも大小さまざまな不規則な波形が記録される．

(3) そのほか

補充収縮，補充調律：徐脈性不整脈において上位中枢からの興奮が予定したタイミングで生じなかった場合に，より下位の中枢が遅れて興奮する収縮を補充収縮という．遅れて発生する興奮部位により房室接合部補充収縮，心室補充収縮などという．補充収縮が3拍以上続いた場合補充調律とよぶ．

■ 症状および不整脈の重症度

おもな症状には以下の三つがある．

徐脈性不整脈：めまい，眼前暗黒感，失神（アダムス-ストークス（Adams-Stokes）発作）などの脳虚血症状．慢性の徐脈の場合慢性疲労感，息切れなど．

頻脈性不整脈：動悸，胸痛，脳虚血症状，長時間持続した場合心不全症状など．

期外収縮：動悸，胸部不快感，胸痛など．

不整脈の重症度は，血行動態への影響（アダムス-ストークス発作，心不全合併のリスク），突然死のリスクなどにより評価される．自覚症状の強さと重症度は必ずしも一致せず，一見軽症にみえる不整脈でもそれが突然死につながるものもありうる．

■ 検査

不整脈の診断には発作時の心電図記録が重要で，12誘導心電図のほか，ホルター（Holter）心電図，運動負荷心電図などが診断に有用である．心臓電気生理学的検査は洞結節や房室伝導機能の評価，上室性頻拍や心室頻拍の発生機序や発生部位診断などに有用である．また，重症不整脈発生基質の存在の評価法として，加算平均心電図やT-wave alternansなどが用いられる．

■ 治療

治療が必要な不整脈とは ① 自覚症状の強いもの，② 危険な不整脈が出現する可能性があるもの，③ 放置した結果，ほかの重大な症状が出現する可能性があるものである.

⑴ 薬物療法

種々の抗不整脈薬があるが各々の作用機序が異なり，患者背景，不整脈の出現様式などを考慮のうえ薬剤を選択する．大規模臨床試験にて薬剤による不整脈の抑制が必ずしも長期予後改善につながらないことが示され，安易な薬剤投与は控えるべきである．

⑵ 非薬物療法

a. ペースメーカー：体外式ペースメーカー（一時的ペーシング）と永久的ペースメーカーがある．おもに洞不全症候群，完全房室ブロック，徐脈性心房細動など徐脈性不整脈に対し用いられる．

b. 電気的除細動（体外式除細動）：心室細動，心室頻拍，心室レートの速い心房細動，心房粗動など血行動態が不安定な頻拍症などに対して用いる．

c. 植え込み型除細動器（ICD）：致死的不整脈に対する除細動を医療施設外で行うことを可能とした画期的治療法．ICD と抗不整脈薬との効果を比較した大規模試験においてICD の優れた生命予後改善効果が証明された．

d. カテーテルアブレーション：カテーテルを用いて頻脈性不整脈の原因となる心筋組織を焼灼する治療法．発作性上室性頻拍，心房粗動の根治療法としては確立されている．心室頻拍，心房細動など他の疾患へも適応が拡大しつつある．（磯部光章）

2-2-5
心不全

心不全（heart failure）は種々の心疾患の終末像であり，心臓の代償機能の破綻により，そのポンプ機能が障害され身体の代謝に必要な心拍出量を維持できない状態である．

高齢化社会の到来に伴い，その患者数は増加の一途をたどっている．最近ではリウマチ熱による弁膜症は著しく減少し，高血圧や虚血性心疾患によるものが増加している．各種の医療技術は進歩しているが，その生存率は依然として低く，終末期心不全の 50％生存率は 1 年である．

■ 病因

従来は心筋の収縮異常（収縮機能異常）が主体と考えられたが，心室の拡張充満の異常（拡張機能障害）あるいはその両方の障害によっても生じる．また，心拍数の異常により心不全を呈することもある．

■ 病態生理

心不全による心拍出量の低下によりさまざまな代償機序が生じる．交感神経系の刺激による体血管抵抗の増加，腎血流低下によるレニン・アンジオテンシン・アルドステロン系の賦活などである．循環血液量や血圧の維持には合目的だが，ポンプ不全におちいっている心臓にとっては前後の負荷が増大し，病態生理に悪影響を与えることになる．

■ 臨床症状

低拍出量の症状として疲労，運動耐容能の低下，末梢循環不全など，高度になると腎臓や脳への灌流障害をきたし，ショックとなることもある．肺および体静脈のうっ血は起座呼吸，発作性呼吸困難，末梢の浮腫，胸水の貯留，肝うっ血などをきたす．

表1　心不全の診断基準

大基準
発作性夜間呼吸困難または起座呼吸
頸静脈怒張
肺湿性ラ音
心拡大
急性肺水腫
Ⅲ音性ギャロップ
静脈圧上昇（16 cm H_2O 以上）
循環時間（25秒以上）
肝頸静脈逆流
小基準
下肢浮腫
労作時呼吸困難
夜間咳嗽
肝腫大
胸水貯留
頻脈（120/分以上）
肺活量の1/3以上の減少

＊大基準二つ，または大基準一つと小基準二つ以上が存在すれば心不全と診断する．

■ 診断

心不全の診断には臨床症状が重要である．詳細な病歴聴取，身体所見も参考になる．胸部X線写真の肺うっ血像や心拡大も重要な所見である．表1に心不全の診断基準を示す．12誘導心電図では左房負荷や伝導障害など異常を示すことが多いが，心不全に特異的な所見はない．

また，心機能の程度は心エコーや核医学検査，心臓カテーテル検査（スワンガンツカテーテル，冠動脈造影，左室造影）により評価される．超高速CTや心拍同期MRIが利用されることもある．

■ 治療

短期的には自覚症状を軽減させ，生活の質（QOL）を向上させることが目的だが，長期的な運動耐容能の改善や心機能障害の進展抑制，生命予後の改善なども目標となる．基本的には急性期と慢性期に分けて考えられる．

(1)　非薬物療法

症状を有する場合は運動制限をすることで心臓の酸素消費量を減少させることが重要である．低酸素血症を呈している場合，酸素投与は症状の軽快や肺血管抵抗の緩和に有用である．また減量，ナトリウム制限，水分制限などは急性期だけでなく慢性の心不全の維持治療にも効果的である．

(2)　急性期薬物療法

急性期には，心臓のポンプ機能に対して仕事量が増えているのが根本にあるため，過剰な水分を排出することと過度の代償機構を是正することがおもな目的となる．これらの薬を使い循環動態を安定させ，薬剤の減量，内服への移行をはかる．

(3)　慢性期薬物療法

慢性心不全の治療は，近年では強心薬や利尿薬を主体とした時代からACE阻害薬やアンジオテンシン受容体拮抗剤，β遮断薬などを用いた治療へと変わりつつある．

(4)　機械的補助

薬物療法に抵抗性の場合は機械的な心補助装置である大動脈バルンポンピングや経皮的心肺補助法などを必要とすることもある．

（磯部光章）

2-2-6
大動脈瘤

大動脈は内膜，中膜，外膜の3層に分けることができる．一生のうちにおよそ30億回の心拍動を受け止め，2億 l の血液を全身に循環させる．

大動脈瘤（aneurysm of the aorta）とは，大動脈が限局性に正常の1.5倍以上拡大したものをいう．壁が本来の3層構造をしている真性瘤と，外膜，周囲組織からなる仮性瘤とに分けられる．さらに，中膜が広範に2層に解離するものを大動脈解離というが，その結果瘤を形成する症例を解離性大動脈瘤と称する．

■ 真性大動脈瘤

その形態から嚢状，あるいは紡錘状に分類される．また，その部位から胸部，腹部に分けられ，さらに，胸部大動脈瘤は上行，弓部，下行，胸腹部に分けられる．また約1割が多発性とされる．

原因は粥状硬化，嚢胞状中膜壊死，梅毒，感染，川崎病，外傷などがあげられるが粥状硬化が最も多い．壁張力は内圧と内径の積に比例して増大する（ラプラスの法則）ため，いったん内腔が拡大しはじめると，拡大が進展しやすくなる．

大動脈瘤は無症状で発見されることが多い．症状がある場合は，拡張した大動脈により周囲臓器が圧迫される症状や，切迫破裂の場合には痛みが出現する．胸部大動脈瘤で大動脈弁輪拡張を伴った場合には大動脈弁閉鎖不全による心不全を生じる．壁在血栓のために慢性の播種性血管内凝固症候群（DIC）をきたすこともある．

腹部大動脈瘤は上腹部に拡大した大動脈拍動を触れることがある．診断のためには単純X線写真，超音波検査，X線CT，MRI，大動脈造影などが有用である．

破裂した場合の死亡率はきわめて高いため，破裂する前の手術が望ましい．しかし，高齢者が多く，治療の方針決定には合併症，患者のQOLなどを考慮する．

手術は瘤切除術，人工血管置換術を行う．待機的に行った場合，腹部大動脈の手術による死亡は2～6%とされており，胸部大動脈瘤のそれは5%程度とされている．胸部大動脈瘤では直径が6 cm，腹部大動脈瘤では5 cmをこえると早期の手術が勧められる．また，疼痛や圧迫症状が出現した場合も準緊急手術の適応となる．

■ 大動脈解離（解離性大動脈瘤）

大動脈解離は解離腔の広がりによって分類される．上行大動脈に解離が及ぶもの（近位型，DeBakey I，II，Stanford A）と及ばないもの（遠位型，DeBakey III，Stanford B）で治療方針が異なる．発症して2週間以内を急性期と称し，それ以降を慢性期と称する．また，偽腔に血流を認める偽腔開存型と血流を認めない偽腔閉鎖型（早期血栓閉塞型）にも分けられる．

嚢胞状中膜壊死が認められることが多く，基礎疾患としてマルファン（Marfan）症候群などの結合織の異常が認められることもある．

突然発症の激烈な胸背部の痛みが特徴的で，痛みの部位が移動することもある．なかには無症状で発見されることもある．大動脈弁逆流，心タンポナーデ，胸腔内への出血，脳，腹部臓器，脊髄，下肢の虚血の症状が出現することがある．

診断は，X線CT，経食道心エコー，MRI，大動脈造影が有用である．

治療は，まず β 遮断剤を中心とした薬剤による速やかな降圧，鎮痛剤による除痛を行い，近位型の場合には外科的治療を行う．遠位型においても破裂や臓器虚血の症状が出現した場合には緊急手術を行う．大動脈弁閉鎖不全の修復，人工血管による大動脈再建などが行われる．（磯部光章）

2-2-7
閉塞性動脈硬化症

閉塞性動脈硬化症（atherosclerosis obliterans）とは，主として四肢への主幹動脈に閉塞をきたし，その結果動脈閉塞部位の遠位側の骨格筋，多くは下肢において虚血状態におちいる疾患である．

■ 診断

(1) 臨床所見

下肢の虚血症状として，しびれ感・冷感・脱力感・間欠性跛行・安静時疼痛などが出現する．身体所見では，動脈閉塞部位で血管雑音聴取・振戦触知，末梢側では動脈拍動の減弱・消失がみられる．進行例では虚血による末梢の潰瘍・壊疽などがみられる．

(2) 検査

a. ドップラー血流計：ドップラー血流計を用いて後脛骨動脈と足背動脈の収縮期動脈圧測定を行い，上肢の収縮期血圧との比（ankle pressure index, API）を求める．API が 0.9 以下のものでは狭窄・閉塞性病変の存在が示唆され，0.4 以下では重症下肢血行障害の存在が考えられる．

b. 動脈造影：造影検査により病変の部位・範囲のみならず，病変部血管壁の性状を観察したり，病変の末梢の血管の状態や側副血行路の存在を確認することができ，血行再建術の適応を決定するために必要な情報を得ることができる．

c. そのほかの検査：単純 X 線撮影や単純 CT では，閉塞部位・範囲を同定することは困難であるが，動脈壁の石灰化の評価を行うことができる．また，虚血性心疾患を合併している例が多くみられるため，心エコーや心筋シンチグラフィーなどの検査も重要である．

(3) 重症度評価

症状・身体所見により重症度を評価する Fontaine 分類が一般的に用いられる（表 1）．

表 1 Fontaine 分類

Fontaine Ⅰ度	冷感，しびれ感， レイノー（Raynaud）症候群
Fontaine Ⅱ度	間欠性跛行
Fontaine Ⅲ度	安静時疼痛
Fontaine Ⅳ度	虚血性潰瘍，壊疽

■ 治療

Fontaine Ⅰ度およびⅡ度の軽症例では，まず保存的治療を行うが，Fontaine Ⅲ度以上の重症例や保存的治療で効果のみられない例などは血行再建術を考慮すべきである．

(1) 保存的治療

喫煙・糖尿病・高脂血症などの危険因子を積極的に除去する．薬物治療としては，血小板の凝集や粘着を抑制し微小循環を改善させる目的で抗血小板剤が使われる．また抗血小板作用に加え，血管拡張作用を併せもつ PGI2 製剤も有効である．跛行の出現する距離より少し長い距離を歩く運動療法を毎日続けることにより，側副血行路の発達を促すことで虚血肢の血行が改善する．

(2) 血行再建術

バルーンカテーテルを用いた経皮的血管形成術およびステント留置術，レーザー血管形成術，粥腫摘除術などが行われている．重症虚血症例や病変がび漫性にみられる症例などに対しては，バイパス血管造設術を行う．

(3) そのほかの治療法

上記のような治療でも潰瘍・壊疽がコントロール不能な難治症例には，肢切断術や腰部交感神経切断術を行う．また新しい治療法として，遺伝子導入や自家骨髄移植などによる血管再生治療が試みられている．

（磯部光章）

2-2-8
下肢静脈瘤

下肢の静脈の血液は筋肉の収縮によるポンプ作用と静脈弁による逆流防止機構により，重力に逆らって心臓に戻ってくる．静脈瘤はこの静脈弁機能の異常により，血液の逆流が生じ，その結果静脈が拡張して生じる．

■ 誘因

女性に多く，静脈瘤の約46％が妊娠時に発症している．また加齢，長時間の立ち仕事，遺伝的要因などで弁の機能不全が生じる．

■ 下肢静脈瘤の症状

静脈瘤自体に対する美容的悩みや，血液うっ滞症状（下肢のだるさ，重さ，痛みなど）が多い．重篤になると皮膚の色素沈着や湿疹，皮膚潰瘍が認められる．

■ 静脈瘤の診断

静脈瘤は視診にて容易に診断がつく．しかし診断後は大伏在静脈，小伏在静脈，交通枝，深部静脈のそれぞれどの部位にどれだけ弁機能不全や逆流があるかを，超音波ドップラーや下肢静脈造影にて確認する必要がある．

■ 治療法

下肢静脈瘤（varicose veins of the lower limbs）における治療の目的は，合併症予防や外観の改善，症状を取ることにある．適応として ① 湿疹，色素沈着，下肢潰瘍，血栓性静脈炎などの合併症が認められるもの，② 下肢の浮腫などの症状が強いもの，③ 美容的要望があげられる．

⑴ 治療法の種類

a. 保存的治療：日常生活指導や，弾性包帯や弾性ストッキングによる圧迫療法がある．

b. 手術による治療：硬化療法やストリッピング術，弁形成術があり，それぞれ状態により術式が選択される．

⑵ 治療法の実際

a. 生活指導：長時間の立位をさけ，1時間に5分程度下肢挙上して休憩する．あるいは歩行などで筋肉のポンプ作用を活用する．また就寝時には下肢を挙上する．感染などの合併症予防のため，下肢を清潔に保つ必要もある．

b. 弾性包帯・弾性ストッキング：進行防止に治療用のストッキングを就寝時を除き着用する．単独でまたは，ほかの治療法と併用されるが，十分な治療効果を得るために圧力やサイズなどを正しく選択する必要がある．

c. ストリッピング手術：筋肉内の深部静脈が開通していれば，静脈瘤を生じている表在静脈を摘出しても問題がないため，伏在静脈本幹をストリッパーにより抜去する治療法である．腰椎麻酔で行われることが多く，入院が必要である．また大伏在静脈に沿う伏在神経，小伏在静脈に沿う腓腹神経を損傷することがあり（しびれ，痛み，知覚鈍麻），術式の工夫がなされてきている．

d. 硬化療法：静脈瘤内に硬化剤を注入し静脈の内膜同士を弾性ストッキングによる圧迫にて癒着させ内腔を閉塞させる．伏在静脈本幹に逆流が存在する場合，高率に再発するため，本幹への結紮術を併用する．結紮術も局麻下で施行でき，外来通院による治療が可能である． （磯部光章）

2-2-9
肺塞栓症

肺塞栓症（pulmonary embolism）は肺動脈に塞栓が捕捉されることにより，肺の循環不全が生じる疾患である．塞栓源の大半は骨盤または下肢の深部静脈に生じた血栓であるといわれている．わが国でも欧米と比べるとその発症頻度は依然少ないものの増加傾向にある．また，術中術後の院内発症が多いことや航空機旅行に伴うエコノミークラス症候群としても近年注目されるようになった疾患である．

■ リスクファクター

肺塞栓症のリスクファクター（表1）は深部静脈血栓症の発症素因と同じと考えてよい．静脈血流のうっ滞，血管の損傷，凝固線溶系の異常が骨盤・下肢深部静脈における血栓形成に大きく関与している．

■ 病態・症状

肺動脈の閉塞による ① ガス交換障害，② 肺高血圧・右心負荷，③ 肺組織障害

表1 肺塞栓症のリスクファクター

静脈うっ滞や損傷，二次的凝固活性亢進状態
長期臥床（たとえば脳卒中），エコノミークラス症候群
4週間以内の外傷や手術
担がん状態，抗がん剤
血栓塞栓症の既往
低心機能（うっ血性心不全）
肥満，高齢
妊娠，エストロゲン含有経口避妊薬
カテーテルや電極の長期留置（ペースメーカー，中心静脈カテーテル）
抗リン脂質抗体，血小板増多症，ヘパリン誘導性血小板減少症
高ホモシステイン血症
二次的凝固活性亢進状態
アンチトロンビンIII，プロテインS，プロテインCの欠損・減少
活性化プロテインC抵抗性の凝固第V因子（factor V Leiden），
プラスミノーゲン・アクチベーター・インヒビター（PAI）増加

表2 肺塞栓症の臨床像

病型	病歴	閉塞血管床	症状	圧所見（典型例）	
				肺動脈圧	平均右房圧
急性軽症	短期間，突然発症	＜50%	無症状～労作時動悸・息切れ 胸痛（胸膜痛）・血痰…肺梗塞*1	正常	正常
急性重症	短期間，突然発症	＞50%	急性右心負荷（代償機転なし）*2	45/20	12
亜急性重症	数週間にわたり 徐々に進行	＞50%	突然の呼吸困難，失神，ショック 右心負荷（代償機転あり）*2 進行性の呼吸困難，運動耐容能低下	70/35	8

*1 肺梗塞を合併して初めて胸痛（胸膜痛）・血痰といった症状に気づくことがある．肺梗塞を合併するのは，比較的限局した軽症肺塞栓で，肺動脈主幹部閉塞による重症肺塞栓には合併しない．

*2 50%をこえる肺血管床が急性閉塞すると肺高血圧をきたし，右室拡張・三尖弁逆流といった急性右心負荷所見を示す．亜急性の経過をたどると，右室肥大といった代償機転がはたらき，より高い肺動脈圧を示すことがある．

表3 肺塞栓症の治療

急性期治療	
全身管理	酸素投与・人工呼吸器
	輸液・カテコラミン製剤・経皮的心肺補助装置（PCPS）
抗血栓療法	抗凝固療法（ヘパリン点滴から開始し，経口ワーファリンへ移行）
	血栓溶解療法（重症例に有効，組織プラスミノーゲン・アクチベーター・ウロキナーゼ）
	カテーテル治療（血栓吸引，血栓破砕）
二次予防	抗凝固療法，下大静脈フィルター
慢性期治療	
経口ワーファリン	

が病態の主体であるが，その程度は閉塞する肺血管床の範囲と閉塞にいたるまでの経過により異なる（表2）．無症状や一過性の息切れを示す程度の軽症から，失神・ショック・心肺停止にいたる重症例までさまざまである．

■ 診断

症状，発症状況から肺塞栓症を疑うことが診断の第一歩である．身体所見，簡便な検査から低酸素血症と右心負荷所見を認めた場合，肺塞栓症を強く疑う．画像により肺動脈内塞栓子を証明すれば，その診断が確定する．

■ 治療・予防

呼吸循環といった全身管理を行いながら，肺動脈血栓に対する治療が必要となる（表3）．重篤な再発作をきたす場合も多く，急性期二次予防が重要となる．

■ 慢性肺塞栓症

1回の肺塞栓イベントは軽微であるが，微小塞栓子が溶解せずに器質化し，さらに同様のイベントが反復して起こり，器質化した微小塞栓子による肺動脈の閉塞ないし狭窄がしだいに増加した結果，肺高血圧にいたる慢性血栓塞栓性肺高血圧症が注目されている．内科的には治療困難で，外科的に肺動脈血栓内膜摘除術が行われることもある．（磯部光章）

2-3　消化器の一大事

2-3-1
食道がん

食道は頸部，胸部，腹部にまたがる管腔臓器であり，その長さは約 25 cm である．一般に食道がん（carcinoma of the esophagus）という場合には食道原発性の悪性腫瘍をさす．

■ 症状

食道がんの主訴は胸部違和感，心窩部痛やがん性狭窄によるつかえ，嚥下困難，嘔吐など多岐にわたる．しかし早期食道がんについてみると無症状の症例が多く，食道がんの早期発見のためには高危険群（頭頸部腫瘍の患者やアルコール依存症患者など）を対象とした積極的な内視鏡検査が必要である．

■ 分類

食道の場合，早期食道がんとは原発巣の壁深達度が粘膜層にとどまり，リンパ節転移を認めないものをいう．ほかの消化管の早期がんと同じ意味で用いる場合には，がん腫の壁深達度が粘膜下層までにとどまり，リンパ節転移の有無を問わない表在がんという用語を用いる．

食道には組織学的にさまざまながんが発生することが知られているが，日本において日常臨床で遭遇する食道がんの 90% 以上は扁平上皮がんである．欧米では食道腺がんの頻度が高く，下部食道のバレット上皮を発生母地とするものが注目されている．

■ 診断

食道造影検査は存在診断のほか，食道壁の変形や伸展状態から深達度や浸潤範囲を診断することができる．表在がんでは辺縁のわずかな硬化像や粗造な粘膜面や不整なバリウム斑などを見逃さないようにする．

内視鏡検査では腫瘍の存在診断と深達度，浸潤範囲の診断を行う．このさいルゴール染色は非常に有効である．ルゴール染色は扁平上皮中のグリコーゲンとヨードの呈色反応を利用したもので，グリコーゲンの少ない腫瘍部分は染色されない．ルゴール染色にて発見された典型的な表在がんの内視鏡写真を提示する（図 1）．壁深達度の浅いがんの場合ルゴール染色を行わないかぎり診断できないこともあるので，高危険群の検査にさいしては積極的な施行が望まれる．

超音波内視鏡は壁深達度と周囲のリンパ節転移の診断に有効である．また CT や MRI はリンパ節転移，他臓器浸潤の診断に有用である．

■ 治療

食道がん患者は発見時高齢な患者が多く，また手術侵襲が比較的大きいため，拡大手術には限界がある．そのため多くの

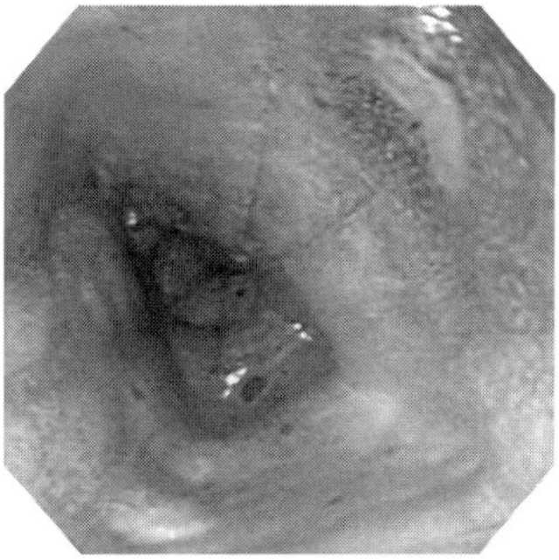

図 1　食道表在がんの一例
1 時から 2 時方向にルゴール不染帯を認める．

症例に放射線療法と化学療法を併用した集学的治療が行われている．近年ではシスプラチンを中心とした治療法が主流となっている．また最近内視鏡的粘膜切除術（endoscopic mucosal resection, EMR）が行われており，QOL（quality of life）の観点からも評価できる治療法であるが，食道がんは深達度が粘膜層に限られた病変であってもリンパ節転移をきたすことがあるため，根治性を求める立場からみると対象病変が限られる．（稲森正彦，中島　淳）

2-3-2
胃がん

胃がん（gastric carcinoma）は日本で最も多いがんである．さまざまな治療法が行われていたが，2001 年 3 月に日本胃癌学会から胃癌治療ガイドラインが出版された．原因は不明であるが，近年ヘリコバクター・ピロリの関与が疑われている．

■ 症状

胃がんの主訴は心窩部痛やがん性狭窄によるつかえ，嘔吐など多岐にわたる．しかし早期がんについてみると無症状の症例も多く，早期発見のためには積極的な内視鏡検査が必要である．

■ 分類

胃がんの進行度を決定するにあたり必要な情報は壁深達度，リンパ節転移，遠隔転移である．胃癌治療ガイドラインに記載されている日常診療におけるステージ分類別の治療法の適応表を示す（表 1）．

■ 診断

血液検査では CEA や CA19-9 といった腫瘍マーカーの上昇を認めることがあるが，正常の症例も多い．また近年ペプシノーゲン I / II 比が検診などでスクリーニングに用いられている．

造影検査は存在診断のほか，壁の変形や伸展状態，ひだの所見から深達度や浸潤範囲を診断することができる．

内視鏡検査では腫瘍の存在診断と深達度，浸潤範囲の診断を行う．このさい，インジゴなどの色素内視鏡は有効である．典型的な 2 型進行がんの内視鏡写真を示す（図 1）．

超音波内視鏡は壁深達度と周囲のリンパ節転移の診断に有効である．また腹部超音波検査，CT や MRI はリンパ節転移，他臓器浸潤の診断に有用である．

表 1　日常診療におけるステージ分類別の治療法の適応

<table>
<tr><th></th><th>N0</th><th>N1</th><th>N2</th><th>N3</th></tr>
<tr><td>T1(M)</td><td>IA
EMR（一括切除）
（分化型 2.0 cm 以下，
陥凹型では UL(−)）
縮小手術 A*1
（上記以外）</td><td rowspan="2">IB
縮小手術 B*1
（2.0 cm 以下）
定型手術
（2.1 cm 以上）</td><td rowspan="2">II
定型手術</td><td rowspan="5">IV
拡大手術
姑息手術
化学療法
放射線療法
緩和医療</td></tr>
<tr><td>T1(SM)</td><td>IA
縮小手術 A
（分化型 1.5 cm 以下）
縮小手術 B
（上記以外）</td></tr>
<tr><td>T2</td><td>IB
定型手術*2</td><td>II
定型手術</td><td>IIIA
定型手術</td></tr>
<tr><td>T3</td><td>II
定型手術</td><td>IIIA
定型手術</td><td>IIIB
定型手術</td></tr>
<tr><td>T4</td><td>IIIA
拡大手術（合切）*3</td><td>IIIB
拡大手術（合切）</td><td></td></tr>
<tr><td>H1，P1，
CY1，M1
再発</td><td colspan="4"></td></tr>
</table>

*1）縮小手術 A，B：定型的切除を胃の 2/3 以上切除とすると，それ未満の切除を縮小切除とする．option として大網温存，網嚢切除の省略，幽門保存胃切術（PPG），迷走神経温存術などを併施する．またリンパ節郭清の程度により縮小手術 A（D1＋α）と縮小手術 B（D1＋β）に分けた．
　α の郭清部位：部位にかかわらず No. 7，また病変が下部にある場合はさらに No. 8a を追加する．
　β の郭清部位：No. 7，8a，9 を郭清する．
*2）定型手術：胃の 2/3 以上切除と D2 郭清
*3）拡大手術（合切）：定型手術＋他臓器合併切除

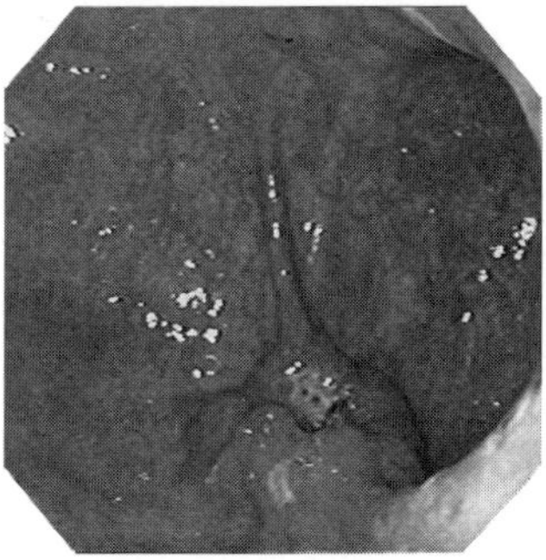

図 1　進行胃がんの一例
胃角対側に 2 型進行がんを認める．

■ 治療

表 1 に日常診療におけるステージ別の治療法の表を示す．また近年腹腔鏡下の手術が広まりつつあるが，その術式，成績は多種多様であり，今後の検討が待たれる．またバイオケミカルモジュレーションを利用したフッ化ピリミジン系の経口抗がん剤が開発され，良好な成績が報告されている．

（稲森正彦，中島　淳）

2-3-3
胃炎・十二指腸炎

胃炎（gastritis），十二指腸炎（duodenitis）に関して研究の歴史は長いが，その臨床像を詳細にまとめた報告は内外を問わず決して多くない．日本では上部消化管症状が持続し画像検査にて萎縮やびらんはあるが潰瘍やがんを認めない患者に対し安易に慢性胃炎の診断をする傾向があるが，そのなかには胃食道逆流症や消化運動機能異常などの疾患を包括している可能性がある．

■ 症状

急性胃粘膜病変は強い上腹部痛で急に発症し，しばしば嘔吐，吐血を伴う．これを除けば急性胃炎も慢性胃炎も自覚症状との関連は少ないとされる．

十二指腸炎の患者はさまざまな上腹部症状を訴えることがあるが，その原因が十二指腸炎であると断定することは容易ではない．しかしながら欧米の報告では胸焼け，心窩部痛との関連が指摘されている．

■ 分類

急性胃炎は内視鏡所見よりびらん性胃炎，出血性胃炎などの名称でよばれるが，激しい急性胃炎を急性胃粘膜病変（AGML），あるいは十二指腸まで炎症が及ぶ場合には急性胃十二指腸粘膜病変（AGDML）として分ける程度が実用的である．

臨床の場で広く用いられている慢性胃炎の分類に丹羽の慢性胃炎分類がある．慢性胃炎を表層性，萎縮性，肥厚性に分け，さらに萎縮性胃炎を表層性変化，腸上皮化生性変化，過形成性変化を伴うものに分類する．また近年ではヘリコバクター・ピロリ感染に重きをおいたシドニー（Sydney）分類が欧米より提唱されている．

特殊な胃炎として，抗壁細胞抗体が検出されるA型胃炎がある．十二指腸炎の分類は胃炎以上に多様である．最も普及している稲土らの分類では発赤型，びらん型，粘膜粗造型に分けられている．

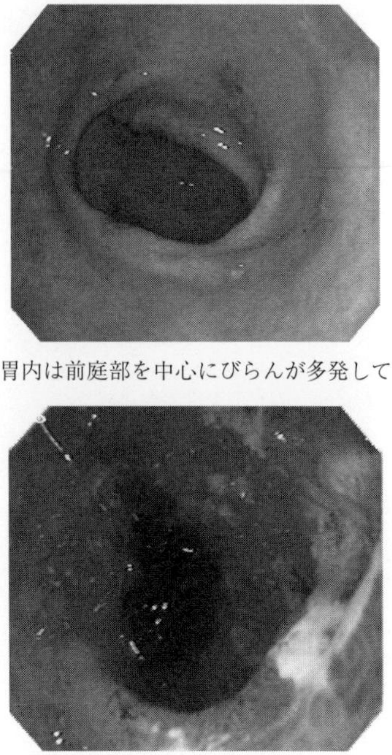

(a) 胃内は前庭部を中心にびらんが多発していた．

(b) 十二指腸球部にびらんが多発している．

図1 AGDMLの82歳男性の例

■ 診断

確定診断はおもに内視鏡検査による．典型的なAGDMLの内視鏡像を示す（図1）．急性胃炎にみられる発赤と鑑別すべきものとして門脈圧亢進症にみられるイクラ状の胃粘膜や早期胃がんがあげられる．

■ 治療

AGMLは制酸薬，粘膜保護剤の投与により速やかに軽快する．ヘリコバクター・ピロリの感染（初感染？）が発症に関与しているという報告がある．

また近年ヘリコバクター・ピロリ除菌後に発生する十二指腸炎が注目されているが，経過観察のみで軽快する症例が多いとされる．（稲森正彦，中島　淳）

2-3-4
胃潰瘍，十二指腸潰瘍

胃潰瘍（gastric ulcer），十二指腸潰瘍（duodenal ulcer）は消化性潰瘍と総称され，胃液中の塩酸とタンパク分解酵素のペプシンの消化作用によって，胃・十二指腸の粘膜が傷害されて形成される病態である．粘膜傷害が粘膜下層より深くなった状態を「潰瘍」，粘膜下層に達しない状態を「びらん」と区別している．

■ 原因

胃潰瘍・十二指腸潰瘍は塩酸・ペプシン分泌，ガストリン，迷走神経緊張に代表される粘膜への攻撃因子と，粘液・重炭酸分泌，プロスタグランジン，粘膜血流などによる防御因子の均衡が崩れることによって発症する．その均衡が崩れる原因には表1のようなものがあるが，とくにストレスとの関係が深い．さらに，近年ではヘリコバクター・ピロリという細菌の粘膜感染も胃や十二指腸潰瘍の発生にきわめて強く関与していることが証明されている．

表1 胃潰瘍・十二指腸潰瘍の原因

精神的ストレス
性格（まじめ，几帳面，勤勉など）
過労（睡眠不足）
ヘリコバクター・ピロリ菌
薬物
解熱・消炎鎮痛剤
副腎皮質ステロイド薬
降圧剤
基礎疾患
慢性疾患（脳，肺，肝，膵など）
外傷・熱傷・手術
栄養不良
胃炎
体質（アレルギー，遺伝）
生活習慣
食事（過度の香辛料，熱すぎたり冷たすぎる飲食物）
大量の飲酒
喫煙

■ タイプ

胃潰瘍・十二指腸潰瘍の発生機序，経過，部位，数，形状などにより，急性潰瘍，慢性潰瘍，難治性潰瘍，多発性潰瘍，線状潰瘍，穿通性潰瘍などの分類がなされる．

■ 臨床症状

腹痛は胃潰瘍・十二指腸潰瘍の最も特徴的な症状であり，典型的には胃潰瘍では心窩部痛，十二指腸潰瘍では右上腹部痛や背部痛が多い．胃潰瘍は食後痛，十二指腸潰瘍は空腹時痛が多いとされるが必ずしも一定しない．痛み方は圧迫感や鈍痛，あるいは疼痛とさまざまだが，その程度と潰瘍の重症度とは相関しない．そのほかの症状としては，胸焼け，嘔気，嘔吐，腹部膨満感，食欲不振，体重減少などがある．ただし，自覚症状のまったくみられないこともまれではない．またこれらの症状は悪性腫瘍の場合にもみられるため，注意が必要である．

出血性潰瘍の場合は吐・下血を主訴とする場合が多く，大量出血例では冷汗，めまい，動悸などのショック症状を呈す．

■ 診断

胃潰瘍・十二指腸潰瘍の診断にはX線検査（上部消化管造影）と内視鏡検査が施行される．X線検査は，粘膜表面の微細な凸凹，ひだ，ひきつれなどから，病変の存在，部位，大きさの診断に有用である．近年では，内視鏡検査が普及したため，X線検査は健康診断などで行われることが多い．第一選択で行われる内視鏡検査では，粘膜を直接観察することで，潰瘍の性状，病期，質的診断に優れている．また，検査時に生検を行い，良・悪性の確定診断を得ることができる．同時にヘリコバクター・ピロリ菌の感染診断も行うことが可能である．また，出血性潰瘍の場合や出血が予想される場合には，内視鏡下で止血処置を行えるという利点がある．

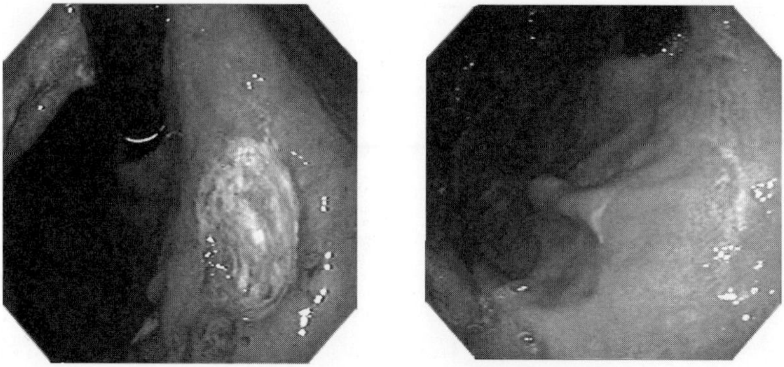

図 1　心窩部痛，黒色便を主訴に来院した 45 歳男性

上部消化管内視鏡検査を施行したところ，胃体中部前壁に 3 cm 大の潰瘍を認めた（左図）．他部位にも潰瘍瘢痕の多発を認めた．明らかな露出血管は認めなかったため，外来でプロトンポンプ阻害薬と粘膜保護剤を 2 か月間投与したところ，潰瘍は完全に瘢痕化した（右図）．本症例はヘリコバクター・ピロリ菌が陽性であったため除菌治療を行い，以降再発を認めていない．

■ 治療

胃潰瘍・十二指腸潰瘍の治療は出血，穿孔などの合併症を伴わなければ内科的治療が基本となる．

内科的治療では薬物療法が中心となる．潰瘍に対する薬剤は，攻撃因子抑制薬として H2 受容体拮抗薬やプロトンポンプ阻害薬などをほぼ全例で使用し，それに種々の防御因子増強薬を併用することが一般的である．薬物療法を 8 週続けた場合の治癒率は 90％と良好であるが，投薬中止後の再発率が高いことから再発予防のための一定の維持療法が必要となる．多くの場合，治療に使用した薬剤を減量して継続投与する．もちろん，表 1 にあげた生活習慣の改善が重要であることはいうまでもない．

出血性潰瘍の場合は輸液・輸血などの全身管理に並行して，緊急内視鏡検査による止血術が行われる．止血法にはクリップ法，純エタノール局注法，ヒータープローブ法，アルゴンプラズマ凝固法などがある．また出血源が同定できない場合には，血管造影検査による出血部位の同定と，動脈塞栓術などの止血術を行うこともある．

止血不能例や穿孔例，狭窄例などでは外科的治療が選択される．

■ ヘリコバクター・ピロリ菌との関係

胃潰瘍・十二指腸潰瘍の原因として，ヘリコバクター・ピロリ菌が注目されている．この菌は，胃粘膜に寄生，持続感染し，慢性胃炎のおもな原因となることが証明されている．日本人の約半数以上が感染していると報告されていて，とくに 40 歳以上では 70〜80％ときわめて高い感染率を示す．また，胃潰瘍・十二指腸潰瘍患者の約 90％が感染していることが報告されており，強い因果関係がある．

ヘリコバクター・ピロリ菌を除菌治療することによって胃潰瘍・十二指腸潰瘍の再発が有意に抑制されることが証明されており，近年，積極的に除菌治療が行われている．治療はプロトンポンプ阻害薬と抗生剤を併用して行われ，標準的な方法では 80％以上の除菌成功率が得られている．症例を図 1 に示す．　（戸川淳一，中島　淳）

2-3-5
膵　炎

■ 急性膵炎

急性膵炎は，何らかの原因により活性化された膵酵素による自己消化が関与する膵の急性炎症である．高脂肪食，アルコール多飲など食事内容の変化によって，胆石性膵炎，アルコール性膵炎が増加してきている．

(1) 急性膵炎の症状と検査所見

心窩部痛，左上腹部痛などであり，発熱，頻脈，血圧低下をきたし，炎症に伴う膵周囲への大量の滲出により，循環血液量の低下からショックにおちいることもある．血液生化学的検査では血清アミラーゼの上昇を認めるが，ときに正常値にとどまることもある．リパーゼ，エラスターゼ1なども重要である．白血球数の著増あるいは著減，血清カルシウム濃度の低下は重症化の指標となる．

画像検査としては腹部超音波（US）およびCTが膵実質，炎症の広がりを評価するのに有用である．診断は厚生省特定疾患難治性膵疾患調査研究班の基準（1990年）に基づき，① 上腹部痛，② 膵酵素の上昇，③ 画像所見のうち2項目以上を満たし，ほかの膵疾患や急性腹症を除外したもの，としている．同時に臨床徴候，血液検査成績，画像所見に基づいて重症度判定がなされる．

(2) 急性膵炎の治療

軽症，中等症の症例では，安静，絶飲絶食，輸液と栄養管理，膵外分泌の抑制，抗酵素療法やH2ブロッカーなどにより治癒に向かうが，重症例の場合には集中治療体制のもとに体液管理，呼吸循環管理，十分な感染症対策が行われる．

(3) 急性膵炎の予後

多くは順調に軽快するが，重症では消化管出血，重症感染症，播種性血管内凝固症候群（DIC）などを合併し約30％の死亡率である．炎症が広範囲に進展した症例では仮性嚢胞，膿瘍などの後発合併症が問題になることが少なくない．

■ 慢性膵炎

慢性膵炎は反復性または持続的な上腹部痛を主訴とし，膵内外分泌障害をきたす．原因はアルコールの多飲が最も多いが，胆石，高脂血症，膵胆管合流異常などに合併する例もみられる．

(1) 慢性膵炎の症状と検査所見

腹痛が最も頻度が高く，アルコール性のもので多くみられる．膵石や糖尿病に合併して無症候性の慢性膵炎を認めることも多い．検査所見では血清アミラーゼ，リパーゼは上昇するが，膵外分泌能の低下が著しいとむしろ正常にとどまることがある．膵外分泌機能検査としてはセクレチン負荷による重炭酸塩濃度の低下がみられる．画像診断では腹部単純X線で，膵の走行に沿って膵石による石灰化を認めることがある．他にUSで膵仮性嚢胞，膵管の拡張，実質の腫大あるいは菲薄化を認める．CTも膵実質，周囲の評価に有用である．内視鏡的逆行性膵胆管造影（ERCP）は膵管の不整，拡張，狭窄，嚢胞，膵胆管合流異常の検出に有用である．また，MRCP（magnetic resonance cholangiopancreatography）は非侵襲的診断方法であり，膵胆管の病変や嚢胞の有無をとらえることができる．

(2) 慢性膵炎の治療

治療は膵の安静をはかり，炎症の進行を防ぐことを目的とする．アルコールが原因の場合は禁酒の持続が必要である．膵酵素製剤を補充することで，外分泌機能を抑制し，膵管への膵液の流入を減少させ疼痛の緩和をはかる．慢性期の腹痛に対しては鎮痛薬（ペンタゾシンなど），タンパク分解酵素阻害剤，制酸剤，H2ブロッカーを適宜組み合わせて用いる．膵石が大きな場合には体外衝撃波結石破砕術が行われる．

(3) 予後

成因・疼痛の頻度，膵内外分泌障害の程度，治療の経過によるが，栄養状態，糖尿病の程度が予後に影響を与えることが多い．（渡邊清高）

2-3-6 膵がん

膵がんは発生母地により膵管上皮細胞由来の膵管がん，膵腺房細胞由来の腺房細胞がん，膵島細胞由来の膵島細胞がんの三つに分けられるが，なかでも予後不良の膵管がんが大多数を占める．糖尿病・慢性膵炎・膵石などが先行することがあるが，明確に関連づけられているわけではなく，多くの臓器における悪性疾患と同様，膵がんの原因は不明である．

■ 症状と検査所見

上腹部痛，黄疸，食欲不振，腰背部痛，全身倦怠感，体重減少，腹部腫瘤などを認める．黄疸は膵頭部がんによる閉塞性黄疸で多くみられ，背部痛は軽度前屈位で改善することが多い（膵臓痛）．膵体尾部がんでは，上腹部に腫瘤を触知することがある．生化学検査ではがん浸潤により膵管の閉塞が起こると，しばしば血中・尿中アミラーゼ値の上昇を認める．慢性膵炎合併例などでは膵外分泌能が低化して正常値を示すことがある．エラスターゼ1，リパーゼ，トリプシンなども高値を示すことがある．胆道系障害を合併すれば直接型優位のビリルビン上昇，胆道系優位の肝機能異常を認める．腫瘍マーカーとしてはCA19-9，CEA，DUPAN-II，SPAN-1などがあるが，一般に膵がんの早期診断には有用性は乏しいと考えられている．

■ 画像診断

画像診断としては，腹部超音波では膵がんの大部分が低エコーの腫瘤像を呈し，内部エコーは不均一である．膵頭部がんでは尾側膵管の拡張や胆管の拡張などを認める．腸管ガスなどの影響によりときに膵体部，尾部の評価が不十分なことがあるので，ほかの検査所見の併用が必要なことも多い．腹部CTは膵がんの診断およびその浸潤範囲を知るために行う．充実性腫瘤と腫瘤辺縁の不整像がみられ，中心部は壊死による低吸収域として描出される．内視鏡的逆行性膵胆管造影（ERCP）では膵管の狭窄，途絶を認め，尾側が造影される場合，拡張を示すものが大半を占める．膵液を採取し，膵液細胞診を行うこともできる．非侵襲的検査としてMRCP（magnetic resonance cholangiopancreatography）も膵管の描出に安全かつ有用である．血管造影は腫瘍血管に乏しく，膵周囲の動静脈，門脈への浸潤の有無を把握するため行われる．ほかの充実性膵疾患として腫瘤形成性慢性膵炎との鑑別が問題になることがあり，画像診断を行っても鑑別に苦慮する例がみられる．

■ 膵がんの治療と予後

ほかの消化器系悪性疾患に比べ膵がんの治療成績はきわめて不良である．これはがんの早期診断が困難なことに加え，血行性あるいはリンパ行性転移や直接浸潤をきたしやすいなどの理由による．膵がんの根治手術としては頭部がんに対しては膵頭十二指腸切除，体尾部がんに対しては膵体尾部切除，がんが膵全体に及んでいるものに対しては膵全摘が行われる．しかし，実際には膵外への浸潤や肝をはじめとする遠隔転移のために切除不能である症例が多い．したがって，その長期成績も悪く，多くの症例は2年以内にがん死している．ただし，最近では周囲の神経叢や血管への浸潤があっても，進展度に応じた広範囲郭清，神経節切除，門脈合併切除などの拡大郭清膵切除術が行われるようになっている．腸管の閉塞や黄疸に対して，腸管バイパス手術や胆管ステントの留置が行われ，QOLの向上をはかる．一方，化学療法（5-FU，シスプラチン，ゲムシタビンなど），放射線照射，免疫療法などを加えた集学的治療も積極的に行われている．（渡邊清高）

2-3-7 脂肪肝

肝細胞内に湿重量の5%以上の脂質（おもに中性脂肪）が蓄積した状態をいう．最近の生活・食事スタイルの変化から頻度は増加傾向と考えられている．

■ 脂肪肝の原因

脂肪肝の原因には肥満，2型糖尿病，アルコール，薬剤，中心性静脈栄養，栄養障害，妊娠性，循環障害などさまざまなものが含まれる．肝臓は血液中の脂肪酸，および肝で合成された脂肪酸とグリセロールから中性脂肪を合成する．これがほかの脂質（コレステロール，リン脂質），アポタンパクBと結合し超低密度リポタンパク（VLDL）となり血中に放出される．これらの機構のいずれかの障害で肝への中性脂肪の蓄積が生じる．肝は軽度腫大し，黄褐色を呈する．

■ 臨床症状と検査所見

脂肪肝では自覚症状に乏しく，易疲労感，食欲不振，腹部膨満感を認めることがある．検診で肝機能障害を指摘され受診するケースが多くを占める．検査所見上トランスアミナーゼ（とくにALT）の軽度上昇，γ-GTPとコリンエステラーゼの上昇，脂質の上昇などを認める．一方ウイルス性肝炎，自己免疫性肝障害，アルコールや薬剤による肝障害でないことの確認が必要である．超音波検査では肝実質の高エコー像（bright liver，肝腎コントラスト陽性），深部エコーの減衰，脈管構造の不明瞭化が認められる．肝実質のCT値は低下する．限局性の脂肪沈着，あるいは脂肪化の少ない部位が残ることから腫瘍性病変との鑑別が問題になることもある．

■ 治療

治療は，肥満やアルコール過飲などの原因を除去することである．患者の理想体重を身長(m)^2×22(body mass index, BMI)から計算し，作業強度により25～35 kcal/kgの1日総カロリーを算出し過量のエネルギー摂取を制限する．間食を避け，規則正しい1日3回の食事をとることも重要である．飽和脂肪酸はLDLコレステロールを上昇させる作用があり，動物性脂肪も適宜制限する．炭水化物の摂取量はエネルギーの制限に伴い減量するが，砂糖，果糖などはデンプンに比べ中性脂肪やVLDLの増加作用が著しく，脂肪肝を増悪させやすいため，菓子，果物，ジュースなどは極力控えるようにする．運動により代謝の促進，体力低下の防止，気分転換などの効果があり，早足歩行，ジョギング，水泳などの全身運動を推奨する．日常生活上では有酸素運動を励行し，体重や検査結果などをつねに患者にフィードバックしながら，習慣化できるよう指導する．高脂血症に対しベザフィブラートなどの薬物療法を行うことがあるが，あくまでも補助的なものととらえるべきである．

■ **予後**

大部分は良好であるが，妊娠性脂肪肝，ライ(Reye)症候群などでは播種性血管内凝固症候群(DIC)，腎不全などを合併し不良である．肝臓の炎症はほとんどみられないか軽度であるが，高度肥満者においては脂肪肝である病態に別の要因が加わることで発症するNASH(nonalcoholic steatohepatitis)という，炎症をきたし肝硬変や門脈圧亢進症へ進展するという病態もあり，注意を要する．脂肪肝の患者は，糖尿病，高血圧症，高脂血症，高尿酸血症などを合併していることが少なくない．これらの生活習慣病は互いに関連しあっており，動脈硬化・狭心症や心筋梗塞などの心臓疾患，脳血管障害が起こりやすくなる．脂肪肝の予後を肝疾患としてとらえるだけでなく生活習慣病の一つの表現形であるとして解釈し，適切な治療を行わないと長期的には生命を脅かす疾病に進展する可能性が高いことを十分に説明し，フォローアップと患者へのフィードバックを継続する必要がある．（渡邊清高）

2-3-8
肝　炎

肝臓の細胞に炎症を起こした病的状態を肝炎という．肝炎のうち6か月以内の経過のものを急性肝炎，6か月以上続く場合，慢性肝炎と定義されている．

■ 肝炎の原因と分類

肝炎はウイルス性，アルコール性，薬剤性，自己免疫性など原因により分類される．

ウイルス性肝炎を起こす肝炎ウイルスとしてA型，B型，C型，D型，E型肝炎ウイルスが知られている．また，サイトメガロウイルス，エプスタイン－バー（Epstein-Barr）ウイルスなども肝炎を起こす．A型肝炎は飲食物から経口的に感染し，糞便中にウイルスが排出されるため，流行性のみられることがある．B型，C型は血液，体液を介して感染し，感染原因が輸血であった場合も多い．B型肝炎は性交渉によっても感染する．E型肝炎はA型肝炎と類似の肝炎を起こす．

過度の飲酒によりアルコール性肝炎を起こすことが知られる．非アルコール性脂肪性肝炎（NASH）といわれる脂肪肝から進行する肝障害は肥満者に見受けられる慢性肝障害である．

女性に好発する自己免疫性肝炎や原発性胆汁性肝硬変は自己免疫が原因の慢性肝疾患と考えられている．

各種薬剤により肝障害が起きることが知られているが，中毒性肝障害，薬剤アレルギーによる2型がある．

■ 臨床症状と経過

急性肝炎の症状としては全身倦怠感，食欲不振，発熱，黄疸などが典型的であるが，無症状に経過する場合もある．血液検査をすると，GOT，GPT などの検査値が上昇し，ビリルビン値も高値の場合がある．

A型肝炎は急性肝炎のみで，慢性化することはない．

B型急性肝炎は成人の場合，慢性化することはまれである．母子間感染などにより出生時または幼少時より感染を受けている場合，ウイルス・キャリアとなり，慢性肝炎に進展しうるが，大半は臨床症状を示さないヘルシー・キャリアでとどまる．

C型肝炎は，慢性化率が高く（約7割），また，肝硬変にも進展しやすく，肝がん発症率も高い（肝硬変例で年率約7%）．

アルコール性肝炎では，腹痛・下痢などの消化器症状や肝腫大を認め，重症例では腹水，黄疸もみられ，重篤な感染症などを合併することもある．

自己免疫性肝炎は肝硬変への進行が速いと知られている．

ウイルス性でもほかの原因でも，肝炎の程度が極度に強くなると，意識障害などの神経症状（肝性昏睡など）が出現し，劇症肝炎となると生命にも危険な状態となる．

■ 治療

急性肝炎では安静と栄養補給が治療の原則である．劇症肝炎では，血漿交換，肝移植など，特殊な治療が必要となる．

B型慢性肝炎の治療として，逆転写酵素阻害剤であるラミブジン，また，インターフェロンなどによるウイルス増殖抑制を目指した治療があげられる．

C型慢性肝炎では，ウイルスを除去するため，インターフェロン治療を施行する場合がある．日本人に多いウイルスのセロタイプは1型だが，1型で高ウイルス量の症例にはインターフェロンの有効率は低く，核酸アナログのリバビリンとの併用療法などが試みられている．ウイルス陰性化例では慢性肝炎の進行が止まり，肝がんの発生率も著明に低下する．

自己免疫性肝炎ではコルチコステロイドが治療に用いられる．

■ 予防

流行地で食事や飲水に注意することにより A 型肝炎の感染の可能性は低下する．

A 型肝炎，B 型肝炎に対してはワクチンが有効である．B 型肝炎では母子間感染を防ぐため，B 型肝炎ウイルス・キャリアの母親をもつ出生児にワクチン接種を行い，キャリアを減らすことに成功した．

B 型肝炎に対しては免疫グロブリン製剤も有効である．（金森　博）

2-3-9
肝硬変

肝硬変とは，肝臓が高度の線維化をきたし，肉眼的な結節を形成した病態であり，慢性肝炎の終末像である．病理学的には，肉眼的所見で肝臓にび漫性に結節が形成され，組織像では線維性の隔壁が形成されて肝小葉構造の改築が起きている病態である．

■ 成因

肝硬変の成因の約 50％は C 型肝炎ウイルスによる．約 20％は B 型肝炎ウイルスが原因で，約 12％がアルコール性，約 11％が非 B 非 C 型のウイルス性肝炎，残りは，自己免疫性，胆汁性，うっ血性，寄生虫性（日本住血吸虫），代謝異常（ウイルソン病やヘモクロマトーシス），薬物性などである．

■ 臨床症状

長い期間はほとんど無症状で経過（代償期）した後，限界をこえると症状が出現する（非代償期）．肝臓は硬く腫大し（当初は腫大し，その後，肝右葉が萎縮して左葉が代償性に腫大し，肝硬変がさらに進行すると肝臓は両葉とも萎縮する），表面に凹凸のある肝臓を触知する．門脈圧亢進によって脾臓も腫大する．エストロゲン過剰症により，クモ状血管腫，手掌紅斑，女性化乳房などをきたす．非代償性肝硬変になると，腹水や浮腫，黄疸，肝性脳症などを引き起こす．腹水のある患者で発熱を認めた場合は，特発性細菌性腹膜炎（spontaneous bacterial peritonitis, SBP）の可能性があり，腹水中の白血球が増加している．黄疸は肝硬変が進行しないと出現しないが，肝硬変末期には高度の黄疸を認める．門脈圧亢進により，腹壁皮下静脈の怒張を認める．

表1 Child 分類

	A	B	C
血清ビリルビン (mg/d*l*)	2.0 以下	2.0～3.0	3.0 以上
血清アルブミン (g/d*l*)	3.5 以上	3.0～3.5	3.0 以下
腹　水	な　し	治療奏効	治療抵抗性
意識レベル	正　常	軽度異常	肝性脳症
栄養状態	良　好	ほぼ良好	不　良

肝硬変の末期には腎不全（肝腎症候群）を併発する場合がある.

■ 検査所見

トランスアミナーゼ (GOT, GPT) は上昇するがそれほど高値にはならず, GOT 優位の上昇が特徴的である. 肝臓での合成能が低下するため, アルブミン, コレステロール, コリンエステラーゼの値は低下する. また, 高ガンマグロブリン血症を認める. 門脈圧亢進による脾機能亢進で, 汎血球減少を呈し, とくに血小板の低下は特徴的で, 肝硬変では 10 万を切って 1 桁の数字になる. 肝臓の線維化のマーカー（4 型コラーゲンやヒアルロン酸）の上昇を認める. ICG 試験では肝臓での停滞率が上昇し, 肝がんの手術適応を判断する指標となる (ICG 値がよくないと手術できない).

腹部エコーや CT などの画像検査では, 肝臓の萎縮や肝臓表面の凹凸, 肝臓の辺縁の鈍化などの所見を認め, 合併する肝がんが発見される場合がある. 胃内視鏡検査では, 食道や胃の静脈瘤を認める場合がある.

■ 予後と治療

5 年生存率は 50% をこえる. 合併する肝がんが最大の死因である. 腹水の治療は, 塩分制限を行い, 利尿剤（ラシックスやアルダクトン）を投与する. 消化管出血（胃食道静脈瘤破裂）に対しては, 内視鏡的な食道静脈瘤硬化療法や結さつ術を行う. 肝性脳症に対しては, 分枝鎖アミノ酸製剤（アミノレバン）を投与する. 細菌性特発性腹膜炎の場合は, 抗生物質を投与する. 肝硬変が高度に進行した場合は, 肝臓移植の適応となる場合がある.

■ 肝硬変の Child 分類

肝硬変の重症度を表す指標として, Child 分類が臨床上有用である（表 1).

（大西　真）

2-3-10
肝がん

肝がんは肝臓に発生する悪性新生物で原発性肝がんと他臓器がんが転移してできる転移性肝がんに分けられる．一般には原発性肝がんを肝がんと称する．日本において肝がんによる死亡はがん死亡のなかでは，胃がん・肺がんについで3位である．

■ 肝がんの分類

原発性肝がんは肝細胞がんがほとんどであり，肝硬変などの慢性肝疾患を合併していることが多い．慢性肝疾患としてはC型，B型肝炎ウイルス持続感染例が90％以上を占め，なかでもC型肝硬変例が多い．全患者の約80％がHCV抗体陽性である．アルコール性肝硬変でも肝がんを発症し，また，肝炎ウイルス，アルコールの関与していない肝硬変から発生する肝がんもある．まったくの正常肝から肝細胞がんが発生することはきわめてまれである．肝細胞がん以外に，原発性肝がんとして肝内胆管がんがあげられ，これは正常肝にも発生するが肝細胞がんに比べはるかに頻度は少ない．

■ 臨床症状と経過

肝がんは初期には無症状の場合が多い．肝がんが肝内に広がり進行すると，肝不全状態となり，腹水，黄疸，脳症，消化管出血などを認めるようになる．また，肝がんは血管に富み，出血の危険があるが（腫瘍破裂），肝臓表面に出血すると，激しい痛みを訴える．肝がんは転移する率はほかのがんに比べ高くはないが，骨転移，肺転移例ではそれぞれ骨の疼痛や咳などの呼吸器症状を認める．

一般的に症状のある肝がんの場合は進行したものに多いが，症状が出るまで進行するのに数年かかる場合も多い．慢性肝疾患を基礎にもつ例では（とくにC型慢性肝炎，肝硬変）肝がんを治療しても，肝臓の別の部分から新たながんが発生（多中心性発生）しやすく，肝内転移もあるため再発率が高いことが特徴である．肝内胆管がんは肝細胞がんに比べ進行が速く予後不良である．

■ 肝がんの診断

超音波CTで得られた画像情報や腫瘍マーカーの値を総合して肝がんの診断はつけられる．C型肝炎持続感染例では60～70歳で発症することが多く，B型では45～55歳に発症のピークがある．初期には自覚症状がほとんどないので，健康診断，人間ドックなどで行われる腹部超音波，血液検査（肝機能検査，腫瘍マーカー）で発見されることが多い．B型慢性肝炎，C型慢性肝炎などで定期的に医療機関で検査を受けている場合には初期の肝がんが発見されることも多い．腫瘍マーカーとしてはαフェトプロテイン（AFP），PIVKA-II，AFP-L3分画などが肝がんに特異性が高いが，肝がんであっても必ずしも陽性とはならない．また，進行例では，黄疸，腹痛，腹水，消化管出血などで受診し，診断されることもある．

■ 肝がんの治療・予後

腫瘍の大きさ・広がりや肝予備能を考慮し，手術療法，エタノール注入やラジオ波による局所療法，肝動脈塞栓療法，放射線療法，化学療法などが選択される．肝機能が悪かったり高齢で手術不能例には局所療法が行われてきた．最近では局所療法の成績も安定してきており，2 cm以下の小肝がんに対してはラジオ波治療などの局所療法が治療の第一選択となる比率も増えてきている．肝内多発例で手術や局所療法のできない場合，肝動脈塞栓療法が選択される．病期により以上の治療法を組み合わせて用いることも多い．最近では肝機能不良例に対して肝移植による治療も試みられている．

予後は，発症時の肝予備能，慢性肝疾患のタイプなどにより異なり，一概にはいえない．B型慢性肝炎で肝機能良好な例，インターフェロン治療を受け，ウイルスの陰性化したC型肝炎の慢性肝炎などでは再発も少なく，治療成績もよい傾向がある．

（金森　博）

2-3-11 胆石，胆嚢炎，胆嚢ポリープ

■ 胆石症

胆石症は胆道内に生ずる結石で，その組成にはコレステロール結石，ビリルビン結石，混合結石がある．頻度が多いのは胆嚢結石である．胆嚢は感染や嵌頓をきたすと激しい症状をきたすが，多くは無症状胆石（silent stone）である．

(1) 胆石の症状・検査所見

胆石発作の症状は疝痛・悪心・嘔吐などで，疝痛は油脂分の多い食事や，暴飲暴食，過労やストレスなどにより誘発される．発作時には右季肋部～心窩部を中心とする圧痛，腹壁緊張が現れる．無症状胆石は健診で発見されるものが多い．検査方法は腹部超音波での胆石による高エコーと音響陰影が特徴的である．腹部CTでは石灰化を伴う胆石が描出される．肝機能検査では胆道系酵素の上昇が胆道閉塞，肝の胆管系障害の評価に有用である．

(2) 胆石の治療

ウルソデオキシコール酸による経口溶解療法は胆汁中の胆汁酸を増加させ，コレステロール胆石を溶解する．そのほか体外衝撃波を用いた胆石の破砕，手術的には腹腔鏡的，あるいは開腹での胆嚢摘出術が行われる．腹腔鏡手術では術後疼痛が少なく，入院期間が短いため，合併症がない場合は積極的に選択される．

■ 胆嚢炎

胆嚢の炎症は結石，浮腫，腫瘍などによる胆嚢頸部や胆嚢管の閉塞に続き，Vater乳頭からの逆行性感染が起こることによってもたらされる．起炎菌としては大腸菌，クレブシエラなどのグラム陰性桿菌が多い．

(1) 胆嚢炎の症状・検査所見

腹痛（心窩部〜右季肋部痛），筋性防御，発熱などがみられる．検査所見では炎症反応，胆道系優位の肝機能異常を認める．腹部超音波検査では胆囊の腫大，胆泥が出現，胆囊壁は肥厚する．腹部超音波検査でこうした所見を示す胆囊の位置に一致して圧痛があれば（sonographic Murphy's sign）診断はより確実になる．

(2) 胆囊炎の治療

絶食，補液管理とし，鎮痛剤や抗生物質投与などの内科的治療にて多くの症例は軽快するが，胆囊穿孔による胆汁性腹膜炎や壊疽性胆囊炎などでは手術的治療が必要である．抗生物質としては胆汁への移行が良好で，グラム陰性桿菌に効果があるニューキノロン系，セフェム系，カルバペネム系などの抗生物質を選択する．胆石発作を伴う場合には二期的に胆囊摘出術を行う．合併症や高齢のため手術的治療が困難な症例に対しては経皮経肝胆囊ドレナージ（PTGBD）を行う．

■ 胆囊ポリープ

胆囊ポリープは胆囊内腔に突出した限局性病変の総称で，コレステロールポリープ，過形成性ポリープ，腺筋腫，腺腫などがみられる．コレステロールポリープは多量のコレステロールが粘膜内で乳頭状に隆起したものである．腺筋腫は粘膜の腺管が増殖し，全周性肥厚を示すことが多く（胆囊腺筋症），胆囊がんとの鑑別が問題となる．腺腫は上皮性腫瘍で 10 mm 以下のことが多いが，ときに悪性化の症例もみられる．

(1) 胆囊ポリープの検査所見

大部分は腹部超音波検査にて指摘される．コレステロールポリープでは均一な高エコーとして，腺腫，腺筋腫では音響陰影を伴わない内腔に突出した充実性の像として描出される．超音波内視鏡，CT，内視鏡的逆行性膵胆管造影（ERCP）などを組み合わせて質的診断を行う．

(2) 治療・予後

胆囊ポリープの多くは経過観察可能であるが，悪性所見が疑われる場合には手術的治療を行う．また合併する胆石，胆囊炎による疼痛などの臨床症状がみられる場合にも手術を行う．（渡邊清高）

2-3-12
特発性炎症性腸疾患

■ 潰瘍性大腸炎（ulcerative colitis）

慢性の大腸炎で，粘血便が特徴．原因不明だが，免疫システムの変調による大腸粘膜の傷害と考えられている．大腸壁の粘膜層のみが侵される．若年成人に多いが小児や中高年にも発症する．

(1) 症状

粘血便とは，粘液や血液をまじえたトマトケチャップ様の便のこと．軽い場合は便への少量の血液の付着や下痢だけである．しぶり･残便感，夜間排便はよくみられる．重症では発熱，腹痛，頻脈，脱水を伴い，長引くと貧血や栄養・成長障害も伴う．劇症では生命にも関わる．

(2) 診断

問診，すなわち慢性の経過・粘血便の確認と，感染性，放射線性，抗生物質関連腸炎などの除外でほぼ診断がつく．あとは診断確定のための検査をする．

a. 直腸S状結腸内視鏡．粘膜がただれてビロード状になり，膿や小出血，潰瘍を伴い，粘膜下層の血管はみえなくなる．この病変は肛門縁直上から連続性，全周性にみられ，病変範囲が広いものは重症になりやすい．粘膜の生検も有用．

潰瘍性大腸炎の急性期には大腸内視鏡の前処置をごく軽くし，また大腸下部の観察にとどめる．ただ，治療方法の選択には病変範囲を知ることが有用なので，中等症以上でも適当な時期に全大腸内視鏡検査や注腸造影を行うことがある．

b. 感染性腸炎の除外のため，必要に応じて便の細菌検査，寄生虫･原虫検査を行う．

(3) 治療

炎症の緩解導入，再発抑制，薬剤（とくにステロイド）副作用対策が課題となる．

サリチル酸製剤（サラゾピリン，ペンタサ）と副腎皮質ステロイドがおもな治療薬である．経口または直腸内投与が多いが，重症では静注，動脈注射も行われる．ときに免疫抑制剤も使われる．食事制限は無効だが，症状が強いときは対症療法（腸管の安静）として食事制限・補液を行う．日本では白血球除去療法も行われる．

重症例や難治例，薬剤の副作用が問題となる例，大腸がん合併例では手術が行われることがある. 大腸全摘・回腸嚢－肛門(管)吻合術が行われることが多い．大腸を全摘すれば再発は完全に防げるが，手術に関連した合併症が起きうる（ステロイド多量投与に伴う縫合不全・感染，排便・性機能障害）．

■ クローン病（Crohn's disease）

消化管の慢性炎症で，粘膜層のみならず消化管壁全層を侵し，深い潰瘍をつくる．小腸，ついで大腸に多く，慢性の潰瘍性病変に伴い腸管の狭窄，瘻孔を形成する．免疫システムの変調による消化管傷害と考えられ，原因不明だが飲食物の摂取が悪化要因となることがわかっている．若年成人に多いが，小児やときに中高年にも発症しうる．近年患者の増加が著しい．

(1) 症状

慢性の体重減少，下痢，腹痛，貧血，発熱がさまざまな程度にみられる．回腸末端付近に病変が多く，右下腹部に圧痛や腫瘤がよくみられる．難治性痔瘻などの肛門病変が多い．

(2) 診断

他疾患を除外したうえで，小腸造影，大腸内視鏡, 生検の結果を総合して診断する．病変は非連続性，非対称性が特徴で，縦走潰瘍，敷石状外観が特徴的．初期，あるいは病変の中心から外れた部ではアフタ様の小潰瘍性病変がよくみられる．血液検査では貧血や低栄養，炎症反応を種々の程度に示す．腸管の合併症（狭窄, 瘻孔）を症状,身体所見，造影で評価する．

(3) 治療

炎症の緩解導入，再燃抑制，合併症の治療，薬剤副作用対策が課題となる．

食事制限・栄養療法（成分栄養，経静脈的栄養）が炎症抑制に有効．治療薬としてはサリチル酸製剤（サラゾピリン，ペンタサ）と副腎皮質ステロイドが主だが，免疫抑制剤，フラジール，抗 TNFα 抗体も使われる．経過中に狭窄，瘻孔，肛門病変などのため手術を必要とする例が多い．ただ，手術をしても潰瘍性大腸炎と違って残った腸に炎症は必発なので，何度も手術の必要に迫られることも多い．このため，一部の狭窄病変では内視鏡的治療も試みられる．

（松橋信行）

2-3-13
過敏性腸症候群

器質的な異常がないのに便通異常，腹痛などを慢性的に訴えるもの．機能的疾患であり生命予後には影響ない．非常に多い病態で人口の約 2 割程度が罹患しているといわれ，また若年者に多い．「サラリーマン病」などともいわれ，朝の通勤・通学電車のなかで毎度のように便意を催すなど，本人にとってはかなりの負担になりうる面がある．心因的要素が大きく，広義の自律神経失調症の一つとも考えられる．

■ 症状

便通異常，腹痛，腹部不快感を訴える．朝，食後に症状を訴えることが多い．便秘と下痢が共存する交代性便通異常，下痢優位型（男性,若年者に多い）,便秘優位型（女性，高齢者に多い）がある．排便時，最初は硬く色調の濃い便が出，後のほうでは下痢状の色の薄い便が出る．下痢型では少量ずつ頻回の排便，便秘型ではころころした硬い便（兎糞状）．体重減少,発熱,しぶり，血便，夜間排便などの症状があればほかの器質的疾患を考える．

■ 診断

最近はローマⅡ診断基準が用いられている（表 1）．特異的な検査所見はなく，症状から疑って，あとは器質的疾患を除外することによる．便潜血陰性は必ず確認する．不安，抑うつ傾向やほかの心身症を伴うこともあるので参考にする．大腸内視鏡検査では「濡れ和紙をはがすような」粘膜のみえ方が参考になる．注腸造影では腸管の緊張が強い．

■ 治療

まずは機能性疾患であり，予後は良好であることをよく説明することである．また，治療目標も，過敏性腸症候群（irritable

表 1　過敏性腸症候群のローマⅡ診断基準

つぎの3項目のうち2項目以上を満たす腹部不快ないし腹痛が，先行する12か月のうち12週以上にわたってみられるもの．

1. 排便により軽快する
2. 発症が排便回数の変化を伴う
3. 発症が便の形状（外観）の変化を伴う

bowel syndrome）を「治す」ことではなく過敏性腸症候群とのつき合い方を修得することだということを理解してもらう．生活指導として，ライフスタイルの改善（早く起床して朝食をとることによる排便習慣の変更など），規則正しい食生活，高繊維食を励行してみる．薬剤としては，polycarbophil calcium，マレイン酸トリメブチンが過敏性腸症候群用の製剤であり，ほかに抗コリン剤，抗不安薬，抗うつ剤などが使われている．下痢型では止痢剤（ロペラミドなど），便秘型では下剤が対症的に使われることも多い．ほかにも多種類の薬剤が有効性を検討されつつある．

（松橋信行）

2-3-14
腸閉塞（イレウス）

腸閉塞（intestinal obstruction（ileus））とは種々の原因により腸管内容の肛門側への輸送が障害されることによって生じる病態の総称である．診断と治療の遅れが致命的となりうるため，その原因と程度の判断は慎重かつ迅速に行わなければならない．

■ 腸閉塞の原因

病型によって一般的に機械的イレウスと機能的イレウスに分けられる．機械的イレウスは器質的障害によって腸管の閉塞が生じたもので，腸間膜の血行障害を伴わない単純性イレウスと血行障害を伴う複雑性イレウス（絞扼性イレウス）にさらに分けられる．機能的イレウスは腸管の器質的閉塞がないもので，腸管運動の減少による麻痺性イレウスと腸管の平滑筋のけいれんによるけいれん性イレウスとに分けられる．それぞれの成因を表1に示した．腸閉塞の90%以上は機械的イレウスであり，その半数以上が術後の癒着によるもので，つぎに腸管原発の悪性腫瘍が多い．

■ 腸閉塞の診断

おもな臨床症状は腹痛，嘔吐，排便・排ガ

表 1　腸閉塞の原因による分類

1. 機械的イレウス
　① 単純性イレウス
　　・先天性：腸閉鎖症，鎖肛
　　・異物：バリウム塊，胆石
　　・癒着：術後
　　・炎症：クローン（Crohn）病
　　・腫瘍：結腸がん
　② 複雑性イレウス（絞扼性イレウス）
　　・腸重積
　　・軸捻転症
　　・ヘルニア嵌頓
2. 機能的イレウス
　① 麻痺性イレウス：腹膜炎，術後早期
　② けいれん性イレウス：鉛中毒，ヒステリー

スの停止，腹部膨満である．単純性イレウスの腹痛は，腸管の強い収縮に伴う周期的，間欠的な疝痛発作である．このさい，聴診により金属性有響音（metallic sound）を聴取する．一方，絞扼性イレウスでは腹痛の発現が急激で，激痛とともにショックなどの症状を伴う．機能的イレウスは腹痛を欠如することが多い．閉塞部位が上部消化管であるほど嘔吐の出現が早いが，閉塞部位が下部消化管であるほど腹部膨満が強くなる．腹部を打診すると排便・排ガスの停止によって蓄積した腸管内のガスが鼓音を呈する．

臨床検査値は全身状態を知るのに有効である．腸閉塞が起こると腸管内に大量の水や電解質が漏出するため，脱水による血液濃縮と電解質バランスの失調がみられる．著しい白血球増多や赤沈亢進，CRPの上昇は絞扼性イレウスを疑わせる．

腹部X線撮影は腸閉塞の診断に欠かせない．立位像において貯留したガスと液体が鏡面像を呈する（niveau）．小腸の閉塞では鏡面像は上腹部に存在しケルクリング（Kerckring）襞を明瞭に認め，大腸の閉塞では結腸膨起（haustra coli）を認める．絞扼性イレウスでは腸管内の出血や初期からの激しい嘔吐によりガス像がみられないこともあり注意が必要である．注腸造影は大腸の閉塞が疑われる場合に行われる．回盲部腸重積症におけるカニ爪状の陰影欠損や，S状結腸軸捻転症における鳥のくちばし状の先細りの陰影欠損像などは代表的な所見である．そのほか，超音波検査やCTも有用である．

■ **腸閉塞の治療**

治療の原則は輸液によって水分の補給と電解質の補正を行うとともに，閉塞の原因を解除することにある．ほとんどの単純性イレウスはイレウス管挿入により症状の改善が得られるが，絞扼性イレウスや保存的治療に抵抗する場合は速やかに開腹手術を行う．

（藤澤信隆，中島　淳）

2-3-15
大腸がん

大腸がんは大腸の上皮性悪性腫瘍であり欧米で多くみられるが，日本においても1950年代から増加し1999年には悪性新生物死亡数が胃がん，肺がんに続き3位となっている．この増加の原因の一つに高脂肪・高タンパク質・低残渣食など食生活の欧米化があると示唆されている．

大腸がんの占拠部位は直腸やS状結腸に多く，組織型はほとんどが腺がんでとくに高分化型が多い．

大腸がんは早期がんと進行がんに分けられる．早期がんは深達度が粘膜下層にとどまるもので，Ⅰ型（隆起型）・Ⅱa型（表面隆起型）・Ⅱb型（表面平坦型）・Ⅱc型（表面陥凹型）・Ⅲ型（陥凹型）に分類され，進行がんは1型（腫瘤型）・2型（限局潰瘍型）・3型（浸潤潰瘍型）・4型（びまん浸潤型）・5型（分類不能）に分類される．ほかにも深達度およびリンパ節転移の有無によるデュークス（Dukes）分類も用いられ予後判定に有用である．

大腸がんは早期には無症状だが，便潜血反応は陽性で発見されることが多い．発生部位により症状は異なるが，便通異常・腹痛・体重減少・倦怠感などが認められる．腹部所見は右側結腸がんで腫瘤を触知することが多く，左側結腸がんでは狭窄をきたした場合蠕動不穏を認める．また肝転移の頻度が高いため，腹部触診のさい肝腫大の有無を確認する必要がある．直腸がんは半数以上が直腸指診で触知しうる部位に発生し，血便を肉眼的に確認する点においても直腸指診は診断に有用である．注腸造影検査では陰影欠損や壁不正・硬化・狭窄像などの所見がみられる．進行した2型において，病変が大腸の内腔全周を占めた場合リ

ンゴ芯像 (apple core sign) を呈し，狭窄が強度になると口側の拡張をきたす．内視鏡検査は直接病変を観察し大きさ・性状・出血の有無や狭窄の状況を確認でき，生検を行うことにより質的診断も可能であり有用である．深達度およびリンパ節転移の診断には超音波内視鏡が有用であり，術前にデュークス分類の診断も可能である．

腫瘍マーカーはCEA（がん胎児性抗原）などが上昇するが，スクリーニング検査としては特異性が低くおもに治療効果判定や手術後の再発監視の目的として用いられている．転移はおもに大腸からの血流の多い肝臓にみられ超音波検査・CT検査・CEA測定などにより診断される．

合併症は全身的には出血による貧血や腹膜炎などの感染，局所的には腸閉塞や内瘻形成などがある．

治療は外科療法（内視鏡を含む）・化学療法などがあるが，根治療法としては手術療法が主体となる．早期がんに対しては内視鏡を用い，隆起性病変にはポリペクトミー，平坦・陥凹性病変には内視鏡的粘膜切除術が行われる．進行直腸がんに対しては病変の部位に応じて結腸右半切除術・横行結腸切除術・結腸左半切除術・S状結腸切除術が行われる．進行直腸がんに対しては自然肛門を残さない直腸切除術（Miles手術）・肛門括約筋温存直腸切除術が選択される．最近は上記のような外科療法に加え化学療法も積極的に行われている．

大腸がんの治癒切除率は近年向上しており，とくに早期がんは内視鏡的切除によりほぼ完治でき予後はきわめて良好である．

（高橋宏和，中島　淳）

2-3-16
大腸ポリープ

大腸ポリープは粘膜上皮が大腸管腔内に隆起した病変のことで，形態的に有茎性・亜有茎性・無茎性に分類される（図1）．また組織的に腺腫性ポリープ，過形成性ポリープ，過誤腫性ポリープ，炎症性ポリープなどに分類される．このうち，最も頻度の高いのは腺腫性ポリープで，内視鏡的に摘出される大腸ポリープの約80%を占める．また，腺腫性ポリープはがん化する危険性があり，臨床的にも病理組織学的にも重要な病変である．病理組織学的には構成する腺管構造によって腺管腺腫，腺管絨毛腺腫，絨毛腺腫に分類される．

過形成性ポリープは上皮の過形成によって生じる粘膜の隆起性病変であり，下部大腸に好発し年齢とともに増加，高齢者では最も頻度の高いポリープである．がん化の危険性はない．

過誤腫性ポリープには若年性ポリープとポイツ-イェガー (Peutz-Jeghers) ポリープが含まれる．過誤腫とは正常の組織成分が過剰に発育した良性腫瘍のことである．

若年性ポリープは10歳以下に多くみられ，おもに直腸に散在性に発生し易出血性である．ポイツ-イェガーポリープは消化管の多発性ポリープや口唇・手指・足の色素斑などを主症状とするポイツ-イェガー

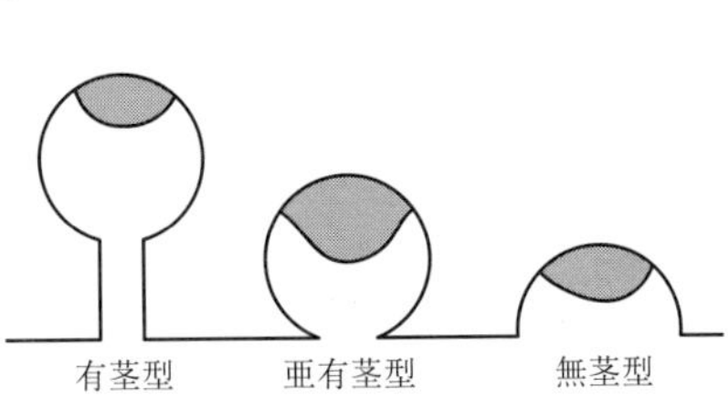

図1　大腸ポリープの分類
（内科学書，改訂第5版，中山書店より）

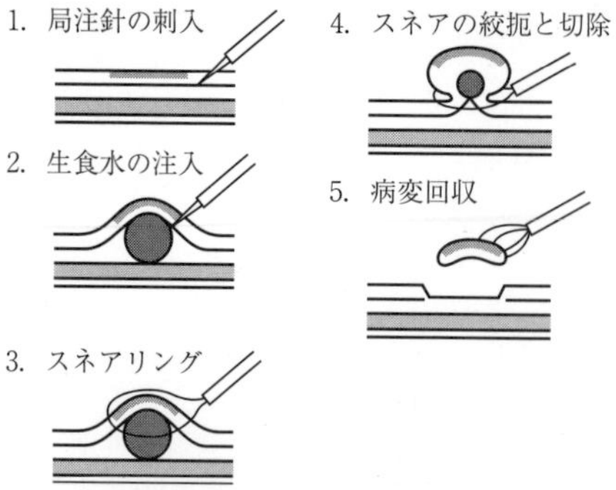

図2　粘膜切除術の手技
（別冊医学のあゆみ，消化器疾患−state of arts（ver. 2）I. 胃・腸より）

症候群において認められ，小腸に多く多発性である．

炎症性ポリープは炎症後正常粘膜が島状に残存したものか潰瘍治癒のさいの過剰な粘膜再生によるもので，典型的な所見は潰瘍性大腸炎でみられるほか，クローン（Crohn）病や腸結核などの炎症性腸疾患でも認められる．

多くは無症状だが，ときに血便・腹痛・便通異常を伴う．電解質を多量に含む粘液を分泌する絨毛腺腫では，下痢・脱水・低カリウム血症がみられる．

診断は，注腸二重造影検査・内視鏡検査によって行われる．これに加え生検組織検査・超音波内視鏡検査・拡大内視鏡検査などにより質的診断がなされる．

治療には内視鏡が用いられ，小さな病変に対してホットバイオプシー（hot biopsy），隆起性病変に対してポリペクトミー，平坦な病変や腫瘍周辺の正常粘膜を含めた切除を行う場合は内視鏡的粘膜切除術（図2）が選択される．

（高橋宏和，中島　淳）

2-3-17
虫垂炎

急性虫垂炎は俗称で「盲腸」とよばれている疾患であるが，疾患の主座は盲腸ではなく，その下部に存在する虫垂とよばれる部位の急性炎症である（図1）．急性腹症の代表的疾患であり，どの年齢層にも起こるが10〜30歳代に多く，明らかな性差はない．

■ 病因

糞石，異物，リンパ濾胞の過形成，腫瘍などによって虫垂管腔の狭小化や閉塞が起き，粘膜の浮腫や循環障害，細菌の二次感染が起こることによって発症する．粘膜の虚血が進むと，虫垂壁の壊死，穿孔を起こす．虫垂の閉塞原因が明らかでないことも多い．

■ 分類

炎症の程度によりカタル性虫垂炎（虫垂は浮腫状で，粘膜に好中球浸潤が認められる），蜂窩織炎性虫垂炎（虫垂内腔は滲出物で充満して拡張し，全層に好中球浸潤が認められる），壊疽性虫垂炎（虫垂壁の壊死が認められる）に分類される．虫垂に穿孔が起こると穿孔性虫垂炎とよばれ，炎症が腹膜まで波及し汎発性腹膜炎を合併したり，虫垂周囲膿瘍を形成する．

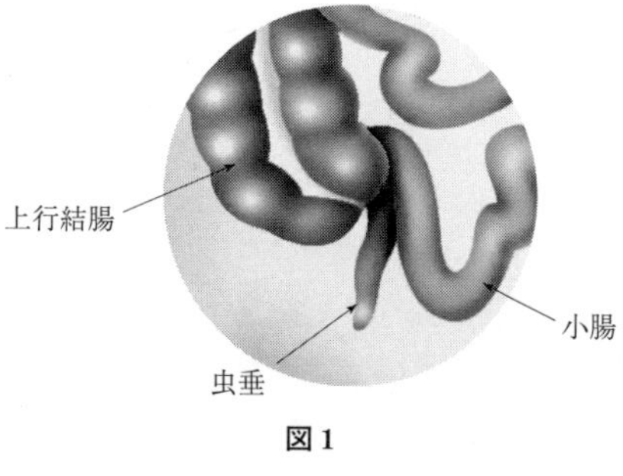

図1

■ 症状

症状は，発症時は心窩部痛や臍周囲痛を訴え，経過とともに右下腹部に限局した体性痛となる．そのほかに食欲不振，嘔気・嘔吐，下痢や便秘などの便通異常，軽度発熱がみられる．炎症が広がると，右大腿を腹部方向に引きつけた仰臥位を好むようになる．

■ 所見

急性虫垂炎の腹部所見は，右下腹部の圧痛が特徴的であり，マクバーニー(McBurney) 点，ランツ (Lanz) 点，クンメル (Kümmel) 点が代表的である（図 2）．妊婦では，妊娠 6 か月以降では圧痛点が上方へ移動するので注意を要する．炎症が腹膜まで及ぶと腹膜刺激症状が現れ，筋性防御（腹部を軽く圧迫すると腹壁の硬直化が起こる）や Blumberg 徴候（圧痛部をゆっくり圧迫し，急に手を離すと激痛が起こる）が認められる．

検査所見では白血球が 10000/mm^3 以上へ増加し，核の左方移動がみられることが多く，穿孔性腹膜炎では白血球増多が著明である．老人では白血球増多が明らかではないこともあるので注意を要する．

腹部単純 X 線写真では所見を得られないことが多いが，糞石を認めることや，穿孔性虫垂炎では腸管麻痺像がみられる．そのほかの典型的な画像所見として，腹部超音波検査で虫垂壁の肥厚や糞石，虫垂内腔に膿汁の貯留が認められ，虫垂周囲膿瘍の有無や腸管麻痺も診断できる．CT では，典型的には腫大した虫垂，回盲部周囲の脂肪織濃度の上昇がみられる．

■ 治療

虫垂炎と診断されカタル性虫垂炎と考えられる場合や，ほかの疾患が除外できない場合は，絶飲食とし，輸液・抗生剤投与にて保存的に経過をみる．そのほかは手術療法が基本であり，開腹手術や腹腔鏡下手術が行われるが，現在も開腹手術が一般的である．基本的には虫垂間膜を含めた虫垂切除術が行われ，炎症が波及している場合には回盲部切除やドレーン留置が行われる．妊婦では，診断がつけば手術療法とすることが望ましい．

■ 予後

早期に診断・治療されれば予後はよく死亡率は 0.2% 程度であるが，穿孔例では 5% である．小児は正確な意思表示が困難であり，診断が困難となるため，穿孔例が多くなる．高齢者では典型的所見を呈さないため診断が遅れがちであり，穿孔例が増えるため，80 歳以上では死亡率は 20% と報告されている．　　　　（米田正人，中島　淳）

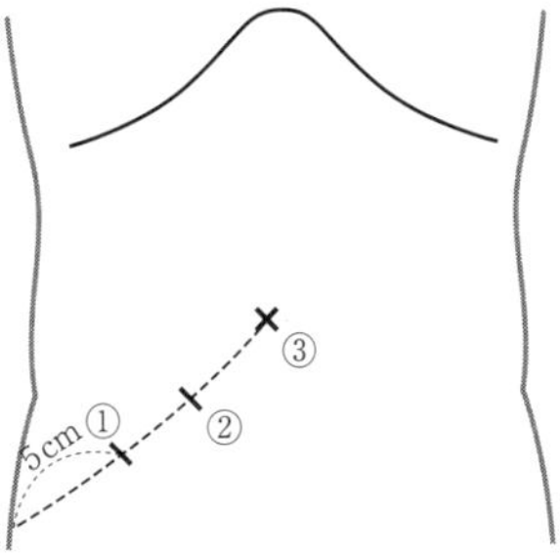

① マクバーニー点
② ランツ点
③ クンメル点

図 2　急性虫垂炎の腹部所見

2-4 呼吸器の一大事

2-4-1
肺　炎

肺炎とは肺実質の急性，慢性の感染性炎症を指し，発熱をはじめとする自覚症状，炎症を示す検査所見，胸部X線上の浸潤影などにより診断される．日本では年間80000例発症し，死因の第4位である．高齢者，基礎疾患を有する例などでより発症しやすく，予後不良因子としては多呼吸，血圧低下，低・高体温，頻脈，アシドーシス，低酸素血症などで，2002年の日本呼吸器学会成人市中肺炎のガイドラインでも肺炎の重症度分類はこれらを目安にされている（表1a, b）．

肺炎の分類は種々の側面から以下のように分けられる．

■ 広がり方からの分類

気管支肺炎：下気道感染症のうち，炎症が呼吸細気管支以下の肺胞領域に及んだもの．胸部X線では肺門から末梢にかけて扇形に広がる気道周辺の撒布性浸潤影を認

表1　肺炎の重症度分類

(a)　胸部レントゲン写真および身体所見による肺炎の重症度判定

	軽　症	中等症	重　症*
判定項目	5項目中3項目以上満足		5項目中3項目以上満足
胸部X線写真 陰影の拡がり	1側肺の1/3まで	軽症と重症のいずれにも該当しない	1側肺の2/3以上
体温	< 37.5℃		≧ 38.6℃
脈拍	< 100/分		≧ 130/分
呼吸数	< 20/分		≧ 30/分
脱水	(−)	(−) or (+)	(+)

*チアノーゼや意識レベルの低下を認める症例，およびショック状態（収縮期圧90 mmHg以下あるいは拡張期圧60 mmHg以下）にある症例は上記判定項目とは関係なく重症と判定する．胸部単純レントゲン所見の分類は後記の基準を参考とする．

(b)　検査成績による肺炎の重症度判定

	軽　症	中等症	重　症
判定項目	3項目中2項目以上満足		3項目中2項目以上満足
白血球	< 10000/mm³	軽症と重症のいずれにも該当しない	≧ 20000/mm³ あるいは < 4000/mm³
CRP	< 10 mg/d*l*		≧ 20 mg/d*l*
PaO_2	> 70 Torr		≦ 60 Torr SpO_2 ≦ 90%

（附記）
下記に該当する場合は重症度を一段階重く判定する．
1. 65歳以上の症例で外来通院が困難な症例．
2. 感染症の経過および治療効果に重大な影響を及ぼすと考えられる基礎疾患・合併症を有する症例．

出典：日本呼吸器学会，呼吸器感染症に関するガイドライン（成人市中肺炎診療の基本的考え方）より

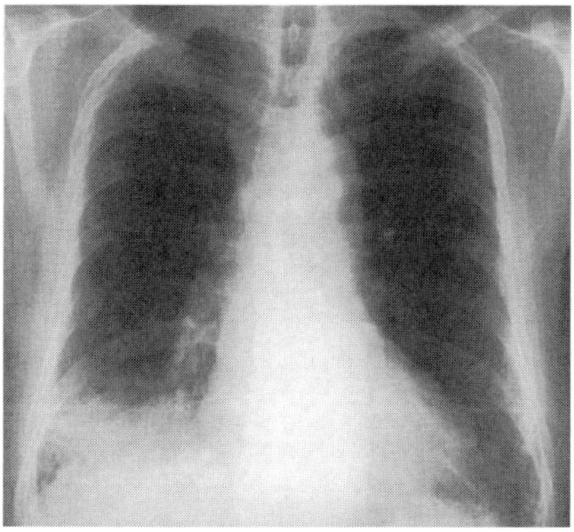

図1 肺炎X線像

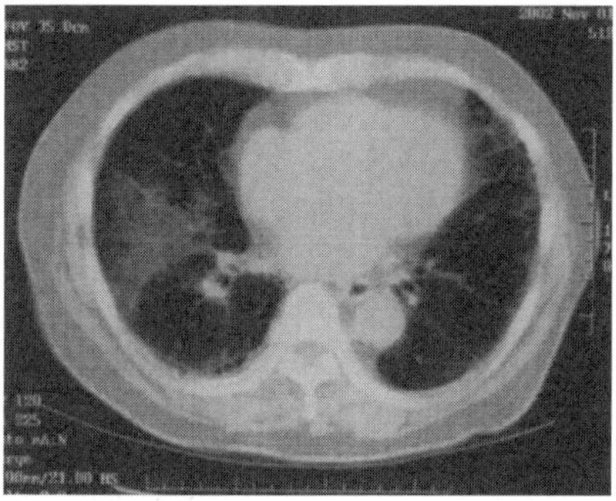

図2 肺炎のCT像

める（図1, 2）．マイコプラズマ，インフルエンザ桿菌，ブドウ球菌，緑膿菌などに多い．誤嚥による肺炎でもみられる．浸潤陰影が広範囲に及ぶと下記に示した大葉性肺炎と区別できない場合がある．

大葉性肺炎：肺胞間の小孔（Kohn孔）を通して気道分岐と無関係に水平方向に急速に浸潤陰影が拡大し，浸潤陰影内に気道透りょう像を認める．肺炎球菌，肺炎桿菌でみられる．

■ 原因微生物による分類

細菌性肺炎：発熱・膿性痰・咳嗽を伴う．左方移動を伴う白血球の上昇，炎症反応の上昇を認める．

異型肺炎（非定型肺炎）：マイコプラズマ，クラミジアによる肺炎は，白血球の増加，左方移動が軽度であり，熱もあまり高くない．またレジオネラ肺炎では一般抗生剤に反応しない点などから，これら3種類の微生物に起因する肺炎は細菌性と異なるという意味で異型肺炎とよばれる．

ウイルス肺炎：吸入したウイルスが細気管支の粘膜に沈着し，線毛，杯細胞，粘膜腺などを破壊し壊死を起こし，基底膜まで上皮が剥離する．細気管支壁に単核球，リンパ球が浸潤し，組織の壊死，潰瘍を形成することがある．画像上間質性陰影を呈することもある．粘膜の脆弱性，防御機能の低下からウイルス感染の後には連鎖球菌，インフルエンザ桿菌，黄色ブドウ球菌などの細菌混合感染を併発することがある．

■ 発症様式による分類

市中肺炎：基礎疾患がなく，全身の免疫状態に異常がない健常人に発症する肺炎．肺炎球菌，インフルエンザ桿菌の順に多く，異型肺炎ではマイコプラズマ肺炎が多い．

感染防御能低下者の肺炎：高齢者，悪性腫瘍，糖尿病，免疫不全をきたす疾患を有する者では感染防御能が低下している．高齢者では肺炎球菌，インフルエンザ桿菌の順に多いが，誤嚥しやすく，嫌気性菌の関与も考慮する．大酒家，糖尿病患者では肺炎球菌についで，肺炎桿菌（クレブシエラ）を含むグラム陰性桿菌，嫌気性菌によるものが多い．長期副腎皮質ホルモン使用者や，後天性免疫不全症候群（AIDS）など免疫不全状態の患者では，弱毒菌，鼻腔・口腔内の常在菌，グラム陰性桿菌，嫌気性菌，多剤耐性黄色ブドウ球菌（MRSA），真菌，ニューモシスチス・カリニ，サイトメガロウィルスなどが原因微生物となり，日和見感染を起こすことが多い．

院内感染性肺炎：院内で感染が成立し発症した肺炎．日本呼吸器学会では入院後48時間以降に発症したものとしている．入院中に感染し，退院後に発症した患者も含める．

■ 検査

胸部X線：浸潤影（図1）．

血液検査：白血球分画，生化学（CRP，血沈，原因微生物の血清抗体価など）．

動脈血液ガス分析：低酸素血症の有無．

血液培養：約10%の患者で陽性となり，肺炎球菌では，培養が陰性でも染色陽性なら起因菌と考えてよい．血液培養は抗生剤投与前に2回行うべきである．

喀痰培養・染色：抗生剤投与前に行う．口腔内常在菌の混入を防ぐため，うがいをした後に採取し速やかに検査室へもっていく．肺炎球菌，黄色ブドウ球菌は，グラム染色が有用である．痰喀出不良の場合は3～5%の食塩水を吸入させ，誘発喀痰を採取する．

レジオネラではヒメネス染色，ニューモシスチス・カリニではグロコット染色，マイコプラズマ，クラミジアでは蛍光抗体法といった，特殊染色を必要とする．つねに肺結核の可能性を考え，抗酸菌の塗沫・培養，核酸増幅法（PCR）も必要に応じて行う．また気管支内視鏡で得られた吸引分泌物，気管支洗浄液，気管支肺胞洗浄液なども同様に染色・培養を行う．

（余語由里香，山口佳寿博）

2-4-2
間質性肺炎

肺の構造は，ガス交換能を有する細葉部分である肺実質と，肺胞壁，肺胞上皮細胞および血管内皮細胞の基底膜で囲まれた実質性間質とで構成され，実質性間質は気管支・血管・リンパ管周囲組織，神経組織，膠原線維などと交通し，肺構造を支持している．肺間質に病変のあるものを間質性肺疾患という．原因は多岐にわたり，膠原病（慢性関節リウマチ，全身性硬化症，多発性筋炎・皮膚筋炎，全身性エリテマトーデスなど），薬剤性（抗生物質，免疫抑制剤，抗がん剤，漢方など），感染症（ウイルス肺炎など），肉芽腫性疾患（サルコイドーシスなど），職業・環境上の吸入抗原（アスベスト，シリカなど），有機物の吸入（農夫肺，鳥飼病などの過敏性肺臓炎），物理・化学的因子（放射線，酸素など）により惹起される．しかしながら間質性肺炎の約2/3は原因不明で，これを特発性間質性肺炎（idiopathic interstitial pneumonia, IIP）という．病理組織学的には肺胞上皮細胞や肺毛細血管内皮細胞の障害を契機に線維芽細胞，膠原線維が増生し，線維化をきたすため肺線維症ともいわれる．特発性間質性肺炎は開胸肺生検，胸腔鏡下肺生検，高分解能CT（high resolution CT, HRCT）の導入に伴い詳細に分類されるようになったが，通常型間質性肺炎（usual interstitial pneumonia, UIP）の組織所見を認めるものが大部分を占める．

臨床症状としては，乾性咳嗽，呼吸困難，倦怠感，体重減少などを認め，聴診上，吸気終末に断続性ラ音（捻髪音）を聴取する．病初期には下肺野で聴取し，進行に伴い上肺野でも聴取するようになる．病状の進行に伴いばち指，チアノーゼ，肺性Ⅱ音の亢進を認め，右心不全をきたすと下腿浮腫を伴う．血液検査では赤沈，LDH の上昇がみられるが，非特異的である．また KL-6，SP-D，SP-A などの各種血清マーカーの上昇を認める．患者の 10〜20％で抗核抗体やリウマチ因子が陽性となるが，抗体価が高値をとることはまれである．160 倍以上の高い抗体価を認めたときには膠原病に起因するものを疑う．動脈血液ガス分析では PaO_2 の低下を，肺機能検査では拘束性換気障害，一酸化炭素肺拡散能力値の低下を認める．画像所見（胸部 X 線，CT）は，間質性肺炎の型により異なるが，UIP では肺容積の縮小，胸膜直下優位の不規則な淡いすりガラス状陰影，微細網状陰影，不整線状陰影，胸膜面の不整，小輪状影の集簇や牽引性気管支拡張を認める．線維化の終末像として CT 上蜂巣肺を呈する（図 1, 2）．組織による診断，経過，予後ならびに薬剤に対する反応性を判定するために，開胸・胸腔鏡下肺生検が推奨されている．UIP では，病巣と正常肺組織が混在し，病巣局所では炎症細胞の浸潤，肺胞上皮の脱落，線維芽細胞の分化・増殖，胞隔の肥厚，膠原線維の沈着を認める．気管支肺胞洗浄液（bronchoalveolar lavage fluid, BALF）でリンパ球，好酸球の増加がみられたときは，薬剤性，サルコイドーシス，過敏性肺臓炎や，一部の特発性間質性肺炎などを考えるべきであり，これらはステロイド剤が奏功することが多い．

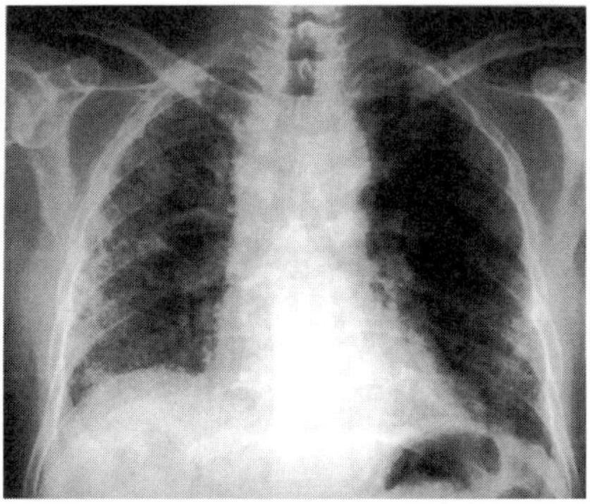

図 1　間質性肺炎の X 線像

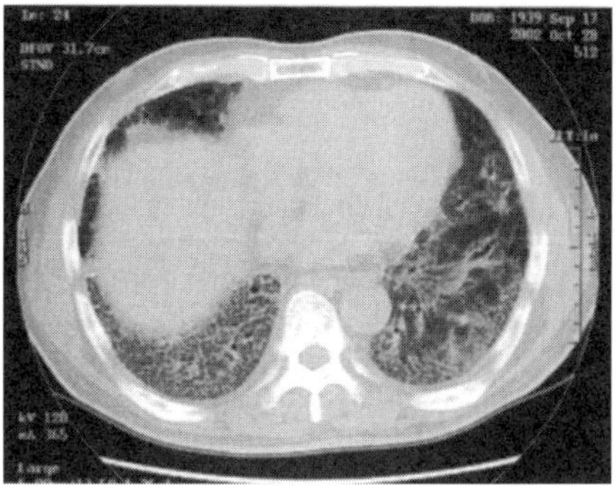

図 2　間質性肺炎の CT 像

間質性肺炎のなかでは膠原病，放射線によるものはステロイド剤が比較的よく奏功する．薬剤性，吸入によるものは原因物質を回避することで改善することもあるが，ステロイド剤を投与することもあり，比較的奏功する．UIP は緩徐進行性だが有効な治療法がなく，平均生存期間は 3.2〜5 年と予後が悪い．UIP が疑わしい症例では経過観察，対症療法が中心となる．進行すると低酸素血症が必発であり，酸素療法が必要となる．同時に心不全に対する治療も必要となることが多い．また，高頻度に合併する肺がんを早期に発見し治療することが必要である．十分なる保存的治療を行ったにもかかわらず重度の肺機能障害を呈するにいたった患者では肺移植を考慮する必要がある．

特発性間質性肺炎のなかで，DIP，RB-ILD, NSIP, LIP（表 1）ではステロイドが比較的奏功し，予後も比較的よい．

急性間質性肺炎（acute interstitial pneumonia, AIP）は急激に発症し，予後不良である．AIP あるいは慢性型の特発性間質性肺炎の急性増悪に対してはステロイドパルス療法が施行される．そのほかシクロスポ

表1 特発性間質性肺炎の分類

英語略称	英語表記	日本語表記
DIP	desquamative interstitial pneumonia	剥離性間質性肺炎
RB-ILD	respiratory bronchiolitis-interstitial lung disease	呼吸細気管支炎-間質性肺炎
NSIP	nonspecific interstitial pneumonia	非特異的間質性肺炎
LIP	lymphoid interstitial pneumonias	リンパ球性間質性肺炎

リンA，メソトレキセート，クロラムブシルなどの免疫抑制剤が投与されるが，いずれも副作用が強く，ステロイド剤を上回る有効性は証明されていない．新しい治療法では，抗線維形成剤として，コルヒチン，Dペニシラミン，ピルフェニドンが，線維化過程におけるサイトカイン，成長因子を抑制するものとしてインターフェロンγ，プロスタグランジンE2が，酸素ラジカルに対する抗酸化剤としてグルタチオン，タウリン，ナイアシンなどの使用が検討されている．　（余語由里香，山口佳寿博）

2-4-3
気管支拡張症

気管支拡張症とは，気管支壁の破壊により気管支の不可逆的な拡張を示す疾患の総称である．本症はさまざまな原因により生じ，一つの独立した疾患というよりは症候群といえる．気道感染のくり返しによりしばしば重症化し呼吸不全が進行し，気道感染増悪時には致死的となることもある．

■ 病因

気管支拡張症の病因は多岐にわたる．

(1) 気道感染症

乳幼児期に麻疹，百日咳などのウイルス感染や黄色ブドウ球菌などに感染した場合や，成人でも肺炎，肺化膿症，肺結核症，非定型抗酸菌症とくに肺 *Mycobacterium avium* 症（以下肺MAC症）などに罹患後，生じることが多い．アスペルギルスに対する免疫学的反応で生じるとされるアレルギー性気管支肺アスペルギルス症（allergic bronchopulmonary aspergillosis, ABPA）では中枢性の気管支拡張が生じることが多い．

(2) 先天性要因

原発性線毛機能不全症は，常染色体劣性遺伝の先天的な線毛の機能異常の総称で，しばしば気管支拡張を合併する．

そのほか，気管支軟骨の破壊や欠損をきたす気管支軟化症（ウィリアムス-キャンベル（Williams-Campbell）症候群），また気管気管支巨大症（Mounier-Kuhn症候群），肺分画症，マルファン（Marfan）症候群などがある．嚢胞性肺線維症（cystic fibrosis）は日本では少ないが欧米では多く，常染色体劣性遺伝の肺・気道分泌を含めた全身の外分泌機能障害（膵，消化管など）で，CFTR（cystic fibrosis transmembrane regulator）遺伝子異常が原因とされている．気管支拡張は重症化することが多く，呼吸不全が主たる死亡原因であり肺移植の適応となる．また，α1-アンチトリプシン欠損症は気管支拡張症の原因にもなる．

(3) 免疫不全

先天的免疫グロブリン（IgG, IgA, IgM）欠損などの液性免疫不全はくり返す気道感染やその結果としての気管支拡張のリスクとなる．選択的IgGサブクラス欠損症や選択的IgAサブクラス欠損症も報告されている．

(4) 異物の誤嚥や毒物吸入など

異物（ピーナッツ，骨，歯など）の誤嚥により，中枢気道が閉塞しその結果末梢肺が虚脱し，閉塞性肺炎の合併などにより気管支拡張が生じる．腫瘍やリンパ節腫大によっても，同様の機序で起こりうる．また，アンモニアやヘロインなどの刺激ガスの多量の吸入によっても気管支拡張が発症する．

(5) そのほか

び漫性汎細気管支炎（diffuse panbronchiolitis, DPB）は呼吸細気管支を中心とした慢性の気道炎症で，日本に多い．近年ではエリスロマイシン（erythromycin）の少量投与療法により予後が劇的に改善しているが，反復する気道炎症の結果，気管支拡張をきたすことがある．

■ 分類

(1) 形態的分類

筒状気管支拡張症：気道の拡張は軽度で，粘液栓などで途絶している．肺炎の後遺症としてみられる場合もしばしばである．

錘状気管支拡張症：気管支は中等度に拡張し，内腔は静脈瘤状あるいは数珠状となる．円筒状に拡張した気管支が気管支壁の破壊により局所的に収縮した状態である．

嚢胞状気管支拡張症：気管支の拡張が進行し，嚢胞状となる．一般的には気管支拡張が最も進行した重症の状態といえる．

(2) 病変の分布による分類

限局性気管支拡張症：異物，気管支結石，腫瘍，リンパ節腫脹，肺葉切除術後の気道狭窄などで生じる．内視鏡的，外科的処置の対象となることが多い．

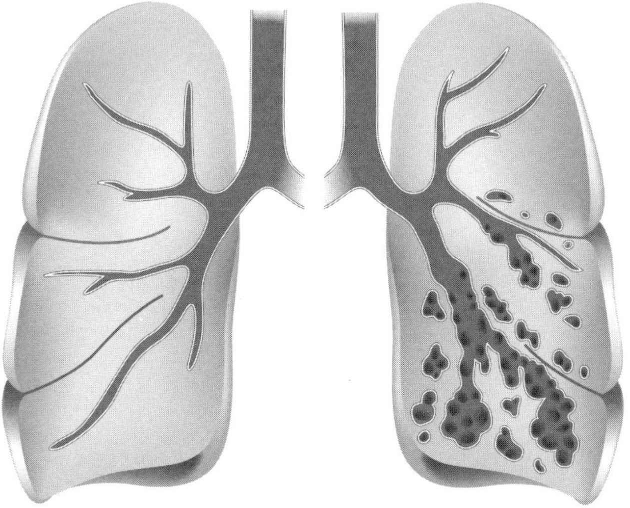

図1 正常な肺（左）と気管支拡張症の肺（右）

び漫性気管支拡張症：感染症や免疫異常などで広範囲の気管支拡張を認める．各種病因を参照．

■ **診断**

(1) 問診

幼少期を含めくり返す気道感染のエピソードの有無，実子の有無，慢性副鼻腔炎，リウマチ，炎症性腸疾患などの既往，異物誤嚥の有無，家族歴など．

(2) 症状

多くの症例で慢性の咳嗽，膿性痰，息切れ，呼吸困難，喘鳴，胸膜痛などを認める．急性増悪時にはこれらの症状が増悪し，発熱を認める．また経過中，血痰や喀血を認めることが多い．

(3) 理学所見

聴診上，病変部で水疱性ラ音を聴取することが多い．また，笛音やいびき音などの連続性ラ音を聴取することもある．ばち指は3%程度に認める．

(4) 検査

a. 胸部レントゲン，HRCT：胸部レントゲンと高解像度CT(high resolution computed tomography, HRCT) を用いて診断する．HRCTでは，気管支径が併走する肺動脈の1.5倍をこえる場合に気管支拡張ありと診断する．

b. 採血：一般採血に加え，免疫不全の鑑別のために免疫グロブリン (IgG, IgA, IgM) の測定を行う．さらに適宜，IgGサブクラス，リウマチ因子，アスペルギルス抗原，IgE，α1-アンチトリプシン，寒冷凝集素，HLA-B54を測定する．

c. 動脈血液ガス分析：原病の進行とともに低酸素血症に加え，高炭酸ガス血症を認めるようになる．

d. 肺機能検査：スパイロメトリーでは，1秒量，1秒率ともに低下する．

e. 喀痰培養：一般培養や抗酸菌と真菌の培養も行う．

f. 副鼻腔レントゲン，CT：合併症としての副鼻腔炎の診断，評価に用いる．

g. 心エコー：呼吸不全進行例に対し，右心負荷所見を評価する．

h. そのほか：原発性線毛不動症（primary ciliary dyskinesia）の診断のためには気道上皮を生検，精子を採取し電顕で特有の超微構造異常を証明する．また粘液線毛遊走能（サッカリンテスト）も有用である．

■ **治療原則**

基本的に，気道感染のコントロールにより気管支拡張とそれに付随する呼吸不全の進行を可能なかぎり抑えることが主体である．

(1) 慢性安定期

気道のクリアランスを保ち，気道感染のコントロールをはかる目的でエリスロマイシン (erythromycin, EM) の少量長期投与を行う．また，気道分泌物の排出促進のため，去痰剤，β_2刺激薬，テオフィリン製剤などの気管支拡張薬を併用する．去痰剤や気管支拡張薬を吸入後，体位ドレナージをあわせると痰喀出量が増量する．慢性呼吸不全が進行すれば在宅酸素療法の適応となる．また，進行例では肺移植の適応を検討する．

(2) 急性増悪時

急性増悪時は速やかに抗生剤投与によって，重症化を防ぐことができる．急性増悪を疑った場合，外来加療であれば抗緑膿菌作用を有するニューキノロン系抗生物質を投与する．肺炎の合併などにより呼吸不全の進行が認められる場合は入院のうえ，広域感受性抗生剤を用いる．また，必要に応じて酸素投与も行う．

(3) 血痰，喀血時

気管支拡張症は血痰，喀血をきたす．まずは安静と止血剤の投与にて，経過観察とする．中等量の喀血が持続する場合には，CT検査や気管支鏡検査を行い出血部位を同定したうえで気管支動脈造影を行い，責任血管の塞栓術を行う．さらに，大量の喀血時にはCT検査や気管支鏡検査を行い出血部位を同定し，気管支動脈塞栓術を行う．出血が続く場合，出血部位を含めた外科的切除術が必要となることもある．

(4) 外科的処置

病変が限局し多剤耐性の肺結核や肺MAC症などで感染のコントロールが困難な場合や出血コントロールの困難例では，外科的治療も検討される．また，若年重症例では肺移植を検討する．

（清水三恵，山口佳寿博）

2-4-4
肺結核

結核菌（*Mycobacterium tuberculosis*）を病原とする全身疾患であるが，臨床的には肺炎の形をとることが最も多い．結核菌は飛沫感染を示し，感染した者のうち数%～10%が一生の間に発病する．感染発症のリスクはHIV感染症，糖尿病，慢性腎不全，悪性腫瘍，栄養障害，免疫抑制状態で高くなる．

わが国において結核は1950年代までは，死因の第1位を占め「国民病」といわれるほど猛威をふるった．その後結核罹患率は1970年代までは1年間に10～11%の割合で順調に減少したが，1998年の結核罹患率は10万対34.8で，44016人と増加傾向にある．

世界的には，年間死亡者数は300万人であり，単一疾患の死因の第1位であり，その95%は発展途上国での死亡である．世界保健機関（WHO）は1993年に結核非常事態宣言を行った．結核が増加している要因として，結核対策の軽視，AIDS（acquired immunodeficiency syndrome）感染の広がり，多剤耐性結核菌の出現が重要である．世界的見地からは発展途上国での結核対策が早急に必要である．

■ 診断

(1) 自覚症状

発熱，咳，痰，血痰，寝汗，胸痛，全身倦怠感，体重減少．

(2) 胸部レントゲン，CT

初期は症状に乏しい．咳だけの患者でも，長期に持続する場合は結核を疑いレントゲン写真をとる．好発部位はS^1, S^2, S^{1+2}, S^6である．局所浸潤影，散布影，び漫性粒状影，結節影，空洞影，胸水などさまざまな所見を呈する.
〈学会分類〉
一般型
0. 無所見
第Ⅰ型
広汎空洞型
第Ⅱ型
非広汎空洞型
第Ⅲ型
不安定非空洞型
第Ⅳ型
安定非空洞型
第Ⅴ型
治癒型
特殊型
H 肺門リンパ節腫脹
Pl 滲出性肋膜炎
Op 手術のあと
病巣の広がり
1. 第2肋骨前端上縁を通る水平線上の肺野の面積をこえない範囲
2. 1と3の間
3. 一側肺野面積をこえる範囲
患側
r：右のみ
l：左のみ
b：両側
(3) 細菌学的検査
a. 塗抹法：塗抹法とは検体をスライドガラスに塗沫し，染色した後，顕微鏡で観察する方法である．Ziehl-Neelsen 法が用いられている．1時間以内に結果が出る．ガフキー号数から感染の危険度も判明する．欠点としては感度が鈍く，陽性と出るためには1 ml あたり7000個の菌を必要とし，また最近増えている非定型抗酸菌症との鑑別がつかないことである．
b. 培養法：液体培地を用いたMGIT (mycobacteria growth indicator tube) を用いる．MGIT は蛍光性の酸素センサーを用いた非放射性の抗酸菌検出用システムである．丸底試験管の底に入った蛍光物質は酸素の存在しない状態で蛍光を発色する．最初，菌が存在しない状態では，培地中の大量の溶存酸素により発色は阻害されている．しかし菌が培地中で増殖することにより，培地中の溶存酸素が消費され，酸素による発光の阻害が低下する．その結果365 nm 波長のUV 光によって蛍光が観察されるようになる．
c. 遺伝子診断：結核菌に特異的なDNA, RNA を数時間のうちに大量に増幅させ検出するPCR(polymerase chain reacion) 法と，結核菌のリボゾーム RNA を増幅し，その増幅副産物を化学発光させ計測するMTD 法がある．検出率が高く，菌の同定に優れ，迅速である．
d. 病理学的検査：乾酪性肉芽腫，ランゲルハンス (Langerhans) 巨細胞および類上皮細胞の浸潤が特徴的.
e. ツベルクリン反応：左右前腕屈側，上腕屈側のいずれかに，PPD0.1 ml を皮下注射し，48時間後に判定する．10 mm 以上を陽性，9 mm 以下を陰性とする．

■ **治療**

結核の化学療法はほかの肺炎の治療と大きく異なり，多剤併用が原則で，最低6か月間の長期治療をしなくてはならない．結核菌は生体内で以下の四つの環境下にあり，薬剤の感受性が異なるといわれている．空洞壁や液状の壊死物質のなかで急速に増殖している菌ではINH が最も奏功し，殺菌的に働く．緩徐に増殖する半休止期の細胞外菌ではRFP によって最も効果的に殺菌される．マクロファージ内の酸性環境下にある増殖の遅いあるいは半休止期の細胞内菌ではPZA が最も効果的に殺菌する．休止期の菌は増殖を始めるまで殺菌できない．多剤併用は上記のいずれの状態に対しても有用である．6か月以内の治療中止は再発率が高くなる．
(1) 標準治療

a. 2HRZS（またはE）/4HR（Eを加えてもいい）：初期2か月はPZAを加えたINH, RFP, SM連日筋注（またはEB）の4剤，その後INH, RFP,（EB）の2剤（3剤）を4か月行う．再発率は最も低く1～3.9%である．

b. 6HRS(E)/3HR：INH, RFP, SMを2か月は連日，その後は週2回筋注，（またはEB）3剤併用6か月，その後INH, RFPの2剤を3か月行う．

c. 6～9HR：INH, RFPの2剤併用．ただし，耐性結核の場合，単剤投与になるためできるだけこの2剤併用はさけること．

・喀痰塗抹陽性例は標準治療法a, bを施行する．
・喀痰塗抹陰性または塗抹陰性培養陽性，気管支鏡下塗抹陽性，そのほか臨床的に結核と考えられる症例はa, b, cのなかから適切なものを選択する．
・薬剤の副作用のモニタリングとして，投与開始2か月は2週間に1回は採血を行い，聴力検査（SM使用例），視力検査（EB使用例）は毎月行うことが望ましい．

（省略記号） HまたはINH：イソニアジド，RまたはRFP：リファンピシン，ZまたはPZA：ピラジナミド，SまたはSM：ストレプトマイシン，EまたはEB：エタンブトール．

⑵ 再治療例

未使用の薬剤のなかから，抗菌力の強い3～4剤を選択し，投与する．耐性が判明後，薬剤を再選択する．耐性薬剤2剤に感受性薬剤を1剤加えるとさらに耐性を誘導するので選択には十分注意する．

⑶ 多剤耐性例

現在の抗結核剤の主軸であるINH, RFPの両薬剤に耐性を示す結核菌を多剤耐性菌とよぶ．多剤耐性結核の患者背景としては抗結核剤の不規則な服用，副作用のため服用が不十分になったもの，単剤投与されたもの，耐性結核菌が集団感染したものなどがあげられる．KM：カナマイシン，EB, PZA, CS：サイクロセリン，ETH：エチオナミド，ニューキノロン薬のうちから4剤を選択して併用の治療を開始し，菌陰性化後18～24か月は治療を継続する．内科的治療に反応が不十分な場合，外科的切除も考える．

⑷ 予防投与

		BCG未接種	BCG既接種，最近の感染が疑わしい
塗抹陽性患者との接触	あり	ツベルクリン反応発赤10 mm以上	ツベルクリン反応発赤30 mm以上
	なし	ツベルクリン反応発赤30 mm以上	ツベルクリン反応発赤40 mm以上
既往に化学療法がなく，X線上学会分類Ⅳ，Ⅴ型のあるものの一部			

INHを6か月投与する．

29歳までの上記に当てはまる者が予防投与の適応となる．ただし，高校生以上は集団感染が疑われる場合を原則とする．

⑸ BCG

BCGの予防接種にて肺結核の発病率は50%低くなり，結核性髄膜炎や粟粒結核は85%防ぐことができる．それゆえ，わが国では0～3歳の間にツベルクリン反応陰性者にBCG接種を行い，中学1年時にツベルクリン反応陰性者に再接種を奨励している．

⑹ そのほか

結核後遺症による呼吸不全に対する在宅酸素療法など対症療法が中心となる．

（清水三恵，山口佳寿博）

2-4-5
気管支喘息

喘息の罹患率は成人の3〜5%とされており，最も普遍的な慢性肺疾患の一つである．しかし，原因や病態についてはいまだ不明な点も多い．

喘息は気道（呼吸する空気の通り道：気管，気管支，細気管支など）の慢性炎症と定義される．気道の慢性炎症は肥満細胞，好酸球，リンパ球などの気道に存在する炎症性細胞，あるいはそれらが放出する化学物質などによって誘起される．また，この慢性炎症は気道の過敏性を引き起こし，その結果として喘鳴，咳嗽，発作性の呼吸困難ならびに胸苦しさなど特徴的な症状を発現する．これらの症状には気道の狭小化，閉塞が関わっている．また，喘息の症状は通常，可逆性であり，自然経過あるいは治療により軽減あるいは消失する．

■ 病態

喘息の病態には未解明の部分が多いが，喘息の本態は気道の慢性炎症やその結果生じる気道のリモデリング（再構築）と考えられている．喘息患者の気道には好酸球が多く認められるため，好酸球性の炎症が喘息発症に重要だとされていたが，否定的な意見もある．また，喘息の特徴的な症状である喘鳴や呼吸困難は気道の狭小化（気道が狭まり気流が制限される）と密接な関係にあることがわかっている．

気道狭小化における気管支平滑筋細胞の収縮は重要である．気道の炎症性諸細胞から放出された化学物質は気管支平滑筋細胞を収縮させ，気道を狭くする．たとえば抗原刺激によりIgE抗体を通じて肥満細胞から放出されるヒスタミン，プロスタグランジンD_2，ロイコトリエンC_4などは気道平滑筋細胞を収縮させ，喘息の急性発作（可逆的）を誘起する（図1）．また，気道に分布する神経からの分泌物質（たとえばアセチルコリン）も気管支平滑筋を収縮させる作用を有する．

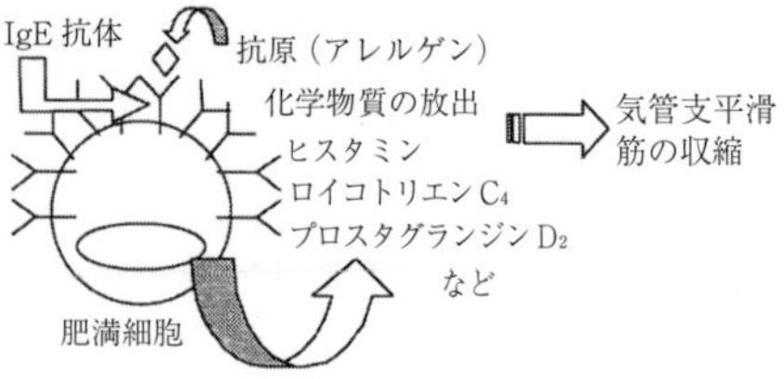

図1 気道狭小化の機序の一例

気道狭小化には気道のリモデリングも大きく関与している．気道のリモデリングとは気道上皮下の膠原線維や気道の平滑筋細胞，杯細胞，血管などが慢性に過形成あるいは過増殖した状態であり，気道の狭小は不可逆性のものとされる．現在のところ，気道上皮の損傷と修復，線維芽細胞から筋線維芽細胞への分化と種々の成長因子の産生などが中心的な役割を果たしていると考えられている．

また，気道狭小化には気道壁の浮腫性腫脹によるもの，分泌物や細胞の壊死物質が気道に詰まることによって起こるものなどもある．

■ 症状

呼吸時，とくに息をはき出すときに喘鳴（ヒューヒューという鳴音）を呈するのが最大の特徴である．ほかに咳嗽，息苦しさあるいは胸苦しさをきたす場合もある．上記のような4大症状はとくに夜間，運動後，アレルゲン（アレルギーを惹起するもの：たとえばダニ，ハウスダストなど）の吸入後などに起こりやすい．

発作が収まると症状はまったくなくなるのがふつうである．ただし，喘息発作を長年にわたってくり返す患者の場合，持続的に喘息症状を呈し肺機能も低下する（慢性喘息）．

表 1　職業性喘息の原因物質

(a)　高分子物質
・植物性物質
　製剤粉塵（檜，杉，ラワン，りょうぶ）
　製粉粉塵（こんにゃく，小麦，そば粉，大豆，米糖，コーヒー）
　花粉（桃，菊，葡萄，林檎，苺，メロン，きのこ胞子）
・動物性物質
　蚕，蜂，セリシン
　動物の毛，ふけ，尿（猫，犬，ハムスター，牛，馬）
　昆虫（ユスリカ，蝶，バッタ，トビケラ）
　魚・貝類（ホヤ貝，アカウミトサカ）
(b)　低分子物質（化学物質，薬品）
　ラテックス（医師，看護師などゴム手袋使用者）
　薬剤（粉薬）の粉塵
　香料，化粧品（美容師，理容師）
　ローダミン，シカゴ酸（染料）
　アラビアゴム（印刷業）
　クロム，ニッケル（セメント業，メッキ）
　酵素洗剤（主婦，クリーニング業）
　TDI, MDI, HDI（途装業，ポリウレタン樹脂製造）
　コバルト（超合金製剤）
　テトリル（火薬）

■ 診断

喘息の 4 大症状をくり返し起こす場合，それだけで確定診断できることがある．季節による症状の変化があればより確実である.家族などの血縁者にアトピー性素因(喘息やアトピー性皮膚炎）の人がいればさらに診断は確実となる.

感冒後に 10 日以上咳嗽が持続し，ときに喘鳴を認める場合にも診断の手助けとなる．女性の場合，月経前あるいは月経時に喘鳴の増悪を認める喘息患者が存在することに注意する.

現代社会では職業性喘息の重要性が高まっている．職業性アレルゲンは高分子物質と低分子物質に大別される（表 1)．これらのなかで低分子物質は現代社会の喘息誘発アレルゲンとして重要であり，喘息患者の診断にあたり職業調査は欠かすことができない必須の内容である.

客観的な指標として，肺機能検査は喘息診断の重要な検査である．1 秒量（1 秒間に吐き出せる空気の量）や 1 秒率（1 秒量を努力肺活量で除したもの）の低下は気流制限をみるよい指標となる．気管支拡張薬吸入後に 1 秒量や 1 秒率の有意な改善を確認することは喘息の診断根拠になりうる．ピークフロー（最大の呼気流速）は喘息症状が悪化したときに低下するので，病状のモニターにも使用される.

喘息らしい症状があるが肺機能検査が正常な場合，気道過敏性の測定をすることがある．メサコリン，ヒスタミンの吸入や運動負荷などで肺機能や喘息症状の悪化をみるもので感度の高い検査である．しかし特異性に欠けるため喘息の否定には有用だが，喘息診断の根拠にはなりにくい.

環境曝露試験は職業性喘息の診断に不可欠である.仕事場での肺機能(ピークフローなど）をそれ以外の場所でのものとくり返し比較することで確定診断できる.

アレルギーの検査は危険因子の特定に役に立つ．たとえばハウスダストに対する血

表2 喘息の重症度別薬物療法（成人・慢性期のみ）

重症度	連日の薬物療法	他の治療選択
ステップ1 間欠型	必要なし	なし
ステップ2 軽度持続型	吸入ステロイド薬： BDP＜500 μg/日　相当	徐放型テオフィリン製剤あるいは 抗アレルギー薬
ステップ3 中等度持続型	吸入ステロイド薬： BDP500～1000 μg/日　相当 ＋長期作用型吸入 β2 刺激薬	吸入ステロイド薬 ＋徐放型テオフィリン製剤 ＋抗アレルギー薬 ＋長期作用型経口 β2 刺激薬あるいは 吸入ステロイド薬： BDP＞1000 μg/日　相当
ステップ4 重度持続型	吸入ステロイド薬： BDP＞1000 μg/日　相当 ＋長期作用型吸入 β2 刺激薬あるいは ＋徐放型テオフィリン製剤 ＋抗アレルギー薬 ＋長期作用型経口 β2 刺激薬 ＋経口ステロイド薬	

BDP：プロピオン酸ベクロメタゾン
(Global Initiative For Asthma, April 2002 から抜粋，一部改変)

中 IgE 抗体をもっている人はハウスダストにより喘息が悪化する可能性が高い．皮内反応試験も同様で，より廉価である．末梢血中の好酸球も喘息などのアレルギー性疾患で増加する．

肺気腫や心不全の患者では喘息と同じような気流の制限がみられることもあり，注意が肝要である．

■ 治療

治療は大きく慢性期と急性期に分けられる．慢性期の治療（毎日の治療）にはステロイド薬の吸入や長時間作用型の気管支拡張薬，あるいは抗アレルギー薬などが用いられ，気道の慢性炎症を抑制し何らかの刺激によって喘息発作が発現しないように管理することを目的とする（表2）．喘息発作は一度起こすと，またつぎに起こしやすくなる傾向がある．

急性期（喘息発作）の治療にはおもに短時間作用型の気管支拡張薬の吸入が用いられる．短時間作用型の気管支拡張薬の多くは速効性があり気道の狭小化を改善する．また，重症の喘息発作に対しては過剰の気道炎症を消退させるためにステロイドホルモン剤の全身投与を行う．治療に抵抗性で低酸素血症が進行性に増悪する場合は入院治療が必要になる．

（鈴木雄介，山口佳寿博）

2-4-6
肺がん

日本の肺がん死亡数は，1996年以降，男女ともに増加傾向にある．2000年における肺がん死亡数は，男性39053人，女性14671人である．

危険因子としては直接喫煙の影響が最も大きい．2000年における喫煙率は男性で約50%，女性で約15%である．組織型別にみると，扁平上皮がんと小細胞がんが喫煙との関連が強く，喫煙者は非喫煙者の5～20倍危険率が高い．日本で喫煙が原因と考えられる肺がんの割合は，男性で70%，女性で15～25%と報告されている．そのほか，遺伝的素因，職業的曝露（ヒ素，アスベスト，クロムなど），大気汚染，緑黄色野菜摂取不足なども危険因子となりうる．

■ 症状

腫瘍の浸潤や転移に伴う症状として，呼吸困難，胸痛，上半身の浮腫，静脈怒張，嗄声，しゃっくり，骨痛，咳嗽，喀痰，血痰，頭痛，嘔吐，嘔気，けいれん，意識障害，神経症状がある

腫瘍随伴症候群として，高カルシウム血症，SIADH（ADH不適切分泌症候群），クッシング（Cushing）症候群，イートン-ランバート（Eaton-Lambert）症候群，亜急性小脳変性症，白血球増加症，血管内凝固能亢進が知られている

そのほかに体重減少，食欲低下，全身倦怠感などの非特異的症状を呈する．5～15%は無症状で，検診で発見されることが多い．

■ 検査

CEA, SLX, SCC, NSEなどの血中腫瘍マーカー値が上昇する．

胸部レントゲン，胸部CT（造影）検査，腹部CT，頭部CT・MRI，骨アイソトープ，

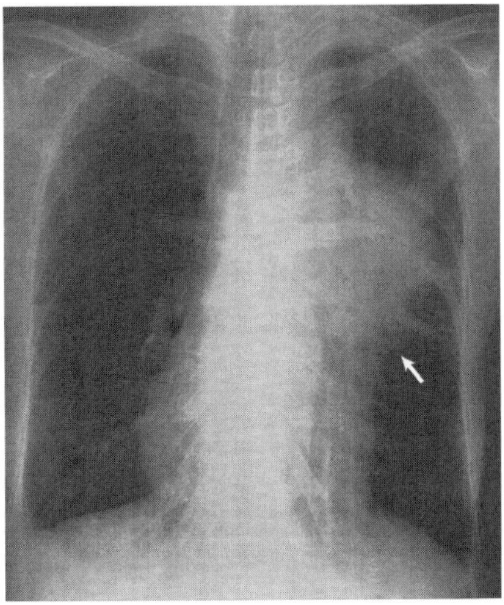

図1 肺がん

PET（positron emission tomography）は原発・転移巣，治療効果判定に有効である．

また，喀痰細胞診，胸水細胞診，気管支鏡検査，経皮肺生検，胸腔鏡下肺生検，リンパ節生検，胸膜生検なども有用である．

■ 組織分類

組織分類として，以下の日本肺癌学会分類（1999）が用いられている．

a. 非小細胞がん（non small cell carcinoma）：肺がんの約8割．
- 扁平上皮がん（squamous cell carcinoma）
- 腺がん（adenocarcinoma）
- 大細胞がん（large cell carcinoma）
- 腺扁平上皮がん（adenosquamous cell carcinoma）

b. 小細胞がん（small cell carcinoma）：肺がんの約15～20%.
- カルチノイド（carcinoid）
- 腺様嚢胞がん（adenoid cystic carcinoma）
- がん肉腫（carcinosarcoma）
- そのほか

■ **治療方針**

組織型や病期（TNM）分類から，治療方針を決定する．また，手術療法あるいは全身化学療法を選択する場合，その患者の全身状態やそのほかの合併症を十分考慮したうえで治療方針を決定する．

⑴ 非小細胞がん

a. TNM分類ⅠA，ⅠB，ⅡA，ⅡB期：標準的治療は，手術療法（肺葉切除，縦隔リンパ節郭清）である．

b. TNM分類Ⅲ期：ⅢA期で，T3N1M0および一部のN2では手術療法．切除不能のⅢA（bulkey N2）あるいは胸水のないⅢB期では化学療法と放射線療法の併用が標準的治療法である．

c. TNM分類Ⅳ期：化学療法もしくはBSC（best supporting care）を選択する．化学療法はPS（performance status）が良好な症例（PS 0～1）にかぎられるべきである．基本的には患者本人と家族の選択が優先される．

非小細胞がんの化学療法は，白金製剤を含む化学療法が標準的治療で，新規抗がん剤との併用で30～50％の奏効率が報告されている．4週間以上の経過で腫瘍に対する効果判定を行う．放射線療法は，照射量が1回1.8～2.0Gyで計60Gyが標準的治療である．

d. がん分子標的治療薬：上皮成長因子受容体（epidermal growth factor receptor, EGFR）のチロシンキナーゼ活性を抑制することにより，その増殖，浸潤，分化，転移に関するシグナル伝達を遮断すると，薬剤の有効性が指定されている．

⑵ 小細胞がん

発病早期から全身に転移をきたしている症例が多いことが特徴である（画像上明らかでなくても微小転移をきたしていることが多い）．進行が非常に速いため，無治療の場合，生存期間中央値（MST）は限局型で12週間，進展型で5週間といわれる．

病期（進行度）

・限局型（limited disease；LD）：肺がん取り扱い規約ではⅠ期～ⅢA期．腫瘍が一側胸郭内，同側肺門，両側縦隔，両側鎖骨上リンパ節に限局しているもの．

・進展型（extensive disease；ED）：LD以外．肺がん取り扱い規約ではⅢB期：ED Ⅰ．肺がん，および取り扱い規約ではⅣ期：ED Ⅱ．

a. 限局型（LD）：Ⅰ期で手術可能な例も存在するが，標準的治療は化学療法と放射線療法の併用療法である．治療を行うことで，予後はMST 27.2か月となる．

b. 進展型（ED）：標準的治療は化学療法で，症状緩和目的の放射線治療を行う場合もある．

⑶ 緩和治療，支持療法

a. 脳転移：MSTは3～5か月，1年生存率10％である．小細胞がんでは髄膜転移を合併する例も多いので30～40Gyの全脳照射が必要である．非小細胞がんで2 cm以内，数個以内の孤立性転移では局所照射やガンマナイフ（定位的放射線外科療法）が有効な例もある．

b. 骨転移：MSTは5～6か月，1年生存率8％である．脊椎・肋骨・骨盤が好発部位で疼痛，病的骨折，高カルシウム血症，脊髄圧迫症状を認める．放射線療法により疼痛，脊髄圧迫症状が軽減される場合もある．

c. がん性胸膜炎：小細胞がんでは基本的に化学療法を優先する．非小細胞がんで胸水貯留による症状を伴う場合は胸水コントロール（ドレナージ，胸膜癒着術）を行う．

d. がん性疼痛：原因としては，骨転移，胸膜浸潤，神経圧迫，精神・心理的要因などである．病期はⅣ期の末期肺がんの例が多く，緩和治療を目的とし，鎮痛薬や抗不安薬，抗うつ薬などの鎮痛補助薬の使用と精神的ケアが必要である．

（山田稚子，山口佳寿博）

2-4-7
肺気腫

肺気腫（emphysema）とは，終末細気管支より末梢の気腔がそれを構成する壁の破壊を伴いながら非可逆的に拡大するが，明らかな線維化病変はみられない状態の肺と定義する．

肺気腫は小葉中心部に存在する呼吸細気管支および肺胞道，肺胞嚢，肺胞は破壊されるが，その周辺の肺胞は破壊されない小葉中心型肺気腫，小葉全体が広範に破壊される汎小葉型肺気腫，小葉の末梢部すなわち肺胞道や肺胞嚢がより強く破壊される小葉周囲性傍隔壁型（遠位細葉型）肺気腫に分類される．とくに男性に多く，高齢喫煙者に認められる．

■ タイプおよび原因

上記の分類のなかで肺機能異常として臨床的に問題になるのは以下の二つである．

(1) 小葉中心型肺気腫（centrilobular emphysema）

喫煙者に多くみられ，喫煙者の約15％が症状を認める肺気腫へと進行する．また，このタイプの肺気腫の約90％が喫煙者である．たばこなどの刺激物質を吸入すると肺胞マクロファージ，T-リンパ球，好中球が活性化され，これらの細胞からタンパク分解酵素が放出され，肺胞を破壊する．これに対して，肝臓ではα1-アンチトリプシンに代表される抗タンパク分解酵素が生成され，タンパク分解酵素による肺胞破壊を抑制する．長期間の喫煙はこのバランスを崩しタンパク分解酵素を優位とし，末梢気道を中心とした破壊が生じ肺気腫へと進行する．

(2) 汎小葉型肺気腫（panlobular emphysema）

α1-アンチトリプシン欠損症の多くがこの型の肺気腫を呈する．日本でも数十家系報告されている．

■ 臨床症状

(1) 呼吸困難

胸郭内気道は呼気時に虚脱しやすくなるが，気道周囲に存在する肺胞組織の肺弾性収縮力によって虚脱しないように牽引されている．肺気腫では肺胞破壊のため肺弾性収縮力が低下しており，呼気時に容易に気道がつぶれ，わずかな呼気流量で気道閉塞が起こってしまう．こうして閉塞性換気障害をきたすことが進行性の呼吸困難となって現れる．

(2) 努力呼吸，口すぼめ呼吸

呼気時に気道閉塞が起き換気効率が低下するので，患者は補助呼吸筋（胸鎖乳突筋，大胸筋，斜角筋など）を使って呼吸するようになる．また，呼気時の気道閉塞を少しでも少なくするため患者は口をすぼめて呼吸するようになる．閉塞性障害が高度になると胸部と腹部の動きに協同性がなくなり，腹部を広げたときに胸部が引っ込むシーソー呼吸や，胸部下部が吸気時に引っ込むフーバー（Hoover）徴候がみられる．

(3) ビール樽胸郭

肺の過膨張により胸郭前後径が増大する．

(4) 咳，痰

慢性気管支炎を合併しているとこれらの症状を伴う．

■ 診断

肺気腫は解剖学的病名であるため，形態学的な臨床検査が確定診断には必要である．

(1) 胸部X線

胸郭前後径の拡大，横隔膜平低化，胸骨後腔・心後腔・肋間腔の拡大，透過性の亢進，滴状心などを認める．

(2) 胸部CT

肺血管影の減少，細小化，肺野の低吸収領域がみられる．

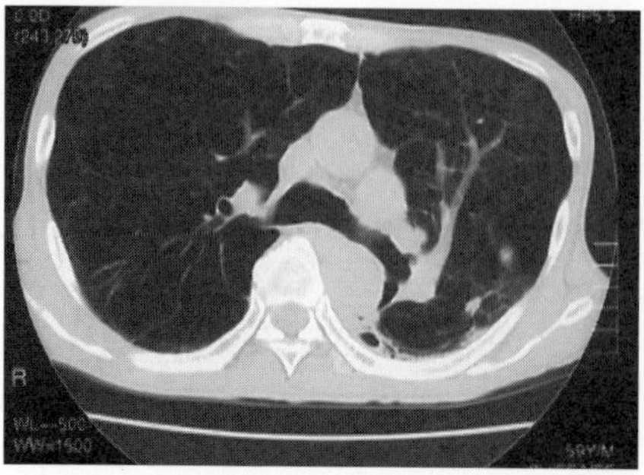

図1　肺気腫のCT像

⑶　肺機能検査

FEV$_{1.0}$，FEV$_{1.0}$％，$\dot{V}_{50}$，$\dot{V}_{25}$ など呼気流量の低下による閉塞性換気障害のパターンを示す．呼気閉塞が高度になると吸入気が十分に呼出されずに肺内に残存するため残気量が増加する．換気不均等分布，DL$_{CO}$ の低下もみられる．

⑷　動脈血ガス

換気血流比の不均等分布により低酸素血症をきたす．

■ 治療

肺気腫は不可逆的病変であり，対症療法を中心として残存機能を維持することが治療目標となる．禁煙は肺気腫の進行を抑制する最も重要な本質的治療である．対症療法としては気管支拡張剤（β_2 刺激薬，抗コリン薬,テオフィリン薬）が用いられる．吸入気管支拡張薬は β_2 刺激薬，抗コリン薬があり，経口薬に比較し作用発現までの時間が早く副作用が少ない点から気道閉塞の改善に多く使用される．経口テオフィリン薬は β_2 刺激薬，抗コリン薬に比べて気管支拡張作用は弱いが，徐放剤を用いることで１日 1〜2 回の内服でよいのが利点である．ただし，テオフィリン薬の治療域は狭く，それをこえると重大な副作用を生じるため有効血中濃度を安全な領域に保つ必要がある．肺気腫に対する吸入ステロイド薬の効果は一定の見解が得られていないが，気道閉塞や自覚症状の改善が得られる症例もある．症状の増悪をきたす感染や心不全に対しては，前者に対しては抗生剤，去痰剤を，後者では利尿剤を使用する．

外科的には肺移植と肺容量縮小手術（lung volume reduction surgery, LVRS）が行われている．欧米では肺移植が比較的若年の末期症例に対し多数行われている．LVRS は，重篤な気腫化を有する部分を切除し，気腫肺によって圧迫されていた残存肺の拡張，機能回復を目的とするものである．しかし長期的な観点での評価は今後の課題である．

リハビリテーションとしては，体位ドレナージによる排痰，腹式呼吸がある．

低酸素血症に対しては在宅酸素療法を行う．　　　　　　　（工藤裕康，山口佳寿博）

2-4-8
気　胸

気胸（pneumothorax）とは，胸膜腔に空気が流入し肺が縮小した状態である．明らかな外傷を伴わない自然気胸，外傷に基づく外傷性気胸，診断や治療のため行う医療行為に伴って発生した医原性気胸などがある．

■ タイプおよび原因

(1)　自然気胸

明らかな外傷を伴わない気胸で特発性自然気胸，続発性自然気胸，月経随伴性自然気胸，新生児自然気胸に分類される．

a.　特発性自然気胸：明瞭な基礎疾患がなく生じるものとされるが，実際にはブラやブレブなどの嚢胞性肺病変を有していることが多い．若年者に発生し（85％は40歳以下），痩身，長身の男性，かつ喫煙者に多いとされる．

b.　続発性自然気胸：慢性閉塞性肺疾患をはじめとするさまざまな肺疾患を基盤として生じたものである．基礎疾患によって生じたブラやブレブの破綻による．慢性閉塞性肺疾患が最も多いため，年齢のピークは45～65歳である．

悪性腫瘍に続発するものの多くは転移性肺腫瘍に起因する．臓側胸膜直下の転移巣が虚血性壊死におちいり胸膜腔に破れた場合，および腫瘍が気管支を閉塞させ気道内圧が上昇し，肺胞が拡張し破裂が生じた場合などに起こる．

AIDS患者では，カリニ肺炎を合併したさいに生じることがある．これは，カリニ肺炎により嚢胞性変化，肺実質の壊死などが生じ，臓側胸膜が破綻して起こる．この場合，両側で再発しやすく難治性である．

そのほかの原因として，肺結核，肺膿瘍，肺炎，真菌症，サルコイドーシス，寄生虫などがあげられる．

c.　月経随伴性自然気胸：月経時に反復して起きるが，異所性子宮内膜症に基づくと考えられている．

d.　新生児自然気胸

(2)　外傷性気胸

交通事故などの胸部外傷によって生じたもの．

(3)　医原性気胸

鎖骨下静脈カテーテル挿入，経皮肺生検，経気管支肺生検，人工呼吸器などにより肺損傷を起こし生じたもの．

■ 臨床症状

(1)　胸痛

気胸を起こした側に生じる．

(2)　呼吸困難

胸腔内への空気の流入による肺容量の減少により生じる．

(3)　血圧低下，頻脈

緊張性気胸のさいには循環動態の悪化により血圧低下，頻脈，チアノーゼを生じる．

■ 診断

胸痛と呼吸困難を訴える長身の痩身青年をみた場合にはまずこれを疑う．慢性閉塞性肺疾患の患者で急激な呼吸状態の悪化がみられたさいは気胸の合併も考えられる．外傷に引き続き上記の臨床症状がみられた場合も気胸が疑われる．緊張性気胸の場合は診断が遅れると致命的であり，迅速な処置が必要である．胸部X線，胸部CTで診断する．

■ 治療

治療は胸膜腔からの空気の排除および再発防止である．初回の気胸で合併症がない場合は，非観血的治療（経過観察または胸腔ドレーンチューブ挿入）が第一選択であった．最近は胸腔鏡下手術（video assisted thoracic surgery, VATS）が侵襲が少なく安全に行えることから，初回で合併症がなくても直接VATSを行っている施設もある．

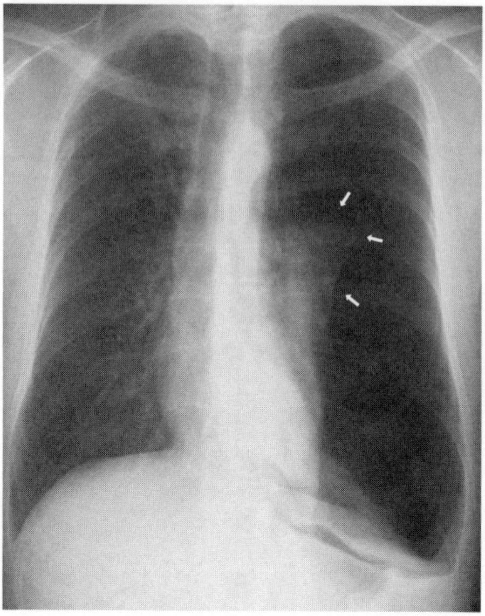

図 1　気胸の X 線像

気胸発生により貯留した胸腔内の空気は 1 日に 50〜75 ml 自然吸収されるとされている．ゆえに初回の軽度気胸（虚脱率 30％以下）でそれ以上の進展がない場合は，安静にて吸収されるまで経過観察をすればよい．しかし，虚脱率 30％以上の明らかな気胸では胸腔ドレーンチューブを挿入する．空気の漏れが止まったら胸腔ドレーンを鉗子で閉塞し，24 時間後に肺の虚脱がないことを確認しドレーンを抜去する．胸腔ドレーンを挿入し持続吸引をしても明確な空気漏れが持続し，肺の再膨張が 10 日以上認められない場合には手術的処置を検討する．

空気漏れに対して胸膜癒着を目的としドレーンチューブより薬剤（OK-432，ミノマイシン，フィブリン，自己血など）を注入したり，胸腔鏡下で薬剤（タルク）を噴霧する方法がある．

再発例や合併症がある症例では積極的に手術を考慮する．（工藤裕康，山口佳寿博）

2-5　泌尿器の一大事

2-5-1
急性腎炎

腎疾患のうち，おもに糸球体が傷害される疾患が糸球体疾患であり，病変が腎臓に限局する一次性糸球体疾患と全身性疾患に伴ってみられる二次性糸球体疾患とに分けられる．一次性糸球体疾患もさまざまに分類され，それぞれに応じて，種々の臨床像を示す．おもな臨床像として急性腎炎症候群，急速進行性糸球体腎炎（RPGN），ネフローゼ症候群，無症候性尿沈査異常（血尿，タンパク尿）および慢性腎炎があげられる（表1）．すなわち現在では急性腎炎は単一の疾患名ではないと考えるのが妥当であるが，以前からの慣習で，急性腎炎症候群を呈する代表的な疾患である溶血性連鎖球菌感染後糸球体腎炎（PSGN）と同義に用いられることもある．

急性腎炎症候群とは急激に生じる糸球体の炎症によって腎血流量と糸球体濾過量が減少し，日ないし週の単位で乏尿（400 m*l*/日未満）を認め，急性腎不全となる病態をいう．このため体液量増加，浮腫，高血圧が生じ，糸球体毛細血管の傷害による血尿，赤血球円柱，変形赤血球，白血球，ネフローゼ・レベル以下のタンパク尿（3.5g/日未満）などの尿所見がみられる．急性腎炎症候群に典型的な病理所見は増殖性糸球体腎炎であり，おもに毛細管係蹄に浸潤する好中球，単球とともに内皮細胞とメサンギウム細胞が増殖する毛細管内増殖パターンを示す．半月体形成で特徴づけられるRPGNは週ないし月の単位で腎不全となる病態であるが，急性腎炎症候群とともに免疫学的機序によって発症する増殖性糸球体腎炎の一連の臨床像と考えられる．すなわち多量の抗原が急激に負荷されると急性腎炎症候群が，前もって感作されている患者に少量の抗原が亜急性で負荷されるとRPGNが発症すると想定される．いずれも鑑別診断には腎生検なかでも蛍光抗体法（免疫グロブリン沈着の有無やパターン），血清補体価，抗基底膜抗体，抗好中球細胞質抗体などが役立つ．

表1　糸球体疾患でみられる臨床像

急性腎炎症候群
急速進行性糸球体腎炎
ネフローゼ症候群
無症候性尿沈査異常（血尿，タンパク尿）
慢性腎炎

急性腎炎症候群を示す症例の70％以上は免疫複合体腎炎であり，代表的な疾患がPSGNである．腎炎惹起性A群β溶連菌による咽頭炎感染後10日あるいは皮膚感染後14日くらいに発症する．2〜6歳の小児に発症ピークがあるが，抗生物質が広く使用されるようになり，発症頻度は減少している．古典的には乏尿性腎不全の臨床像を示すが，臨床的に明らかでない軽症の経過をたどる例も多い．顕性例では褐色尿，全身倦怠感，頭痛，嘔気，嘔吐，食欲不振，側腹部・背部痛を訴え，体液量増加，浮腫，高血圧を認め，上に述べた「腎炎性尿所見」を示す．ネフローゼ・レベルのタンパク尿を認めることもある．90％以上の例では発症2週以内に血清補体価CH50とC3は低下するが，6〜8週で正常化する．C4は正常であり補体の第二経路が活性化されていると考えられる．90％以上の例で循環血中に溶連菌酵素に対する抗体ASO，ASKな

どが観察される．

PSGN の診断は必ずしも腎生検がなくとも，先行する感染歴が明らかな小児では臨床的ならびに血清学的につけられる．光学顕微鏡で特徴的な所見はび漫性増殖性糸球体腎炎であり，蛍光抗体法では IgG と C3 が毛細管係蹄に顆粒状に沈着している．電子顕微鏡では内皮下，上皮下（hump），メサンギウム領域に高電子密度沈着物が観察される．PSGN の治療は糸球体の炎症が治まるまで，保存的に対処する．利尿薬，降圧薬によって体液量，血圧をコントロールし，腎不全の程度が高度の場合には一時的に透析を行うこともある．血尿が持続することはあるが予後は良好で，末期腎不全にいたることはまれである． （後藤淳郎）

2-5-2
慢性腎炎

慢性（糸球体）腎炎も糸球体疾患でみられる臨床像の一つ，すなわち持続するタンパク尿あるいは血尿と数年にわたって緩やかに進行する腎障害で特徴づけられる症候群を示す（2-5-1 の表 1）．主要な一次性糸球体疾患のすべてでこの症候群が認められるので，それら疾患の総称名としても用いられている．タンパク尿あるいは血尿，貧血や血清クレアチニン上昇，腹部超音波での両腎の萎縮，二次性高血圧の精査や咽頭炎などの感染症に伴う症状の悪化などで慢性腎炎の存在に気づかれる．腎生検では糸球体に基礎疾患に応じて細胞増殖，基底膜肥厚あるいは糸球体硬化の所見が，血管に高血圧による細動脈硬化，尿細管間質に炎症や瘢痕化の所見が認められる．ここでは腎生検による組織所見に基づく分類にしたがって，代表的な糸球体疾患について述べる（微小変化群については 2-5-3 項で述べる）．

■ 巣状糸球体硬化症

巣状糸球体硬化症（FSGS）は多くの全身性疾患ならびに先天性，後天性を問わず 50％以上のネフロン数の減少に引き続いて生じる持続性の糸球体高血圧に合併して二次的にも発症するが，全身性疾患に伴わない特発性 FSGS の頻度は過去 20 年にわたって増加し，現時点では成人のネフローゼ症候群の原因の約 1/3 を占める．特発性 FSGS では高血圧，軽度の腎機能障害，赤血球や白血球を含む尿沈査所見とともに，およそ 66％でネフローゼ症候群，33％でネフローゼ・レベルに達しないタンパク尿を示す．ほとんどの症例でタンパク尿は非選択性である．光学顕微鏡では組織切片で観察される糸球体の 50％未満（巣状）で，糸球体の一部の毛細管係蹄（分節性）に硝子化を伴う硬化病変を認めるのが特徴であり，おもに傍髄質ネフロンで観察される．硬化した瘢痕病巣には虚脱した毛細管係蹄とコラーゲンからなる無構造の硝子様物質が含まれる．虚脱した毛細管係蹄とボーマン嚢との癒着も観察される．特発性FSGSの病因としてとくに若年者で循環血中の透過性亢進因子が関わることが示唆されており，腎移植後早期にFSGSが再発しやすい．臨床的，形態的特徴が微小変化群とFSGSで重なっていることから，両疾患は単一疾患の一連の異なる表現型ではないかとの考えも提唱されている．微小変化群と異なり，特発性FSGSの自然寛解はまれであり，副腎皮質ホルモン投与によってタンパク尿が寛解する率は20〜40％程度にすぎず，腎の予後は不良である．

■ 膜性腎症

成人のネフローゼ症候群の30〜40％の原因であるが，小児ではまれである．30〜50歳に発症ピークがあり，男女比は2：1である．ほとんどの症例でネフローゼ症候群を示し，タンパク尿は非選択性である．顕微鏡的血尿は50％までにみられるが，赤血球円柱，肉眼的血尿，白血球はまれである．高血圧は発症時には10〜30％に認めるが，腎不全の進行とともに頻度が高くなる．1/3では悪性腫瘍，B型肝炎などに関連して生じるが，残りは特発性であり，電子高密度沈着物の存在から免疫学的機序が想定される．光学顕微鏡での糸球体基底膜のび漫性肥厚が特徴であり，PAS染色で明瞭である．炎症や細胞増殖は認めない．PAM染色で上皮下免疫沈着物を貪食する新しい基底膜の突起によるスパイク病変を認める．蛍光抗体法では毛細管壁にそってIgG，C3が顆粒状に沈着している．電子顕微鏡所見は進行時期によって異なり，初期には上皮下に免疫沈着物が観察され，沈着物が拡大すると新しい基底膜が沈着物を取り囲むように広がり，貪食し，ときとともに沈着物は基底膜のなかに取り込まれてしまう．約40％ではネフローゼ症候群は自然寛解する．ほかの30〜40％では再発と寛解をくり返し，残り10〜20％では進行性に腎機能が低下し，10〜15年後に末期腎不全にいたる．副腎皮質ホルモンによるタンパク尿の改善，腎保護での有効性は比較対照試験で証明されていない．少数例による非対照試験ではサイクロフォスファマイド，サイクロスポリンの有用性が示唆されている．

■ 膜性増殖性糸球体腎炎（MPGN）

光学顕微鏡で糸球体基底膜の肥厚と細胞増殖とを認めることが特徴で，メサンギウム毛細血管性糸球体腎炎ともよばれる．大きく二つのタイプに分類される．両者ともメサンギウム細胞と基質の増加，糸球体基底膜の肥厚と二重化が認められ，毛細管係蹄の小葉状パターンが顕著となる．タイプ1 MPGNに特有な所見として電子顕微鏡で内皮下およびメサンギウムにC3，IgG，IgMを含む免疫沈着物が認められる．一方，“dense deposit disease”ともよばれるタイプ2 MPGNでは糸球体基底膜内にC3は染まるが免疫グロブリンは染まらない電子高密度沈着物の存在が特徴である．

タイプ1 MPGNは免疫複合体腎炎であり，種々の慢性感染症，全身性疾患および悪性腫瘍と関連している．タイプ1 MPGNのほとんどの患者では高度タンパク尿，活動性尿所見，軽度の腎機能障害がみられるが，予後は比較的良好であり，70〜85％では重篤な腎機能障害なく経過する．基礎疾患の治療をこえる有効な治療法は証明されていない．

タイプ2 MPGNは“C3 nephritic factor”とよばれるIgG自己抗体が存在して，C3を代謝するC3 convertaseに結合してその不活性化を妨げるために第二経路による補体活性化が持続する自己免疫疾患である．タイプ2 MPGNもタンパク尿，ネフローゼ症候群を示すが，急性腎炎症候群，RPGN，再発性血尿を示す例もある．その臨床経過もさまざまであり，有効な治療法は確立していない．

■ **IgA腎症**

IgA腎症はわが国で最も頻度の高い糸球体疾患であり，成人で30〜40%を占める．家族性の集積も報告されている．腎臓ならびに血清の異常がヘノッホ-シェーンライン（Henoch-Schönlein）紫斑病と区別できず，単一疾患の一連の病像と考えられている．慢性肝疾患などの全身疾患と関連してもみられる．典型的には上気道ならびに腸管感染症24〜48時間後に肉眼的血尿で発症する．スクリーニング時の顕微鏡的血尿で気づかれることも多い．ネフローゼ症候群はまれ（<10%）で，高血圧は20〜30%でみられる．

光学顕微鏡では基質と細胞の増加によるメサンギウムの拡大が観察される．重症例ではび漫性増殖，細胞性半月体，間質炎症および糸球体硬化も認めることがある．蛍光抗体法ではメサンギウムにIgA沈着を認めることが診断根拠となる．通常，同一部位にC3沈着も認め，半数ではIgG沈着もみられる．

電子顕微鏡ではメサンギウムに電子高密度沈着物がみられる．IgA腎症は数十年にわたって血尿，腎障害をくり返すが，予後は一般に良好と考えられていたが，現在では20〜50%では20年以内に末期腎不全におちいることが確認されている．確立した治療法はないが，腎生検で活動性炎症を認める場合，重症ネフローゼ症候群，急性腎炎症候群，RPGNに該当する例では高用量の副腎皮質ホルモンや免疫抑制薬の投与がすすめられる．副腎皮質ホルモンパルス療法も試みられている．（後藤淳郎）

2-5-3
ネフローゼ症候群

ネフローゼ症候群は疾患名ではなく，多量のタンパク尿によって生じる腎臓ならびに腎臓外のいくつかの臨床症状・徴候および検査所見で特徴づけられる症候群であり，腎疾患で観察される臨床像の一つである．そのおもな内容は1日3.5g以上のタンパク尿，低タンパク（アルブミン）血症（アルブミン <3.0g/d*l*），浮腫，高脂血症であるが，さらに脂肪尿や凝固能亢進なども伴う．タンパク尿を除くいずれの項目も，以下に述べるさまざまな糸球体疾患によって引き起こされたタンパク尿によって二次的に生じる現象であり，タンパク尿の多寡にかかわらず生じうる．

一般に低アルブミン血症の程度はタンパク尿が多いほど強い．肝臓でのアルブミン合成は増加しているが，低アルブミン血症を代償するには不十分である．浮腫のメカニズムは低アルブミン血症に伴うコロイド浸透圧の低下によって，血液から間質へ細胞外液が移動し血液量が減少するために，レニン・アンジオテンシン系，交感神経，抗利尿ホルモンが刺激され，一方では心房性利尿ホルモンが抑制されるために腎臓でのNa，水の再吸収が増加して，血液量は一時的に回復するが，結局は浮腫を悪化させ，浮腫が持続すると説明される．しかし，血液量が増加している症例でも浮腫が認められることから，腎臓でのNa，水の再吸収が最初から増加する症例もあると考えられる．高脂血症はコロイド浸透圧の低下によって肝臓でのリポタンパクの合成が増加する結果として生じ，大多数で総コレステロール，LDLコレステロールが上昇している．ネフローゼ症候群では肝臓での合成促進による高フィブリノーゲン血症や尿中へのアンチトロンビンIII喪失などにより，凝固能が亢進し，末梢動静脈血栓，腎静脈血栓，肺塞栓が起こりやすい．

ネフローゼ症候群を主要な臨床像とする糸球体疾患には微小変化群，巣状糸球体硬化症，膜性腎症，膜性増殖性糸球体腎炎などの一次性糸球体疾患があげられる．さらに，最近著増している糖尿病性腎症，アミロイドーシスなどの二次性糸球体疾患でもネフローゼ症候群が認められる．このような疾患によって，糸球体基底膜，上皮細胞ポドサイト（たこ足細胞），スリット膜などで構成される糸球体濾過バリアのタンパクに対する透過性が変化して多量のタンパク尿が生じる．そして，患者の年齢によってネフローゼ症候群の原因疾患の頻度は異なる．また，わが国で高頻度にみられるIgA腎症などの一次性糸球体疾患もネフローゼ症候群を呈することがある．成人のネフローゼ症候群では原因疾患を明確にし治療方針を決定し予後を推測するために腎生検を行う．一方，小児のネフローゼ症候群の大多数が微小変化群に生じ，経験的に副腎皮質ホルモン療法によく反応するので，腎生検を行わずに治療を開始する．

ここでは微小変化群について説明し，それ以外の一次性糸球体疾患は慢性腎炎の項目2-5-2を参照．小児および成人のネフローゼ症候群のそれぞれ80，20％が微小変化群で生じる．ピーク年齢は6～8歳，顕微鏡的血尿を認めるのは20～30％，高血圧や腎機能低下を伴うことはまれである．腎臓の組織を光学顕微鏡，蛍光抗体法で調べても糸球体の形態的な異常は認められず，電子顕微鏡で上皮細胞ポドサイトの足突起のび漫性の癒合を認めるのが特徴とされる．小児ではタンパク尿の主成分はアルブミンで選択性は高く，糸球体基底膜の陰性荷電の消失と関わっていることが想定される．微小変化群の予後は良好で小児の90％，成人の50％は副腎皮質ホルモンによく反応する．副腎皮質ホルモンを中止すると再発し，副腎皮質ホルモン依存例ではサイクロフォスファマイドやサイクロスポリンなどの免疫抑制薬も使用される．

（後藤淳郎）

2-5-4
糖尿病性腎症

糖尿病は膵臓で生成，分泌され血糖値を低下させるように働くインスリンが不足しているために，あるいはインスリンがうまく機能しないインスリン抵抗性が存在するために血糖値が高くなる疾患である．前者をタイプ1糖尿病，後者をタイプ2糖尿病という．現在では糖尿病患者の約90％が肥満や運動不足と深い関わりをもつタイプ2糖尿病に属する．タイプを問わず，糖尿病患者のおよそ20〜30％ではその経過とともに腎臓の障害すなわち糖尿病性腎症が発症してくる．高血糖，高血圧，糸球体高血圧，糸球体過剰濾過，タンパク尿，喫煙，高脂血症，レニン・アンジオテンシン（RA）系に関わる遺伝因子が腎症の危険因子と考えられている．

糖尿病性腎症は時間を追って病変が進行していくと考えられ，その時間経過は糖尿病発症時期が明確であるタイプ1で明らかにされている．まず腎糸球体高血圧，腎糸球体過剰濾過が最初に観察され，この状態が続くと約5年後に微量アルブミン尿が認められるようになる．微量アルブミン尿は，通常の尿試験紙によるタンパク尿では陰性であり，この時期の糖尿病性腎症を診断する目的で高感度尿アルブミン定量法が利用される．この方法によって尿アルブミン排泄量が30〜300 mg/日に該当する場合を微量アルブミン尿といい，尿試験紙によるタンパク尿が陽性の時期すなわち顕性タンパク尿への進行を予知する．微量アルブミン尿になって5〜10年後に顕性タンパク尿に移行し，徐々にタンパク尿の程度も強くなり，ネフローゼ症候群を示す．並行して高血圧，腎機能障害も悪化していく．そして典型的なケースでは顕性タンパク尿になって5〜10年後に末期腎不全にいたる．一方，タイプ2では明確な糖尿病発症時期を特定できないので，診断時にすでに顕性タンパク尿や確立した高血圧を認めるなど，凝縮された経過の症例も多いが，タイプ1と同じ経過をたどると考えらる．

糖尿病性腎症ではその診断は病歴や臨床所見に基づいて行われ，一般に腎生検は行われない．とくに糖尿病性網膜症の有無（タイプ1では約90％，タイプ2では約60％で陽性），血尿の有無（糖尿病性腎症では高度の血尿は伴わない），腎臓のサイズ（糖尿病性腎症では腎臓が萎縮していない）などが参考になる．糖尿病性腎症の病理所見としては糸球体基底膜の肥厚，細胞外基質の蓄積によるメサンギウム腫大に始まり，進行すれば，好酸性PAS陽性物質によるび漫性糸球体硬化やキンメルスチール-ウィルソン（Kimmelstiel-Wilson）症候群として知られる結節性糸球体硬化が観察される．腎血管にはアテローム硬化や高血圧性細動脈硬化を認める．

わが国でも糖尿病性腎症は末期腎不全患者の基礎疾患として第1位にあり，しかも透析開始後の予後もアテローム硬化に基づく心血管病などのためにきわめて不良であり，糖尿病性腎症の治療は大きな課題である．上に述べた糖尿病性腎症の危険因子すべての管理，なかでも血糖と血圧の厳密なコントロールが最も重要である．とくにRA系の主要な生理活性物質であるアンジオテンシンIIの作用を抑制して，全身血圧とともに糸球体血圧を低下させ，細胞外基質の蓄積を抑制できるACE阻害薬やアンジオテンシンII拮抗薬によって，糖尿病性腎症の進行を阻止できることが証明されている．これらのRA系抑制薬を糖尿病性腎症の早期から使用し，その進行を早い段階で阻止すること，進行例でもRA系抑制薬を含む降圧治療を継続的に行うことが必要である．

（後藤淳郎）

2-5-5
慢性腎不全

慢性腎不全とは長期(月ないし年の単位)にわたる不可逆的なプロセスにより腎機能が障害される病態をいう．短期間に腎機能が低下する急性腎不全とは腎機能障害という点では同じであるが，急性腎不全では一般に腎機能が回復する可能性が高いことが異なる．腎疾患はまず，それぞれに特有な病因によって発症するが，いったん正常に機能する腎容量が減少すると，共通の経路をたどる．すなわち残された正常ネフロンの仕事量が増加し，短期的には生体にとって有利な糸球体過剰濾過，糸球体高血圧あるいは糸球体肥大などの適応現象が生じるが，長期的にはこれらの適応現象の結果として糸球体硬化が進み，徐々に不可逆的な腎障害が進行すると想定されている．そして腎機能障害が進んで，血液透析，腹膜透析や腎移植などの腎代替療法を行わなければ尿毒症が出現し，日常生活さらに生命を維持できない状態になると末期腎不全とよばれる．現在，わが国で末期腎不全による慢性透析患者数は毎年1万人ずつ増加し，20万人をこえている．新規に慢性透析に導入される患者数は年に約3万人であるが，年ごとに高齢化し，原因疾患として透析導入後の予後が悪い糖尿病性腎症や高血圧性腎硬化症が増加し，1998年には糖尿病性腎症が慢性糸球体腎炎を抜いて第1位となっている．

臨床的な腎機能障害の評価にはおもに糸球体濾過によって腎臓から排泄される血清クレアチニン(Cr)，尿素窒素のレベルが用いられる．腎機能障害が進むほど，これらの値が上昇する．血清Cr値は筋肉容量と密接に関連しているので，とくに高齢者では，ごくわずかのCr上昇でも腎障害の存在を示唆するため，クレアチニン・クリアランスなどを測定して糸球体濾過量(GFR)をより詳しく評価する必要がある．GFRが正常の30%程度に低下するまでは，Cr上昇などの検査値の異常のみで，とくに症状はみられないことが多い．しかしGFRが30%未満に低下すると以下に述べる種々の症状が出現する．そして，ふつうではGFRが正常の5～10%未満（クレアチニン・クリアランス＜10 ml/min，血清Cr＞8～10 mg/dl；ただし体格によって異なる）になると腎代替療法が必要となる．

腎臓は老廃物や外来物質を排泄することに加えて，細胞外液量，浸透圧を調節する，Na^+，K^+，Ca^{2+}などの電解質バランスを維持する，水素イオンH^+濃度の恒常性を守る，レニン，エリスロポエチンや1-25ジハイドロオキシビタミンD_3などのホルモンを産生するなど，幅広い機能を果たしている．このため腎機能障害が進むとほぼすべての臓器に機能異常を認める．症状としては食欲低下，体重減少，呼吸困難，全身倦怠感，掻痒感，夜間尿，不眠，味覚障害，意識障害などが含まれる．身体所見では体液量増加，高血圧，出血斑，心膜・胸膜摩擦音，筋萎縮，振せんなどを認める．検査所見では高K血症，高リン血症，代謝性アシドーシス，低Ca血症，貧血などがみられる．血液透析あるいは腹膜透析を開始すると，これらの異常のほとんどが改善する．

保存期慢性腎不全の時期には腎障害の進行を抑えるために血圧コントロールとタンパク質摂取制限が重要である．降圧薬のなかでは体液量コントロールのために利尿薬が必要であり，ACE阻害薬やアンジオテンシンII拮抗薬が糖尿病性腎症や1日1g以上のタンパク尿を認める例では優先される．貧血へのエリスロポエチン製剤皮下投与，高リン血症への炭酸Caなどのリン吸着剤，高K血症へのK摂取制限やイオン交換樹脂なども適宜必要である．一方，各症例を総合的に判断して，腎代替療法の開始時期の判断を誤らないことも重要である．

（後藤淳郎）

2-5-6
尿路感染症

尿路感染症は腎臓から外尿道口までの尿路のおのおのの部位で起こる感染症をいい，腎盂腎炎，膀胱炎，尿道炎，前立腺炎が含まれる（前立腺炎は2-5-11参照）．合併症，基礎疾患のないものを単純性尿路感染症，あるものを複雑性尿路感染症と区別する．一般に単純性は急性の，複雑性は慢性の経過をとる．尿路感染症は小児，性的活動期，高齢者に多い．中間尿で白血球が検出され（膿尿），尿培養検査で1 m*l* あたり細菌数が 10^5 個認められた場合，尿路感染症と診断される．アデノウイルスやクラミジア，真菌（カンジダ）に起因することもある．原因菌としては大腸菌が最も多い．

■ 腎盂腎炎

腎盂腎炎は腎実質および腎盂腎杯の感染症で，急性腎盂腎炎と慢性腎盂腎炎に分類される．

急性腎盂腎炎は悪寒，発熱，腰背部痛で急激に発症し，肋骨脊椎角部叩打痛を伴う．尿中白血球増多，尿中細菌数 10^5/m*l* 以上を認める．発症経路は上行性感染（尿道・膀胱から細菌が上行する）では腸管，尿道，膣由来のグラム陰性杆菌による膀胱炎に続発することが多い．また，複雑性感染症では，小児では先天性膀胱尿管逆流症が多く，高齢者では糖尿病，前立腺肥大症，尿路結石，骨盤手術後などの排尿障害が重要である．男性に比べて女性に多く発症する．

慢性腎盂腎炎は腎盂，腎杯，腎間質，尿細管を主病変とする慢性的な細菌感染症で，持続的な炎症により腎実質の萎縮や組織構築の破壊がみられることが多い．ほとんどが複雑性尿路感染症であり，基礎疾患の治療が重要である．起炎菌ははっきりしないこともある．先天性尿路異常である膀胱尿管逆流症では，小児期から腎盂腎炎をくり返すことにより慢性化することがある．

■ 膀胱炎

細菌感染によるもののほかに，放射線や薬剤によるアレルギー反応を原因とするものも同様の症状があり，膀胱炎に含める．頻尿，排尿時痛，残尿感，下腹部不快感がおもな症状で，尿検査で膿尿，血尿を認める．

単純性膀胱炎の多くは，外陰，外尿道口付近の細菌が尿道を上行して膀胱で炎症を起こす．20歳台，30歳台の性的活動期の女性に多く，性交，排尿の我慢，感冒，便秘，妊娠，出産などが誘因となる．排尿痛，頻尿，残尿感に加えて，発熱，腰部痛があれば腎盂腎炎が合併している可能性が高い．起炎菌は大腸菌が多く，治療は十分な飲水と抗生物質，抗菌剤の投与を行うことにより数日間で軽快する．

排尿障害のために残尿があるときや，尿道留置カテーテルなど膀胱内に異物がある場合など基礎疾患や背景因子があるときの複雑性膀胱炎は，起炎菌も大腸菌以外にセラチア，緑膿菌，腸球菌，エンテロバクターなどが多く，感染をくり返し抗菌剤に抵抗を示すことが多い．治療は残尿を少なくし，間欠的自己導尿など，尿路管理を行うことが重要．

細菌感染以外の膀胱炎としては，小児や免疫抑制状態でのアデノウイルス感染による膀胱炎，放射線照射後の放射線性膀胱炎，サイクロフォスファマイドなど抗悪性腫瘍剤による出血性膀胱炎，抗喘息薬による好酸球性膀胱炎，および間質性膀胱炎などがある．間質性膀胱炎は，膀胱の萎縮と蓄尿時の強い痛みを訴える病態で，膀胱間質の炎症と平滑筋束の異常を認めるが，原因は明らかではない．抗アレルギー剤や麻酔下での膀胱拡張が有効なことがある．

■ 尿道炎

女性は尿道が短かいため，外尿道口から侵入した細菌が膀胱粘膜に感染し，膀胱炎を惹起するが，男性は尿道が長いことと，前立腺液に殺菌作用があるため膀胱炎は基礎疾患がない場合には起こることは少なく，尿道炎あるいは前立腺炎を起こす．尿道炎は性行為を介して感染することが多いが，感冒など免疫力の低下時に細菌が尿道口から侵入感染して起こることもある．男子尿道炎の起炎菌では淋菌とクラミジア（*Chlamydia trachomatis*）が60％と多い．クラミジア尿道炎を含む非淋菌性尿道炎では排尿時の軽度の尿道の痛みがあり，淋菌性尿道炎では強い排尿時痛と外尿道口からの膿性分泌物がみられる．性習慣の変化により，性感染症による尿道炎は増加かつ若年化しており，また淋菌，クラミジアともに抗生物質，抗菌剤への耐性化が進んでいる．性行為にはコンドームの装着が予防に不可欠であることを再認識する必要がある．診断法は抗原検出法や遺伝子診断法が普及している．治療は飲水による尿量の増加と抗生物質，抗菌剤の投与だが，性行為感染による尿道炎は治療が難しく，薬剤耐性の知識のある専門医の診療が不可欠である．（堀江重郎）

2-5-7
腎腫瘍（腎細胞がん）

腎臓に発生する腫瘍の多くは悪性腫瘍（腎細胞がん）である．良性腫瘍としては血管筋脂肪腫の頻度が高く，腎細胞がんとの鑑別が必要となる．また腎臓でつくられた尿が集まる腎盂には膀胱がんや尿管がんと性質の似たがん（腎盂がん）ができる．

腎細胞がんは，腎尿細管から発生する腺がんであり，発生頻度は人口10万人あたり2.5人程度で，男女比は2〜3：1で男性に多い傾向がある．腎がんの発症の危険性を増加させる因子としては喫煙や脂肪に富んだ食餌の摂取が指摘されている．遺伝性の腎がんについてはVHL遺伝子に異常があることがわかり，その遺伝子異常がある家系では将来，腎がんにかかる可能性が予測できる．また，慢性腎不全で維持透析療法を受けている患者にも後天性嚢胞性腎疾患に腎がんが発生する頻度が高い．

■ 症状と徴候

発見の契機は多くは無症状で，検診や別の腹部の症状で施行された腹部超音波検査で偶然みつかることが多い．また顕微鏡的血尿があり，画像診断により発見されることもある．古典的な徴候は，側腹部に触れる腫瘤，肉眼的血尿，側腹部の疼痛であるが，いずれの症状も腫瘍が大きくなった場合に出現する．また発熱や貧血，体重減少など消耗性疾患を思わせるような症候がある場合は，腫瘍の進行する勢いが強いタイプのがんと考えられている．

■ 診断

血液検査は，腎がんを特異的に示すものはない．進行がんでは貧血や血沈・CRPなど炎症反応の上昇をみることがある．多血症，高カルシウム血症，肝機能異常などを契機に発見されることがある．

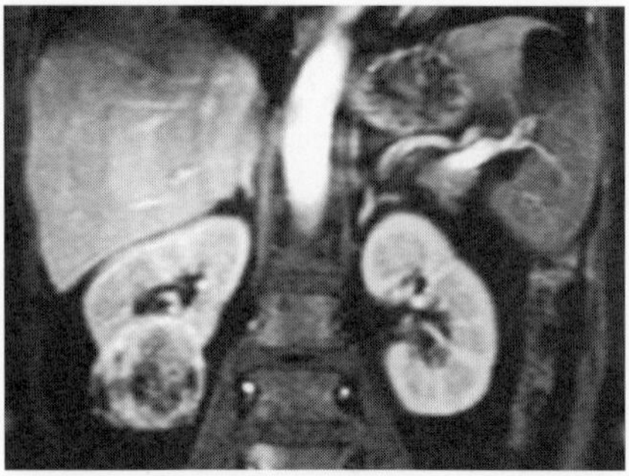

図1 右腎下極の腎細胞がん（MRI）

超音波検査では，内部エコーが不均一な腫瘤像が認められることが多い．CTスキャンの診断価値が高く，単純撮影，造影剤を注射して行う造影検査を行う（図1）．腫瘍の質的診断には急速に造影剤を注射するダイナミック撮影が有用である．悪性腫瘍では造影効果が高く，すなわち腫瘍内の血管分布が多い．腫瘍が腎静脈から大静脈まで進展することがまれにあり，MRI検査により大血管への進展を調べることができる．

■ 深達度

腫瘍径が7 cm以下で，腎周囲脂肪や腎盂への浸潤がない場合は予後は比較的よい．遠隔転移は血行性に起こることが多く，肺，骨，脳，肝臓，膵臓などにおもに転移する．

■ 治療

手術療法が唯一の根治療法となる．腫瘍径が5 cm以下で腎臓の輪郭から突出しているタイプの腫瘍では部分切除を，それ以外の腫瘍では腎摘除術を行う．腎機能が正常であれば，一つの腎臓を摘出しても腎機能は著しくは損なわれない．腎臓は大腸の背中側に埋まっている臓器のため，開放手術では，比較的大きい創でかつ体幹の筋肉を切開する必要がある．手術侵襲を少なくするために腹腔鏡下手術が徐々に普及しており，摘出した腎を体外に取り出す最小限の創で，開放手術と同じ質の手術をすることができる．また腹腔鏡下手術後の回復は開放手術より速やかで，近接の非再発率も変わらない．手術時には転移がなかったものの後に肺や骨などの臓器に転移が生じた場合は，転移巣が単発であれば，できるだけ切除したほうが予後がよい．複数の転移巣についてはインターフェロン，インターロイキン2による免疫療法または5-FU系の抗がん剤の治療を行っても奏効率は約15％と低い．発見時に転移が認められても，腎摘除を行うほうが，予後がよい結果が得られている．全身状態が不良で手術が難しい場合は，腎動脈の塞栓術も試みられる．原発巣摘除後長期間経って転移が出現する可能性がある（転移出現率1〜5年は36%，5〜10年は21%，10〜15年は33%）ため，長期間の経過観察が必要である．

治療抵抗性の転移がんに対しては，組織適合性（HLA）の適合した兄弟の骨髄幹細胞を移植，定着させることで，移植された骨髄幹細胞から分化した免疫細胞が抗腫瘍効果を発揮することが近年報告され，注目されている．（堀江重郎）

2-5-8
多発性嚢胞腎

多発性嚢胞腎は，両側の腎の皮質，髄質に多数の嚢胞を形成し，また実質の萎縮と線維化を伴う疾患で，常染色体優性遺伝をする嚢胞腎（autosomal dominant polycystic kidney disease, ADPKD）と，常染色体劣性遺伝をする嚢胞腎（autosomal recessive polycystic kidney disease, ARPKD）に分類される．

■ 常染色体優性遺伝嚢胞腎

(1) 疫学

ADPKDは，罹患率が約1000〜2000人に1人であり，遺伝性腎疾患のなかで最も頻度が高い．腎嚢胞の多発と，腎実質の萎縮，線維化により機能ネフロン数が減少し，患者の半数は60歳台までに終末期腎不全となる．病理像としては糸球体の硬化像，尿細管の萎縮，間質の線維化を認め，また炎症細胞浸潤も認められる．腎臓以外の嚢胞形成としては，肝嚢胞を60〜70％に認め，女性，腎機能が低下している患者に多い．膵臓，卵巣，甲状腺に嚢胞を認めることがある．合併症を図2に示す．20％の患者に頭蓋内動脈瘤を認める．頭蓋内動脈瘤の頻度は，年齢とともに上昇する．死因としては，心肥大，冠動脈疾患および，

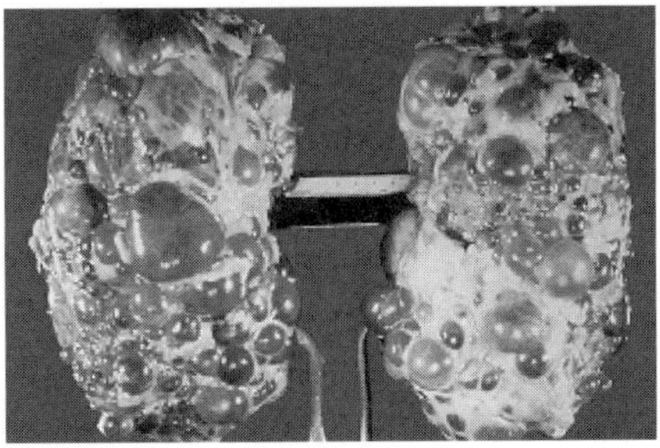

図1 ADPKD腎（肉眼所見）

嚢胞感染による敗血症が多い．また脳動脈瘤破裂は，比較的若年者に多い．腎不全の進行前より，50～75%の患者に高血圧が認められ，レニン-アンジオテンシン-アルドステロン系の活性化による腎血漿流量の低下と，腎血管抵抗の増大が認められる．

患者の約8割は，第16染色体短腕上の遺伝子 PKD1 の異常により発症し，残りは，第4染色体長腕上の遺伝子 PKD2 の異常による．少数例だが，これ以外の遺伝子異常により発症する例もある．PKD2 遺伝子異常家系は，PKD1 遺伝子異常家系に比べ，腎不全の進行が遅い (late-onset) 型であり，予後が比較的良好である．遺伝浸透率はほぼ100%と考えられているが，家族歴のない散発例もまれでない．

⑵ 治療

嚢胞形成と腎実質の萎縮によるネフロンの減少を抑止する確立した治療法は現在ないため，基本的には，嚢胞により腫大した腎への対症療法が主体となる．高血圧，尿路感染は，腎不全の増悪因子であるので，治療が必要である．近年基礎研究が著しく進み，創薬が期待されている．

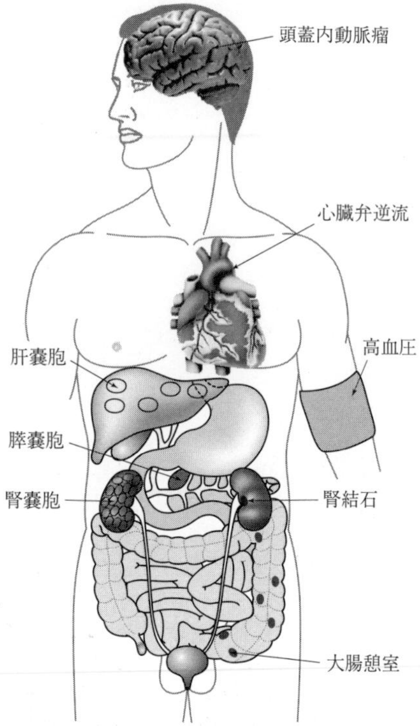

図2 ADPKD の合併症

■ 常染色体劣性遺伝嚢胞腎

⑴ 疫学

ARPKD は，新生児 6000～14000 人に1人の割合で発症するまれな遺伝性疾患であり，周産期に発見され出生後短期間で死亡することが多いが，病態によっては，成人期まで生存する．責任遺伝子 PKHD1 が，発見されている．

⑵ 病態生理

ARPKD では，肺の低形成による呼吸不全により，新生児期に死亡することが多い．両側腎には，径 1～2 mm の小さな嚢胞が多数形成され，嚢胞は拡張した集合管へと続いており，腎は正常の10倍にも腫大している (Potter I 型)．新生児期以後に腎の異常が顕現してくる場合は，軽症型で，嚢胞形成に尿細管の萎縮，間質の線維化が進行し，腫大していた腎はむしろ縮小する．肝では門脈の線維化が生じ，また，カロリ (Caroli) 病と共通する，胆管の形態異常と肝内胆管の拡張がみられる．門脈圧亢進症により，肝不全にいたるが，腎症状と肝症状は逆相関の関係にあり，一方が重篤であれば，他方は軽症であることが多い．ADPKD とは異なり，患者家系内での遺伝的表現型はほぼ一致している．

⑶ 臨床症状

腎不全：新生児期を乗りこえた患児では，幼少年期にかけて腎不全が進行し，低成長，高血圧，浮腫を生じる．

肝不全：門脈圧亢進症は，5～10歳にかけて出現することが多い．食道および胃静脈瘤，脾腫を生じる．肝内胆管拡張がある場合は，胆管炎を生じやすい．

(4) 経過，予後，治療

出生後1か月以内に死亡する症例が多い．腎不全，肝不全の出現により，予後は規定される．治療は，腎移植，透析療法，肝不全に対するシャント手術などの対症療法が主体となる．（堀江重郎）

2-5-9 尿路結石症

尿路結石は腎臓で尿中のカルシウムや尿酸などの無機質の結晶とタンパク質などの有機物が凝集・増大することによってできる．尿路結石の原因を表1に示す．結石が腎－尿管を移動中に尿路を閉塞すると，疝痛発作と激烈な痛みが側腹部や下腹部に生じる．尿路結石は国民の4%が罹患するきわめて頻度が高い疾患で，全年齢でみられるが，男性ではとくに20～40歳台に，女性では閉経後に多い．また腎で形成される結石とは別に，排尿障害のため膀胱内に残尿がある場合，膀胱結石が形成される．尿路結石は結晶成分が全体の90%を占めている．結晶成分ではシュウ酸カルシウムが圧倒的に多く，リン酸カルシウム結石を加えたカルシウム結石が約90%を占める．このほかに尿酸結石，リン酸マグネシウム・アンモニア結石，シスチン結石などがある．シュウ酸カルシウム結石では，尿中カルシ

表1 尿路結石の原因

尿流停滞
尿路感染
長期臥床
代謝異常
原発性副甲状腺機能亢進症
高カルシウム尿症
高シュウ酸尿症
低クエン酸尿症
シスチン尿症
遠位尿細管性アシドーシス
クッシング症候群
薬剤性
アセタゾラマイド
ステロイド
活性型ビタミンD
尿酸排泄促進剤
プロテアーゼ阻害薬

ウム，シュウ酸，尿酸などの結晶形成促進因子の増加や尿中クエン酸，マグネシウムの抑制因子の減少が原因になる．リン酸マグネシウム・アンモニア結石は尿素分解酵素をもつ細菌（*Proteus, Klebsiella*）感染により形成される．シスチン結石は腎尿細管におけるシスチンの先天的な再吸収阻害による．

■ **症状**

腎結石（図1）では背部に持続的な鈍痛が起こることがある．腎結石が尿管に下降し，尿流が閉塞すると尿管がけいれんし，また蠕動運動が強まり疝痛とよばれる強い痛みが出現する．夜中から明け方の尿が濃縮される時間に多いために，下降した結石周囲の尿管粘膜に濃縮尿の停滞で浮腫が起き閉塞が起こると考えられる．同時に吐き気や嘔吐などの消化器症状も起こる．閉塞状態が長引くと閉塞部位より上方の尿路が拡張する水腎症となり，腎機能が低下するが，疼痛は逆に軽減する．結石が排出されず長期に同じ部位に停滞していると，尿管粘膜により被覆され，いわゆる嵌頓結石となる．

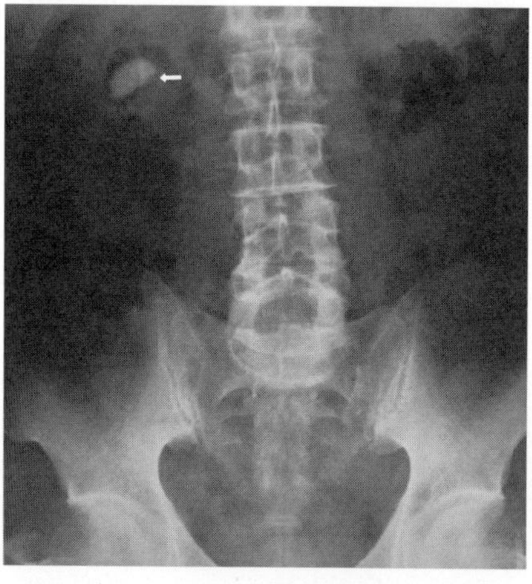

図1　右腎結石

X 線不透過のシュウ酸カルシウム結石が KUB 写真で右腎に認められる．

■ **診断**

尿検査では血尿（顕微鏡的，肉眼的）が認められ，またシュウ酸カルシウムなど，特徴的な結晶がみられる．腹部超音波検査で患側の腎盂の拡張がみられることが多い．

カルシウム結石は KUB（kidney-ureter-bladder）単純 X 線検査で確認できることが多いが，尿酸結石やシスチン結石は確認しにくい．排泄性腎盂尿管造影は結石の部位と尿の流れを確認する標準的な検査であるが，疝痛発作時には尿管がけいれんしているため行わない．CT 検査は腎結石，尿管結石に加え，尿管腫瘍などを除外することに役立つ．

■ **治療**

小さい結石では自然に排石することが期待されるため，十分な飲水や補液により利尿を促す．疼痛に対しては抗コリン剤，非ステロイド系消炎鎮痛剤，非麻薬系鎮痛剤が使用される．速やかに排石されない場合は体外衝撃波結石破砕術あるいは内視鏡的に経尿管的結石破砕術を行う．

■ **結石再発の予防**

日常的に飲水を多くすることが望ましい．尿中カルシウムが多い病態（食餌性，原発性副甲状腺機能亢進症，クッシング症候群など）では基礎疾患の治療が必要．高尿酸尿症はシュウ酸カルシウム結石の形成を促進するため，食餌指導や，尿酸産生阻害薬を服用する．尿 pH が低い場合には結石形成の阻害物質であるクエン酸の長期服用も有効である．また結石は炭水化物の摂取が多いときに形成されるため，炭水化物とプリン体摂取が多くないか，高血圧，高脂血症，糖尿病などの生活習慣病の発症を防ぐためにも検討する必要がある．

（堀江重郎）

2-5-10
膀胱がん

膀胱がんは，膀胱粘膜上皮より発生するがんで，組織学的には主として移行上皮がんが多い．腎盂がん，尿管がんも移行上皮がんが多く，がんとして似た性格をもつ．男性が女性より多く，喫煙が大きなリスクファクターである．また印刷や美容，有機溶媒の使用などに従事していたものに発がんの頻度が高く，職業がんと位置づけられる．家族性膀胱がんは少ない．

■ 症状と徴候

痛みのない血尿（多くは肉眼的）で受診することが多い．また尿が近くなる（頻尿）や排尿後の不快感，尿の我慢がきかない，といった膀胱炎を思わせる症状を訴えることもあり，抗生物質の投与を受けても症状が軽快しない無菌性尿路感染症では膀胱がんを疑う必要がある．進行した膀胱がんではがんが膀胱の筋肉の層まで浸潤し，尿管を圧迫するため，尿路が閉塞し腎盂尿管が拡張する水腎症となり腎機能が低下する．

■ 診断

(1) 膀胱鏡（膀胱ファイバースコピー）

膀胱がんの標準的な検査である．腫瘍は形態により乳頭状（papillary），結節状（nodular），中間型（papillonodular）に分類され，また茎があるカリフラワーのような形か（有茎性），あるいは裾の広い形か（広基性）分類する．乳頭状，有茎性腫瘍は表在がんのことが多く，結節状，広基性腫瘍は浸潤がんである可能性が高い（図1）．

(2) 尿細胞診

尿検査で潜血反応陽性，あるいは肉眼ではわからない顕微鏡的血尿，肉眼的血尿がある場合に，尿細胞診で尿中への腫瘍細胞の脱落を診断する．また抗原検出法である尿中NMP22，尿中BTA検査も尿細胞診を補完する．

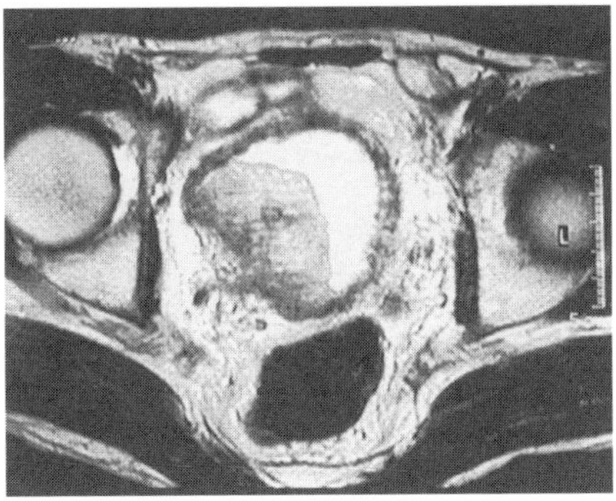

図1 膀胱浸潤がんのMRI像

(3) 画像診断

a. 超音波診断：超音波診断（エコー）は膀胱腫瘍を検出することができ，非侵襲的なスクリーニング目的に優れている．

b. 点滴静注腎盂造影：造影剤を点滴し，経時的に腎，尿管，膀胱に充満した尿を撮影することにより，腫瘍による尿路陰影の欠損像がないか，あるいは尿管の閉塞がないか診断する．

c. CT, MRI検査：腫瘍の深達度，また転移の有無がわかる．

(4) 経尿道的膀胱腫瘍切除術（transurethral resection of bladder tumor, TUR-Bt）

内視鏡下に膀胱腫瘍を切除する手術である．後述する表在がんでは治療的診断を，浸潤がんでは深達度とがんの悪性度の診断を行う．

■ 表在がんと浸潤がん

膀胱腫瘍の80％はがんが粘膜，および粘膜下層までにしか及んでいない表在がんであり，TUR-Btで治療できる．がんが膀胱の筋肉を巻き込み，さらに深く進展している場合は浸潤がんといい，根治的手術として膀胱摘除を必要とすることが多い．表在がんは再発する可能性が高い．これは，遺伝子異常が比較的広い範囲に起こってお

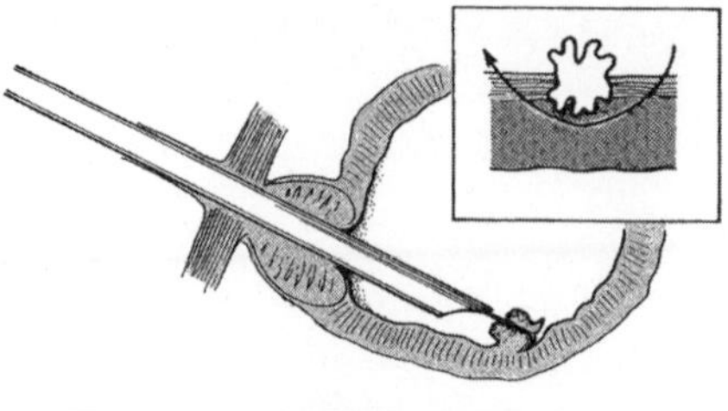

図 2　経尿道的膀胱腫瘍切除術 (TUR-Bt)
内視鏡下に筋層を含めて腫瘍を切除する.

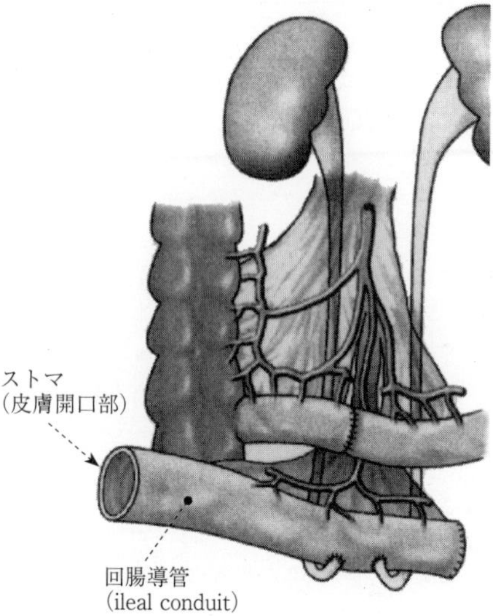

図 3　回腸導管
遊離回腸の蠕動運動により尿はストマから排出され, 残尿がない.

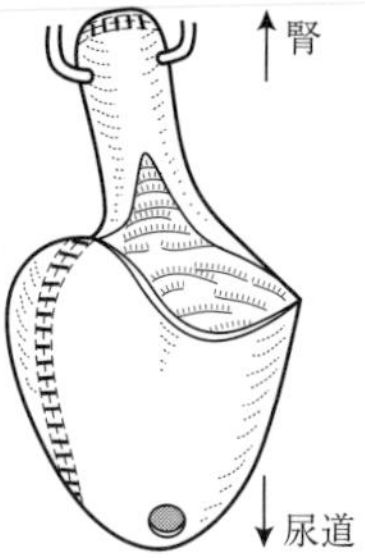

図 4　腸管利用代用膀胱
腸管管腔を開き, 球状に形成し, 尿管, 尿道と吻合する.

り, 異時的に腫瘍が発生する, また腫瘍細胞が膀胱腔内を浮遊し播種する, の二つの要因が大きいと思われる.

■ 治療

⑴　表在がん

経尿道的膀胱腫瘍切除術 (TUR-Bt) を行う (図 2). 2 年以内の再発率が 50〜70 % と高率であり, 10〜15 % は浸潤がんに移行するため, 術後再発予防目的に BCG (Bacillus Calmette-Guérin), 抗がん剤 (アドリアマイシン系薬剤など) の膀胱内注入を行う. 表在がんが致命的になることはほとんどない.

⑵　浸潤がんで遠隔転移のみられない場合

根治術として膀胱摘除術の適応となるが, 手術療法単独では術後局所再発, 遠隔転移する例が多く (筋層浸潤例の 50% が遠隔転移を発生する), 5 年生存率も 60% 程度と不良なために, シスプラチンを中心とした化学療法を手術療法と併用することが多い.

⑶　尿路変向

膀胱を摘除した場合に尿を体外に誘導する方法が必要であり, 尿路変向という. 尿管を遊離した回腸に吻合し, 回腸の端を皮膚に開口する回腸導管が代表的である. 尿道に腫瘍の進展がない場合は尿道を温存し, 尿管と尿道を遊離回腸で作成した袋に吻合する, 代用膀胱造設も広く行われている. 回腸導管では開口部 (ストマ) に集尿する袋をつける必要がある. 代用膀胱はほぼ正常同様の排尿機能を保つことができ, QOL が高い (図 4).

⑷　放射線療法

高齢者や基礎疾患がある場合, 浸潤がんでも膀胱を摘除することなく放射線療法を行うこともある. 効果を高めるために化学療法を併用することもある.　(堀江重郎)

2-5-11
前立腺炎

前立腺炎は膿尿と細菌感染の有無により，急性細菌性，慢性細菌性，非細菌性，プロスタトディニア（前立腺痛）に分類される（表1）．

表1　前立腺炎の分類

	細菌尿	膿尿
急性細菌性前立腺炎	あり	あり
慢性細菌性前立腺炎	あり	あり
慢性非細菌性前立腺炎	なし	あり
プロスタトディニア	なし	なし

急性細菌性前立腺炎は，大腸菌，肺炎桿菌などグラム陰性桿菌の感染により，前立腺に炎症が起こり腫脹する．尿道からの細菌の侵入以外に，精巣上体から順行性に来るもの，体内のほかの部位の感染症から，血行性に感染を起こすものがある．前立腺肥大症，尿道狭窄，尿道カテーテル留置，急性精巣上体炎，尿道炎，糖尿病では前立腺炎を起こしやすい．症状は，悪寒戦慄を伴う発熱と会陰部の痛みや残尿感を感じ，頻尿になる．

慢性前立腺炎は急性症から移行するものとはじめから慢性型で推移するものがある．細菌感染が確認される場合とそうでない場合がある．症状としては発熱はなく，会陰部痛，尿道不快感，排尿困難，排尿痛，射精痛などを訴える．プロスタトディニアは膿尿と細菌感染が認められないが，同様の症状を訴えるものをいう．

■ 検査と診断

急性前立腺炎では，触診上前立腺は柔らかく腫大し圧痛を認める．触診により尿道から排膿を認める．初尿，中間尿に膿尿，細菌尿を認める．

慢性前立腺炎では，触診上圧痛を認めることが多い．経直腸的に前立腺マッサージを行い前立腺圧出液に白血球を認める．

■ 治療

急性前立腺炎は敗血症を起こすこともあり，点滴補液を行い，細菌に有効な抗菌剤を使用する．尿道内操作は菌血症を悪化するので禁忌である．

慢性細菌性前立腺炎の治療は，長期間抗菌剤や抗炎症作用のある薬剤を内服する必要がある．長時間座業するものに多いため，生活面での改善も必要である．下痢や便秘などの排便異常が前立腺炎症状を悪化させるので，整腸に留意する．起炎菌が同定されない非細菌性前立腺炎ではクラミジアやマイコプラズマ感染によるものであることもあり，非細菌性であっても抗菌剤により症状が改善することが多い．プロスタトディニア（前立腺痛）は，その機序が明らかではなく，抗菌剤，抗炎症剤は無効である．心療内科や神経科の治療により症状が改善することがある．　（堀江重郎）

2-5-12
前立腺肥大症

■ 前立腺

前立腺はクルミ大の小さな臓器で，膀胱の下部に隣接し，その中央を膀胱からつながる尿道が貫いている．前立腺は精液の成分を産生しているが，まだ解明されていない機能もあると考えられている．加齢に伴い，前立腺の尿道の周囲の部分に結節が生じ，さらに前立腺の増生（前立腺腺腫）が起こり，前立腺の体積が腫大することを前立腺肥大とよぶ（図1）．しかし，前立腺の体積が同年齢の平均よりも大きいことに病的な意義があるのではなく，腫大した前立腺が尿道を圧迫するために排尿時の尿道のスムーズな拡張が妨げられ，排尿状況に不満が生じる状態（排尿困難）があってはじめて前立腺肥大症とよぶ．また前立腺の体積の腫大がなくても，排尿困難がある場合に，前立腺肥大症に含めることがある．したがって男性では，脳神経系の異常による排尿障害が除外されている排尿障害を前立腺肥大症と総称することが多いが，排尿症状は前立腺の大きさとは必ずしも相関しないために，むしろ下部尿路症候群などとよぶ動きもある．前立腺が大きく触知されただけで症状が伴わなければ，前立腺肥大症とはされない．

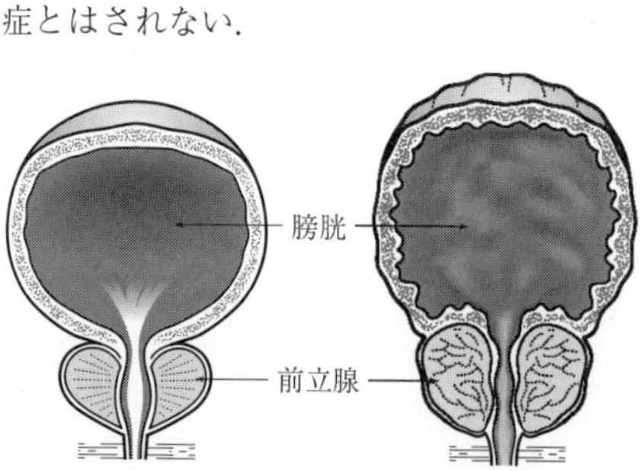

図1 前立腺と前立腺肥大症（右）

■ 排尿に関する症状

排尿に関する症状は，排尿に閉塞感がある症状（閉塞症状）と尿を溜めることが難しい症状（蓄尿症状）の二つにまとめられる．閉塞症状は，前立腺腺腫による尿道の閉塞に起因する．蓄尿症状は膀胱刺激症状とよばれ，持続する尿道閉塞から二次的に発生することが多いが，前立腺の大きさが正常で閉塞症状がない場合もある．

(1) 閉塞症状

尿の勢いが弱い，排尿の開始に手間取る，排尿の開始時におなかに力を入れる必要がある，排尿時に痛みがある，排尿が途中で中断する，排尿がスッキリ終わらずにキレが悪く，尿がぽたぽたたれる，排尿後にもまだ尿が残っているようでスッキリしない，などの症状がある．

(2) 蓄尿症状

排尿の回数が多くなった，睡眠中に尿意で目が覚めることがしばしばある，尿意が起こると我慢するのがつらく，漏れそうになる，などがある．

(3) 症状スコア

これらの症状を定量的に評価するために国際前立腺症状スコアが使用されている．国際前立腺症状スコアは残尿感，排尿間隔，尿線の中断，排尿の我慢，腹圧排尿，夜間排尿回数，の7項目からなる（表1）．スコアの合計点から症状の程度を0〜7点を軽度，8〜19点を中等度，20〜35点を重度に区分できる．また排尿に関する不満度をQOLスコアで評価する．このスコアは治療効果の判定にも有用であるが，前立腺肥大症に特異的な診断法ではなく，前立腺炎などの尿路感染症，膀胱がん，脳梗塞などの神経疾患による膀胱機能の低下によってもスコアの合計は高値となる．

(4) 尿閉

尿意があってもまったく排尿できないことを尿閉といい，前立腺肥大症が背景にあり，飲酒や抗コリン剤などを含む総合感冒

表1　国際前立腺症状スコア（I-PSS）

国際症状スコア（IPSS）

氏名＿＿＿＿＿＿＿＿　年齢＿＿＿＿　男・女　記入日＿＿＿＿年　月　日

あなたの最近1ヶ月間の排尿状態についておたずねします。それぞれの質問について、あてはまる番号を○で囲んでください。

	どのくらいの割合で次のような症状がありましたか	全くない	5回に1回の割合より少ない	2回に1回の割合より少ない	2回に1回の割合くらい	2回に1回の割合より多い	ほとんどいつも	あなたの点数
1	この1か月の間に、尿をしたあとにまだ尿が残っている感じがありましたか	0	1	2	3	4	5	
2	この1か月の間に、尿をしてから2時間以内にもう一度しなくてはならないことがありましたか	0	1	2	3	4	5	
3	この1か月の間に、尿をしている間に尿が何度も途切れることがありましたか	0	1	2	3	4	5	
4	この1か月の間に、尿を我慢することが難しいことがありましたか	0	1	2	3	4	5	
5	この1か月の間に、尿の勢いが弱いことがありましたか	0	1	2	3	4	5	
6	この1か月の間に、尿をし始めるためにお腹に力を入れることがありましたか	0	1	2	3	4	5	
7	この1か月の間に、夜寝てから朝起きるまでに、ふつう何回尿をするために起きましたか	0回	1回	2回	3回	4回	5回以上	

症状スコア（設問1～7）
点

QOLスコア

	とても満足	満足	ほぼ満足	なんともいえない	やや不満	いやだ	とてもいやだ
現在の尿の状態がこのまま変わらずに続くとしたら、どう思いますか	0	1	2	3	4	5	6

QOLスコア
点

影響度スコア（BII）

	ない	少し	多少	とても
この1か月の間に、尿の問題のために、どれくらい身体に不快感がありましたか	0	1	2	3
この1か月の間に、尿の問題のために、どれくらい健康について心配しましたか	0	1	2	3
この1か月の間に、尿の問題のために、どれくらいわずらわしいと思いましたか	0	1	2	3

	ない	たまに	時々	しばしば	いつも
この1か月の間に、尿の問題のために、したいと思った事ができないことがありましたか	0	1	2	3	4

影響度スコア
点

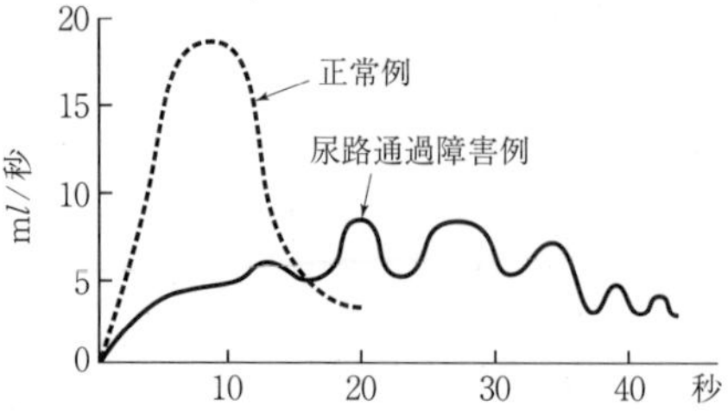

図2　尿流測定

尿路通過障害があると排尿時間が遷延し，尿流率が低下する．

薬などを服用して起こることが多い．

■ **診断**

前立腺肥大症の診断には国際前立腺症状スコアと尿流測定が重要である．尿流測定は実際に排尿をしながら単位時間あたりの尿量をコンピュータで計算し排尿の効率を算出,グラフ化する非侵襲的検査である(図2)．この検査により，最大尿流率と平均尿流率，排尿時間を測定し，排尿状態を評価できる．さらに排尿終了後に膀胱内に残っている尿量を超音波検査で評価することで膀胱排出能を評価する．国際前立腺症状スコアが中等度以上のスコアで，排尿に不満がある場合は薬物療法，手術療法の対象となる．前立腺の触診は，排尿状態の把握とは直接関係ないが，炎症の有無の判断や前立腺がんの鑑別に必要である．

膀胱内圧検査（尿力学動態検査）は圧センサーのついた細い管を尿道から膀胱に挿入し，膀胱を水や炭酸ガスで膨らませながら膀胱の体積と内圧を測定し，排尿筋の収縮障害を診断する．排尿筋収縮障害があると，手術療法の治療効果は小さい．

■ **治療**

軽症では排尿を含めた日常生活指導で排尿状態が改善することがある．

(1)　薬物療法

a.　α遮断薬：α交感神経遮断薬は膀胱頸部および前立腺平滑筋を弛緩させ，尿道抵抗を低下させることにより排尿障害を改善させる．副作用として，起立性低血圧，めまいなどがあるが，膀胱，前立腺，尿道に選択的に作用する薬剤は副作用の頻度が低い．

b.　抗男性ホルモン剤：男性ホルモンであるテストステロンの作用を遮断すると前立腺の腺組織は萎縮し，体積は減少する．その結果閉塞症状が改善し，尿閉の発生を予防する．副作用として性欲減退や勃起障害がある．

(2)　手術治療

尿閉や二次的な腎機能の低下，重症度分類で中等症から重症の患者が対象となる．手術により腺腫を切除するため，治療効果が高い．内視鏡下に腺腫を切除する経尿道的前立腺切除術（TURP）が標準的な手術であるが，腺腫が巨大である場合は，開放手術（開放性前立腺被膜下摘除術）が行われる．副作用として，射精障害がある．

(3)　低侵襲治療

医療用レーザーによる腺腫の切除や蒸散，形状記憶合金ステントを尿道に留置し尿道内腔を拡張する治療，前立腺周囲を高温にして前立腺腺腫の収縮をはかる温熱療法などが，手術治療よりも侵襲が少ない治療として位置づけられているが，有効性と長期成績は明らかではない．

(4)　尿道留置カテーテル

急性尿閉に対しては，膀胱尿道にカテーテルを緊急処置として留置し，尿を体外に誘導する必要がある．しかし尿道留置カテーテルは患者のQOLを著しく損ない，また尿路感染を生じるために，あくまで応急処置として考慮されるべきである．

（堀江重郎）

2-5-13
前立腺がん

前立腺がんは，欧米では男性がん死亡者の約20%を占め，最も罹患率の高いがんであるため医療福祉政策上重要視されているがんである．日本ではこれまで男性がん死亡者の約4%と比較的頻度の少ないがんと考えられてきたが，生活習慣の欧米化および高齢化社会に伴いその頻度は急速に増加し，2015年には現在の約2倍に罹患率が増加すると予測されている．前立腺がんの罹患率（人口10万人対），すなわち男性が1年間に前立腺がんに罹患する人数は，50歳以後に増加し，70歳代では約100人（0.1%），80歳以上では約300人（0.3%）近くになり，胃がん，肺がんについで高齢者での罹患率が高いがんとなる（図1）．前立腺がんのリスクファクターとしては，脂肪分の多い食事の摂取があげられている．

■ 症状

前立腺がんは前立腺の辺縁部に発生することが多いため，初期のがんでは，がんによる症状はない．排尿の異常などほかの理由で泌尿器科を受診したり，また健康診断で腫瘍マーカーであるPSAの異常を指摘されることにより発見されることが多い．腫瘍が進行すると前立腺肥大症と同じような排尿困難や血尿を生じる．さらに膀胱へと進展すると尿管を圧迫し，水腎症となる．前立腺がんはとくに骨に転移しやすく，転移部位に痛みや骨折を生じる．また脊椎骨に転移した場合，転移巣が脊髄を圧迫して麻痺症状が出ることがある．

■ 診断

(1) 前立腺特異抗原（PSA）

血液中の前立腺特異抗原（PSA）は，非常に鋭敏に前立腺がんの存在を検出できる血液検査であり，がんの進行とともにPSA値も上昇し病期を予測することができる．また治療効果の判定にもきわめて有用である．しかしPSAは前立腺がんを特異的に検出するのではなく，前立腺肥大症や前立腺炎でも高値をとることがしばしばある．基準値は2.5 ng/m*l*以下であり，10 ng/m*l*以上ではがんが検出される可能性が高い．またPSAの値を超音波検査で計測した前立腺の体積（m*l*）で除したPSA密度が0.1 ng/m*l*以上であるとき，ある

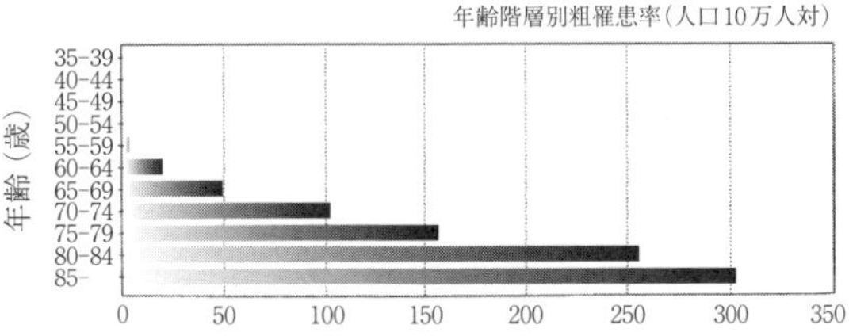

図1 わが国における前立腺がんの年齢階層別罹患率（1992年）

山形，千葉，福井，大阪，鳥取，長崎の各県および広島市のがん登録（1991-1993）をもとに推計．がんの統計編集委員会編集（委員長垣添忠生）:「がんの統計」（財団法人がん研究振興財団発行），1997.

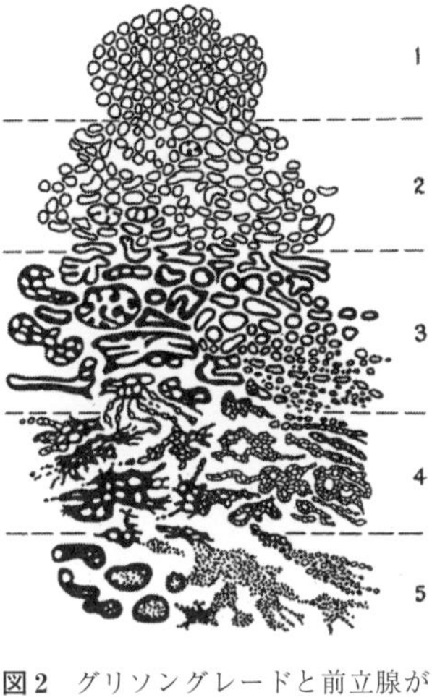

図2 グリソングレードと前立腺がん組織構築

腺管構造に乱れがあるものはグレードが高くなる．

いはPSA値が昨年のデータより1年に0.8以上上昇している場合もがんがある可能性が高い．50歳以上では年1回のPSA測定が望ましい．

⑵　直腸指診

肛門から直腸のなかに医師が指を入れて，前立腺の状態を触診することにより，前立腺表面の不整の有無，硬さ，周囲との境界，痛みの有無などを診断する．前立腺がんの初期の段階でも，硬結部分を触知することがある．がんが進行していくと前立腺全体が著しく硬く，表面が不整になり，特徴的な触感を得る．

⑶　前立腺生検

前立腺生検が確定診断に必要である．超音波検査をしながら，系統的に前立腺組織を採取し，がん組織の存在の有無，組織構築と細胞核の異型度を診断する．組織構築の異型度を判定するグリソン（Gleason）グレードが，予後因子として重要である（図2）．前立腺内および周囲組織へのがんの進展は腹部，骨盤部のCTやMRI検査により評価する．骨への転移を調べるためには骨シンチグラムで骨代謝回転異常を検討する．

■ **治療**

前立腺がんの治療法として，外科療法，放射線療法，内分泌療法，化学療法の4種類があり，臨床病期と年齢，がんの悪性度に応じて治療法が患者に呈示され，患者が選択することが一般的である．

⑴　内分泌療法

前立腺がんは，血液中の男性ホルモン（テストステロン）を減少させると退縮する．テストステロンを産生する精巣を摘除する去勢術や，下垂体に作用してテストステロンを去勢術を施行したときと同じくらいに低下させる薬剤（LH-RHアナログ）の投与が行われ，腫瘍量が少ない場合は長期にわたり有効なことがある．テストステロン産生を抑えるエストロゲンや抗男性ホルモン剤も有効である．内分泌療法は主として転移がある前立腺がんや高齢者に用いられる治療であるが，がんの退縮効果は一時的であることも多い．また男性ホルモンを遮断することで骨粗鬆症や貧血，代謝，精神活動への影響が起こることがある．

⑵　手術療法

前立腺・精嚢を摘除する根治的前立腺全摘除術が，転移のないがんに対する標準治療である．前立腺を摘除した後，膀胱と尿道を吻合する．また骨盤内のリンパ節も摘出し，転移検索を行う．がんが前立腺をこえて進展していた場合，あるいは術後に尿道や膀胱に再発した場合は，内分泌療法や放射線療法を追加することがある．手術後の合併症として，尿の漏れ（尿失禁）や勃起不全を起こすことがある．腫瘍が前立腺内に限局したがんではQOLを維持するために勃起神経温存手術を行うこともある．

⑶　放射線療法

体外から前立腺，あるいは骨盤に放射線を照射する．内分泌療法を併用すると治療効果が高く，手術療法に治療成績は匹敵する．頻尿や便通異常，肛門痛などの副作用を生じることがある．また骨転移の強い疼痛や骨折の危険が高い部位に対症的に放射線治療を行うことがある．前立腺内に放射性物質を埋め込み治療する方法も試みられている．

⑷　高密度集束超音波療法

限局性前立腺がんに対し，高密度の超音波を集束させ組織を熱凝固させる低侵襲治療が高齢者に試みられている．

⑸　化学療法

内分泌治療が有効でない症例や，効果がなくなったときにタキソールなどの抗がん剤を組み合わせる治療を行うことがある．効果は一時的であることが多い．

（堀江重郎）

2-5-14
尿失禁

正常では膀胱は300～400 mlの尿を貯め，尿を残すことなく排尿することができる．自分の意志とは関係なく尿が漏れてしまい，尿禁制が損なわれた状態を尿失禁とよぶ．尿失禁の多くは蓄尿障害または尿排出障害を原因とする．慢性的な尿失禁とは別に，尿路感染症，多尿，便秘，精神神経症状などの理由で一過性に尿失禁が起こることがとくに高齢者には多い．

■ 分類

尿失禁は大別して切迫性，腹圧性，溢流性，機能性，反射性に分類される．図1に高齢者尿失禁の評価･治療に関するガイドライン（厚生省長寿科学研究）での尿失禁診断のアルゴリズムを示す．

(1) 切迫性尿失禁

強い尿意とともに尿が漏れ出てしまう尿失禁を切迫性尿失禁とよぶ．膀胱排尿筋の無抑制収縮によることが多く，過活動膀胱と総称する．脳神経系の異常がある場合とない場合がある．また下部尿路感染症でも一過性に起こることがある．仙髄より上位の脊髄疾患では排尿筋が収縮するとき括約筋も収縮する排尿筋・外尿道括約筋協調不全が生じることがあり，残尿，膀胱尿管逆流を起こすことが多い．高齢者では過活動膀胱と排尿筋収縮力減弱の両者がみられることがあり，切迫性尿失禁がありながら尿をすべて排出できずに残尿を生じる病態となる．

(2) 腹圧性尿失禁

咳，クシャミ，笑う，運動など腹圧上昇時に膀胱が収縮せずに起こる尿失禁を腹圧

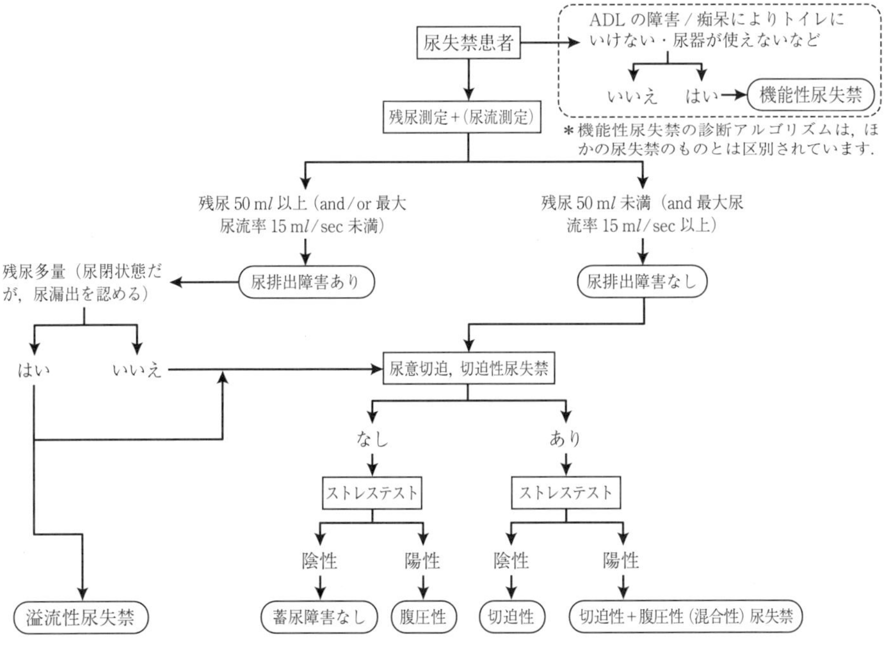

図1 尿失禁診断アルゴリズム

性尿失禁という．女性に起こるが，男性では前立腺手術後に医原性に起こることがある．腹圧性尿失禁の原因としては女性で骨盤底の弛緩により膀胱頸部が下垂し，腹圧による尿道の閉塞が十分でなく膀胱内圧が上がるため尿が漏れる場合と，括約筋機能の低下によるものの場合がある．高齢者では腹圧性尿失禁に切迫性尿失禁を合併することが少なくない．

(3) 溢流性尿失禁

尿の排出障害により，膀胱に尿が充満し尿道から漏れ出る．溢流性尿失禁は，下部尿路の閉塞かあるいは排尿筋の収縮力減弱を原因とする．下部尿路閉塞の原因としては前立腺疾患，高度の子宮脱や膀胱瘤など．抗コリン剤，抗ヒスタミン剤などの薬剤，糖尿病による末梢神経障害があり，骨盤手術による神経損傷は排尿筋収縮力減弱の原因となる．

(4) 機能性尿失禁

排尿機能は正常にもかかわらず，身体運動機能の低下や痴呆が原因で起こる尿失禁である．

(5) 反射性尿失禁

脊髄損傷などの神経学的異常がある場合に，何ら兆候や尿意がなく反射的に尿が漏れることをいう．排尿筋・外尿道括約筋協調不全を伴うことが多い．

■ 診断と評価

a. 問診（既往歴，出産歴，手術歴），尿失禁が患者に与える影響を調べる QOL 評価，排尿日誌

b. 理学的検査：男性では尿流測定，前立腺超音波診断により排尿障害を診断する．女性では腟・外陰部の診察（膀胱瘤，直腸瘤，子宮脱），ストレステスト（膀胱に尿が

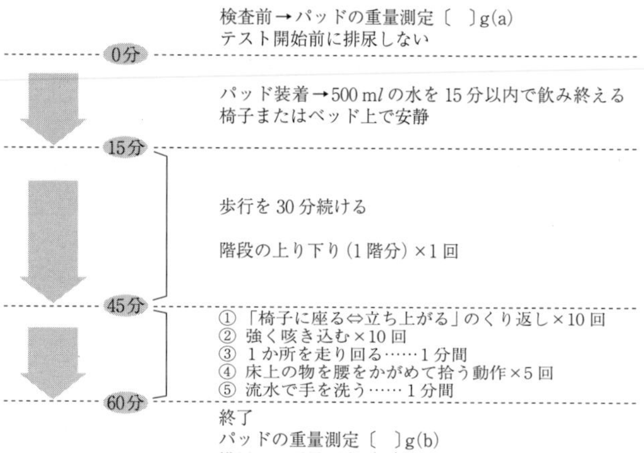

検査前→パッドの重量測定〔 〕g(a)
テスト開始前に排尿しない
0分
パッド装着→500 ml の水を 15 分以内で飲み終える
椅子またはベッド上で安静
15分
歩行を 30 分続ける
階段の上り下り（1 階分）×1 回
45分
①「椅子に座る⇔立ち上がる」のくり返し×10 回
② 強く咳き込む×10 回
③ 1 か所を走り回る……1 分間
④ 床上の物を腰をかがめて拾う動作×5 回
⑤ 流水で手を洗う……1 分間
60分
終了
パッドの重量測定〔 〕g(b)
排尿して尿量測定〔 〕ml
尿失禁量：(b)－(a)＝〔 〕g

ICS-60 分パッドテストの評価

≦2g	尿禁制
2.1～5.0g	軽度尿失禁
5.1～10.0g	中等度尿失禁
10.1～50.0g	高度尿失禁
≧50.1g	きわめて高度の尿失禁

図 2 尿失禁定量テスト（ICS-60 分パッドテスト）

充満した状態で腹圧をかけ尿漏出があるかみる)，Q-tip テスト（女性外尿道口に綿棒を挿入し怒責時に綿棒の先端がどの程度移動するかをみることで尿道過活動を評価する）を行う．

c.　尿検査（尿路感染症の診断）

d.　尿失禁定量テスト（パッドテスト）(図2)

e.　膀胱内圧測定，abdominal leak point pressure 測定（膀胱充満時に腹圧を加え，尿漏出が起こる最も低い膀胱内圧を測定する）

f.　画像診断：膀胱造影（鎖尿道膀胱造影）で手術適応を判断する．

■ 治療法

尿失禁の治療は行動療法，薬物療法，外科療法に大別される．患者の意向にそい，合併症が少なく，侵襲性の低い治療から選択される．

(1)　行動療法

a.　膀胱訓練：排尿時間を決め意識的に排尿を我慢する．切迫性尿失禁患者に有効である．

b.　骨盤底筋訓練：骨盤底筋体操ともいい，尿道括約筋，肛門挙筋を鍛えることにより尿道閉鎖圧を高め，骨盤内臓器の支持を補強し，腹圧時に反射的に尿道閉鎖圧を高めるコツを習得する．切迫性尿失禁，腹圧性尿失禁患者に有効である．

(2)　薬物療法

切迫性尿失禁患者には抗コリン剤が，腹圧性尿失禁患者には交感神経刺激剤やエストロゲンが使われる．

(3)　手術療法

a.　女性の腹圧性尿失禁に対し，膀胱頸部，尿道の過活動を抑制する手術にはスリング手術，経腟的膀胱頸部挙上術などがあり，内因性括約筋不全を是正する手術としては尿道コラーゲン注入術がある．

b.　切迫性尿失禁における過活動膀胱に対する手術としては腸管を用いた膀胱拡大術が行われる．

c.　溢流性尿失禁あるいは膀胱刺激症状の原因となる尿道閉塞を解除する手術，前立腺肥大症に対する経尿道的前立腺切除術などが含まれる．　(堀江重郎)

2-6　血液・免疫系の一大事

2-6-1
関節リウマチ

原因不明の多発性関節炎を主体とし，関節以外に皮膚潰瘍，肺線維症など他臓器にも病変を起こす全身性の慢性の結合組織疾患である．女性に多く，男女比は約1：4である．発症年齢は20～60歳までに広く分布しているが，そのピークは女性では35～55歳に，男性では40～60歳にある．

■ 病因

関節リウマチ（rheumatoid arthritis, RA）の発症には遺伝的要因と環境要因が関わっている．遺伝的要因ではHLAのクラスII分子のDRβ鎖の一部のアミノ酸の配列と関節リウマチとの関連が報告されている．環境要因としてはマイコプラズマ，マイコバクテリウム，EBウイルス，風疹ウイルスなどの微生物があげられている．また，女性ホルモンの関節リウマチ発症促進作用，男性ホルモンの抑制作用も想定されている．関節リウマチの病因については関節の滑膜に存在する線維芽細胞の異常を重視する説とTリンパ球の役割を重視する説との二つがある．

■ 病態生理

関節滑膜に炎症が最初に起こると考えられている．リンパ球，マクロファージ，多核白血球，血管内皮細胞などの多様な細胞が産生するIL-1，TNF-α，IL-6などの炎症性サイトカインやIL-8，RANTESなどのケモカイン，血管内皮細胞成長因子，線維芽細胞成長因子など，種々の因子により滑膜細胞の増殖，パンヌスとよばれる肉芽組織の形成，破骨細胞の分化などが生じる．パンヌスと破骨細胞により骨が破壊される．

■ 臨床所見・検査所見

関節炎による関節痛，関節腫脹，局所熱，朝のこわばりなどが特徴的な症状である．また，関節の変形（指の尺側偏位，ボタン穴変形，スワンネック変形など）（図1），関節強直などがみられる．関節外の症状としては皮下結節（リウマトイド結節），

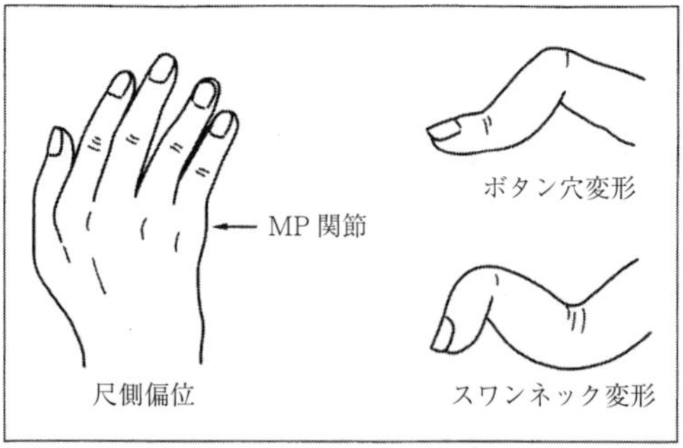

図1　関節リウマチの手の変形
（宮本昭正監修：改訂第2版臨床アレルギー学，南江堂(1998)より）

皮膚潰瘍，末梢神経障害，肺障害（間質性肺炎，胸膜炎），心障害（心膜炎，心筋炎）などがある．

検査では赤沈，CRP の上昇，リウマトイド因子陽性，貧血などがみられる．

■ 治療

薬物療法，外科療法，リハビリテーションを組み合わせて行う．薬物療法では非ステロイド抗炎症薬（NSAIDs），抗リウマチセ薬（金剤，D ペニシラミン，サラゾスルファピリジン，メソトレキセートなど），ステロイド薬，免疫抑制薬などが使われる．以前は段階的に治療内容を強化していくのが一般的な考え方であったが，最近は初期から強力な治療を行い，関節の破壊を防止するという方向に考え方が変わりつつある．

TNF-α に対するモノクローナル抗体やその活性を阻害するアンタゴニストなどが関節リウマチに著効を示すと欧米で報告され，わが国での使用が待たれている．

外科的治療には滑膜切除術，関節固定術，人工関節置換術などがある．　（森田　寛）

2-6-2
全身性エリテマトーデス

全身性エリテマトーデス（systemic lupus erythematosus, SLE）は慢性に経過する炎症性の原因不明の自己免疫疾患であり，経過中に症状の改善と再燃をくり返す．女性が罹患しやすく，全患者の 90％を女性が占める．好発年齢は 20～30 歳代である．

■ 病因

SLE の病因は不明であるが，その発症には遺伝的要因，環境要因，免疫学的要因が関与していると考えられている．

一卵性双生児における SLE の一致率は約 70％であり，二卵性双生児に比べてはるかに高いので，SLE の発症に遺伝的要因が強く関わっているのは確かである．しかし，一卵性双生児間でも発症が完全に一致するわけではないので環境要因も関与している．

日光照射，感染，薬物，妊娠・出産，外傷，手術，異物注入，ストレスなどが発病の誘因となる．

本症では自己の抗原に対する抗体（自己抗体）が高頻度で認められるが，自己反応性 T 細胞が存在しており，また，免疫応答を抑制するサプレッサー T 細胞の機能が著しく低下している．

本症は圧倒的に女性に多いことから，女性ホルモンは発症の危険因子であると考えられている．

■ 臨床・検査所見

発熱，全身倦怠感，易疲労性，体重減少などの全身症状がみられる．

皮膚・粘膜症状としては蝶型紅斑（鼻梁から両頬部に広がる鮮紅色の紅斑），網状青色皮斑，脱毛，口腔・鼻咽頭の無痛性潰瘍などが認められる．レイノー（Raynaud）

現象も約50%に認められる．

本症にみられる関節炎は骨破壊を伴わない対称性多発性の関節炎である．

本症の腎障害はループス腎炎とよばれ，本症の予後に大きな影響を与える重要な臓器障害である．組織型により予後が異なる．び漫性糸球体腎炎は腎不全に移行しやすく，予後不良である．

中枢神経症状としてはけいれん発作，意識消失発作，精神症状などがみられる．

本症では多彩な心肺症状がみられる．漿膜炎（胸膜炎，心外膜炎），間質性肺炎（急性型，慢性型），肺胞出血，肺高血圧症などである．

血液症状としては，白血球減少症，血小板減少症，溶血性貧血がみられる．本症はさまざまな免疫異常を呈するが，自己抗体の出現が特徴的な所見である．数多くの自己抗体が検出されるが，LE因子，抗核抗体，抗dsDNA抗体，抗Sm抗体，抗Ki抗体などは疾患特異性が高い．

■ 治療・予後

治療の基本はステロイドの投与である．障害臓器の種類，重症度，疾患の活動性により初期の投与量を決め，症状や検査値の改善を確認しながら減量し，維持量に達したところでそれを持続する．ステロイドのみでは治療が困難である場合にはアザチオプリン，シクロホスファミド，ミゾリビン，シクロスポリンなどの免疫抑制薬を併用する．

増悪因子である過労，感染，直射日光への長期曝露を避けるように指導する．

治療法の進歩や診断法の進歩による早期例や軽症例の増加などによりSLEの予後は著しく改善しており，5年生存率は95%をこえている．

（森田　寛）

2-6-3
多発筋炎/皮膚筋炎

近位筋（体幹に近い筋肉）群の対称性の筋力低下を特徴とするが，心・肺病変や悪性腫瘍などを伴うこともあり，全身の結合組織疾患である．多発筋炎（polymyositis, PM）と皮膚筋炎（dermatomyositis, DM）は同一疾患と考えられており，多発筋炎のなかで皮膚症状を伴うものを皮膚筋炎としている．しかし，両者を別の疾患とする考えもある．

有病率は人口10万人あたり約5人と推定されている．小児期を含め，どの年齢でも発症し，男女比は1:1である．

■ 病因

病因は不明であるが，遺伝的素因に環境因子が加わり，自己免疫の機序により発症すると考えられている．その根拠として自己抗体の陽性率が高いこと，病変組織にリンパ球浸潤がみられること，ステロイド薬が有効であることをあげることができる．

■ 臨床症状

筋力低下が本症の主要な症状であるが，近位筋群（肩甲帯や骨盤帯の筋群）の対称性の筋力低下であるのが特徴である．したがって，起立，階段の昇降，上肢の挙上などの動作が困難になる．後咽頭筋群が侵されると嚥下障害や発声障害を訴える．

皮膚に皮疹が認められることがあり，この場合には皮膚筋炎ということになる．上眼瞼の紫紅色（ヘリオトロープ色）の浮腫性紅斑（ヘリオトロープ疹），手の小関節伸側の落屑を伴う紅斑（Gottron徴候）は本症に特異的な所見である．

間質性肺炎を合併すると乾性咳，呼吸困難が認められる．悪性腫瘍の合併が成人例の30%程度にみられるが，わが国では胃がんが多い．

■ 検査所見

筋細胞が破壊され，そのなかに含まれるクレアチンキナーゼ（CK）が細胞外に出てくるので血中CK値は異常に高くなる．

そのほか，筋電図と筋生検では特徴的な所見がみられる．抗核抗体やヒスチジルtRNA合成酵素（Jo-1）やスレオニルtRNA合成酵素（PL-7）に対する抗体などの自己抗体がしばしば検出される．

■ 治療

十分量のステロイドによる治療がまず行われる．筋力の回復の始まりを確認してから徐々に減量する．減量が早すぎると筋炎が再燃する．ステロイド薬のみでうまくいかない場合には免疫抑制薬が併用される．

（森田　寛）

2-6-4
全身性硬化症

全身性硬化症（強皮症，systemic sclerosis）は皮膚の硬化と血管病変を特徴とする呼吸器，心臓，腎臓などの内臓諸臓器の結合組織を侵す原因不明の疾患である．

皮膚硬化が四肢の遠位部，近位部，顔面，体幹に及ぶ広汎性皮膚硬化型，四肢末梢に限局する限局性皮膚硬化型，皮膚筋炎などほかの結合組織疾患を合併したオーバーラップ型の3型に分類される．

わが国の有病率は人口10万人に対して約10人である．男女比は1：7でほかの膠原病と同様女性に多い．

■ 病因

病因は不明であるが，珪肺症，豊胸術，シリコンや有機溶媒への曝露の後に発症した症例も報告されている．免疫異常（各種抗核抗体の出現，T細胞機能の異常），小血管の異常，結合組織の異常の三者が相互に関連して病像が形成されると考えられている．

■ 臨床症状・検査所見

皮膚症状では皮膚硬化が最も特徴的である．硬化は四肢の末梢部や顔から始まり，体幹部へと拡大していく．皮膚は浮腫状に腫脹する浮腫期，硬化期を経て萎縮期にいたる．皮膚に色素沈着と色素脱失が生じ，“塩・胡麻”といわれる外観を呈することもある．関節炎もしばしばみられる．

血管の異常があるためレイノー（Raynaud）現象がほとんどの症例でみられる．これは寒冷刺激や情動ストレスにより手指の動脈が一過性に収縮するために手指が蒼白となり，ついで紫色となり，さらに紅潮し，回復する現象である．

消化器症状としては食道下部の平滑筋層の萎縮と線維化により蠕動の低下と拡張が

生じるために嚥下障害，逆流性食道炎がみられる．小腸にも同様の病変が生じ，腹部膨満感，下痢，便秘，吸収不良が起こる．

間質性肺炎（肺線維症）は高率に認められる病変であり，そのために労作時の息切れ，乾性咳がみられる．そのほか，心臓には心筋の線維化による伝導障害や心不全，腎臓には予後不良の強皮症腎といわれる病態も起こる．

強皮症では抗核抗体と抗 topoisomerase 1 抗体（抗 Scl-70 抗体）が高率に認められる．また，皮膚硬化が四肢末梢に限局している限局性皮膚硬化型では抗セントロメア抗体がしばしば検出される．

■ **治療**

病因が不明であり，本症を治癒に導く根治的な治療法はないので対症療法が行われている．線維化を抑制する目的でDペニシラミン，レイノー（Raynaud）現象に対して血管拡張薬，関節炎に対して非ステロイド抗炎症薬などが使われている．

（森田　寛）

2-6-5
結節性多発動脈炎

結節性多発動脈炎（polyarteritis nodosa, PAN）は，全身の中・小動脈に炎症が起こり（血管炎），心臓，腎臓，消化管，神経など種々の臓器が侵され，多彩な症状を呈する疾患である．動脈壁にフィブリノイド壊死とよばれる病理学的所見が認められる．

発症にB型肝炎ウイルス，中耳炎，薬物などが関与していると推察される症例もあるが，病因は不明である．ほかの膠原病と異なり，男女比は1:1である．

全身症状としては発熱，体重減少，多発関節痛，多発筋痛，皮膚症状としては皮下結節，結節性紅斑，蕁麻疹様皮疹，皮膚潰瘍などを認める．心臓には虚血性心疾患，心筋梗塞，心膜炎，心不全などが生じる．腎臓も侵され，高血圧，腎梗塞，腎不全なども生じる．そのほか，消化管出血，腸梗塞，脳出血，脳梗塞，多発単神経炎なども認められる．

■ **検査所見**

末梢血の白血球増加，血小板増加，赤沈亢進，CRP 強陽性などの炎症所見がみられる．PAN に特徴的な所見として組織の生検により，中・小筋型動脈にフィブリノイド壊死性血管炎が認められる．また，血管造影検査で腹部大動脈分枝，とくに腎内小動脈の多発小動脈瘤，狭窄，閉塞がみられる．これらの所見は PAN の診断に有用である．

■ **治療**

早期に診断し，治療により炎症を消退させることが重要である．

ステロイドと免疫抑制薬の併用が基本的な治療法である．免疫抑制薬としてはシクロホスファミドとアザチオプリンが使われる．

（森田　寛）

2-6-6
サルコイドーシス

サルコイドーシス（sarcoidosis）は肺，眼，皮膚に主病変をもつ原因不明の全身疾患である．非乾酪性類上皮細胞肉芽腫が肺，眼，皮膚など全身に形成される．好発年齢は20歳代であるが，中高年にも発症する．性差はない．

■ 病因と病態生理

微生物，そのほかさまざまなものが病因物質の候補としてあげられているが，確認されたものはない．

病因物質（抗原）は不明であるが，抗原によるマクロファージの活性化，T細胞の活性化・増殖，さらに，これらの細胞からの種々のサイトカイン，生理活性物質の遊離，マクロファージの類上皮細胞への分化が起こり，最終的に非乾酪性類上皮細胞肉芽腫が形成されると考えられている．肉芽腫形成による組織の圧迫・瘢痕化，肉芽腫形成に伴う炎症性病変によりそれぞれ慢性障害，急性障害が起こってくる．

■ 臨床症状・検査所見

肺の病変の頻度が最も高く，95％以上にみられる．胸部X線写真や胸部CT写真で両側肺門リンパ節腫脹や肺野の異常陰影が認められるが，とくに症状を自覚しないことも多い．わが国では，症状がなく健康診断時に両側肺門リンパ節腫脹で発見される例が多い．呼吸器症状としては咳，呼吸困難，胸痛などがみられる．

そのほか，眼の症状として霧視，皮膚の症状として結節，リンパ節の腫脹，心臓の症状として心電図異常，不整脈などがみられる．

胸部X線写真や胸部CT写真での所見のほかに，気管支肺胞洗浄液中のリンパ球の増加，血清ACE（angiotensin-converting enzyme）の高値，ツベルクリン反応の陰性化などの所見が認められる．

■ 予後

肺サルコイドーシスの多くは自然に寛解し，予後良好である．とくに健康診断時に無症状で発見された若年者症例の多くは自然寛解する．一部は呼吸不全に進展し，予後不良である．ときには心筋の肉芽腫により急死することがある．

■ 治療

本症を根治させる治療法はない．ステロイド薬は肺門リンパ節腫脹や肺野病変に短期的には有効であるが，長期的にみた場合に有効であるかどうかは不明である．自然に寛解する例が多いのでステロイド薬は症状が激しい場合にのみ使用されるのが一般的である．また，眼や心臓の病変に対してはステロイド薬が使用される．（森田　寛）

2-6-7
ベーチェット病

ベーチェット病（Behçet's disease）は1937年にトルコの皮膚科医 Hulusi Behçet により提唱された疾患であり，口腔粘膜のアフタ性潰瘍，皮疹（結節性紅斑，毛嚢炎），眼のブドウ膜炎，外陰部潰瘍を主症状とし，関節，消化器，中枢神経系などの症状も生じ，慢性の経過をとる難治性の疾患である．好中球の機能亢進がこの疾患の基本的病態である．

本症は東アジアから中央アジア，地中海沿岸にいたるシルクロード沿いの地域に多発する．わが国では北海道など北に多く，南には少ない．

■ 病因

HLA-B51 の頻度が高いので遺伝的要因が発症に関わっていると考えられている．HLA-B51 トランスジェニックマウスの検討により HLA-B51 が好中球の機能調節に関わっていることが明らかとなった．また，熱ショックタンパクに対する自己免疫反応も本症の発症に重要な役割を果たしており，この反応のなかで産生される IL-1，IL-2，IL-8，GM-CSF など種々のサイトカインが好中球の機能亢進に関わっていると想定されている．

■ 臨床所見・検査所見

口腔粘膜の再発性アフタ性潰瘍，皮膚症状（結節性紅斑，皮下の血栓性静脈炎，毛嚢炎様皮疹，痤瘡様皮疹），眼症状（虹彩毛様体炎，網膜ブドウ膜炎），外陰部潰瘍が高頻度で認められる．再発性アフタ性潰瘍は境界のはっきりした浅い痛みを伴った潰瘍で，本症の100％近くに認められ，また，初発症状であることが多い．

そのほか，関節炎，副睾丸炎，消化器病変，血管病変，中枢神経の病変なども生じる．

検査所見では本症に特異的なものはない．赤沈値亢進，血清 CRP 陽性，末梢血白血球増加が認められる．

■ 治療

コルヒチン，ステロイド，免疫抑制薬，非ステロイド抗炎症薬などが症状に応じて使用される．

ベーチェット病は二次失明の基礎疾患として最も頻度が高いので，失明を防止するための眼症状の治療はきわめて重要である．免疫抑制薬であるシクロスポリンは副作用が出やすいので使い方が難しいが，眼症状に対して優れた効果を発揮する．

（森田　寛）

2-6-8
アレルギー

アレルギー（allergy）とは免疫反応に基づく生体の全身的または局所的な障害である．アレルギーの概念の変遷について以下に述べる．

生体はある種の病原体に一度感染すると，2度目の侵入に対しては抵抗性を獲得する．この現象を免疫反応という．1796年のJennerの種痘法，1890年にBehringと北里が開発したジフテリアや破傷風に対する血清療法はその応用である．しかし，血清療法によって起こる血清病の存在が知られるようになり，免疫反応の基礎にある抗原－抗体反応が生体にとって利益をもたらすとはかぎらないことがしだいに明らかになってきた．さらに1902年，RichetとPortierはイヌに少量のイソギンチャク毒素を2回注射し，数週間後に多めの量を注射したところ異種物質に対する抵抗性とは逆の過敏反応が起き，そのイヌはその日のうちに死亡した．この現象をアナフィラキシー（anaphylaxis）と命名した．

1906年，オーストリアの小児科医von Pirquetは，このような生体に有利に作用する免疫反応と不利に働く過敏症という一見まったく相反する二つの現象の基礎に共通の機序が存在すると考え，外部からの刺激に対する反応性の変化を想定し，これをアレルギーと名づけた．アレルギーとは「変化した反応能力」の意味である．

上述のようにアレルギーは免疫反応と過敏症を包括する広い概念であったが，現在ではアレルギーという言葉は生体に不利益をもたらす病的な過敏症だけを意味するようになっている．これは広義のアレルギーであり，狭義のアレルギーは後述するIgEの関与するI型アレルギーをさす．また，1923年，Cocaは気管支喘息，枯草熱，アレルギー性鼻炎といった遺伝的傾向を有する疾患を不思議な病気（strange disease）という意味でアトピー（atopy）と命名した．現在では，アトピーとは環境抗原（アレルゲン）に対してIgE抗体を産生しやすい素因と理解されているが，アトピー性疾患という用語はI型アレルギーとほぼ同義に用いられている．

アレルギー反応の分類にはCoombsとGellによる分類法が用いられることが多い．I型，II型，III型は血清抗体が関与する体液性免液反応であり，IV型は感作T細胞による細胞性免疫反応である．

■ I型アレルギー

I型アレルギーはマスト細胞（肥満細胞）の細胞膜に固着したIgE抗体が抗原（アレルゲン）と反応することにより，マスト細胞から遊離されるケミカルメディエーター（化学伝達物質）によって惹起される生体反応である．この型のアレルギーはアレルゲンとの接触から症状が出現するまでの時間が短く，分の単位であるので即時型アレルギー（immediate hypersensitivity）ともよばれる．I型アレルギーでは，アレルゲンに対する特異的IgE抗体が産生されている．IgE抗体の産生にはCD4陽性Th2細胞から産生されるIL-4，IL-13などのTh2サイトカインが関与している．IgE抗体はマスト細胞上の高親和性IgE受容体（FcεRI）に結合している．当該アレルゲンがIgE抗体と細胞膜上で反応するとマスト細胞は活性化され，ヒスタミン，システイニルロイコトリエン（CysLTs），プロスタグランジンD_2（PGD_2）をはじめとする多彩なケミカルメディエーターを遊離する．これらのメディエーターは多様な生理活性をもっており，平滑筋の収縮，血管透過性亢進などの組織反応を惹起し，I型アレルギーを発症させることになる．

I型アレルギーが関与する病態はアト

ピー型気管支喘息，アレルギー性鼻炎，花粉症，アナフィラキシー，食物アレルギー，蕁麻疹，アトピー性皮膚炎などである．

■ Ⅱ型アレルギー

Ⅱ型アレルギーは細胞傷害型，細胞溶解型の反応である．細胞表面や組織の抗原成分やそれらに結合したハプテンにIgGないしIgM抗体が結合すると補体系が活性化される．補体系が最後まで活性化されると細胞溶解が起こる．補体系の活性化により形成されたC3bが細胞表面に結合するとマクロファージ，好中球といった貪食細胞はC3bに対する受容体を介して標的細胞を貪食する（免疫粘着反応）．また，貪食細胞は標的細胞表面に結合したIgG抗体をFcγ受容体を介して捕捉し，貪食する（オプソニン効果）．また，ナチュラル・キラー（natural killer, NK）細胞はFcγ受容体と標的細胞上のIgG抗体のFc部分との結合を介して標的細胞に結合し，組織傷害物質を放出し，標的細胞を傷害する（antibody-dependent cell mediated cytotoxicity, ADCC）が，これもⅡ型の反応である．

Ⅱ型アレルギーの代表的疾患は血液型不適合による溶血性貧血，新生児溶血性疾患，自己免疫性溶血性貧血，特発性血小板減少性紫斑病，薬物による血球傷害，橋本病，グッドパスチャー（Goodpasture）症候群，天疱瘡，類天疱瘡などである．また，細胞表面上のレセプター分子に対する抗レセプター抗体が産生され，その結果，その細胞の機能が障害される場合と亢進する場合があるが，これもⅡ型アレルギーに含める．前者の例が重症筋無力症であり，後者の例がバセドウ（Basedow）病である．

■ Ⅲ型アレルギー

Ⅲ型アレルギーは，免疫複合体型またはアルツス（Arthus）型反応ともよばれ，抗原と抗体との抗原抗体結合物（免疫複合体，immune complex）による組織傷害反応である．Ⅲ型の皮膚反応は皮内注射後3～8時間で最大となる紅斑，浮腫を特徴とする．免疫複合体は，補体を活性化することにより，アナフィラトキシンとよばれるC3aやC5aを産生する．アナフィラトキシンはマスト細胞や好塩基球からヒスタミンなどのメディエーターを遊離し，血管透過性亢進，平滑筋収縮などの反応を惹起する．アナフィラトキシンは，また，好中球遊走因子としての作用ももっており好中球を組織局所に集積させる．これらの好中球が免疫複合体を貪食することにより種々のタンパク分解酵素や活性酸素を放出し，組織傷害をもたらす．

Ⅲ型による疾患としては血清病，血管炎，全身性エリテマトーデス（SLE），関節リウマチ（RA）といった膠原病，各種糸球体腎炎，過敏性肺炎，アレルギー性気管支肺アスペルギルス症などがあげられる．

■ Ⅳ型アレルギー

Ⅳ型アレルギーは細胞性免疫ともよばれ，液性抗体や補体が関与しないT細胞による反応である．この反応は生じるのに1～2日を要するので遅延型過敏症（delayed-type hypersensitivity, DTH）ともよばれる．Ⅰ～Ⅲ型とは異なりⅣ型アレルギーは血清では伝達できず，T細胞の移入のみによりほかの動物に伝達が可能である．Ⅳ型アレルギーではT細胞のT細胞レセプター（T cell receptor, TCR）に抗原が結合することにより細胞が活性化され，IL-2，INF-γなどのサイトカインが産生され，マクロファージの局所への動員，活性化が起こる．マクロファージがDTHの最終的なエフェクター細胞である．典型的なDTHはツベルクリン反応においてみられる．この反応では結核菌に感作された個体に結核菌より精製したPPD（purified protein derivative）を皮内注射すると局所に紅斑と硬結が出現する．これは数時間後にはじめて出現し，24～48時間後に極大に達する．組織学的にはリンパ球と単球の浸潤が認められる．

Ⅳ型アレルギーのもう一つの反応は細胞傷害性T細胞による細胞傷害性反応である．細胞傷害性細胞はウイルス感染細胞の溶解，同種移植片拒絶，腫瘍細胞の傷害に関わっている．

Ⅳ型が関与する疾患としては，結核，癩などのマイコバクテリウム（mycobacterium）感染症，真菌感染症，ウイルス感染症，アレルギー性接触皮膚炎，アトピー性皮膚炎，過敏性肺炎，アレルギー性気管支肺アスペルギルス症などがある．

（森田　寛）

2-6-9
抗リン脂質抗体症候群

抗リン脂質抗体症候群（antiphospholipid syndrome, APS）は血中にリン脂質に対する抗体が認められ，動静脈血栓症，習慣性流産，中枢神経病変，血小板減少などの臨床症状を呈する疾患である．本症では動脈と静脈の両者に血栓が形成されるのが特徴である．

本症はもともと全身性エリテマトーデス（SLE）において報告されたが，その後SLEを含めた自己免疫疾患に伴う二次性APSと自己免疫疾患など他疾患を合併していない原発性APSが存在することが明らかとなった．劇症型APSは多発性の血栓症が急速に進行し，多臓器の症状が認められるもので予後不良である．

APSに認められる抗リン脂質抗体は抗カルジオリピン抗体（anticardiolipin antibodies, aCL）とループスアンチコアグラント（lupus anticoagulant, LA）である．aCLはカルジオリピン自身ではなく，カルジオリピンと結合することにより構造の変化したβ_2-glycoprotein I（β_2-GP I）とよばれる糖タンパクを認識する抗体であることが明らかとなっている．一方，LAの対応抗原としてはβ_2-GP I，プロトロンビンなどが想定されている．

aCLはβ_2-GP Iと結合し，β_2-GP Iの抗凝固作用を阻害することより血栓症を発症させると考えられているが，詳細な機序は明らかではない．

APSにみられる血栓症は多彩であり，脳血栓症，肺血栓塞栓症，深部静脈血栓症，腸管膜動脈血栓症，腎動・静脈血栓症などが認められる．習慣性流産は胎盤の梗塞による胎盤機能不全が原因と考えられている．また，皮膚症状では網状皮斑（リベド）が高率にみられる．

APSの治療は組織プラスミノーゲンアクチベータ（t-PA）やウロキナーゼなどの血栓溶解薬，ヘパリン，ワーファリンなどの抗凝固薬，アスピリン，塩酸チクロピジンなどの抗血小板薬を適宜用いて行う．

劇症型APSの場合は血栓溶解療法と抗凝固療法に加えステロイド，免疫抑制薬などにより治療する．（森田　寛）

2-6-10
貧　血

血液の構成成分である赤血球にはヘモグロビンとよばれる血色素が豊富に含まれている．血液が赤く見えるのは，ヘモグロビンによるわけであるが，「貧血」とは単位血液量あたりのヘモグロビン量が減少した状態と定義され，通常男性で血液のヘモグロビン濃度が13g/dl以下，女性では11g/dl以下で貧血と診断される．朝礼などで長時間立っているなどして脳血流が低下するために，気分が悪くなったり，倒れたりすることをいうのではない．赤血球はヘモグロビンを用いて末梢の組織と肺の間で酸素と二酸化炭素の運搬を行っている．すなわち，肺の毛細血管でヘモグロビンに結合して末梢に運ばれた酸素は，末梢組織で二酸化炭素と交換され，肺で再び酸素と交換される．このように，ヘモグロビンは成体に必須な酸素の供給と排出すべき二酸化炭素の運搬を行っている．貧血になると血色素が少なくなることによって血色が悪くなるといった見かけ上の徴候のほかに，動悸，息切れ，疲れやすい，頭痛がするなどの全身症状が出現することになり，重症の場合は末梢への酸素の運搬を増やそうとして心拍出量が増加し，心臓に負荷がかかることによって，心不全をきたすこともある．

赤血球は骨髄でつくられ，この過程でヘモグロビンが合成される．赤血球の寿命は約120日で，古くなった赤血球は脾臓などで壊される．そこで，何らかの原因によって，① 赤血球産生やヘモグロビンの合成が少なくなった場合，② ヘモグロビンの破壊が増加した場合，ないし ③ 出血によって赤血球が体外や血管の外に失われる場合に貧血が生ずることになる．赤血球の産生低下は，白血病などの血液の腫瘍で一般的に認められるほか，アルコール多飲者や胃切除後などに，ビタミン B_{12} や葉酸といった細胞の分裂に不可欠な因子が欠乏することによっても生ずる．再生不良性貧血では，赤血球ばかりでなく白血球や血小板といったほかの血液成分の産生も低下するが，原因は不明のことも多い．一方，溶血性貧血とよばれる病気では，赤血球の膜や機能の維持に先天的な異常や，体のなかに赤血球に対する特殊な抗体ができてしまうことによって，赤血球がすぐに壊されてしまうために貧血が生ずる．このように貧血はさまざまな原因によって起こるが，貧血のなかで最も頻度が高いのは，なんといっても鉄欠乏性貧血である．ヘモグロビンの合成には鉄が必要不可欠であるために，鉄の欠乏が起こるとヘモグロビンの産生が低下して貧血が生ずる．女性は毎月生理の出血によって，鉄を豊富に含む赤血球（ヘモグロビン）を体外に失うため，非常にしばしば鉄欠乏性貧血を生ずる．生理出血は個人差も大きいが，子宮筋腫などがあると，過多月経になりやすく，したがって貧血も起こしやすい．また，妊娠時には，胎児に鉄をとられるためにやはり鉄欠乏が生ずる．一方，男性でも胃潰瘍や消化管のがんなどがある場合には慢性的に病変から出血することにより，やはり鉄欠乏が生ずる．

貧血の治療は貧血の種類によって異なるが，原則としては貧血を生じている原因を治療することが最も重要である．しかし，原因治療が困難な場合，また貧血の程度がひどく緊急を要する場合には，赤血球の輸血が必要な場合もある．生理による鉄欠乏性貧血の場合には，通常鉄剤が投与される．もちろん閉経すると改善する．胃切除後には，造血に必要なビタミン B_{12} の吸収がうまく行われないため，注射によって定期的にビタミン B_{12} を補充することが必要である．

（小川誠司）

2-6-11
紫斑病

紫斑病とは，紫斑，すなわち皮膚あるいは表面から観察できる粘膜内の出血をおもな徴候とする疾患である．紫斑を生じる原因としては大きく分けて止血機構の障害によるものと血管の障害によるものに分類される．さらに前者は血小板数の減少，血小板の機能の低下，凝固因子の欠乏などに分類され，後者は血管や支持組織の脆弱化や血管炎に分類される．ここでは，比較的頻度の高い疾患として，前者から特発性血小板減少性紫斑病（ITP）と血栓性血小板減少性紫斑病（TTP）を，後者から血管性紫斑病をとりあげる．

■ 特発性血小板減少性紫斑病

ITP は，血小板表面の糖タンパクである IIb/IIIa などに対する自己抗体によって感作された血小板が，流血中あるいは脾臓などで捕捉，破壊され，血小板数の減少を生じる疾患である．骨髄像は正常あるいは巨核球の増多を示すのみであり，また，特異的な抗血小板抗体を検出できないことも多く，診断は主として除外診断となる．急性型の ITP は小児に多く，ウイルス感染症に引き続いて血小板が減少する．発症機序として免疫複合体の関与が考えられている．多くの場合は自然軽快するが，発症直後の高度の血小板減少時には慢性型と同じようにステロイドによる治療を行わざるをえないこともある．一方，慢性型の ITP は自己抗体によって生じると考えられており，成人女子に多い．初期治療としてステロイドの投与が行われるが，反応しない症例，あるいはいったん反応しても再度血小板が減少することも多い．大量免疫グロブリンの投与は一時的に血小板数を増加させるには有効な方法であるが，効果は持続しない．そのため，ステロイドに続く治療としては，大量免疫グロブリンで血小板数を増加させた後に脾臓摘出術が行われる．ただし，免疫グロブリンに対する反応が不良であった症例では，脾臓摘出後の反応も不良であることが知られている．これらの治療にも不応の場合には免疫抑制剤の投与や，最近ではヘリコバクター・ピロリ菌の除菌などが試みられている．

■ 血栓性血小板減少性紫斑病

TTP は血管内皮の障害によって血管内に微少血栓を生じ，血小板消費の亢進による血小板減少症をきたす疾患である．血小板減少，微少血管障害性溶血性貧血，発熱，腎障害，精神神経症状などの症状が急性に生じる．破砕赤血球の出現を伴う溶血性貧血を認め，播種性血管内凝固症候群（DIC）などの凝固異常が否定的であれば，TTP を念頭において迅速に治療を始める必要がある．血小板輸血は血栓症状を増悪させる可能性があるため，原則として禁忌である．溶血性尿毒症症候群（HUS）は類似した疾患であるが，小児に多く，また精神神経症状よりも腎障害が中心となる．近年，フォンビルブラント（von Willebrand）因子メタロプロテアーゼの酵素活性が，TTP 症例では減少しているのに対し，HUS 症例では保たれていることが報告され，本質的にも異なる疾患であることが明らかとなった．また，造血幹細胞移植後に生じる TTP も，血漿交換療法への反応性の違いなどから，性質の異なる疾患と考えられている．治療は血漿交換が第一選択となる．血漿交換は血小板数が正常化するまで連日行い，その後，緩徐に回数を漸減する．ステロイドもしばしば併用されるが，ステロイド単独での有効性は低い．

■ 血管性紫斑病

血管性紫斑病は小児に好発し，血小板数や凝固の異常を伴わずに，薬剤アレルギーや先行感染症などによる細小血管の血管炎によって紫斑を生じる．半数近くに血尿，タンパク尿などの腎症状を合併する．多くの場合は自然寛解し，治療を必要としない．

（神田善伸，平井久丸）

2-6-12
悪性リンパ腫

悪性リンパ腫は，本来，免疫を担当しているリンパ球が腫瘍化して起こる病気である．これには，大きく分けてホジキンリンパ腫，非ホジキンリンパ腫の2種類の病気が含まれる．非ホジキンリンパ腫には，B, T, NK細胞性のリンパ腫があり，さらに複数の病型に分かれている（表1）．各病型は，それぞれ病理組織像だけでなく，出やすい症状，病気の進行の速度，治療に対する反応性といった臨床像が異なる．成人T細胞白血病/リンパ腫のようにHTLV-1ウイルスが原因とわかっている疾患もあるが，ほとんどの場合，発症の原因はわかっていない．

■ リンパ腫によって起こる症状

リンパ節の腫れや，肝臓・胃などのリンパ節以外の臓器に病変をつくる．また，血液のなかにリンパ腫細胞が現れること（白血化）もある．頸部・腋窩・鼠径部などの表在リンパ節だけでなく，縦隔や後腹膜などの深部のリンパ節が腫大して，尿管閉塞や浮腫などの症状をきたすこともある．一部には，発熱，体重減少，寝汗などの全身症状（B症状）がみられる．

表1 悪性リンパ腫の代表的な疾患（WHO分類による）

ホジキンリンパ腫
非ホジキンリンパ腫
成熟B細胞腫瘍
MALTリンパ腫
濾胞性リンパ腫
マントル細胞リンパ腫
び漫性大細胞型B細胞リンパ腫
成熟T/NK腫瘍
成人T細胞白血病/リンパ腫
皮膚T細胞リンパ腫
（菌状息肉症・セザリー症候群）
節外性NK/T細胞リンパ腫（鼻型）
血管免疫芽球性T細胞リンパ腫
末梢T細胞リンパ腫
未分化大細胞型リンパ腫

■ 代表的なリンパ腫

非ホジキンリンパ腫のうち，濾胞性リンパ腫は，経過のゆっくりとしたインドレント・リンパ腫である．無治療でも数年間病変の大きさが変化しない場合もある．化学療法により縮小するが，増大をくり返し，一般に治癒はしない．び漫性大細胞型B細胞リンパ腫は無治療の場合，週・月の単位で病変が大きくなるアグレッシブ・リンパ腫の代表的な疾患である．こちらは，半数弱の患者に治癒が望める．

■ リンパ腫の治療方針

まず，リンパ腫は病変をとって組織を調べる生検によって診断される．このさい，表1にあげたような分類のうち，どれにあたるかを区別することが重視される．その後，身体検査，CTスキャン，骨髄検査などによるステージングが行われる．病変の広がり具合によってステージI～IVに分けられ，B症状がある場合，たとえばステージIVBなどとされる．ステージングは治療方針を決めるさいの参考にされる．

悪性リンパ腫は化学療法・放射線療法に対する反応性が一般的によい．非ホジキンリンパ腫に対する化学療法のうち，最も代表的なCHOP療法では，シクロフォスファミド，ドキソルビシン，ビンクリスチン，プレドニゾロンといった薬剤を21日間隔で6～8回投与し，病変が消失していれば寛解として治療を終了する．一部の症例はこのまま寛解が維持され，治癒と判断される．一方，一部の症例はいったん寛解となった後に再発するが，その場合の予後は悪い．なお，悪性リンパ腫では，病変がかぎられた領域にある場合には放射線照射が併用されることもある．（伊豆津宏二）

2-6-13
白血病

白血病 (leukemia) とは造血細胞の悪性腫瘍であり, 多くの場合, 未分化な細胞 (芽球) がクローン性に増殖する疾患である (図1). 芽球が増殖して急性に経過する急性白血病と, 比較的分化した細胞が増殖して慢性に経過する慢性白血病がある. さらに, これらは骨髄芽球が原因である骨髄性白血病とリンパ芽球が原因であるリンパ性白血病に分類される.

多くの白血病の原因は不明であるが, 多量の放射線やベンゼン, アルキル化剤への曝露は急性骨髄性白血病の成因になりうる (二次性白血病). 白血病もほかの悪性腫瘍と同様にシグナル伝達分子の遺伝子異常によって発症する. チロシンキナーゼ, GTP結合タンパク質, 転写因子などをコードする遺伝子の異常が知られる. 白血病はがんと比較して, 染色体転座の頻度が高いことが特徴であり, その結果, 遺伝子の構造が変化する場合 (融合遺伝子を形成) と構造は変化しない場合 (発現異常を伴う) がある. 染色体異常や融合遺伝子は診断的意義が高く, とくに融合遺伝子は病型診断や治療効果の判定などの遺伝子診断に有用である.

■ 急性白血病

(1) 病型診断

急性白血病はおもに急性骨髄性白血病 (AML) と急性リンパ性白血病 (ALL) に分類されるが, 病型診断は通常, 形態と細胞化学染色を基本とするFAB分類に基づいて行われる (表1). 基本的には, 骨髄中の芽球の3%以上がミエロペルオキシダーゼ (MPO) 染色陽性ならAML, 陽性細胞が3%未満ならALLと診断する.

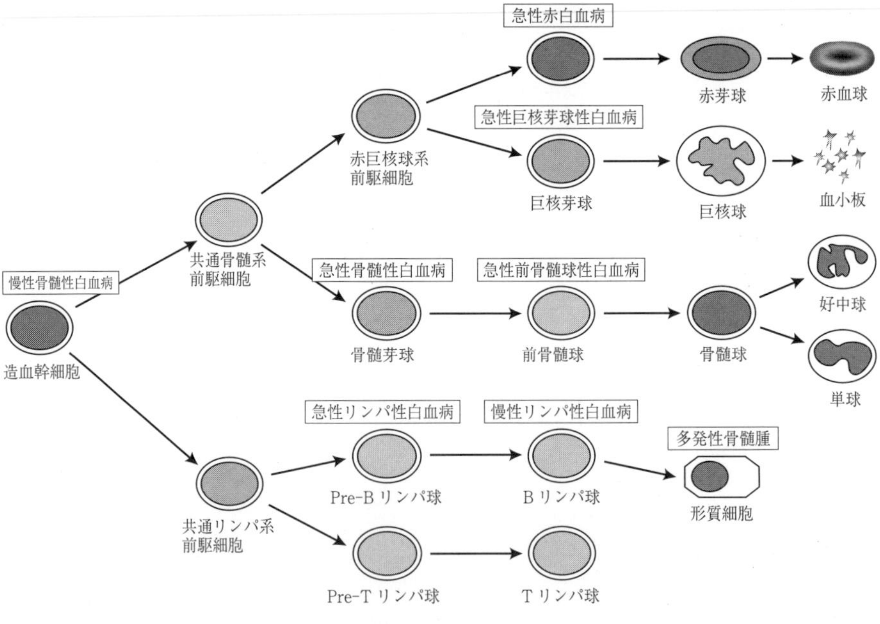

図1 造血細胞の分化・増殖と白血病

表1　急性白血病のFAB分類

AMLのFAB分類

M0：最未分化型骨髄芽球性白血病
　芽球の光顕MPO陽性は3%未満，type Iの形態，リンパ球系特異的マーカー陰性，骨髄球系マーカーCD13，CD33の一方あるいは両方陽性，電顕MPO陽性．

M1：未分化型骨髄芽球性白血病
　芽球（type I＋type II）は非赤芽球骨髄有核細胞（NEC）の90%以上，顆粒球系細胞と単球の和はNECの10%未満，アウエル（Auer）小体を認めることもある．

M2：分化型骨髄芽球性白血病
　芽球はNECの30%以上90%未満，アウエル小体は1個以下，単球は20%未満，前骨髄球より分化した顆粒球系細胞が10%以上，30%程度の症例にt(8；21)．

M3：前骨髄球性白血病
　芽球は粗大な顆粒をもつ前骨髄球，アウエル小体の束をもつ細胞（faggot cell）．ときに，細かい顆粒をもつ前骨髄球の場合，M3 variant(M3V)．高率にDICを合併，70%にt(15；17)．

M4：骨髄単球性白血病
　芽球はNECの30%以上，単球系細胞は20%以上，末梢血で単球系細胞は5000/μl以上，末梢血か骨髄所見の片方が満たされればM4と診断，非特異的エステラーゼ陽性，血清，尿中リゾチーム値は正常値の3倍以上．骨髄中で異常好酸球の増多の場合はM4 with eosinophilia(M4E)，好酸球はNECの5%以上，粗大な好塩基性顆粒をもち，核の分葉なし．M4Eでは高率にinv(16)．

M5：単球性白血病
　骨髄中の単球系細胞がNECの80%以上，未分化型（M5a）と分化型（M5b）に分類．単芽球が全単球の80%以上ならM5a, 80%以下ならM5b．M5aの単芽球は大型，好塩基性．11q23転座が多い．MPOは半数例で陽性，非特異的エステラーゼは90%以上で陽性．血清，尿中リゾチーム値は高値．

M6：赤白血病
　骨髄中の赤芽球が50%以上，芽球がNECの30%以上，赤芽球は異形性が強く（巨赤芽球様変化，多核，ホーウェル－ジョリー（Howell-Jolly）小体など），PAS染色陽性．

M7：巨核芽球性白血病
　骨髄線維化の場合，末梢血で診断．芽球は骨髄あるいは末梢血で30%以上．MPO，SBB染色は陰性，電顕での血小板ペルオキシダーゼ（PPO）は陽性，免疫学的にGPIb(CD42)またはGPIIb/IIIa(CD41)陽性．

ALLのFAB分類

L1：小型で均一な細胞，核は円形，核小体は不明瞭，核/細胞質（N/C）比大．

L2：大型で不均一な細胞，核は不整，核小体は明瞭，核/細胞質（N/C）比小．

L3：大型で均一な細胞，核は円形または楕円形，核小体は明瞭，細胞質広く，好塩基性，空胞が多い．バーキット（Burkitt）型でsIgM陽性のB細胞．

AMLの場合には，骨髄細胞からリンパ球，形質細胞，肥満細胞，マクロファージを除いた全骨髄有核細胞の30%以上，あるいは赤芽球が50%以上存在する場合には赤芽球を除いた骨髄有核細胞（NEC）の30%以上，芽球が存在することが診断基準である．芽球が30%未満なら骨髄異形性症候群と診断する．

(2)　症状

急性白血病による症状は，主として骨髄で芽球が増殖して正常造血が抑制されることに起因する．正常造血が抑制されるため，好中球減少，赤血球減少，血小板減少が進行し，易感染性，貧血，出血傾向の主要徴候が出現する．急性前骨髄球性白血病では，播種性血管内凝固症候群（DIC）による出血の頻度がきわめて高い．感染症は初診時には少ないが，好中球数が500/μl以下になると危険が高くなる．発熱は初診時から多くの患者に認める．肝脾腫は30～40%

に認める．リンパ節腫脹はリンパ性白血病では60〜70％に認めるが，骨髄性白血病では少ない．

⑶　検査所見

骨髄芽球とリンパ芽球の鑑別には，アウエル小体の有無，細胞化学染色，特異的抗体検査，遺伝子診断（T細胞受容体，免疫グロブリン遺伝子の再構成の有無）などが用いられる．細胞化学染色では，骨髄芽球は多くの場合，ペルオキシダーゼや naphthol AS-D-chloracetate 染色陽性である．急性白血病ではおよそ半数例に特徴的な染色体異常が見出される．AML では，t(8；21) の頻度が高く，AML の10％にみられる．t(8；21) では X 染色体あるいは Y 染色体の欠失を伴うことが多い．t(15；17) は APL（急性前骨髄球性白血病）の70％にみられる．inv(16) は好酸球増多を伴う急性単球性白血病として知られる．ALL では t(9；22)（Ph 染色体）が15〜20％にみられる．この場合には，慢性骨髄性白血病の急性転化との鑑別が必要になる．急性白血病では白血病細胞の破壊により血中，尿中尿酸が増加する．単球系白血病では血中，尿中リゾチームの著増を認める．血清 LDH は白血病細胞の増殖と破壊により上昇する（LDH2 および3が増加）．

⑷　治療

急性白血病の治療目標は完全治癒であり，白血病細胞が根絶できるような強力化学療法や骨髄移植が選択される．化学療法では治療効果を最大にし，副作用を最小にするために，作用機序の異なる化学療法剤を組み合わせた多剤併用療法で寛解導入をはかる．寛解（骨髄中の芽球が5％以下）が得られた場合には，地固め療法，維持療法，強化療法などが行われる．化学療法で長期生存や治癒が望めない場合には同種造血幹細胞移植（骨髄移植および末梢血幹細胞移植）の適応となる．

■ 慢性白血病

慢性白血病は急性白血病に比して白血病性芽球の増加は少なく，慢性に経過する．おもに慢性骨髄性白血病（CML）と慢性リンパ性白血病（CLL）に分類されるが，わが国では CLL の罹患率は低い．CML は多能性造血幹細胞レベルの異常による白血病であり，顆粒球系細胞や血小板の異常増殖を伴う．CML の90％以上の症例に染色体相互転座 t(9；22) の結果である Ph1 染色体が認められ，その結果形成される BCR/ABL 融合遺伝子が直接的な病因である．治療が奏功しない場合には，慢性期から急性転化を経て急性期へ移行する．慢性期には未熟な骨髄芽球から成熟した顆粒球までの顆粒球系細胞の異常増殖を認めるが，急性転化をきたすと芽球が増加し急性白血病様の病態を示し予後不良である．治療は慢性期にはインターフェロンが用いられてきたが，近年，BCR/ABL 融合タンパク質のチロシンキナーゼ活性を特異的に阻害するメシル酸イマチニブが開発され，著効を示すことが明らかにされている．現在のところ，完全治癒が望める唯一の治療法は同種造血幹細胞移植である．　（平井久丸）

2-6-14
多発性骨髄腫

多発性骨髄腫（multiple myeloma）は骨髄において免疫グロブリンを産生する形質細胞が単クローン性に増殖する進行性の疾患であり，病的骨折をもたらす骨病変や腎機能不全などの多彩な臨床症状を呈する．

■ 病態生理

多発性骨髄腫では2か所以上の骨髄において骨髄腫細胞の浸潤を認める．骨髄腫の発症には増殖因子であるインターロイキン6(IL-6) が深い関わりをもつと考えられている．骨髄中において骨髄腫細胞が増殖することにより，血清中に単クローン性免疫グロブリンが増加し，単クローン性免疫グロブリン血症（monoclonal gammopathy）となり，血清タンパク電気泳動においてγグロブリン領域にMタンパクを認める．骨髄における正常造血能は抑制され貧血が出現し，骨髄腫細胞の浸潤による骨破壊がみられる．

■ 診断

血清および尿中にMタンパクが認められ，骨髄穿刺液の採取または骨髄生検で骨髄において骨髄腫細胞の単クローン性増殖が認められることにより診断される（表1）．免疫グロブリン遺伝子の再構成のサザンブロット解析において骨髄腫細胞ではIgH鎖遺伝子の再構成が単一であることが証明される．また，正常形質細胞はCD19抗原を発現しているが，骨髄腫細胞ではCD19抗原が陰性であることが知られている．

■ 臨床症状

正常造血能の抑制による貧血や骨病変（圧迫骨折など）による疼痛などが主要症状としてあげられる．骨X線像では打ち抜き像（punched out lesion）が特徴的である．正常免疫グロブリンが抑制されることにより易感染性がみられる．さらに，腎臓へのMタンパクの沈着による腎機能障害がみられ，腎不全が進行すると高カルシウム血症をきたしやすい．ベンス・ジョーンズ（Bence Jones）型では低γグロブリン血症をきたし，尿中にベンス・ジョーンズ・タンパクを認める．

表1　多発性骨髄腫の診断基準（WHO分類）

大基準（major criteria）
- (A) 骨髄中の形質細胞増加（30%以上）
- (B) 生検にて証明された形質細胞腫（plasmacytoma）
- (C) Mタンパク（血清IgG＞3.5 g/d*l*，IgA＞2 g/d*l*，尿中BJタンパク＞1 g/24 hr）

小基準（minor criteria）
- (A) 骨髄中の形質細胞増加（10〜30%）
- (B) Mタンパクを認めるが血清IgG＜3.5 g/d*l*，IgA＜2 g/d*l*，尿中BJタンパク＜1 g/24 hr
- (C) 溶骨病変
- (D) 正常免疫グロブリンの低下（＜50%）：IgG＜600 mg/d*l*，IgA＜100 mg/d*l*，IgM＜50 mg/d*l*

大基準と小基準を一つずつ満たす場合，または，三つの小基準を満たす場合，多発性骨髄腫と診断する．

■ 治療

血中あるいは尿中Mタンパクの増加，貧血の進行，疼痛，腎障害，高カルシウム血症，髄外性形質細胞腫（plasmacytoma）などが出現すれば治療の対象となる．

多発性骨髄腫に対してはMP(melphalan＋prednisone）療法，VAD(vincristine＋adriamycin＋dexamethasone）療法などの多剤併用化学療法が行われている．そのほか，大量化学療法後に自己末梢血幹細胞移植が検討される場合もある．（今井陽一）

2-6-15
血友病

血友病（hemophilia）は，遺伝性の凝固因子欠乏による出血性疾患であり，反復する関節や筋肉内などの深部の出血を特徴とする．血液凝固因子のうち第 VIII 因子活性が低下あるいは欠損する血友病 A と，第 IX 因子活性が低下あるいは欠損する血友病 B の 2 病型がある．いずれの場合も伴性劣性遺伝の形式をとり，特殊な例外を除いて男性にのみ発症するが，発生に関して遺伝形式の不明な突然変異と考えられるものもある．

■ 血友病の病態

先天的な第 VIII 因子あるいは第 IX 因子の遺伝子異常による各凝固因子の量的，質的異常により出血傾向を示す．血友病 A の第 VIII 因子遺伝子異常は，点変異，逆位，欠失，挿入，重複，スプライシング異常が報告されている．重症型の半数は逆位であり，残り半数ではナンセンス変異，欠失が多い．中等症，軽症型はミスセンス点変異が多い．血友病 B の第 IX 因子遺伝子異常は，その大半が点変異で，一部は欠失の症例であることが明らかとなった．

■ 臨床的特徴

(1) 頻度

血友病患者の頻度は，男子出生 1 万人あたり 1 人といわれている．血友病 A と血友病 B の患者の比率は 5：1 である．人種による差はほとんどない．

(2) 重症度分類

出血の頻度ならびに程度は，血友病 A では第 VIII 因子活性，血友病 B では第 IX 因子活性のレベルに依存する．各凝固因子活性が 1% 以下を重症型，1～5% を中等症，5% 以上を軽症と分類する．

(3) 症状

血友病の症状は重症度により異なるが，重症の場合，乳幼児期にとくに誘因なくあるいは些細な外傷にて出血症状を呈することが多い．また血友病の初発出血症状は，皮下血腫，紫斑，関節出血の順で，そのほか創傷出血，口腔内出血などがある．成長とともに関節出血，筋肉出血が多くなる．中等症では，出血の初発が遅く，また出血頻度も低い．軽症型の場合，出血症状をあまり認めず，手術，交通外傷などを契機に発見されることもまれではない．

(4) 診断

重症型の場合，出血症状，家族歴，止血検査所見により比較的容易に診断することができる．血小板数，出血時間，毛細血管抵抗は正常である．活性化部分トロンボプラスチン時間（APTT）が延長し，プロトロンビン時間（PT），トロンビン時間は正常である．さらに第 VIII 因子活性ないしは第 IX 因子活性の低下が認められれば診断は確定する．ただし血友病 A の中等症，軽症型の場合，フォンビルブラント（von Willebrand）病，先天性 V，VIII 因子合併欠乏症との鑑別が重要である．

■ 治療

血友病の治療の原則は，出血時に欠乏している凝固因子をできるだけ早く補充することおよび患部の安静である．欠乏のある第 VIII（もしくは IX）因子製剤を経静脈的に投与する補充療法が主体となるが，必要に応じ凝固因子の予防投与も行われる．いずれの血液製剤も正常ヒト血漿より作製した濃縮製剤が一般的である．製剤に混入していたウイルス感染の問題より，今日では高度に純化し，さらに混入ウイルスの不活化が行われ，安全性の高いものとなっている．また日本国内では遺伝子組換え技術を使ったリコンビナント製剤も第 VIII 因子では使用可能となっている．

製剤の投与量，方法は出血部位とその程度により設定される．（半下石明）

2-7 内分泌の一大事

2-7-1
甲状腺機能亢進症

甲状腺ホルモンは新陳代謝をコントロールしている重要なホルモンであり，つねに一定の血中濃度になるように視床下部-下垂体系により維持されている．一般に甲状腺ホルモンが過剰に産生されるようになった病態を甲状腺機能亢進症と称する．最も多いのは，TSH受容体刺激性の自己抗体が産生されて甲状腺機能亢進症となる自己免疫疾患である（バセドウ病，2-6-8項参照）．ときに，甲状腺ホルモンを産生する良性腫瘍が生じて，甲状腺機能亢進症となる場合もある（プランマー病）．

また，妊娠期に胎盤から分泌される絨毛性ゴナドトロピン（hCG）にもTSHと同様な性質があるので，妊娠初期に一過性に甲状腺機能亢進症を呈することもある（妊娠性甲状腺中毒症）．さらに，まれには下垂体にTSH産生性の腫瘍ができて，甲状腺機能亢進症になることもある．甲状腺は10～20gもある最大の内分泌腺であり，およそ2か月分の分泌量を貯蔵している．このため，甲状腺が破壊されると，一過性の甲状腺ホルモン過剰状態が生じる．橋本病に生じたのが無痛性甲状腺炎であり，ウイルス感染により甲状腺が炎症を起こしたのが亜急性甲状腺炎である．両者ともに，甲状腺ホルモン過剰状態は2か月ほど持続した後，自然に正常範囲内にもどる．

■ 臨床症状

甲状腺ホルモンは，基礎代謝を高めて，全身の細胞の新陳代謝を活発にするホルモンである．したがって，甲状腺ホルモンが過剰になると，微熱が生じ，皮膚は湿って暖かく，汗をかきやすくなる．頻脈となり，心房細動，動悸，息切れが生じ，何をしても疲れやすくなる．食欲は亢進するが，基礎代謝が亢進しているため，体重は減少する．下痢もしやすい．精神状態も活発で，せかせかして早口になるが，集中力がなく，学業成績は低下し，あらゆることに消耗してしまう．高齢者では，とくに自覚症に乏しく，体重が著しく減少し，悪性腫瘍と誤診されることもある．骨吸収は亢進し，骨形成も促進しているが（このため骨由来のアルカリフォスファターゼは上昇している），骨粗鬆症になりやすい．バセドウ病では，特有の眼球突出も生ずる．長年放置していると，心機能が低下して，心不全におちいることもある．さらに，重篤になると，意識障害も生じて昏睡となり，危篤状態になることもある（甲状腺クリーゼ）．

■ 治療

現在のところ，自己免疫疾患であるバセドウ病に対する根治的な治療法はない．日本では，おもに甲状腺ホルモンが正常範囲になるように甲状腺ホルモン合成抑制剤（抗甲状腺剤）を内服していく内科的療法が行われている．甲状腺刺激性の自己抗体が自然に消失して自然寛解にはいるまで，長年にわたって（1～数年間）抗甲状腺剤の内服を続けていく．副作用のため薬の内服ができないものや，甲状腺が大きく内科的治療では自然寛解が期待できない場合には，甲状腺亜全摘術や放射性ヨード（^{131}I）による治療も勧められる．一方，無痛性甲状腺炎による甲状腺ホルモン過剰状態は，せいぜい2か月ほどしか続かないので，治療の必要性がないことも多い．（佐藤幹二）

2-7-2
慢性甲状腺炎

細胞傷害性のリンパ球や単核球が甲状腺に浸潤して，甲状腺細胞をしだいに破壊していき，それに伴い甲状腺ホルモンの産生が減少し，ついには甲状腺機能低下症になってしまう自己免疫疾患である．

橋本策（はしもとはかる）が1912年，世界で最初に記載したので，橋本病（Hashimoto's disease）とも称される．甲状腺ホルモンの産生に関与するタンパク（サイログロブリン）やヨードを有機化して甲状腺ホルモンを合成する酵素（ペルオキシダーゼ）に対する自己抗体が産生される．男性よりも女性に20倍も多くみられ，とくに中年の女性に頻発する．甲状腺自己抗体（抗サイログロブリン抗体，抗ペルオキシダーゼ抗体）は，中年女性の20〜30％にも陽性となる．しかし，大部分の慢性甲状腺炎は，とくに自覚症状もなく，治療を必要としない．

■ 臨床症状

甲状腺はび漫性に腫大しており，前頸部にやや硬い甲状腺腫として触知される．ときには，甲状腺が萎縮して，まったく甲状腺を触知できないこともある．細胞傷害性のリンパ球により甲状腺細胞が徐々に傷害されていくと，甲状腺ホルモン（T_3，T_4）の産生が減少していく．そのため，下垂体より甲状腺刺激ホルモン（TSH）の分泌が亢進して，甲状腺ホルモンの合成が刺激されるので，慢性甲状腺炎のごく初期には，T_4，TSH（0.4〜4.0 μU/ml）ともに正常範囲であり，甲状腺の自己抗体のみが陽性である．さらに病状が進むと，TSHがやや高値となり，T_4はほぼ正常範囲に維持される．慢性甲状腺炎がより進むと，T_4濃度は徐々に減少し，TSHはさらに高値となる．さらに甲状腺炎が進行すると，TSHが著しく高値となっても（＞100 μU/ml）T_4はほとんど産生されなくなるため，著しい甲状腺機能低下症におちいる．診断がつかないで放置されていると，ついには意識レベルが低下して昏睡となり，危篤状態になることもある（粘液水腫性昏睡）．

甲状腺ホルモンの減少症である慢性甲状腺炎では，甲状腺ホルモン過剰症であるバセドウ病とほぼ正反対の症状が起こる（甲状腺機能亢進症，2-7-1項参照）．皮膚は乾燥して，落屑が多く，押しても陥凹しないような浮腫（粘液水腫）となる．心臓の動きも鈍くなり，徐脈となる．新陳代謝が低下しているので，寒がりであり，体温も低めとなる．動作や言葉も緩慢となり，年よりも老けた外観となる．総コレステロールは上昇し，また筋肉からの逸脱酵素（LDH，CPK）も上昇するので，慢性肝炎などと誤診されることもある．

■ 治療

一般に，TSHがやや高値になった程度では，治療の必要はない．しかし，TSHが10 μU/ml以上に上昇した場合には，甲状腺ホルモンの補充療法が推奨されている．TSHが正常範囲（0.4〜4.0 μU/ml）に入るように維持量を内服していけばよい．T_4の維持量は，体重1kgあたり1.3〜2.0（平均1.6）μgである．T_4の半減期は6〜7日と非常に長いので1日1回の内服でよい．なお，狭心症などの虚血性心疾患のある場合には，T_4の補充量を少量（10〜15 μg/日）より開始して，徐々に増量していくことが重要である．なお，T_4内服中の甲状腺機能低下症患者が胃がんの手術などを受けるときには，1週間程度ならばT_4の内服を中止しても（T_4の半減期は1週間もあるので）心配ない．（佐藤幹二）

2-7-3
甲状腺腫瘍

甲状腺腫瘍には，良性と悪性のものがある．最も多いのは，甲状腺濾胞腺腫と腺腫様甲状腺腫である．悪性腫瘍では乳頭がんが最も多いが，大部分は増殖もきわめて緩やかであり，一生涯，ほとんど害を及ぼさないことが多い．充実性の濾胞腺腫は経過中に濾胞がんになることがある．そのほか，カルシトニンを産生するC細胞が腫瘍化した髄様がんもある．さらに，甲状腺からは，悪性度の高い未分化がんを生ずることもある．また，慢性甲状腺炎があると，浸潤したリンパ球より悪性リンパ腫が発症してくることもある．甲状腺の腫瘍は，それぞれ予後も対応もおおいに異なってくるので，甲状腺に腫瘤を触知したら，専門の医師の診察を受けたほうがよい．

■ **症状**

甲状腺に硬いしこり（結節）があることで気づかれる．甲状腺結節に痛みはなく，甲状腺機能もまったく正常なので，自覚症はほとんどないことが多い．しかし，嚢胞変性におちいった濾胞腺腫内に出血などが起こると，痛みのある結節として気づかれることがある．医師がていねいに頸部を触診すると，直径1cm程度の結節でも触知できるが，本人が自分で気づく結節は3～4cm大のことが多い．甲状腺の結節が数個触知される場合には，腺腫様甲状腺腫のことが多い．心配なのは，甲状腺の結節が1個で，硬くて，動きが悪く，甲状腺エコーで辺縁部が不鮮明なものである．

■ **診断**

甲状腺機能や血液生化学検査では，悪性か良性かはわからないので，まず甲状腺エコー検査を施行し，悪性が疑われる場合には，穿刺吸引細胞診を行う．クラス1, 2なら心配ない．クラス3なら経過観察，クラス4, 5なら悪性腫瘍と考えられる．サイログロブリン高値のときは，甲状腺がんの可能性があるが，腫瘍マーカーとしての特異性は低い．カルシトニンが著しく高値ならば，髄様がんと診断できる．

■ **治療**

細胞診でクラス4～5と陽性に出た場合には手術となる．甲状腺がんの性状やリンパ節への転移の有無により，甲状腺を全摘するか，一部を残すかが決定される．肺などへの遠隔転移がある場合には，まず甲状腺を全摘して，甲状腺機能低下症とし，TSHが十分に上昇した時点で大量（100mCi）の放射性ヨード（^{131}I）療法を施行する．（佐藤幹二）

表1 甲状腺腫瘍の分類

良性腫瘍	濾胞腺腫	単発性のことが多い．
	腺腫様甲状腺腫	多結節性であることが多い．
悪性腫瘍	乳頭がん（85～90%）	頸部リンパ節への転移が多い．予後は良好であるが，ときに肺や骨に転移をした場合には予後は不良となる．
	濾胞がん（10%）	緩慢な経過をとる．微少浸潤型は予後良好であるが，広範浸潤型は血行性転移をしやすく，予後不良である．
	髄様がん（1～2%）	散発性と家族性（MEN2）に発症するものがある．ともにがん遺伝子（RET）の突然変異により生ずる．
	未分化がん（2～3%）	きわめて悪性度の高い甲状腺原発の悪性腫瘍．急速に増大してくる腫瘤で気づかれる．予後はきわめて不良．
	悪性リンパ腫（2～3%）	慢性甲状腺炎のある患者に急速に腫大してくる腫瘤．放射線療法により，著しく治療成績が向上している．

2-7-4
副甲状腺機能亢進症

われわれの血液中のカルシウム（Ca）濃度は8.5〜10.0 mg/dl の間に厳重にコントロールされている．血液中の Ca 濃度が下がると，副甲状腺細胞膜上に発現している Ca 感知受容体が刺激されて，副甲状腺細胞から副甲状腺ホルモン（parathyroid hormone, PTH）が分泌される．4 個ある副甲状腺のいずれかに腫瘍が生じて，PTH が過剰に分泌されている病態を原発性副甲状腺機能亢進症と称する．一方，腎機能低下による高リン血症のため低 Ca 血症となり，PTH の分泌が亢進する病態を続発性（二次性）副甲状腺機能亢進症と称する．ここでは，原発性についてのみ述べる．

副甲状腺から分泌された PTH は，骨に作用して破骨細胞を刺激して骨吸収を促進し，血液中に Ca を動員する（図 1）．また，PTH は腎尿細管に作用して Ca を再吸収して，血液中に動員する．さらに，PTH は近位尿細管に作用して，ビタミン D 活性化酵素（1α 水酸化酵素）を活性化し活性型ビタミン D（1,25-$(OH)_2D_3$）の産生を促進する．1,25-$(OH)_2D_3$ は消化管よりの Ca の吸収を促進する．したがって，PTH 過剰分泌症候群である原発性副甲状腺機能亢進症では，高 Ca 血症が生ずる．PTH には腎尿細管に作用してリンの再吸収を抑制する作用もあるので，低リン血症となる．

■ 臨床症状

原発性副甲状腺機能亢進症は，PTH が高値であり，高 Ca 血症と低リン血症があることで診断される．高 Ca 血症が軽度（10〜11 mg/dl 台）の場合には，一般に無症状である．しかし，血中 Ca 濃度が 12 mg/dl 台になると，尿中への Ca 排泄量が多くなり，尿路結石を生じやすい．さらに，13〜15 mg/dl 以上になると，全身倦怠感，食欲不振，体重減少，口渇，夜間多尿などが生じる．さらに高値（〜20 mg/dl）に

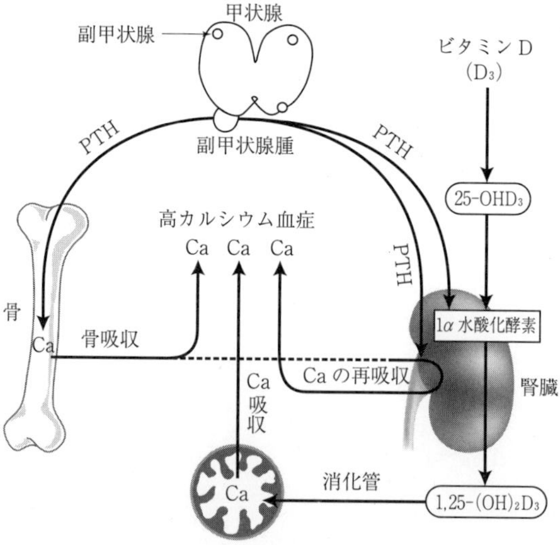

図 1 副甲状腺の機能

なると，意識障害が生じて，乏尿となり，急性腎不全から昏睡となり死亡してしまうこともある（高カルシウム血症クリーゼ）．

原発性副甲状腺機能亢進症は慢性の病気であり，10年以上にわたって観察しても，血中のCa濃度も腎機能も骨密度もほとんど変化がない場合も多い．しかし，何らかの自覚症状のあるものではすべて手術の適応となる．無症状の場合に手術適応基準として決まったものはないが，血中Ca値が常に11 mg/dl以上であれば，超高齢者でないかぎり（70歳代まで），摘出術を施行したほうがよい．骨密度が増加し，QOL（生活の質）が改善することが判明している．

（佐藤幹二）

2-7-5 副甲状腺機能低下症

副甲状腺に障害があり，副甲状腺ホルモン（PTH）が十分に分泌されないために，低カルシウム血症と高リン血症が生じる病態を原発性副甲状腺機能低下症（primary hypoparathyroidism）と称する．一方，PTHは十二分に分泌されているのに，PTH受容体がPTHに反応しないため低カルシウム血症と高リン血症が生ずる病態を偽性副甲状腺機能低下症（pseudohypoparathyroidism）と称する．

■ 臨床症状

慢性的に血清カルシウムがやや低値（7～8 mg/dl台）のものでは，とくに症状を呈さないことも多い．しかし，急速に低下した場合には，口のまわりの痺れ感や手足の違和感を訴える．さらに，5～6 mg/dl台まで低下すると，筋肉が容易な刺激で収縮してしまう（これをテタニーと称する）．血圧を測定する際にマンシェットを巻いたまま血管を締めつけていると，中手指節関節で屈曲し，手指が伸展・硬直して，テタニーを生ずる（トルソー徴候，Trousseau sign）（図1）．また，顔面神経の出口（耳介と下顎骨の接点）を軽く叩打すると，顔面筋が収縮する（クボステック徴候）．また，重篤な低カルシウム血症を放置しておくと，全身のけいれん発作をきたし，てんかんと誤診されることもある．偽性副甲状腺機能低下症のうち，PTH受容体の伝達機構に異常のあるものでは，独特の体型（低身長，丸顔，第4中手骨短縮）を呈する．

■ 治療

テタニーを生じている場合には，静注用のカルシウム製剤を数分かけて静注する．慢性的に低カルシウム血症のある場合には，経口的に活性型ビタミンDを補充す

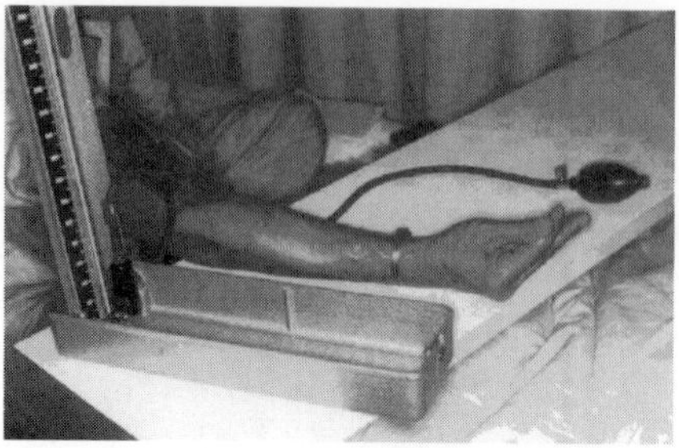

図 1 トルソー徴候

る．とくに 1 位に水酸基のついたビタミン D(1α-OHD_3) は，肝臓で 25 位が水酸化されて，ただちに活性型ビタミン D($1,25$-$(OH)_2D_3$) となる．活性型ビタミン D は，消化管よりのカルシウム吸収を促進する．また，大量投与では骨からカルシウムを動員する作用もある．通常，副甲状腺機能低下症患者の維持量は，平均 3 μg/日であり，偽性副甲状腺機能低下症ではその半分で十分である．血清カルシウムが上昇しすぎると，尿中カルシウム排泄量が増加しすぎて，尿路結石が多くなるので，血清カルシウム値を正常範囲（8.5～10.0 mg/d*l*）の下限（8 mg/d*l* 前後）にコントロールしていくのがよい．（佐藤幹二）

2-7-6
下垂体機能低下症

脳下垂体の前葉からは，成長ホルモン（GH），副腎皮質刺激ホルモン（ACTH），甲状腺刺激ホルモン（TSH），プロラクチン（PRL），黄体刺激ホルモン（LH），および卵胞刺激ホルモン（FSH）が分泌されている．GH は骨の成長を促進し，ACTH は副腎皮質を刺激して副腎皮質ホルモン（コルチゾール）の分泌を促進し，TSH は甲状腺を刺激して甲状腺ホルモン（T_3, T_4）の分泌を促進する．プロラクチンは乳腺を刺激して乳汁の分泌を刺激する．また，2 種類の性腺刺激ホルモン（LH, FSH）は，男性では睾丸を刺激して男性ホルモン（テストステロン）の分泌を促進し，精子形成を促進する．女性では，卵巣を刺激して女性ホルモン（エストロゲン，プロゲステロン）の分泌を促進し，排卵や受精をコントロールしている（図 1）．

何らかの異常により，脳下垂体が破壊されて，下垂体前葉からのホルモン分泌が不足した状態を下垂体機能低下症と称する．原因としては，脳腫瘍（下垂体腫瘍，視床下部腫瘍，転移性下垂体腫瘍など）や出産後の下垂体壊死（シーハン症候群）によるものが多い．また，原因不明の炎症（自己免疫性下垂体炎）や肉芽腫（サルコイドーシスなど）によるものもある．

■ 症状

分泌障害されたホルモンの種類により，さまざまな症状を呈する．小児期に発症すると，発育不全や低身長となる．成人では，副腎皮質ホルモン不足のために，易疲労感，全身倦怠感が強く，低血圧，低血糖や低ナトリウム血症が生じる．甲状腺機能も低下するので，皮膚は乾燥し，寒がりとなる．また，性腺機能が低下するので，男性では

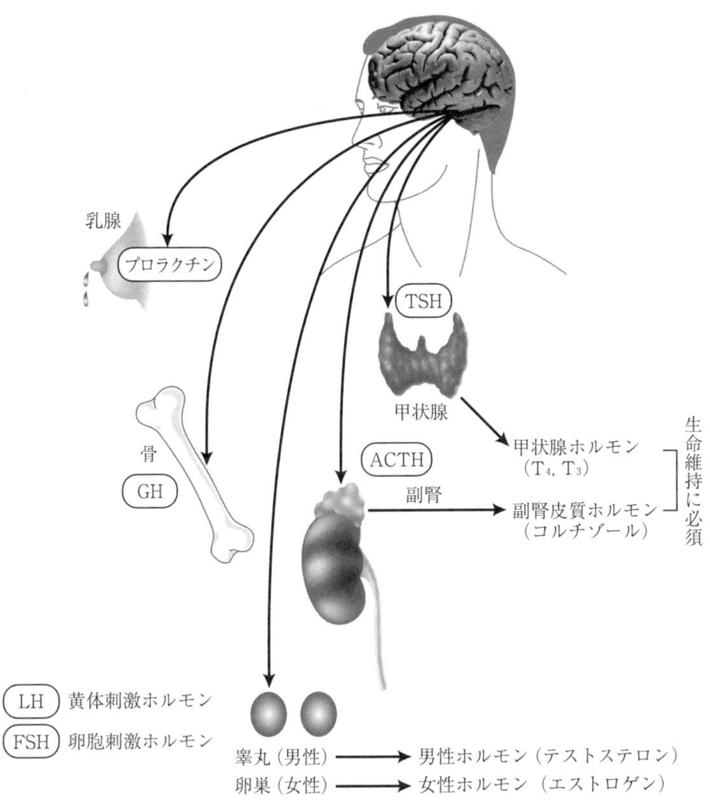

図1 下垂体前葉ホルモン

性欲低下，女性では無月経となる．さらに重篤になると，低血糖，低ナトリウム血症などのため，意識障害が生じて，死亡してしまうこともある（下垂体昏睡）．

■ 治療

下垂体から分泌されるホルモンは，いずれも高価な注射剤である．したがって，GH 以外のホルモンは，すべて標的組織から分泌されるホルモン剤を内服していく．すべてのホルモン分泌が障害されている汎下垂体機能低下症では，まずコルチゾール（10～20 mg/日，2 回に分服）を補充してから，甲状腺ホルモン（T_4）の補充療法を行っていく（通常 50～150 μg/日）．青壮年期の患者では性ホルモンの補充療法も併用する．コルチゾールと甲状腺ホルモンは生命に必須のホルモンであるので，飲み忘れがないように注意していく必要がある．

（佐藤幹二）

2-7-7
中枢性尿崩症

血液中の浸透圧が上昇すると（つまり脱水状態になると），下垂体の後葉より抗利尿ホルモン（バソプレッシン，ADH）が分泌される．ADHは腎尿細管の遠位部（集合管）に作用して，水の再吸収を促進する．ヒトの血液中の浸透圧は275～285 mOsm/kg H_2Oの間にコントロールされているが，脱水状態でADHが最大限に分泌されると，腎尿細管で水が再吸収され，尿浸透圧が1200 mOsm/kg H_2Oまで濃縮された尿を排泄できる．ADHがまったく分泌されない場合には，浸透圧（50～200 mOsm/kg）の低い希釈された尿が排泄される．

下垂体に脳腫瘍ができたり炎症が生じて，下垂体後葉が破壊されると，ADHの合成および分泌が障害されるので，尿は濃縮されず，希釈された尿が大量に排泄されてしまう．一般に，腎臓では糸球体で1日120 lもの原尿が産生されている．そのうち，90%は近位尿細管で再吸収され，残りの10%が遠位尿細管で吸収されている．下垂体後葉の障害でADHの分泌が完全に消失してしまうと，1日10 lに及ぶ多尿が生じてしまう（中枢性尿崩症）．まれに，腎尿細管のADH受容体に異常があり，ADHが十二分に分泌されてもADHの効果がまったく発現しないため，尿崩症となることもある（腎性尿崩症）．

表1　尿崩症の成因

(a)	ADHの分泌不全によるもの（中枢性尿崩症）
	下垂体腫瘍（頭蓋咽頭腫，類皮嚢腫，髄膜腫など）
	下垂体腫瘍の術後
	頭部の外傷
	転移性脳腫瘍
	髄膜炎などの感染症
	サルコイドーシスなどの肉芽腫
	自己免疫性下垂体炎
(b)	ADH受容体の不応症（腎性尿崩症）

■ 臨床症状

多尿，口喝，多飲が特徴である．尿崩症患者の腎臓では，尿を濃縮できないために，飲水の有無にかかわらず，1日5～15 lにおよぶ希釈尿が出てしまう．多尿のため，常に脱水状態であり，皮膚は乾燥ぎみである．血漿浸透圧が高まって渇中枢が刺激され，常時，飲水を必要とする．心因性の多飲症と異なり，多尿は睡眠中でも持続するため，夜間でも排尿のため数回ほど起床せざるをえない．

■ 治療

点鼻用のADHの誘導体（DDAVP）が開発されたおかげで，尿崩症の治療はたいへん楽になった．ADH（別名アルギニン・バソプレッシン，AVP）は小分子のペプチドホルモン（分子量～1000）なので，鼻粘膜から容易に吸収される．ADH(AVP)のアミノ酸構造を変化させて，長期作用型にしたものが，DDAVPである．通常，5～15 μgを1日2回に分けて点鼻すればよい．しかし，過剰に点鼻しすぎると，腎尿細管における水の再吸収が促進されすぎて，血漿浸透圧が低下してしまい，低ナトリウム血症となる．低ナトリウム血症が急速に生じてきた場合には，易疲労感，脱力感や意識障害を生じてしまうので，1日の尿量が2 l前後になるように，コントロールしていくのがよい．（佐藤幹二）

2-8 手足の一大事

2-8-1 骨　折

骨折（fracture）は骨の連続性が断たれた状態である．まわりにできた血腫のなかに修復組織が入り，両方の骨片をつなぐ仮骨ができることで治っていく．仮骨によって骨折部が一応安定するには，ふつうは6～8週間程度かかる．初期の仮骨は線維性骨であり，これがしだいに層板骨に置き換えられ，構造もつくり直されていく（再造形）．ただし再造形には数年間かかるといわれる．こうした骨折治癒の初期過程では，各種のサイトカインが重要な役割を果たすとされ，臨床応用も研究されている．

骨折の分類には種々の方法があり，たとえば ① 外傷によるふつうの骨折，② 疲労骨折，③ 病的骨折などに分類される．骨の強度と外力の性質からみた場合，① は正常な骨に大きな力が加わって起きる骨折，② は正常な骨に小さな力がくり返し加わって骨折にいたるもの，③ は骨自体が腫瘍などによって極端に弱くなっていることが主因の骨折，といえる．治療法にはギプスや牽引による保存療法と手術療法とがある．手術療法には，骨片の位置をより正確に調整できる，早期から関節運動・荷重歩行を行うことができる，といった利点がある．このため関節内骨折や大腿骨骨幹部骨折などでは第一選択とされる．

とくに注意すべき骨折として小児の骨折，交通外傷，高齢者の骨折がある．

小児では骨端線が開いているため，骨端に及ぶ骨折では，将来，成長障害をきたすことがある．また骨折した長管骨は過成長し，反対側より長くなることもある．こうした問題点を考えた治療法が選択されるが，避けられないことも多い．また骨折をくり返す小児のなかに被虐待児（battered child）がいることがある．

交通外傷は高エネルギーによる損傷であり，多臓器損傷のことも多い．救急の現場では，まず全身状態を評価し手順を決めることが大切になる．骨折についても，① 神経・血管の損傷の有無，② 開放性か閉鎖性か，③ 脱臼を伴っているか，といったことが手順を決めるうえでのポイントになる．なお開放骨折では破傷風を併発する可能性がある．交通外傷に関連する事項のうち骨髄炎と脊椎損傷については2-8-4，2-8-7項を参照．

高齢者の骨折に大腿骨近位部骨折があり，骨粗鬆症のある人に起きやすい（脊椎圧迫骨折，2-8-7項参照）．この骨折により臥床を余儀なくされると，患者は急速に衰弱し，褥瘡・肺炎・痴呆化などを併発し死亡する危険性が高い．このため，手術のリスクは高いが，早期手術・早期離床が第一選択となる．この骨折は頸部内側骨折と転子部骨折とに分類される．前者では人工骨頭に置換する手術（2-8-11項参照）が行われることが多い．大腿骨近位部骨折を起こした高齢者では，治療が的確に行われても，生活レベルは1ランク以上低下することがふつうである．このため大腿骨頸部骨折の予防は超高齢社会に向かう日本の課題であり，骨粗鬆症の治療・転倒時の衝撃吸収装具の装着・バリアフリー化などの対策が行われている．（髙取吉雄）

2-8-2
スポーツ外傷（靭帯損傷）

スポーツで運動器のけがをする人は多い．運動器の構成要素のうち靭帯は骨と骨とを連結する線維性結合組織であり，関節を補強する機能をもつ．関節には生理学的な可動範囲があり，それをこえるような力が加わると，靭帯は緊張してこれに抵抗する．支えきれなくなると，靭帯は骨への停止部で剥がれたり，実質部で断裂したりする．これが靭帯損傷であり，一般には捻挫（sprain）とよばれる．損傷の程度は1度から3度に分類され，1度は靭帯の部分断裂で関節包が温存されているもの，3度は完全断裂で関節包の断裂を伴うもの，2度はこの中間である．スポーツによる靭帯損傷は膝関節と足関節に多く，本項ではこれらと膝半月板損傷について述べる．

■ 膝関節

重要な靭帯には内側・外側側副靭帯，前十字靭帯，後十字靭帯がある．これらはラグビー，サッカー，バスケットボールなどの相手と接触するスポーツやスキーで損傷することがある．このうち重要なものは内側側副靭帯損傷と前十字靭帯損傷である．

内側側副靭帯は膝に外反する力が加わったときに，大腿骨への停止部付近で損傷することが多い．軽症例では装具などによる保存療法でよく，4〜6週間でスポーツに復帰できる．膝を伸展したときにも外反不安定性を示す場合には重症であり，前十字靭帯損傷を合併することが多い．この場合には関節鏡による診断の確認とともに，靭帯の縫合が必要となることが多い．

前十字靭帯は，脛骨が大腿骨に対して前に滑り出すのを抑える働きがある．バスケットボールではジャンプして着地したときなどに損傷する．約半数の患者で半月板損傷を伴う．通常は試合を続けられなくなり，関節内に血液が貯まる．急性期の痛みや腫れがよくなれば日常生活に復帰できる．しかしなかには膝くずれ（giving way）とよばれる症状を起こす人がいる．これは段差のあるところなどで，脛骨が大腿骨に対して前に滑り出し，その足で体重を支えられなくなる症状である．このため膝に不安をもつようになる．治療は，新鮮例では修復術が行われる．しかし靭帯中央での断裂では縫合できないことがあり，スポーツ活動の再開を望む人の場合は靭帯の再建術が必要となる．再開を望まない人では，装具の使用や筋力強化訓練により膝くずれの発生を防止するといった対策がとられる．

脛骨の関節面上には内側・外側半月板があり，単独でまたは靭帯とともに損傷が起きる．受傷直後には損傷部付近が痛む．断裂して浮動する部分ができると，上下の骨の間にはまり込み嵌頓（locking）することがある．患者は膝を動かせなくなり，徒手的に嵌頓をはずすと動かせるようになる．治療は関節鏡下での損傷部の縫合か部分切除が行われることが多い．

■ 足関節

内側と外側にそれぞれ複数の靭帯があり，主として外反・内反の外力に対して制動効果を発揮する．靭帯が断裂すると足関節は生理学的な可動範囲をこえて動くことが可能になり，患者は転倒する．診断のポイントは損傷時に外力の加わった方向である．軽症例ではテーピングが，重症例ではギプス固定あるいは修復術が行われることが多い．再発予防には，初回受傷時に後療法を含めた治療をきちんと受けることが大切である．なお陳旧例で不安定性が強くスポーツに支障をきたす場合には靭帯再建術が行われることもある．（髙取吉雄）

2-8-3
先天性股関節脱臼

脱臼 (dislocation) とは関節を構成する二つの骨の位置がずれ，両者の関節面が接触していない状態をさす．先天性股関節脱臼 (congenital dislocation of the hip) はふつう，新生児から乳児の時期に診断される疾患である．しかし先天性とはかぎらないとの説があり，発育性股関節脱臼 (developmental dislocation of the hip) と書く専門書もある．ある程度の家族内集積性（血縁者に同じ病気が発生すること）も報告されており，SNP (single nucleotide polymorphism) などについての遺伝子解析が進行中である．

成人の外傷による股関節脱臼では関節包は損傷され大腿骨頭はその外側に出ている．これに対し先天性股関節脱臼では関節包は弛緩し大腿骨頭はその内部にある．外傷性股関節脱臼の成人とは対照的に先天性股関節脱臼の乳児はまったく痛がらない．また歩行も，開始時期が遅れることがあるにせよ，できるようになる．

しかし脱臼した下肢はいわば短縮した状態であり，中殿筋も短縮している．このため成長とともに跛行（はこう，片足を引きずって歩くこと）が明らかになる．活動が活発になれば，運動時に痛むようになる．関節は，両方の骨が正常に接触していることが正常な発育に必要な条件であり，成長が進めば進むほど，整復して正常な状態に戻すことは難しくなる．

このため乳児期までに診断をつけることが大切であり，スクリーニングが重要である．臨床所見としては開排制限，大腿内側の皮膚の溝の非対称，脚長差があるようにみえること，などがある．より客観的な方法として超音波検査を行うこともある．しかし新生児・乳児期以降に発生する脱臼もあるとされ，年長になってから診断される例もある．

この疾患は前述のように後天性の要因もあり，育児法も予防に関係する．具体的には乳児が股関節を開排して自由に足を動かせるようにしてあげることがよい．たとえばおむつは窮屈でないものを選び，抱くときにも子どもの足が開排するようにする．こうした予防運動は1970年代から展開され，この疾患の発生頻度を3～5%からその1/10に下げた．

乳児期の治療にはリーメンビューゲルとよばれる「あぶみ」式の吊りバンド（装具）が使用される．1～2週間で80%以上の症例が整復される．整復後は数週間にわたり装着を続け，徐々にはずしていく．この装具は簡単なものであるが，使用法にはコツがあり，医師から十分な指導を受ける必要がある．

成人で臼蓋形成不全（下記参照）による変形性股関節症と診断される患者のなかに，先天性股関節脱臼の治療歴のある人がいる．しかし治療歴のない人も多く，両者の関係は必ずしも明らかではない．

■ **臼蓋形成不全** (acetabular dysplasia)

股関節をつくる骨盤側の凹みを寛骨臼といい，その屋根にあたる部分が臼蓋である．大腿骨頭は臼蓋によってその外側端までおおわれているのがふつうであるのに対し，臼蓋形成不全では骨頭の一部が外にはみ出している．この状態では関節面に過剰な負荷が加わり，変形性関節症（2-8-9項参照）へと悪化していくことがある．成人で股関節の痛みを訴える患者に対しては関節症の進行を抑えることを目的とした手術が行われることがある．寛骨臼回転骨切り術はその例であり，寛骨臼を骨盤から切り離して移動させる術式である．（髙取吉雄）

2-8-4
骨と関節の感染症

骨の感染症は骨髄炎（osteomyelitis）とよばれる．開放性骨折により直接に細菌がもち込まれる場合とほかの部位から血液によって運ばれてくる場合とがある．関節の感染症は，こうした経路以外に近くの骨髄炎から直接に広がることもある．ここでは具体例として乳児の急性骨髄炎と急性化膿性股関節炎，成人の外傷後の慢性骨髄炎，結核性骨関節炎について述べる．

■ 乳児急性骨髄炎と急性化膿性股関節炎

乳児の急性骨髄炎は，細菌が長管骨の骨幹端部に血液によって運ばれて起きることが多い．病巣の骨幹端部に近い骨端軟骨層は感染が広がるのを妨げるバリアとなる．このため感染は骨幹端部から骨外に向かい，骨膜の下に膿瘍をつくる．ところが股関節では骨幹端部が関節のなかに入っているため，感染は関節のなかへ広がり化膿性股関節炎になる．こうなると関節内圧は高くなり，関節軟骨は溶け，恒久的な障害が引き起こされるのは時間の問題となる．これを防ぐには早期の診断と迅速な治療が必要である．親が気づく症状として，乳児は不機嫌となり，おむつを交換するときに激しく泣くようになる．また「片足を上げてハイハイする」子供もいる．これらは股関節が炎症を起こしていることを示す．早い時点でのＸ線写真では股関節のまわりの腫れがわかる程度で，診断は臨床所見と血液検査所見によることが多い．診断がつけば，ただちに関節包を切開し，確実に排膿することが原則である．

■ 成人の外傷後の慢性骨髄炎

交通事故などの高エネルギーによる開放性骨折では筋肉，血管，神経などのひどい損傷を伴う（2-8-1 項参照）．このため汚染した創部に対し，徹底した異物の除去・死んだ組織の切除・洗浄を行っても，感染は防げないことがある．また骨の大きな欠損を生じることもあり，そうした場合には感染を治すことはさらに難しくなる．治療は，創外固定（骨に通した金具をからだの外で連結して支える方法）により骨折部を固定し，創は開いたまま洗浄をくり返して肉芽のあがりを待つ方法がよく用いられる．また感染した部分の骨を切除し，同じ骨の別の部位を切り離して，その部分で骨を延ばして穴埋めする方法も行われている．この病気は治るにしても長い日数がかかる．また何年にもわたって膿が出続けている慢性骨髄炎では周囲の皮膚にがんができることがある．

■ 結核性骨関節炎

結核は，日本では過去の病気とみなされてきた．しかし最近は増加傾向にある．多いのは，かつては脊椎カリエスとよばれた結核性脊椎炎である．最初の感染は椎体の終板の近くに起こり，椎間板へと広がることが多い．大量の膿汁がつくられると腰筋に沿って広がり，離れた場所に貯まる．これを流注膿瘍（るちゅうのうよう）という．脊椎のほかにも，股関節や膝関節の関節炎がときにみられる．治療は抗結核薬の投与と局所療法の併用であり，手術により病気の部分を取り除く必要がある場合も多い．診断がついたら，医師は２日以内に最寄りの保健所長に届け出ることになっている（結核予防法）．職場や家族のなかに，咳の飛沫のなかに結核菌がいる開放性結核の人がみつかる例もあり，公衆衛生面からの正しい対応が求められる．

骨と関節の感染症の治療には抗生物質が重要な役割をもつ．しかし薬の効果が十分に発揮されるには，病気の場になった骨や関節への対応が鍵となる．（髙取吉雄）

2-8-5

腰痛・腰椎椎間板ヘルニア・腰部脊柱管狭窄症

■ **腰痛**（low back pain）

腰痛は非常に多い病気であり，約90％の人が経験し，その80％が2週間以内によくなるといわれる．しかし慢性化する例や再発をくり返す例もあり，社会生活に対する影響も大きい．

原因となる疾患は多い．診断には神経学的所見，間欠跛行（歩行中に歩き続けられなくなり，休むとまた歩けることをくり返す症状）の有無，下肢の血行状態，脊椎以外の疾患の関与の有無などが関係する．脊椎以外の疾患の例としては仙腸関節炎，股関節疾患，帯状疱疹，リウマチ性多発筋痛などがあげられる．また痛みが主訴となるため，とくに慢性腰痛の症例では心身医学的なアプローチが必要なこともある．しかし最も多いのは腰椎疾患であり，腰椎椎間板ヘルニア，変形性脊椎症，腰椎分離すべり症，腰椎の感染症，腫瘍（原発性・転移性）などが含まれる．

急性腰痛（ぎっくり腰）に対しては臥床安静が勧められた時代もある．しかし現在では，薬物やブロックなどにより痛みを和らげながら，できるだけもとの生活に戻ることが勧められる．1週間ほどでよくなってこない場合には，検査を受けるほうがよい．

■ **腰椎椎間板ヘルニア**（herniated intervertebral disc of the lumbar spine）

椎間板の線維輪が破綻して髄核あるいは線維輪自体が脊柱管側に脱出し，神経根を圧迫して腰痛や下肢痛を生じた病態を腰椎椎間板ヘルニアという．ヘルニアとは「脱出して突出した状態」をさし，たとえば腸管が鼠径管から脱出して突出すれば鼠径ヘルニアという．腰椎椎間板ヘルニアでは腰痛と一側の下肢痛が主訴となることが多い．20歳代の男性に最も多く，第4・5腰椎椎間板によく起きる．この疾患による神経系の異常はヘルニア腫瘤により神経根が圧迫されるためであり，筋力低下や感覚障害が現れる．解剖学的な関係から，第4・5腰椎椎間板のヘルニアでは第5腰椎神経根の症状のことが多い．また患側下肢を伸ばしてもち上げると殿部～大腿後面～膝窩に痛みが走り，ある角度以上は上げられなくなる．これは挙上に伴い神経根が緊張するためである．画像検査ではMRI（磁気共鳴映像法）が有用で，ヘルニア腫瘤により硬膜管が圧迫されている像などが描出される．注意を要するのは，これらの異常像のなかには臨床所見とは一致しないものが存在することである．治療は保存療法が基本であり，薬物やブロックなどにより痛みを和らげながら待機することで徐々によくなる．しかし大きな正中ヘルニアで排尿障害を急激に生じた例では早急な手術が必要である．

■ **腰部脊柱管狭窄症**（lumbar spinal canal stenosis）

歩いているとしだいに足が前に出なくなり，腰掛けるかうずくまるとまた歩けるようになるという独特な症状（神経性間欠跛行）が現れる．閉塞性動脈硬化症などで血行の不足により起きる間欠跛行と比べ，腰部脊柱管狭窄症の場合には姿勢による症状の変化が大きい．腰部脊柱管狭窄症は脊椎の変性などで脊柱管の内径が狭くなり，馬尾や神経根が空間的にゆとりのない状態におかれるために起きる．馬尾が圧迫されている場合には，歩行とともに殿部から会陰部の異常感覚や膀胱直腸障害が起きることがある．これに対し神経根の圧迫では一側の下肢痛が多い．治療は馬尾症状が主体であれば手術療法，神経根症状が主体であれば保存療法が選ばれることが多い．

（髙取吉雄）

2-8-6
頸椎症性脊髄症・神経根症

頸椎症とは頸椎の病気の意味であり，この二つの疾患はそれが原因となって脊髄・神経根が圧迫されて障害を起こしたものである．頸椎の病気といっても腫瘍や感染症ではなく，脊柱を構成する椎間板・椎間関節・靱帯などの結合組織が変性したことによる病態をさす．人間の頸椎は重い頭部を下から支えており，このための負担や加齢などが変性の原因となる．

頸椎症はいくつもの変化が組み合わさって起こる．整理すると，① 椎間板が変性して高さが低くなり後方の脊柱管内に突出する，② 椎間板の変性とともに椎体の配列が前後にずれる，③ 椎間関節に関節症変化が起こり骨棘（2-8-9 項参照）ができる，④ 椎体の辺縁に骨棘ができる，⑤ 黄靱帯が変性して前方に膨隆する，などである．この結果，脊柱管の内腔は前後から挟み込まれるように狭くなる．そして脊柱管の内腔がもともと小さい人では，脊髄が圧迫されるようになる．一方，椎間孔は，椎間板の高さが低くなったことや椎間関節に骨棘ができたことで狭くなり，そこから出てくる神経根は圧迫されるようになる．

神経組織が圧迫されて起こるこうした疾患では，首をぐるぐる回すなどの体操をしたり，天井の掃除などで長時間にわたり首をそらしていたりすると，動きに伴う圧迫が加わり症状が悪化することがある．パソコンに熱中して神経根症が悪化する例もある．割合に多い疾患であり，とくに脊髄症の場合，転倒・転落によってとりかえしがつかないほど悪化する例がある．

■ **頸椎症性脊髄症**（cervical spondylotic myelopathy）

神経組織は部位によって圧迫に対する抵抗力が異なり，脊髄は弱い．脊髄に慢性圧迫が加わると伝導障害が起こり，そこから先にある運動神経や感覚神経の機能が障害される．頸部で脊髄が圧迫されれば手指が不器用になり，歩行がふらつくようになる．また膀胱直腸障害が現れることもある．この段階では頸髄は脊柱管のなかでゆとりのない状態におかれている．ここで圧迫部に強い衝撃が加わると，麻痺は急激に悪化する（2-8-7 項参照）．

診断には MRI が有用であり，前後から圧迫を受けて，脊髄のまわりにある脳脊髄液の像が失われている像が描出される．

治療には脊髄に加わっている圧迫を取り除くことが必要であり，脊柱管を拡大する術式が日本でいくつも開発されている．その多くは脊椎の後方部分である椎弓を加工して脊柱管の内腔を後方に広げるものである．こうした手術は，症状の進行を抑え，急激な悪化を防ぐ効果がある．しかしすでに存在する症状の改善は症例により異なる．保存療法には装具や牽引で頸椎の安静をはかる方法があり，軽症例で行われる．

後縦靱帯骨化症（OPLL）は後縦靱帯が厚みを増し骨化する疾患である．この靱帯は脊柱管のなかにあるため，大きくなると脊髄を圧迫し，頸椎症性脊髄症と同様の症状が現れる．

■ **頸椎症性神経根症**（cervical spondylotic radiculopathy）

症状としては頸部～肩～上肢にかけての痛みと上肢の筋力低下が多い．痛む側の後方へ首をそらせると，症状が再現される．ただしくり返したり強く行うと症状が悪化することがあるので注意を要する．治療は頸部の安静が基本であり，装具が処方されることが多い．よくならない場合には，頸椎固定術や椎間孔拡大術などの手術が行われることがある．（髙取吉雄）

2-8-7
脊椎・脊髄損傷

脊椎の骨折・脱臼を脊椎損傷 (spinal injury), 何らかの外傷による脊髄のけがを脊髄損傷 (spinal cord injury) という. 脊椎損傷は脊髄損傷の原因となることが多く, また損傷部に不安定性を残すことがある. 脊髄損傷では, 脊髄そのものの断裂や圧迫のほか, 脊髄内部の出血·浮腫により, その髄節以下に麻痺が起きる. 頸髄が損傷された場合には四肢麻痺 (2-8-6項参照), 胸髄以下が損傷された場合には対麻痺 (両足の麻痺) となる.

■ 脊椎損傷

交通外傷や高所からの転落など大きなエネルギーが加わる外傷で発生する.

交通事故などの救急現場では, 頸椎損傷を念頭において対処する必要がある. 患者の移送にさいしても, 頭部と体幹 (胴体) の位置がずれないように注意しなければならない. 救急室で最初に撮影されるX線写真のうちの1枚は頸椎側面像である. 頸椎が脱臼している場合には早期に整復が行われる.

胸椎や腰椎の損傷では, 脊柱を前方・中央・後方の三つの支柱に分けて安定性を評価する理論がある. 前方支柱は前縦靱帯・椎体の前半分・線維輪の前方部, 中央支柱は後縦靱帯・椎体の後半分・線維輪の後方部, 後方支柱は椎弓・椎間関節・黄靱帯・棘間靱帯からなる. この理論によれば, 二つ以上の支柱が損傷された脊柱は不安定になる.

治療においては, 脊髄損傷の有無, 完全麻痺か不全麻痺か, 不全麻痺であれば経過とともに悪化傾向にあるかどうか, 不安定性があるかどうかによって, 手術療法か保存療法かが決定される. 手術療法の目的は脊髄を圧迫している骨片や椎間板組織の除去, 脱臼や骨折の整復, 不安定な脊椎間の固定, などである. ここで注意を要するのは, 脊椎を長い範囲にわたり固定すると, 脊柱の動きが制限され, 機能訓練の妨げになることである.

脊髄損傷を伴う脊椎損傷では, ① 褥瘡の予防, ② 尿路管理, ③ 四肢の関節拘縮の予防が大切であり, 3時間ごとの体位変換を含めたケアが必要になる.

一方, 胸椎で最も多い脊椎損傷は高齢者における圧迫骨折である. 骨粗鬆症が基盤にあり, 尻餅をつくなどのわずかな外力で骨折する. ふつうは椎体の前方が潰れるため脊髄損傷はない. 痛みを和らげる治療をしながら, 寝たきりにならないようにすることが大切である.

■ 脊髄損傷

日本の最近の統計では, 脊髄損傷の発生には20歳代と50歳代の二つの山がある. また約90%が男性であるが, 女性の割合は増加しつつある.

脊髄損傷は一般的には不可逆性であり, 不全麻痺の一部に回復がみられるだけである. このため治療においては, 残された機能の維持と向上をはかるリハビリテーション医学が大きな役割をもつ.

重症度はおもに損傷高位と程度により表現される. 高位は正常な運動・感覚機能が残る最下位の髄節で表すのが一般的である. これに対し, 程度の表現にはFrankel分類がよく用いられる. これはA～Eの5段階に分類するもので, A：完全な麻痺, B：感覚機能だけ一部残存, C：運動機能が少し残るが実用性なし, D：実用性のある運動機能が残存し多くは歩行可能, E：神経症状を残さず回復, となる. こうした重症度により目標とするゴールが決まり, 筋力強化訓練や装具・自助具などを用いた訓練が体系的に実施される. (髙取吉雄)

2-8-8
骨・軟部腫瘍

腫瘍とは，宿主の都合と無関係に増殖を続ける新生物のことである．骨にできる腫瘍を骨腫瘍（bone tumors），骨以外の運動器（筋肉，脂肪組織など）に発生する腫瘍を軟部腫瘍（soft tissue tumors）とよんでいる．

最初から骨・軟部組織にできる腫瘍を「原発性」骨・軟部腫瘍という．このうち悪性のものはがん（cancer）とはよばず，「肉腫（sarcoma）」とよぶ．これに対し続発性の腫瘍とは，がんなどが転移したものや放射線照射によって引き起こされたものなど，腫瘍が発生した組織以外に原因があるものをさす．

症例数が少なくかつ多彩な骨・軟部腫瘍の診断は，診断のプロである放射線科医や病理医にとっても専門的な領域である．また治療も，とくに肉腫の場合には整形外科医のなかでもこの分野を専門とする医師に紹介されることが多い．

■ 骨腫瘍

腫瘍ができた部分の腫れと痛みで気づかれることが多い．スポーツをしている若者のなかには，こうした腫れや痛みをスポーツと結びつけて考え，医療機関ではない施設に受診している例もある．ここでは重要な疾患である骨肉腫について説明する．

• 骨肉腫（osteosarcoma）

骨肉腫は人口7〜10万人に1人といわれる少ない疾患である．しかし骨腫瘍の約6%を占め，原発性悪性骨腫瘍のなかでは最も多い．たとえば10歳代で膝の痛みを訴える患者のなかに骨肉腫の例がある．X線写真では，長管骨の骨幹端部に腫瘍性骨新生を示す病変がみられる．MRIでは骨髄腔に広がる病変と骨外への広がりがわかり，切除範囲の決定に重要な情報が得られる．診断の決定には，病的組織の一部を取り出す手術（生検, biopsy）が必要であり，病理医による病理組織学的判断を待つ．こうした生検も，後からの手術の妨げにならないよう，また悪性細胞を拡散させないように行われる．治療計画は，すでに肺などに微小な転移巣があるという前提で組み立てられる．すなわち診断がついた時点でただちに化学療法が開始される．この後，広範切除術が行われ，術後さらに化学療法が続けられる．広範切除とは腫瘍組織を直接みないで，その外側の正常組織ごとごっそり切除する手術法である．重要な神経・血管を残して切除するのが原則であり，これらが腫瘍に巻き込まれている場合には切断術が行われる．広範切除により生じた欠損部には大きな人工関節（2-8-11項参照）が挿入され，患肢の機能の温存がはかられる．これに対し切断例では義肢が装着される．義肢の機能は向上しており，問題となる幻肢痛（失われた手足が痛む症状）の予防のために切断術直後から装着するなどの取組みが行われている．骨肉腫の5年生存率は，以前は15〜20%であった．しかし現在では50〜70%と明らかに向上している．死亡例のほとんどは肺転移による．

■ 軟部腫瘍

もとになる組織が多彩であるため，腫瘍も非常に多彩である．いわゆる「こぶ」であり，「脂肪の塊」などと軽視されることが多い．しかしこれらのなかには肉腫があり，大きさ5cm以上のものは悪性の可能性が高い．骨肉腫と同様に，生検して病理学的診断という方法がとられる．小さい腫瘍の場合には腫瘍を摘出し，悪性とわかってから広範切除が追加されることもある．個々の腫瘍の頻度は低く，それだけに整形外科医，放射線科医，病理医の協力によって正しい診断に到達できるかどうかが予後を決めるポイントになる．（髙取吉雄）

2-8-9
変形性関節症

変形性関節症（osteoarthrosis, osteoarthritis）とは関節軟骨が変性し，関節の機能低下ないし喪失を起こした状態をさす．関節の変形を伴うことも多く，「変形性」という修飾句はラテン語の arthrosis deformans に由来する．通常は罹患した関節名をつけて「変形性股関節症」などという．化膿性関節炎が治癒した後の状態のこともあれば，関節内骨折後の状態のこともあり，広い範囲の病態を含む用語である．生活の質（QOL）を下げる疾患の一つで，高齢社会では有病率が高くなる．

変形性関節症の症状を理解するには，関節のもつ機能を整理するとわかりやすい．正常な関節は一定の可動域をもち，滑らかな運動の軸となる．また荷重などの負荷を伝達する．こうした生理的機能は痛みを伴うことはない．これに対し変形性関節症の関節では可動域が減少し，運動時にきしむようになる．また関節運動や荷重によって痛むようになる．たとえば変形性膝関節症であれば，膝が曲がらなくなり，歩き始めに痛むようになる．関節液が増加して貯留するようになれば，関節は腫れて熱をもつようになる．いわゆる「水が貯まった」状態である．変形性関節症による障害は，股関節や膝関節などの荷重関節のほうが肩関節などの非荷重関節よりも高度である．実際，介護保険制度においても，40 歳以上 65 歳未満の第 2 号被保険者が要介護認定を受ける条件のなかに「両側の膝関節または股関節に著しい変形を伴う変形性関節症」が含まれている．

変形性関節症の診断には X 線写真が最も役立つ．関節裂隙（関節を構成する骨の間にみえる隙間で関節軟骨の厚みを反映）の狭小化，軟骨下骨の骨硬化（骨梁が太くなり骨髄腔が狭くなること），骨棘（もとの骨から棘のように延び出す新しい骨）の形成，骨嚢包（骨内にできる骨組織のない丸い穴）の形成などがみられる．病期の進行とともに関節裂隙はしだいに狭くなり，まったく失われるにいたる．

変性した関節軟骨をもとに戻すことができない現在，変形性関節症の治療は，ある程度の機能回復と痛みの緩和が目標となる．以下，変形性股関節症と変形性膝関節症について代表的な治療法を説明する（人工関節，2-8-11 項参照）.

■ 変形性股関節症（coxarthrosis）

日本では臼蓋形成不全（2-8-3 項参照）を基盤とする例が多い．保存療法としては筋力強化訓練，杖の使用，体重の調整，装具，消炎鎮痛剤の投与などが行われる．筋力強化は主として股関節の外転筋群が対象となる．手術療法は骨切り術と人工股関節全置換術がよく行われる．骨切り術は，荷重による負荷を分散あるいは移動させる目的で行われる．

■ 変形性膝関節症（gonarthrosis）

日本では患者は内反膝（O 脚）を呈することが多く，荷重は膝関節面の内側に余計に負荷される．このため内側型関節症が多い．保存療法は変形性股関節症と同様であるが，筋力強化は大腿四頭筋を対象とすることが多い．また外側部を高くした「靴の中敷」あるいは膝を支えるサポーターなどが処方される．手術療法としては，高位脛骨骨切り術と人工膝関節全置換術が代表的である．高位脛骨骨切り術は，荷重負荷を膝関節面の内側から外側に移動させることを目的として行われる．

今後，関節軟骨を再生させる研究の実用化が期待される． （高取吉雄）

2-8-10
外反母趾

外反母趾（hallux valgus）とは足の第1趾が外に向かう状態をさす．hallux とは母趾，valgus とは外反（外に向かう）という修飾語である．母趾の基部にある第1中足骨骨頭の内側が足の内側に突き出し，靴革にあたって痛みを生じる．女性に多く，10歳代の若年から発症する群と40歳以降に発症する群とがある．若年から発症する群では家族内での発生が高頻度にみられ，遺伝的な素因があると考えられている．40歳以降に発症する群では，性ホルモンの変化による「足の裏の筋肉」の筋力低下が関連しているとする説がある．また長時間にわたり靴，とくに爪先が細く踵の高い靴を履く生活が原因の一つとされる．

足には二つのアーチ構造，すなわち縦アーチと横アーチがある．これらのアーチが低くなると，扁平足の状態になり，中足骨が扇の骨のように開いた形になる．こうした変化に伴い母趾は外反する．変形が強くなると第1趾の爪先が第2趾の下に潜り込むようになる．また足底に胼胝(べんち，いわゆるたこ）ができて荷重すると痛むこともある．こうした胼胝は荷重を強く受けるようになった中足骨頭の下にできるものであり，皮膚科的な方法で除去しても，力学的な条件が変わらないと再発する．

診断は外観から容易であり，荷重した状態でのX線写真を撮影すれば骨の配列の変化を定量的に知ることができる．鑑別すべき疾患としては痛風と関節リウマチがある．とくに男性では痛風の可能性が考えられ，血液中の尿酸値が診断の参考になる．関節リウマチの患者でも同様の外観を示すことがある．しかしX線写真を観察すれば，足部の各関節にリウマチによる破壊がみられる．関節リウマチでも足趾の手術が行われるが，通常の外反母趾と異なり，関節切除あるいは人工関節といった術式が選ばれることが多い．

外反母趾の治療は，軽症であれば，まず靴を前足部が広く踵の低いものに変えることである．最近は街の靴店でも，外反母趾の人を対象とした靴が売られている．体操療法にはホーマン(Hohmann)体操がある．両足を揃えて伸ばし，両方の第1趾に輪ゴムを掛ける．この状態で両足を同時に外に開いて第1趾をもとの位置に戻す．また足関節底屈位（つま先を下に向ける）で前足部を床に着け，第1趾だけそらして矯正する方向に運動させる，という体操である．装具は足のアーチを支える型のものや，第1趾と第2趾の間を開く型のものが使用される．しかし重症例では手術となる．よく行われる術式は中足骨の骨切り術である．扇状に開いた中足骨を閉じるような方向に，第1中足骨を向け直す術式である．ただしこうした手術を行っても変形が再発することがある．再発の予防には，術後に矯正装具を使用したり，前述の体操療法が役立つ．また靴も無理のないものを使用することが大切である．

鼻緒のある日本の伝統的な履物が主流であった時代には，外反母趾はほとんど問題にならなかったといわれる．第二次世界大戦後，ヒールのある靴の普及とともに患者数は増加した．靴を長時間にわたり履いて生活する人が増加すれば，患者数は今後も増加することが予想される．この病気に悩まされないためには，少なくとも，爪先のゆったりした踵の低い靴を履く，あるいは体重を調整するといった心掛けが勧められる．

（髙取吉雄）

2-8-11
人工関節

人工関節（artificial joints）とは機能を喪失した関節を切除して代わりに挿入する人工物である．大腿骨頭や上腕骨頭など，関節を構成する一方の骨だけを置換する場合には人工骨頭とよぶ．人工関節が実用化されたのは1960年代であり，約40年が経過した．現在では日本でも1年間に2万セット以上の人工股関節，3万セット以上の人工膝関節が出荷されている．

その利点には ① 疼痛の改善，② 可動域の回復，③ 荷重・負荷を支える，④ 関節に安定性を与える，などがあげられる．安定した成績が報告されているのは股関節と膝関節であり，肩・肘・指などの関節がそれにつぐ．足関節や脊椎の人工関節は，そこまで進歩していない．

人工関節の機構上の要点は，① 関節の動く面（摺動面），② 骨への固定，③ 関節面の形状，などである．また製品によっては，全体をいくつかの部品に分割して，患者ごとにサイズを選んで組み合わせるシステム（モデュラーシステム）を採用している．素材としては金属（チタン合金，コバルトクロム合金など），プラスチック，セラミックスなどが用いられている．

摺動面には金属と超高分子ポリエチレンの組合せが用いられることが多い．これ以外にもセラミックスとポリエチレン，セラミックスとセラミックス，金属と金属という組合せの製品もある．摩耗により生じる微小粉が骨溶解を起こすため，耐摩耗性の高い製品の開発が行われている．

骨との固定には骨セメントを使用する方法としない方法がある．骨セメントはメチルメタアクリル酸の重合体であり，広く用いられている．欠点としては，血圧低下を起こすことがあげられる．骨セメントを用いない方法には，素材の表面に小さな凹凸をつくり，そこに骨組織が入ることで固定される方法などがある．

関節面の形状が問題となるのはたとえば膝関節である．人間の膝関節は蝶番関節のようにみえるが，実際には屈曲運動に伴い大腿骨の顆部が脛骨の上を滑り回旋するという動きが起きている．したがって単純な蝶番型の人工関節では本来の関節運動を再現できない．また十字靱帯が失われた場合には，前後への安定性を再建する工夫も必要になる．

人工関節には血流がなく，新陳代謝もしない．このため長期間にわたり使用すれば，前述の骨溶解や部品の摩耗・破損で再手術となることは避けられない．また面倒な合併症に感染がある．人工関節の感染では抗生物質が効きにくく，人工関節を取り除く以外に手段がないことがある．このため人工関節の感染のリスクを高める手足の感染やけがには注意が必要である．たとえばペットに引っ掻かれた傷も感染経路となりうる．また抜歯などの歯科的処置では，血流内に細菌が入るといわれ，人工関節が入っている人（利用者）は歯科医師にその旨を伝え，抗生物質の内服など予防を行うことが望ましい．

欧米の整形外科と比べ日本の整形外科では，人工関節以外に治療手段のある場合には，そちらを勧めることが多い．こうした選択が受け入れられる背景には，体内に異物が入ることに対する心性の違いもあるように思われる．

人工関節は，痛みなく動く関節を回復するというすばらしい治療法である．しかし一生もつという保証はない．人工関節の利用者はその限界と合併症の予防策を知っておくことが大切である．（髙取吉雄）

2-9 心の一大事

2-9-1 不安神経症

不安神経症とは，Freud が定義した臨床概念であり，不安を主症状とする神経症の一類型を旧来の神経衰弱から独立させたものである．いわゆる不安状態や不安反応と同義と考えてよい．不安は,いらいらした,落ち着きのない，安定性を欠く感情といえる．恐怖がはっきりした特定の外的対象に対するものであるのに対し，不安は漠然とした対象のない恐れである．不安は人間にとって普遍的な避けることのできない心理現象であり，自己保存本能からくる危険信号として有用である．しかし，その反応が量的に過度になり，日常生活の場面にそぐわず反復して現れるようになると病的となり，不安神経症の範疇に入るようになる．こうした病的不安は，ささいな原因で起こること，原因に比べて不安の程度が強いこと，持続時間が長いことなどで正常な不安から区別される．

歴史的には，Freud は神経症を現実神経症と精神神経症に大別した．現実神経症は不安神経症と神経衰弱が含まれ，精神神経症はヒステリーと強迫神経症が含まれた．精神神経症は幼少時からの抑圧された葛藤（心理的なわだかまり）が象徴的な意味で出現するのに対し，不安神経症を含む現実神経症は現実的な葛藤がもとになって出現すると考えられた．こうした解釈は臨床的な洞察を深めるのに役立つが，医学的なエビデンスが不十分で統計がとりにくいため，神経症そのものの概念が見直される傾向がある．米国精神医学会の診断基準（Diagnostic and Statistical Manual of Mental Disorders Fourth Edition, DSM-IV）では，神経症という言葉は使われなくなり，不安神経症に相当する病態は，全般性不安障害など不安障害として分類されている．

不安神経症は，不安感を症状の中心とするが，多少とも自律神経興奮による身体症状を伴い，頻脈，血圧変動，冷汗，呼吸促拍など多彩な自律神経症状を呈する．こうした身体症状が強い不安感とともに突如生じる病態は不安発作とよばれ，死への恐怖感や発狂への恐怖感など特徴的な診断基準を満たした場合は，パニック発作として診断される（2-9-6 項参照）．この不安発作はきわめて不快であるので，また発作が起きるのではないかという予期不安にかられる．不安神経症の症候学的な特徴をなすのは,ふだんから何となく感じる浮動性不安,不安発作，そして予期不安である．不安をきたす病態生理としては，脳内 GABA 神経の機能低下，脳内ノルアドレナリン神経の機能亢進，脳内 5-ヒドロキシトリプタミン（5-HT）神経の機能変化などが考えられている．

不安神経症の治療は，精神療法と薬物療法を組み合わせることが原則である．多くの患者は，支持的・共感的に接してくれる治療者と自分の困難について話し合う機会をもつことによって，不安の減少を体験する．不安を誘発する外的要因が明らかになったら，その環境を変えるよう促し，リラクセーション練習などストレスマネージメントを指導する．不安神経症の経過は長期的なことが多いので，薬物療法を行うさいは精神依存などに留意しながら，よく治療計画を練る必要がある．投与期間は6～

12か月を目安とするが，さらに長期間の服用が必要な症例もある．ベンゾジアゼピン系の抗不安薬を選択することが多いが，症状に応じて睡眠導入薬や抗うつ薬を適宜併用する．　　　（中尾睦宏，久保木富房）

2-9-2
自律神経失調症

自律神経失調症とは，めまいや動悸など種々の自律神経系の不定愁訴を有し，器質的疾患や精神障害を伴わない病態を総称したものである．国際疾病分類（International Classification of Diseases 10th Edition, ICD-10）では，身体表現性自律神経機能不全に該当する．類型としては，① 自律神経失調が認められるものの心理的要因が明らかでなく，体質的な素因が強いと考えられる本態性型，② 自律神経失調を認め，それに心理社会的要因の関与が考えられる心身症型，③ 精神的愁訴が強いが実際の自律神経機能の異常ははっきりしない神経症型の三つが提唱されている．それとは別に，うつ病のなかで精神症状より身体症状の訴えの強い仮面うつ病や，統合失調症の初期において自律神経症状を訴えることがあるので鑑別が必要である（図1）．体質的な機能異常を主としたものを狭義の自律神経失調症とし，心理社会的要因によって不定の身体症状を訴えるものを広義の自律神経失調症とすることもある．

自律神経失調症は代表的な心身症の一つである．診断においては身体・精神両面からのアプローチが要求され，治療においても，身体面だけでなく，心理療法や環境の調整が必要な症例が多いからである．自律神経失調症の心療内科的な診断方法について図2にまとめる．症状の問診に加えて患者の生活史について尋ね，病歴の参考にする．心理テストを実施すると，神経症や抑うつ傾向の有無や患者の心理特性を理解する手がかりとなる．診察においては，手掌の発汗が交感神経緊張をみるのに役立つ所見となる．さまざまな自律神経機能検査が開発されて臨床応用されている．自律神経

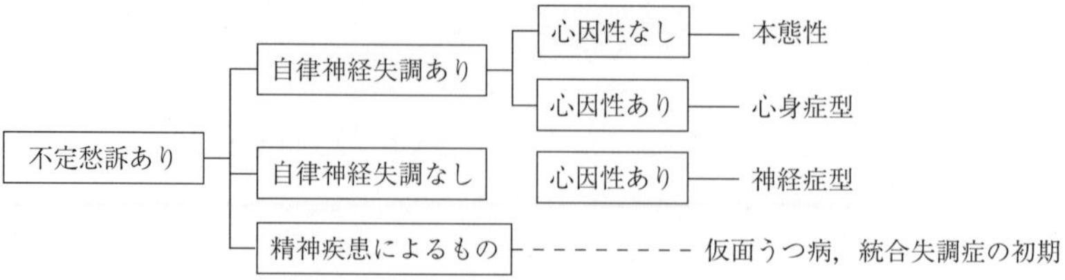

図 1　自律神経失調症の分類

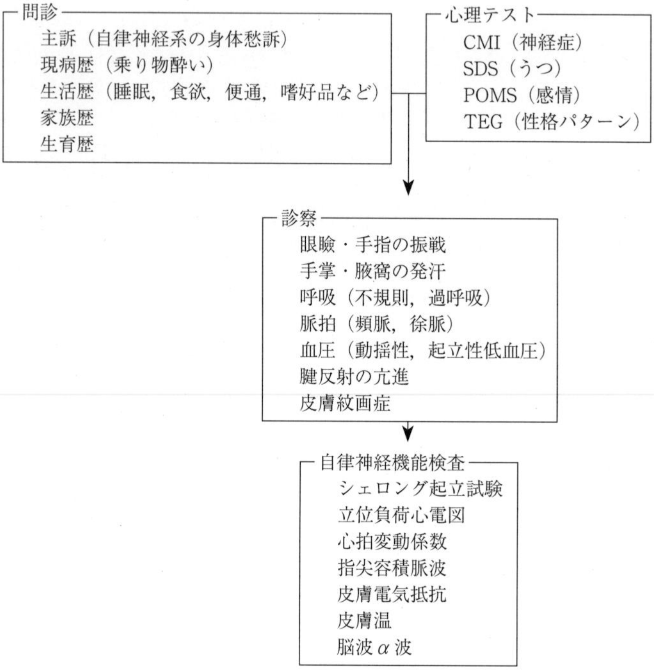

図 2　自律神経失調症の診断の流れ

系は生体内に広く分布するため，各自律神経機能検査を用いるさいは，身体諸系統のどの機能を評価しているのか理解する必要がある．治療としては一般心理療法や薬物療法（自律神経調整薬，抗不安薬，睡眠薬，抗うつ薬など）のほか，リラクセーション練習を指導する．たとえば自律訓練法は，Schultz によって開発された練習法で，自己暗示によって心身のリラクセーションをはかる．リラクセーション時に手足の筋肉が弛緩してその皮膚温が上昇している現象に注目し，手足を重たくする練習（重感練習）と手足を温かくする練習（温感練習）をまず行う．交感神経機能の抑制と副交感神経機能の賦活により自律神経のバランスを調整しようと試みる．

（中尾睦宏，久保木富房）

2-9-3
気分障害

従来の躁うつ病，単極性うつ病，抑うつ神経症など抑うつや高揚への気分変調をおもな特徴とする疾患群の総称として，1987年に米国精神医学会の診断基準（Diagnostic and Statistical Manual of Mental Disorders Third Edition Revised, DSM-III-R）において初めて用いられた用語である．国際疾病分類（International Classification of Diseases 10th Edition）においても引き続きこの用語は採用された．躁とうつの両病相をもつ双極性障害と，うつ病相だけを示すうつ病性障害に大別される．ほかに，前者の亜型として気分循環症，後者の亜型として気分変調症などがある．うつ病性障害の代表的な疾患として大うつ病（major depression）があるが，その大うつ病性エピソードのDSM-IV診断基準を表1に示す．

気分障害は，精神科だけでなく，内科やほかの診療現場でもよくみられる疾患である．一般人口において大うつ病の有病率は3〜5%ほどで，その数倍が軽症うつなどほかの抑うつ状態を有していると考えられている．うつを訴え医療受診する患者数は年々増加しており，世界保健機関（WHO）の推計では，2020年までに全疾患中で第2位になるといわれている．気分障害でなくても，正常な悲哀反応から生じたもの（配偶者との死別など），身体疾患を基礎として生じたもの（脳梗塞など），薬剤による二次性のもの，統合失調症によるものまで，多種多様な病態がうつ症状を呈することがあるので注意する．

表1 DSM-IVによる大うつ病性エピソード

以下の項目のうち五つ以上が2週間ほとんど毎日存在する．このうち(1)か(2)は必ず含まれる．

(1) 抑うつ気分
(2) 興味あるいは喜びの著しい減退
(3) 著しい体重減少（ときに増加），または食欲不振（ときに増加）
(4) 不眠（過眠）
(5) 焦燥感，または意欲のない緩慢な動作
(6) 易疲労感，または気力の低下
(7) 無価値感，または自責感
(8) 集中力の低下，または決断困難
(9) 死についてくり返し考える，自殺念慮，または自殺企図

気分障害の治療としては，薬物療法，十分な休養，家族や社会のサポートの三つが重要である．薬物療法としては抗うつ剤が中心で，不安感や焦燥感が強いときは抗不安薬や睡眠薬を併用する．抗うつ剤としては，三環系抗うつ剤や四環系抗うつ剤のほか，Selective Serotonine Reuptake Inhibitor（SSRI）という薬剤が最近認可されて注目されている．マレイン酸フルボキサミン（デプロメール，ルボックス）とパロキセチン（パキシル）という2種類のSSRIが販売されている．従来の三環系抗うつ剤とほぼ同等の効果をもち，副作用が少ないといわれている．もう一つSerotonine Noradrenaline Reuptake Inhibitor（SNRI）としてミルナシプラン（トレドミン）という薬も使用可能となった．SSRIやSNRIは欧米では第一選択薬とする施設が多く，日本でも今後使用されるケースが増えると考えられる．

（中尾睦宏，久保木富房）

2-9-4
強迫神経症

強迫観念や強迫行為などの強迫症状に悩み，社会生活ができなくなる状態をさす．診断においてはほかの精神疾患や脳器質性の障害が否定されなくてはならない．強迫観念とは自分でもバカバカしいと思う考えが，自分の意志に反してくり返し頭に浮かび，自分で振り払おうと思ってもそれができないものである．強迫行為とはその強迫観念による不安を鎮めるためにくり返し行われる行為である．たとえば何かに触れた手が汚いと思い，くり返し手洗い続ける不潔恐怖の場合，手が汚いという思い込みが強迫観念であり，くり返される手洗い行動が強迫行為となる．

強迫神経症という名称を理論的な根拠に基づいて使用したのがFreudで，強迫状態とヒステリーとの共通点をあげてこれをノイローゼとみなした．思春期から青年期にかけて発病することが多いが，すでに小児期に軽い一過性の強迫症状を示したものが少なくない．疲労，身体疾患，妊娠，分娩などの身体条件が誘引となることもある．経過中の症状の変動は大きく，環境の変化に影響を受けることが多い．強迫行為をしないでいると不安は増強するため，強迫は時間を浪費し，患者の職業機能，社会活動，友人や家族との対人関係が障害される．現在では，米国精神医学会の診断基準（Diagnostic and Statistical Manual of Mental Disorders Fourth Edition, DSM-IV）や国際疾病分類（International Classification of Diseases 10th Edition, ICD-10）において強迫性障害（obsessive-compulsive disorder）とよばれている．強迫性障害の一般人口における生涯有病率は，2～3%と推定されており，成人においては性差はない．しかし思春期では男性のほうが女性より罹患しやすいといわれている．平均発症年齢はおおよそ20歳であるが，男性ではいくぶん早く発病するというデータもある．

強迫神経症は，いわゆる強迫的性格の基礎の上に発展することがある．強迫的性格は制縛性格ということもあるが，堅苦しく，柔軟性に乏しく，几帳面で，杓子定規な性格傾向をさす．内面的には，万事に自信がもてず，小心者で，不快な感情を気分転換できず，過去の出来事にいつまでもとらわれるといわれている．丁重さと攻撃性，几帳面とずぼらさ，けちと浪費，やさしさと残虐というように性格的に矛盾した両面性がみられる点も特徴的である．ただし強迫神経症（または強迫性障害）と強迫的性格（または強迫性人格障害）はあくまで異なる病態と考える必要があり，そのオーバーラップは10～30%程度である．うつが合併する例も多く，約3分の1に大うつ病性障害が認められるという報告もある．

強迫神経症はおもに生物学的要因によって決まるという確証も近年積み重ねられているので，治療において古典的な精神分析療法は好まれなくなっている．その代わりに，薬物療法と行動療法が用いられ，優れた治療成績が得られている．治療薬としてはセロトニンに特異的に作用する三環系抗うつ薬であるクロミプラミンやSelective Serotonine Reuptake Inhibitor（SSRI）などが標準的な薬剤となっている．行動療法は薬物療法と同等の効果があるといわれており，治療効果が長期間持続する．治療の原則は，刺激への曝露とその反応防止であり，脱感作，思考停止，逆条件づけなどの技法が用いられる．ほかに，家族療法や森田療法など専門的な精神療法が行われることもある．（中尾睦宏，久保木富房）

2-9-5
適応障害

適応障害は，心理社会的ストレスに対する短期間の不適応反応と定義される．人は家庭，学校，職場などさまざまな社会領域において，外的にも内的にも適応して生きていかなくてはならない．外的適応とは，客観的にみて，社会的文化的基準に依拠しながら他人と協調し，他人からも承認されている場合をいう．内的適応とは，個人の主観的世界，内的枠組みにおける適応で，自己受容，充足感，自尊心などが含まれる．こうした過程のいずれかがうまくいかなくなると，適応障害となる．適応に失敗した場合，心理的に欲求不満が生じるが，その不満に耐えコントロールする力（耐性）が誰にも多少なりとも存在する．心理的な不満がその耐性をこえた場合，一過性に人格的な混乱を引き起こす．ストレス因子としては，思春期においては，学校問題，親の拒絶，親の離婚，薬物依存などがあげられる．成人では，結婚問題，離婚，引越し，経済問題などが多い．

米国精神医学会の診断基準（Diagnostic and Statistical Manual of Mental Disorders Fourth Edition, DSM-IV）によると，適応障害と診断するためには五つの基準を満たす必要がある．第一に，仕事上の著しい困難，恋愛関係の終結，学業上の出来事などはっきりと確認できる心理社会的ストレス因子に反応して，3か月以内に情緒面や行動面の障害が出現しなくてはならない．情緒面の障害としては抑うつ気分や不安などが，行動面の障害としては退学や破壊行為などが実例としてあげられる．第二に，そうした症状が著しい苦痛や社会的・職業的（学業上の）な著しい機能障害をもたらす．第三に，ストレス因子が終結すると，症状は6か月以上持続することがない．第四に，症状は死別反応によるものでなく，第五に，ほかの精神疾患が十分に除外されることである．適応障害の臨床的特徴は広範囲にわたる．病型としては，抑うつ気分を伴う適応障害，不安を伴う適応障害，不安と抑うつ気分の混合を伴う適応障害，行為の障害を伴う適応障害，情緒と行為の混合した障害を伴う適応障害，特定不能の適応障害の六つの型がDSM-IVにおいて示されている．

いかなる型の適応障害であれ，適切な治療が行われれば，予後は良好である．ほとんどの患者は，3か月以内に発病以前の心理社会的・職業的機能水準まで回復する．青年は，成人より回復に時間を要する場合が多い．適応障害の診断を受けた人のなかには，その後に気分障害や物質関連障害などほかの精神疾患に罹患する人がいる．精神療法が適応障害の有効な治療方法となる．集団療法は，退職者や腎透析患者などのグループのように，類似のストレス下にある患者でとくに有効である．個人ベースの精神療法は，患者にストレス因子の意味を考える機会を与え，心的外傷を早期に処理するのに役立つかもしれない．精神療法においては，患者の責任からの解放，治療者からの注意・関心といった疾病利得により，適応障害が補強されることがあるので気をつける．薬物療法は短期間に限定すべきで，適応障害の型により，抗不安薬や抗うつ薬を処方する．パニック発作を起こすような重篤な不安患者には，抗精神病薬を少量投与することもある．引きこもりや制止状態の患者には，短期間の精神刺激薬が効果的な場合がある．適応障害患者は，薬物療法だけで十分な治療となりうることはまれである．ほとんどの症例で，精神療法は治療上必要である．

（中尾睦宏，久保木富房）

2-9-6
パニック障害

動悸，胸痛，息苦しさといったさまざまな身体症状が突然始まり，精神的に強い不安や恐怖の感情を伴う発作をパニック発作という．この予期しないパニック発作を反復して慢性に経過する疾患をパニック障害（または恐慌性障害）とよぶ．診断学的には広場恐怖を伴う場合と，伴わない場合を区別して分類する．発作は10分以内でピークに達し，患者は気が狂ったり，死ぬのではないかという恐怖感をもつ．

パニック障害は，1980年に米国精神医学会が発表した診断基準（Diagnostic and Statistical Manual of Mental Disorders Third Edition, DSM-III）において初めて定義された．第4版であるDSM-IVのパニック障害の診断基準を表1に示す．概念的には，Freudがかつて提唱した「不安神経症」の一症状である不安発作と似ている（2-9-1項参照）．しかし，その後のさまざまな生物学的研究から，パニック発作は心理的要因というよりも，むしろ身体的要因から起こることがわかっている．脳の解剖生理学的には，種々の末梢受容体に対する刺激により延髄の孤束核が賦活され，それがノルアドレナリン系の青斑核の興奮につながり発生すると考えられている．セロトニン系の縫線核の興奮や，脳内γ-アミノ酪酸（GABA）受容体の抑制低下なども発生に関与しているといわれている．

表1 DSM-IVによるパニック発作の診断基準

強い恐怖または不安を感じる，はっきりほかと区別できる期間がある．そのとき，以下の症状のうち四つ（またはそれ以上）が突然に出現し，10分以内にピークに達する．

(1) 動悸，心悸亢進，または心拍数の増加
(2) 発汗
(3) 身震い
(4) 息切れ感または息苦しさ
(5) 窒息感
(6) 胸痛または胸部不快感
(7) 嘔気または腹部の不快感
(8) めまい感，ふらつき感，頭が軽くなる感じ，または気が遠くなる感じ
(9) 現実感消失（現実でない感じ）または離人症状（自分自身から離れている）
(10) コントロールを失うことまたは気が狂うことへの恐怖
(11) 死ぬことへの恐怖
(12) 異常感覚（感覚麻痺またはうずき感）
(13) 冷感または温感

米国の統計では，一般人口の3～6%が生涯のうち一度はパニック発作を経験し，うち20%が救急外来を受診するといわれる．しかしながら発作は通常20～30分で終了するため，受診時は異常所見がないことが多い．また発作を起こすのではないかという予期不安が病態を悪化させるので，初期の適切な対応が大切となる．病気が進行すると，乗り物に乗れなくなったり，行列に並べないといった広場恐怖が出現するので気をつける．うつが合併することがあるので併せて留意する．治療薬としては，Selective Serotonine Reuptake Inhibitor（SSRI）が日本でも承認され始め，パニック障害に効く安全域の高い薬剤として注目されている．旧来からは，ベンゾジアゼピン系の抗不安薬や三環系の抗うつ薬がよく用いられている．薬物療法は，1年から2年間は継続することが推奨されている．半年から1年はパニック発作がなくても維持量で処方し，予期不安，広場恐怖を含む症状が完全になくなったら4か月から半年かけてゆっくりと減薬する．薬物療法のみでは十分な効果がない場合，認知行動療法など専門家によるカウンセリングを併用する．

（中尾睦宏，久保木富房）

2-9-7
摂食障害

摂食障害は，食行動や食事に関連する行動の持続的な障害と定義される．一般的な医学的疾患や精神疾患に伴って二次的に食行動異常が引き起こされた場合は診断から除外する．最も有名な摂食障害は，神経性食欲不振症と神経性過食症の二つである．これら二つの障害は多くの特徴を共有しており，西洋社会では若い女性に頻発する主要な疾患となっている．また，神経性食欲不振症や神経性過食症の診断基準を満たさない非典型的な摂食障害も存在する．

神経性食欲不振症と診断するためには三つの特徴がなければならない．その一つは，著しい低体重を自ら積極的に維持していることである．低体重の定義はさまざまであるが，日本では標準体重の20％以上の減少を目安とすることが多い．患者はさまざまな手段を用いて体重を減らそうとする．徹底したダイエットや絶食をしたり，過度の運動や自ら嘔吐することもある．2番目の特徴は痩せに対するこだわりである．体型や体重に対する態度や考え方が非常に特異的なものとなる．これは，障害の中核ともいえる精神病理であり，「痩せへのあくなき追求」や「肥満への病的な恐怖」など認知の異常が引き起こされる．3番目の診断的特徴は無月経である．これは経口避妊薬を服用していない初潮以降の女性にあてはまる基準であるが，無月経はほかに多くの原因があるので，鑑別にはあまり役立たない．神経性食欲不振症は，おもに10歳から30歳にかけての女性においてみられる．15歳から20歳の女性が最も発症しやすく，おおよそ1000人中0.5～2.5人の範囲と推計されている．男性例はまれである．

神経性過食症と診断するためには，三つの特徴が必要となる．第一の特徴は，頻繁な過食のエピソードがあることである．こうした「むちゃ喰い」は，ふつうの状況では考えられないほど大量な食物を消費し，過食時はコントロール不能感を感じる．第二の特徴は，体型と体重をコントロールするため，過激な行動をすることである．これらの行動は，神経性食欲不振症と似ているが，自己誘導性嘔吐をしたり，下剤や利尿剤を乱用する割合は，ずっと高い．第三の特徴は，神経性食欲不振症と同様に，体型と体重に対して歪んだ考え方や価値観をもっていることである．体重の診断基準はないが，過食をしても体重を減らそうと努力するため，体重は正常並のことが多い．神経性食欲不振症の患者のなかには，神経性過食症の患者にみられる過食エピソードをもつものもいるが，こうした場合は，まず神経性食欲不振症と診断し，過食症状が伴っていると考える．神経性過食症の人々は，神経性食欲不振症の人よりも発症年齢がいくぶん高い．20代で現れることが最も多く，16歳から40歳の女性の罹患率は1～2％と考えられている．抑うつや不安症状を伴うことが多いのが神経性過食症の大きな特徴であり，その合併率は神経性食欲不振症よりも高い．

どちらの摂食障害においても，患者は症状を隠したがり，医療機関への受診に抵抗を示すことが多い．病態に応じて行動療法，認知行動療法，薬物療法，身体管理などを臨機応変に行う必要があるが，治療には二つの基本的な側面がある．その一つは健全な食習慣を確立し正常体重に戻ることである．二つ目は，再発防止策を講ずることである．どちらも必要不可欠であり，患者と治療者の十分な信頼関係の形成のうえで治療が行われる．　（中尾睦宏，久保木富房）

2-9-8
睡眠障害

睡眠障害には，その障害が軽度であるのに主観的に強く訴える場合と，実際に睡眠の量とリズムに異常がある場合がある．前者は，神経症性不眠症や不眠愁訴症候群とよばれることがあり，心療内科で診る機会が多い．後者は，睡眠ポリグラフ検査が実用化されるようになり，さまざまな病因や病態が提唱されるようになった．大別すれば，不眠症，過眠症，睡眠覚醒リズム障害，睡眠時随伴症に分けられる．

不眠症には，精神生理性不眠，薬物およびアルコール常用に伴う不眠，睡眠時呼吸障害に伴う不眠，睡眠関連ミオクロヌスに伴う不眠などがある．そのほか，身体疾患やうつなど精神的障害に伴う不眠症が区別されている．不眠症は，入眠困難もしくは睡眠の維持の障害であり，最も一般的な睡眠に関する訴えである．一過性の不眠の場合，不安体験やその予期によって起こることが多い．深い悲しみ，喪失，人生の転機などに関連することもある．持続的な不眠を訴える場合は，睡眠の維持より入眠困難が問題にされることが多い．身体の緊張と不安が原因になっていることもあるし，不眠が生活のなかで連鎖反応として条件づけされていることもある．

過眠症には精神生理性の過眠のほか，ナルコレプシー，周期性睡眠症候群，月経関連症候群などがある．睡眠量が過剰になるほか，昼間に起きていても眠気や傾眠傾向がある．重篤な過眠症の原因として最も多い状態は，睡眠時無呼吸といわれている．過眠症は，正常な睡眠・覚醒パターンが壊れるため，覚醒維持が困難となる．異常に長時間寝たままになるか，日中頻回に昼寝をする傾向がある．最近の急な生活変化，葛藤，喪失などに対する反応として突然経験されるが，不眠症ほど一般的ではない．

表1　睡眠障害の改善のため推奨される健康習慣

(1) 毎日同じ時間に起床する．
(2) 毎日同じ時間に就寝する．
(3) コーヒー，煙草，アルコールなど刺激物を避ける．
(4) 昼寝を避ける．
(5) 無理のない肉体運動を早朝行うようにする．
(6) 夕方はテレビなど刺激が強い娯楽は避け，静かに過ごす．
(7) 寝る前に熱い風呂につかり，体温を上昇させる．
(8) 毎日同じ時間に食事を取り，寝る前はあまり食べないようにする．
(9) 夕方規則的にリラクセーションの練習を行う．
(10) 心地よい睡眠を維持するための環境を工夫する．

睡眠覚醒リズム障害には，時差症候群，交代勤務睡眠障害，睡眠相後退症候群，非24時間型睡眠覚醒症候群などが含まれる．共通の症状として，ほかの時間帯では眠ることができるが，眠りたいときに眠れなくなる．同様に，覚醒しなくてはいけないときに十分に覚醒することができず，違う時間に目を覚ましてしまう．患者は，最初に不眠症か傾眠しか訴えないことが多いので，注意深い問診が必要である．

睡眠時随伴症は，寝入りばなや睡眠中に突然出現する不快な現象である．この症状は，睡眠第三，第四段階に起きることが多く，その状態を想起することは困難である．悪夢，夜驚症，夢遊症，歯ぎしり，寝言などがあげられる．

睡眠障害の分類法はさまざまで，国際疾病分類（International Classification of Diseases 10th Edition, ICD-10）などが国際的に広く用いられている．治療としては，表1にあげる生活習慣を心がけるとともに，睡眠薬を上手に組み合わせる．

（中尾睦宏，久保木富房）

2-9-9
過換気症候群

発作性に過呼吸が生じ，呼吸器系の症状（胸部圧迫感や窒息感など），循環器系の症状（動悸など），神経系の症状（四肢のしびれや失神感など）を中心に諸症状を呈する症候群である．1871年ダコスタの症例報告以来，数多くの研究報告がある．発症は10～20歳代に多く，男女比は1：2～4と女性に多い．コンサートなどでの集団発生例もある．これらの症状は，換気のくり返しにより二酸化炭素が呼気中に過剰に排出され，体内の動脈血中の二酸化炭素分圧（炭酸ガス濃度）が低下するため出現すると考えられている．動脈血中のpHが上昇し,呼吸性アルカローシスの状態になる．多くの例で, $PaCO_2$ 30 mmHg以下, pH 7.5以上となる．通常は過換気をきたす器質的疾患がなく,身体的因子(激しい運動,疲労,入浴，発熱，注射，手術，貧血など）や心理的因子（不安，緊張，抑うつ，死への恐怖，性欲や怒りの抑圧など）がきっかけとなる．発作の持続時間は10～60分程度であることが多いが，2時間以上持続することもある．

身体生理学的には，脳血管の収縮による脳血流の減少により，脳波の徐波の増加，意識水準の低下がもたらされる．末梢血管の収縮，血液中イオン化カルシウムの減少，細胞内カリウムの減少などによる末梢神経・筋肉の被刺激性の亢進により四肢のしびれや硬直がもたらされ,心電図上でも，STの低下，T波の平坦化や逆転，QT間隔の延長などが確認されることがある．健康人の多くは過換気を行わせても，本症候群にみられるような著明な臨床症状を示さない．したがって，本症候群の患者は，いろいろな刺激に対して過換気になりがちで，そのような状態になっても生理的な呼吸調整ができず，呼吸性アルカローシスに対して過敏に反応するような心身の状態にあると考えられている．

確定診断には，上記のような特徴的な症状と経過を観察したうえで，意図的に正常の2倍くらいの速さで深い呼吸をする過呼吸テストを2～3分間行う．同様の症状が出現すれば，過換気症候群の診断が確かになる．つぎに,過呼吸を停止して紙やビニール袋で口と鼻をおおって呼吸（ペーパーバッグ再呼吸）をする．吸入気の二酸化炭素濃度の上昇により，症状が消失することを確かめる．発作時に動脈血のガス分析を行い，二酸化炭素分圧の低下とpHの上昇がないか調べる．鑑別としては，褐色細胞腫，ポルフィリア，脳腫瘍，副甲状腺機能低下症，甲状腺中毒症，てんかん，サルチル酸中毒，低血糖，狭心症といった身体病変によって同様の発作を起こすことがあるので,器質的疾患を見逃さないようにする．

発作時には，まず患者に安心感を与え，ペーパーバッグ再呼吸をさせるとよい．それでも治まらないときには，ジアゼパムを呼吸が正常化するまでゆっくりと静脈注射する．発作がないときの治療として，まず徹底した検査を行って器質的疾患を除外し，病気が機能的なものであることを保証する．つぎに，症状が不安によって増強することを説明し，過呼吸テストで生じた発作をペーパーバッグ再呼吸によって消失させ，自分で症状をおさえる体験をさせて自信をもたせる．それでも恐怖心がとれない場合は，抗不安薬やβ遮断薬をしばらく投与する．心理的な因子の関与が明らかな場合は，心理療法や環境の調整も積極的に行う．再発防止のため，自律訓練法などリラクセーション練習も行われる．

（中尾睦宏，久保木富房）

2-9-10
人格障害

人格とは，その人に固有のある程度一貫した思考や行動特性をさす．こうした行動，態度，対人的なかかわりあい，考え方がふつうの人と大きく異なっており，日常生活において自分が悩んだり周囲の人々を悩ませる場合を人格障害とよぶ．このような人格・性格の偏りについては昔から多くの分類があり，ヨーロッパでは，フランスのモレルの変質者，イギリスのプリチャードの背徳者，ドイツの精神病質者にいたるまでさまざまな概念が提唱された．Freudが創始した精神分析の考え方によると，人格は内的衝動や不安から自分を守るための防衛機制によって形成される．すなわち，願望，現実性，周囲の重要な人々，自己の良心の間に生じる葛藤を解消するため，自我は無意識に不安感，抑うつ気分，怒り，恥ずかしさ，罪悪感といった感情を抑制しようとする．しかし人格障害患者の場合，その行動が特異であり，たとえ他人に苦痛を与えていたとしても，自分のなかでは合理的で自我親和的なものとなっている．人格障害における防衛機制は非常に強くて柔軟性がなく，幻想，分裂，投影，受動-攻撃，行動化といった行き過ぎた対処法によって自己の内面世界の秩序を保とうとする．

人格障害は，米国精神医学会の診断基準（Diagnostic and Statistical Manual of Mental Disorders Fourth Edition, DSM-IV）において3群に分類されている．

A群は妄想性，分裂病質，分裂病型人格障害からなる．妄想性人格障害は，他者の動機を悪く解釈し，不信や疑惑を抱く．分裂病質人格障害は，社会的つながりから外れ，情動表現が限定されている．分裂病型人格障害は，親密な関係があっても急に不全感を感じたり，認知や知覚が極端に歪んだり，極端な行動をとる．これら3タイプの人格障害患者は，しばしば奇妙で風変わりにみられる．

B群は反社会性，境界性，演技性，自己愛性人格障害からなる．反社会性人格障害は他者の権利を無視したり，暴力を振るう．境界性人格障害は，対人関係，自己イメージ，情動が不安定で顕著な衝動性を有する．演技性人格障害は，過剰な情動と他者の注意を引きつけようとする．自己愛性人格障害は，他者から誇大な賛美をもとめる一方，共感に欠ける．これら4タイプの人格障害患者は，劇的で感情的，移り気にみえる．

C群は回避性，依存性，強迫性人格障害と特定不能の人格障害からなる．回避性人格障害は，社会的抑制や不適切な感情をもち，否定的な評価に過敏である．依存性人格障害は，他者から配慮を受けたいため，過剰に従ったりしがみつく．強迫性人格障害は，秩序や完全主義そして制御することに執着する．特定不能の人格障害は，受動攻撃性人格障害や抑うつ性人格障害などが含まれている．これら4タイプに区分された人格障害患者は，しばしば不安そうに心配げにみえる．社会適応の悪さはA群が最も顕著で，B群，C群と続くといわれている．国際疾病分類（International Classification of Diseases 10th Edition, ICD-10）においてもほぼ同様な分類がなされているが，境界性人格障害は情緒不安定性人格障害とされ，衝動型と境界型に分けることになっている．

人格障害患者は精神科的援助を拒否することが多い．社会が症状として病的に考える問題に，ふつう苦痛を感じないため，治療への動機に欠け回復しにくい．

（中尾睦宏，久保木富房）

2-9-11
統合失調症

幻覚，妄想，意欲欠如といった特有の精神症状が一定期間以上続く精神病で，素因と環境因の相互作用で発症する．生涯有病率は約1%と考えられている．発生頻度，病像の特異性，治療の困難度を考えると，精神科の臨床において最も重要な疾患といえる．しかしながら，核磁気共鳴画像診断法（MRI）などによる画像診断法や薬物療法が進歩し，多くの知見が得られているにもかかわらず，その身体的基盤については確実ではなく，診断はもっぱら精神症状とその経過の観察に頼らざるをえない．精神症状としては，まず対人接触にさいしての特有の障害がある．姿勢の固さ，不自然なぎこちなさ，表情の少なさ，心の通じにくさ，プレコックス感などがあげられる．つぎに主観的な症状としては，世界没落体験，迫害妄想，心気妄想，血統妄想などの各種妄想，対話性の幻聴，作為思考，影響体験などがある．客観的な症状としては，自閉性，両価性，衝動的興奮，昏迷，支離滅裂思考などがある．精神症状を陽性症状（幻覚，妄想，滅裂思考など）と陰性症状（感情の平板化，意欲の欠如，会話・思考の貧困など）に大別することもある．経過の特徴としては，主として青年期に発症し，進行性に経過することが多く，しばしば人格の統合性が特有の欠陥を残したままになったり，ときに人格荒廃へといたる．

歴史的にみると，Kraepelinが精神病を経過によって二つに分け，1898年に躁うつ病と並ぶもう一つの疾患単位として早発痴呆という用語を使用した．しかしながら，この病態が必ずしも青年期に早発せず，痴呆にならない症例もあることから，1911年にBleulerが精神分裂病と名称を変更した．Bleulerは，患者の内面的な精神の分裂を理論的に説明するため，四つの基礎症状を定めた．俗に「ブロイラーの四つのA」とよばれるもので，思考の連合弛緩（association disturbance），感情障害（affective disturbance），自閉（autism），両価性（ambivalence）が相当する．Kraepelinは幻聴と妄想を中核症状と考えたが，Bleulerは二次的な症状とみなした．

米国精神医学会の診断基準（Diagnostic and Statistical Manual of Mental Disorders Fourth Edition, DSM-IV）では精神分裂病という名称を引き継いだが，その類型を妄想型，解体型，緊張型，鑑別不能型，残遺型の五つに分類している．五つの型で予後の大きな違いはないが，発症年齢が遅かったり，明らかな誘因のある急性発生例であったり，陽性症状が主体となっている場合などは，予後は比較的良好といわれている．2002年には精神分裂病という名称が，精神そのものが分裂しているイメージを与えるため，日本精神医学会により統合失調症と改名された．

治療は，向精神薬による薬物療法を主体として，閉鎖的な生活に固定しないための生活指導療法や，患者の内的世界の統合を促す精神療法を上手に組み合わせて行う．近年の傾向として，できるだけ社会との接触を保ちながら治療することが提唱されている．デイケアや外来通院療法，コミュニティーケアなどが注目されている．入院は，自傷他害の危険があったり，行動がまとまらず衣食住の身のまわりのことができない場合などに適応となる．そういった場合でも，入院計画は，退院後の生活や社会的な関係について実践的な解決策を出せるよう考慮されるべきである．

（中尾睦宏，久保木富房）

2-10　皮膚の一大事

2-10-1 アトピー性皮膚炎

アトピー性皮膚炎（atopic dermatitis）とは，「遺伝的素因を有し，湿疹病変をくり返し生じる疾患」と定義される．ここでいう「湿疹」とは，臨床的に痒みを伴い，急性期は紅斑，丘疹，小水疱（赤く，ブツブツ，ジュクジュク），慢性期は紅斑，苔癬化，鱗屑（赤く，ゴワゴワ，ガサガサ）を呈し，病理組織学的には表皮細胞間浮腫を示す，という特徴をもった症状名である．「湿疹」という症状を示す疾患の代表が，接触皮膚炎（かぶれ）とアトピー性皮膚炎である．接触皮膚炎やアトピー性皮膚炎のように湿疹を主病変とする疾患群を「湿疹・皮膚炎群」とよぶ．

■ 病態

遺伝的素因を基盤に種々の環境因子が誘因・悪化因子となって病変を形成する．アトピー性皮膚炎の病態にはアレルギー的側面と非アレルギー的側面がある．

(1)　アレルギー的側面

アレルギー的側面としては，Ⅰ型ともⅣ型ともいえない両者が混ざり合った反応であり，その結果アレルギー性炎症を生じる．ちなみに，Ⅰ型（即時型）アレルギー反応はIgEと肥満細胞が中心で，典型的な臨床表現型はアレルギー性蕁麻疹であり，Ⅳ型（遅延型）アレルギー反応はランゲルハンス細胞などの抗原提示細胞とTリンパ球が中心で，典型的表現型はアレルギー性接触皮膚炎である．また，主体となるヘルパーT細胞は，接触皮膚炎ではTh1細胞なのに対して，アトピー性皮膚炎ではTh2細胞である．

(2)　非アレルギー的側面

非アレルギー的側面として，皮膚バリア機能の異常があり，表現型は乾燥肌（ドライスキン）である．バリア異常の基盤は主として角質細胞間セラミドの減少によるが，その結果，抗原物質，感染にさらされやすくなる．アレルギー的側面と非アレルギー的側面のどちらが一義的問題かは議論がある．したがって，遺伝的素因もIgEを産生しやすい素因と皮膚のバリア機能異常をきたす素因のいずれの可能性もある．

(3)　悪化因子

ダニ，ハウスダストなど通常アトピー性皮膚炎の原因として扱われているものは，アレルギー性炎症の悪循環をきたす誘発・悪化因子であるとしてとらえたほうがよい．

■ 臨床症状

くり返す湿疹病変と乾燥肌が主症状である．年齢とともに症状が変化することも特徴で，症状は年齢とともに自然に軽快していくことが多い．ただし，種々の刺激に敏感である素質は残るため，大人になっても手の湿疹病変は出やすい．

■ 検査所見

血清IgE高値や特異的IgE抗体陽性所見の頻度が高い．

■ 合併症

IgEが病態に関与する気管支喘息やアレルギー性鼻炎の合併がしばしばみられる．また，皮膚バリア障害により，種々の皮膚感染症（伝染性膿痂疹（とびひ），伝染性軟属腫（みずいぼ），カポジ（Kaposi）水痘様発疹症（単純ヘルペスウイルスの経皮感染））などの合併症が多い．さらに，掻破・叩打などによる眼への物理的刺激を誘因として，白内障，網膜剥離を生じることがある．

■ **治療**

遺伝的素因が問題である一方で通常は自然軽快するという疾患の性質を考え治療目標を設定する．湿疹病変（炎症症状）に対しては副腎皮質ステロイド薬外用を適切に使用し，乾燥肌に対しては保湿剤を用い，良好な状態を保ちながら自然軽快を待つという地道な治療が基本となる．痒みに対しては適宜抗アレルギー剤内服を行う．食餌制限は乳幼児のごく一部を除いて原則的には必要ない．（土田哲也）

2-10-2 やけど（熱傷）

やけど（熱傷，burn）には，熱作用（火，熱湯など）による物理的皮膚障害である狭義の熱傷に加えて，酸・アルカリなどの化学物質による障害（化学熱傷）も含める．

■ **局所症状**

(1) 熱傷の深さ

深さの評価がまず重要である．Ⅰ度熱傷（表皮レベルの熱傷）は紅斑，Ⅱ度熱傷（真皮レベルの熱傷）は，紅斑，水疱，びらん～潰瘍，Ⅲ度熱傷（皮下組織レベルの熱傷）は，壊死，潰瘍といった症状を呈する．

Ⅱ度熱傷はさらに浅いⅡ度と深いⅡ度に分けるが，その鑑別は治療方針と直結するため重要である．浅いⅡ度はびらん面が鮮紅色で毛や痛覚は保たれる一方，深いⅡ度は潰瘍面が白色調を帯び，毛は容易に抜け，痛覚は低下することが判断の目安になる．

また，化学熱傷では，アルカリによる場合はタンパク融解作用のため，酸によるタンパク凝固作用に比べ，経過中深くなりやすい．

(2) 熱傷の広さ

深さと並んで，広さ（受傷面積）の評価が重症度評価，治療方針決定に重要である．これは，9の法則（体幹9×2+9×2%，上肢9×2%，下肢9×2+9×2%，顔面・頭部9%，陰部1%）を用いて算定する．

■ **全身症状**

広範囲熱傷では，体液喪失により血漿タンパク低下，血液濃縮，電解質異常などをきたし，ショック症状をはじめさまざまな全身症状を生じる．

■ **合併症**

火傷の場合，気道熱傷を伴っているかどうかは緊急の呼吸管理の問題に直結するため，必ず鼻毛が焼けていないかどうかを確認する．

頻度として多いのは受傷部への二次感染である．また，受傷後にストレスによる胃・十二指腸潰瘍（カーリング潰瘍）を生じることがあるので注意を要する．

熱傷瘢痕を生じた場合，数十年後に瘢痕がん（多くは有棘細胞がん）の発生母地になりうることにも留意する．

■ **治療**

⑴　全身管理

深さと面積から重症度を判定したうえで治療方針を決定する．中等症（Ⅱ度で15〜30％，Ⅲ度で2〜10％）〜重症（Ⅱ度で30％以上，Ⅲ度で10％以上）は，入院し輸液を中心とした全身管理が必要である．気道熱傷を伴う場合は早期に呼吸管理を行う．

⑵　保存的局所治療

受傷直後には流水による局所冷却・洗浄を行う．化学熱傷の場合も中和剤は用いず流水洗浄が大切である．その後は，二次感染予防のために清潔をはかる一方で，創傷治癒機転が起こりやすい環境，すなわち種々の軟膏，被覆剤などを用いて湿潤環境を保持することが基本である．

⑶　手術療法

浅いⅡ度までは保存的治療を行うが，深いⅡ度以上は植皮の適応となる．なぜならば，深いⅡ度以上の熱傷の場合，保存的治療では1か月以上かけての瘢痕治癒しか望めず，その間広範囲熱傷であれば全身症状の悪化，二次感染の合併などのトラブルが生じ生命的予後に影響を与えるためである．浅いⅡ度が瘢痕を残さず治癒し，深いⅡ度は瘢痕治癒しか望めない理由は，浅いⅡ度では真皮中下層にある毛包の幹細胞から被覆表皮が容易に再生されるが，毛包もすべて破壊された深いⅡ度では周囲の被覆表皮からの再生を待つしかないためである．

（土田哲也）

2-10-3
蕁麻疹

蕁麻疹（urticaria）は，痒みを伴い一過性の浮腫（膨疹）と赤み（紅斑）が出没をくり返す疾患である．

■ **病態**

肥満細胞から放出されるヒスタミンなどの化学伝達物質が真皮の血管に働いて，血管拡張と血管透過性の亢進を引き起こすために生じる．血管拡張は臨床的に紅斑，血管透過性亢進による真皮の一過性浮腫は膨疹に対応する．

肥満細胞からヒスタミンなどの化学伝達物質が放出される機序は，アレルギー性蕁麻疹の場合は，肥満細胞上にある特異的IgE抗体に抗原が反応することによる（Ⅰ型アレルギー反応）．一方，非アレルギー性の場合は，ある化学物質の肥満細胞への直接的働きかけなどによる．

■ **臨床症状**

皮疹は紅斑と膨疹で，痒みを伴う．症状は数時間以内にあとを残さず消退するのが特徴だが，出没をくり返す．接触皮膚炎やアトピー性皮膚炎などの湿疹・皮膚炎群（2-10-1項参照）では表皮に変化が起こるため，時間がたつと異常な角質層である鱗屑（カサカサした白い薄皮）が生じるのに対して，蕁麻疹では真皮の一過性浮腫のため表皮には変化が及ばず，鱗屑は生じない．

■ **病型**

経過の観点からは急性蕁麻疹と慢性蕁麻疹に分ける．一般的には，皮疹の出没が1か月以内で治まるものを急性蕁麻疹，それ以上続くものを慢性蕁麻疹とする．機序の違いからは，アレルギー性蕁麻疹と非アレルギー性蕁麻疹に分ける．また，誘因の違いからは温熱蕁麻疹，寒冷蕁麻疹，日光蕁麻疹，機械性蕁麻疹（人工蕁麻疹）などの名称でよぶ．特殊型としてクインケ浮腫があり，口唇などがタラコのように腫れる臨床を示すが，これは皮下組織に生じた深在性蕁麻疹である．

急性蕁麻疹は概して，薬剤などの化学物質，感染に対するアレルギー機序で生じる場合が多く，慢性蕁麻疹の多くは肥満細胞を不安定性にする何らかの非アレルギー的機序が関与することが多いと考えられる．

■ 検査所見

アレルギー機序により生じる場合は，皮内試験（プリックテスト含む）や血中特異的IgE抗体の検出が有用な場合があるが，非アレルギー機序の場合は，原因検索は困難である．

■ 合併症

気道浮腫やショック症状を伴う場合は生命の危険もある．1日以内に消退・出没をくり返す慢性蕁麻疹では通常基礎疾患を伴うことは少ないが，一つの皮疹が1日以上持続し，あとに色素沈着を伴う場合は蕁麻疹様血管炎など膠原病関連疾患も考慮する．

■ 治療

抗ヒスタミン作用があり肥満細胞安定化作用のある抗アレルギー薬内服が治療の基本になる．慢性蕁麻疹の場合は長期間必要なことも多い．気道浮腫やショック症状を伴っている場合は，早急に副腎皮質ステロイド薬の全身投与が必要である．また，薬剤性の場合は早急に薬剤投与中止が必要である．（土田哲也）

2-10-4
痒　疹

痒疹（prurigo）とは痒い皮疹の総称ではなく，ある特殊な皮膚反応を表す症状名である．それは，激しい痒みを伴う小さなしこり（丘疹～小結節）としてみられ，病理組織学的には真皮上層の滲出性炎症，表皮肥厚を示す．

■ 病態

虫刺などに対する過敏反応と掻破行為による皮膚刺激が病態の中心であることが多い．すなわち，虫刺などを誘因に生じ，くり返す掻破が加わることにより，初期には真皮上層の滲出性炎症，そしてしだいに表皮は肥厚して小結節が慢性的に続く状態になる．掻破による慢性化機序には，物理的刺激により誘発されるサイトカインなどが関与する．アトピー性皮膚炎などの素因が基礎にあって生じる場合もある．また，内臓疾患を基盤に生じる痒疹もあるが，機序は不明である．

■ 臨床症状

四肢，体幹などに痒い紅色丘疹～小結節が多発する．

(1)　病型

症状の経過により急性痒疹，亜急性痒疹，慢性痒疹に分けられる．急性痒疹は小児ストロフルスという疾患名に該当するが，虫刺に対する過敏反応として生じると考えられる．慢性痒疹には，中高年者の側腹部～腰部に好発する多形慢性痒疹と，幅広い年齢層にみられ四肢に好発する結節性痒疹がある．

(2)　特殊型

妊娠性痒疹は，2回目の妊娠以降の妊娠時に，四肢，体幹の痒みの強い紅色丘疹としてみられ，出産後自然に軽快する．

色素性痒疹は，若い女性に多くみられ，

胸部，上背部，項部に痒みの強い紅色丘疹が出現し，あとに粗大な網目状色素沈着をきたす．糖尿病，ダイエットなどを基盤にする高ケトン血症が関与することがある．

■ 合併症

頻度としては少ないが，頑固な多発性の痒疹のなかには内臓病変との関連を有するものがある(症候性痒疹)．内臓悪性腫瘍(とくにホジキン病などの悪性リンパ腫)，腎不全，糖尿病などが基礎にあって生じる場合もあるので注意を要する．

■ 治療

very strong 以上の強いランクの副腎皮質ステロイド薬外用が治療の基本となる．湿疹・皮膚炎群の皮疹に比べ，痒疹，とくに慢性痒疹は外用に対する反応がよくないため，根気よく継続することが必要であり，また皮疹新生時には早期に外用を行うことが重要である．薬剤の吸収をよくするため，ステロイド含有テープ剤を貼布することも有用である．

掻破が病変の遷延化に大きな役割を果たすため，痒みのコントロールも大事である．抗アレルギー剤ないしは抗ヒスタミン剤内服を行う．

虫刺などの誘因もなく，アトピー性皮膚炎の素因もなく，きわめて頑固に症状が続く場合は，内臓病変の基礎疾患の検索およびその治療が必要なこともある．

色素性痒疹では副腎皮質ステロイド薬外用は無効であり，ミノサイクリン内服が有効である．　（土田哲也）

2-10-5
薬　疹

薬疹（drug eruption）とは，薬剤の全身投与（経口，注射）により生じた皮膚反応をさす．薬剤に接触して生じる皮膚症状は接触皮膚炎として区別される．

■ 病態

薬剤が体内に入り血行性に作用して生じるのが基本であるので，全身に多発する紅斑・丘疹としてみられることが多い．

アレルギー機序と非アレルギー機序があるが，前者により生じる場合が多い．アレルギー機序では，初めての薬剤を服用した場合，摂取後に生体がアレルギーを獲得するまで約2週間かかり（感作），獲得後再びその薬剤が投与されると，10～20分後(即時型アレルギー反応)，または1～3日後（遅延型アレルギー反応）に反応が生じる（誘発）．アレルギー性薬疹はこの誘発の症状をみていることになる．

■ 病型

紅斑丘疹型薬疹：麻疹様とも称され，頻度が最も高い．遅延型アレルギー（ヘルパーT細胞）反応．

多形紅斑型薬疹→スチーブンス・ジョンソン症候群→TEN型薬疹と進展する表皮変化の強い一連の病型：細胞傷害性T細胞による表皮中心の反応．

苔癬型薬疹：細胞傷害性T細胞により表皮基底層が持続的に傷害される反応．

蕁麻疹型薬疹：アナフィラキシーショックと関係することもある．即時型アレルギーで真皮の反応．

光線過敏型薬疹：露光部中心に生じる．紫外線による薬剤変化に対する遅延型アレルギー反応．

固定薬疹：薬剤摂取のたびに同一部位に紫紅斑を生じ，あとに色素沈着を残す．抗原性が変化した一部の表皮に対する細胞傷害性T細胞による反応.

薬剤性過敏症症候群：抗けいれん剤など特定の薬剤により生じ，肝障害などを伴い経過が遷延する．薬剤アレルギーに加え，ヒトヘルペスウイルス6（突発性発疹の原因ウイルス）の再活性化が病変遷延に関与.

そのほか，湿疹型（経皮感作の既往），紅皮症型（紅斑丘疹型，湿疹型から移行した重症型），紫斑型（Ⅲ型アレルギーの関与）などの病型がある.

■ 予後

病型のなかで，生命的予後が最も問題になる最重症型はTEN型薬疹で，死亡率は20～30%にのぼる．全身のびらん，すなわち全身熱傷様になるため，易感染性，体液の喪失などによりさまざまな合併症を生じる．スチーブンス・ジョンソン症候群で粘膜症状が顕著な場合，角膜びらんなどの後遺症として視力低下をきたす.

蕁麻疹型薬疹もショック反応を伴う場合は生命的危険性がある．また，薬剤性過敏症症候群も肝障害など全身症状を伴いやすく経過が遷延する重症型薬疹である.

■ 原因薬剤および検索

原因薬剤は病型により起こしやすい薬剤があるが，基本的にはいずれの薬剤も薬疹を生じる可能性があると考えたほうがよい．ただし，薬剤性過敏症症候群は特定の薬剤にかぎられる.

治療により軽快後，疑わしい薬剤について，パッチテスト（貼布試験），皮内試験，リンパ球刺激試験などにより検索を行う．これらの検査で陽性に出た場合は一定の意味づけをするが，陰性の場合には原因薬剤でないと考えてはいけない．最も信頼性の高い検査は内服誘発試験であるが，危険性を伴うこともあるため，病型によっては施行できないこともある.

■ 治療

疑わしい薬剤を早急に中止ないし変更することが最も重要である．重症型への移行が考えられる場合は早期に副腎ステロイド薬全身投与を行う．TEN型薬疹では熱傷に準じた全身管理が必要である.

（土田哲也）

2-10-6
皮膚ヘルペス

ヒトヘルペスウイルスは8種類あり，いずれも皮膚に症状を生じうる．ヘルペスウイルス群の特徴は，感染症状が軽快した後も体内に潜伏し，しばしば再活性化による再発症状がみられることである．皮膚ヘルペス（herpes virus infection of the skin）という名称は一般的ではないが，ヘルペスウイルス感染症のうち，とくに単純ヘルペスウイルス感染症（単純疱疹）と水痘・帯状疱疹ウイルス感染症（水痘および帯状疱疹）をさすと考えられる．

■ 臨床症状

(1) 単純疱疹

単純疱疹の臨床病型は，単純ヘルペスウイルス1型により生じることが多い口唇ヘルペス，ヘルペス性歯肉口内炎と，2型により生じることが多い陰部ヘルペスが代表である．感染様式はおもに接触感染である．

初感染の大部分は不顕性感染であるが，症状が発現する場合は，再発性に比べ，水疱，びらん，疼痛が高度である．ヘルペス性歯肉口内炎は，乳幼児にみられることが多い初感染症状である．

ウイルスは初感染後に神経節の神経細胞に潜伏し，発熱や日光曝露などで局所の免疫力が低下したときに再帰発症する．再発性の場合は，水疱の生じる範囲は狭く症状は軽度である．

(2) カポジ水痘様発疹症（単純疱疹の特殊型）

単純ヘルペスウイルス感染症の特殊型としてカポジ（Kaposi）水痘様発疹症がある．これは，水痘様に広範囲に水疱が生じるが，水痘ではなく単純ヘルペスウイルスの経皮感染による．基礎にアトピー性皮膚炎があり，皮膚バリア脆弱性のためにウイルスが広範囲に経皮侵入する．口唇ヘルペスをもった母親がアトピー性皮膚炎患児に頬擦りなどをして生じることがある．

(3) 水痘（みずぼうそう）

水痘は，水痘・帯状疱疹ウイルスの初感染症状であり，感染様式は飛沫・接触感染である．ウイルスは血行性に全身に播種し，紅暈を伴う小水疱が多発する．高熱を生じることもある．

(4) 帯状疱疹

帯状疱疹は水痘・帯状疱疹ウイルスの再帰感染により生じる．すなわち，水痘軽快後もウイルスは三叉神経節や脊髄後根神経節の神経細胞に潜伏する．そのウイルスが，免疫力低下などをきっかけに再活性化したのが帯状疱疹である．多くは片側の神経分布領域に紅斑，水疱が多発する．ときにウイルスが血行性に播種し他部位にも小水疱を生じることがある（汎発疹）．疼痛を伴う．

■ 合併症

単純疱疹，水痘，帯状疱疹のいずれの場合も，基礎に免疫不全状態があるときには，髄膜炎などの合併症にも注意する．また，三叉神経1枝領域の帯状疱疹では角膜ヘルペス，外耳道部に生じた場合は，顔面神経，聴神経障害をきたすラムゼイ・ハント症候群に留意する．帯状疱疹では，とくに高齢者の場合，皮疹軽快後も疼痛がしばしば残存する（帯状疱疹後神経痛）．

■ 治療

単純疱疹の初感染，帯状疱疹では抗ウイルス薬であるアシクロビルの全身投与（点滴静注または内服）を行う．重症化や合併症が予測される場合は，入院のうえ，点滴静注投与が望ましい．単純疱疹の再発型，水痘，軽度の帯状疱疹では全身投与は症例による．帯状疱疹においては，急性期または帯状疱疹後神経痛の痛みのコントロールのために，持続硬膜外ブロックや星状神経節ブロックなどの麻酔科的処置が必要な場合もある．

（土田哲也）

2-10-7
あざ（母斑）

先天的なあざを母斑（nevus）という．母斑とは皮膚組織の局所的な先天的分化異常という観点からみた場合の病変の総称である．しかし，細胞増殖という観点からみれば一種の良性腫瘍としてもとらえられる．たとえば，色素細胞母斑はいわゆるほくろ，黒あざのことであるが，これは色素細胞（メラノサイト）の分化異常という観点からみれば，母斑である一方，色素細胞系の良性腫瘍（悪性腫瘍は悪性黒色腫）でもある．また，血管系母斑のポートワイン母斑が，別名単純性血管腫とよばれる理由も，単に観点の違いからである．

一方，母斑症という概念は，皮膚における母斑と同様の性質をもった病変がほかの臓器にもみられる全身性疾患を意味している．レックリングハウゼン病（神経線維腫症Ⅰ型）が代表である．神経皮膚症候群はまた別の観点からみた疾患群の総称であるが，母斑症に含まれる多くの疾患とオーバーラップする．

■ 臨床症状

⑴　母斑

由来する細胞により大きく異なる．赤あざは血管系の母斑であるが，代表的なのは，平坦な赤いしみ様のポートワイン母斑（単純性血管腫）とイチゴ状に隆起するイチゴ状血管腫である．色素細胞系の母斑として，茶あざは扁平母斑，黒あざは色素細胞母斑，青あざは蒙古斑，太田母斑である．ほかに，表皮細胞系の類器官母斑（表皮母斑，脂腺母斑），平滑筋系の平滑筋母斑など種々の母斑がある．

⑵　母斑症

母斑症の代表は，レックリングハウゼン病であるが，母斑性の神経系腫瘍である神経線維腫と一種の茶あざであるカフェオレ斑の多発を主徴とする．プリングル病（結節性硬化症）は，母斑性の間葉系腫瘍である血管線維腫の多発と一種の白あざである葉状白斑，さらに種々の脳内病変による神経症状を主徴とする．いずれも，一種の腫瘍抑制遺伝子に異常をきたした遺伝性疾患としてとらえられている．スタージ･ウエーバー症候群は，顔面半側の広範囲のポートワイン母斑，同部の眼に病変が及ぶための緑内障，および脳軟膜に生じる血管腫による神経症状を3主徴とする母斑症である．

■ 治療

⑴　全身的治療

母斑をみた場合，まずそれが母斑単独であるか母斑症の一部分症状であるかを判断する．母斑症であれば，他臓器障害についてのコントロールが必要になる．

⑵　合併症の治療

ついで，その母斑の悪性変化を含む合併症を考慮する．先天的巨大色素細胞母斑では悪性黒色腫を生じる可能性を考慮しながら適切な処置を講じる．類器官母斑では思春期以降に悪性腫瘍を含めた二次腫瘍が高率に出現するため，思春期までに切除するほうが望ましい．未熟な巨大血管腫では，病変部の出血による血小板・凝固因子の消費のために播種性血管内凝固症候群（DIC）を併発し，生命の危険がある（カザバッハ･メリット症候群）ので，早期に放射線療法などの集学的治療が必要である．

⑶　整容的治療

あとは，主として整容的な面から，レーザー療法，手術などの治療を行うが，この場合は当然自然消退の可能性のない病変が対象になる．イチゴ状血管腫のように自然消退する病変は原則経過観察とする．しかし，イチゴ状血管腫でも眼を塞ぐ場合は失明の危険性があるため，適宜ステロイド薬内服などの処置が必要なこともある．早期であれば，色素レーザー照射も考慮される．レーザー療法の最もよい適応は，太田母斑に対するQスイッチ・ルビーレーザー療法，ポートワイン母斑に対する色素レーザー療法である．　（土田哲也）

2-10-8
乾　癬

乾癬（psoriasis）は病名の通り，赤み（紅斑）の上に乾燥した白い角質（鱗屑）が厚くつき，これが大量に剥がれ落ちる（落屑）皮膚疾患である．

■ 病態

表皮のターンオーバー時間は正常では45日程度だが，乾癬では極端に短縮（数日）する結果，表皮肥厚とともに角質層も厚くなり短期間に脱落する．これは，遺伝的素因を基盤に生じる免疫異常（T細胞異常が主体）により，種々のサイトカイン異常を生じ，結果として表皮角化細胞の異常増殖が生じると考えられる．免疫異常を引き起こす誘因として，感染，化学物質，食餌（高脂肪食）などが推測されている．

■ 臨床症状

雲母状鱗屑が付着する紅斑が，全身，とくに頭部，四肢関節部伸側などを中心にみられ，慢性に経過する．痒みを伴うことも多い．掻破などの物理的刺激を加えると同様の病変がみられる（ケブネル現象），鱗屑を剥がすと点状出血がみられる（アウスピッツ血露現象）などの症状がある．ケブネル現象は，皮膚病変形成にサイトカインが重要である種々の疾患でみられる現象であり，物理的刺激によるサイトカイン誘導の関与が推測される．アウスピッツ血露現象は乾癬の病理組織学的な特徴に基づく現象である．すなわち，乾癬では，表皮突起は延長するが，真皮乳頭層直上の表皮は菲薄化している．そのため，異常な角質層である鱗屑を剥がすと，真皮乳頭層の小血管が直下にあるために点状出血する．

■ 病型

ふつうのタイプの尋常性乾癬以外に，膿疱が目立ち発熱などの全身症状も伴う膿疱性乾癬，リウマチ様の関節症状が目立つ関節症性乾癬，紅皮症化する乾癬性紅皮症，上気道感染の後などにしずく状の小さな乾癬の皮疹が多発する滴状乾癬などの病型がある．

■ 治療

乾癬の病態は，T 細胞異常という側面と角化細胞異常増殖という側面の両者が主体であるため，それぞれに対応する治療法が行われている．免疫抑制機序を主とする治療法として，副腎皮質ステロイド薬外用，免疫抑制薬（シクロスポリン）内服，紫外線療法（PUVA 療法），角化細胞の分化増殖制御機序を主とする治療法としてビタミン D 薬外用，レチノイド（ビタミン A 誘導体）内服がある．ちなみに PUVA 療法とはソラレン（psoralen）という光毒性を高める物質を内服・外用して長波長紫外線（urtraviolet A）を照射する治療法である．

まず重症度をみきわめ，軽症～中等症であれば，副作用の少ない治療法である副腎皮質ステロイド薬外用やビタミン D 薬外用が第一選択となる．重症例については，シクロスポリン内服，PUVA 療法，レチノイド内服を適宜選択する．そのさい，副作用のリスクとの兼ね合いを考慮する．シクロスポリン内服は腎障害，PUVA 療法は将来的な紫外線発がん，レチノイド内服は催奇形性，骨障害が最も問題となる．いずれも，妊婦には施行しない．とくに，レチノイド内服の場合は妊婦のみならず，女性では 2 年間，男性では半年の避妊を必要とする．これらのことを考慮したうえで，重症例である膿疱性乾癬ではレチノイド内服が第一選択となる．（土田哲也）

2-10-9 疥　癬

疥癬（scabies）は疥癬虫（ヒゼンダニ）の皮膚への寄生により生じる疾患である．

■ 感染経路

性行為により直接的に（性行為感染症），あるいは家庭・施設内で寝具・衣類を介して感染する．集団感染が問題になる．

■ 疥癬虫の生活史

雄成虫はゆっくりと皮膚表面を移動し，角質層内に潜って待っている雌成虫と交尾する．交尾後，雌成虫は手関節，手指間，外陰部などで角質層に横穴を掘り進み（疥癬トンネル），1 日 2～3 個の卵を産み続け，1 か月で死亡する．トンネル内の卵は 3～4 日で孵化し，幼虫は脱皮をくり返し 2 週間で成虫になる．人の皮膚から離れると比較的短期間に死亡し，床などで増殖することはない．

■ 病態

感染後，症状が出現するまで約 1 か月ほどの潜伏期間がある．これは，疥癬虫が増殖するのに必要な期間と，虫体・糞に対するアレルギーを獲得するのに必要な期間を合わせた期間である．赤み，痒みはこのアレルギー反応で生じると考えられる．

■ 臨床症状

指間，腋窩，下腹部～外陰部を中心として体幹・四肢に紅色丘疹が多発し，激しい痒みを伴う．痒みはとくに夜間に強い．疥癬トンネルは指間，外陰部などで線状疹としてみられる．湿疹・皮膚炎群と誤診され副腎皮質ステロイド薬外用が行われると症状は悪化する．

■ 特殊病型

免疫不全状態などが基盤にある患者ではきわめて多数の虫体が寄生することがあり，ノルウェー疥癬という状態になる．しばしば外用ステロイド薬の誤用が誘因となる．臨床的には，厚い牡蠣殻状鱗屑が腰臀部，手足などに固着し，爪甲混濁・肥厚爪症状などもみられる．ノルウェー疥癬は強力な感染源となる．

■ **検査**

疥癬トンネルの先端の小さな水疱などを中心に擦過し，顕微鏡的に（KOH 直接鏡検）虫体，虫卵を証明する．

■ **治療**

(1) 薬物療法

殺虫剤であるγBHC の外用が特効的であるが，日本では使用が困難である．通常は，硫黄含有製剤およびオイラックス軟膏外用の併用を行う．硫黄の入浴剤であるムトウハップによる清拭，入浴も行うことがある．ただし，硫黄による刺激性皮膚炎を生じることもしばしばあるので注意する．

軽快後も痒みのある小結節が残ることがあるが，これは反応性の変化であり，虫体は残存していないことが多い．

また，相互感染を防ぐため，家庭内・施設内発症の場合は潜伏期間も考慮に入れて感染の可能性のある人を同時に治療する必要がある．

(2) 管理，生活指導

施設内で発症したときは，ノルウェー疥癬に対しては強力な感染源になるため寝具・衣類・病室について隔離を含めた特別な配慮が必要である．しかし，通常の疥癬では隔離，ガウンテクニック，室内の消毒，衣類の熱湯消毒などは不要である．ただし，寝具，タオルの共用は必ず避ける．また，患者への接触後は水道水でよく手洗いをするなどの注意は必要である．（土田哲也）

2-10-10 皮膚がん

皮膚がん（skin cancer）と一口にいっても，じつは多くの種類がある．ここでは，そのなかで代表的な悪性黒色腫，有棘細胞がん，基底細胞がんについて述べる．

■ **悪性黒色腫**

色素細胞（メラノサイト）系の悪性腫瘍である．巨大な色素細胞母斑から生じる例はあるが，多くは1個の色素細胞が悪性変化を起こして生じると考えられている．

(1) 臨床診断

通常，黒色斑～結節であるが，無色素性のものもある．臨床診断においては，ABCD 法が役立つ．A（asymmetry）左右非対称，B（border irregularity）境界不規則・不鮮明，C（color variegation）色調のむら，D（diameter）径の大きさ．これらは，悪性黒色腫における細胞増殖の不規則性などを反映している．また，病変部を拡大する無侵襲性のダーモスコピーという診断手技もきわめて有用である．

(2) 病型

四つの病型がある．悪性化した色素細胞が水平方向に広がる期間が長く垂直方向への増殖が遅れる表在拡大型黒色腫，早期に垂直増殖を示す結節型黒色腫が基本型である．さらに，顔面のしみ様の色素斑から進展する悪性黒子型黒色腫，足底・爪部にできる末端黒子型黒色腫がある．

(3) 人種差

白人＞黄色人種＞黒人の順に発生頻度が多い．これはほかの皮膚がんも同様である．色素細胞の数には人種差はないが，色素細胞のメラニン産生能力に差がある．メラニンは紫外線による細胞内核 DNA 障害を防御しているため，その量が乏しい白人では紫外線発がんが起こりやすい．日本人では，白人に比べ黒色腫全体の発生頻度は少ないが，足底の末端黒子型黒色腫と結節型が多い．

⑷　生検

黒色腫はきわめて悪性度の高い腫瘍であるため，以前は転移を助長するという理由で皮膚生検は禁忌とされてきた．しかし，現在では，病変部に切り込む生検はやはり慎重を要すとしても，少なくとも病変を全切除する生検は問題ないと考えられている．

⑸　予後

悪性黒色腫はリンパ行性転移のみならず血行性転移も起こしやすい．予後は治療開始時の原発巣の厚さと相関する．したがって，結節型黒色腫は受診時すでに深く浸潤していることが多いため，予後不良となりやすい．

⑹　治療

治療は手術療法が第一選択である．化学療法，通常の放射線療法は治療効果が少ないため，進行例では治療が困難なことが多い．

■ 有棘細胞がん

角化細胞由来の悪性腫瘍である．多くは花野菜状紅色調腫瘤としてみられる．何らかの前がん病変があって進展して生じるものと，先行病変が明確でなく生じる場合がある．前者として，日光角化症，ボーエン病という有棘細胞がんの表皮内がんあるいは熱傷瘢痕などが母地になる．日光角化症は高齢者の顔面にできる角化性紅色皮疹であり，紫外線発がん機序による．ボーエン病は鱗屑を伴う紅褐色斑～局面であるが，誘因はさまざまで紫外線発がんのほか，化学発がん（ヒ素），ウイルス発がん（ヒト乳頭腫ウイルス）などの機序がある．治療はやはり手術療法が第一選択であるが，悪性黒色腫に比べ，血行性転移は少なく，化学療法，放射線療法に対する感受性も高いので，局所でのコントロールが可能な場合が多い．

■ 基底細胞がん

日本人では多くは黒色調だが，無色素性の場合もある．三つのなかでは最も頻度の高い皮膚がんである．毛包と被覆表皮に分化する前の細胞の悪性変化が考えられ，顔面などに好発する．局所では浸潤性に増殖するが，転移はきわめてまれな局所悪性腫瘍である．手術療法が第一選択．

（土田哲也）

2-11　女性と男性の一大事

2-11-1
乳腺線維腺腫

乳腺腫瘍のうちで最も気になるのは乳がんであるが，20歳代の女性に乳がんが発症することは比較的まれである．この年代の女性に発生する乳房の「しこり」の原因となる腫瘍のうち，最も多いのが線維腺腫である．線維腺腫はおもに20歳代から30歳代の女性の乳房にできる良性腫瘍である．2〜3 cm前後で気づかれることが多く，皮下でころころとよく動き，表面が平滑な腫瘤として触知される．まわりの乳腺よりやや硬い腫瘤で，圧迫によりわずかに変形する程度の硬さで，軽い圧痛を伴うこともある．多くは比較的ゆっくり増大し，大きさは発見時とさほど変わらないものや，逆に退縮するものもあるが，ときに乳房全体を占めるほど大きくなるものや八頭状に分葉して大きくなるものもある．大きくなっても皮膚に固定したり，表面の性状が変わったりするわけではない．また多発することもある．経過とともに消失することもあり良性腫瘍と位置づけられているが，非腫瘍性病変である乳腺症との区別が明確でないものも存在すると考えられる．

病理組織学的には被膜でおおわれた境界明瞭な腫瘍で，乳腺の構成成分である乳管と，それらを支える間質結合組織（おもに線維性結合組織）両方の増生をみる．

発生年齢と触診で診断可能な場合も多いが，超音波診断の併用が有用である．超音波検査では皮下脂肪よりやや低エコーの病変として描出されることが多い．年代を経た線維腺腫は大きな石灰化を伴うこともあり，マンモグラフィーも参考になる．ただし，これらの検査だけでは，より増殖性が強く悪性の可能性もある葉状腫瘍との鑑別は不可能であること，30歳以上の患者では乳がんの頻度が増し，粘液がんなどの周囲の乳腺を圧排しながら発育する乳がんとの鑑別が困難であることから，穿刺吸引細胞診や腫瘍切除による病理学的確定診断が必要となることも多い．

治療は摘出であるが，診断が確定すればあえて摘出する必要はない．ただ，2〜3 cmと小さくても触診や画像診断などの状況証拠だけでは上述した疾患が完全に否定できるわけではないので，3〜6か月後の短期経過を追跡し，腫瘍が急速に増大する場合や画像診断でがんが疑われた場合には病理学的検索を行わなければならない．また，線維腺腫の診断がある程度確実でも，乳房の大部分を占めるような巨大線維腺腫では乳輪の拡大や皮膚の変化などをきたすので切除する．大きくても皮膚の変化があまりなければ，被膜を破らずに腫瘍だけを核出することによって乳房の変形はほとんどきたさない．（橋本政典）

2-11-2
乳がん

乳がんは30歳から70歳の女性に多い疾患で, 6割は40歳代と50歳代に発症する. 初経が早い, 閉経が遅い, 初産年齢が高い, 出産歴がない, 授乳歴がない, 閉経後の肥満, 血縁者に乳がん患者がいる, などの人に乳がんのリスクがやや高くなる.

乳がんは母乳を乳頭まで輸送する乳管の終末部分やさらに末梢の小葉を裏打ちする上皮細胞から発生する. その増殖進展形式は乳管内進展と浸潤という二方向に向かい, 前者は乳管を破らずに乳管のなかを伸びていく進展形式で, 良性腫瘍にもみられる進展形式だが, 後者はがん特有のもので, 乳管を破ってその周囲の組織を破壊しながら増殖する進展形式をいう. がんは浸潤の過程で乳管外に存在するリンパ管や血管にも侵入しリンパ節転移や血行性転移を引き起こす.

乳がんは乳房のしこりとして気づかれることが多く, 乳頭分泌物や皮膚の引きつれやえくぼ状のくぼみ, 乳頭の陥入や変位がみられることもある. 痛みは通常はない. 乳がんの浸潤が皮膚に及ぶと皮膚の発赤や結節をきたし, さらに増殖すると中心部が壊死におちいり潰瘍を形成し悪臭を放つ. また, 浸潤が乳房の背中側に位置する大胸筋やさらには胸壁に及ぶと, しこり全体が胸壁に固定し動かなくなる.

リンパ節転移は同側の腋窩, 鎖骨下, 傍胸骨, 鎖骨上などに起こる. 血行性転移は骨, 肺, 肝, 脳などに生じ, 脳, 肝, 肺に転移すると致命的となりうる. 骨転移は肋骨, 椎骨, 骨盤, 頭蓋骨などの体幹の骨に起きることが多く, 致命的とはならないが, 体動時の痛みが強く, 骨折や脳神経・脊髄神経麻痺など神経症状をきたすこともあり, 生活の質 (QOL) は低下する.

■ 診断

診断は視触診のほか, マンモグラフィーや超音波検査が有用である. マンモグラフィーの典型像は高濃度の不整腫瘤像や不整な石灰化である. 超音波検査では辺縁不整な低エコー病変として認められる. 乳頭分泌物のみでマンモグラフィーで所見のない場合, がんの広がりを診断する目的でCT, MRIや乳管造影を行うこともある. 確定診断はまず細胞診で行われる. 細胞診で診断がつかない場合や画像診断と細胞診の結果が一致しない場合は針生検や試験切除を行う.

■ 治療

乳がんは浸潤して早期に遠隔臓器に微小な転移を形成すると考えられる. この微小転移の有無を予測し, リスクが高い人には手術や放射線照射といった局所治療のほかに, 微小転移に対して全身治療である補助療法を加えることが乳がんの予後を改善する手段であるといえる. 手術不能な乳がんや遠隔臓器転移を伴うものは全身療法が第一選択である.

手術の目的は病巣切除だけではなく予後判定のための材料収集でもある. がんの大きさや腋窩リンパ節転移の有無だけではなく, エストロゲン受容体の有無, 組織学的悪性度などを調べ, 転移の可能性が高いかどうかを判断する. 遺伝子学的検査などが発達した現状でも, 予後を最も反映する因子の一つが腋窩リンパ節転移の有無である. そのため腋窩リンパ節郭清は現在でも最も重要な手術操作の一つである.

これらの目的を達成するための標準術式の一つが胸筋温存乳房切除術である. これは乳房切除と腋窩リンパ節郭清を行う術式である. 1985年ごろまでは大・小胸筋を合併切除する胸筋合併乳房切除術が主流であったが, 現在ではほとんど行われないばかりか, 腫瘍のあると予想される範囲だけを切除し腋窩リンパ節郭清を加える乳房温存手術が約3割を占める．通常，残存乳房照射を加え乳房温存術と称している．標準術式はどれを選択しても生存率には統計学的な差がない．ただし乳房温存術は少なくともがんの浸潤成分を取りきることが前提で，それでも10％程度の患者に残存乳房などの局所再発をみる．このほか疼痛除去や麻痺治療の目的で姑息的な手術や照射を行うこともある．

全身治療はエストロゲン受容体陽性の場合は，致命的でない場合はまず内分泌療法を試みる．補助療法にはタモキシフェン，アロマターゼ阻害剤，LH-RH アゴニストが用いられ，再発乳がんでは酢酸メドロキシプロゲステロン，卵巣摘出などが行われる．内分泌療法無効の場合は化学療法が行われ，アドリアマイシンやシクロフォスファミド，メソトレキセート，5FU，タキサンといった薬剤を組み合わせて行われることが多い．転移性乳がんには最近，分子標的治療薬であるハーセプチンも使用されるようになっている．（橋本政典）

2-11-3
子宮内膜症

子宮内膜組織が本来の子宮腔内以外の場所で増殖する良性の疾患であり，卵巣，仙骨子宮靭帯，骨盤腹膜などによく認められる．頻度は高くないが臍，膣，外陰，腸，肺，リンパ節などさまざまな部位に発生することが知られている．卵巣に嚢胞を形成し，嚢胞内に血液成分からなるチョコレート状の液体を含むものを「チョコレート嚢胞」とよぶ．また，子宮筋層内に発育するものは一般の子宮内膜症と区別して子宮腺筋症とよぶ．子宮内膜と同様に月経周期に影響を受け，月経期に出血することにより月経困難症などの症状が出現するとともに，反応性の炎症性変化により癒着を生じる．性成熟期に発生し，通常閉経すると症状が消失することから，女性ホルモンにより増殖・進行すると考えられている．性成熟期の女性にみられる頻度の高い疾患であり，程度の軽いものを含めれば，全女性の20％程度に存在するのではないかと考えられている．不妊症の一因となりうること，悪性変化の可能性が示唆されていることなどから，臨床的な取り扱いに関しての議論が多い疾患である．

発生の原因としては，月経血が卵管を通して腹腔内に逆流するさいに子宮内膜組織が運ばれ，腹腔内で発育するという説（子宮内膜移植説）と，何らかの刺激により腹膜が子宮内膜組織に変化するという説（体腔上皮化生説）とが有力視されているが，結論は出ていない．

ある時期からしだいに増強する月経困難症，排便痛，性交痛などを主症状とし，ときに不妊症の原因となる．子宮内膜症が不妊症の原因となる機序としては，卵管周囲に生じる癒着のため卵管の疎通性が阻害されることのほかに，腹腔内貯留液中のマクロファージ数の増加とそれに伴うサイトカインの増加，プロスタグランジン濃度の上昇などにより受精や着床が阻害されることなどが知られている．

診断は症状と内診所見，超音波やMRIなどの画像所見，血中CA125値などによりなされる．内診所見上の特徴は，可動性の少ない後屈子宮，ダグラス窩の有痛性硬結，仙骨子宮靭帯の圧痛と結節状腫瘤，可動性のない卵巣腫瘤などを触知することである．卵巣チョコレート嚢胞は，超音波では内部に微細なエコーがび漫性に分布する嚢胞像を呈し，MRIではT1，T2強調画像でともに高信号を示す特徴を有する．内膜症性の癒着や腹膜表面の微細な病変の診断には腹腔鏡検査が必要である．腹膜病変は特徴的な暗赤色を示すことがあり，これをブルーベリー斑とよぶ．進行期分類にはビーチャム分類，米国不妊学会分類などがある．

治療は手術療法と薬物療法が主体となる．子宮全摘，両側卵巣摘出および病巣摘出は根治的手術であり，比較的高齢で挙児希望のない症例で施行される．術後に卵巣欠落症状が出現しホルモンの補充を要することがある．妊孕性を確保する手術療法としては病巣部の摘出，電気焼灼，レーザー蒸散がある.薬物療法としてはダナゾール，GnRHアナログが用いられる．これらの薬剤は，子宮内膜症がエストロゲン依存性であることから，内因性エストロゲンを低下させることにより子宮内膜症組織を萎縮させることを目的としている．ダナゾールに関しては，それ以外に子宮内膜症組織に対する直接作用も重要であるとされている．エストロゲン・プロゲスチン療法が行われることもある．（上妻志郎）

2-11-4
子宮筋腫

子宮筋層内の平滑筋から発生する良性腫瘍であり，性成熟期女性の20～40％に存在する．初経発来後,年齢とともに増加し，40歳前後でピークとなる．子宮筋の存在する部分ではどこにでも発生する可能性があり，90～95％は子宮体部に，残りは子宮頸部に発生する．同一子宮内に多発することが多いが，頸部筋腫のほとんどは孤立性である．子宮筋層内の発生部位により3種類に分類される（図1）.

粘膜下筋腫：筋腫が子宮内腔に強く突出したもので，子宮内膜が菲薄化し，壊死や感染などが起こり,出血しやすい状態になる．過多月経の原因となり，高度の貧血を伴うこともまれではない．不妊症，不育症の原因としても重要である．また有茎ポリープ状となり腟内に脱出することがあり，その現象を筋腫分娩とよぶ．

筋層内筋腫：筋腫の中心が子宮壁とみなされる部位に存在するものであり，最も頻度

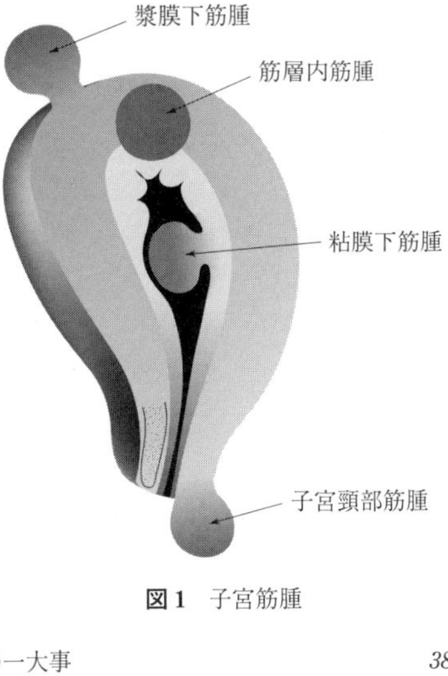

図1 子宮筋腫

が高い．大きくなると筋腫の一部は内腔や子宮の外方に突出し，子宮内腔や子宮の変形をきたすようになる．
漿膜下筋腫：筋腫が子宮の外方に突出するもので，ときに有茎状となる．周囲の臓器から血流を受けるものを寄生筋腫，広間膜内に発育するものを広間膜内筋腫とよぶ．

筋腫は弾性硬で球形，表面はやや凹凸がある．周囲の筋層との境界は明瞭であるが，被膜は存在しない．割面は渦巻状あるいは束状パターンを示す筋線維束からなっている．発育に伴う血行障害，感染，妊娠あるいは閉経後の萎縮により硝子様変性，嚢胞状変性，壊死，赤色変性，感染，脂肪変性，石灰沈着などの二次的変化を生じる．

子宮筋腫発生の原因は不明だが，胎生期の子宮形成過程に生じた何らかの細胞障害に由来するという仮説が提唱されている．そこで生じた一つの筋腫細胞が，思春期から増加してくる性ステロイドに反応して，筋腫腫瘤を形成すると考えられている．多発性の筋腫はそれぞれ異なった細胞を起源として発生すること，染色体の異常を有することがあることなどが報告されている．筋腫細胞はエストロゲンとプロゲステロンの受容体を正常子宮筋より豊富にもち，卵巣ステロイドホルモンに反応性を有する．

子宮筋腫の主たる症状は過多月経，腫瘤感，月経困難症，頻尿・排尿障害であるが，まったく症状を示さないことも少なくない．月経時以外に出血することは粘膜下筋腫の壊死や感染の場合を除いてまれである．過多月経の原因は，局所の子宮内膜菲薄化，血行障害，子宮筋の収縮不全，うっ血，壊死，潰瘍形成などが関与するとされている．漿膜下筋腫では，巨大となり膀胱などの圧迫症状を示さないかぎり症状は軽い．これに対し，粘膜下筋腫の場合には小さくても過多月経の原因となる．妊娠との関連では不妊症，流早産，産道通過障害，弛緩出血の原因となることがある．

ある程度以上の大きさのものであれば問診と内診で診断可能であるが，大きさ・存在部位・腫瘤内部の性状に関する詳細な診断には超音波断層法，MRI が有用である．超音波断層法では，筋腫結節は正常筋層に比べてやや低輝度を示す球形のエコー像として描写されるが，続発変化によりさまざまなパターンをとりうる．MRI では T2 強調画像で，境界明瞭な low intensity な腫瘤として描写され，middle intensity を示す正常筋層と明瞭に識別される．子宮内膜は high intensity に描写されるので，内膜との関連も明らかとなる．

治療法としては，経過観察する待機療法，手術療法，保存療法の三つがある．治療法の選択にあたっては，症状の程度，筋腫の種類，挙児希望の有無，合併症の有無などを考慮する必要がある．筋腫が小さく症状に乏しいときは，貧血などの各種症状をチェックしながら経過観察を行う．過多月経や月経困難症が高度である場合，圧迫症状が著明である場合，不妊症や流早産の原因となる場合には手術療法の適応となる．手術療法には筋腫核出術と子宮全摘術とがある．挙児希望があるなどの理由により，子宮を温存する必要がある場合には筋腫核出術が選択される．筋腫核出術では出血多量や術後の癒着の発生は子宮全摘術より頻度が高い．子宮を温存する場合には再発する可能性がある点についても考慮する必要がある．子宮全摘術は筋腫核出術と異なり子宮外の手術操作となるため，周囲臓器すなわち，膀胱，尿管，腸管の損傷の可能性を有する．とくに頸部筋腫や広間膜筋腫などの場合にはそのリスクがあるが，一般的には手術に伴う合併症発生の頻度は低く，手術術式の安全性は高い．筋腫核出術は開腹あるいは腹腔鏡下手術，子宮全摘術は開腹，腟式，腹腔鏡下手術があり，状況に応じて選択される．保存療法には GnRH アゴニストによる薬物療法と動脈塞栓療法とがある．GnRH アゴニストによる低エストロゲン状態は無月経と子宮筋腫の縮小をもたらすため，一時的な症状の改善や術前の筋腫縮小を目的として用いられることがある．更年期障害様症状や骨量の減少があるため長期使用は好ましくないことや，使用中止後は筋腫の急速な増大が認められることなどから，適応範囲はかぎられる．近年，子宮筋腫に対する動脈塞栓療法が報告され，しだいに普及しつつある．術後の疼痛や感染症などの合併症の報告もあり，その有効性についての見解は確立していない．

（上妻志郎）

2-11-5
膀胱子宮脱

子宮が下降し，子宮腟部が腟入口部の外に脱出した状態を子宮脱という．子宮腟部が腟入口内にある場合は子宮下垂とよぶ．子宮体部全体が腟外に脱出したものを全子宮脱，一部が腟内にあるものを不全子宮脱という．前腟粘膜と膀胱の間にある膀胱腟中隔が弛緩するために，膀胱が腟前壁を介して下垂した状態を膀胱脱とよぶ．膀胱は子宮前壁に密着しているため，子宮脱のほとんどにこの状態を伴う．

子宮を支える靭帯（基靭帯，仙骨子宮靭帯，膀胱子宮靭帯）の弛緩延長によるとする説と，骨盤底筋群（肛門挙筋，会陰浅層の筋群）の中央にある生殖裂孔の侈開（しかい）によるヘルニアとする説とがあるが，実際にはこの両者が混在して発生するものと思われる．多くの場合経産婦に発生し，骨盤底筋群，基靭帯，仙骨子宮靭帯，円靭帯などの子宮支持組織が分娩時に損傷をうけ，萎縮，弛緩することによって起こる．さらに，子宮脱を起こした子宮には高率に子宮頸部の延長（子宮頸部延長症）を伴うため，脱出感が助長される．妊娠時には子宮は増大に伴って骨盤より頭方に移動するため，脱出は治まるが，産褥期に再発・増悪する．

初期には外陰部の違和感や不快感を覚える．子宮の脱出に伴い外陰の腫瘤感，下垂感，下腹部の牽引痛が出現する．脱出した状態が持続すると子宮腟部および腟粘膜に乾燥，糜爛（びらん），潰瘍を生じる．膀胱脱を伴うと，膀胱刺激症状，異物感，頻尿を生じる．残尿が多くなり炎症を起こすこともある．尿失禁を伴うこともあるが，子宮脱の外科的治療により尿失禁の症状が増悪することもある．

主訴，視診によって診断される．診察時に腹圧をかけさせるか，鉗子により子宮腟部を牽引すると，子宮が脱出する．

■ **治療**

高齢者や手術不能例，保存的治療を希望する場合にはペッサリーを腟内に挿入することにより，子宮の脱出を防ぐことができる．持続的な腟壁の圧迫により潰瘍が形成されることがあり，その場合，長時間放置すると腟壁内に埋没し，抜去困難となる．

手術療法としては，種々の方法が考案されている．術後に妊娠することを予定する場合には，子宮を温存する方法が選択される．子宮を円靭帯で腹壁に固定する方法（ドレリ法）と，延長した子宮頸部を切断し子宮頸部側方の靭帯を中央で縫い合わせることにより，下方から子宮の下降を防ぐ方法（マンチェスター法）とがある．妊娠の予定がない場合は，腟式子宮全摘術が行われることが多い．子宮に対する手術のみでは不十分なことが多く，前腟壁，後腟壁の形成術，肛門挙筋縫合術などがあわせて行われる．また，性交の可能性がない場合で手術侵襲を少なくするためには，腟閉鎖術が行われることもある．（上妻志郎）

2-11-6
子宮がん

■ **子宮頸がん**

子宮から発生するがんのうち，頸部に原発するがんを子宮頸がんという．女性の性器悪性腫瘍のうち最も高頻度であり，全性器悪性腫瘍の約80％を占める．好発年齢は40〜60歳代で，50歳代が最も多い．子宮頸がんの組織型は扁平上皮がん，腺がん，混合型，未分化がんに分類される．多くは扁平上皮がんであり，腺がんや混合型がんは全頸がんの5〜10％であるが，近年，その割合は増加傾向にある．

頸がんは処女にはほとんど発生せず，初交年齢の早いもの，複数の性的パートナーを有するもの，あるいは配偶者が包茎である女性などでの頻度が高いとする疫学的研究があり，その発生は性交と何らかの関係があると考えられている．とくに，HPV（human papilloma virus）と頸がんとの関連については多くの知見があり，16型や18型感染ががんの発生に何らかの役割を果たしている可能性が高いと考えられている．また，頸部腺がんでは組織中にHPV18型のゲノムが高頻度に認められ，18型が頸部腺がんの発生に密接に関与するとの報告もある．頸部扁平上皮がんの組織発生に関しては，頸部円柱上皮下の予備細胞の増生から扁平上皮化生の段階で異形成が生じ，そのなかに発生したがん細胞が癒合して上皮内がんとなり，さらに浸潤がんに進展するとの考えが支持されている．

初期には無症状であるが，進行するに従い不正性器出血，接触出血，帯下などが出現する．がんが進行し周囲臓器に浸潤したり転移を起こすと，それに伴うさまざまな症状が現れる．末期では腰痛・下肢痛などもみられるようになる．

進行がんでは視診・内診でがんと推定でき組織診によって診断するが，初期がんでは細胞診，コルポスコープ所見，コルポ下ねらい切除組織診によって診断する．円錐切除が必要な場合もある．原発巣における子宮頸がんの診断が得られたら，つぎにがん病巣の広がりの診断を行う．原病巣の広がりは視診，内診，直腸診により判定する．膀胱粘膜，直腸粘膜への浸潤の有無は膀胱鏡・直腸鏡を用いて行う．尿管などの尿路系に関しては腎盂尿管撮影を行う．そのほかの部位への広がりはCT，胸部X線撮影，リンパ節触診などにより行う．SCCは扁平上皮がんの腫瘍マーカーとして，治療効果や再発の有無を評価するのに有用である．

臨床進行期分類はFIGO分類が広く用いられている（表1）．5年生存率はI期で86.1％，II期で66.1％，III期で41.1％，IV期で13.7％と報告されている．

初回治療としては，臨床進行期，合併症の有無，放射線感受性などを考慮し，手術療法か放射線療法が選択される．わが国ではIIb期までは手術療法が選択されることが多い．0期では円錐切除術または単純子宮全摘術が，Ia期では単純子宮全摘術や準広汎子宮全摘術が行われる．Ib-IIb期は原則として広汎子宮全摘術を行う．摘出標本での組織型，がんの進展度あるいはリンパ節転移の有無などを参考にして術後放射線照射や化学療法が行われる．III-IVa期では外部照射と腔内照射を組み合わせた放射線療法を行うのが原則である．放射線に感受性が低いとされる腺がんに対しては超広汎子宮全摘術や骨盤除臓術などを行うこともある．進行がん例で，あらかじめ化学療法を行い腫瘍を小さくしてから手術を行う，いわゆる新アジュバント化学療法（neoadjuvant chemotherapy）が近年行われつつある．IVb期では原発層に対して

表1　子宮頸がんの臨床進行期分類（日本産科婦人科学会1997年，FIGO 1994年より作成）

0期：上皮内がん
I期：がんが子宮頸部に限局するもの（体部浸潤の有無は考慮しない）．
　Ia期：組織学的にのみ診断できる浸潤がん．肉眼的に明らかな病巣はたとえ表層浸潤であってもIb期とする．
　　Ia1期：間質浸潤の深さが3 mm以内で，広がりが7 mmをこえないもの．
　　Ia2期：間質浸潤の深さが3 mmをこえるが5 mm以内で，広がりが7 mmをこえないもの．
　Ib期：臨床的に明らかな病巣が子宮頸部に限局するもの，または臨床的に明らかではないがIa期をこえるもの．
　　Ib1期：病巣が4 cm以内のもの．
　　Ib2期：病巣が4 cmをこえるもの．
II期：がんが頸部をこえて広がっているが，骨盤壁または腟壁下1/3には達していないもの．
　IIa期：腟壁浸潤が認められるが，子宮傍組織浸潤は認められないもの．
　IIb期：子宮傍組織浸潤の認められるもの．
III期：がん浸潤が骨盤壁にまで達するもので，腫瘍塊と骨盤壁との間にがんを認めない部分を残さない．または，腟壁浸潤が下1/3に達するもの．
　IIIa期：腟壁浸潤は下1/3に達するが，子宮傍組織浸潤は骨盤壁にまでは達していないもの．
　IIIb期：子宮傍組織浸潤が骨盤壁にまで達しているもの．または，明らかな水腎症や無機能腎を認めるもの．
　注：ただし，明らかにがん以外の原因によると考えられる水腎症や無機能腎は除く．
IV期：がんが小骨盤腔をこえて広がるか，膀胱，直腸の粘膜を侵すもの．
　IVa期：膀胱，直腸の粘膜への浸潤があるもの．
　IVb期：小骨盤腔をこえて広がるもの．

表2　子宮体がんの手術進行期分類（日本産科婦人科学会 1995 年，FIGO 1998）

0 期	子宮内膜異型増殖症
I 期	がんが子宮体部に限局するもの
Ia 期	子宮内膜に限局するもの
Ib 期	浸潤が子宮筋層 1/2 以内のもの
Ic 期	浸潤が子宮筋層 1/2 をこえるもの
II 期	がんが体部および頸部に及ぶもの
IIa 期	頸管腺のみを侵すもの
IIb 期	頸部間質浸潤のあるもの
III 期	がんが子宮外に広がるが，小骨盤腔をこえていないもの，または所属リンパ節転移のあるもの
IIIa 期	漿膜ならびに/あるいは付属器を侵す，ならびに/あるいは腹腔細胞診陽性のもの
IIIb 期	腟転移のあるもの
IIIc 期	骨盤リンパ節ならびに/あるいは傍大動脈リンパ節転移のあるもの
IV 期	がんが小骨盤腔をこえているか，明らかに膀胱または腸粘膜を侵すもの
IVa 期	膀胱ならびに/あるいは腸粘膜浸潤のあるもの
IVb 期	腹腔内ならびに/あるいは鼠径リンパ節転移を含む遠隔転移のあるもの

は放射線療法が行われることが多いが，いずれにしても化学療法が重要な位置を占める．シスプラチンを中心とした化学療法が用いられることが多い．

■ 子宮体がん

子宮体部（子宮内膜）から発生するがんを子宮体がんという．近年の平均寿命の延長，食生活の欧米化，内分泌環境の変化に伴い子宮体がんの発生頻度は増加の傾向を示している．従来は子宮がんの 5%程度であったが，最近では 15〜25％を占めるといわれている．平均年齢は 58 歳であり，患者の 75％は閉経後である．50 歳代に最も多く，ついで 60 歳代，40 歳代という順で発症する．

子宮体がんには疫学的特徴が存在し，未婚，不妊，閉経後，初婚初妊年齢が高い，妊娠出産回数が少ない，月経不順，卵胞ホルモン服用歴が危険因子である．また，耐糖能異常，高血圧，乳がんの既往なども危険因子として知られている．

組織学的には腺がん，扁平上皮がん，腺がん・扁平上皮がん混合型，未分化がんに分けられる．85〜90％は腺がんであり，腺がんはさらに内膜型腺がん，漿液性腺がん，粘液性腺がん，明細胞腺がんに分類され，大部分は内膜型腺がんである．内膜型腺がんは分化度により，高分化型，中分化型，低分化型に分けられる．細胞異型の強い子宮内膜増殖症はがん化率が高いこと，共存することが多いことなどから，体がんの前がん病変と考えられている．臨床進行期分類は，手術例では開腹所見に基づいて行われる（表 2)．5 年生存率は I 期で 87.5％，II 期で 74.0％，III 期で 46.6％，IV 期で 5.6%と報告されている．

ほとんどの症例は不正子宮出血，過多月経あるいは異常帯下などの自覚症状をもっている．

診断は子宮内膜細胞診，組織診により行う．組織診は子宮内膜の掻爬により組織を採取するが，頸部浸潤の有無をみるために体部と頸部は別々に採取する．ヒステロスコピーは病巣表面の形態や色調，すなわち突出の程度，腺開口，血管の分布と走行，潰瘍形成，出血の状態などが観察できる．頸管浸潤の評価にも有用である．画像診断としては，超音波診断，CT, MRI が用いられる．MRI の T2 強調画像では子宮体がん組織は高輝度に描出され，正常筋層との間に存在する junctional zone の連続性をみることにより，筋層浸潤の有無を予測することが可能である．病巣の広がりに関する検索は子宮頸がんと同様な方法で行う．

子宮体がん患者は高齢者が多く，糖尿病や心血管障害の合併率も高いので，個々の患者の全身状態を十分に把握し，その患者に最も適した治療が選択される．子宮体がんの基本的治療法は手術療法である．I期では単純子宮全摘術が一般的であるが，II期については単純，拡大，広汎全摘など施設により異なる．卵巣転移の頻度はI期でも5～10％程度にみられることから，両側付属器摘出が原則である．リンパ節郭清（骨盤＋大動脈節）も行われることが多い．術後照射は，手術標本の組織学的検索の結果，筋層浸潤がある，分化度が低い，特殊な組織型，リンパ節転移陽性などの場合に適応となる．化学療法としてはシスプラチンを含む併用療法が行われることが多い．また，メドロキシプロゲステロンなどのホルモン療法が用いられることもある．（上妻志郎）

2-11-7
卵巣がん

卵巣は多彩な組織により構成されており，多種多様の腫瘍が発生する．すなわち卵巣の最表層をおおう表層上皮，卵胞を取り巻く顆粒膜細胞，莢膜細胞などの性索間質細胞，卵細胞，結合組織などで，それぞれが腫瘍化する可能性を有している．

卵巣がんは先進国の中産階級以上に発生することが多く，罹患数あたりの死亡率が婦人科悪性腫瘍中最も高い．卵巣がんの危険因子としては，未婚，未妊・未産，長期の卵巣機能異常，動物性脂肪の過剰摂取，卵巣がんの家系などがあげられている．表層上皮性の卵巣がんには漿液性嚢胞腺がん，粘液性嚢胞腺がん，類内膜腺がん，明細胞腺がんがある．

治療法の選択や予後の判定のためには卵巣がんの進展状態について統一された分類が必要である．FIGOの臨床進行期分類は，外科的検索の後に決定される．I期は腫瘍の発育が卵巣に限局しているものである．そのうち，がん性腹水がなく，被膜表面への浸潤や被膜破綻がないもののなかで，腫瘍が片側の卵巣に限局していれば，Ia期，両側卵巣に存在していればIb期となる．腫瘍は片側または両側の卵巣に限局していても，被膜表面への浸潤や被膜破綻が認められたり，腹水または腹腔内洗浄液の細胞診にて悪性細胞が認められればIc期となる．II期は腫瘍が片側または両側の卵巣に存在し，さらに骨盤内への進展を認めるものである．進展あるいは転移が子宮あるいは卵管に及ぶものはIIa期，子宮・卵管以外の骨盤内臓器に進展するものはIIb期，さらに被膜表面への浸潤や被膜破綻が認められたり腹水または腹腔内洗浄液の細胞診にて悪性細胞が認められればIIc期となる．

さらに，骨盤外への腹膜播種，あるいは後腹膜または鼠径部のリンパ節転移を認めるものはIII期，遠隔転移を伴うものはIV期となる．

5年生存率はIa期で82.3％，Ib期で74.9％，Ic期で67.7％，IIa期で60.6％，IIb+c期で53.8％，III期で22.7％，IV期で8.0％と報告されている．

卵巣に発生した腫瘍が小さければ一般的には無症状である．したがって，悪性の場合，発見時には半数以上が骨盤，腹腔内に広がっている進行例である．主訴としては，腹部腫瘤，腹部膨満感，周囲臓器への圧迫症状，月経異常や不正性器出血などがある．症状の問診と内・外診によりその診断を疑い，画像診断（超音波断層法，MRI, CT），腫瘍マーカー（CA125, CA19-9, アルファフェトプロテインなど）により確定的となる．卵巣がんでは術前の組織生検ができないため，最終的な診断は摘出標本に対する組織学的診断となる．

卵巣がんの治療は，手術療法および多剤併用化学療法を基盤とする集学的治療が中心である．卵巣がんのI期-IV期の一部に対しては，初回の手術において原発巣および転移巣ともに可及的に摘出し残存を数グラム以内（直径にして2 cm以内）とし，術後化学療法を6〜8回施行してがん細胞の消失にもち込むことを目的として治療を行う．卵巣がんIII, IV期の症例で，直径2 cm以上に及ぶがん細胞が初回手術において残存した場合，術後化学療法を2〜3回施行し，ある程度効果が得られたところで2回目の手術を行い腫瘍の減量をはかり，さらに化学療法を4〜5回追加してがん細胞の消失にもち込む．化学療法としては，シスプラチン，カルボプラチン，タキソールなどが選択される．（上妻志郎）

2-11-8
更年期障害

更年期とは生殖期から非生殖期への移行期をいい，一般には閉経前後の10年間ぐらいをさすことが多い．更年期障害は，更年期に現れる多種多様の症候群で，器質的変化に相応しない自律神経失調症を中心とする不定愁訴を主訴とする症候群である．性腺機能の衰退に伴う中枢神経系の機能失調による神経性・代謝性の症状と社会心理的要因に基づく症状とが複雑に絡み合って発症すると考えられている．

更年期を特徴づける最も重要な内分泌学的要因は卵巣機能の衰退である．性成熟期にみられる月経周期は視床下部・下垂体・卵巣系における複雑なフィードバック機構によって維持されているが，40歳代になると卵巣機能が徐々に低下し，中枢からの刺激ホルモンの分泌が増加する．その結果，閉経前数年間は月経周期が不規則になったり，無排卵周期に基づく出血量の変化や不正出血などが多くみられるようになる．更年期障害の症状の多くはエストロゲン投与により軽快ないし消失するが，個々の症状の詳細な発生機序には不明な点が多い．

更年期は女性を取り巻く環境要因にさまざまな変化が起こりやすい時期であり，内分泌学的変化と社会心理学的ストレスを同時に経験しなければならないことが，更年期障害の病像を複雑にしている．

更年期障害の症状としては，自律神経失調症状として顔面紅潮，のぼせ，発汗，冷え性などの血管運動神経症状，睡眠障害，動悸，頭痛，めまい，耳鳴りなどがある．精神症状としては，抑うつ，精神不安定，意欲低下，不安感，記憶力減退など，そのほか，肩こり，関節痛，腰痛，筋肉痛，腹痛，食欲不振，悪心嘔吐，下痢，易疲労性，

表1 簡略更年期指数（SMI）（小山ら，1992）

症　　　状	症状の程度（点数）				点数	症状群	割合（%）
	強	中	弱	無			
① 顔がほてる	10	6	3	0		血管運動神経系症状	46
② 汗をかきやすい	10	6	3	0			
③ 腰や手足が冷えやすい	14	9	5	0			
④ 息切れ，動悸がする	12	8	4	0			
⑤ 寝つきが悪い，または眠りが浅い	14	9	5	0		精神・神経系症状	40
⑥ 怒りやすく，すぐイライラする	12	8	4	0			
⑦ くよくよしたり，憂うつになることがある	7	5	3	0			
⑧ 頭痛，めまい，吐き気がよくある	7	5	3	0			
⑨ 疲れやすい	7	4	2	0		運動・神経系症状	14
⑩ 肩こり，腰痛，手足の痛みがある	7	5	3	0			
			合計点				

・症状に応じ，自分で点数を入れて，その合計点を基にチェック．
・日本人が訴えることの少ない，蟻走感，感覚鈍麻など知覚神経症状は，大きい症状群項目からは省略した．
・簡略更年期指数の評価法
0〜25点＝問題なし
26〜50点＝食事，運動に気をつけ，無理をしないように
51〜65点＝更年期・閉経外来で生活指導カウンセリング，薬物療法を受けた方がよい
66〜80点＝長期（半年以上）の治療が必要
81〜100点＝各科の精密検査を受け，更年期障害のみである場合は，更年期・閉経外来で長期の治療が必要

湿疹，掻痒感，口渇感などがある．

患者が更年期にあること，患者の訴えが更年期障害に特有のものであること，器質的疾患や精神疾患が除外されることにより，診断される．更年期であることの診断は，内分泌学的検査法によって行われる．血中エストラジオール濃度が10 pg/ml以下かつFSHがつねに30 mIU/ml以上の場合には卵巣機能は低下しており，このような場合には月経周期は不規則になっていることが多い．患者の訴えが更年期障害に特有のものであるかどうかは質問紙法によって行われる．クッパーマンの更年期指数，簡易更年期指数（SMI）などが用いられている（表1）．更年期は成人病（生活習慣病）をはじめとする種々の疾患の好発時期でもあるので，器質的疾患の除外は重要である．甲状腺疾患や心血管疾患などの内科疾患，整形外科的疾患，脳神経外科的疾患，耳鼻科疾患など鑑別すべき疾患は多岐にわたる．精神疾患すなわちうつ病，仮面うつ病，抑うつ神経症などとの鑑別も重要であるが，実際には困難なことも少なくない．

治療においては，診断を兼ねて患者の話を十分に聞くことが重要である．そのなかから原因を見出し，それに話題を絞っていくことが大切である．初診時に30分，必要であれば，日を改めて30分程度時間がとれれば，だいたいの治療方針を立てることができる．食事や運動療法も重要である．食事，運動，生活習慣から活動指数，スポーツ指数，余暇活動指数および栄養充足率などを算出し，栄養状態や運動量など

を評価する.それに基づき,栄養士やスポーツ医と協力しながら治療計画を立てる.エストロゲン分泌の急減が更年期障害の大きな原因の一つであるため,エストロゲンを補うなどのホルモン補充療法はきわめて有効である.周期的投与法は最もよく用いられている方法であり,エストロゲンは1か月間連日投与し,その途中にプロゲステロンを12日間併用する方法である.エストロゲンの投与には数日から1週間程度の休薬期間を入れることもある.持続併用投与法はエストロゲンとプロゲステロンを連日投与する方法で,効果は周期的投与と変わらないとされている.ホルモン補充療法にさいしては開始前,投与中に乳がん,子宮内膜がんの検診を行うことが必要である.そのほか,自律神経調整薬,漢方薬,向精神薬などが用いられる.（上妻志郎）

2-11-9
不妊症

生殖年齢の男女が妊娠を希望し,ある一定期間性生活を行っているにもかかわらず,妊娠の成立をみない場合を不妊という.その一定期間については1年から3年までの諸説があるが,2年というのが一般的である.正常な夫婦生活を営んでいる場合には,初妊率は結婚後6か月で65%,1年間で80%,2年間で90%,3年間で93%といわれる.したがって,不妊症の頻度は全夫婦の約10%となる.

夫婦間で一度も妊娠が成立しないものを原発性不妊,過去に妊娠した経験のある女性がその後妊娠しない場合を続発性不妊という.不妊症の原因となる因子としては,① 卵管腹膜因子:卵の輸送,受精の場としての卵管の機能的・器質的異常,および腹膜の異常（30〜40%）,② 内分泌（排卵）因子:排卵に関する間脳−下垂体−卵巣系の異常,そのほか甲状腺・副腎などの内分泌機能の異常（20〜50%）,③ 子宮因子:着床の場としての子宮の形態的・機能的異常（15〜20%）,④ 腟・頸管因子:頸管の形態異常,精子−頸管粘液不適合などによる精子進入障害など（10〜15%）,⑤ 子宮内膜症:開腹や腹腔鏡で確認された子宮内膜症（〜5%）,⑥ 男性因子:造精機能障害,精路通過障害,副性器障害,性機能障害（40〜50%）,⑦ そのほかの因子:染色体異常など（10〜20%）.

これらの因子に対応する各種検査が行われる.① 卵管腹膜因子については卵管通気・通水法,子宮卵管造影法,腹腔鏡検査などがある.② 内分泌（排卵）因子に関しては,排卵の確認は基礎体温,超音波による卵胞の観察,高温相での血中プロゲステロン値測定によって行われる.無排卵の場合にはLH，FSH，プロラクチン値の測定，Gn-RHテスト，TRHテストなどを行う．③ 子宮因子については超音波断層法，子宮卵管造影，子宮鏡などを行う．子宮内膜については組織診を行う．④ 腟・頸管因子についてはフーナーテスト，ミラー･クルツロックテストなどが行われる．⑤ 子宮内膜症に関しては超音波断層法，MRI，腹腔鏡などが用いられる．⑥ 男性因子については精液検査，精巣組織検査などが行われる．

これらの因子に対する治療法としては，① 卵管腹膜因子に対する治療は卵管通水法，卵管形成術があり，形成術の適応とならない高度な異常の場合には体外受精－胚移植法の適応となる．② 内分泌（排卵）因子においては，無排卵に対しクロミフェンやゴナドトロピンを用いた排卵誘発法を，高プロラクチン血症を認める場合にはブロモクリプチンの投与を行う．③ 子宮腔・内膜の異常に対して，各種手術療法を行う．④ 腟・頸管因子に対しては，人工授精が行われる．人工授精とは精液または精子浮遊液を人工的に注入器を用いて子宮腔内に注入する方法である．⑤ 子宮内膜症に対しては手術療法，薬物療法が行われる．高度な場合には体外受精-胚移植法の適応となる．⑥ 男性因子については男性に対する薬物療法，手術療法がある．また人工授精も精子減少症の場合にはよく行われる．さらに，1個の精子を直接卵細胞内に注入し受精させる顕微受精を用いた体外受精も行われる．（上妻志郎）

2-11-10
子宮外妊娠

子宮腔以外の場所に妊卵が着床し，妊娠が成立した状態を子宮外妊娠という．着床部位により，卵管妊娠，頸管妊娠，腹腔妊娠，卵巣妊娠がある．卵管妊娠はさらに，膨大部妊娠，峡部妊娠，間質部妊娠，卵管采妊娠に分けられる．

子宮外妊娠の頻度は全妊娠の0.3～2%といわれ，そのうちの95%は卵管妊娠で，腹腔妊娠は0.4～0.6%，卵巣妊娠は0.5～2.5%，頸管妊娠は0.1～1.3%である．卵管妊娠の90%は膨大部妊娠，8%が峡部妊娠，2%が間質部妊娠である．

妊卵の卵管内輸送や子宮内着床の障害が本症の原因となる．妊卵の輸送障害として卵管炎，骨盤内臓器の癒着，卵管子宮内膜症，卵管発育不全，卵管奇形などがある．人工妊娠中絶や流産の既往，子宮内避妊器具の使用，体外受精による妊娠なども原因として重要である．

■ 卵管妊娠

卵管妊娠の中絶には卵管流産と卵管破裂とがある．卵管の血管の破綻や脱落膜が卵管壁から剥離することにより，胎嚢・胎芽が血塊とともに卵管腹腔口から腹腔へ排出されるものを卵管流産という．膨大部妊娠ではこの型をとるものが多い．絨毛細胞が卵管の筋層および漿膜を破壊することにより胎芽が直接腹腔内に排泄される場合を卵管破裂という．間質部妊娠や峡部妊娠の多くはこの型をとる．

中絶が起こって初めて典型的な症状を呈する．症状としては，性器出血，下腹痛，急性貧血症状，腹膜刺激症状などがある．突然起こる激烈な下腹痛は特徴的であるが，まったく認められない場合もある．

診断にはまず，尿中hCG検査を行い妊

娠の有無を確認するのが重要である．ついで，超音波断層法により胎嚢に関する検討を行う．子宮内に胎嚢が認められるはずの時期（妊娠5～6週）になっても確認できない場合には子宮外妊娠を疑う．子宮外に認められた場合には診断が確実であるが，黄体など胎嚢と類似した構造を示すこともあるので，注意を要する．子宮外に胎嚢が確認できるのは子宮外妊娠の25％程度であるが，胎嚢は認められなくても付属器領域に腫瘤像を認めることが多く，参考になる．ダグラス窩に血液が貯留している場合は，その像をとらえることができる．ダグラス窩穿刺により血液が採取された場合，放置しても凝固しない場合には子宮外妊娠による出血である可能性が高い．

治療としては，診断確定後ただちに手術療法を行うのが一般的である．破裂例では卵管切除術を施行するが，未破裂例で卵管機能の温存を目指す場合には卵管切開術などが選択される．特殊な場合にはメソトレキセートの全身あるいは局所投与により保存的治療を行う場合もある．

■ 頸管妊娠

正常な子宮体部内膜への着床が何らかの原因により阻害され，妊卵が頸管にまで達して着床することで発生するものであり，子宮内除去術や人工妊娠中絶術などの子宮内操作を受けた経験のある妊婦に頻度が高いことから，子宮内膜の異常が原因として考えられる．頸管粘膜では脱落膜の形成が乏しく，絨毛組織はただちに筋層内へ侵入して癒着胎盤と同様の状態になる．胎盤による頸管組織の破壊や子宮動脈侵入部の近くに胎盤が形成されることから，突然大出血をきたすことがある．とくに，内診，子宮ゾンデの挿入などが大出血の誘引となる．診断は超音波断層法が有効である．止血が困難な場合には単純子宮全摘術の適応となる．子宮の温存が必要な場合には経腹的頸部切開術による頸管内容除去術が行われることもある．また出血がわずかである場合には，外科的処置を行わずにメトトレキセートの投与にて子宮温存をはかる場合もある．

（上妻志郎）

2-11-11
性行為感染症

性行動を介して伝播，感染する疾病を総称して性行為感染症という．性行為感染症に含まれる疾患は非常に多く，病原体はウイルスから寄生虫にいたるまで多彩である．

■ 梅毒

スピロヘータ属の *Treponema pallidum* の感染によって発症し，はじめは性交により性器に感染するが，後にリンパ行性・血行性に全身に広がる疾患であり，多くの臓器に病変をつくる．病状の経過は4期に分けられる．第一期梅毒では感染の機会があってから約3週間の潜伏期をおいて感染局所に初期硬結を生じる．表面が壊死におちいり，硬性下疳とよぶ潰瘍がみられる．この皮疹はまもなく自然に消失する．無痛性の鼠径リンパ節腫脹がみられる．第二期梅毒では感染後約3か月してから全身の皮膚や粘膜に種々の発疹が現れ，全身のリンパ節が腫脹する．この発疹は感染後3年間くり返して出没する．第三期梅毒では感染後3年以上経過して，非対称性，限局性，深在性の特徴を有する梅毒性病変（ゴム腫性と結節性病変）を生じる．第四期梅毒は変性梅毒ともよばれ，感染後10年以上経過して中枢神経系が侵される．

診断は皮膚や粘膜病変，リンパ節腫脹により本症を疑い，*Treponema pallidum* の証明，および血清学的診断法によって行う．*Treponema pallidum* の証明は硬性下疳，扁平コンジローマの潰瘍面などから採取された材料を用いて行われる．血清学的診断法には脂質抗原（cardiolipin）に対する抗体の検出法と *Treponema pallidum* に対する抗体の検出法とがあり，前者は早期に出現することと治療経過を反映することから臨床的意義は大きく，梅毒血清反応とよばれている．ただし，ほかの疾患でも陽性に出ることがあるので注意を要する．後者にはTPHAやFTA-ABSなどがある．

ペニシリン系が一次選択薬剤であり，ついでセファロスポリン，マクロライド，テトラサイクリン系が用いられる．

■ 淋病

淋病はグラム陰性の双球菌である *Neisseria gonorrhoeae* の感染によって起きる．女性では子宮頸管，尿道，直腸などに感染する．性交による直接感染が大部分である．潜伏期は平均2〜5日である．症状は帯下感と排尿痛である．女性では35〜50%が無症状である．頸管炎が慢性化すると症状はなくなるが，上行感染を起こすと子宮内膜炎，卵管炎，骨盤腹膜炎を発症する．

診断は子宮頸管，尿道からの分泌物を用いて，塗沫染色と培養による淋菌の証明，DNAプローブによる核酸検出による．治療の第一選択はペニシリン系薬剤の投与である．セファロスポリン系も有効である．

■ クラミジア感染症

Chlamydia trachomatis による感染症であり，性行為感染症のなかで最も頻度が高い．性交により感染し，女性ではまず子宮頸部のおもに円柱上皮細胞内に感染し子宮頸管炎を起こす．感染成立時には症状に乏しく，急性症状を呈することはまれである．約10%の症例は上行性に子宮内膜炎，付属器炎，骨盤腹膜炎を起こす．これらは癒着の原因となり不妊症や子宮外妊娠の原因となる．上腹部に波及すると肝周囲炎を起こす．

診断は感染局所から病原微生物を証明することによりなされる．子宮頸管粘膜上皮細胞を綿棒で採取し，抗原あるいは核酸の検出を行う．補助的診断法として抗体検査がある．血中の特異的抗クラミジア・トラコマチスIgA，IgG抗体を検査する．IgG

抗体はクラミジア感染の既往の有無を示し，IgA抗体は感染の活動性の指標となるといわれている．

テトラサイクリン系，マクロライド系，ニューキノロン系の薬剤が有効である．

■ 腟トリコモナス症

トリコモナス原虫の感染によって起こる腟炎である．性行為がおもな感染経路であるが，それ以外に衣類，浴槽での感染もある．急性期には帯下の著しい増加と外陰部の掻痒感を訴える．帯下は淡黄色漿液膿性で，ときに泡沫状を呈し，腟壁の発赤，子宮腟部の点状出血斑が認められる．診断は腟分泌物を鏡検し，鞭毛を有するトリコモナスを検出することにより行う．治療は経口錠あるいは経口錠と腟錠との併用療法が行われる．メトロニダゾールあるいはチニダゾールが用いられる．

■ 性器ヘルペス症

単純ヘルペスウイルス（HSV）の性器への感染によって発症する．HSVは抗原構造から1型と2型に分けられるが，性器への感染は2型が多い．性交により接触感染を起こす．現病歴と症状から4つの臨床型分類に分けられる．① 急性型：感染の数日後に外陰部の不快感・掻痒感を生じ，まもなく強い疼痛を訴える．38℃前後の発熱や全身倦怠感を伴う．外陰部に多発性の水疱形成に引き続き浅い潰瘍が出現する．鼠径リンパ節に有痛性腫大を認める．潰瘍は約2週間，リンパ節腫脹は4週間持続するが，瘢痕を残すことなく3〜4週間で治癒する．② 再発型：初感染の後，くり返して外陰部の同じ場所に数個の小さい水疱性・潰瘍性病変が出現する．症状は軽く，1週間程度で治癒する．③ 誘発型：すでに不顕性感染があり，免疫抑制状態によってHSVが活性化され発症する．④ 無症候型：臨床症状はまったくないが，子宮頸部にHSVが認められる．

臨床的には，外陰部の浅い潰瘍性または水疱性病変がポイントである．確定診断はHSVを分離することであるが，一般の検査機関では難しい．細胞診にて多核巨細胞が観察されれば，診断根拠となる．HSVの抗原検出法あるいはDNA検出法もある．治療は抗ウイルス剤の全身的・局所的投与が行われる．アシクロビル，ビダラビンが使用される．

■ 尖圭コンジローマ

ヒトパピローマウイルスの感染により外陰部に発生する良性乳頭腫である．おもに6型と11型が原因ウイルスである．罹患者との性交により60〜80％が感染する．潜伏期は平均3か月，好発年齢は10代後半から30代前半である．外陰，肛門周囲，尿道口周囲，腟，子宮頸部など性交により表皮損傷を受けやすい皮膚粘膜移行部に疣贅性病変を形成する．腫瘤の表面が分葉角化した典型例は視診だけで容易に診断される．子宮頸部の病変はコルポスコピーによる観察と組織学的検査が必要である．確定診断にはHPV粒子の証明，HPV抗原，DNAの検出が行われる．治療はポドフィリンチンキ，5FUクリーム，ブレオマイシン，IDU軟膏などの局所療法が主体である．外科的切除が行われることもある．

（上妻志郎）

2-11-12
勃起障害

勃起障害（erectile dysfunction, ED）とは，性交時に十分なだけの勃起が得られないため，あるいは十分な勃起が維持できないため，満足な性交が行えない状態と定義される．EDは，器質性（血管性，神経性，内分泌性），機能性（心因性，精神病性）に分類され，日本における有病率は，40代が20%，50代が40%，60代が60%と高く，ED患者は1000万人近いと考えられている（図1）．機能性（心因性）EDには思春期以降勃起障害で性行為が不能であった場合と，ある時期から不能になった場合がある．前者の原因としては母親との関係の異常，性行為への嫌悪感などがあり，後者では性行為経験が何らかの心的外傷となっていることが多い．また過労やストレスにより器質的原因がはっきりしない場合や，長期間の薬剤の服用が原因となることがある．器質性EDは，血管性，神経性，内分泌性に分類され，原因疾患としては，糖尿病，高血圧が多い．

血管性：動脈硬化による陰茎への血流障害．

神経性：脳脊髄・末梢神経疾患，外傷に伴うED．糖尿病による末梢神経障害によるものが多い．直腸がんや前立腺がんなど骨盤手術後のEDも含む．

内分泌性：精巣機能不全による男性ホルモン（テストステロン）低値，下垂体，副腎，甲状腺の機能異常によるもの．

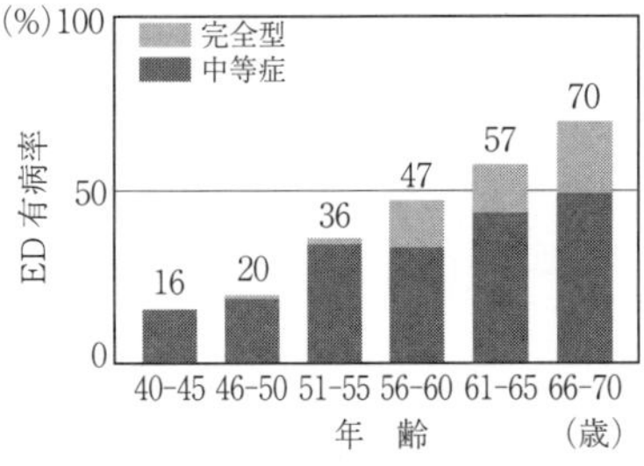

図1 日本人男性のED有病率

表1 EDのリスクファクター

糖尿病	高血圧
心臓病	高脂血症
腎不全	骨盤内手術後
脊髄疾患	うつ病
薬剤（降圧剤，向精神剤，血糖降下剤）	喫煙
飲酒	ストレス

EDのリスクファクターを表1に整理した．

■ 診断

既往歴を十分に聞き，主訴が性欲，勃起，性交，射精のどこにあるのかよく見極める必要がある．ED問診票（International Index of Erectile Function, IIEF5）（表2）が広く用いられており，合計が21点以下の場合はEDの可能性が高い．血液検査では一般検査に加え糖尿病などリスクとなる疾患の有無を検索し，内分泌検査ではLH, FSH，プロラクチン，エストラジオール，テストステロンを測定する．常用薬剤の検索も重要である．

器質性EDと心因性EDの鑑別には夜間陰茎勃起測定を行う．器質的障害がなければ睡眠時に性的刺激を伴わない勃起現象が3〜6回発現するために，陰茎周囲長や陰茎硬度を睡眠中に測定する．血管障害については，プロスタグランジンE1を陰茎海綿体に注射し勃起の程度を確認する．カラードップラー超音波検査による血流の評価も同時に行われる．

■ 治療

心因性ではカウンセリングが，また器質性では原因疾患の治療により改善がみられることがある．シルフィナデルが治療の第一選択であり，有効率は約70%である．

表2 勃起機能問診表（IMPOTENCE 13(1)：35, 1998）より

最近6か月で，該当するところに○をつけてください

(1) 勃起を維持する自信の程度はどれくらいありましたか？		非常に低い 1	低い 2	普通 3	高い 4	非常に高い 5
(2) 性的刺激による勃起の場合，何回挿入可能な勃起の硬さになりましたか？	性的刺激一度もなし 0	全くなしまたはほとんどなし 1	たまに（半分よりかなり下回る回数） 2	時々（半分くらい） 3	おおかた毎回（半分よりかなり上回る回数） 4	毎回またはほぼ毎回 5
(3) 性交中，挿入後何回勃起を維持することができましたか？	性交の試み一度もなし 0	全くなしまたはほとんどなし 1	たまに（半分よりかなり下回る回数） 2	時々（半分くらい） 3	おおかた毎回（半分よりかなり上回る回数） 4	毎回またはほぼ毎回 5
(4) 性交中に，性交を終了するまで勃起を維持するのはどれくらい困難でしたか？	性交の試み一度もなし 0	ほとんど困難 1	かなり困難 2	困難 3	やや困難 4	困難でない 5
(5) 性交を試みた時に，何回満足に性交ができましたか？	性交の試み一度もなし 0	全くなしまたはほとんどなし 1	たまに（半分よりかなり下回る回数） 2	時々（半分くらい） 3	おおかた毎回（半分よりかなり上回る回数） 4	毎回またはほぼ毎回 5

陰茎海綿体での平滑筋を弛緩させるcGMPの分解酵素PDE type 5を特異的に抑制する薬剤であり，cGMPを増加させることで海綿体への血液の流入が多くなり勃起にいたらしめる．機能性，器質性ともに有効率が高いが，副作用のため専門医による慎重な評価と投与が必要である．ほかの選択としてはバキュームディバイス，プロスタグランジン海綿体注射，男性ホルモン補充，血管吻合手術，陰茎プロステーシスなどがある．（堀江重郎）

2-11-13
包　茎

包茎には包皮を翻転できる仮性包茎と翻転できない真性包茎がある．包皮は，「巾着袋」のように亀頭を包んでいるが（図1），袋の「口」にあたる部分を押し下げること（翻転）により亀頭を露出することができる．この袋の「口」にあたる輪状の構造（包皮輪）が細小で，亀頭の露出ができない場合を真性包茎と称する．一方包皮が長く，成人になっても勃起時に亀頭が自然に露出しない場合を仮性包茎という．小児は生理的に包茎であり，新生児期には亀頭包皮間は生理的に癒着している．乳幼児期では包皮輪は狭く翻転できないことが多いために真性包茎と診断されやすいが，多くは思春期までに翻転可能となる．したがって，小児期に手術治療を必要とするのは，包皮輪が著しく狭く，排尿困難，あるいは尿が滴下してしまうものにかぎられる．また陰茎を意識するようになる3〜5歳児では屋外での活動や集団活動が盛んになるため，包茎に関係なく，包皮に感染が起こり亀頭包皮炎を生じることがあるが，通常くり返すことは少ない．したがって1〜2回亀頭包皮炎を起こしたために包茎の手術をする必要性は少ない．成人に真性包茎をみることは比較的にまれである．真性，仮性を問わず性交が困難な場合や，慢性炎症，尖圭コンジローマ，陰茎がんの合併などの理由で余剰の包皮を切除する環状切開術が行われる．生下時に包茎の手術をする習慣のあるユダヤ人やイスラム教徒では陰茎がんの発生率が低いことは事実であるが，一般的には仮性包茎であっても清潔を保てば問題はないと考えられる．

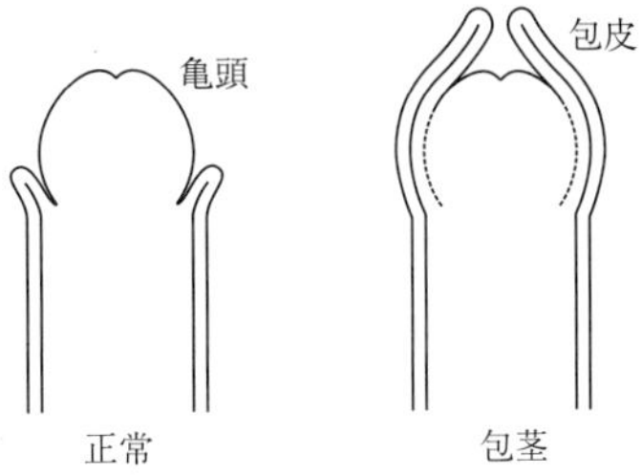

図1　包茎

■ **嵌頓包茎**

真性包茎の包皮を無理にめくり亀頭を露出したため，包皮がもとに戻らず陰茎が包皮により絞扼される状態を嵌頓包茎といい，応急処置が必要である．嵌頓して腫脹した包皮を還納することを試みるが，困難な場合は緊急的に包皮の背面を切開し，絞扼を解除する処置が必要になることがある．

（堀江重郎）

2-12 小児の一大事

2-12-1
未熟児

■ 未熟児と用語

未熟児ということばはよく使われるが，定義のないことばで正式な用語ではない．これに相当する医学用語としては，低出生体重児と早産児がある（表1）．

低出生体重児とは出生体重が2500 g未満の児をいう．また早産児とは在胎週数が36週6日以前に出生した児をいう．低出生体重児のなかにはさらに極低出生体重児（出生体重＜1500 g）と超低出生体重児（出生体重＜1000 g）がある．未熟児ということばは通常使用しないほうがよい．

■ 特徴

早産児の特徴をひと言でいえば「未熟性」である．臓器の成熟が不十分で未完成な段階で出生するため，機能不全を生じる．未熟性がとくに問題となる臓器は肺，眼（網膜），消化管，免疫系である．

免疫系の機能は正期産の新生児でも不十分であるが，出生直前に母体より経胎盤的にIgGが移行し受動免疫を受け，これにより感染防御能が高まっている．経胎盤免疫はおもに在胎33週以降で成立するため，これ以前に出生する早産児はとくに感染防御能が劣ることとなる．

■ 特有の疾患

(1) 呼吸窮迫症候群

未熟性が最も問題となる臓器は肺である．肺の最小単位である肺胞が有効に機能するためには，サーファクタントとよばれる表面活性物質が必要である．サーファクタントが十分供給されるようになるのは在胎34週前後である．これより早く生まれた早産児はサーファクタント欠乏のため呼吸困難となり，これは呼吸窮迫症候群とよばれる．最近は人工サーファクタントの肺注入療法により治療成績が上がっている．

(2) 未熟児網膜症

眼球網膜の血管走行が完成するのは在胎34〜35週前後で，これより早く出生した早産児は，血管造成の異常が起こりやすい．この異常が未熟児網膜症とよばれ，重度の場合は視力障害や失明といった後遺症が残る．早産児では早期より眼底検査が行われ，異常の場合は眼科治療が行われる．

■ 予後

日本全国の低出生体重児の出生数は，1998年1年間で97612名，全出生の8.1％であった．1995年の時点で出生体重1000 g以上1500 g未満の児の死亡率は約5％，また500 g以上999 g未満の児では死亡率約20％となっている．（渡辺　博）

表1 未熟児に相当する用語

	用　語	定　義
出生体重別	低出生体重児	出生体重＜2500 g
	極低出生体重児	出生体重＜1500 g
	超低出生体重児	出生体重＜1000 g
在胎週数別	早産児	在胎週数＜37週
	28週以降の早産児	28週≦在胎週数＜37週
	超早産児	22週≦在胎週数＜28週

2-12-2
染色体異常症

ヒトの染色体の総数は46本である．このうち44本は常染色体とよばれ性別と無関係で，残りの2本は性染色体である．常染色体は1番から22番まで22種類の染色体が2個ずつ存在する．性染色体にはX染色体とY染色体があり，男性はX染色体1本とY染色体1本をもち，女性はX染色体を2本もつ．

■ 染色体異常症

染色体の異常による疾患を染色体異常症とよぶ．染色体異常症には染色体の数的異常と構造以上の2種類がある（表1）．

染色体の数的異常には，通常1組2本の染色体が3本となっているトリソミーや1本だけのモノソミーがある．常染色体の数的異常はトリソミーがほとんどである．性染色体の数的異常にはトリソミーに加え，モノソミーやテトラソミーなどさまざまな形の異常がみられる．

染色体の構造異常では，染色体の総数は正常と同じ46本で，染色体の内部に異常がみられる．基本的な異常は染色体の切断であり，これに派生する変化で，部分欠失，相互転座，重複，環状染色体など種々の異常を呈している．

常染色体の染色体異常症は一般に外表奇形や内臓奇形，成長障害，精神遅滞などを伴うものが多い．これに対し性染色体の染色体異常症は，外表奇形を認めるものからほとんど認めないものまでいろいろである．

■ 染色体の数的異常

(1)　ダウン症候群

ダウン（Down）症候群は通常2本の21番染色体が3本となった染色体異常症である．21トリソミーともよばれる．染色体の総数は47本である．出生するすべてのトリソミー中，ダウン症候群は最も頻度が高い．

トリソミーの原因は，卵母細胞から卵細胞がつくられる過程での細胞分裂時に，2本の染色体が誤って同じ細胞に入ってしまうことによる．このような現象を染色体の不分離とよぶ．染色体の不分離は母親の年齢と関係が深い．ダウン症候群患者の出生頻度は全体で出生約1000人に1人であるが，母親が高齢になるほど出生頻度は高くなり，35〜39歳の母親では約50人に1人の頻度となる．

ダウン症候群の児は出生直後より筋緊張の低下を認めることが多い．外表奇形では，つり上がった目尻，耳介の変形と低位，低い鼻根，短頭，手掌の猿線などを認める．身長は低い．種々の程度の精神遅滞を伴う．約3人に1人で先天性心疾患がみられる．白血病の発症頻度は一般の約20倍である．

(2)　18トリソミー

18トリソミーは18番染色体が3本存在する疾患で，染色体の総数は47本である．

表1　染色体異常症の種類

異常の部位		例	染色体数	異　常
数的異常	常染色体	ダウン症候群	47本	21番染色体×3
		18トリソミー	47本	18番染色体×3
	性染色体	ターナー症候群	45本	X染色体×1
		クラインフェルター症候群	47本	X染色体×2，Y染色体×1
構造異常	常染色体	猫なき症候群	46本	5番染色体短腕の部分欠損
		22q. 11. 2欠失症候群	46本	22番染色体長腕の部分欠損

常染色体のトリソミーのなかではダウン症候群についで頻度が高く，出生約3000人に1人の割合でみられる．18トリソミーの児は出生時より低体重で，生後も著明な成長発達遅滞，精神遅滞がみられる．外表奇形では小さな口と顎，後頭部の突出，指の重なりなどを認める．先天性心疾患を合併することが多い．短命で，90%以上は生後1年以内に死亡する．

⑶ ターナー症候群

ターナー（Turner）症候群は性染色体の数的異常で，X染色体が1本のみで，染色体の総数は45本である．Xモノソミーともよばれる．

ターナー症候群の患者は表現形は女性形である．新生児期には手足の浮腫や頸部の皮膚のだぶつき（翼状頸）を認めるが，外表奇形がほとんど目立たないことも多い．内臓奇形では大動脈縮窄症などの先天性心疾患がみられる．幼児期から学童期にかけてしだいに低身長が目立つようになる．思春期以降は無月経が問題となる．通常不妊である．精神遅滞はみられないことが多い．

⑷ クラインフェルター症候群

クラインフェルター（Klinefelter）症候群は性染色体の数的異常で，X染色体が2本とY染色体が1本存在する．染色体の総数は47本である．

クラインフェルター症候群の患者は表現形は男性形である．目立った外表奇形はなく，思春期までは正常男児と区別がつかないことが多い．思春期以降は二次性徴の欠如や女性化乳房などを認める．知能的には正常か軽度の遅滞を認める程度である．

■ 染色体の構造異常

⑴ 猫なき症候群

5番染色体短腕の部分欠失が原因の疾患である．新生児期に猫のなき声に似た特徴的な高いなき声を認めることが病名の由来となった．ほかに小頭症，小顎症，耳介低位，精神遅滞などを認める．発症頻度は出生2～5万人に1人で，染色体の部分欠失による疾患のなかでは比較的頻度の高いものである．

⑵ 22q.11.2欠失症候群

22番染色体長腕の部分欠失による症候群である．おもな異常は副甲状腺の低形成とそれに伴う低カルシウム血症，胸腺低形成とT細胞の機能異常，先天性心疾患（心流出路の異常），耳介低位，小顎症などの顔面の小奇形である．発症頻度は出生約4000人に1人と考えられている．先天性心疾患の原因となる症候群としてはダウン症候群についで頻度の高い症候群である．

■ 染色体検査

染色体検査が必要となるのは以下のような場合である．

多発奇形：小奇形，すなわち日常の生活上とくに障害とならない程度の奇形でも，三つ以上みられる場合には染色体異常症などがそのもととなっている可能性が高い．

原因不明の精神遅滞：常染色体の構造異常や性染色体の数的異常のなかには精神遅滞以外ほとんど異常を認めないものがある．

原因不明の不妊：性染色体の数的異常の多くは不妊で，外表奇形が目立たないものが多い．

低身長の女児：ターナー症候群の可能性がある．

染色体検査には，① G分染法，② 高精度分染法，③ FISH法などがある．

G分染法は染色体の異常部位が特定できない場合のスクリーニング検査として通常選ばれる検査である．高精度分染法やFISH法は，染色体のなかで疑わしい部位が限局されている場合に行われる検出感度の高い検査である．通常の染色体検査は検査結果を得るのに数週間を要するが，FISH法はこれより短時間（1週間以内）で結果が得られる利点がある．（渡辺　博）

2-12-3
ウイルス感染症

■ 小児のウイルス感染症

小児の感染症の多くはウイルス感染症である（表1）．ウイルス感染症は通常軽症で自然治癒が期待できる．しかし麻疹やポリオなど一部の疾患は死亡や後遺症の危険がある．ウイルス感染症は通常，一度罹患すると抗体産生が誘導され，再罹患がない．この性質を利用してワクチンが開発され，感染予防に役立っている．ウイルス感染症の多くは特異的治療法がないが，一部のウイルス感染症では有効な抗ウイルス薬が開発され，治療に応用されている．

■ 麻疹

麻疹ウイルスによる感染症である．重篤な疾患で，罹患者1000人中約1人は死亡する．潜伏期は9～14日，飛沫感染により伝播する．発熱，咳嗽，鼻汁，眼脂などのカタル症状で発症する．発熱は2峰性で1週間ほど持続する．患児は疲弊し重篤感が強い．第3病日頃より頬粘膜にKoplik斑とよばれる白色小丘疹を認め，麻疹に特異的である．その1～2日後より全身に紅斑が出現する．紅斑は癒合傾向をもち，消退後もしばらく色素沈着を残す．肺炎や脳炎を併発することがある．麻疹には特異的な治療法はない．麻疹ワクチンは予防効果が高い．

表1 小児のおもなウイルス性疾患

疾　患	ウ　イ　ル　ス
麻疹	麻疹ウイルス
風疹	風疹ウイルス
水痘	水痘・帯状疱疹ウイルス
おたふくかぜ	ムンプスウイルス
突発性発疹	ヒトヘルペスウイルス6型，7型
伝染性紅斑	ヒトパルボウイルスB19
インフルエンザ	インフルエンザウイルスA型，B型
感冒	ライノウイルス，アデノウイルス，パラインフルエンザウイルス，RSウイルスなど
急性細気管支炎	RSウイルスなど
クループ	パラインフルエンザウイルスなど
手足口病	コクサッキーウイルスA16など
ヘルパンギーナ	コクサッキーウイルス，エコーウイルスなど
嘔吐下痢症	ロタウイルス，ノロウイルスなど
伝染性単核球症	EBウイルス

■ 水痘

水痘・帯状疱疹ウイルスの初感染で発症する．水痘患者や帯状疱疹患者との接触で罹患する．潜伏期は10～21日．虫刺され様の紅色小丘疹で発症し，しだいに水疱化し，その後痂皮化して治癒に向かう．治癒後もウイルスは神経根に潜み，後の帯状疱疹の原因となる．ゾビラックスは水痘に有効な抗ウイルス剤である．予防には水痘ワクチンが有効である．

■ インフルエンザ

インフルエンザウイルスA/H1N1（ソ連型），A/H3N2（香港型），B型それぞれの流行が毎年冬期にみられる．症状は発熱，筋肉痛，頭痛，鼻汁，咳嗽，咽頭痛などである．インフルエンザウイルスは抗原型が変異をくり返すため，何度も再罹患がみられる．アマンタジンやザナミビルはインフルエンザに有効な抗ウイルス剤である．予防手段としてインフルエンザワクチンがある．

（渡辺　博）

2-12-4
細菌感染症

■ 小児の細菌感染症

ウイルス性疾患と異なりヒトは同じ細菌感染症に何度でも罹患する．百日咳のように一度罹患すると再罹患しない細菌感染症もなかにはあるが，例外的である．このような背景から細菌感染症で小児に特有なものはあまり多くはない．しかし同じ細菌感染症でも，黄色ブドウ球菌感染症やA群連鎖球菌感染症では年齢により異なった病型がみられることが知られている．

■ 黄色ブドウ球菌

黄色ブドウ球菌は自然界に広く存在し，ヒトの皮膚や鼻腔粘膜などにも常在する．成人では外傷を伴わないかぎり皮膚を通じて感染することはないが，小児の場合，皮膚への直接の感染がみられることが知られている．

ブドウ球菌性熱傷様皮膚症候群（staphylococcal scalded skin syndrome, SSSS）は黄色ブドウ球菌による全身の皮膚感染症で，おもに新生児や乳児でみられる．皮膚の紅潮で発症し，まもなく皮膚は大きな水疱を形成し，引き続き皮膚の剥脱を生ずる．紅潮した皮膚を軽くこすったときに剥脱がみられる場合，これをニコルスキー（Nikolsky）現象とよぶ．治療は感受性をもつ抗生剤の全身投与を行う．

■ A群連鎖球菌

A群連鎖球菌感染症は小児では日常的にみられる疾患である．臨床症状は突然発症する発熱，咽頭痛，全身倦怠感，くり返す嘔吐などである．全身に細かな紅斑がみられることもあり，以前はこの状態を猩紅熱とよんだ．診断は咽頭培養または咽頭ぬぐい液を用いた迅速診断キットによる検査で，菌の存在を証明することでなされる．治療には抗生剤の経口投与が行われる．通常ペニシリン系の抗生剤に対する感受性は良好である．一部の症例でA群連鎖球菌感染症後にリウマチ熱や急性糸球体腎炎の発症がみられるため，抗生剤は通常長期に投与される．リウマチ熱や急性糸球体腎炎は最近，きわめてまれになった．

■ B群連鎖球菌

B群連鎖球菌は成人では病原性はなく，皮膚や産道の常在菌としてみられる菌である．しかし新生児期や乳児期早期では重篤な感染症を発症する代表的な細菌である．生後1週間以内に発症する場合（早発型）は敗血症，髄膜炎，肺炎などを発症し，ショック症状を呈してきわめて重症である．抗生剤の投与と全身の集中管理を要するが，死亡率は50％以上といわれている．生後1か月以降に発症する場合（晩発型）の感染巣はさまざまで，早発型より予後はよいもののやはり重症である．

■ 病原性大腸菌

病原性大腸菌は急性腸炎を発症する大腸菌である．病原性大腸菌 O157：H7が代表的で，赤痢菌の毒素と同類の毒素を産生する．血性の下痢を発症し，溶血性尿毒症症候群（hemolytic uremic syndrome，HUS）や急性脳症を一部の症例で発症する．加熱不十分な食肉や，家畜の糞に汚染された水や野菜を介して経口的に感染する．毒素に対する免疫力の弱い小児や老人でとくに重症化しやすい．

■ 百日咳

百日咳菌（*Bordetella pertussis*）の感染により発症する急性の呼吸器感染症である．長くくり返す強い咳が特徴で，乳児では呼吸困難を呈しやすい．死亡例の多くは乳児である．治療はエリスロマイシンなどの抗生剤の投与と対症療法が行われる．DPT（diphtheria-pertussis-tetanus）ワクチンの接種による予防が，本疾患の最も効果的な対処法である．（渡辺　博）

2-12-5
クループ症候群

クループ (croup) とは，古いスコットランド語の“roup：かすれた声で泣き叫ぶ”に由来する言葉である．かすれた声（嗄声）と犬の遠吠え様咳，吸気性呼吸困難を呈する症候群をクループ症候群と称する．原因は感染であり，声門下腔の狭窄によって特徴づけられる．しかし，気管，気管支へ感染が波及しやすいため，最近は急性喉頭気管気管支炎 (acute laryngotracheobronchitis) ともよばれるようになっている．上気道閉塞症状をきたす感染性疾患として急性喉頭蓋炎があるが，これとは区別している．病理学的には，炎症性浮腫，線毛上皮の破壊，浸出液の存在によって気道が狭窄される．

■ 原因

病原体は，ウイルス，細菌の双方があるが，ウイルスが圧倒的に多い．昔は原因としてジフテリア菌が多かった．そのため，ジフテリア菌によるクループを真性クループ，そのほかの原因によるものを仮性クループと区別したこともあったが，ジフテリア感染症がほぼ皆無となった現代は，この呼称は無意味となり使用されていない．現在は，パラインフルエンザウイルスのみで全体の原因の約 75% を占める．そのほか RS ウイルス，インフルエンザウイルス，アデノウイルスが原因となる．細菌では，マイコプラズマが多く，インフルエンザ桿菌が次ぐ．

■ 臨床症状

生後 6 か月から 3 歳までの乳幼児に好発する．2 歳前後が最も多い．気温の低下する晩秋から冬に多い．咳，鼻水，発熱の上気道炎症状が出現して 2 日目以降に発症することが多い．39℃以上の発熱，嗄声，犬の遠吠え様咳，喘鳴，吸気性呼吸困難が出現する．夜間に悪化する．吸気性呼吸困難でも犬が臭いを嗅ぐような姿勢をとる場合は，クループ症候群というより急性喉頭蓋炎の可能性が大きい．

■ 検査所見

クループ症候群，急性喉頭蓋炎を疑った場合は，舌圧子を口腔に入れて咽頭を観察する手技は反射性気道閉塞を惹起する可能性があるため禁忌となる．正面，側面の頸部から胸部までの X 線写真を撮影する．典型例は，声門下腔（声帯から 5〜10 mm 下）の気道がキリスト教の教会の尖塔のように細くなる (steeple sign)（図 1）．これで 90% 診断が可能である．診断が困難な場合は，内視鏡検査を行うこともある．

■ 治療

安静が第一である．加湿した空気または酸素を吸入させる．冷気は禁忌である．呼吸困難が軽度で経皮酸素飽和度が正常なら，気道の炎症による浮腫を軽減する目的で，エピネフリン吸入を行い，ステロイド経口薬を処方し，外来治療とする．呼吸困難が顕著な場合は，入院治療とする．ネ

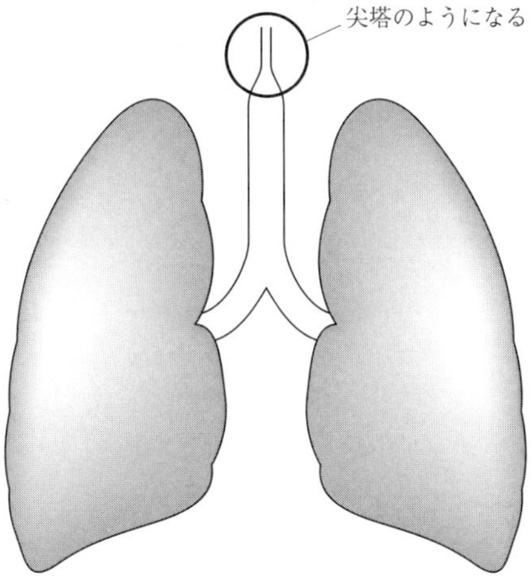

図 1 胸部 X 線写真の模式図

ブライザーを用いて生理食塩水を霧化し，ヘッドボックスで投与する．呼吸数増加による水分喪失を防ぐため輸液を行う．エピネフリンの吸入を行い．ステロイドは静注する．これらの治療が効果なく呼吸不全になった場合は，気管内挿管を行い人工呼吸とする．

■ **その他**

両親は呼吸困難状態のわが子を目の前にして不安が強くなる．とくに夜間に悪化する病態であるため，患児を我慢させず夜間の救急外来を受診することは致し方ない．ときには，突然に窒息状態になりうる疾患であることは留意しておく必要がある．

（賀藤　均）

2-12-6
肥厚性幽門狭窄症

胃の幽門筋が後天性に肥厚して，幽門管の伸展・狭窄が起こり，胃内容物の通過障害を惹起する疾患である．原因は不明である．最近，幽門筋の肥厚自体が問題ではなく，幽門筋の攣縮が病態の主体である，とする意見もある．

■ **疫学**

生後1週間から3か月までの乳児に発症する．男女比は4:1と圧倒的に男児に多い．母親が肥厚性幽門狭窄症であった場合，その母親の子供が，女児であるなら約20%，男児なら約10%に肥厚性幽門狭窄症を発症するという．アジア系よりヨーロッパ系に多い．また，B型・O型の血液型に多いともいわれる．

■ **臨床症状**

非胆汁性嘔吐である．しだいに噴水状の嘔吐となる．哺乳後30分以内が多い．嘔吐後，患児は空腹感をおぼえるため，啼泣する．そのため母親は哺乳させるが，また吐く．これをくり返していくと脱水となり，体重が減少する．典型例では臍上部にオリーブ様の可動性で硬い腫瘤を触知する．しかし，腫瘤触知は容易ではなく，触れない例も多い．

頻回の嘔吐は，胃液を体外に排出することになる．それは塩酸（HCl）を体内から喪失することになるため，患児は，低Cl性代謝性アルカローシスとなる．そのため，腎臓でのH^+の再吸収が促進され，同時に細胞膜を介したH^+とK^+の交換によって患児体内の総NaとKは減少する．しかし，脱水のため，検査上，血清Na・Kの低下はそれほど多くない．血中ビリルビンも上昇することがある．嘔吐が激しいと，ときに吐血することがある．これは急性出血性胃炎による．

■ 診断

患児の年齢，哺乳後30分以内の噴水状嘔吐で疑う．ていねいな腹部の触診は重要であるが，腫瘤は触れにくく，確定診断には有用でないことが多々ある．最近では，この病気を疑った場合は，腹部の超音波検査を行うことが多い．可能なら哺乳直後に行う．超音波検査で幽門筋厚＞4 mm，幽門管長＞14 mm を診断基準としている．この基準で診断できるのは約90％という．バリウムによる上部消化管造影によって幽門管の狭窄を証明する（double tract sign, shoulder sign）こともあるが，最近はまれである．

■ 治療

諸外国では外科的治療が主流であるが，日本では，内科的治療の試みが行われることも多い．基本的に入院治療とする．まずは，脱水と低Cl性代謝性アルカローシスの補正を優先する．治療法の選択は両親とよく相談して決める．内科的治療は硫酸アトロピンの静注である．硫酸アトロピンは0.1 mg/kg/日を哺乳回数で割った量が1回量となる．各哺乳10分前に3分以上かけて静注する．この治療は7日間を目途とする．それで効果がないときは速やかに外科的治療とする．嘔吐が消失したら，硫酸アトロピンの静注から経口投与に変更する．経口投与量は静注投与量の2倍にする．これを2週間継続する．硫酸アトロピン療法は効果が不確実で，やってみないとわからないところがある．そのため，後に述べる外科的治療の長点とも比較して，治療法を決めることが重要である．最初から外科的治療を施行してもよい．外国ではこれが一般的である．術式は粘膜外幽門筋切開術（ラムステッド（Ramstedt）法）である．術後約1週間で退院となる．外科的治療のほうが入院期間は短いし効果は確実である．

（賀藤　均）

2-12-7 先天性心疾患

心臓の発生過程で，何らかの原因によって，発達が停止したか，または異常な方向へ発達したことによって起こる心臓奇形をいう．心臓の解剖学的構造異常であり，胎児期からの不整脈などは含まない．

■ 疫学

出生児約100人に1人の頻度である．親が先天性心疾患の場合，その子も先天性心疾患となる確率は若干大きくなるが，先天性心疾患を有するのが父親でも母親でも有意な差はない．疾患別では，心房中隔欠損症が最も多く，ついで心室中隔欠損症が多い．チアノーゼ性ではファロー四徴症が最も多い．

■ 原因

多因子性による．一卵性双生児でも片方のみに先天性心疾患が発生することがあり，遺伝子のみでは説明ができない．他方，遺伝子異常が心疾患の原因になることも確かである．代表的疾患には，22q.11.2欠失症候群（肺動脈弁閉鎖，総動脈幹症など合併心疾患の種類は多彩），ホルト-オラーム（Holt-Oram）症候群（心房中隔欠損・心室中隔欠損などを合併）がある．

■ 症状

肺血流量の増減，低酸素血症の有無で大きく左右される．肺血流量が増加する型では心不全を生じやすく，哺乳力不良，体重増加不良，陥没呼吸，多呼吸などの症状が出現する．肺血流量が減少する型では低酸素血症となり，チアノーゼを呈する．一方，肺血流量が増加するものの心内奇形のため低酸素血症が並存する型もある．この型は，体内のpHを正常範囲に調整する肺，腎での代償機序が破綻することによって，急激に全身状態が悪化しやすいため，緊急処置

表1　おもな先天性心疾患

心室中隔欠損症	完全大血管転位症
心房中隔欠損症	修正大血管転位症
房室中隔欠損症	左心低形成症候群
動脈管開存症	総動脈幹症
両大血管右室起始症	大動脈縮窄症
単心室症	大動脈弓離断症
ファロー四徴症	エプシュタイン奇形
三尖弁閉鎖症	肺動脈弁閉鎖症

が必要となる．また，ファロー四徴症における低酸素発作，大動脈縮窄・大動脈弓離断症候群におけるショックは有名である．

理学的所見としては，心雑音，心音異常（Ⅱ音の亢進），肝腫大がある．慢性の低酸素血症では口唇のチアノーゼ，手足の指先端のばち状指が出現する．

■ **分類**

おもな疾患を表1にまとめた．頻度からいえば，心室中隔欠損症，心房中隔欠損症，房室中隔欠損症（または心内膜床欠損症：しかし同義ではない），ファロー四徴症，単心室症，動脈管開存症が重要である．他方，新生児期に発症し，専門病院での緊急処置を必要とし，生命の危険と直結する疾患としては，完全大血管転位症，肺動脈弁閉鎖症，三尖弁閉鎖症，大動脈縮窄症候群，大動脈弓離断症候群，総動脈幹症，左心低形成症候群，総肺静脈還流異常症がある．

■ **合併症**

最も重要なのは肺高血圧症である．心内奇形により左心系から右心系へ血流が短絡することにより肺血流量が増加し，それがある限界をこえると肺高血圧症となる．これが重症化し長期間継続すると，肺血管壁の動脈硬化が非可逆性に進行していくことになる．このような状態をアイゼンメンジャー症候群という．心室中隔欠損症などでこの状態となった場合は手術の適応外となり，余命は短かくなる．

■ **治療と予後**

原則は外科治療となる．最近は動脈管開存症などでカテーテルによる治療も行われている．手術適応は，おのおのの疾患で異なる．近年の手術成績は左心低形成症候群を除き，大変良好である．左心低形成症候群の手術成績も最近は改善している．

（賀藤　均）

2-12-8
小児白血病

小児期に発生する悪性新生物のなかで最も頻度が高い．日本での発症頻度は年間3〜4人/10万人で，ピークは3〜5歳にある．発生要因としては，環境的な要因と体質的な要因があげられている．体質的な要因として，生まれつき「がんになりやすい体質」として，いくつかの遺伝子異常が同定されている．

■ 小児白血病の病態と臨床症状

正常な骨髄では幹細胞がさまざまなサイトカインの刺激を受けて未熟な血球細胞から成熟した血球細胞（赤血球，白血球，血小板）に分化，成熟していく．未熟なある段階の血球細胞が白血病化し無秩序な増殖を始めると，正常な造血機能が障害され発病にいたることになる．近年，染色体転座などによる遺伝子の異常がつぎつぎと明らかにされており（表1），これらの異常が白血病の発症機序における中心的役割を果たしていると考えられている．

正常な造血機能の障害による貧血と血小板減少，および白血病細胞の増殖と浸潤に伴う臓器腫大がおもな臨床症状となって現れる．具体的には，発熱，顔色不良，出血斑，関節痛，リンパ節腫脹，腹部膨満（肝脾腫）などである．初期症状だけでは感冒などの急性感染症と区別することが困難で，発病から数週間経過してから診断にいたる場合も少なくない．

■ 小児白血病の分類

急性リンパ性白血病（ALL），急性骨髄性白血病（AML），慢性骨髄性白血病（CML）および若年性骨髄単球性白血病（JMML）などがある．小児においてはALLが約75％を占めており，白血病細胞の表面形質（CD分類，cluster of differentiation）の解析によって，B前駆細胞型（B-precursor ALL），T細胞型（T-ALL），B細胞型（B-ALL）に分類される．乳児期に発症するALLは，CD10陰性かつCD19陽性の未熟なB前駆細胞型（early B-precursor ALL）であることが多い．AMLは約20%を占めており，成人と同様に形態学的にFrench-American-British（FAB）分類にしたがってM0からM7に分類されている．小児ではM0，M3，M6はまれである．乳児ではM4と

表1 小児白血病に高頻度に認められる染色体転座と融合遺伝子

染色体転座		頻度	融合遺伝子	表現型
急性リンパ性白血病				
12;21転座	t(12;21)(p13;q22)	15〜20%	TEL-AML1	B前駆細胞型
1;19転座	t(1;19)(q23;p13.3)	5%	E2A-PBX1	pre-B細胞型
9;22転座	t(9;22)(q34;q11)	3%	BCR-ABL	B前駆細胞型
4;11転座	t(4;11)(q21;q23)	2%	MLL-AF4	early pre-B細胞型
急性骨髄性白血病				
8;21転座	t(8;21)(q22;q22)	10%	AML1-MTG8	M2
16番逆位	inv(16)(p13;q22)	10%	CBFβ-MYH11	M4E0
9;11転座	t(9;11)(p22;q23)	7〜9%	MLL-AF9	M4またはM5
15;17転座	t(15;17)(q22;q21)	5%	PML-RARA	M3
1;22転座	t(1;22)(p13;q13)	2%	OTT-MAL	M7
慢性骨髄性白血病				
9;22転座	t(9;22)(q34;q11)	90%以上	BCR-ABL	

M5の頻度が高い．M7はダウン症候群に多くみられる．

■ 小児白血病の治療と予後

成人に比べて抗がん剤による治療（化学療法）が有効な場合が多く，治癒率（＝長期寛解率）が高い．現在の日本における治療成績は欧米に匹敵しており，ALLでは70〜80%，AMLでは50〜70%である．発症年齢と初発時の白血球数によって層別化した治療を行っている．9;22染色体転座をもつフィラデルフィア染色体（Ph1）陽性のALLや*MLL*遺伝子の再構成を伴う乳児白血病は依然として難治性であり，早期に幹細胞移植を行うことが勧められている．（井田孔明）

2-12-9
固形腫瘍

小児期に発症する悪性固形腫瘍のなかでは，脳腫瘍，神経芽腫，ウィルムス腫瘍，肝芽腫，横紋筋肉腫，網膜芽細胞腫などが多く，乳幼児期に発症のピークがある．これらの腫瘍の多くは，成人のがんにみられるような腺がんではなく，胎児期の組織由来で，臓器や器官の発生・成熟の過程で何らかの異常をきたした結果ととらえることができる．

■ 固形腫瘍の種類と臨床的特徴

以下に，主要な小児悪性固形腫瘍の臨床的特徴を記載する．

脳腫瘍のなかでは，髄芽腫，神経膠腫，頭蓋咽頭腫，胚芽腫などが多い．運動麻痺や視野欠損，頭蓋内圧亢進症状で発症することが多いが，乳児期では頭囲拡大や水頭症でみつかる場合もある．腫瘍ごとに好発部位が異なり，また化学療法や放射線に対する感受性もさまざまであるため，手術療法を含めてそれぞれの腫瘍に適した治療法が行われる．

神経芽腫は白血病についで2番目に多い小児がんである．1歳未満に発症し多くはマススクリーニングで発見された予後良好なタイプと，1歳以後に発症する予後不良な進展例，およびその中間型に分類される．その多くは副腎原発で腹部腫瘤として気づかれるが，後縦隔などの神経節由来のもので，脊椎管内に進展し下肢麻痺を初発症状とする場合もある．腫瘍細胞がカテコールアミンを産生するため，その代謝産物である尿中VMAおよびHVAの高値を認める例がほとんどである．

ウィルムス腫瘍は腎芽腫ともよばれ，胎生期の腎組織から発生する．多発奇形を合併するさまざまな病態が知られており，

*WT1*遺伝子の異常が本疾患の発症と関係があることが明らかにされた．近年になって新たに*WT2*, *WT3*遺伝子の存在も推定されている．腹部腫瘤と肉眼的血尿で気づかれることが多い．

肝芽腫は原発性の肝悪性腫瘍で，新生児から2歳までで発症の70％以上を占める．腹部膨満または腹部腫瘤で気づかれることが多い．ほぼ全例で血清α-fetoprotein(AFP)の高値を認める．

横紋筋肉腫は小児の軟部腫瘍のなかで最も多い．全身のあらゆる部位に発生し，腫瘤触知で気づかれることが多い．病理学的には胎児型と胞巣型に大別される．胞巣型横紋筋肉腫では，1；13および2；13染色体転座が特徴的に認められ，RT-PCR法を用いたキメラ遺伝子の検出が診断に利用されている．

網膜芽細胞腫は2歳以下の乳幼児期に好発し，その多くは*RB*遺伝子の異常によって発生する．初発症状は白色瞳孔（瞳孔が白く光ってみえる）が多い．従来は眼球摘出を行う場合が多かったが，近年は保存療法の進歩（リニアック外照射やレーザー光凝固，化学療法など）によって，眼球保存療法を施行する症例が増えている．

■ 固形腫瘍の治療と予後

手術，化学療法および放射線療法を併用した集学的治療によって，小児固形腫瘍に対する治療成績は向上してきた．しかし，*N-myc*遺伝子の増幅を伴う神経芽腫，遠隔転移のある胞巣型横紋筋肉腫および脳幹部の神経膠腫など，依然として予後不良の疾患群がいくつかあり，今後は，幹細胞移植を併用した大量化学療法や新規抗がん剤を含んだ多剤併用療法の導入などによる，このような難治例に対する治療成績の改善が期待される．（井田孔明）

2-12-10 低身長

標準身長（性別・年齢・月齢）に対して，−2SD（標準偏差）以下の身長を一般的には低身長という．また，年間成長率が2年以上−1.5SD以下の場合も，低身長と同様の範疇と考えて精査の対象となる．一般に小児の正常な成長のためには，成長ホルモン，甲状腺ホルモン，性ホルモン，正常な骨，適切な栄養が必要であり，そのいずれかの異常により，低身長となる．また，体質・遺伝も重要な要素である．

骨を伸ばすのに最も重要なホルモンは成長ホルモンである．脳下垂体から分泌される成長ホルモンは，骨の成長に不可欠なIGF-I（ソマトメジンC）をおもに肝臓でつくらせ，骨端の成長軟骨に働き，骨の縦方向への成長を促す．甲状腺ホルモンも骨を成長させる働きがある．これに対し，性ホルモンは，思春期の急激な身長の伸びと関係し，骨を成熟させる働きをしている．そのため，性ホルモン不足は思春期の身長増加の不足に，また性ホルモンの早期の分泌は，骨成熟を早めて最終身長の低下に結びつく．

■ 低身長の原因

低身長の原因には，表1に示すようなものがあるが，なかでも多いのは，家族性あるいは体質性の低身長である．成長ホルモン分泌不全は，病因により，器質性・遺伝性・特発性に分類される．器質性成長ホルモン分泌不全には，間脳下垂体周辺の脳腫瘍や先天性奇形に伴うもの，放射線照射後などがある．遺伝性成長ホルモン分泌不全では前額突出と鞍鼻の特有な顔貌を呈し，胎児期から成長が障害され，生後早期より低血糖が起こる．これには，成長ホルモン単独欠損症（成長ホルモン遺伝子の異常な

表 1　おもな低身長の原因

病的なもの	内分泌の病気	成長ホルモン分泌不全性低身長症
		甲状腺機能低下症
		思春期早発症
		副腎や性腺の病気
		くる病やカルシウム・リン代謝異常など
	染色体異常	ターナー症候群
		ダウン症候群など
	骨系統の病気	軟骨異栄養症など
	慢性の病気	心臓病，肝臓病，腎臓病，代謝異常，ステロイド治療など
	胎児期の異常	低出生体重，子宮内発育不全
	心理的要因	愛情遮断症候群
	栄養不足	栄養障害，厳格な食事制限，吸収障害
	そのほか	
病的でないもの		家族性低身長，体質性低身長
		体質性思春期遅発症

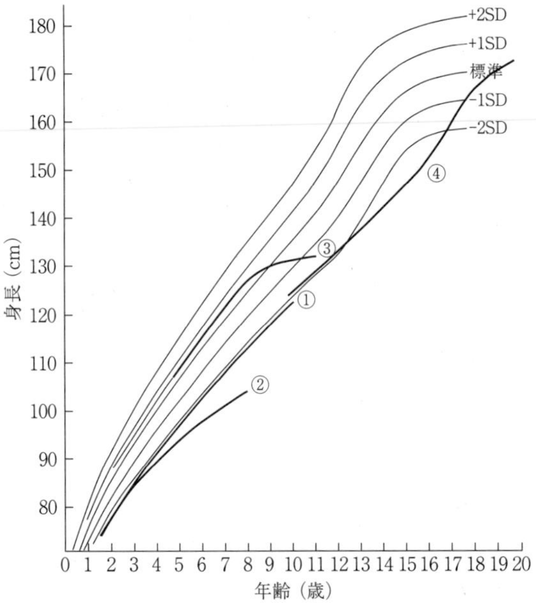

図 1　成長曲線による低身長の判定（男子の例）

① 家族性・体質性低身長，② 成長ホルモン分泌不全，③ 脳腫瘍による成長ホルモン分泌不全，④ 体質性思春期遅発症．低身長の原因は，成長曲線によりある程度の推測ができるため，成長曲線を作成することが重要である．後天的な因子（腫瘍・薬剤など）では，ある時期を境に，曲線が下方へ変位する（③）．

ど）と，ほかの下垂体ホルモンとの複合型欠損症（PIT-1やPROP-1遺伝子異常など）がある．特発性成長ホルモン分泌不全は，分娩時障害と関連し，MRIで下垂体茎が見えないものや原因が明らかでないものである．

■ 診断

骨が縦方向に成長して背が伸びる時期は，骨端軟骨が成熟するまでの期間（平均男子16歳，女子14歳まで）だけであるため，低身長に気づいたらなるべく早期に診断し，適切な治療を行うことが重要である．受診は小児内分泌専門の医療機関にする．

診断に重要なものは，まず成長曲線である．出生時からの成長をグラフにすることで，ある程度の原因の推測が可能である（図1）．検査は，血液で一般検査，甲状腺ホルモン，IGF-I，性ホルモン，染色体などを，またレントゲン検査で骨年齢や骨の異常をみる．成長ホルモン分泌不全が疑われる場合は，成長ホルモン分泌刺激試験を行い，分泌不全がある場合は，頭部MRI検査も必要である．

■ 治療

それぞれの原因に応じた治療が行われる．ホルモンの病気の場合は，診断・治療が適切に行われれば，良好な最終身長が得られることが多い．一方，治療が遅れた場合や，家族性・体質性低身長，子宮内発育不全性低身長，骨系統の病気では，いまのところ最終身長があまり期待できない．成長ホルモン治療はかなり高額であるが，多くの内分泌疾患は小児慢性特定疾患対象疾病であり，医療費の補助を受けられる．

(1)　成長ホルモン治療

成長ホルモン分泌不全性低身長症をはじめ，現在は，低身長を伴うターナー症候群，軟骨異栄養症，慢性腎不全などに行われている．成長ホルモン治療の開始および継続には，成長科学協会の厳正な審査がある．投与は1日1回の連日皮下注射であり，自己注射が可能である．基本的には身長が伸びなくなるまで投与する．

(2)　甲状腺ホルモン補充療法

甲状腺機能低下症が原因の場合に行う．

(3)　性腺ホルモン抑制・補充療法

思春期早発症に対しては性腺ホルモン抑制療法，性腺機能低下症に対しては性腺ホルモン補充療法を行う．

(4)　脚延長術

軟骨異栄養症などに行われる．手術で足の骨を切り，延長器をつけて少しずつのばしていく．　（北中幸子）

2-12-11
性分化異常

人の性別は，① 染色体（XY, XX）② 性腺（精巣, 卵巣）③ 内･外性器（陰茎･陰嚢，子宮・腟・陰唇）で決定される．通常これらは一致するが，一致しない場合を性分化異常という．臨床的には，通常，外性器の異常を呈する．その頻度は少ないものの，性別の誤りは本人・家族にとって一生の問題となるので，その診断は早期に，しかも確実になされなければならない．

■ 分類

従来，外性器異常があり，性別の判定が紛らわしいものを半陰陽といっていた．病因がわかってきた現在，性分化異常は，性腺形成障害，男性仮性半陰陽，女性仮性半陰陽に大別されている（表1）．性腺形成障害は，おもに性腺形成に関与する遺伝子異常により，男性では性分化異常が起こり，女性では二次性徴の出現がみられなくなる．男性仮性半陰陽は，精巣は存在するが，男性ホルモンの分泌や作用が十分でないため，さまざまな男性化障害が生じる病態である．女性仮性半陰陽は，卵巣は存在するが，子宮内の男性ホルモン過剰により，

表1　おもな性分化異常の分類

	病　因	染色体核型
性腺形成障害	真性半陰陽（両性腺組織の共存）	46XX/46XY など
	クラインフェルター症候群	47XXY など
	XY 純粋性腺形成不全（SRY 遺伝子異常など）	46XY
	XX 純粋性腺形成不全	46XX
	混合型性腺形成不全	45X/46X など
	精巣退縮症候群（無睾丸症）	46XY
	Drash/Frasier 症候群，SF-1 異常症	46XX, 46XY
	ターナー症候群	45X など
男性仮性半陰陽	性腺刺激ホルモンの異常	すべて 46XY
	下垂体機能低下（カルマン症候群）	
	LH 受容体機能低下	
	男性ホルモン合成・作用障害	
	先天性副腎皮質過形成	
	リポイド過形成	
	3β-HSD 欠損	
	17α 水酸化酵素欠損	
	5α 還元酵素欠損	
	アンドロゲン不応症	
	ミュラー管遺残症	
	特発性	
女性仮性半陰陽	胎生期の男性ホルモン過剰	すべて 46XX
	先天性副腎皮質過形成	
	21 水酸化酵素欠損	
	11β 水酸化酵素欠損	
	3β-HSD 欠損	
	母体高アンドロゲン（腫瘍・薬剤）	
そのほか	奇形症候群に伴うもの	
	尿道下裂	
	ロキタンスキー（Rokitansky）症候群	

外性器が男性化する病態である.

■ **おもな症状**

外性器異常として，男性では小陰茎，尿道下裂，停留睾丸，矮小睾丸，陰嚢低形成，女性では陰核肥大,陰唇癒合などを認める.染色体異常症や奇形症候群では，それぞれに特徴的な症状がみられる.

■ **診断**

性別の判別には問題ない軽度の異常（男児での停留睾丸のみ，軽度の尿道下裂のみなど）を除き，本症の診断は，性別の決定という一大事であるため，必ず専門の医療機関にて行われるべきである．外性器異常の児が生まれたときは，親には「外性器の成熟が遅れているため性別を今は決められない」などと説明し，不用意な表現は慎むべきである．出生届の性別の届け出は，医学的理由で保留することが可能である．性別の判定が困難な例や，副腎皮質過形成症が疑われる例では，新生児期早期の精査が必要となる．診断は，外性器の状態，染色体検査，性腺および副腎ホルモン検査，ホルモン負荷試験,性腺や内性器の画像診断,さらに必要な場合は試験開腹・性腺生検などを総合的に判断して行う.

■ **治療**

性分化異常の治療の基本は，まず適切な性別決定である．性別決定のおもな因子は，陰茎長，形成手術の難度，子宮・膣の存在である．しかし，迅速かつ的確な判断が要求されるため，家族を含め各専門家によるチームの合意のうえで決定することが望ましい．性別決定後には，それに応じた適切な外科的治療（性腺摘出，形成術)，および内科的治療が行われる．内科的治療では，小陰茎に対して，乳児期早期の男性ホルモンの投与が有効といわれている．継続的な性ホルモン補充療法は，男女とも，思春期年齢になってから行われる．さらに両親を含め精神的カウンセリングも重要である.

（北中幸子）

2-12-12
脱水症

脱水症 (dehydration) とは水分摂取が不足したりからだから水分が失われた結果,からだから水分が不足した状態である．脱水症のさいには水分だけでなくNaやKなどの電解質も失われていることがある．とくに，小児は体重あたりの必要水分量や不感蒸泄量が高く，感染症罹患時に経口摂取ができなくなったり，下痢・嘔吐により水分・電解質の喪失が起こりやすいため，脱水症になりやすい.

■ **脱水症の原因**

最も頻度が高い病態はウイルス感染症による胃腸障害 (嘔吐や下痢) である (表1).

■ **脱水症のタイプ**

脱水症はそのときの血清Na濃度により，等張性，高張性，低張性に分類される.

表1　脱水症の原因

- 水分摂取の減少
  - 食欲低下
  - 意識障害による自発的水分摂取の減少
  - 水分摂取制限
- 水分喪失の増加
  - 胃腸障害
    - 嘔吐
    - 下痢
    - 消化管ドレナージ
  - 腎疾患
    - 高浸透圧物質の静注
    - 利尿剤
    - 副腎不全
    - 慢性腎不全
    - 間質性腎炎
    - 急性腎不全の回復期
    - 尿崩症（中枢性，腎性）
  - 皮膚，呼吸器からの水分喪失
    - 高温
    - 炎症性皮膚炎
    - 火傷

表 2 脱水症の程度と臨床症状

臨床症状，所見	軽　度	中等度	重　症
体重減少			
乳児	<5%	5～10%	>10%
年長児	<3%	3～9%	>9%
皮膚			
緊張度	良好	低下	かなり低下
色調	青白い	浅黒い	斑点状
四肢体温	少しひんやり	ひんやり	つめたい
粘膜	乾燥	かなり乾燥	からからに乾燥
循環状態			
脈	正常	速脈を弱く触れる	速脈をかすかに触れる
血圧	正常	正常か低下	低下
尿量	軽度低下	低下	無尿
口渇感	軽度	中等度	強度
啼泣時の涙	出る	出が少ない	出ない
大泉門	平坦	少し陥凹	明らかに陥凹

(1)　等張性脱水（血清 Na 濃度 130～150 mEq/l）

水と電解質（とくに Na）の失われ方のバランスがとれた脱水症である．現在のわが国の小児に発症する脱水症の約 95%がこのタイプである．失われる体液は等張性であるため，体液の浸透圧に変化は生じない．細胞外液の喪失により循環血液量が低下する．

(2)　高張性脱水（血清 Na 濃度 150 mEq/l 以上）

Na よりも水の失われ方が多い脱水症である．ロタウイルスによる胃腸炎の一部，尿崩症，高熱，過剰換気などのさいに高張性脱水が生じやすい．頻度は 5%以下と少ない．細胞外液の Na 濃度が高値なので細胞内の水分が細胞外に移動するため，脱水の程度が強いが循環血液量は正常に近い．神経細胞内の水分が減少し，易興奮性，甲高く泣く，けいれん，意識障害などの中枢神経症状が生じやすい．重症ではくも膜下出血や硬膜下出血が生じる．

(3)　低張性脱水（血清 Na 濃度 130 mEq/l 未満）

Na 濃度が血清よりも高い体液がからだから失われた脱水症である．胃腸炎などの下痢に対して Na 濃度の低い水分が不十分に補給されると低張性脱水が生じる．細胞外液は浸透圧のより高い細胞内に移動するので細胞外脱水が強く起こり，脱水症状はほかのタイプの脱水症に比べて著しい．低張性脱水の頻度はきわめてまれである．

■ 脱水症の程度と臨床症状

体重減少の評価は脱水の重症度を示す最も客観的な指標である．乳児では体重の 5%未満，5～10%，10%以上の減少を，年長児と成人で 3%未満，3～9%，9%以上の減少をそれぞれ軽度，中等度，重度の脱水と定義する（表 2）．

臨床症状としてはおもに以下の三つがあげられる．

(1)　脱水徴候

皮膚を摘んだときのしわの戻りが悪くなる皮膚緊張度の低下，皮膚・口腔粘膜・口唇の乾燥，大泉門の陥凹，眼窩のくぼみ，口渇感が出現する．

(2)　循環障害

循環血液量の低下により，脈波が触れ難く頻脈となる．四肢の冷感，毛細血管の再充満時間（母指の爪床を蒼白になるまで圧迫し解除してから再び充血するまでの時間）が遅延する．3秒以上は高度脱水を示唆する．尿量が減少し，幼児では啼泣時に涙が出なくなる．

⑶　中枢神経症状

等張性や低張性では元気がなくぐったりとし（無欲状態），腱反射の減弱，筋緊張が低下し，さらに重症では嗜眠，昏睡となる．高張性ではうとうとしていても周囲の刺激に過敏に反応し（易刺激性），不隠，興奮状態となる．腱反射は亢進し，筋緊張が高まり，項部硬直となり，進行すると筋攣縮や全身けいれんを起こす．

■ 脱水症の治療

軽症には経口補液，中等症以上には経静脈輸液にて脱水症と合併する電解質異常を補正する．（五十嵐　隆）

2-12-13
腸重積

腸管が連続する腸管に嵌入する（入り込む）ことによって腸の閉塞を起こす疾患．小児の腸重積の9割以上が原因不明．本症は冬から春にかけて多く，ロタウイルスなどの感染症との関係が推測されている．本症は急性虫垂炎とならぶ小児の代表的な急性腹症で，早期に診断し適切な治療をしなくてはならない．腸重積は腸管のどの部分にも起こるが，回盲部（回腸と盲腸の移行部）で回腸の末端部分が結腸内に入り込む回腸結腸型あるいは回腸盲腸型の頻度が最も高い．患者のほとんどが2歳未満の乳幼児で，生後4か月から1歳までが好発年齢である．男女比は2:1.

腸管が嵌入し腹膜を刺激するため腹痛を生じる．それまで元気であった赤ちゃんが突然激しく泣いたり，不機嫌となり，嘔吐を起こす．顔面は蒼白となる．腹痛発作は起きてはやむことをくり返す．先進部の嵌入した腸管がうっ血を起こすため，下血（粘血便）がみられる．浣腸を行うと粘液に血液が混じった苺ジャム様の便となる．腸重積の状態が長引くと嘔吐や腸液の貯留や腹水が生じ，脱水となる．

本症を疑うことが診断の第一歩である．腹部を入念に診察し，ソーセージ様の腫瘤が右季肋下に触れないかを調べる．血便が出ていない場合でも浣腸を行うと血便がみられる．超音波検査にて胆嚢の下や肝門部付近に大きな円形の低エコー病変の内部に丸い高エコー領域がみられるターゲットサインを確認し診断する（図1）．治療を兼ねた注腸造影法にて嵌入先端部に特徴的な充盈欠損像（蟹の爪）が描出される（図2）．

24時間以内に発症した腸重積には，非観血的整復術である空気あるいはバリウム

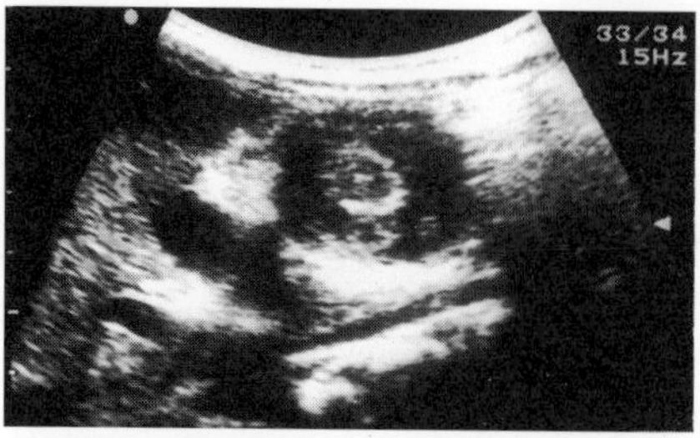

図1　腹部超音波によるターゲットサイン

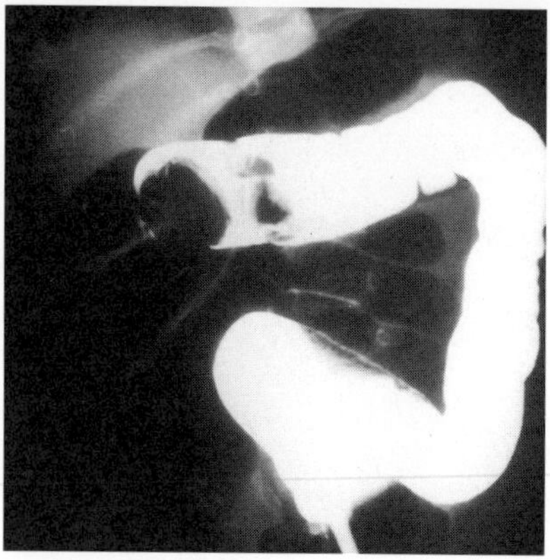

図2　バリウムによる高圧整復（蟹の爪）

による高圧整復法（注腸造影）を行う．24～48時間経過している場合には，全身状態が悪くなければ高圧整復法をまず試みる．これにて90％以上の患者は劇的に治癒するが，48時間以上経過したときは高圧整復法で整復できないことがある．整復できない例，48時間以上経過し腸管内の腸液貯留や腹水がみられぐったりしている例，器質的な病変が原因となっている例には手術にて整復する．器質的病変（リンパ濾胞の増殖，ポリープ，憩室，腫瘍など）をもつ患者は年長児に多い．最大で約1割の患者に腸重積が再発する．くり返す患者には，器質的な先進部の有無を下部消化管造影や内視鏡などにて調べる必要がある．

（五十嵐　隆）

2-12-14
発達のおくれ

子どもの発達とは，知能，運動などの機能が年とともに向上してゆく変化をさす．

わが国では4か月，1歳6か月，3歳など一定の年齢に達した乳幼児の大多数に対し乳幼児健康診査が実施される．この健診において，運動や言語の発達のおくれ（developmental delay）を指摘されることが多い．

■ 運動発達の遅れ

乳児期には移動運動の発達が顕著である．正常乳児の90％が4か月までに首がすわり，8か月までに坐り，10か月までにつかまり立ちし，15か月までに一人歩きする．

運動発達の病的な遅れの原因は脳，脊髄，末梢神経，筋，結合組織のいずれかにある．おおまかな傾向として，脳の病気では知的な発達も同時に遅れることが多い．これに対し脊髄，末梢神経，筋の病気では筋肉が萎縮し，深部腱反射（膝蓋腱反射など）が減弱・消失することが多い．原因の如何を問わず，運動の遅れとともに筋緊張低下が顕著な（からだが極端にやわらかい）乳児をフロッピーインファント（グニャグニャ乳児）とよぶ．検査（血液，染色体，遺伝子，末梢神経伝導速度，筋電図，筋生検など）を行って診断を確定，今後の経過を予測し，必要な治療やリハビリ（運動訓練，装具療法など）を行う．

一方，病気でないのに腹臥位（うつ伏せ）を嫌う，這わない，足をつっぱらないなどの特徴を示し，乳児期の運動発達が一時的に遅れる，バリエーションといわれるタイプもよくある．検査や治療はいっさい不要で，経過とともに発達は追いつき，最終的に問題を残さない．

■ 知的発達の遅れ

知能の全般的な遅れを精神遅滞とよぶ．厳密には知能検査でIQ70以下，家庭・学校・社会での適応機能が不十分で，発症が18歳未満であるときにこの言葉を使う．

知能は適応行動，言語（理解，表出），人間関係（社会行動）などさまざまな要素を含んでおり，微細運動（手の運動，生活運動）との関連も深い．このうち一つないしいくつかの要素に発達の遅れがあり，ほかの要素は正常というケースもある．その代表は自閉症であり，言語を含めたコミュニケーションと人間関係に著しい障害を示す．興味・活動が狭い範囲に限定されてしまうが，その範囲内では平均以上の能力を発揮することがよくある．また文章の読み・書き，計算など特定の能力に限局した発達の遅れがある場合，学校での勉強に著しい困難を生じるため，学習障害と総称される．

知的発達の遅れの原因となる疾患はたくさんある．出生前の病因には染色体異常，奇形症候群，先天代謝異常，脳奇形，環境因子の影響が，周生期の病因には早産，仮死，核黄疸が，出生後の病因には頭部外傷，脳の感染・炎症，てんかん性脳症，中毒，栄養障害，環境因子の影響が含まれる．

■ 言語発達の遅れ

精神遅滞，自閉症など知的発達の遅れに伴うことが多い．しかしほかの知的機能は正常なのに言語発達だけが遅い幼児も多くいて，発達性言語障害とよばれる．このうち表出性言語障害（言語理解はよいが表出のみ遅い）は3～4歳に正常化することが多い．難聴による言語発達の遅れは早期治療を要するため，乳幼児期のスクリーニングが重要である．環境因子（虐待，両親が聾唖，長期入院など）による言語の遅れは，しばしば保健・教育と連携した適切な介入を要する．（水口　雅）

2-12-15
熱性けいれん

熱性けいれん（febrile seizure）とは「38℃以上の発熱に伴って生じる発作で，中枢神経系感染症やほかの原因（代謝異常，電解質異常など）がないもの」である．最も定型的な発作は全身強直間代けいれん（強直＝こわばる，間代＝ガクガクする）で，その持続時間は数十秒～数分である．非定型的な発作には，からだの左右どちらかに限局したけいれんや，意識低下のみでけいれんを伴わない発作がある．

■ 熱性けいれんの疫学と病因

熱性けいれんは，小児期のけいれんのなかで最も高頻度にみられる．発症は6か月～6歳で，とくに1～2歳で発作を起こしやすい．有病率は2～8％であり，日本では諸外国に比し高い．病因は複数あり，遺伝の関与が大きい．最近，原因となる遺伝子変異の解明が進みつつあり，一部の患者では神経細胞の膜にあるイオンチャンネル分子の遺伝子変異がみつかった．同じ変異から熱性けいれんとてんかんの両者が生じうるため，病因からみると熱性けいれんとてんかんの間の境界線ははっきりしない．しかし日常診療においては，両者ははっきりと区別して取り扱われる．それは熱性けいれんの予後が良好だからである．熱性けいれんの過半数は生涯に一度しか発作を起こさず，95％以上はてんかんに移行せず，神経学的異常を何ら残さない．

■ 発作時の処置・治療

児が発作を生じたら，まず時計で時刻を確認する．体位を側臥位として（誤嚥防止のため），発作の症状（意識障害の程度，チアノーゼの有無，けいれんの左右差の有無など）を観察する．ほとんどの発作は数分以内に頓挫し，薬物などの治療は不要である．発作直後の治療もとくにないので，慌てて医療機関を受診する必要はない（発熱の原因となった疾病の治療は必要であるが）．まれなことではあるが，15分以上発作が続いて止まらないとき（けいれん重積状態）は病院の救急外来を受診させ，抗けいれん薬（ジアゼパムなど）の静注などにより発作をなるべく早く止める必要がある．

病院ではけいれんの処置のほか，発熱の原因を特定し，熱性けいれんと似て非なる疾患（中枢神経感染症など）を除外するための診察と検査を行う．

■ 熱性けいれんの再発予防

前述のとおり，熱性けいれんの予後は大多数において良好であり，一生に一度しか熱性けいれんを起こさない児も多い．したがって，熱性けいれんの再発予防は，対象を限定して行われる．原則的には15〜20分以上遷延する発作，あるいは2回以上の発作プラス何らかの要注意因子を有する例にかぎって行う．第一選択の治療法はジアゼパム坐薬の発熱時間欠投与である．保護者にジアゼパム坐薬（0.4〜0.5 mg/kg/回）を渡しておき，発熱時（37.5℃以上）に挿肛してもらう．8時間後もなお発熱が持続する場合は，同量を追加投与する．低熱（37℃台）での発作があったり，ジアゼパムによる予防が困難な例では抗けいれん薬（フェノバルビタールまたはバルプロ酸ナトリウム）の持続内服を行う．（水口　雅）

2-12-16
てんかん

てんかん（epilepsy）とは脳の慢性疾患であり，意識・運動・感覚などに一過性の異常をきたす発作を反復する．この発作は大脳皮質の神経細胞に過剰な放電を生じたために生じる．最近，いくつかの遺伝性てんかん症候群で遺伝子座が同定された．しかし，皮質興奮性が亢進する原因は，多くの患者では不明である．

てんかんは全般てんかんと局在関連てんかんに二大別される．全般てんかんは，発作のはじめから両側大脳半球全体の機能障害を示す．発作症状として意識障害や全身性筋けいれんが，発作時脳波としてび漫性・両側同期性発射が観察される（図1）．大脳皮質の同期化には，皮質下（とくに視床）の網様体が重要な役割を果たしている．

局在関連てんかんでは，大脳皮質の限局した領域にてんかん原性焦点がある．このため発作症状は皮質の機能局在を反映した症候であり，発作時脳波は焦点性皮質発射である（図2）．ただし，発作波が二次的に両側半球全体へと伝播したため，途中から全身けいれんに変化すること（二次性全般化）もよくある．

■ 診断のポイント

てんかん診断の第一の流れとして，まずてんかんか否かを診断し，つぎにてんかん発作型（複雑部分発作，非定型欠神発作など）とてんかん症候群（側頭葉てんかん，レノックス－ガストー（Lennox-Gastaut）症候群など）を分類する．

この過程においては，脳波検査が最も有用である．発作時脳波が記録できれば理想的だが，発作頻度が低いと現実には困難なため，発作間欠期脳波を検査することが多い．

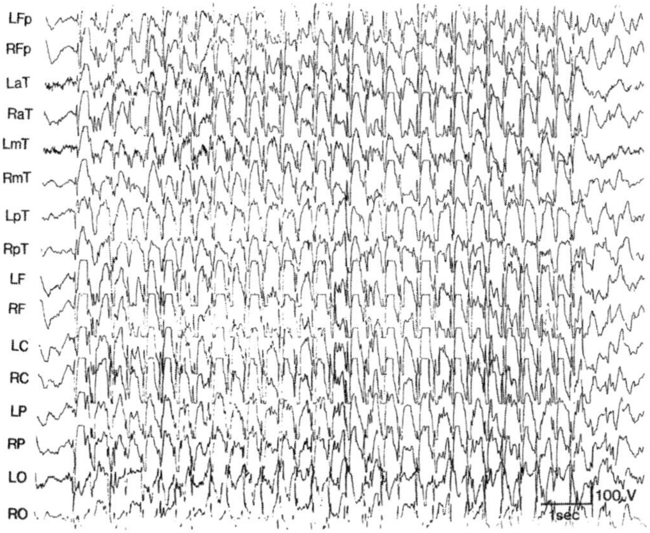

図 1　全般てんかん（欠神発作）の脳波
大脳のすべての部位から，同時に同形の発作波が出現する．

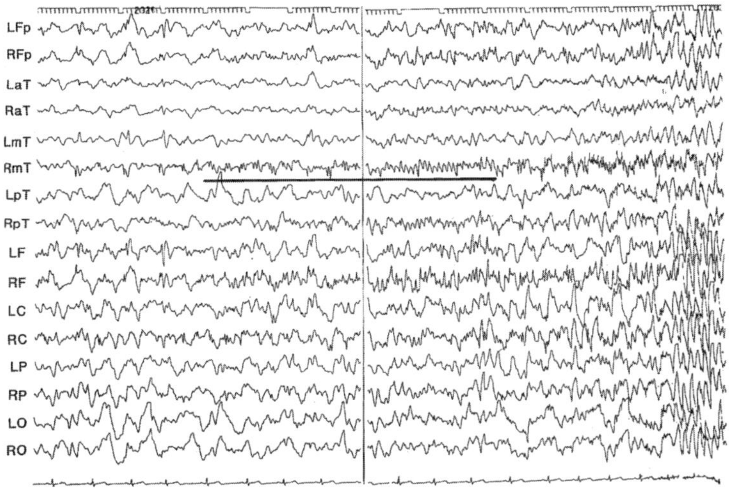

図 2　局在関連てんかん（複雑部分発作）の脳波
右側頭部（RmT）に限局した発作波（下線部）が出現し，その後ほかの部位に広がる．

第二の流れとして，まずてんかんの原因（先天性か後天性か）を推定し，つぎに基礎疾患（代謝異常，脳血管障害，脳腫瘍，脳形成異常など）を診断する．この目的のためには血液・尿検査や頭部 MRI 検査などが行われる．

■ 治療のポイント

治療可能な基礎疾患がみつかった場合は，その治療を始める．明らかな誘因のある場合（光過敏てんかん，入浴てんかんなど）は，その除去に努める．しかし，多くの症例では，抗てんかん薬内服による薬物治療が中心となる．

現在，わが国で使用頻度の高い抗てんかん薬が10種類あまりある．このうち，患者の発作型に対し有効性が期待でき，副作用の少ない薬剤を第一選択薬とする．まず単剤の少量投与で開始し，漸増する．発作抑制の前に副作用の出現をみたさいには，第一薬を中止して第二薬に変更するか，第一薬を減量して第二薬を追加する．ただし，多剤併用療法はなるべく避けるべきである．

近年，薬物治療に抵抗する難治性てんかんの患者の一部に対して手術療法（病巣切除，皮質焦点切除，脳葉切除，半球切除，軟膜下皮質多切術，脳梁離断術，迷走神経刺激）が行われ，好成績をあげている．

（水口　雅）

2-12-17
急性脳症

小児期の感染症の経過中または回復期に意識障害・けいれんなど脳実質障害の症状が生じることがときどきある．感染の病原体は多くの場合，ウイルスであるが，マイコプラズマ，細菌が原因となる場合もある．

このうち病原体が脳に侵入・増殖した場合，あるいは感染に伴う免疫反応に脳が巻き込まれた場合，脳にマクロファージやリンパ球などの白血球が増え，炎症反応を生ずる．これを脳炎とよぶ．

一方，脳には炎症反応が生じていないのに，脳全体の浮腫や機能障害をきたす症候群もあり，急性脳症（acute encephalopathy）と総称される．その機序は一過性の代謝異常や脳血管内皮障害であり，前者はライ症候群，後者は急性壊死性脳症に代表される．

急性脳症では感染症に伴う全身症状（発熱，発疹など）のほかに，しばしば意識障害とけいれんを呈する．頭蓋内圧亢進症状（頭痛，嘔吐，大泉門膨隆など）を伴うことが多い．

■ ライ症候群（Reye syndrome）

肝機能障害とそれに起因する脳機能障害が急激に生じる症候群である．肝細胞に脂肪が蓄積しており，多くの場合，血中アンモニアの増加や血糖の低下を伴う．ウイルス感染（インフルエンザ，水痘など）や薬物・毒物（アスピリン，バルプロ酸，カビ毒など）が誘因となり，肝細胞のミトコンドリア機能が一時的に低下し，糖・脂肪・アンモニアの代謝異常をきたす．1970年代までアメリカで多発していたが，以後，アスピリンの使用量減少とともに，ライ症候群の発生率も低下した．現在，わが国では典型的ライ症候群（古典的ライ症候群）はきわめてまれであるが，類似の病態（ライ様症候群）は多い．古典的ライ症候群の死亡率は約 10％だが，ライ様症候群の死亡率はより高い．

■ 急性壊死性脳症

視床，脳幹被蓋といった脳の特定の領域に両側対称性の多発性病巣を生じるタイプの急性脳症で，日本・台湾の乳幼児に多発している．高熱を伴うウイルス感染（インフルエンザ，突発性発疹など）を契機に脳の機能障害が生じ，肝機能障害を伴いやすい．高アンモニア血症や低血糖は生じない．死亡率は約 30％で，生存者にも後遺症が残りやすい．

■ 腸管出血性大腸菌感染症に伴う脳症

出血性大腸炎の病原体である腸管出血性大腸菌（O-157 など）の産生する志賀毒素（ベロ毒素）が体内に大量に入ると，一部の患者（とくに小児，老人）では全身（とくに腎臓と脳）の血管内皮が障害され，重篤な腸管外合併症を生ずる．その代表が溶血性尿毒症症候群（溶血性貧血，血小板減少，急性腎不全）と急性脳症（けいれん・意識障害など）であり，両者が相前後して発症することが多い．現在，溶血性尿毒症症候群は血液透析，輸血などの治療により救命されることが多いが，脳症は治療が困難で，死亡の原因となることも多い．

（水口　雅）

2-12-18
髄膜炎・脳炎

中枢神経系（脳・脊髄）の内部・表面には脳脊髄液があり，一定の方向へ流れている．脳表面の脳脊髄液の空間をくも膜下腔とよぶ．細菌やウイルスなどの病原体がくも膜下腔に侵入・増殖して炎症を惹起すると髄膜炎（meningitis）が生じ，脳の実質内に炎症が波及すると脳炎（encephalitis）となる．また脳炎には病原体の侵入による炎症（一次性脳炎）のほか，自己免疫反応の関与した炎症（二次性脳炎）もある．

■ 髄膜炎

髄膜炎の病原体には細菌，結核菌，真菌，ウイルス，マイコプラズマがある．

細菌性（化膿性）髄膜炎の原因として，新生児ではＢ群溶連菌と大腸菌，乳幼児では肺炎球菌とインフルエンザ菌が多い．急性に経過し，重篤となりやすい．迅速な診断と適切な治療（抗生物質の静注など）が必要である．現在でも死亡したり重篤な後遺症を残す症例が多い．

結核性・真菌性髄膜炎はもう少し遅い経過をたどる（亜急性髄膜炎）．診断・治療とも困難な例が多い．

ウイルス性（無菌性）髄膜炎は急性に経過し，重篤化することはまれである．エンテロウイルス（エコー 30 型など）やムンプスウイルスの感染は髄膜炎を伴いやすい．

いずれの型の髄膜炎でも，全身の炎症所見（発熱など）に加え，髄膜刺激症候（頭痛，嘔吐，項部硬直など）がみられる．さらに細菌性髄膜炎ではけいれんや意識障害を，結核性髄膜炎では脳神経麻痺を伴いやすい．

■ 脳炎

一次性脳炎の病原体のほとんどはウイル

スである．血流に乗って脳に到達するもの（エンテロウイルス 71 型，日本脳炎など）と末梢神経をたどって脳に侵入するもの（単純ヘルペスウイルス，狂犬病など）がある．ウイルスごとに脳の特定の領域（おもに灰白質）を強く破壊する傾向があり，重症化しやすい．このうち単純ヘルペス脳炎は前頭葉下部と側頭葉を障害することが多い．抗ウイルス薬（アシクロビルなど）が有効だが，死亡したり後遺症を残すことも多い．日本脳炎は大脳基底核，視床，黒質に病変を生じやすい．わが国における発生は年間数例程度まで減少したが，インド・中国などアジア諸国で依然，多発している．

二次性脳炎は麻疹，水痘，インフルエンザなどのウイルスやマイコプラズマの感染が契機となりやすい．白質主体の炎症を生じることが多く，浮腫・脱髄（髄鞘の破壊）から軸索障害や出血へと進む．脱髄の段階までは免疫抑制療法（副腎皮質ステロイド薬など）が有効なことが多く，回復が期待できる．

脳炎では全身の炎症所見のほかに，脳機能障害の症状（けいれん，意識障害など）が出現する．脳全体の浮腫による頭蓋内圧亢進症状（頭痛，嘔吐，うっ血乳頭など）や，病変の局在に対応した神経症状（片麻痺，不随意運動，小脳失調など）を伴いやすい．

（水口　雅）

2-12-19
脳性麻痺

脳性麻痺（cerebral palsy）とは胎児期・新生児期の脳障害による運動障害である．より正確な定義は「受胎から生後 4 週までに生じた脳の非進行性病変に基づく永続的な（しかし変化しうる）運動および姿勢の異常」である．筋緊張・姿勢・運動パターンによる分類（痙直型，アテトーゼ型，低緊張型など）と障害部位による分類（両麻痺，四肢麻痺，片麻痺など）を組み合わせた診断名を使うことが多い．

脳性麻痺の原因は多彩である．出生前要因による脳形成障害も重要であるが，周生期要因の比重は依然として大である．近年，超未熟児・極小未熟児の生存率向上に伴い，脳性麻痺（とくに痙直型ないし混合型四肢麻痺）の発生率が増大してきた．現在，わが国における発生頻度は，出生 1000 人あたり 2 人である．

■ 脳性麻痺の病型

痙直型両麻痺は早産児ないし低出生体重児に多い．その主たる病態は，未熟な脳に循環障害（血圧，血液ガスの変動）が加わって脳室周囲白質軟化を生じることである．痙直，深部腱反射の亢進，病的反射の出現など錐体路症候があり，とくに両下肢で強い．下肢が伸展・尖足位をとるため，鋏状歩行となりやすい．

アテトーゼ型四肢麻痺の原因としては，核黄疸と周生期の仮死が重要である．前者は新生児黄疸の治療（光線療法，交換輸血）の進歩により激減したが，後者は現在でも少なくない．核黄疸，仮死の両者とも大脳基底核や視床に病変を生じるため，錐体外路症状が主体の運動障害をきたす．筋緊張の異常（固縮），姿勢の異常（ジストニー姿勢など），不随意運動（アテトーゼなど）

を呈する．

混合型四肢麻痺は前二者の要素の混在する重症型である．原因としては出生前要因（脳形成不全）と周生期要因（仮死など）の両方がある．

痙直型片麻痺は出生前要因によるものが多い．患側の上肢を使いたがらず，歩行にさいしては健側の下肢に荷重し患側の下肢をひきずる．

■ 脳性麻痺の診断

脳性麻痺の原因は固定された脳病変であるが，症状は年齢とともに著しく変容する．乳児期早期には診断のつきにくいことが多い．脳病変のリスクを有する児に対しては綿密なフォローアップがなされ，症状の観察から早期診断につなげるための努力が払われる．頭部MRIなどの画像診断による病変（脳室周囲白質軟化，基底核壊死など）の描出も，診断上有用である．

■ 脳性麻痺の治療

脳性麻痺に対する機能訓練には運動療法（姿勢，移動運動機能の改善），作業療法（摂食機能訓練など日常生活動作・生活関連動作の獲得），言語療法があり，患者の状態に応じて処方される．

装具療法では補装具，姿勢保持具の調整，手術療法では下肢筋の切離，延長，移行術が行われ，関節変形の矯正や姿勢・運動機能の改善を目指す．補助的に薬物療法（筋弛緩薬）が行われることがある．

最重度の脳性麻痺では呼吸管理，栄養管理が必要となる．（水口　雅）

2-12-20
ミオパチー

脊椎動物の運動を司る運動単位（motor unit）は脊髄（前角運動ニューロン），末梢神経，骨格筋により構成される．さまざまな原因により運動単位の機能が障害されると，筋力低下，筋萎縮などの症状が生じる．このなかで骨格筋自体の異常による疾患群をミオパチー（myopathy）と総称する．

ミオパチーのなかには筋ジストロフィー症，先天性ミオパチー，筋強直症，代謝性筋疾患，炎症性筋疾患などが含まれる．

■ 筋ジストロフィー症

筋の構造タンパクの遺伝子変異により筋線維が変性・壊死におちいりやすい．筋線維の再生により代償されるが，壊死の速度に追いつかないため，年齢とともに筋線維の数が減少する．そのため臨床症状は筋萎縮と筋力低下を主とし，進行性の経過をたどる．

いろいろな病型があるが，なかではデュシェンヌ型が最も多い．X連鎖性遺伝のため，患者の大多数は男児である．ジストロフィンタンパクの欠損が原因である．幼児期に発症し，10歳前後で歩行不能となり，20歳ごろ死亡することが多い．なお，ジストロフィンタンパクの不完全欠損はより軽い臨床像を呈し，ベッカー型とよばれる．

わが国ではこれについで，福山型先天性筋ジストロフィー症の頻度が高い．常染色体性劣性遺伝で，フクチンタンパクの欠損が原因である．筋症状はデュシェンヌ型より重症で，乳児期に発症し，自力歩行できないうちに筋力低下が進行してゆく．脳の形成異常も合併し，知的障害を呈する．

■ 先天性ミオパチー

ネマリンミオパチー，セントラルコア病など，比較的まれな疾患の集合体であり，そのほとんどが遺伝子異常に起因する．乳児期早期から全身性の筋力低下を呈することが多い．症状は多くの場合，非進行性であるが，緩徐に進行することもある．

■ **筋強直症**

収縮した筋の弛緩の遅れを示す疾患群であり，遺伝子変異に基づく．筋強直性ジストロフィーでは筋強直に加え，筋ジストロフィーの症状（筋萎縮・筋力低下），そのほかの多彩な症状（知的障害,白内障など）が出現し，緩徐に進行する．常染色体性優性遺伝で，母親から児へ伝わると発症年齢が若くなり，重症化する傾向（表現促進現象）が知られている．胎児期から症状が出現したさいはとくに重症で，はじめ筋緊張低下，ついで知的障害が顕著となる（先天性筋強直性ジストロフィー）．

そのほかの筋強直症（トムゼン病など）では筋強直症状が主で，経過は非進行性である．

■ **代謝性筋疾患**

細胞質における物質代謝やミトコンドリアのエネルギー代謝に関わる遺伝子変異のため,筋細胞に糖･脂質の蓄積やエネルギー枯渇を生じる疾患群である．糖原病，脂質代謝異常症，ミトコンドリア異常症などの一部が骨格筋をおもに障害する．

■ **炎症性筋疾患**

感染（おもにウイルス），膠原病（多発筋炎・皮膚筋炎）による後天的な筋の炎症で，筋痛，筋力低下をきたす．（水口　雅）

3
社会のなかのからだ

3-1 からだで楽しむ―飲食

3-1-1 食と健康の文化

食と健康の関連については，すでに紀元前400年ころのヒポクラテスによる指摘がある．ヒポクラテス学派は，現在のように病気が身体のどこか局所に存在すると考えるのではなく，身体を構成する4体液のバランスとして健康状態をとらえていた．しかも，人体と環境との関係を重視していたので，身体外から摂取する「食べ物」が，そのバランスを崩して病気を起こすことがあり，また逆に適切なバランスを取り戻し，病気の治療手段であるとも考えていた．

食は個人レベルで健康と密接に関連していると考えられている．その場合には，何を食べるかだけでなく，どのように（調理して），どれだけ，どこで，いつ，など種々の要因が絡んでくる．モノとしての食べ物だけでなく，とくに重要なのは，食べる側の身体的，心理的状態が食べ物とあいまって健康に影響を及ぼすことである．その意味で，食は健康と深い関係を有している．

また，食べることは個人のこと，健康も個人のものと考えられがちであるが，どちらも特定の時代や社会のなかで成立しており，人間の生活する文化の流れのなかにあることを意識しなければならない．文化レベルでの関連が大きい．たとえば，ある文化が成立してきた文脈のなかで，生産や流通を背景とした食事は，その大枠が決められてしまう．同時に，健康か否か，あるいは何が病気であるかは文化が決める．このような，個人と文化という，少なくとも二つの次元で食と健康が考えられなければならない．個人のレベルでは生物学的な構造と機能が健康を決定するが，社会や文化のなかにいる人間の存在を考えると，生物学的機能だけでは説明することができない．

歴史上，食生活が豊かになることで，個人の免疫力は高まり，結核を代表とするさまざまな感染症は減少してきた．しかし，それを補うように先進国では飽食化が進み，昔はぜいたく病とよばれていた肥満や痛風などが増え，生活習慣病が一般化してきた．原因すべてが食にあるわけではないが，社会の経済や産業の変化が「食」を介在して健康に与えてきた影響は著しい．

現代の日本では，食が画一化し，多様化し，そして情報化している．一面で加工食品が出回って，地域や季節に関わりなく誰もが同じような食品を食べることができるようになっている．あるいは多くの健康食品や保健栄養食品なども市場に出回っている．社会の少子化や高齢化に伴って，食品の画一化が進行する一方で，食のあり方は個人化し，それによって多様化しているともいえる．こうした食の変化は慢性疾患中心の現代の健康状態と関連して，うまく利用すると高齢者や介護のなかで従来とは違った食のあり方を追求し，よりQOLの高い生活をおくる可能性もあるだろう．

また，食の情報化が著しく進み記号化されることによって，マスメディアによる食と健康の関係に関する過大な情報が流され，その情報を受け取った消費者が殺到し，食品市場が混乱する例さえ出ている．このように，食べ物や栄養の健康への影響を過度に信じたり評価したりすることを，「食のファディズム（food faddism）」といい，情報化社会における個人の食の選択を考えるうえでの重要な鍵である．（丸井英二）

3-1-2
主食のさまざま

日常の食事の主体となる食物を主食という．世界の各地でどの民族も，その土地で収穫できる作物のうちで,豊富に生産され,高いエネルギー量を確保でき，貯蔵性があるものを主食としている．一般には，デンプン質に富む食料で，その土地で最もよくバランスのとれた食物であることが多い．主食は人々の身体的生活の支えであり，社会的さらに文化的活動をするエネルギー源となる．また，その対概念として副食がある．

古代を振り返ってみると,メソポタミア,エジプト，ギリシア・ローマ，中国，インカなど古代文明の発達の基礎には，必ず主食となる穀物が生産，確保されていた．ところが，西洋の食事では主食・副食の観念や区別はないといわれている．パンが主食に分類されない背景には，長い食文化の歴史が関連している．人類は本来，雑食動物であり，さらに牧畜民族と農耕民族の二つに大別される．乾燥し土地が肥沃でないなどの理由で農耕に適さない地域では，狩猟を行ったり，人間の食物にはならない自然の草類で，牛や羊，ヤギのような家畜を飼育し，その畜産物を食料とした．ヨーロッパは農耕に向かない環境であったが，麦作をはじめた．しかしながら，同じ麦畑で毎年麦を連作することはできない．19世紀までは麦畑を3年に1回休耕させて牧場にする三圃式農法が行われて，休閑地で牧畜を行っていた.このような麦作の状態では,パンの供給量はかぎられており，主食になりえなかったと考えられている．

世界的にみると，コムギ，オオムギ，トウモロコシ，エンバク，ライムギなどの禾穀類が主食となっている地域が多く，東南アジアを中心に，イネが主食となっている地域がある．アフリカでは，雑穀が主食である．そのほかサツマイモ，キャッサバ，ヤムイモ，タロイモのようなイモ類が主食となっている地域も東南アジアやアフリカにみられる．また，ジャガイモと麦類の複合，インゲンマメ，ヒヨコマメ，ソラマメ，ササゲなどと禾穀類を合わせて主食としている地域もある．

日本の主食についてみると，奈良時代には，貴族や豪族層あたりだけが米を主食とし，下級役人の食生活では，米は主食の60〜70%ほどで，そのほか，コムギや豆類で補われていたと考えられる．一般の農民は米を主食とすることはできなかった．中世から近世，さらに明治時代に入ってもこのようなかたちが続いたが，米の主食化はしだいに上層から中層へと浸透していった．

昭和になってから米は徐々に国民全体に及ぶようになり，1942年の食糧管理法制定以降，全国的に米を主食とするようになった．それ以前は，イネとオオムギを複合して主食とすることは各地でみられており，地域によっては，ヒエ，アワ，キビ，トウモロコシ，ソバ，サツマイモが主食となっていた．わが国で米を主食とする食生活が完成したのは，米の生産が需要を上回った第二次世界大戦後ということになり，歴史的には新しいことである．

一般に，可処分所得が高くなると1日に必要なエネルギーをデンプン質の主食から摂取する割合は少なくなり，野菜類，肉類・卵類，牛乳・乳製品，油脂類，果実類からの摂取割合が多くなる傾向がみられている．

（丸井英二）

3-1-3
肉食と菜食

人類は，主として何を食べるかによって肉食と，菜食・穀食の二つに大別できる．肉食と菜食・穀食のいずれに比重がかかるかは環境条件によって決まってくる．菜食といっても，肉が供給・流通されないことによる歴史的，風土的な背景により，穀食を中心とした菜食もある．自然に肉食と菜食のどちらかに偏ることはあったが，それとは別に，宗教的な理由で肉食を避ける，あるいは近代の産物として主義として菜食を選択するという菜食主義がある．

放牧や狩猟以外に十分な食料を得ることのできない地域では，当然ながら，肉食文化が発達する．このような地域では，狩猟を行うか，または，人間の食物にはならない自然の草類で，牛や羊，ヤギのような家畜を飼育し，その畜産物を食料とした．このような農耕が不可能な地域に菜食・穀食文化が生まれ，根づくようなことはなく，以前は，極地，アラブ，アフリカ，また南アメリカなどにはみられなかった．もちろん，現在では，情報や物資の流通に伴い，このような地域にも菜食が広まりつつある．

肉食を避け，植物性食品のみを摂取して生きようとすることを菜食主義という．これはインド文化圏で特徴的にみられてきた．太古のゾロアスター教や，厳格派ヒンドゥー教，仏教，ジャイナ教などの宗教の影響を受け，ヒンドゥー教徒は菜食主義を遵守し，現在も約6割が菜食主義者といわれる．日本では，7世紀から19世紀（江戸末期）までの間，仏教や神道的な観念があり，公的には肉食が禁止されていたが，魚類，鳥類，ウサギ，イノシシなどは例外とされた．また牛肉や鹿肉もときには「薬喰い」という方便で食されていた．中国では道教，儒教，インドから伝えたられた禅宗によって菜食が広められ，唐の時代には一般家庭にも普及し，寺院素食･宮廷素食･民間素食とそれぞれが発展したが，その後のモンゴルの侵入などで衰退したといわれる．以上のように，「菜食主義」は，宗教，思想上の信条に基づいて信奉されることが多い．

もちろん，農耕に適した環境条件はインドから日本にかけてのアジア地域だけではなく，肉食文化を発展させた西洋にも菜食主義は存在した．紀元前6世紀のピタゴラスに始まり，ソクラテスに引き継がれ，プラトンに至って健康長寿の法としての菜食主義が説かれるようになった．

中世から近代にかけても著名人のなかに菜食主義者は存在し，19世紀の中ごろから近代菜食主義運動が展開された．菜食主義者にも幅があり，いっさいの動物性食品を拒否する超純粋派，魚は食べるというフィッシュ・ベジタリアン，魚も忌避するが卵は食べるというエッグ・ベジタリアンと数派が存在する．現代社会では宗教的理由だけでなく，動物性タンパク質の過剰摂取による内臓負担やアレルギーへの関与も研究されており，食肉生産の高コスト性や肥満防止からも菜食が支持されることが多い．

（坂本なほ子）

3-1-4
酒のある文化，ない文化

あらゆる人間社会に酒は登場する．現在，飲酒を禁じている社会であっても過去には酒が用いられた時期があり，酒の起源などについては世界中の多くの民族の間に神話や伝説が伝えられている．東洋西洋を問わず，酒は農耕文化の特徴的な産物であり，農作に伴う儀礼に用いられてきた．

中東地域に興ったメソポタミア文明や紀元前3000年ころのエジプトではビールを醸造していたといわれる．ギリシアではディオニュソスがブドウの栽培とブドウ酒の醸造をはじめたとされている．また，聖書には箱舟を降りたノアがアルメニアのアララト山にブドウを植えたとある．中国で酒がつくられたのは黄帝の時代とも禹王の時代ともいわれ，日本では木花之開耶姫（このはなのさくやびめ）が天甜酒（てんてんしゅ）をつくったと伝えられている．

現在のヨーロッパ固有の酒文化の特質は，ブドウ酒とビールを国民的飲料としていること，また容器にオーク材を用いることである．古代ギリシアではブドウ酒が酒神ディオニュソスへの信仰と強く結びつき，酒宴の飲みものであった．その後，ヨーロッパに広まったブドウ酒は，バッカス信仰を受けつぎながら，日常の食事と一体となった．さらに中世には，ブドウ酒はキリストの血の象徴であり，キリスト教会のミサになくてはならないものとなった．一方，修道院領は麦作農耕の最も先進的な経営単位でもあり，ローマ人のブドウ酒とゲルマン人のビールが共存するヨーロッパの酒文化がこの時期の修道院で形成された．現在でも，たとえばベルギーのビールの多くは修道院で生産されていることなどは，こうした歴史的遺産である．

飲酒を禁じている宗教としてはイスラム教がよく知られている．ユダヤ教徒やキリスト教徒は，イスラム以前にアラビア半島内部に酒をもち込み，イスラム発生期にはメッカの住民は頻繁に酒を飲むようになっていた．そうした飲酒の結果，さまざまな弊害が目につくようになり，禁酒について啓示を受けたムハンマドは，サタンの業であり信仰を妨げるものであるから，これを避けよという命令を下したのである．もちろん，厳格な禁酒の掟があるにもかかわらず，現実には必ずしもイスラム世界の各国でこれが厳格に守られているとはいえない．文学史上では酒を讃える詩や，酒を主題にした詩も多くつくられている．

中国では，殷の紂王が「酒池肉林」の遊びにふけって国を破滅させたことは有名である．また，日本にも浸透している「酒は百薬の長」という言葉が漢書のなかに記されており，歴史，文学などの書物のなかに酒は頻繁に登場する．中国においては，祭祀だけではなく，あらゆる儀式のさいに酒がつきものであったようである．

日本では，古代日本において酒は1人で飲むものではなく，神と人との交流の場である集団の儀礼のなかにあって飲むものであった．祭礼などが酒を飲む機会であり，時や所にかまわず酒を飲むようなことはなかった．鎌倉時代には，集団で飲む伝統として正月の椀飯があり，個人あるいは少人数で飲む習慣も少しずつ一般化していくようになった．

（丸井英二）

3-1-5
食のマナー

われわれ人類の食の特徴は，単に食物を摂取するという生物学的行為というだけではなく，文化的行為を伴う点にある．

動物の場合，外界に存在する食物をそのまま体内にとりこむが，人類の場合，自然の産物をそのまま食べるだけではなく，そのままでは食べられないものを食べられるように処理したり加工を行ったりする．より食べやすく，旨みを増すために調理する．その後にも，どのような形態や形式で口に入れるのかという，文化的要素が存在する．すなわち，食物が外界から口に入るまでに料理や食品加工の技術体系，そして，摂取行為，食事行動には文化が介在する．

現代では，さまざまな事情によって1人だけで食事をすること（個食）も多い．しかし，いかなる文化においても，1人だけで食べるのではなく，特定の集団の成員間で食物を分かちあい，共食をしていた．つまり，本来われわれの食事は個人的なものではなく社会的なものである．社会的行動である食事を円滑に進めるために，食事をともにする者の間の相互干渉を調整するための約束事が必要となる．これが儀礼化され，社会的に容認されたものがマナー（食事作法）である．

このマナーは，食物の種類，使用する食器の種類，住宅様式や家具，食事の場の性格，参加者の社会的地位や年齢や性別などによって変わる．いずれも文化的要素が大きいものであるが，食物の種類や食器についてはモノに対する態度と行動，また，その社会の精神に大きく反映されている．とくに，宗教や信仰の影響は非常に強く反映されている．

食物を口に運ぶ行為は，もともとは手づかみであり，現在でもアフリカ，アジア，南米などには手食の伝統が生きている地域がある．イスラム教徒やヒンドゥー教徒の間では，左手は不浄な手とされ，右手の指だけを使わなくてはならない．手食を行う地域のなかで，インドでは個人別に食物が盛り分けられるが，一般には，食物は大皿や大鉢などの共用の食器に盛られる．

箸や匙を使用する風習は中国にはじまり，東アジア諸民族に伝わった．箸の文化圏では，個人用食器である椀が並用される．飯と汁は個人用の椀に分けられ，他の副食物は共用の皿や鉢に盛られた．日本では，銘々膳（めいめいぜん）が普及し，すべての食物が個人に盛り分けられるようになった．

西洋の食事といえば，ナイフ，フォーク，スプーンの使用と料理ごとの皿が思い起こされるが，これらがヨーロッパで普及するのは18世紀以後のことである．中世にはスープの回し飲みや，1本のスプーンの回し使いもされていた．ナイフ，フォーク，スプーンのセットが1人ずつに配られる食事方法へと変化するようになって，食物が1人ずつの皿に配られるようになったのである．

（丸井英二）

3-1-6
飢餓と飽食の文明

飢餓は歴史的には飢饉と結びつけられることが多い．わが国でも，天変地異や気象変化によって農耕が打撃を受け，食料が絶対的に不足することがしばしばあった．近世になっても頻繁に飢饉が襲い，寛永，元禄，享保，宝暦，天明，天保の大飢饉などが有名である．江戸時代のみならず，明治に入っても凶作・飢饉は続いた．とくに冷害による凶作は東北地方をたびたび襲った．こうした飢饉には飢餓状態あるいは餓死がつきものであった．

しかし，飢餓は過去に起きた歴史的な事実との関わりだけではない．WHO（世界保健機関）は，現在でも地球上では途上国人口40億人のうち，アフリカを中心として8億人が飢餓状態にあると報告している．大きな広がりをもつ，きわめて現代的な問題である．

日本だけでなく，世界の歴史は飢餓との闘いの歴史でもあった．飢餓と向き合わずに数十年を過ごした時代はないだろう．その意味で，現代の先進国の状況はきわめて特殊な事態である．

飢饉のように，食べ物の総量が少ないために起こる飢餓がある．これは「自然的飢餓」ということができる．飢餓というのは本来的には個人の体験である．しかし，ひとたび視野を広げると，社会の飢餓がある．個人の飢餓と社会の飢餓とは多くの側面で異なる．個人が飢餓状態であることは絶対的な事実であるが，社会が飢餓状態にあるというときには，その社会全体が飢えているのではない．誰が飢餓状態で，誰がそうではないのかが問題である．これは総量が充足されているにもかかわらず，社会の内部で食料の配分が適切に行われないために起こる飢餓である．これは「社会的飢餓」である．

過去の例でも，江戸期には農村と都市の間の落差が激しく，天明の大飢饉のときでさえ江戸では飽食に浮かれ，食を遊びとして楽しむ文化が成立していた．問題の一つは，ある時代，ある社会で，かぎられた資源をどのように配分するかという政治経済システムのあり方でもある点に注意しておく必要がある．飢餓はきわめて政治経済的現象である．

わが国では第二次世界大戦後，いわゆる高度経済成長期までに成長した人々は多少なりとも飢餓体験をもっている世代である．しかし，その後の経済的に豊かな時代のなかで，飢餓を体験することはほとんどなくなった．冷害など食料不足の年であっても海外からの輸入で十分な食料を確保してきた．その結果，近年では全消費のなかで国内生産の占める割合である食料自給率は40%を割るようになっている．このことは，わが国の飽食体験が輸入の拡大によってまかなわれてきたことを示している．

現代は飽食の時代といわれているが，それは日本国内のことであって，世界的にみれば依然として食糧難の時代である．とくに途上国はいうに及ばず，先進国であってもその一部には飢餓状態の人々が存在している．

そうした国内の飽食傾向を背景にした現代の特徴的な現象の一つとして，つくられた（バーチャルの）飢餓がある．それはやせるためのダイエットである．飽食のなかで肥満が増加し，そのなかで意図的に自らを飢餓状態におくことでやせようとする．これは飽食の現代のなかでつくられた擬似的飢餓体験の一つのかたちであるということができる．飢餓の問題は人が食べるという行為を続けるかぎり，ついてまわる問題である．

（丸井英二）

3-1-7
共食から個食へ

人類の歴史を振り返ると，食事は１人で食べるのではなく，特定の集団の成員間で食物を分かち合いながら共食をすることが原則であった．人類に普遍的な共食の基本的な集団単位は家族であり，食料の獲得と分配に関する経済単位として成立したものと考えられている．そして，食事をともにすることが家族の連帯を象徴する手段となっている．また，家族より大きな集団でも共同飲食による連帯の強化の作用はみられる．

日本では，村運営のための寄合や，そのほかの集会にも共同飲食が行われる．同じ飲食物をともに味わうことによって親密感を増し，共同体的結合を強化しようとするものである．また，主従的結合や同志的結束を強めるために，酒の酌み交わしなどが武士団の党で行われた．一つの杯で酒を飲み合うことによって互いの心が結ばれるとする共食の一つであり，親子杯，兄弟杯，夫婦杯などもある．

このように共食は，単なる食物摂取行動というよりは人と人との関係を反映する社会的行動であることがわかる．食物は最も基本的な交換財であり，人々の社会関係を調整していく手段として利用されてきたことを意味する．親しい人間との共食だけでなく，他人に好意を示し，もてなすためにも飲食の提供が行われてきた．このほかに，一方的に提供される共食として，軍隊，職場，病院などにおける給食がある．

また，共食には人と人との共食以外に，神と人との共食がある．原始的宗教においては，宗教行事のさいに，神への犠牲として捧げた動物を神と人とで共食するという行為も行われていた．神人共食は，神前に捧げた食物や神酒を行事に参加した者同士で共同飲食をして，神とのコミュニケーションをはかり，親密を強め，生活安泰の保証を得ようとしていた．たとえば，日本の祭における直会（なおらい）はその例である．神に捧げた御食そのもの，もしくは同じものを司祭者·氏子が神前で相嘗する．世界の多くの宗教儀式において，神人共食，もしくは共同飲食は重要な意味をもっていることが多い．

ところが，現在は個食（１人だけで食事をすること）が多くなってきている．それにはさまざまな背景が考えられるが，社会の変化や人々の生活様式の変化，意識の変化によるところが大きいだろう．現代の食生活は，個別化，多様化，外部化として特徴づけることができ，これらは企業によって満たされ，提供され，その結果，個食が可能となっている部分もある．晩婚化や女性の社会化によって単身世帯が増加し，また１人暮らしの高齢者が増えて単身世帯化が進めば，能動的に共食行為をとらないかぎり，個食となってしまう．また，家族の形態をとっていても，家族の１人ひとりが自分の食べたいときに，食べたいものを，食べたいように食べるといった個別化が進んだ場合も個食が増加することになる．

個食には，現代的なメリットが多く含まれているが，一方，食事摂取量や質の問題，その結果としての健康問題，そして，精神的な側面に対する悪影響が懸念されている．

（坂本なほ子）

3-1-8
食のタブーと宗教

ある集団に属している者や，ある特定の状況におかれている者にとっては，社会的規制によって特定の食物を口にすることが禁止されているという「食のタブー」が設定されていることがある．そうした食のタブーを破ると社会的制裁を受けることもあるが，超自然的な力による罰を受けると信じられていることも多い．文化によっては，特定の食物が禁止されるだけではなく，特定の料理法が禁止されることもある．また，社会全体に共有されるタブーや，特定の職業や集団に所属する者が守らなくてはならないタブー，特別の時期のみに適用される食のタブーもある．食のタブーには宗教と結びつくものが多い．

宗教的な食のタブーは，社会全体に共有されるものである．神話的な祖先とかかわりをもつとされる象徴的な動物を食用とすることが禁じられることが多い．また，精神状態に強く作用するアルコール性飲料は，宗教行事と深いかかわりをもっている．人々が酩酊することによって日常的な人格を脱し，日常的世界ではかいまみることができない神が降臨して，神人一体の境地を体験することが可能である，と信じている宗教もある．

宗教行事の目的は，神と人間との間のコミュニケーションをはかることである．そのため，神に近づく者は現世的な穢（けがれ）のない状態であることが必要とされる．みそぎ，身体の清めもその手段の一つであるが，心身をより清める手段として，断食や特定の食物を断つことも行われている．

大きな宗教は信者たちの食事に対して，いまなお影響力をもち，食事の前後に神に祈りを捧げたり，宗教行事に伴う行事食を食べることが一般的な風習となっていることも多い．ヒンドゥー教徒は聖獣である牛を食用としないが，輪廻転生の観念に基づく殺生戒を守り，肉食をいっさい行わない菜食主義者がインドの人口の多数を占めている．

イスラム教ではコーランによって禁じられた豚肉や動物の血液などがタブーとされ，イスラム教徒が祈りを唱えながら，のど首をかき切って環殺した動物の肉，ハラルミートだけが食用として許されている．また，飲酒も禁じられている．断食月（ラマダン）には，日の出から日没の間，健康な成人男女はいっさいの飲食物を口にすることは許されず，食事は夜間にかぎられている．

ユダヤ教の食のタブーには，ひづめが分かれていず，胃袋で反芻（はんすう）することをしない動物（ブタやウマ）の食用禁止がある．また，うろこ，ひげのない魚である甲殻類もユダヤ教徒は食べてはならないことになっている．動物の調理法にも一定のルールが存在している．また，過ぎ越しの祭の間に食べることが禁じられている穀物もある．キリスト教でも，かつては灰の水曜日から復活祭前夜までの46日間には，日曜日以外は肉食が禁じられていた．現在でも金曜日には肉食をせず，代わりに魚を食べる習慣を守る人々も多い．

こうした食のタブーの果たす重要な機能は，タブーを共有する集団の連帯を強化する役割をもっていることであり，また食事に関する同一のタブーを守る人々は，共食集団を形成しうることになるのである．

（丸井英二）

3-1-9
酒と健康

「酒は百薬の長」は漢書にみえる言葉である．適度な酒は血液循環をよくし，食欲を増進させる．また，精神の抑制が緩み，精神的なストレスの解消となることもある．100歳以上の健康な長寿者の約6割は，毎日適量の酒を摂取しているともいわれている．

酒は，製造法から醸造酒，蒸留酒，混成酒の3種に分類される．醸造酒には，ろ過した清酒，麦芽，ホップ，ビール，果実酒がある．蒸留酒には，焼酎，ウイスキー，ブランデー，スピリッツ（茅台酒，アラック，テキーラ，ラム，アクアビット，ジン，ウォッカ）がある．混成酒には，白酒，合成清酒，中国や日本の薬酒，ヨーロッパ系の多くのリキュール類などが属している．

薬酒については，中国の漢代ころの成立と考えられる「神農本草」に薬草を酒に浸すことがあるという記述がある．その後，薬方の発達とともに薬酒の種類も増え，日本には漢方の伝来とともに薬酒も伝えられ「延喜式」典薬寮の項には環蘇酒が記されている．ヨーロッパでは，13世紀スペインの錬金術師アルナルドゥスが「蒸留で抽出したブドウ酒の精には生命を永らえさせる不思議な力がある」として，それを「生命の水」と命名し，薬としてヨーロッパに広まった．

現在の日本では，各種の酒の健康効果が注目されている．日本酒については，善玉のコレステロールを増やし，その結果，動脈硬化が抑制され，心臓病の予防となるといわれている．また,赤ワインについては,「フレンチパラドックス」とよばれる有名な話がある．赤ワインがよく飲まれている南フランスでは，脂肪摂取量が多いにもかかわらず，動脈硬化の患者がきわ立って少なく，この一見矛盾とも思われる事実が注目を集めた．研究の結果，LDL（低比重リポタンパク）の酸化を抑えるポリフェノールという物質が豊富に含まれていることがわかった．赤ワインだけでなく白ワインにも健康効果があると報告されており，大腸菌やサルモネラ菌などの細菌に対する強い抗菌効果が認められている．また，胃腸が疲れて,食欲が落ちているようなときにも,効果があるといわれている．また，近年増加しつつある痛風（高尿酸血症）に関して,ウイスキーなど蒸溜酒には，痛風の原因である尿酸値を高める「プリン体」がほとんど含まれていないために，痛風への影響が比較的少ないと考えられている．

もちろん，酒が健康に与える影響はよいことだけではない．飲酒は肥満に関連しているともいわれている．とくに，ビールは肥満を促進するといわれることがあるが,ビール自体は，それほど高カロリーではなく,肥満を促進する物質も含まれていない.ただビールには，ホップや炭酸ガスなどにより食欲を増進させる効果があり，食べすぎてしまうことが考えられる．

また，精神・身体への障害として，急性アルコール中毒，アルコール依存，それに基づくアルコール精神病が生じるとされる．適量をこえた摂取は，間違いなく心身に悪影響を与えるといえる．（丸井英二）

3-1-10
たばこと健康

「たばこ」というとき，多くは植物のたばこを加工したシガレット（巻煙草）をさす．たばこはナス科の大型1年草で，全草に毛があり，有毒で，食べると死にいたる．タバコ属の野生種は数十種あるが，栽培種は数種であり，品種はきわめて多く，南アメリカ原産である．たばこの加工製品は，葉を乾かして発酵させ，喫煙用に葉巻，巻煙草，刻み煙草，嗅ぎ煙草，噛み煙草などがつくられている．

アメリカ大陸がコロンブスによって発見されたころ，原住民のインディオは，たばこを栽培し，利用していた．たばこは単なる嗜好品ではなく，超自然的な力をもった植物であり，宗教的な儀式には欠かせないものであった．また，たばこ，とくにその煙には病気を治し，傷を化膿させない特別な力があると信じられており，病気の治療に使われた．病人をたばこの煙でいぶすことは，南アメリカのインディオの標準的な病気治療法の一つで，現代においても民間治療で使われることがある．

たばこは，16世紀初頭にスペイン人によって初めてヨーロッパに伝えられた．1550年代から60年代に急速に広まり，観賞用，薬用に栽培されるようになったといわれる．急速な栽培地域拡大は，たばこが新しい万能薬として紹介されたからである．たばこは，ペストをはじめ，さまざまの病気の治療にヨーロッパ中で使われたが，17世紀以降は，しだいに嗜好品として定着するようになった．日本にたばこが伝えられたのは，1570年代にポルトガル人によって長崎へもたらされたものが最初とされている．そして，1600年ころにはたばこの種子が輸入され，栽培がはじまっている．国産の紙巻たばこは1872年に現れた．

1950年代にドールとヒルの研究によって肺がんと喫煙の関係が発表されて以降，健康と喫煙について多くの研究が行われてきた．たばこ喫煙者では，非喫煙者に比べて，慢性気管支炎や肺気腫などの呼吸器病をはじめとして，肺，口腔，喉頭，食道のがん，狭心症や心筋梗塞あるいは脳血管の障害の発生率が高いことが知られている．また，喫煙妊婦では死産の危険が高いことや，出生児の体重が低いことも報告されている．

喫煙が健康に与える影響を考えるさいには，自発的・能動的な喫煙以外に，非喫煙者が自らの意志に反して余儀なくたばこ煙にさらされ，吸煙を強いられる受動的喫煙についても考えなくてはならない．喫煙の害は個人にとどまらない点が重要である．喫煙によって，空気は汚れ，臭いや煙などで他者を不快にするだけでなく，他者の発がんの危険率を高めることも指摘されている．世界保健機関（WHO）は，喫煙による健康障害に対処するための加盟各国への勧告のなかに，「たばこ煙に汚染されない大気を非喫煙者が享受する権利を擁護すること」という1項を加えている．喫煙と健康の問題は，個人の健康問題の域を脱して，集団の健康問題，公衆衛生の次元で検討されるべき時期にきている．（丸井英二）

3-2 からだを飾る—服飾，刺青

3-2-1 なぜからだを飾るのか

ひとが衣服を着るのは，からだを保護し，からだにとって快適な環境をつくるためである．寒暑や風雨などの悪天候や外敵から，仕事や活動のさいには外傷から護り，からだを心地よい状態に保つために，衣服はひとにとって不可欠である．このような衣服の保護機能には物理的な側面とともに，呪術的あるいは心理的な側面がある．ここに，からだを飾る必要性が生まれる．

たとえば衣服を赤く染め，飾るのは，この色が健康によいという迷信があるためでもあった．ヨーロッパでは麻疹の子を赤い布でくるむことが勧められ，赤珊瑚の首飾りやヒイラギの赤い実が子どもの護符として使われてきた．日本では江戸時代に疱瘡の患者に紅いものが効くと信じられ，彼らに紅紬や紅木綿の服を着せた．誕生石という習慣があるが，これは宝石の呪術的効能を信じたヨーロッパ古代以来の博物学の知識にさかのぼる．宝石は各種の病に効き，災害からひとを護ると信じられてきた．石を粉末にし，服用するケースもあり，石の成分に治癒の効果が期待される場合があったものの，多くはまじないとして身につけられた．からだを飾ることは，あらゆる災厄から身を護ろうとする，ひとの自然な行為である．

■ からだの整形あるいは変形

ひとはからだのかたちを矯正・整形するために服を使うことがある．赤ん坊を四角い布で手足をともにくるみ，紐やリボンで巻いて固定する産着は，ヨーロッパで近代まで残り，今日でも一部の民族に残されているが，これは赤ん坊のからだに奇形が生じないようにという配慮から生まれている．コルセットも同じように矯正を目的として使われたが，同時に胴をいっそう細くし，女性性を強調するためでもあった．男性の生殖器官を強調するかのように，ズボンの股間に大きな袋状の装飾を付けた時代も西欧にはある．肩をいからせたり，なで肩にしたり，からだのシルエットをさまざまに変えてひとは服を着てきた．からだの自然なかたちを誇張・変形するために，ひとは服を着てきたといってよい．

■ からだの社会化

ひとはなぜ，からだのかたちを変えなければならないのか．それは誰しもが基本的には同じからだをもっているから，社会のなかでおのれの個性を主張するには，そのシルエットを変え，さまざまな色と模様の衣服でからだを飾り，独自性を示さねばならないからである．つまり，威厳を誇示し，職業を明示し，集団の一員であることを示し，あるいは別の集団からの差異化をはかるために，ひとはからだを飾る．ある種の職業にある制服や生徒の校服，また規則で定められているわけではないが，等しく着るサラリーマンのスーツや大学生のリクルートスーツなどは，社会のなかで各人がおかれている立場を明らかにする服装の代表である．とはいえ彼らの服装はすっかり同じというわけではなく，ネクタイの柄にこだわるとか，微妙に色合いを変えるなど，細部において着るひとの趣味，すなわち個性が現れる．ひとはからだを飾ることによって自己の存在を主張し，初めて社会のシステムのなかに身をおくことができる．

（徳井淑子）

3-2-2
ズボンとスカート：服装におけるジェンダー

■ ジェンダーとは

セックスという言葉が生物的に異なる男女の性差をさして使うのに対し，社会がつくり出した男女の性差をジェンダーという．たとえば，子どもを産むことは女にはできても男にはできないというのは生物的な性差，つまりセックスの違いによるが，もし生まれてきた子どもの育児をもっぱら母親の務めとする習慣があるとするなら，これは社会がつくり出した男女の性差，すなわちジェンダーによる規範である．このようなジェンダーの形成に衣服は少なからず役割を果たしている．たとえば，ヨーロッパとその文化の及んだ広い地域に，男の子には青が，女の子にはピンクがふさわしいという社会通念があるように，社会が男の子にふさわしい色，女の子にふさわしい色を暗黙のうちに定め強制することがある．親はそれにしたがって子を育てようとし，一方の子どもたちは，男の子であり女の子であることを青い服とピンクの服で自覚し，男の子らしさ（強さとか勇ましさとか），あるいは女の子らしさ（優しさとか可愛いらしさとか）を学んでいく．衣服は男女間の社会的性差を映し出し，その意識をいっそう強固なものへとしていく働きをする．

■ ズボンとスカート

なぜ男はズボンをはき，スカートをはかないのか．女はズボンをはくことがあっても，なぜスカートを手放すことはないのか．これもまた同じように社会慣習であり，ジェンダー規範である．生物的な男女のからだの違いに理由があるのではない．ヨーロッパの歴史のなかでズボンが男のシンボルとして意識されはじめたのは中世までさかのぼり，男のズボンはたしかに古い歴史をもっている．しかしこれが女のスカートと対置されて意識されるようになったのは，社会で働く夫と家庭を守る妻という男女の役割分担が明確になった19世紀のことである．産業社会の到来とともに夫と妻の生活空間が分かれ，このときから紳士服は合理化の道をたどる一方で，家庭ですごす女性の服には装飾性が残されることになった．つまりズボンとスカートという男女の着分けの背景には，男女の役割分担に代表される近代ヨーロッパのジェンダー規範が存在している．19世紀末にはスポーツの流行が女性にズボンをはく機会を与えたが，女性がふつうにズボンをはくようになったのは，20世紀も1960年代のことである．今日の男女の服装の接近は明らかに現代の男女共同参画社会を示しているが，一方でなお従来の着分けを残していることは，ジェンダー意識の変革は容易ではないということだろう．

■ 異性装

女装や男装はいつの時代にもあり，かつつねに好奇の目でみられてきたが，それは上に述べたような社会が認める男女の役割分担や男らしさ・女らしさを根底からゆさぶり，社会秩序に反することだったからである．とくに男の女装にはある種の軽蔑観さえ示されてきたが，それは女を男より劣ったものとみる意識のためであった．一方で女性の男装は比較的，好意をもって受け入れられており，王位を捨てた17世紀のスウェーデン女王クリスティーナや19世紀フランスの作家ジョルジュ・サンドなど男装の麗人の話題は多い．彼女たちがズボンをはいたのは，生来の男のような性格のためであったことはもちろんだが，男女の社会・生活空間がはっきりと分かれていた時代には，身の安全と社会活動のために男に変装する必要性が女には少なくなかったという事情もあった．　　　　（徳井淑子）

3-2-3 コルセット

■ ヨーロッパ人の身体観

コルセットはからだの自然なかたちに手を加え，人工的に成形しようとする西欧人の意識のひとつの顕著な現れであるかもしれない．日本の着物が平面的な構成でなりたち，布をからだに巻きつける形式であるのに対し，ヨーロッパの衣服はからだに合わせて立体的に構成されてきた．しかも日本の着物が何百年もほとんど同じ形態を保ったのに対し，ヨーロッパの衣服はからだのかたちを誇張し，変形させ，シルエットを絶えず変化させてきた．そのようなヨーロッパの人々の身体に対する意識を代表するのが，コルセットといえるだろう．細いウエストと，豊かな胸と腰をかたちづくるコルセットがヨーロッパ史上に顕著に現れるのは，男女の服装の差異が拡大する16世紀のことで，以後20世紀初頭にいたるまで女性性のシンボルとして存続した．ただし「砂時計のような」シルエットが紳士服に求められた19世紀前半には男もコルセットを着けており，必ずしも女の占有物ではない．コルセットは刺し子にした固い布や，そこに鯨の髭や針金を入れてつくったが，鋼鉄製のものさえあった．

■ 健康上の賛否

いつの時代にもコルセットの着用には健康上の理由から批判があった．ひとのからだも，それを包む衣服も健康的で自然であるときに美しいと考える16世紀フランスの思想家モンテーニュは，コルセットが食い込んで死ぬことさえあるのに，美しくなるために女性はそれをいとわないと皮肉り，人間の不合理性をついている．18世紀のルソーは，体型のくずれはしかるべき年齢になれば不愉快なことではなく，むしろ「雀蜂のように二つに区切られた姿」に不快感を覚え，悩ましげな様子には憐れみさえ催すと述べ，コルセットを断罪している．ルソーの批判は当時の医者の意見にしたがったもので，一方には，ぐにゃりとした女のからだにはコルセットという支柱が必要であり，子どもや若い女性には脊柱の湾曲を防ぎ，内臓をしかるべき位置に保つために有効であるとする意見も多かった．乳児を紐で巻く産着が手足をまっすぐにするためであったのと同じように，コルセットにも予防としての意味が与えられていたわけである．19世紀には，肺病，頭痛，胃痛，ヒステリー，流産などさまざまな疾病の原因になるという医師の警告はいっそう増え，子どもには中止されたものの，女性の間でコルセットが廃れることはなかった．

■ エロチシズムの社会性

健康への被害がいかに説かれようともコルセットが廃れなかったのは，モンテーニュが指摘したように健康被害や苦痛よりも美しさへの願望が勝ったためである．そして美しさへの願望には社会的な理由があった．19世紀にコルセットの着用を厳しく求めたのはブルジョア階級の母親たちで，それは娘のよき縁談を願ってのことだった．ウエスト周りが46 cmにまで達したくびれた胴は，要するに男を魅了するエロチシズムの対象であった．また労働を免れた有閑階級の脆弱さのしるしであり，よき家庭夫人のしるしでもあった．実際1910年代にコルセットが廃れはじめたのは，第一次世界大戦も重なって女性の労働が一般化し，そのために機能性が求められた結果であって，決して医学上の理由からではなかった．コルセットと交替するように，この時期にブラジャーが登場したが，それも機能的理由から胸を偏平にするためであった．からだのかたちがどうあるべきかは，きわめて社会的な事象である．（徳井淑子）

3-2-4
抜　歯

抜歯を健康な歯を抜く習俗としての抜歯，歯科的処置としての医学的な抜歯，抜歯ではないが歯を失うこと（喪失）とその予防という健康科学の立場から述べる．

■ 習俗としての抜歯

人類学では健康な歯を抜歯する習俗としての抜歯が，先史時代から現代までオセアニア，東アジアで行われ，日本では縄文時代から古墳時代に行われたことが報告されている．これらについては鈴木尚，池田次郎，渡辺誠，春成秀爾らが詳しくまとめているので，それらの研究に基づいて述べる．

(1)　日本の縄文時代の抜歯

抜歯の様式は渥美半島と浜名湖との間を境に東日本と西日本で異なっていることが明らかにされている（渡辺）．すなわち，東日本では犬歯のみ抜去する様式（第Ⅱ群）に対し，西日本ではそれ以外の歯まで抜歯する様式となる．とくに西日本ではさらに，渥美半島から大阪湾まで（A 地区），大阪湾から瀬戸内海まで（B 地区），およびそれ以西（C 地区）によって抜歯様式が異なっているという（図 1）．縄文時代の抜歯様式は，0 型：上顎左右犬歯抜歯，2C 型：上下顎左右犬歯抜歯，2C2I 型：上顎左

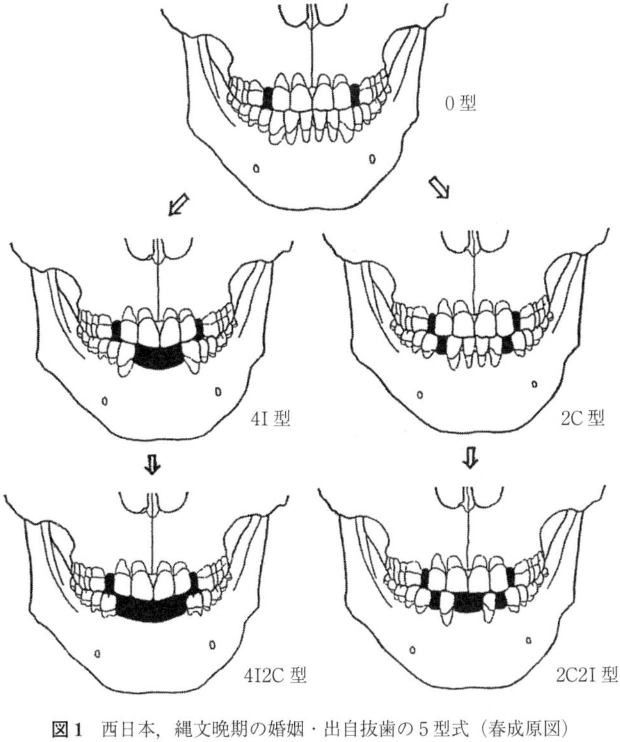

図 1　西日本，縄文晩期の婚姻・出自抜歯の 5 型式（春成原図）
（吉岡郁夫：身体の文化人類学－身体変工と食人－ p. 219，雄山閣出版，1989 より）

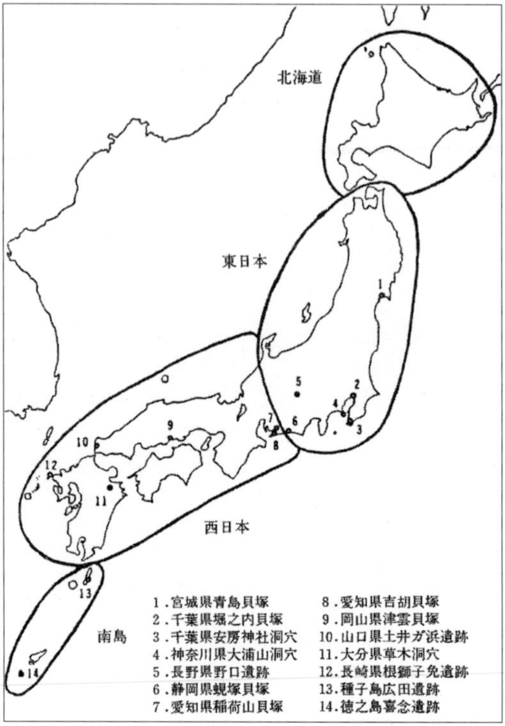

図2 抜歯風習の地域差（付・主要遺跡分布図）
（渡辺誠：考古学ジャーナル No. 10, 1967）

右犬歯抜歯と下顎左右犬歯抜歯および下顎2切歯抜歯，4I型：上顎左右犬歯抜歯と下顎4切歯抜歯，4I2C型：上顎左右犬歯抜歯と下顎4切歯抜歯および下顎左右犬歯抜歯の5型に分けられるという．岡山県笠岡市の津雲貝塚では2C型が男性に多く，4I型は女性に多かった．興味深いのは縄文社会の婚姻形式との関係で，2C型は自氏族，4I型は他氏族の出身であることを示すという．そして，その結果，東日本では夫方居住（嫁入婚），西日本では妻方居住（婿入婚）であったことを示すという（図2）．

⑵　抜歯習俗の理由

習俗として抜歯は現在の世界各地の調査や古代の状況からつぎのような説がある．①成人式のため（肉体的試練），②服喪のため（近親者の喪に服す），③婚姻のため（嫁ぎ先の平安を祈念して結婚の前に行う），④刑罰のため（ハムラビ法典），⑤美容のため（八重歯にならないため），⑥発育のため（ある発育をするため）．

■ 歯科的処置としての医学的な抜歯

⑴　顎骨中に生えている歯を手術的に抜くことを抜歯という．

⑵　抜歯をする場合は①その歯に歯科の治療を行っても歯の働きが期待できないとき（高度のむし歯，歯周病で歯を支援する骨が高度消失したものなど），②その歯に病気（疾患）がないが，その歯があると周囲の歯や口腔組織に障害を与えるとき（埋

伏歯，過剰歯，歯並び（矯正）の治療のため，入れ歯（義歯）を作製するためなど），さらに ③ 全身の疾患の原因である歯などがある．

(3) 手術的に抜歯をするとき，とくに注意しなければならないものには，患者が ① 心臓疾患（虚血性心疾患など），② 血液疾患（急性白血病，再生不良性貧血など），③ 重症の糖尿病，④ 妊娠中などの全身的な状態と，① その歯の周りに急性炎症があるとき，② 悪性腫瘍が近くにあるときなどの局所的な状態がある．

(4) 抜歯の手順はつぎのようである．

① 抜歯する歯と周りの消毒および局所麻酔をする
② 歯の周りの組織（線維）を切断する
③ 歯を脱臼させる
④ 抜歯鉗子で歯を抜去する
⑤ 抜歯部（窩）の清掃（掻把）
⑥ 感染予防の小錠剤を挿入
⑦ ガーゼを噛ませて止血する
⑧ 必要に応じて薬物投与
⑨ 抜歯後の注意事項を指示

(5) 抜歯部（窩）は抜歯により出血し，その後，血餅で満たされる．血餅は感染の予防や創面の保護をする．抜歯 2～4 日で歯肉の上皮が伸長して，1～2 週間で肉芽組織ができ，血餅が脱落する．3 か月後には抜歯部は新生骨で満たされ，義歯作製が可能となる．

■ 歯の喪失とその予防（8020 運動）という健康科学

(1) 国民の歯の喪失歯数

日本の国民の歯の喪失は年齢とともに増加していく．喪失歯数（保有歯数）は，40～44 歳で 1.84 歯（26.88 歯），50～54 歳で 4.37 歯(24.13 歯),60～64 歳で 8.01 歯(20.39 歯)，70～74 歳で 15.56 歯（12.69 歯），80～84 歳で 20.77 歯（7.4 歯）となっている(1999 年厚生省歯科疾患実態調査).

(2) 歯の喪失理由

歯の喪失原因は，う蝕によるものが 30 歳ごろまでは約 70%，40 歳以上でも 50～60%を占めている．40 歳以上では歯周疾患が 40～50%となる．前歯は歯周疾患，臼歯はう蝕で喪失していることが多い．

(3) 「80 歳で 20 歯以上自分の歯をもとう」（8020 運動）の展開

80 歳時に自分の歯を 20 歯以上もとうという，いわゆる「8020 運動」が 1989（平成元）年日本でスタートした．これは「日本食のなかで最も噛みにくい酢ダコ，古たくあんを自分の歯で噛むには喪失歯が 10 歯以内であることが必要」という豊田の研究（後藤ら 1985）をもとに，自分の歯 28－喪失歯 10＝保有歯 18 歯≒20 歯というように，保有歯数を目標に変更し，国が 1989 年に国民的健康づくりキャンペーンとして展開しているものである．2000（平成 12）年に作成された「健康日本 21」にも取り上げられ，2010（平成 22）年には 80 歳で 20 歯以上保有している人の割合を，現状の 11.5%から 20%にしようとの到達目標が示されている．（中垣晴男）

3-2-5
入　墨

皮膚に針を刺し，墨その他の色素を入れて，文字，紋様，絵画などを永久的に描くことをイレズミ（tattoo）という．多くの異名，同義語があり，最近は「入墨」「文身」「刺青」の文字を当てることが多い．世界各地で古くから習俗として行われ，日本では『魏志』倭人伝に「黥面文身」（げいめんぶんしん）とあるのが最も古く，BC 3世紀（弥生後期）ごろの潜水漁民の習俗を記している．当時は顔の入墨を「黥面」，四肢や体幹のそれを「文身」と区別していた．

■ 施術による症状

施術後の局所症状と経過は施術方法や個体によって多少の差がある．入墨は，医学的な手術のような局所麻酔をしないで針を刺すので，必ず痛みを伴う．しかも針は真皮以下に深く刺すので，出血が起こる．これは毛細血管の損傷が主であるから，圧迫すると止血することができる．血痂は3～7日ぐらいで脱落する．施術部には機械的・化学的刺激によって急性炎症が生じる．この炎症は，発赤，腫脹，疼痛などであって，入墨に特有のものではない．炎症は2週間ぐらいでなくなり，約1か月で正常の皮膚にもどる．一度に広範囲に入れると全身症状が起こることがある．全身倦怠，食欲不振，疲労，頭痛，口渇，著しいときには発熱，悪心，嘔吐，脳貧血，眩暈，不眠，胃腸症状，運動失調，関節痛，乏尿，尿閉などを伴うことがある．ときには失神，ショック死をきたすことがあるという．

■ 組織学的所見

色素顆粒は真皮から皮下組織まで達し，真皮以下に入った墨は青味を帯びてみえる．これは可視光線が皮膚の深さによって，到達する波長が異なるためである．顆粒は大食細胞によって異物として取り込まれ，光学顕微鏡では年月を経て，リンパ管の周囲に集まるという所見がある．結合組織の間隙にあるようにみえた顆粒は，電子顕微鏡ではすべて細胞内にあることが報告されている．これらの所見は，生体が顆粒を異物として体外へ排出しようとする機構を示すものと考えられる．近年まで沖縄で行われていたハジチ（入墨の異称）は歳月が経つと色が褪せるので，中年になると再施術が行われていた．この褪色の理由はまだ解明されていないが，リンパ節にも色素顆粒を含む炎症性変化があり，異物巨細胞が現れるので，リンパ管を通じて多少は皮膚の外に排出されると推測される．

■ 合併症

施術による合併症として，発赤，腫脹，接触皮膚炎，湿疹様変化，剥脱性皮膚炎，紅皮症様発疹，全身のアレルギー反応などが報告されている．入墨をした皮膚の機能が正常かどうかは，はっきりしたデータがない．皮膚知覚のうち，痛覚，触覚は正常かわずかに鈍くなるといわれる．温覚と冷覚は鋭敏になるというもの，鈍くなるというもの，変らないという意見があり，一致しない．光学顕微鏡で観察できるような狭い範囲の組織像では，個体や部位によって所見が異なると考えられ，それをもとにした全身の知覚を論じるのは無理がある，といえるだろう．入墨を取り除くには，少なくとも真皮まで，一部は皮下組織まで除去しなければならないので，除去後に皮膚を移植する必要がある．移植皮膚は本人のものを用いるため，広範囲の手術は，従来の方法では困難な例が多い．　（吉岡郁夫）

3-2-6
纏 足

纏足（foot-binding）の起源については諸説があるが，五代北宋（10世紀）にはじまるという説が有力である．かつて中国では，女性は足の小さいことが美人の条件の一つとされ，足の骨が完成しない幼女のころから足に長い布を固く巻きつけて，足の成長を抑える習俗があった．この習俗あるいはその足を纏足という．この習俗は明・清の時代に盛行し，清末以後何度も禁止令が出たが，伝統の力もあずかって大正末期（1925年）ごろまで続いた地方もあった．

これはおもに漢民族の間で行われたもので，中国全域の習俗ではない．しかし，それが行われた女性人口と地域の広がりを考えると，優にほかの身体変工（身体に永久的な人工的加工を加えること）に匹敵する．華南では広東には少なく福建に多い．台湾には福建系住民が多いので，纏足が多かった．そのほか蒙古族や満州族の一部にも行われた．

施術は4，5歳ごろからはじめたという報告が多いが，10歳前後に開始したという例もある．開始から完成までの約3年間は非常な苦痛を伴うが，それと引きかえに，結婚と美人の二つの条件を得ることができた．纏足の足底のアーチ（土踏まず）はきわめて強く前後に曲がり，足背は著しく隆起した甲高になっている．母指は自然の状態であるが，第2〜4指は底側に折れ曲がり，自動運動はまったくできない．足は全体として爪先が尖り，踵は幅広く，後方に突き出ず，その長軸がハイヒールの踵のように垂直に近くなる．その結果爪先から後端までの長さは，ある報告によると16〜17 cmが最も多く，最小はわずか12 cmにすぎない．纏足では歩行が制限されるので，下腿は細く腓の周径も非常に小さい．下肢骨も正常のそれに比べてきゃしゃであると報告されている．

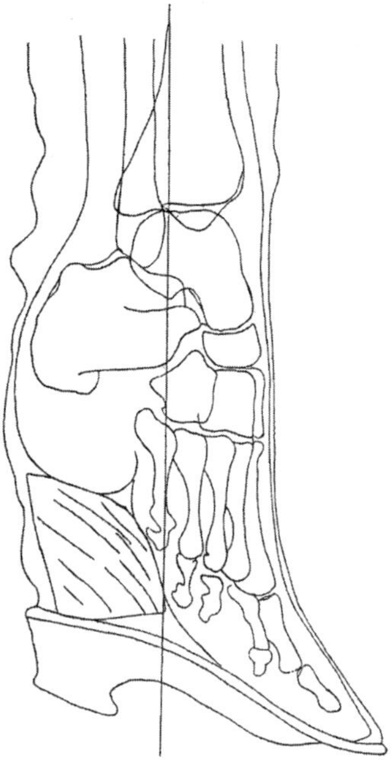

図1 纏足のX線像
（H. Virchow, 1903による）

纏足が完成すると，直立してからだを安定させることが難しくなるため，美しい魅力的な歩行（蓮歩）ができるように歩行訓練をはじめ，纏足のマナーを習得する．歩行時の姿勢は股関節を軽く外転し，膝関節を伸ばして左右の踵を離し，下肢は外旋する．爪先は60度以上の角度で開くという記載が多い．脊柱は下へ行くにしたがって軽く前方へ突き出し，腰椎下部では最も強い前弯になる．下腿の発達がよくないので，大腿と殿部はよく発達しているようにみえるが，骨盤の生体計測では，正常の骨盤と比べてはっきりした差異は認められていない．

（吉岡郁夫）

3-2-7
美容と癒し

「癒し」とは,本来「傷病などの治癒」「回復」などの意味であるが，めまぐるしく変化する現代社会では心身の「癒し」が求められるようになり，ガーデニング，ヒーリング音楽，温泉やスパ，アニマルセラピー，そしてアロマテラピーを含むエステティックなどが「癒し」効果があることで人気を集めている．とくにエステティックはスキンケアやボディケアを行いながら心身のリラクセーションを通して健康美を追求するもので,「癒し」と「美容」の両側面をもっている．

■ エステティック

エステティックでは，施術に伴いカウンセリングを行っているが，顧客が自分の悩みをエステティシャンに話して気持ちが楽になる，ストレスが解消されるなどの効果がある．このように，こころの癒しとしてカウンセリングの果たす役割は大きい．

もうひとつのエステティックの癒し効果は，五感（視覚，聴覚，嗅覚，味覚，触覚）に心地よい刺激が加わることである．とくにマッサージなど直接肌に触れられることによって，肌の触覚から脳へ心地よいという情報が伝わり，身体はもちろん精神的にもリラックスしてストレス解消になる．過度のストレスは体調に悪影響を及ぼし，ニキビ，シミ，肌荒れなど肌トラブルの原因となるので，ストレスの解消は美肌には不可欠なものとなっている．

エステティックの美容効果は，施術によって肌状態や体型が改善することである．女性は効果を実感すると，嬉しくて気持ちも明るくなる．さらにおしゃれにも気を配るようになるため，美しくなって自信がもてるようになる．その結果，性格が明るくなり，社交的あるいは活動的になったり,生き方も積極的になるといわれている．このようにエステティックによって心身ともにイキイキと元気になる例が多い．

■ 化粧

美容のなかでは化粧による癒し効果も明らかになってきている．顔にアザや傷跡のある人は人の目を気にしてこころが傷つき，社会的不利を被っている場合が多い．化粧で気になる部分を目立たなくすることによってこころが癒され，悩みから解放されて社会生活をより積極的におくることができるのである．

また，老人ホームや老人病院などで高齢者における化粧の効果が明らかになってきている．たとえば，女性高齢者が化粧をした結果，笑顔のない人に笑顔がみられるようになった，無口な人が人と話をするようになった，社交的になった，人の輪に積極的に加わるようになった，痴呆が改善した，美容に興味をもつようになりおしゃれになった，リハビリに積極的に取り組むようになったなど，ポジティブな変化が多く報告されている．また，化粧の身体への影響については，化粧をすると白血球のNK細胞の活性が上昇するとの報告がある．つまり，身体の免疫力が上昇したということであり，化粧はこのように心身の健康を保つのに役立っている．

■ ソシオエステティシャン

フランスでは美容のこの癒し効果を医療や福祉の分野で活用している．エステティックの歴史の長いフランスではソシオエステティシャンとよばれる専門家が病院，老人ホーム，リハビリテーションセンター，刑務所などで入院患者や入所者にエステティックを行っている．エステティックで心身が癒され，生きる意欲が高まって治療効果が上がる，社会復帰が早まるなどの効果がみられるという．（手塚圭子）

3-2-8
美容整形

医療技術による美の探求は，一般に美容整形とよばれているが，医療施設では美容外科と標榜され，形成外科と併設されていることが多い．美容外科は形成外科から派生した分野のため，技術的な共通点は多いが，両者の目的は異なる．

形成外科は「身体表面と，それに近い組織･器官の先天的異常と後天的欠損に対し，形態的，機能的，精神的再建をはかり，患者の社会復帰を目的とする」のに対して，美容外科は「正常な外貌に対して，より以上の美的結果を求めて手術を行う」ものである．たとえば，乳がんで乳房切除後の再建手術は形成・再建外科の領域にあるが，ただ単に乳房を大きくする手術は美容外科にあたる．疾患を理由に行われる前者（乳房再建）には健康保険が適用されるが，美の追求を主たる目的とした後者（豊胸）には適用がない．

美容整形は，眼瞼，鼻などの顔面の手術のみならず，乳房や腹部，四肢といった身体の各部位に対して行われる．眼瞼を二重にする重瞼術，鼻を高くする隆鼻術，顔のシワ・たるみをとる除皺術，乳房を大きくする豊胸術，腹部や下肢の脂肪除去手術が，美容外科の代表的な手術である．外科手術以外にも，薬剤・レーザー・光線治療によるシミ・シワ取り，ケミカルピーリングといったアンチエイジング治療，レーザー脱毛などが美容外科で行われている．

今日，こうした美容整形は一部の人たちのものではなくなった．美容整形がより身近に感じられるようになったのは，テレビや雑誌の宣伝効果はもとより，「より美しくありたい」という人間の根源的な欲求を満たす手段として，美容整形を選択できる社会になり，それを選ぶ人が増えたからである．美容整形は，化粧では成し得ない変化と，長期間ないしは半永久的な効果をもたらすため，実に魅力的である．

人間は，個人差はあっても「美」に対して敏感である．自然の美に感嘆し，絵画・彫刻などの造形物，建造物に美を見出すばかりでなく，人間の容姿にも美を求める．そして，他者の容姿への賞賛，憧憬，嫉妬，しばしば自己の容姿に対してもっと自信をもちたい，満足したいという願望につながる．これが病的になると，醜形恐怖症（自分の正常な外貌を異常だと感じ，周りの人もそのように感じていると思い込む状態）となり，複数の美容外科の受診をくり返し，いつまでも満足できない状況におちいってしまう．

美の探究は自己の内面にとどまらない．自分の魅力を他人にアピールする手段でもある．就職や恋人探しに有利になることを期待して美容整形を受ける人は少なくない．外貌と個人の性格や能力を安易に関連づけることはできないが，美醜の判断基準が社会にある以上，個人が社会生活をおくるうえでその影響は避けられない．外傷後の顔面醜状が人格形成や就業に不利であるとして慰謝料の請求を認める交通事故裁判の判例は，外貌が社会生活のなかで果たす役割を端的に示している．

今日の美容整形は医療というよりも，むしろ社会的枠組みのなかで行われているといえる．そのため，医療技術を用いた美の探究の是非は，個人や個人が属する社会の価値観に委ねられる．他方，美容整形が精神障害の緩和や生活の質（QOL）向上などに寄与するという研究結果が美容外科の専門誌で発表されはじめており，今後それが広く認知されるようになれば，美容整形の医療としての意味合いが強まると考えられる．

（市川政雄）

3-3　からだを鍛える―スポーツ

3-3-1
健康・体力づくり

■ 体力と行動体力

「体力」は，時と場合によってさまざまな意味で使われている．サッカーの試合をみて，「さすがに体力が違う」という場合の体力は行動体力を，「体力があるから風邪を引かない」の体力は防衛体力を意味している．

猪飼は，体力には身体的な要素と精神的な要素があるとし，それぞれを行動体力と防衛体力に分類している．たとえば，走るという運動を行うとき，筋力や筋持久力，全身持久力などの身体的な要素だけでなく，走ろうという意欲や意志などの精神的な要素も関連してくる．いずれも行動に関わるので行動体力である．身体的な防衛体力とは，行動体力の前提となる身体の構造や機能，温度調節，環境への適応力，病原菌などに対する免疫力などである．精神的な防衛体力は，精神的なストレスに対する抵抗力などをさす（図1）．

このように体力を総合的にとらえることも大切であるが，最近では，体力といえば，身体的な要素の行動体力をさすことが多い．行動体力は，運動能力を構成する基本的な体力要素であり，つぎの四つに分類することができる．

① 運動を起こす体力＝筋力，瞬発力（筋パワー）

② 運動を持続する体力＝筋持久力，全身

- 体力
  - 身体的要素
    - 行動体力
      - 形態
        - 体格
        - 姿勢
      - 機能
        - 筋力
        - 敏捷性・スピード
        - 平衡性・協応性
        - 持久性
        - 柔軟性
    - 防衛体力
      - 構造…器官・組織の構造
      - 機能
        - 温度調節
        - 免疫
        - 適応
  - 精神的要素
    - 行動体力………
      - 意志
      - 判断
      - 意欲
    - 防衛体力…………精神的ストレスに対する抵抗力

図1　体力の分類
（猪飼道夫，運動生理学入門，杏林書院，1969より）

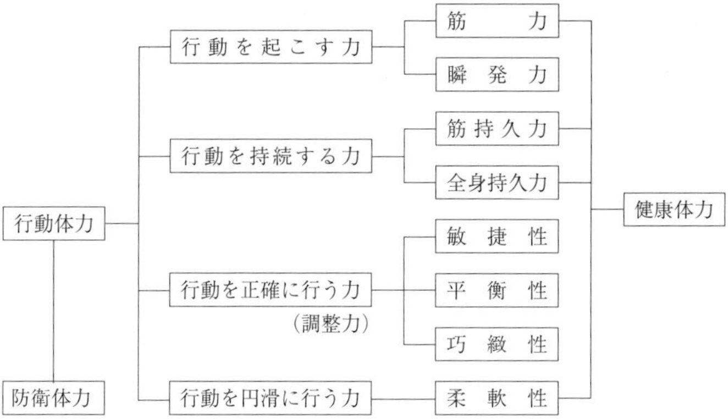

図2　運動能力と健康に関する体力要素
（波多野義郎，運動処方の理論と実際，コム，1998より作成）

持久力

③ 運動を調整し，正確に行う体力＝敏捷性，平衡性（バランス能力），巧緻性（器用さ）

④ 運動をスムーズに行う体力＝柔軟性

■ **健康関連体力**

これまでは，行動体力のレベルが高いほど体力的に優れていると評価され，体力と運動能力が同じように考えられてきた．しかし，近年，日常生活の利便化や交通手段の発達によって，運動不足の人が増え，体力の低下だけでなく，肥満を助長し，生活習慣病である循環器系の疾患や糖尿病などの罹患率が高くなり，健康のためにも体力を維持することが課題となってきた．アメリカの運動生理学者ケネスH.クーパーは，運動不足に起因する心臓疾患などの生活習慣病を予防し，健康を維持・改善するために有酸素系運動による運動処方を提唱し，1968年『エアロビクス』を出版した．1970年代以降，健康の保持・改善のため中高年にも無理なくできる健康づくりの運動としてウォーキング，ジョギング，水泳・水中運動，エアロビックダンスなどの有酸素系の運動が健康づくり運動の中心になった．

健康づくりの運動は，健康に関わるさまざまな課題に対し，つぎのような条件を満たすように計画されることが望ましい．

① 心臓・血管系機能の維持・改善

② 筋力，筋持久力，筋の弾力性（柔軟性）など筋機能の維持改善

③ ウエイトコントロールと身体組成の維持・改善

④ 骨量の維持，転倒予防

⑤ 精神的ストレスの解消

有酸素系の運動は，心臓・血管系機能を改善し，高血圧，動脈硬化，心疾患，脳血管障害などの生活習慣病の予防に効果的である．有酸素運動の効果を高めるには，筋力・筋持久力が必要である．運動がスムーズにでき，けがを予防するためには，柔軟性も必要である．さらに，高齢化が進むにつれ，転倒予防のためにはからだをコントロールする必要があり，筋力だけでなく，骨量の維持が注目されるようになってきた．このように全身持久力（心肺持久力），筋力，筋持久力，柔軟性などは，健康を支える基盤としての体力であり，健康関連体力という．健康関連体力のほかに健康を支える基盤として身体組成（肥満度，骨密度など）も重要である．（武井正子）

3-3-2
体力・運動能力テスト

体力や運動能力を高めるためには，自分の体力を知ることが必要である．わが国では，1964年からスポーツの振興と国民の体力の現状を把握するため，小学生スポーツテスト，スポーツテスト（12〜29歳），運動能力テスト，壮年体力テスト（30〜59歳）などの体力・運動能力の測定が実施されてきた．しかし，30年以上が経過し，国民を取り巻くさまざまな環境の変化によって，これらの体力・運動能力測定の見直しが必要になってきた．体位の向上と体力の低下傾向，スポーツ医・科学の進歩，高齢化の伸展などに伴って，測定項目の見直しや内容の検討が行われ，1999年から「新体力テスト」として，小学生から79歳までを対象とした体力・運動能力調査が実施されている．このテストは，体力と運動能力を区別せず，健康に関連した体力にも配慮しているのが特徴である．

「新体力テスト」の対象年齢は，6歳〜11歳（小学生），12歳〜19歳（青少年），20歳〜64歳（成人），65歳〜79歳（高齢者）とし，6歳〜64歳までは運動能力および健康関連体力を，65歳以上では健康関連体力および歩行能力を中心にテスト項目を選定している．

また，「新体力テスト」の評価方法は，四つの対象年齢ごとに男女別にそれぞれのテスト成績を10段階で評価し，それらの合計点をもとに，19歳までは年齢別に，20歳以上は，5歳ごとにA, B, C, D, Eの5段階で総合評価をしている．

個人の体力評価は，体力得点を時系列的にグラフ化し，適切な指導が行われるように活用する．体力テストの結果は，男女別，年代別に集計され，統計処理されることによって，体力的な特性が明確になり，発育発達の傾向や体力の向上，あるいは低下傾向などを把握することができる．

（武井正子）

表1　新体力テストの年齢別項目（文部科学省，新体力テスト，2000）

対象年齢	全年齢	6〜11歳	12〜19歳	20〜64歳	65〜79歳
測定項目	握力 上体起こし 長座体前屈	反復横跳び 20 m シャトルラン 50 m 走 立ち幅跳び ソフトボール投げ	反復横跳び 持久走（1500 m, 1000 m）または 20 m シャトルラン 50 m 走 立ち幅跳び ハンドボール投げ	反復横跳び 急歩（1500 m, 1000 m）または 20 m シャトルラン 立ち幅跳び	ADL 調査 開眼片足立ち 10 m 障害物歩行 6分間歩行

表2　年齢別，体力の推移（文部科学省，新体力テスト報告書，2001）

体力テスト 年齢別平均値	握力（kg） 男	女	上体起こし（回） 男	女	長座体前屈（cm） 男	女
20〜24歳	48.9	29.1	26.3	17.9	45.6	45.5
30〜34歳	50.3	30.2	24.6	17.0	44.0	45.6
40〜44歳	49.2	30.5	22.5	16.3	43.1	45.0
50〜54歳	46.7	28.2	19.3	12.4	40.9	43.1
60〜64歳	42.2	25.7	15.6	9.0	38.2	41.4
70〜74歳	36.2	22.8	10.1	5.8	36.3	38.8

3-3-3
体力トレーニング

■ トレーニングの原則

トレーニングとは，運動という刺激に対するからだの適応性を利用し，運動を反復することによって，からだの機能や組織に働きかけ，体力や運動能力を高めることである．スポーツの競技力向上だけでなく，健康関連体力を向上させるためにもトレーニングが必要である．トレーニングの目的やそれぞれのライフステージに合わせた安全で効果的なトレーニングを行うためには，つぎのような原則にしたがってトレーニングを行う：

① 過負荷（オーバーロード）の原則＝日常的なレベル以上の運動強度でくり返す．
② 個別性の原則＝個人の体力，健康状態などに合わせる．
③ 漸進性の原則＝徐々に運動量を増やす．
④ 反復性の原則＝定期的にくり返して行う．
⑤ 継続性の原則＝一定期間以上継続して行う．
⑥ 全面性の原則＝身体部位や体力の構成要素を全体的にバランスよくトレーニングする．
⑦ 意識性の原則＝身体部位や目的，効果を意識しながら行う．
⑧ 特異性の原則＝トレーニングの方法によって，特異的に効果が出る．
⑨ 可逆性の原則＝トレーニング効果は，中止すると可逆的に消失する．

■ トレーニングの負荷条件

安全で効果的なトレーニングを行うには，つぎのような負荷条件が必要である．

(1) 運動強度

運動の強さは，個人の年齢，体力，健康状態などによって安全で効果的な範囲で行う．運動強度の設定には，① 心拍数（カルボーネン法）② 最大酸素摂取量を基準に（%$\dot{V}O_2max$）③ 自覚的運動強度（比較的楽である，ややきついなどボルグの指標を用いる）④ エネルギー代謝率（RMR）⑤ メッツ法（METS）などがある．

(2) 運動時間

運動時間とは，1回のトレーニングに要する時間である．運動強度との関係で決まってくる．

(3) 運動頻度

一般的に1週間あたりの頻度をさす．前回行ったトレーニング効果が消失しないうちに累積することが必要である．頻度が多すぎると疲労し，効果をあげることができなくなる．

(4) 運動期間

トレーニング効果をみるために，何週間，何か月などの単位でトレーニングを行う．

なお，運動量は，運動強度×運動時間×運動頻度で表される．　（武井正子）

3-3-4
トレーニングの方法

■ 全身持久力トレーニング

全身持久力のトレーニングは，有酸素的な運動で行われる．トレーニングジムでは，トレッドミルやエアロバイクを用いるが，日常的にはウォーキング，ジョギング，サイクリング，プールでは水泳，水中運動，音楽に合わせてエアロビックダンスなどが行われる．下肢の筋群を一定時間以上動かし続けることによって，心臓・血管系機能の維持·改善が期待できる．有酸素運動は，これまでの研究では健康・体力づくりの運動として，肥満予防，生活習慣病予防に効果的であることが示されている．

1989 年，厚生省（現厚生労働省）は，目標心拍数で運動強度を示し，1 週間あたりの運動所要量を示している．

なお，目標心拍数は，カルボーネン法により，つぎのように算出し，運動強度の目安とする．

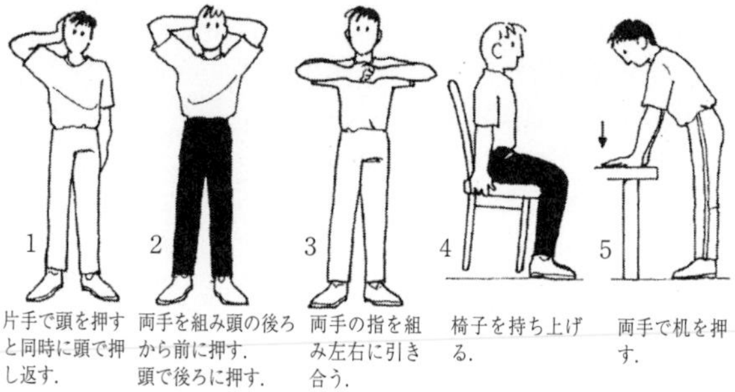

1
2
3
4
5
片手で頭を押すと同時に頭で押し返す．
両手を組み頭の後ろから前に押す．頭で後ろに押す．
両手の指を組み左右に引き合う．
椅子を持ち上げる．
両手で机を押す．

① アイソメトリックトレーニング例（5～10 秒，呼吸を止めないこと）

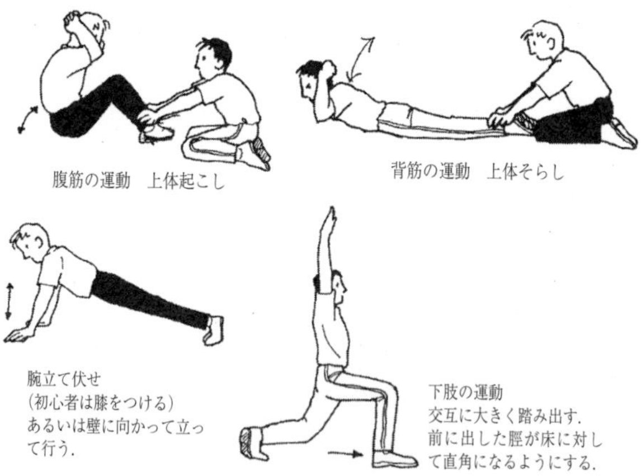

腹筋の運動　上体起こし
背筋の運動　上体そらし
腕立て伏せ
(初心者は膝をつける)
あるいは壁に向かって立って行う．
下肢の運動
交互に大きく踏み出す．
前に出した脛が床に対して直角になるようにする．

② アイソトニックトレーニング例（無理をしない．呼吸を止めない）

図 1　筋力トレーニングの例

（武井正子，健康づくり指導者養成テキスト，東京都健康推進財団，1996）

表1 厚生省の運動所要量（1989）

	20代	30代	40代	50代	60代
1週間の合計運動時間 （目標心拍数　拍/分）	180分 （130）	170分 （125）	160分 （120）	150分 （115）	140分 （110）

注）目標心拍数は，安静時の心拍数がおおむね70拍/分である平均的な人が最大酸素摂取量の50%に相当する強度の運動をした場合の心拍数を示すものである．

目標心拍数＝（最高心拍数－安静時心拍数）×％運動強度＋安静時心拍数

最高心拍数＝220－年齢

％運動強度は時間と関連があり，30分では体力レベルの高い人は70%，中程度の人は60%，体力レベルの低い人は50%強度で求める．また，中高年の場合は，健康チェックを実施し，さらに運動強度を40%にするなど，安全面の配慮が必要である（表1）．

■筋力トレーニング

筋力トレーニングには，アイソメトリックトレーニング（等尺性トレーニング），アイソトニックトレーニング（等張性トレーニング），アイソキネティックトレーニング（等速性トレーニング）がある．

(1) アイソメトリックトレーニング

筋の長さを変えない静的な運動であって，両手を押し合わせるとか，動かないものを押すなどの運動である．最大筋力で行うと呼吸が止まり，血圧が上昇しやすいので，中高年や体力レベルの低い人は，運動負荷を低くし息を吐きながら．5秒程度力を発揮する．

(2) アイソトニックトレーニング

筋の収縮をくり返す動的な運動であって，脚の屈曲・伸展や上体起こし，ダンベルやバーベルを用いるトレーニングなどがある．健康・体力づくりを目指す中高年の場合は，最大筋力の50%，15～20回を目安にはじめる．また，スピードを上げて筋パワーを高めるトレーニングや，強度を低くして回数を増やし筋持久力を高めるトレーニングがある．

(3) アイソキネティックトレーニング

等速で筋収縮を行うトレーニングである．近年，アイソキネティックなトレーニングマシンが開発され，中高年の運動不足による筋萎縮やリハビリテーションにも効果をあげている．（武井正子）

3-3-5
発育発達期の運動

幼児期から学童期にかけては，からだの動きをコントロールする脳神経系の働き，つまり巧緻性の発達が著しい．したがって，この時期には，子どものもっている可能性を引き出すために発達刺激（ハビリテーション）として十分な全身運動が必要である．近年，少子化，生活の利便化など子どもを取り巻く環境は大きく変わりつつある．冒険心を刺激するような遊び場がなくなり，習い事などで時間を割かれ，仲間といっしょに外で遊ぶ機会は，極端に少なくなっている．一方，テレビの視聴やテレビゲームなど室内遊びが確実に増え，就寝時間が遅くなる夜型傾向が進んでいる．また，肥満傾向の子どもの割合が増加しており，健康上の問題も指摘されている．

すでに10年以上前から児童・生徒の体力・運動能力の低下が指摘されるようになってきた．スポーツテストが開始された1964年当初は，体力・運動能力とも向上傾向がみられたが，その後，立位体前屈の測定でみられる柔軟性の低下を筆頭に，背筋力，上体そらしなど体幹の筋力および運

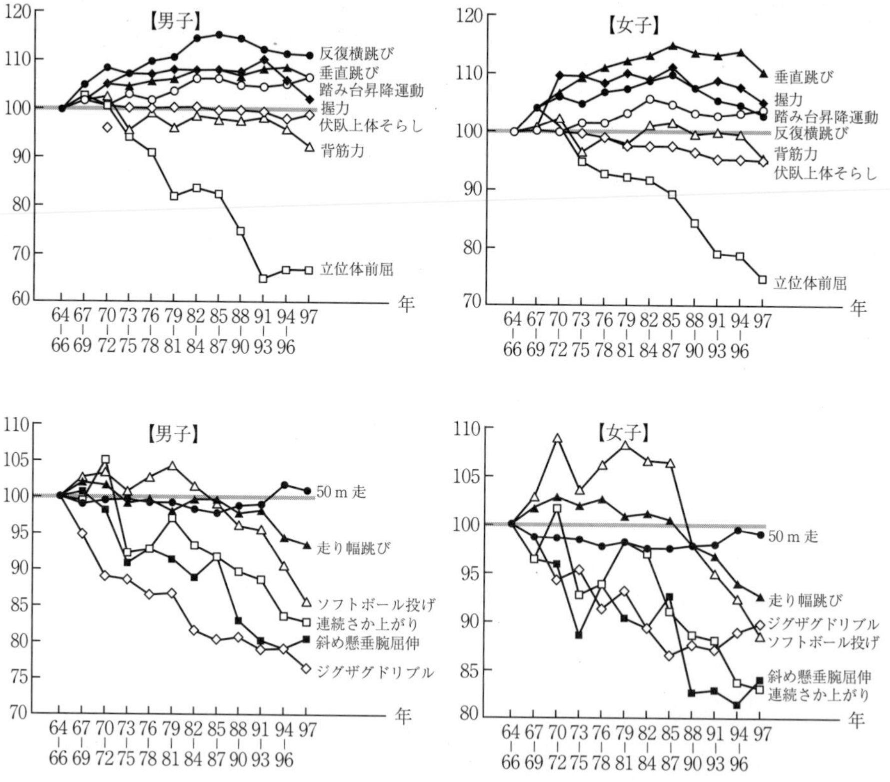

図1 児童・生徒の体力・運動能力の推移
（子どものからだと心連絡会議，子どものからだと心白書2002より）

動能力の低下が目立つ．とくに運動能力の低下は，からだを思うとおりに動かす能力の低下を意味しており，「うまくできない」としだいに運動に対する興味を失い，運動嫌いの子が増えることになる．

小学校高学年から中学校期にかけて，最大酸素摂取量が急激に増加する．つまり，呼吸循環器系の発達が著しく全身持久力が向上する時期にあることを示している．中学校の体育やクラブ活動などで少しずつ持久的なトレーニングが可能になる．また，個人差はあるものの思春期に入る中学校から高等学校になると，男性ホルモンの分泌が盛んになるためタンパク質同化作用が亢進し，運動負荷をかけることによって，筋量が増え筋力が向上する．この効果は，程度の差はあっても女子でも同様にみられる．このように身体機能の発育・発達の時期にあった運動刺激は，体力や運動能力を高める．運動刺激は，活発な，きついと感じられるような強度であることが望ましい．

我が国同様，アメリカでも12〜21歳の青少年の半数以上は，高強度の運動を行っていないことが報告されている（1996年，公衆衛生総監報告）．2000年に出された「Healthy People 2010」は，青少年の身体活動について，1回30分以上，週5日以上，適度な身体活動を行う青少年の割合を20％から30％に増やす，1回20分以上，週3日以上，心肺機能を高める活発な運動を実施する青少年を64％から85％に増やすなど，目標値を定め積極的な取り組みを始めている．

我が国では，2002年から公立学校で学校5日制がスタートし，同時に小・中学校の新学習指導要領が施行された．新学習指導要領は，学習目標や学習内容を示したものであり，体育の目標は，「心と体を一体としてとらえ，適切な運動の経験と健康・安全についての理解を通して，運動に親しむ資質や能力を育てるとともに，健康の保持増進と体力の向上を図り，楽しく明るい生活を営む態度を育てる」と示されている．学習内容としては,「体操」がなくなり,「体つくり運動」が取り入れられた．体つくり運動は，「体力を高める運動」と「体ほぐしの運動」からなり，自分の体に気づき，体調を整え，仲間との交流をはかりながら，体ほぐしについて理解し，体力や生活に応じて体力を高める方法などを実践的に理解する，としている．同年，中央教育審議会より ① スポーツ，外遊び，自然体験活動など子どもがよりいっそうからだを動かし，運動に親しむようになるための方策，② 子どもの体力向上のための望ましい生活習慣を確立するための方策について答申が出されている．

少子化が進んでいる現在，家庭，学校，地域が連携して，子どもの健全な発育・発達に向け，運動・スポーツの環境整備が必要である．（武井正子）

3-3-6
スポーツの競技力向上

スポーツは，個人スポーツとチームスポーツに大別される．個人スポーツは，陸上競技，体操競技，水泳など個人で勝敗を競うスポーツであり，チームスポーツは，サッカー，バレーボールなどのようにチームで勝敗を競うスポーツである．競技力の向上を目指すスポーツを競技スポーツという．競技スポーツは，目標を達成することを意図するスポーツで，そのための動機づけが必要であり，体力やスポーツの技能だけでなく，意欲や意志などのメンタルな要素が必要になる．近年，スポーツの競技力が向上し，世界の大会はもちろん，国内の大会でも，種目によっては，勝敗だけでなく記録を意識するようになった．

スポーツ医科学の進歩により，科学に裏づけられたトレーニング方法の開発やスポーツ技術の分析などの研究が進められているが，競技力の向上を目指すあまり，オーバートレーニングによる慢性の障害によって，競技力向上どころかドロップアウトせざるをえない状況に追い込まれることもある．からだにかかる1回ごとの外力（衝撃）は，小さくても同じ部位への頻度が多いと障害を起こす可能性がある．代表的な障害として，慢性腰痛症，ジャンパー膝，ランナー膝，シン・スプリント，野球肘，疲労骨折などがあり，そのスポーツで使用頻度の高いところに障害が起きる．成長期のスポーツ指導においては，指導者が勝敗にこだわるあまり，発育発達の段階で障害を引き起こすことがないよう十分に気をつける必要がある．また，オーバートレーニングは，達成力の低下，不眠症，不安感，苛立ちなどの精神面への影響も懸念される．また，とくにチームスポーツにおいては，チームでの人間関係がストレスになって意欲を喪失することもある．したがって，競技スポーツにおいては，スポーツ医学やスポーツカウンセリングなどのサポートも課題である．

競技力向上を目指すあまり，禁止されている薬物を使用することをドーピングという．かつて外国でトップアスリートの女子選手が本人の知らないうちにアナボリックステロイド，エフェドリンなどの薬物を使用され，体型や声が男性化し，社会問題になったことがある．こうした傾向は，チャンピオンスポーツでは現在でも皆無とはいえず，国際試合や選手権大会では，厳密な規則に基づいてドーピング検査が実施されている．禁止されているドーピング薬物としては，カフェインなどの興奮剤，コデイン，モルフィネなどの麻薬，テストステロンなどのタンパク同化ステロイド，プロプラノロールなどのβブロッカー，フロセミドなどの利尿剤などがある．

トップレベルの選手はもちろん，市井のスポーツ愛好家も，それぞれのレベルでの目標達成に向かってトレーニングし，それぞれのレベルの試合に出場し，さらに上のレベルを目指す．生涯にわたる豊かなスポーツライフは，人生を豊かにする．また，競技スポーツは，人間の可能性の極限に挑戦する営みであり，より高い目標に向かって努力する姿や輝かしい成果は，人々のスポーツへの関心を高め，青少年たちに夢や感動を与える．今後，競技力向上へ向けての医科学的な研究や，スポーツ用具やウエア，靴などの開発，指導者の資質の向上，スポーツ環境の整備などの課題に積極的に取り組み，青少年のスポーツへの夢を大きく育てることが期待される．（武井正子）

3-3-7
壮年期の健康づくり運動

■ 生活習慣病を予防する

壮年期になると，肥満，高脂血症，高血圧症，糖尿病などの生活習慣病のリスクをもつ人が増加傾向にあり，その要因の第一にあげられているのが運動不足である．

日本人の栄養所要量（第6次改定）の生活活動強度の区分によると，国民の大部分は，生活活動強度Ⅱ（やや低い）に該当し，通勤や買い物で歩いたり，仕事・家事などで立っていることはあるものの，日常生活を座位で過ごすことが多く，運動不足の状態にある．したがって，適度な運動を日常化することは，肥満を解消し，生活習慣病の予防，ストレス解消などの効果が期待できる．

1990年，アメリカスポーツ医学会（ACSM）は，健康を維持･改善するための指標として，次のようなマニュアルを示している．

運動のタイプ＝有酸素運動
運動強度＝最大酸素摂取量の50〜85％
1回の運動時間＝20分（20〜60分）
運動の頻度＝週3〜5日

有酸素運動とは，大筋群を使ってほぼ一定の強度でリズミカルに継続できる運動，すなわち，ウォーキング，ジョギング，サイクリング，水泳，エアロビックダンスなどの総称である．

■ 最近の健康づくり運動の考え方（すべての人を対象に安全な運動処方を）

1996年，アメリカではSurgeon General Report “Physical Activity and Health”（公衆衛生総監報告「身体活動と健康」）によって，重要な見解が示された．

それは，アメリカ人の60％以上が定期的に活発な身体活動を行っておらず，とくに25％はまったく運動を行っていないことを指摘し，生涯にわたり，少なくとも中程度の身体活動を実施することによって生活の質を改善できるとした．

この報告書のおもな目的は，これまで行われてきた疾病予防を目的とした運動の役割や身体活動を高めるための研究をまとめることであり，そこから健康づくり運動や身体活動，および運動量に関する新しい考え方を導き出している．

運動のタイプ＝有酸素性身体活動
（有酸素運動に加えて掃除，芝刈りなどの家事も含めている）
運動の頻度＝週5日〜7日
運動の強度＝中等度
（ボルグによる「自覚的運動強度」の11〜13＝比較的楽である〜ややきつい）
運動時間＝最低10分以上の身体活動を1日合計で30分以上

■ 健康づくり運動実施時の留意事項

高脂血症や肥満，糖尿病，高血圧症などの生活習慣病は，自覚症状がないままに進行する．したがって，壮年期以降，健康づくりの運動を実施する場合，メディカルチェックや必要に応じてトレッドミルやエルゴメーターによる運動負荷試験を受け，安全性のチェックをする必要がある．

初心者は，運動の実施にあたって，次のことに留意する．

① 運動の可否，運動量などについて，できるだけ専門家のアドバイスを受ける．
② 薬を服用している場合，医師に相談する．
③ ウォーミングアップ，クーリングダウン，ストレッチングに十分な時間をとる．
④ 運動中に呼吸，発汗，痛み，気分，動きなどに異変を感じた場合は，運動を中止し，状況に応じた対応をする．
⑤ こまめに水分を補給する．
⑥ 競争的でなく，穏やかで楽しい雰囲気

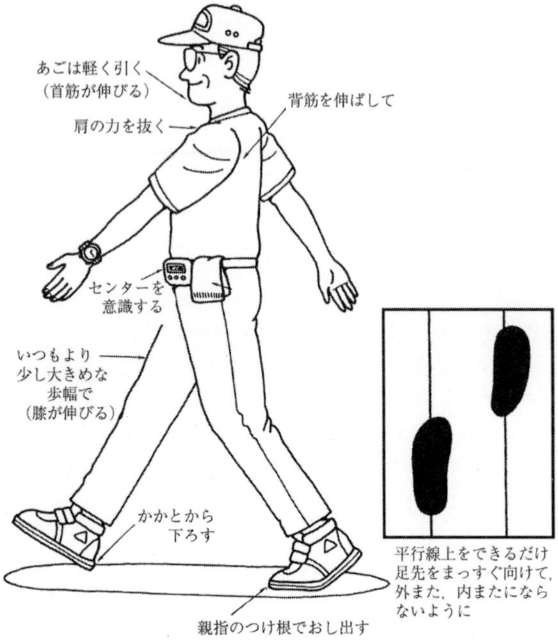
あごは軽く引く
(首筋が伸びる)
肩の力を抜く
背筋を伸ばして
センターを
意識する
いつもより
少し大きめな
歩幅で
(膝が伸びる)
かかとから
下ろす
平行線上をできるだけ
足先をまっすぐ向けて,
外また,内またになら
ないように
親指のつけ根でおし出す

図1 健康ウォーキング(気づきからのアプローチ)
(武井正子,シニアスポーツリーダーテキスト,全国老人クラブ連合会)

で運動をする.

⑦ 日常生活を活動的にする.

⑧ 食生活,喫煙などの生活習慣の改善に努める.

⑨ 運動量については,脈拍数をチェックするなど,きちんと自己管理ができるようにする.

■ **ウォーキング健康法**

ウォーキングは,日常的な身体活動であるが,健康づくりの基本を理解して歩くことで,さまざまな効果が期待できる.

① 最も大切なのが,姿勢である.センター(ウエストよりやや下)を軽く引き締め背筋を伸ばすと,よい姿勢を確認しやすい.

② 肩の余分な力を抜く.呼吸が楽になり,酸素を十分に取り入れながら,歩くことができる.腕も軽く振ることができる.

③ いつもより,5 cm 程度歩幅を大きくする.膝が伸び,かかとから着地できる.

④ かかとから足先への体重移動を速やかに行うと,後方の足のかかとが上がり,推進力が加わる.

⑤ 軽やかな気分で歩く.

よい姿勢で軽やかにさっさと歩くイメージをもつとよい.初心者は,1分間に100歩程度のピッチ,少し慣れてきたら,1秒間に2歩のピッチで歩く.1分間に120歩は,マーチ(行進曲)のテンポである.

体力が,低下してくると歩幅が小さくなる.ときどき,意識的に歩幅を大きくしたり,足をしっかり上げて階段を上がるなどして,大腿四頭筋,大腰筋など下肢の筋力アップを行うとよい.

週日は，通勤時間帯，昼休みなど10分以上何回か歩いて，1日の合計歩行時間を増やすように努める（30分以上）．糖尿病予備群は，食後40〜50分経過してから歩くと，インスリンの働きが活性化し，血糖値を下げるのに効果的である．

歩きやすい靴，服装にも配慮する．

（武井正子）

3-3-8
女性のスポーツと健康・体力づくり

近年，女性のスポーツ参加は目覚ましく，体力的に不可能とされていたマラソンをはじめ，柔道，レスリング，ラグビー，ウエイトリフティング，トライアスロンにまで進出している．また，健康づくりの運動に参加する人たちも急増している．女性がスポーツを行ううえでの本質的なことは，男性と何ら差はない．しかし，女性のそれぞれのライフステージは，性機能の影響下にあり，スポーツの実施について留意しなければならないことがある．つまり，生物学的な性差によって，身体組成や体力に差があり，運動負荷によっては，障害を起こしたり，性機能に弊害を与えることもある．身体組成からみると，男性と比較し，筋量が少なく，脂肪量が多い．したがって，筋力，瞬発力は，一般に男性が優位である．

最近のようにスポーツで高度の技術が要求されるようになると，競技スポーツ年齢の若年化や過度のトレーニングなどが，さまざまな問題を引き起こしてくる．身体的・機能的に未熟な段階での過度の負荷は，とくに性成熟，月経周期に及ぼす影響が大きく，初潮の発来が遅れたり，月経周期が不規則になったりする．また，新体操やマラ

表1 成人男女の身体組成（体重に対する割合）（Lamb, 1984）

	男　性	女　性
筋　量	44.8（%）	36.0（%）
骨　量	14.9	12.0
総脂肪量	15.0	27.0
必須脂肪量	3.0	12.0
貯蔵脂肪量	12.0	15.0
その他	25.3	25.0

ソンの選手にみられる極端なウエイトコントロールは，稀発月経や無月経などが続く深刻な状況となり，骨密度が低下し，骨折しやすいなどの障害をも引き起こす．体型的にも体力的にも過度のトレーニングが続くと，慢性的な障害を起こすことになる．障害を起こしやすい部位は，膝関節が最も多く，つぎが腰部であり，障害予防は今後のトレーニングの課題である．

近年，妊娠しても経過に異常がない場合は，定期的に適度な運動をすることによって ① 運動不足の解消 ② 肥満予防 ③ 体力の維持 ④ 持久力の向上 ⑤ ストレスの解消，⑥ 安産傾向などが期待されるとして，マタニティ水泳，マタニティ・エアロビクス，ウォーキングなどが行われている．妊娠の経過，母体・胎児への影響を配慮し，安全に運動を行うためには，主治医のメディカルチェックや専門指導員のきめ細かい健康管理やアドバイスが必要である．

健康づくりを目的とした中高年のスポーツについては，加齢に伴って体力・健康状態・スポーツ歴・生活環境などの個人差が大になる．運動による健康づくりは，生活習慣病の予防にとどまらない．女性は更年期以降，骨量の低下が著しく，転倒などによる骨折が要介護につながることが危惧されており，高齢になっても，自立しQOLを維持するために適度な運動の継続が必要とされる．

スポーツ医科学の発展によって，女性のライフステージに関連し，月経とスポーツ，妊娠時のスポーツ，骨量とスポーツなどさまざまな研究が行われるようになってきたが，今後，さらなる進展が期待されている．

（武井正子）

3-3-9
高齢者の健康と運動

■ 高齢者の自立と健康・体力

国立社会保障・人口問題研究所が発表（2002年1月）した将来推計人口によると，2013年に高齢者人口は，3000万人をこえる．その後，後期高齢者（75歳以上）が増加し，2018年には，前期高齢者（65～74歳）を上回る．また，2050年には，65歳以上の総人口に占める割合は，35.7%でまさに超高齢社会になる．一方で少子化が加速し，2006年をピークに人口は減少に転じ，2050年の現役世代は，40%近くも減少すると推測されている．

したがって，21世紀の課題は，高齢者が，いつまでも元気で生きがいのある生活をおくること，すなわち，健康寿命の延伸である．

1984年，世界保健機関（WHO）は，「高齢者の健康とは，生死や疾病の有無ではなく，生活機能の自立の度合いで判断すべきである」と提唱した．高齢になると，疾病や障害を有する割合が高くなるが，どれだけ自立して生きることができるかが求められる．

体力は，加齢とともに低下する．図1は，20歳の体力を100とした場合の加齢に伴う体力の低下傾向を示した．握力は比較的穏やかに低下するのに対し，閉眼片足立ちをはじめ，ボール投げなどは壮年期以降，しだいに大きく低下していくのがわかる．

つまり，日常的に使っていない身体機能や体力は，低下しやすいことを示している．バランス能力やからだの動きをコントロールする脳・神経系の機能の低下は，加齢とともに転倒しやすくなることを示唆している．しかし，近年，高齢者のトレーナビリティに関する研究が進み，加齢よりも運動

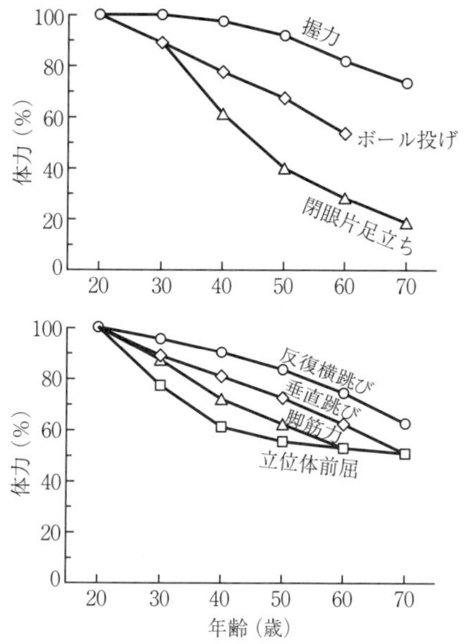

図1　加齢による体力の低下

20歳を100としている．（武井正子，シニアエイジのすこやか体操，サンライフ企画，1995）

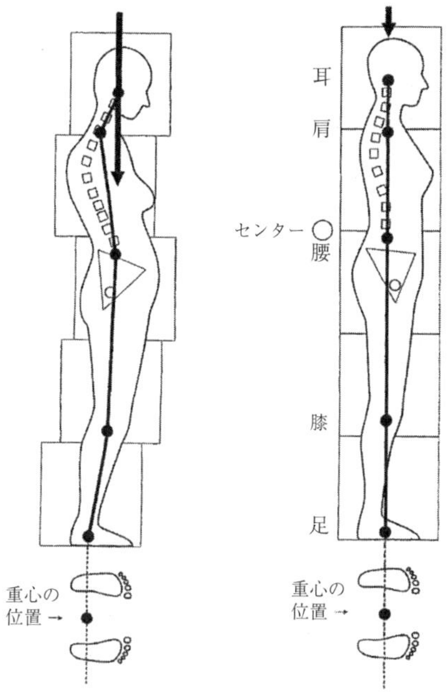

図2　高齢者に多い姿勢（左図）

背すじを伸ばし，腹筋を軽く引き締めると，姿勢が改善しバランス能力が改善する（右図）．
（武井正子，80歳からでもできる転倒予防活動，全国老人クラブ連合会，2002）

不足による体力の低下が指摘され，高齢者の運動に関心が寄せられるようになった．とくに転倒よる骨折が，脳卒中や老衰に次ぐ寝たきりの原因であることから，高齢者の体力の保持だけでなく，介護予防の現場でも運動を取り入れるようになった．

■ 高齢者の身体機能・体力の低下

高齢になるにつれ，体力，健康状態などの個人差が大きくなる．前期高齢者は，比較的健康で社会的な自立度も高い．しかし，後期高齢者になると，さらに個人差が大きくなり，疾病や障害の罹患率が高く，日常生活活動動作（ADL）に支障をきたす非自立者の割合が高くなる．

一般的に高齢者の身体機能や体力にはつぎのような特徴がみられる．

① 加齢とともに体力は低下する．体力要素によって低下傾向に差がある．
② 筋量が減少し，筋力が低下する．予備力がなくなり，疲労しやすい．
③ 速筋線維が減少するため，速い動き，複雑な動きが難しくなる．
④ バランス能力が低下し，転倒しやすくなる．
⑤ 脚筋力が低下し，歩幅が狭くなり，つまずきやすくなる．
⑥ 腹筋，背筋の低下に伴い，姿勢が悪くなり，腰痛を起こしやすい．
⑦ 高血圧症，動脈硬化などの慢性的疾患や，変形性膝関節症，腰痛症など整形外科的疾患を有する率が高い．
⑧ 常時，薬を服用している率が高い．
⑨ 視力，聴力などが低下し，情報が伝わらず，状況判断が困難になる．
⑩ 恒常性（ホメオスタシス）機能が低下

する．予備力が低下する．

⑪ 骨量が低下し，骨折しやすくなる．

⑫ アルツハイマー病，脳血管障害など痴呆性疾患がみられる．

⑬ 慎重な行動が多くなり，消極的になりやすい．

⑭ 落ち込みやすく，うつ傾向がみられる．

■ 高齢者の運動と指導上の留意事項

高齢者の運動は，いつまでも自立可能な基礎体力の保持·改善を目標に，安全で，気軽に，継続できることが大切である．運動種目としては，日常でもできるウォーキング，リズミカルに全身運動ができる健康体操，柔軟性をつけるストレッチング，筋力アップの運動，みんなで楽しめるレクリエーション種目などでプログラムを構成する．また，定期的に高齢者向けの体力測定を実施し，体力が保持できているか確認する．

指導上（実施上），つぎの点に留意する．

① 気温，湿度，換気，床の状態など適切な状況を確認する

② 運動に適した服装，靴などで運動する．

③ 体調をチェックし，安全を確認する．

④ ウォーミングアップ，ストレッチングに時間をかける．

⑤ 良い姿勢をチェックする．

⑥ ウォーキングのポイントを意識しながらリズミカルに歩く．

⑦ 健康体操では，それぞれの効果を理解しながら，伸び伸びと動く．

⑧ 運動中，呼吸を止めない．

⑨ 適切に水分を補給する．

⑩ 椅子，手すり，マットなどを準備し，筋力アップの運動を行う．

⑪ クーリングダウン，ストレッチングで疲労をとり，ゆったりした気分で終了する．

⑮ 個人的なアドバイスの時間をとる．

（武井正子）

3-4　からだで喜ぶ—性，生殖

3-4-1
性はどのように決まるのか

日本語では「性」と一言で表現される概念は，少なくとも英語において sex（セックス），gender（ジェンダー），sexuality（セクシュアリティ）という三つの異なる訳語に置き換えられる．

sex の語源がラテン語の secare（切る，分けるの意）にあるということが示すように，従来の性概念においては，性とは生物学的事実としてのみ存在するものであり，さらには異性愛の男女という二種類の人間しか想定されてこなかった．「男らしさ，女らしさ」といったジェンダーの次元もまた，生物学的事実に基づいて決定されると捉えられてきたのである．しかし，同性愛やインターセックス，性同一性障害といった例によっても明らかなように，人間の性は，セックス・ジェンダー・セクシュアリティのいずれの次元においても多様である．

今日までに明らかになっているように，胎生期における ① 受精と性染色体の性の決定→ ② 未分化性腺の形成→ ③ 性腺の形 成→ ④ 内性器・外性器の形成，という性分化のメカニズムは複雑である．いくつもの分岐点を経る性分化の過程においては，非典型的な性（セックス）が形成されることも珍しくなく，出生児 1/200 がインターセックスと呼ばれる非典型的特徴をもって生まれるとの推定値も提出されている．したがって，従来想定されてきた男女二形成に対し，遺伝学者のアン＝ファウスト・スターリングは，人間の性は少なくとも五つ（女性・女性仮性半陰陽・真性半陰陽・男性仮性半陰陽・男性）に分類されると主張している．

出生前の生物学的性の決定でさえこれだけ複雑であることから，出生後の複雑な影響がジェンダーやセクシュアリティの発達に影響を及ぼすことが想定されるが，科学はそのメカニズム全容を解明していない．少なくとも，異なる部族を調査した文化人類学者マーガレット・ミードが「どの文化をとっても，男女間には次世代の創造に関する方法を除いて何ら差異はない」と述べたことを始めとして，「生物学的/解剖学的性は宿命ではない」ことを示す研究はこれまでに数多く提出されてきた．なかでも，1950 年代から研究してきたインターセックス児らのデータに基づき，ジョン・マネーら性科学者が「生時の性心理状態はニュートラルであり，臨界期を過ぎるまでは男女どちらに方向づけることも可能である」と主張したことはインパクトをもって迎えられた．その影響は医学界に留まらず，「先天的に決定されたセックスは変えられないが，後天的に形成されるジェンダーは変えられる」というスローガンを掲げた 1960 ～ 70 年代の女性運動あるいは社会構築主義の考えにも大きな影響を与えた．

もっとも，より最近では，脳の形態学において，サイモン・ルベイらの同性愛者を対象した研究やディック・スワーブらのトランスセクシュアルを対象とした研究など，こうした性の諸相が生物学的要因の影響を受けて規定されうることを示唆する結果が提出されている．これらの研究についてもさらなる検証が必要とされるが，人間の性を決定する要因について「生まれか育ちか」ではなく，双方の相互作用に対する注目が高まってきているといえよう．（東　優子）

3-4-2
多様な性のあり方

人の性のあり方は，さまざまな要素から構成されている．そのなかでも主要なものが，身体的性別，心理的性別，性指向である．

身体的性別は英語ではsex（セックス）とよばれるもので，性染色体，性腺，性ホルモン，内性器，外性器などが，男性型か女性型かあるいはそのいずれでもないかということをさす．男性型でも女性型でもない非典型的な性別の場合には，intersex（インターセックス）とよばれる．身体的性別はsexの語源をたどっていけば，「切る」「分ける」という意味のラテン語secare（section切断，segment切片などもこの語より派生）に由来することが示すように，従来は男性の身体，女性の身体へと明確に二分される，ないしはすべきものとして考えられてきた．しかし，現在では身体的性別とは明確に二分されるものではなく，インターセックスの者のもつさまざまな身体的性別状態が示すように，多様な中間的ないしは移行的状態のありうるものとして，理解されはじめている．

心理的性別は英語でgender identity（ジェンダー・アイデンティティ）といい，心理的に自己の性別をどう認知しているかということである．「自分は男性である」「自分は女性である」「自分は男性でも女性でもない」などの心理的性別がある．多くの場合，心理的性別は，身体的性別と一致しているが，「自分のからだは男だが心は女だ」などのように一致していない場合は，性同一性障害という．ここ数年で約2000名の者が性同一性障害により，主要な国内の医療機関を受診している．性同一性障害のなかでとくに性別適合手術（過去には性転換手術とよばれていた）によって身体的性別が心理的性別に一致するように求める者をtranssexual（トランスセクシュアル）という．また，性同一性障害にかぎらず，もっと幅広く自分の典型的な社会的性別全般に対して違和感をもつ者を，transgender（トランスジェンダー）という．

性指向は英語でsexual orientation（セクシュアル・オリエンテーション）といい，性的魅力を感じる対象の性別が何かということである．同音の性嗜好や性志向と誤って表記されることがあるが，「性指向」という漢字表記が正確である．異性に魅力を感じる異性愛，同性に魅力を感じる同性愛，両性に魅力を感じる両性愛，男女いずれにも魅力を感じない無性愛がある．現在の精神医学では異性愛以外も異常とみなされない．当事者を中心にして，男性同性愛者はゲイと，女性同性愛者はレズビアンとよばれることも多い．同性愛と性同一性障害は混同されることがあるが，別個の概念である．たとえば，男性に性的魅力を感じるからといって，心理的性別が女性とはかぎらないし，心理的性別が女性だからといって男性に性的魅力を感じるともかぎらない．

以上述べたように，性のあり方はさまざまである．そのあり方が一般的，典型的でない，インターセックス，性同一性障害，トランスジェンダー，ゲイ，レズビアンなどの場合，性的な少数者，すなわちセクシュアル・マイノリティとして，社会のなかで，不当な差別や偏見にさらされることがある．個人個人の多様な性のあり方が，等しく尊重され，大切に守られる社会でありたいものである．

（針間克己）

3-4-3
性差別

性差に関するステレオタイプに基づき，一方の性に対して不公平あるいは不適切な処遇をすることを性差別という．男性の自然的優位性に依拠する家父長制に代表される男性支配の社会システムにおいて差別される性はもっぱら女性である．「フェミニズム」という用語が1882年にフランスにおける最初の女性参政権協会の組織者ユベルチーヌ・オクレールによって生み出された事実に示されているように，19世紀から20世紀初頭に展開されたフェミニズム運動は，家父長制度のなかで搾取され続ける女性たちによる既婚女性の法的権利，婦人参政権や教育・雇用の機会をめぐる権利運動であった．

日本では，戦前，男女の平等を含め法の下の平等は認められず，女性は政治の世界から排除され，家庭内でも社会においても劣った地位におかれていたが，戦後，1946年11月3日に公布された日本国憲法においてようやく婦人参政権が認められ，性別による差別の禁止が明記されるようになった．さらに，戦後の国際的な取り組みに後押しされるかたちで，たとえば国連の「女性に対するあらゆる形態の差別の撤廃に関する条約（女性差別撤廃条約）」(1979年）を日本が批准するため，当時，明確に女性差別撤廃条約に矛盾すると考えられていた：

① 日本国籍の取得について父系血統主義から父母両系主義への国籍法改訂
② 家庭科の女子のみ必修を男女とも選択必修にする学習指導要領の改訂
③ 雇用における男女平等に向けた男女雇用機会均等法の制定

など，差別的法制度を改正することが求められ，1985年にようやく条約批准にこぎつけた．

こうした性別を直接の理由とする直接差別以外にも，性差別には一見すると男女に中立的な基準や条件でありながら，それを適用することにより結果的に多数の女性が不利になる間接差別の問題がある．とくに日本の場合，女性労働者のうち約半数はパートや契約社員など非正社員であり，正社員との賃金格差や有給・育児休暇が取得できないなどの福利厚生面での問題は深刻である．さらには，正社員であっても世帯主かどうかが問われる賃金・昇進の格差があるほか，能力給制度の採用や一般職と総合職の区分けなど，構造的には性差別であることがわかりにくくなっているものも多い．国連の女子差別撤廃条約や欧州連合(EU) 条約では直接差別と同様に間接差別も性差別に当たると定め，欧米ではすでに間接差別を禁止する具体的取り組みがなされている．

性差別をめぐる問題は，ともすれば「性差はあるかないか」といった議論にすり替えられ，「自然に規定される性差に基づいてなされる男女で異なる処遇は仕方がない」という主張に結びつけられてしまう．「女は子どもを産むから」といった生物学的な原因による根拠づけは，あまりに自然化されているために差別だと感じない人も多い．しかし，私たちが問うべきは，性差を認めながらも，どういった点において一方の性に異なる処遇がなされることに正当性を見出すことができ，またそうではないのかということなのであろう．（東　優子）

3-4-4
婚姻の過去・現在

近代社会においては，法的な手続きによって確定する法律婚が行われ，その結果，男と女の性的，社会的な結合の状態が持続していることを婚姻，あるいは婚姻関係にあるといい，一般に結婚とよばれている．しかし人間社会における婚姻関係は多様であり，近代社会といえども，その宗教や文化に大きく影響され，さまざまである．たとえば，わが国では一夫一妻制が制度として確立しているが，ある文化圏においては，一夫多妻制が法的にも社会的にも認められているなどはその代表である．

わが国の人口動態統計をみると，ここ10年間の婚姻数は，年間で75万〜79万件を推移しているが，平均初婚年齢は年々高まっており，2003（平成15）年で男性29.4歳，女性27.6歳と，10年前に比較すると男性で1ポイント，女性で1.5ポイント高くなっている．

国立社会保障・人口問題研究所が5年ごとに行っている「出生動向基本調査」の第10回調査（1997（平成9）年）によれば，20歳〜24歳の年齢層では男性42.3%，女性48.6%，25歳〜29歳層では男性28.9%，女性25.1%，30歳〜34歳層においては男性13.3%，女性9.5%の者が独身であった．若者の独身指向，結婚ばなれをうかがうことができる．

そもそもわが国における婚姻に関する制度をみると，それは7世紀の律令制時代にまでさかのぼる．それは多分に儒教や中国の律令の影響を受けたものであり，男尊女卑の思想に色濃く塗られていた．しかしいつの時代でもそうであるように，制度上の婚姻がその時代の婚姻実態のすべてを代表しているわけではない．貴族社会で厳しく律せられたものが庶民階級ではじつに自由奔放になされたり，あるいはその逆であったりすることは当然のことであった．奈良・平安時代における聟入婚，妻問いの婚姻形態はその意味から融通無碍のものであったのかもしれない．

鎌倉・室町・安土桃山時代の中世の武家社会になると，婚姻形態は聟入婚から嫁入婚へと変化して，いわゆる家父長制度は，江戸時代になって完成したということができる．すなわち，武家，貴族階層はもとより，豪商に代表される上流階層は親権・家長権を強大化し，婚姻に関しても絶対権を主張した．しかし，庶民階層である小商人や町民，農山漁村民においてはその影響は，それほど大きなものではなかった．

明治時代に入り，1898（明治31）年に明治民法が施行されたが，そこには婚姻による男女の平等性をみることはできず，旧来の家制度を助長し，女性を“子どもを産むための存在”としてしか認めないような意図がみえ隠れしていた．

1945（昭和20）年の敗戦を機に新憲法が制定され，新民法の時代となり今日にいたっているが，風習，文化としての伝統的な家父長制度が完全に消滅したとはいい切れないところもある．しかし，現代の青年層のなかには結婚しない理由として「必要性を感じない（男33.3%，女34.3%）」「自由や気楽さを失いたくない（男30.2%，女38.2%）」といった，結婚がもつ社会的な意味や機能を否定する者が増え，一方，内縁関係や非嫡出子の問題についての法整備，保護，救済の制度ができはじめるなどの結果，従来の婚姻，結婚という言葉がもつカテゴリーが一変してしまうのも，遠い将来のことではないかもしれない．

（島﨑継雄）

3-4-5
避妊と中絶

性の分野における健康について，リプロダクティブ・ヘルス&ライツ（性と生殖における健康と権利）という考え方は，国際的な流れとなっている．その骨子は，女性が生涯に何人の子どもをいつ産むかを自分で決められるように，情報提供し支援することであるが，それを具体化するものは避妊と妊娠中絶の技術，性感染症対策である．

避妊法にはバリアー法（精子/卵子の出会いを防ぐ），周期法（排卵日を予知しその時期の性交を避ける），近代的避妊法（ピル，IUD）など多数あるが，現在日本で使用できる方法の効果を表1に示した．コンドームの避妊効果は高いとはいえないが，性感染予防には唯一の方法であり，日本では最近発売された女性用コンドームとともに教育，周知が望ましい．

効果的な避妊法も中絶法もなかった時代には，望まれない妊娠には間引き（嬰児殺し）が行われていた．妊娠中絶が非合法な国も多いが，そうした国では安全とはいえない処置により健康や生命を損ねる場合が少なくない．中絶を望む女性はいないが，日本では妊娠の20%以上が中絶されており，女性の心を癒すための水子供養は現代でも広く行われている．

妊娠中絶に関する日本の法律は1880年に制定された堕胎罪にはじまる．現在でも母体保護法によらない中絶に適応される法律である．1948年には戦後の急増する人口対策として優生保護法が制定され，条件つきの中絶を合法化した．これは優生主義（不良な子孫を残さない）に基づいていることが批判され，1996年には母体保護法と改められ，中絶条項から優生的理由が削除された．この年の癩予防法の見直しとも連動している．この結果現在の法律で，妊娠中絶の要件はつぎのようになった．①妊娠22週未満，②医学・経済的理由または強姦による妊娠，③本人，および配偶者の同意が必要，④母体保護法指定医が行う．

妊娠中絶の定義は，「胎児が，母体外において，生命を保続することのできない時期に，人工的に胎児及びその附属物を母体外に排出すること」である． （大川玲子）

表1　各種避妊法の失敗率

方　法	1年間の失敗率/100人	
	通常使用	完璧使用
避妊なし	85	85
殺精子剤	26	6
定期禁欲法	25	9
腟外射精	19	4
コンドーム	14	3
低用量ピル	5	0.1～0.5
IUD (FD-1)	3.7	3.7
銅（薬物）付加IUD	0.1	0.1
男性不妊手術	0.15	0.10
女性不妊手術	0.5	0.5

3-4-6 (1)
加齢と性

動物にとっての性行動は生殖行動であるが，人間にとっては，愛情表現，コミュニケーション，快楽など多くの目的をもつ行動である．人間が妊娠中や老年期にも性行動をもつ理由はそこにある．しかし中・高年の性行動の調査では，加齢とともに性行動は不活発となる．その理由には心身の老化，病気，配偶者の喪失もあろうが，老人の性に対する社会の偏見も影響している．とくに女性は，性的魅力と若さが強く結びついており，老化の意識が性から遠ざける傾向が強い．一般に性行為は男女間で行われるのに，筆者らの調査によれば性活動性も性行為の位置づけも男女差が大きく，女性は性交より愛撫，セックスより精神的交流を求めるが，男性は性交を求め続ける傾向がある．性行動でのジェンダーギャップが加齢によって強化されるのは，生物的要因とともに意思疎通のない性行為が女性に疎まれるためではないか，と推測される．

女性の加齢の第一段階は閉経である．閉経は卵巣の老化によって生殖不能となることを示すが，同時にエストロゲンの欠乏状態を招く．平均50歳，また45～55歳の間にほとんどの女性が閉経を迎える．この前後数年が移行期，すなわち更年期であり，心身の不調（更年期障害）が起こりやすい．体調不良のため性欲が減退する女性は少なくない．心身の不調に無理解な夫に対する怒りや，この時期に起こりがちな夫婦の不和，更年期障害に伴ううつ状態などが性欲を低下させることもある．すなわち40，50代の性のトラブルはむしろ関係性の問題が大きい．

閉経後間もなく，女性ホルモン（エストロゲン）欠乏によって起こるのが性器の萎縮による性交痛である．腟粘膜が萎縮し，性的興奮によって流出する腟潤滑液が減少するため，ペニス挿入がしにくくなったり，痛みを生じるのである．また皮膚・粘膜が傷つきやすく接触だけでも痛みの原因となる．これは生理的に男性の勃起機能障害（ED）に匹敵するが，原因療法としてホルモン補充療法（hormone replacement therapy, HRT）がきわめて有効である．また潤滑液補助として，ゼリー剤が販売されている．エストロゲンは乳がんや子宮体がん治療中の女性には禁忌であるが，ゼリーには薬物は含まれていないので誰にでも使用可能である．また女性が性的に興奮するには適切な感情の高まりや愛撫が必要である．閉経後にはとくにていねいな愛撫が必要となる．

卵巣の老化がはじまると女性ホルモンより先に，女性ホルモンの前駆物質である男性ホルモン（テストステロン）の減少がはじまる．テストステロンは性欲を起こすなど，女性にも必要なホルモンであるが，女性における作用の研究は不十分で，適切な補充方法は実現していない．個人差も大きいが，痛みより性欲低下のほうが問題となる女性もあり，研究が待たれる．

さらに老化が進み60歳以上になると，骨盤底筋群の萎縮によりオーガズム反射は起こりにくく，減弱する．つまりオーガズムの快感は鈍くなる．これは男性が射精に時間がかかり，射精感が鈍って「ただ出ただけ」の感じになるのと同様である．つまり老人の性反応はある意味では鈍くなり，とりもどすことはできない．しかし女性は一般に性行為にオーガズムよりコミュニケーションを求めている．生殖が目的からはずれた年代では，性交，オーガズム（射精）より心身の触れ合いに重点をおいた性行動が，男女双方を豊かにするのではないだろうか．

（大川玲子）

3-4-6 (2)
男性更年期と勃起機能障害

従来，男性には更年期はないと考えられてきた．それは，女性のように閉経がないため，ホルモン環境の急激な変化がなく，その症状も不明瞭であったためである．しかし，最近，中高年男性の不定愁訴が男性更年期障害によるものであると注目されている．

男性更年期にはゴナドトロピンの明らかな変動がなく，臨床上特徴的な検査値は示さないとされている．男性更年期障害は身体的社会的ストレスや加齢に伴う精神身体的機能低下がその発症誘因となり，臨床症状としては，朝の無気力，億劫，厭世観，憂うつ感，食欲不振，手足の痺れ，知覚鈍麻，腰・手足の冷え，神経質，くよくよ，易興奮性，浅眠，動悸，発汗，息切れ，胸部圧迫感，顔のほてり，性欲低下，勃起機能障害（ED）など多彩な症状があげられている．しかし，症状から逆に男性更年期障害と診断することは，内科的，精神科的，内分泌的な重大な疾患を見逃す危険性がある．ほかの原因疾患が見出せず，男性ホルモンが低下している症例には，前立腺腫瘍マーカーにより前立腺がんのないことを確認のうえ，男性ホルモン補充療法が行われる．

性の解放が進み，高齢であろうと性的欲求を示すことは恥ずべきことではなくなりつつある．1998年の調査では，30～70歳の日本人男性の約1000万人がEDであると推算されており，この年代の男性の約3人に1人がEDであることになり，非常に多い疾患であるといえる．しかし，EDであっても，本人がそれを支障と感じていなければとりたてて問題にする疾患でもない．EDの原因には，心因性，血管性，神経性，内分泌性，薬剤性などとそれらの混合性があげられ，勃起機能検査により鑑別診断が行われる．しかし，1999年3月に日本でも発売となったクエン酸シルデナフィルの出現により，その診断手順が様変わりした．問診の後，硝酸剤などの併用禁忌薬剤や重度の心疾患，肝疾患，高血圧，低血圧がなければ，まずクエン酸シルデナフィルを内服してみる．有効であれば，それ以上の検査は行わず，内服を継続し，無効であれば，各種勃起機能検査を行い，その原因を確定する．クエン酸シルデナフィルはEDに対し平均70%の有効率で，日本では25 mg錠と50 mg錠が認可されているが，外国ではほとんどの国で100 mg錠まで認可されている．

クエン酸シルデナフィルの作用機序はつぎのようなものである．陰茎海綿体の非アドレナリン非コリン作動性神経または血管内皮細胞由来のNOによりguanylate cyclaseが賦活化し，GTPがcyclic GMPとなり，これが陰茎海綿体平滑筋内のカルシウムイオン濃度を低下させ，筋弛緩が起こり，海綿体内に血液が流入して勃起が発現する．cyclic GMPはphosphodiesterase type 5(PDE5) により非活性化され，その効力を失うが，このPDE5の選択的阻害剤がクエン酸シルデナフィルである．クエン酸シルデナフィルにより筋弛緩が持続して勃起が維持される．したがって，陰茎海綿体への神経伝達，すなわち手術などにより神経が損傷されていたり，大脳の性的興奮（勃起中枢は視床下部の内側視索前野とされている）がなければ，その効力を発揮できない．2004年6月，日本でもつぎのPDE5阻害剤である塩酸バルデナフィルが発売となった．（高波真佐治）

3-4-7
性暴力

性暴力を，加害者と被害者の性や年齢を考慮しないで，「相手の同意なしに，身体への性的侵入を行うこと」と定義すると，わが国の法律では，「児童福祉法（第34条）」，「児童買春，児童ポルノに係る行為等の処罰及び児童の保護等に関する法律（第4条）」，「児童虐待の防止等に関する法律（第3条）」，「配偶者からの暴力の防止及び被害者の保護に関する法律（第29条）」，「刑法（第176条，第177条，第178条）」のほか，都道府県の「迷惑防止条例」や「青少年保護育成条例」などに罰則，禁止，保護規定などが盛り込まれている．なかでも，刑法第176条，第177条および第178条は性暴力犯罪の最たるもので，その件数は犯罪白書に公的な資料として示されている．これらの条文は以下のとおりである．

■ 刑法第176条（強制わいせつ）

13歳以上の男女に対し，暴行又は脅迫を用いてわいせつな行為をした者は，6月以上7年以下の懲役に処する．13歳未満の男女に対し，わいせつな行為をした者も同様とする．

■ 第177条（強姦）

暴行又は脅迫を用いて13歳以上の女子を姦淫した者は，強姦の罪とし，2年以上の有期刑に処する．13歳未満の女子を姦淫した者も，同様とする．

■ 第178条（準強制わいせつ及び準強姦）

人の心神喪失若しくは抗拒不能に乗じ，又は心神を喪失させ，若しくは抗拒不能にさせて，わいせつな行為をし，又は姦淫した者は，前2条の例による．

これらの条文の規定に関して，いくつかの問題点が指摘されている．すなわち，

① 暴行または脅迫とはどの程度のことか
② 親告罪（被害者の告訴がなければ検察官が起訴できない犯罪）である
③ 強姦罪は姦淫（男性性器が女性性器に侵入する性器性交）が構成要件のひとつである

ことである．すなわち，刑法第176条，第177条および第178条は，その構成要件か

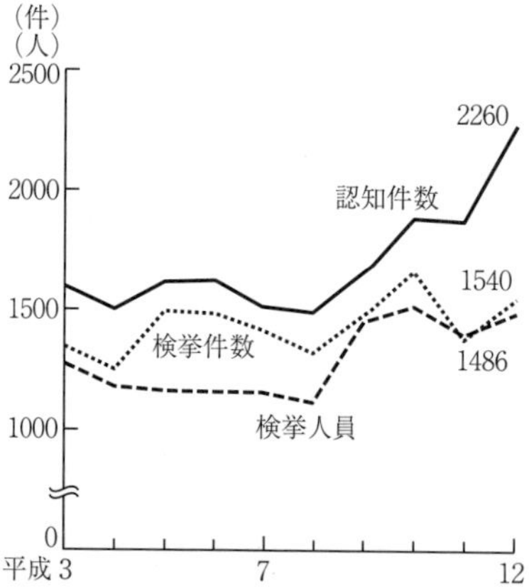

図1 強姦の認知件数
（既遂未遂含む，警察庁統計による）

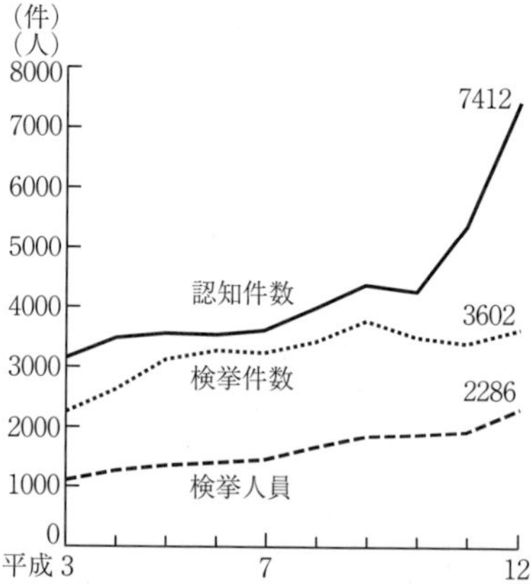

図2 強制わいせつの認知件数
（既遂未遂含む，警察庁統計による）

らみて性暴力犯罪のごく一部しか網羅しておらず，多くの痴漢行為やいわゆる顔見知りによるレイプ (non-stranger rape) 被害が隠されたままになっている．つまり，警察に届け出て認知された件数は氷山の一角と考えられる．それでもここ数年，図1, 2のように強姦（既遂未遂を含む）および強制わいせつの認知件数は社会的関心の高まりや警察庁の性犯罪被害者対策の推進 (1996) などにより増加傾向を示している．平成13年度の犯罪白書によれば，強姦（既遂未遂を含む）の認知件数は2260件，強制わいせつ罪は7412件であり，それぞれ前年比21.7%，38.6%増加した．

筆者らによる調査 (1999) では，「無理やり性交させられた/させられそうになった」経験のある一般成人女性は，18歳未満までに5.0%，39歳までに10.8%に達する．強姦は若い女性が暗い夜道を1人で歩いていて突然見知らぬ男性に襲われるという強姦神話・偏見によって，被害を受けた女性にも非を求める傾向があり，被害を届け出ることによって二重（加害者と社会から）の被害を負うことさえある．性暴力によるPTSD（心的外傷後ストレス障害）特有のフラッシュバック，乖離，過覚醒，感覚麻痺，不安障害，抑うつ症状などが表出することが報告されており，被害者（児）に対する理解とケア体制の整備（司法システム，治療・援助システムなど）が焦眉の課題である．（北山秋雄）

3-4-8
性の商品化

性の商品化は，現在，大きな様変わりを示している．

これまでは，性の商品化はきわめて単純で明白なものであった．性が商品化されるとき，それはほぼ売買春の形式であり，売春する女性は「貞淑な女性」からははっきりと区別された「売春婦」であり，性交を目的に提供される女性の身体が商品であることは，売る女性，買う男性の双方から意識されていた．

だが，現代では性の商品化はそのような単純なものではなくなっている．商品化されるものは多種多様である．キスやフェラチオや愛撫など性交を伴わない性行為が商品となることも多い．あるいは性行為にいたらなくても，「援助交際」などでは，ともに食事することや，デートやカラオケに行くことで商品となる．直接会わなくても，電話で話すこと，メールでやり取りすることすら商品となる．また写真や衣服，唾液，髪の毛などの人間そのものでないものも商品化される．

商品への報酬も金銭とはかぎらない．援助交際などでは，高級なプレゼントや高級な食事などを報酬として性が商品化されることもある．

性が商品としてやり取りされる方法もさまざまである．売春女性と直接に性交を行う，という従来の方法以外のものも多々ある．メール，電話，インターネットでのやり取り．あるいは，ブルセラショップなどの仲介業者．これらの方法では，商品化された性は，売る者と買う者の間に，直接の接触はないままに取引は終了する．

このような現代では，商品化されている人間も明白なものではない．従来とは異なり，現在では商品化された女性とそうでない者との境界はあいまいである．「援助交際」という言葉が象徴的なように，性が商品化されていても，それが「売買春」とは明確には意識されず，あたかも通常の交際の延長上にあるかのように扱われることもある．あるいは，本人が知らないままに，本人の写真や画像などが商品化されることもある．

これらの状況を考えると，現在の性の商品化では「商品化」されるときの最低限のルールが欠けていることがわかる．ルールとは「売り買いされる商品が何かはっきりしていて，売る人，買う人それぞれが，その商品の価値を知っていて，商取引をするうえでの判断能力があること」である．

性の商品化に関するよくある議論に,「自分のからだなのだから，どうしようが自分の勝手」というものがある．一見もっともな意見だが，日本の現状にはそぐわない机上の空論である．日本で性が商品化される場合，多くは未成年女性に関わるものである．未成年女性は「自分が商品化されている」ことを十分には認識していないし,「自分を性商品化した場合のメリット，デメリット」もわかってはいない．商品化されるときのルールを満たさないのである．

「売買春に自己決定権はあるのか」といった思弁的な議論も大切ではあろうが，現状に則して，この問題を考えることも大切なのである．（針間克己）

3-4-9
障害者と性

■ 昔と今

障害をもつもたないにかかわらず，本来，人は人として，自分自身を理解し，自己を主張し，他人から尊敬され，性的人間として認められることを望んでいる．しかし，障害をもつ人たちの性に関しては，長い間タブー視され，遠ざけられ，消極的・否定的な受け止め方をされ，ほとんど何も伝えられずに寝たままの状態にさせられてきた．性は自然に覚えるものという障害をもたない人たちの論理が，障害をもつ人たちの性に関する情報把握をよりいっそう困難なものとし，彼らを霞のかかった状態に置き，苦しめ，混乱におとしいれてきたからである．しかし今日では，障害をもつ人たちに積極的に多くの豊かな役立つ情報を提供し，数多くの性的体験を通して，人を思いやり，愛し，心豊かな社会人として生きていけるように支援していこうと，さまざまな試みが展開されてきている．

■ 性の喜びを体験するために

豊かな性的営みを経験するためには，まず自分のからだや相手のからだについての理解を深める必要がある．性交についても知っておく必要がある．余暇活動や成人教育を通して趣味や活動の輪を広げ，情報を得，コミュニケーションの輪を広げていくことも大切なことである．そのために，やさしく書かれたテキストや視聴覚教材，使いやすい教材・教具の開発が必要になってくる．タッチングなど人のぬくもりを直接伝えることのできる実際的な教育方法の検討や開発も必要になってくる．

■ さまざまな性の喜びを体験できる機会

性の喜びを伝え，異性との触れ合いやぬくもりなどを体験できるようにするための性教育も必要となる．徳島で行われてきた「愛と性の講座」は，よい見本となるかもしれない．この講座はおもに結婚を間近に控えた知的障害をもつカップルを対象としたものであったが，スキンシップ体験（マッサージ，手やからだに触れる，抱き合う，キスをするなど）を通してそのときの気持ちを相手に伝え，からだの変化に気づくなど，愛情交流に関する直接体験を学習していた．こうした講座を定期的に継続して行うことにより，自分のからだと向き合い，相手とのコミュニケーションの取り方を知り，性の喜びを感じ取り，人との関係のあり方を学び，否定的にとらえがちだった性に対するものの見方を，肯定的にとらえることができるようになっていく．海外に目を向けると，本人用情報誌を作成したり，性相談所を設けたり，セックス・アテンダントやセックス・ボランティアを提供する団体も誕生しはじめている．性の喜びを感じ，体得する機会がごくふつうに得られる時代になってきているのである．

■ **支援者研修の必要性**

性に関する支援を有効に進めるためには，支援者研修も欠かせない．障害をもつ人たちの性を肯定的に受け止めるにはどうしたらよいのか，支援を提供するさい，どのような支援の仕方が効果的なのかを学ぶことが，性支援を有効に進めるために必要だからである．

■ **社会的支援のネットワークづくり**

多くの障害をもつ若者は，異性との交際を望み，性的体験を求め，温かな人との触れ合いを求めている．異性との関係を築きながら，幸せになりたい，安定した関係をもちたいと望んでいる．今後，そうした彼らの思いや願いを受け止め，環境を整備し，さまざまな情報と性的機会を提供し，実現できるようにするための社会的支援ネットワークが急ぎ整えられていく必要がある．

（河東田博）

3-4-10
性治療

日本性科学会の定義によれば，セックス・カウンセリングは性の悩みに対する幅広い相談，カウンセリングをさし，セックス・セラピーは性機能障害の治療をさす．

■ **セックス・カウンセリング**

性の悩みは後述する性機能障害を含めて，パートナーシップや夫婦関係の問題，妊娠，避妊，中絶，性感染などの問題，虐待や性暴力の被害，加害，恋愛の問題，性指向や性自認（ジェンダー・アイデンティティ）の問題など幅広い．

セックス・カウンセリングにおいては，性という他者に語りにくい内容について，中立な態度で対応することが求められる．このためにカウンセラーは性について客観的な論述などをつねに学び，自身の偏見を取り除く努力が必要である．性の分野では知識不足が悩みやトラブルの原因をつくっていることも多いので，傾聴するだけでなく教育的な役割も大切である．また内容が幅広いだけにおのずと個人の対応には限界があり，紹介する専門家のリストももっている必要がある．

■ **性機能障害**

性機能障害（不全）とは性行為ができない，あるいは性反応が起こらないなどの問題がある状態をさす．性反応とは，マスターズ/ジョンソンが提唱した，性欲，性的興奮（男性では勃起で示される），オーガズムの一連の反応である．これをもとにしてまとめられたDSM-Ⅳ TRによる性機能障害の分類を表1に示す．

原因には身体的，心理的，心身両者の場合がある．

■ **性治療，セックス・セラピー**

治療はそれぞれの疾患によって，泌尿器

表1　性機能不全の分類
（DSM-Ⅳ TR より）

性的欲求の障害
性欲低下症
性嫌悪障害
性的興奮の障害
女性の性的興奮の障害
男性の勃起障害
オーガズム障害
女性オーガズム障害
男性オーガズム障害
早漏
性交疼痛障害
性交疼痛
膣痙攣（膣痙）

科，産婦人科，精神科などの医師，臨床心理士などが行う．性機能障害は原因も治療もパートナーに負うところが大きく，カップルとして治療することが望ましい．また原因が身体的な場合でも，性治療にはカウンセリング的対応が必要である．

性治療は，身体的原因の検索と治療，および心因性，心身両因性の治療でなりたつ．身体的原因のうち全身疾患は問診でわかることが多い．局所的疾患の診断は泌尿器科，婦人科で行う．勃起障害（ED）ではマスタベーションが可能なら心因性の可能性が高い．しかしその場合も含めてより詳細な検査が行われる．ED ではクエン酸シルデナフィル（バイアグラ）をはじめ効果的な治療法が開発されている．女性では器質的因子の研究は遅れているが，性交疼痛障害では膣・外陰炎などがあれば治療する．

心因性の場合は，行動療法，精神療法を組み合わせた治療を行う．行動療法とは不安や恐怖などによって生じる過剰な身体反応（勃起障害，オーガズム障害など）を，類似の容易な課題から練習して取り除いていく精神力動的方法である．

女性で最も多い性機能障害はワギニスムスである．これはペニスを膣に挿入されることへの恐怖（多くは痛みへの恐怖）から，無意識に膣の強い収縮を起こし，挿入ができなくなる状態である．これに対する行動療法は，指，タンポンなど，より受け入れやすい物の挿入練習である．練習（宿題として自分で行う）を通じて，理不尽な恐怖を現実認識に置き換え，緊張を取り除いていく．パートナーの協力が重要な部分である．行動療法は同時に心因も解消するが，治療が進まない場合には精神療法によってより内面的な問題に介入する．（大川玲子）

3-4-11
性教育

近年，性（セックス・sex）という言葉に関して，セックス（sex），ジェンダー（gender），セクシュアリティ（sexuality）という概念が使われるようになった．セックスとは，生物学的あるいは性染色体上の男と女を意味し，ときによれば性交を意味する．ジェンダーとは，心理・社会的な性を意味し，生物学的な性でなく，心理的に自分は男であるか，女であるか，あるいはその役割（role）をどのように自分自身が認識し受容しているかを意味している．セクシュアリティとは，生まれてから死ぬまで性を抱えて生きている人間のトータルな性のありようをいい，セックスを両肢の間にある生殖に関わる"to do"の概念であるとするなら，セクシュアリティとは両耳の間にある，大脳にかかわる人間の性に関する"to do"の概念であるといわれている．すなわち，セクシュアリティとは，その人が性をどのように認識し，どのように考え，どのように行動しているかを概念化したものである．

上述の意味をふまえれば，性教育とはセックス・エデュケーションではなく，セクシュアリティ・エデュケーションでなければならない．

それでは，性教育はいつ，どこで，誰が行うべきなのだろうか．まず，それは家庭，学校，社会（地域）を通して行われるのが望ましい．

家庭での性教育とは，おおよそ乳・幼児期から就学前期までの，その人のジェンダーやセクシュアリティが方向づけされる時期に，親がその役割を果たすことになる．親のセクシュアリティに対する態度が大きく影響し，もし，親が性をネガティブにとらえているとすれば，その子は性を否定的に受け止めるように方向づけられようし，親が性を肯定的にとらえれば，その子は性をポジティブに受け止めるようになる．家庭での性教育とは，父親と息子がいっしょに風呂に入って「ボクもいつかオチンチンの周りに毛がはえるようになるよ」と話をしてやることでなく，人間の性に対する態度を培うことである．

人は就学すると，そこで初めて計画的，系統的に目的をもった学習をする．学校では教科書や副読本を使って，いわゆる性教育が行われるが，その内容は生理学や保健学の域を出るものは少なく，人間の性をトータルに見通したセクシュアリティの教育が行われている学校は多くない．生涯月経を経験することのない男の子にとって，隣に座る女の子の月経はどんな意味をもつのか．一生射精を経験することない女の子にとって，射精とはどんなかかわりがあるのか．月経や射精といった生理的な現象を理解するだけではなく，男と女のかかわり合いのなかで，月経や射精をとらえることが本当の性教育であろう．

高学歴化，高年齢化社会にあって，男と女の生きざまは大きく変化している．生涯結婚を志向しない者，結婚をしても子どもを産まないカップル．同性愛者や性同一性障害を抱える者．成人社会でもセクシュアリティに関する問題は多様化している．学校教育のように集団教育を大きく望めない社会教育にあっては，人間の性について自ら学習し，性を抱えて生きていく人間の生涯のなかに，さまざまな性のありようがあることを理解し，認識し，共有することが，大人社会のなかにいま求められている性教育である．（島﨑継雄）

3-4-12
性行動

ここ十数年,青少年の性行動は活発化し,低年齢化,前傾化していると報告され,とくに女子の性行動においてそれは顕著であるといわれている.では,その実態はどうなのか.青少年の性行動を1974(昭和49)年以降,ほぼ6年ごとに経年的に調査をしている財団法人日本性教育協会による「青少年の性行動調査－わが国の中学生・高校生・大学生に関する報告」から,若者の性行動の変化をみてみる.

本調査は上述したように,経年調査であり,同一機関による,同一の目的をもった,全国を調査対象地点としたものであり,性行動の変化の比較は,ほかの調査では不可能である.

各種性行動のうち,キス経験と性交経験について取り上げる.

図1に示したものが1974年の第1回調査結果以降,1999(平成11)年の第5回調査結果までのグラフである(第1回,第2回調査では中学生は対象群となっていない).全体の傾向としては,すべての属性で右肩上がりとなっている.とくに中学生,高校生において,第4回調査と第5回調査の間の立ち上がりが顕著である.これは若年層の性行動の活発化を裏打ちするものであり,とくに高校生女子の経験においては,わずかではあるが,高校生男子の経験率を上回る結果が長期にわたって続いており,女子の性行動の活発化を示す.また中学生の場合,第4回調査と第5回調査の6年間に,男女ともにほぼ2倍の経験率を示したことは低年齢化,前傾化を物語っている.

性交経験についいは,図2に示したとおりである.これもキス経験同様,右肩上がりになっているが,とくに大学生の場合,男女ともに,ここ25年間を通じて増加の一途を示している.また,高校生では男女がほとんど同じ数値で変化しているに対し,大学生では男女間に10ポイント以上の経験率の差があり,それが平行して推移している.

本報告から性交経験についていえば,大学生でも約半数,高校生では約4分の1前後の者が性交経験をもっていることがわかる.ちなみに東京都高等学校性教育研究会による2002(平成14)年の調査報告によれば,東京都内の公立学校男子生徒の性交経験は38%,女子生徒で39%となっており,日本性教育協会の調査結果を大きく上回っているが,全国調査と大都市圏のみの

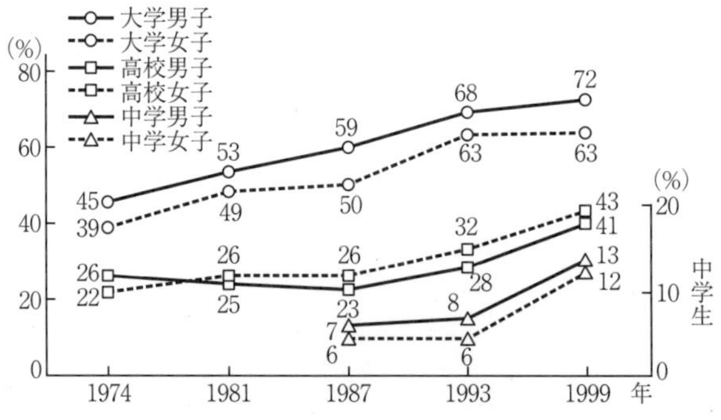

図1 キス経験率の推移

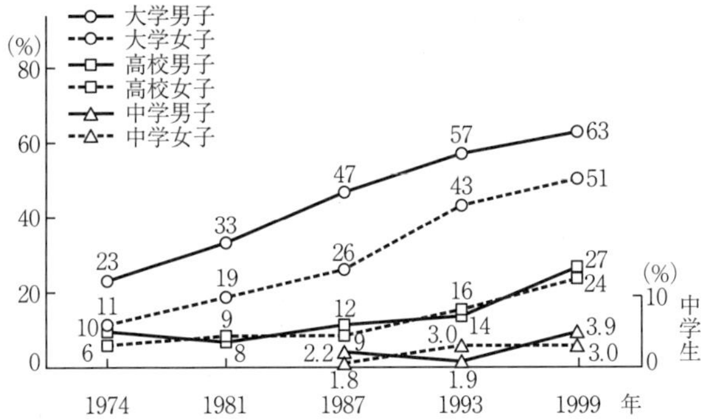

図 2　性交経験率の推移

調査であることや調査方法の違いがあり，一概に比較することは危険である．

性交経験ありとする者のうち，現在も性交の相手がいるとする者は高校生で男女ともに約 3 分の 2，大学生男子で約 3 分の 2，大学生女子で約 4 分の 3 であった．すなわち高校生では全体の 6 分の 1，約 17%，大学生男子で約 33%，大学生女子では約 40% の者が現在性交経験をしていることになる．

昨今，若者の性行動調査結果が各種公表されている．調査結果は若者の実態をどの程度反映しているのか．その答えは難しい．調査結果を読むうえで欠かせないのは ① 調査の母集団は何か，② 標本抽出の公平性は保たれているのか，③ 調査はどのように実査されたのか，などであり，これらの要因がその答えを左右する．調査結果の数値だけで判断することは危険であることを忘れてはならない．

前述の調査結果から推測できるように，日本の若者の性交経験者が半数をこえるのは 19～20 歳のころであるが，ほかの国々ではどうであろうか．スウェーデン，デンマーク，オランダなどの国では性交経験率が 50% をこえるのは 14～15 歳であり，アメリカでも 15～16 歳である．しかし近年，エイズ・パンデミックや政治体制の影響を受けるアメリカでは，若者の性に関する保守化が叫ばれるようになり，一部の教育者や政治家たちのなかで 10 代では性交は避けるべきであるとするアブスティニアス（節制・禁欲）運動が大きく台頭してきている．

一方，韓国や中国といった東アジア地域における若者の性行動は，欧米社会と比較するときわめて慎重であり，韓国の大学生の性交経験はわずか 8% と報告されている．伝統文化の影響が強く残されているといっていい．

性行動はその国の文化に大きく影響されることはいうまでもない．しかし IT 情報化の急速な発達に伴う肥大化情報時代における性行動は，ますます加速化するであろうし，そこに思わぬおとし穴や保守化が待ちかまえていることも事実である．

（島﨑継雄）

3-5 からだを育てる—出産，育児

3-5-1 出産の文化

いのちが生まれ，いのちを産む，という作業は，元来，文化的，社会的なものであった．いのちを継ぐ作業は，ヴァナキュラー（土着）な，その土地固有の女の文化に根ざしたものである．世界各地には，出産に関して，地域性や民族性に見合った，意味のある文化があった．近代化とともに興った産科学と出産の施設化は，出産を文化的な場から医療の場へと押しやっていく．世界の一地方であった西洋から生まれた西洋医学が病院出産というかたちで世界中に広がっていったのである．

日本で戦後急激に起こった出産の施設化，出産の医療化の結果，現在日本の出産のほとんどは，病院，医院などの医療施設で行われている．本来，人間の健康なからだの営みの一つであった出産が，安全性確保を求めて，疾病を扱う医療施設で行われていくようになったことによって，失われていったものが土着の「出産の文化」(culture of birthing/culture of childbirth)であるといえよう．世代を経て伝承されていた女性の出産に関する知恵が伝承されなくなって，日本はすでに三世代をこえている．

たとえば，ブラジルのアマゾン森林に住むインディオのメイナク族は，現在最も原始的な生活を残している人たちであるといわれている．メイナク族の少女は14歳になると，村はずれにある小屋で1年間，ほかの人々と隔離されてすごす．その間に，会ってもよい人は自分の母親だけである．その1年間，母親はすべての生活の知恵を子どもに伝承する．ハンモックのつくり方，料理の仕方，性と出産，子育て，すべてを母から習う．その1年が終わり，太陽にあまり当たらずに真っ白な肌になった少女の前髪を部族の長が切りそろえ，少女は大人の女として認められる．

このように元来，家族は知恵の伝達の場であり，出産の文化の伝承もそれらの多くの知恵とともに世代を経て伝えられていた．現在，日本で出産する女性たちは，母親の世代から，ふつう出産に関して何も聞いていない．文化的伝承が途切れてしまっているのである．医療知識が文化的伝承にとってかわっているが，人の手を経ていない知識が行動変容にいたるほどのインパクトを与えることは，ほとんどできない．出産の文化は，封建制に伴う理不尽な性差別をなくす努力とともに過去のものとして葬り去られてしまった．

伝統文化には，「自然とつながるような人間の力を高めるような伝統」と，「人が人を抑圧するための伝統」が混在している．近代の恩恵を受けながら，近代をこえていくために，冷静な眼をもって，封建制の残る前近代にもどるのではなく，人間の力を高めるような伝統を拾い上げ，あらたな出産の文化として，次世代に伝承していく責任があるだろう．伝統文化には理不尽なこともあるが，合理的なことも多い．同様の知識は，医療の場で医療従事者から語られても，女性のうちには残らないが，幾世代もの重みを経て愛情とともに手渡される知恵は，一人ひとりのなかに根をおろしていく．近代医療技術だけでは，人間が豊かに生まれ，生き，死ぬことはできないと，多くの人が感じている．出産の安全性の確保は重要な課題であるが，文化から切り離された出産は，根のない人間を生み，産む側にも空虚な思いを残す．医療による恩恵を受けながら，同時に医療によって根こそぎにされた土着の文化を取り戻さなければならない時期である．

日本には約300の地域に根ざした助産所が活動している．日本の助産師は，法律上，他国の助産師が行っている会陰切開，投薬，縫合などの医療介入を行うことができない．しかし，開業権はあるので，医師の監督下でなくても，お産を介助することができる．そのような小さな助産所で起こっていることには，医療と前近代をこえた新しい「出産の文化」への示唆がある．

「産む女性と時間をともにしていると，その女性が感じていることと同じようなことを私も感じはじめる」と助産師はいう．「腰が痛いといわなくても，ああ，腰が痛い，とわかる．なぜなら，私も同じように感じるから．そして，ああ，このひとは，あっちの世界にいっちゃったな，と思うと，大丈夫なのよね．もう生まれる．こちらの世界にいる間はまだ生まれないの」．そして女性はいうのだ．「ああ，この感覚は何だろう，希望の光だけが私をつつむ…．宇宙の塵となって漂う…」．そこにいる助産師はただ，そこにいるだけである．「苦しみ」を除去しようとはしない．ともに感じるだけである．「助産院にいる間，一人の女性として認められ，無条件に，大切に，大切に，大切に，接していただき，そして，よくがんばった，よくがんばっているね，とただただ無条件にねぎらい，はげましてもらった，わたしは，もう何があっても，このことを思い出せば乗りこえていけると思う…」．このような言葉が飛び交う．

産むということ，死ぬということ，病を通じてからだのある部分に注意を払うということ，その場はいつも，本来そのように静かで，残る者たちへの生きる励ましに満ちていた．その場を共有するひとは，その「苦しみ」や「痛み」を取り除こうとするのではなく，ともに感じるだけなのである．ともに感じることにより，生と死と病を共有する人もされる人も，また，いまのときを生きる勇気を与えられ，はげまされていく．それは現今のどのようなレベルのヘルスサービスとも異なる，文化的作業である．近代医療の恩恵を受け，さらに近代をこえるような英知をもって，それぞれの，新しい「出産の文化」構築が世界中で求められているところである．　　　（三砂ちづる）

3-5-2
自然な出産

「自然な出産」とは，本来はからだの自然な力で，からだに無理のないように産ませるという出産方式をさす．しかし，自然という言葉の解釈が人によって異なり，非常にあいまいな表現としてとらえられる場合が多い．産科医療の分野では，自然な出産と正常出産の定義があまり明確にされてこなかった．

本来の自然な出産は，陣痛促進剤や会陰切開といった医学的な行為を加えず，あくまで自然に出産の機が熟すのを待つお産をめざすもので，おもに助産所などで行われている方法である．医療の画一化された管理的行為下におかれることなく，妊婦本来の力を十分に発揮しうるような環境のもとで行われるべきである，という考え方に基づいている．また，母子の安全・心身ともの健康につながるようなケアのなかで，妊婦が主体となって行われている出産をいう．

一方，医学的管理下において，正常経過をたどる出産も，自然な出産であるとされる．医学的介入は，自然経過を監視する目的で分娩監視装置が用いられたり，出産を促進する目的で陣痛促進剤や会陰切開などが行われる．これは，多くの病・産院で行われており，現代の自然な出産には，医学的管理が必要である，という考え方に基づいている．「お産の進行を助ける医療行為」としての医学的介入の判断には，出産介助者によってかなりの差がみられている．

上記の二つは，双方とも自然な出産とよばれてきた経緯があるが，医学的管理のもとでの出産は，本来の意味での自然な出産とはいえない．

近年，ヨーロッパおよびアメリカなどにおいて，正常経過をたどる出産は，本来の自然な出産への流れをくみ，医学的管理下におかない方向に向かっている．

具体的には，出産を医療者の手から産婦自身の手に，産婦が本来もっている力にゆだねようという考え方である．出産の過程で異常な事態にならないかぎり，できるだけ医療の介入を避けるという姿勢である．出産をするのは産婦自身であり，医療者に産ませてもらうのではなく，自分にとってのよい出産，自然な出産をめざす方向に来ている．

産婦本人の心身の赴くままに自分の身体に任せてからだとハーモニーを見つけ出してお産をしていくことが大事であり，同時に，自然というのはただ放っておくというのではなく，妊婦自身が自分のからだと向き合い，自然を受け入れる準備を手伝うこともまた必要であるとの助産の考えが，1990 年以降に現在の自然な出産を支持する助産師に定着してきた．

出産におけるスタイルに関しても，決まったかたちをもたず，その時，その場所であるがままに産婦が取りたい姿勢や行動を取ることが自然で，自由なスタイルであり，個々人で異なっていて何ら問題はない．

過誤な医療行為をもたない自然な出産こそ，正常な出産である．

世界保健機関（WHO）は，「正常な出産の正常な過程を妨害するには，そのための確固とした理由がなければならない」と述べている．

これをサポートするのは，EBM（evidence-based medicine）という考え方に基づいている．臨床家によって意見の異なる医療行為やケアの妥当性について，いままでに報告された研究データのうちで，どの調査がどの程度信頼できるのかを，疫学的な原理にしたがって客観的に評価していこうということである．「人間にはもともとそなわった力があるのだから，介入する

表1　明らかに害があったり効果がないのでやめるべきこと

① 慣例的に浣腸を行うこと．
② 慣例的に剃毛を行うこと．
③ 出産中，慣例的に静脈点滴を行うこと．
④ 慣例的に静脈に予防的にカテーテルをさし込んでおくこと．
⑤ 産婦を慣例的にあおむけの姿勢にすること．
⑥ 肛門からの内診をすること．
⑦ X線を使って骨盤計測を行うこと．
⑧ 赤ちゃんが誕生する前まで，薬理効果を制御できないかたちで，子宮収縮剤を投与すること．
⑨ 出産中，足を足台に乗せる乗せないにかかわらず，慣例的に砕石位をとること．
⑩ 分娩第二期に（産婦に）指示をして，息を止めて長くいきませる（バルサルバ法）こと．
⑪ 分娩第二期に，会陰を伸ばしたりマッサージすること．
⑫ 分娩第三期に，出血の予防，または止血のためにエルゴメトリンの経口剤を投与すること．
⑬ 分娩第三期に，慣例的に非経口的にエルゴメトリンを投与すること．
⑭ 慣例的に，赤ちゃん娩出後に子宮の洗浄をすること．
⑮ 慣例的に，赤ちゃんの娩出後に子宮を（手探りで）検査すること．

（戸田律子訳，WHOの59ケ条，お産のケア実践ガイド（1997）より一部抜粋）

には十分な理由がなければならない．そして介入するときは，人間の叡智を傾けた最良の科学研究の成果が適用されるべきである」という姿勢である．

出産の分野におけるEBMの資料として代表的なものは，WHOの専門公文書として1996年に発行された，"Care in Normal Birth: a practical guide"（自然なお産）の国際ガイドラインがある．このガイドラインでは，出産時に頻繁にみられる医療，ケアの内容を，現在得られる最も信頼できる科学的根拠から，「A：明らかに有効で役に立つ，推奨されるべきこと」「B：明らかに害があったり効果がないので，やめるべきこと」「C：はっきりとした根拠が十分にはないので，今後研究結果によって明らかになるまでは，注意をして使われるべきこと」「D：よく使われるが，不適切な使われ方をしていること」の四つのカテゴリーに分けている．WHOの一般的なガイドラインは，特定の地方をターゲットにしているのではなく，国際的なものであり，実際にヨーロッパやアメリカでも発展途上国でも，このWHOのガイドラインは活発に引用され，使われてきている．

病院の産科で行われている数々の医療処置がはたして科学的に有効であるかを，一つひとつ検証し，有効なもの，有効性が認められないもの，不適切に実施されているものなどに分けられ，解説されている．

表1に，「WHOの59ケ条，お産のケア実践ガイド」の一部を示す．（福島富士子）

3-5-3
高齢出産

高齢出産の定義として国際的に35歳以上とされている．日本では全出産において35歳以上で出産する女性の割合は1975年の3.8%から増加の一途をたどり，2001年には12.2%，このうち40歳以上が1.3%を占めている．高齢出産が増加している背景には，女性の社会進出による晩婚化，妊娠・出産よりもキャリア優先などのライフスタイルの変化があり，また不妊治療，とくに体外受精や顕微受精などの高度生殖医療技術の普及も影響を与えている．日本を含めた欧米先進国では今後さらにその割合が増加するものと思われる．しかし一方，日本においては現在認められていない卵子提供による妊娠が，自然閉経後の50歳を過ぎた女性においても技術的に可能となった．高齢出産は，少子化や社会進出を求める女性をとりまく社会状況の問題だけでなく，生殖不妊治療を通じての母児の安全と生まれてくる子どもの人権など複雑な問題も提起している．

■ 母体へのリスク

一般に高齢妊娠では母児の合併症リスクは増加する．母体の合併症としては，高血圧や糖尿病発症率の増加がある．また，妊娠中に高血圧，タンパク尿，浮腫のいずれかの症状をみた場合に妊娠中毒症と診断されるが，母体にとっては妊娠そのものが負荷となるため，非妊娠時には何ら症状がなくても，妊娠中にこれらの症状が出現する場合がある．妊娠中には胎児の成長に伴い，母体の循環器系や腎臓など全身への負担が増加するためで，とくに高齢妊娠で影響を受けやすく，35歳以上の妊婦では妊娠中毒症が20～25%に出現する．陣痛発作が開始して分娩が進行すると母体への負荷はさらに大きくなり，その負荷から母体が回復するには通常分娩終了から1か月以上を要する．

また高齢妊娠では，帝王切開率が増加する．高齢では，妊娠中毒症の増加に伴う胎児仮死の増加や，それ以外にも多胎妊娠，胎盤の位置の異常である前置胎盤，分娩遷延などのいわゆる帝王切開が必要となる病態が起こりやすい．また，妊娠中毒症が悪化して，胎盤早期剥離や母体の脳血管の障害による子癇発作などを発症し，緊急に帝王切開を要する場合も，高齢ほど多くなる．

児についても妊娠中毒症などの母体合併症により，子宮内環境が悪化するため胎児へのストレスがかかりやすく，子宮内胎児発育遅延，低出生体重児，胎児仮死さらには周産期死亡などが増加する．また高齢により早産率が増加することで二次的に児の予後にマイナスの影響を与えることがある．胎児染色体異常も母体の高齢化によりその確率が増加し，その結果自然流産率も増加する．自然流産は全妊娠では約15%で起こるが，30代後半では20%程度，40歳以上では40%程度となる．女性の高齢化により妊娠率自体も低下する．子宮筋腫・子宮内膜症・骨盤内癒着などの疾患の増加や，卵の質の低下などがその要因である．

■ 高齢出産の利点

高齢出産は精神的・社会的・経済的により安定した夫婦の間で強く望まれた妊娠・出産である場合が多く，両親の意識の高さや子どもにとっての生育環境のよさという利点もある．妊娠前から適切な健康管理を行い，妊娠・出産についての正しい知識をもち，自分にはどういうリスクがあるかを理解したうえで，各自のライフスタイルに合わせて妊娠・出産を選択する，また妊娠したら早期にその診断を受け，慎重な健康管理と異常の早期発見に努めることなどは，とくに高齢妊娠を選択する女性において大切であろう．（笠井靖代）

3-5-4
出生前診断

出生前診断には，広く出生前に胎児の健康状態，発育の具合を診断するものと，狭義の胎児先天異常の診断がある．先天異常は新生児の3〜5%にみられるが，このうち出生前診断の対象となるのは，染色体異常，先天代謝異常やそのほかの単一遺伝子の異常，形態的な異常で診断が可能な疾患などである．

ヒトの染色体は22対の常染色体と2本の性染色体からなり，合計46本ある．精子と卵子はその半数の23本の染色体からなり，この精子と卵子が受精した結果，受精卵では再び46本の染色体となる．高齢妊娠では，母親の年齢の上昇により21番染色体が3本あるトリソミー21（ダウン症）の子の出産頻度が表1のように上昇する．頻度は少ないがトリソミー18やトリソミー13などの子についても母親の年齢の上昇により増加する．ダウン症は染色体異常の代表的疾患で，精神運動発達遅延のほか，注意する合併症に心奇形，消化管奇形，白血病などがある．

先天代謝異常症は，生まれつきの酵素異常により物質代謝が障害されて病気が発症するもので，ほとんどは，常染色体劣性遺伝か，X染色体劣性遺伝の形式をとる．いくつかのものは，絨毛検査や羊水検査により胎児細胞での酵素欠損や異常代謝物質の証明やDNA診断が可能である．

■ 出生前検査の適応

上の子が標準型のダウン症であった場合に，つぎの子どもに反復する確率は1/100〜1/200程度とされ，一般の出生頻度1/1000よりは高い（表2）.

■ 出生前診断に用いられる検査法

(1)　絨毛検査

表1　染色体異常児の出生頻度

母年齢	ダウン症児	全染色体異常児
20	1/1667	1/526
21	1/1667	1/526
22	1/1429	1/500
23	1/1429	1/500
24	1/1250	1/476
25	1/1250	1/476
26	1/1176	1/476
27	1/1111	1/455
28	1/1053	1/435
29	1/1000	1/417
30	1/952	1/385
31	1/909	1/385
32	1/769	1/322
33	1/602	1/286
34	1/485	1/238
35	1/378	1/192
36	1/289	1/156
37	1/224	1/127
38	1/173	1/102
39	1/136	1/83
40	1/106	1/66
41	1/82	1/53
42	1/63	1/42
43	1/49	1/33
44	1/38	1/26
45	1/30	1/21
46	1/23	1/16
47	1/18	1/13
48	1/14	1/10
49	1/11	1/8

表2　絨毛採取，羊水穿刺などの侵襲的な出生前検査に関するガイドライン

a. 夫婦のいずれかが染色体異常の保因者
b. 染色体異常児を分娩した既往を有する場合
c. 高齢妊娠
d. 妊婦が重篤なX連鎖遺伝病の保因者
e. 夫婦のいずれもが重篤な常染色体劣性遺伝病の保因者
f. 夫婦のいずれかが重篤な常染色体優性遺伝病の保因者
g. そのほか重篤な胎児異常の恐れのある場合

（日本人類遺伝学会，1994年）

妊娠10〜11週に経腹的あるいは経腟的に胎盤絨毛の一部を採取する．胎児染色体の分析のほか，代謝異常，DNA診断が可能な疾患の罹患の有無を調べる．十分な量の細胞が得られるので，培養を行わなくても染色体分析が可能であり，また実施時期も早いため，妊娠の早い時期に結果を得ることができる．代謝異常，DNA診断についても同様である．ただし，検査に伴う流産のリスクは1〜3％あり，羊水検査に比べると高い．

(2) 羊水検査

胎児の染色体を分析する最も一般的な方法であり，妊娠15週〜18週に経腹的に子宮内の羊膜腔まで穿刺し（羊水穿刺），羊水と胎児由来の浮遊細胞を得る．染色体分析が可能となるまで，2〜3週間の細胞培養を要する．検査に伴う流産のリスクは0.2％以下で，この時期の自然流産頻度と比較して高くはない．胎児染色体分析のほか，代謝異常，DNA診断が可能な疾患の罹患の有無を調べる．

(3) 胎児採血

臍帯や胎盤表面の血管から胎児血を採取して染色体異常，代謝異常，DNA診断が可能な疾患の罹患の有無，胎児の貧血状態などを調べる．手技の安全性に問題があり，限られた場合にのみ行われている．

(4) 母体血清マーカー検査

母体血中のαフェトプロテイン（AFP），ヒト絨毛ゴナドトロピン（hCG），非結合型エストリール（uE3），インヒビンの増減から胎児がダウン症に罹患している確率を算出する．ほかに，18トリソミーや無脳児，神経管の形成異常についても算出が可能である．この検査ではリスクを算定することはできても確定診断とはならないことを十分事前に説明すべきで，必要に応じて羊水検査などで最終確認を行う．

(5) 超音波検査

広く妊娠の初期診断や予定日の決定，胎児の発育状態の診断にも用いられるが，胎児形態の詳しい観察により，先天異常と診察される場合がある．妊娠10〜13週において胎児の後頸部の特徴的な肥厚像が染色体異常では多くみられ，欧米では実用化されている．またそのほかの形態異常により先天異常の診断がつくこともある．

■ 今後実用化されうる検査法

(1) 着床前診断

体外受精において分割した受精卵の細胞の一部を取り出して染色体分析などを行い，正常な胚を選んで子宮に移植する方法であり，欧米では実用化されている．安全性などの問題を慎重にみていく必要があるだろう．

(2) 母体血中の胎児細胞を用いた診断

母体血には微量の胎児細胞が混入しており，それを取り出して遺伝情報を調べる方法であり，現在技術開発中である．母体への負担がない点で期待される．

■ カウンセリング体制の必要性

倫理的問題も伴う出生前診断を進めるにあたっては，中立の立場にたつ専門医が，十分な情報を提供したうえで，夫婦の自由意志で検査を受けるか否かの選択をするべきである．そのためにはカウンセリング体制の整備が不可欠である．　（笠井靖代）

3-5-5
出産のヒューマニゼーション

出産は本来，人間のからだの自然な営みである．医療管理型の出産に対するアンチテーゼとして1970年代以降，さまざまな自然出産の取り組みや提言が行われてきた．フランスの産科医ルボアイエは，1974年に，『暴力なき出産』を発表し，新生児は感情，思考力を含めたさまざまな感覚が十分に発達している一人の人格として丁重に優しく扱われるべきであることを提言し，出生直後に新生児が激しく泣くのは恐怖の表現であると主張した．また，70年代にはラマーズ法が普及し，呼吸の仕方と夫の立会いによる自然出産が注目されるようになった．1980年代には，フランスの公立病院産科医であったミシェル・オダンが，独自の出産哲学で，水中出産や女性の野生を大切にした自然なお産を世界中に広めた．1980年代後半からはじまったアクティブバースの波は，女性に呼吸法や体位で何らかのかたちを押しつけることなく，女性があるがままの状態での出産を奨励した．これらの自然な，より女性と赤ちゃんに優しい出産を求める流れは，連綿と続いてきたが，つねに現行産科医療の「安全性」を求める医療管理分娩と軋轢が存在していた．

出産のヒューマニゼーション（humanization of childbirth）はこの一連の流れを受けて，医療管理型の出産から，より女性のもつ力を生かす出産へ，という提言を掲げる動きであり，1990年代にブラジルから使われるようになった言葉である．1996年から2001年までブラジル北東部で行われた国際協力事業団（現・国際協力機構，JICA）の2国間技術協力プロジェクトであるブラジル家族計画母子保健プロジェクトが出産のヒューマニゼーションをテーマとしたため，日本でもよく知られるようになった．

ブラジル生まれの教育学者，思想家にして実践者であり，第三世界のありように大きな影響を与えたパウロ・フレイレは，多くの抑圧された貧しい人々が，「豊かな人間になるという使命をもって生まれながら，抑圧と支配を運命のように受け入れ，『沈黙の文化』に埋没させられ，非人間化されている」と述べ，識字教育などを通じて，この非人間化を人間化（ヒューマニゼーション）へと変革しようとした．ブラジルの人たちにとって，ヒューマニゼーションとは，彼の思想を反映する言葉であり，新しい命の始まりを医療管理によって「非人間化」されている状態を「人間的」なものとしたい，という思いが込められている．ブラジルでは，産む女性と生まれてくる赤ちゃんの双方をターゲットとしたものとして，「出生と出産のヒューマニゼーション」といういい方がされてきており，1993年にはブラジル国内で「出生と出産のヒューマニゼーションネットワーク」ができた．

出産のヒューマニゼーションはあまりに漠然としているため，JICAプロジェクトは「人間的な母性ケア」に関して，以下の定義を発表した．

① 女性とそのケア提供者双方にとって，満足がいき，力づけられるようなものであること
② ケアのすべてのプロセスにおいて，女性自身の積極的な参加と自己決定をうながすものであること
③ 医師と医師以外の医療従事者が同等の立場で調和して働くものであること
④ 証拠に基づいたケアであること
⑤ 従事者も，建物も，地域に根ざしたプライマリーケアに重点をおいた脱中心的なものであること
⑥ 財政的にコスト分析をして，可能なものであること（Misagoら，Lancet 1999）

これらは，出産のヒューマニゼーションの定義としてその後よく使われるようになったが，JICA プロジェクト終了時には，ヒューマニゼーションとは，具体的に定義づけてこれとこれとをやればヒューマニゼーションの達成，といったものではなくて，絶え間ない変革のプロセスそのものである,という立場がとられるようになった．出産と出生はとても個別な体験である．だからこそ，かたちだけのマニュアル化，管理的なやり方，官僚的，トップダウンなやり方はそぐわない．穏やかで，静かで，尊厳を感じるような動き，音，話し方，動作，まなざし，におい．だれを脅かすこともない，受容に満ちた態度．出産に寄り添う人は，そのような動きが期待されている．だから，お産はなるべく日常の家に近い雰囲気で行われるべきことであるし，そばにいる介助者は，こういった資質を備えていなければならない．自然なお産，アクティブバース，主体的なお産，いろいろないい方がされてきたが,「人間的なお産－お産のヒューマニゼーション」は，21 世紀のお産のありようの，一つのキーワードとなっている.「ひととして，生きていくうえでの核となるような出産経験をまもるための,個別の変革のプロセス」として,である.

2000 年 11 月には，ブラジルにおいて,「出産と出生のヒューマニゼーション国際会議」が開催され，26 か国からの 2000 人以上の参加者によって各国，各地域における，自然な出産の取り組みについて議論が重ねられ，出産のヒューマニゼーションにとって大きなステップとなり，また International Journal of Gynecology and Obstetrics のサプリメントとして会議の全容が出版された．2003 年，葛飾赤十字産院のスタッフを中心に「出産のヒューマニゼーション研究会」が組織され，今後の自然出産の動きに一つの方向性を与えていくことが期待されている．（三砂ちづる）

3-5-6
母乳と人工乳

■ 母乳

母親から分泌される乳．通常，生後 4 か月ころまでは母乳のみで理想的に発育し，ほかの食物や飲料を与える必要はない．栄養の面から補充栄養が必要になる前に，早めに母乳以外のものを与えると，乳児が母親の乳首を吸啜する回数が少なくなり，母乳分泌に影響を与え，母乳育児の開始と維持の妨げになることもある．

母乳の成分には乳児の発達に必要なものが適切な配分で含まれており，栄養生理や発育面にとって人工栄養より優れている．Minchin（1985）によると，たとえば，母乳栄養児には病気やアレルギーが少ないことは世界的にみられる現象である．また，心理的，社会的に望ましい発達をするうえでも母乳育児は貢献している．初乳には分泌型免疫グロブリン A が大量に含まれ，胎盤に代わって乳児を守る役目をし，「自然がくれた赤ちゃんへのワクチン」ともよばれている．

母乳は栄養面では，泌乳時期により初乳（分娩後数日間），移行乳（6～10 日），成熟乳（11 日以降）に区分されている．初乳は成熟乳に比べてカゼイン，ラクトアルブミン，ラクトグロブリン成分，ミネラルなどいずれも多いが,乳糖と脂肪が少ない．感染防御因子として，ラクトフェリン，リゾチーム，分泌型 IgA，マクロファージ，リンパ球などが含まれている．

■ 母乳哺育

母乳による哺育はごく自然な母子間の愛情交流をスタートでき，このことは後に大きな影響を及ぼす可能性がある．母乳の初回吸が遅れると，母親が 2 週間以内に断乳する可能性が高くなることが Oakley の

表1　母乳育児成功のための10か条

産科医療機関と新生児のためのケアを提供するすべての施設は以下に示す項目を満たすよう配慮すべきである.
① 母乳育児推進の方針を文書にし，すべての関係職員がいつでも確認できるようにする.
② この方針を実施するうえで必要な知識と技術をすべての関係職員に指導する.
③ すべての妊婦に母乳育児の利点と授乳の方法を教える.
④ 母親が出産後30分以内に母乳を飲ませられるように援助する.
⑤ 母乳の飲ませ方をその場で具体的に指導する．また，もし赤ちゃんを母親から離して収容しなければならない場合にも，母親に母乳の分泌を維持する方法を教える.
⑥ 医学的に必要でないかぎり，新生児には母乳以外の栄養や水分を与えないようにする.
⑦ 母子同室にする．母親と赤ちゃんが終日いっしょにいられるようにする.
⑧ 赤ちゃんが欲しがるときはいつでも，母親が母乳を飲ませられるようにする.
⑨ 母乳で育てている赤ちゃんにゴムの乳首やおしゃぶりを与えない.
⑩ 母乳で育てる母親のための支援グループ作りを助け，母親が退院するときにそれらのグループを紹介する.

（WHO（世界保健機関)，ユニセフ（国連児童基金）共同声明，1989）

研究（1986）によって判明している．現在，新生児を出産後30分以内に母親に抱かせることを強く勧めている.

母乳哺育の利点として，① 母子間の情緒関係の安定に役立ち，いわゆる母子相互作用の成立に有効である．② 栄養効率がよく，乳児の内臓に負担が少ない．③ 免疫物質が含まれており，乳児の疾病に対する抵抗力を与える．④ 母乳のタンパク質は非抗原性であり，アレルギーを生じない．⑤ 乳児の腸内にビフィズス菌の繁殖を促進し，ほかの有害菌の繁殖を抑制する．⑥ 母親の子宮収縮を促し，分娩からの回復を早める働きがある．⑦ 経済的で，簡便である.

■ 人工乳

母乳以外の乳汁で育てることをいう．母乳哺育が乳児にとって栄養・生理，免疫，そして心理的観点から最も望ましいが，諸種の理由により十分な母乳哺育ができない場合にこの方法が用いられる．日本では古来より，重湯や乳粉など米を原料にしたものや動物の乳，加糖練乳などが利用されてきたが，栄養障害の原因となっていた．戦後には，育児用調製粉乳が普及し，1960年代以降は成分の母乳化への改良が進められてきた．近年の人工栄養児は体重，身長，頭囲などの形態学的な面のみならず，機能的な面においても母乳栄養児とほぼ同様に育つとされている．しかしながら，母乳にはいまだ解明されていない生理機能や成分が存在するため，育児用調製粉乳は母乳に等しいものではない.

人工栄養児は牛乳アレルギー，ミルク嫌い，肥満，高張性脱水症，テタニー，新生児・未熟児の脂肪吸収不全の発生に注意する必要がある.　　（福島富士子）

3-5-7
乳（幼）児突然死症候群

それまで元気だった乳児が，睡眠中に何の前触れもなく死亡してしまう原因不明の症候群．生後6か月までの乳児に多く，睡眠中に死亡することから「ゆりかごの死（cot death)」などとよばれていたこともある．解剖しても，心臓疾患，感染症，窒息などの直接死因につながる病理所見が得られないのが特徴である．また死亡時の児の状態や既往歴からも，その死因となる特定の病態が推定できないことも診断の必要条件である．厚生省研究班報告書（1994年度）によれば，「それまでの健康状態および病歴からその死が予想できず，しかも死亡状況および剖検によってもその原因が不詳である乳幼児に突然の死をもたらす症候群」と定義されている．乳児死亡の原因では，先天奇形，周産期の呼吸障害についで3番目に多い．厚生省の定義では「乳幼児」突然死と幼児も対象になっているが，冒頭で述べたように，生後6か月まで，とくに2か月から4か月に多く，幼児ではまれである．

病理解剖ではっきりとした所見がないことから，さまざまな原因説が提唱されている．現在有力な説としては，遷延した無呼吸説と遷延した徐脈説がある．通常成人は，睡眠中に無呼吸となっても，血液中の低酸素によって脳幹の呼吸中枢が賦活され，呼吸が再開される．しかし未熟児や新生児では，低酸素による呼吸再開の機構が十分に働かず，再呼吸が起こらずついには死の転帰をとる，とされる．遷延徐脈説では，無呼吸ではなく徐脈が続き，死の転帰をとるとされる．また一部の代謝異常も乳児突然死と関連があるとされている．なかでもmedium-chain acyl-CoA dehydrogenase deficiency(MCAD）は，乳児突然死の原因の一つとみなす考えもあるが，定義に厳密にしたがえば，原因がわかれば乳児突然死には含めない．

原因については不明であるが，世界中で行われた乳児突然死の疫学調査から，いくつかの危険因子が明らかになってきている．

うつ伏せ寝は，そうした危険因子のなかで最もよく知られたものである．うつ伏せ寝が突然死の危険因子である可能性が最初に指摘されたのは，1986年のニュージーランドでの調査報告である．1970年からの乳児死亡の剖検記録を調査した結果，うつ伏せで寝かされた状態で有意に乳幼児突然死が多いことが明らかになった．ニュージーランドでの報告に引き続いて，イギリス，オランダ，ノルウェーなどから同様の報告が出された．1992年には米国小児科学会が，それまでの世界中での調査結果からうつ伏せ寝を乳幼児突然死の危険因子と認定し，実際に臨床の現場でうつ伏せ寝をやめ，仰向けあるいは横むきに寝かせるように勧告した．そしてその勧告の結果，乳幼児突然死の有意の減少が認められている．日本では，独自の調査で1998年になって，うつ伏せ寝が危険因子であることを発表している．

うつ伏せ寝がなぜ乳幼児突然死の危険因子であるのか，という点については，呼気が口の周りでエアーポケットをつくるという説などが提唱されているが，いまだ結論は出ていない．

うつ伏せ寝以外の危険因子としては，母親の喫煙と，睡眠時の高い室温が広く認められている．また日本の調査では人工栄養児であることも，危険因子であるという結果が出ているが，海外の調査ではそのような相関は得られていない．（榊原洋一）

3-5-8
小児（児童）虐待

子どもの虐待とは，保護者がその子ども（18歳未満）に対し，身体的，性的，あるいは心理的虐待，あるいは育児放棄（ネグレクト）をすることをいう．身体的虐待とは，子どもの身体に外傷を加えるかまたは外傷を生ずるおそれのある行為をすることをいい，性的虐待は，わいせつな行為や性行為そのものを行うことをいう．心理的虐待とは，子どもに対して心理的外傷を与えるような言動をすることを，ネグレクトとは子どもの心身の正常な発達を妨げるような行為（放棄，保護の怠慢）を行うことをいう．

近年のストレスの多い生活のもとで，核家族化によって，密室で育児が行われることなどが虐待の増加につながっているといわれる．

平成2年に虐待の通報制度ができて以来，図1に示すように年々児童虐待の件数は増加の一途をたどっている．しかしアメリカなどでは年間150万件の児童虐待が報告されており，統計上は先進国のなかでもその発生件数は少ないほうである．

身体的虐待は，子どもの泣きや親への反抗などがきっかけとなって，親が子どもに暴力的な対応をすることによって引き起こされるものである．アメリカの小児放射線医であるCaffeyは，病院の救急センターに頭蓋内出血（硬膜下血腫）でくる小児のなかに高い頻度で全身の多発骨折の跡がみられることから，保護者による虐待が発症に関連していることに気づいた．のちに小児科医であるKempeとともに，被虐待児症候群（battered-child syndrome）として報告した．虐待の方法はさまざまであるが，殴打や子どもを投げつけることによる骨折，頭蓋内出血，熱湯やタバコの火による火傷，踏みつけることによって生じる内臓損傷などが多い．乳児を泣きやませようとして，身体を両手でもち上げて激しく揺すぶることによって，硬膜下血腫が生じる「揺さぶられっ子症状群」も身体的虐待の例である．

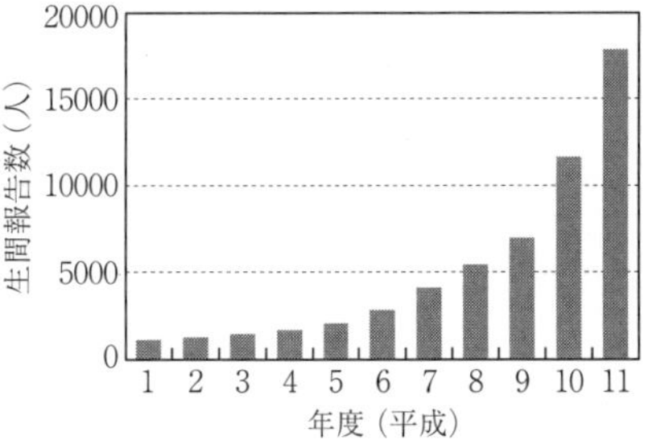

図1　日本における虐待報告数

性的虐待は，女児に多く，性器や肛門からの出血，腫脹，擦過傷や，性感染症への感染などが主症状である．性的虐待は，父親や継父によって行われることが多いが，同時に心理的虐待の原因にもなる．

ネグレクトは，不十分な摂食による低栄養状態，放置による熱射病（車内など），凍傷などのほか，乳幼児では発達障害などの原因となる．

特異なタイプの虐待として，「代理者によるミュンヒハウゼン症候群」がある．ミュンヒハウゼンとは「ほらふき男爵」のことで，親が子どもを病気であるといつわり，入院や通院をくり返すものである．親が子どもを病気にしたてあげるために，症状や検査所見の捏造や，子どもに薬物を服用させて病気にみせかけるなどの虐待行為が行われる．

虐待の発生防止と，発見後の適切な対処のために，児童虐待防止法が制定され，その定義，通告義務，親の指導などについて法的な根拠が示されている．（榊原洋一）

3-5-9
母性愛神話・三歳児神話

「女性は生来的に育児の特性を備えている．また母親の愛情が子どもにとって最善であり，母親が育児に専念する子育てのあり方は古来普遍の真実だ」とする母性観は，これまで子育ての正しいあり方を表すものとして広く信奉されてきた．なかでも「乳幼児期は母親が育児に専念すべきだ」という考え方は，この母性観の中核をなしてきた．しかし，従来の母性観では今日の子育てを律しきれない社会の変化が生じている．育児負担に母親が苦しみ，育児ストレスや育児不安を高じさせて，虐待に及ぶ事例が増加しているのである．また性別役割分業の維持に機能している従来の母性観は，21世紀の目標とされている男女共同参画社会の実現にとっても障壁となるものであり，実態と乖離した面が多くなっているところから「母性神話」「三歳児神話」とよばれている．

■ 神話形成の経緯

母親の愛情を絶対視し，乳幼児期の育児は母親が専念すべきだという母性観の歴史は，新しいものである．ヨーロッパでは18世紀の後半，日本では20世紀前半の大正時代に台頭し，あるいは導入された考え方である．資本主義の誕生に伴って派生した近代家族と軌を一にして出現し，「男は仕事，女は家庭」という性別役割分業を支えるバックボーンとなる理論として誕生したものである．その後，この母性観が日本社会に広く行きわたるのは，第二次大戦後の高度経済成長期以降である．重工業主導型であった当時の産業界で，大半の男性が雇用労働者として働くようになるにつれて，性別役割分業体制がいっそう推進された．途中1970年代以降の低成長期には福祉予算を削減することを目的として，保育所保育よりも家庭育児の重要性が強調され，母親が育児に専念する必要性が強調された．それ以前の村落共同体では育児も家族ぐるみ，地域ぐるみで行われていた．幼少期の育児を母親一人に託す考え方は，戦後の高度経済成長期以降，今日まで半世紀あまりの歴史を有するにすぎない．

■ 心理学や小児医学も加担

幼少期の母子関係を過剰に重視する考え方が，あたかも古来普遍のごとく人々の間に浸透するにあたっては，心理学や医学などの研究が後押しするかたちで影響を与えてきた．日本社会でみれば，高度経済成長期にはホスピタリズム研究が，低成長期には母子相互作用研究が，さらに近年では脳科学が大きな影響を与えている．

ホスピタリズム研究に具体的実例をみてみよう．ホスピタリズムとは「施設病」を意味し，乳児院や孤児院などの乳児にみられた発達の遅れや異常をさすものである．20世紀初頭に発見され，小児科医らの手によって対策が試みられていたが，ホスピタリズムについてWHOから研究を委託されたイギリスの精神医学者ボウルビィの報告書（1951）が，乳幼児期の母子関係強調路線に決定的な影響を与えた．ボウルビィは施設の乳児の発達遅滞や異常の原因を「母親の不在」に求め，マターナル・ディプリベーションが原因であると総括した．しかし，ホスピタリズムの真の原因が母親の不在であったのか，施設の劣悪な生活環境にあったのかは議論の余地が大きい．欧米では母親が子どもの側にいても適切な養育ができない場合には，心理的な母子分離がみられるといったM. Rutterらの反論が展開されるなど，ボウルビィのマターナル・ディプリベーション理論に対して，その功罪を問う動きがいち早くみられた（1972, 1981）．しかし，日本では批判的な面が見落とされ，母親不在が乳幼児の発達を阻害するという一面が強調されたのである.「保育園にあずけると子どもが自閉症になる」などの誤った説がホスピタリズム研究を引用してまことしやかに流布された.ホスピタリズムの知見がこうしたかたちで導入された時期は,まさに前述の高度経済成長期と符合しているのである.

同様に,母子双方が生来的にもち合わせている特性が寄与しあって母子の絆を形成するという視点に立った母子相互作用研究,あるいは初期の成育環境の重要性を強調する近年の脳科学研究もまた,母性神話に大きく加担している.前者の背景には福祉予算の削減がはかられた1970年代の低成長期があり,後者の背後には少子化の進展に対する危機感の高まりがある.こうしてみると母親が育児に専念する必要性を強調する政治的経済的要因が関与している点では,ホスピタリズム研究の場合と類似している.母子相互作用研究も脳科学も,乳幼児の成育環境の改善に貢献しようとする意図は否定すべきではないかもしれない.しかし,その多くがネズミやヤギなどの動物を被験体として得られた生物学的・生理学的知見であり,還元論的手法によるものである.これらの知見をただちに,長期にわたって複雑な諸要因が関与しながら成立する人間の育児行動に当てはめて考えることには,慎重な検討が必要である.少子化への懸念が高まるなか,女性と育児を結びつけようとする風潮が一部に強まっているが,ホスピタリズム研究や母子相互作用研究の導入時に犯したと同じ過ちをくり返してはならない.

■ 母性神話・三歳児神話からの解放とは

性別役割分業の歪みが生じつつある今日の社会状況からみて,従来の母性観はもはや神話と化しているといわざるをえない.新しい時代に即した新たな子育ての理念が求められている.それは,子育てが母親一人に託されている現状を改めて,男女がともに子育てに携われる体制を社会全体でつくることにほかならない.従来の母性観を母性愛神話,三歳児神話とよぶからといって,子どもが愛情豊かな環境におかれて育つ大切さや乳児期の重要性を否定するものでは決してない.むしろ,子どもの健やかな成長発達を願えばこそ,母親一人が育児に専念して解決するものではないことを認識する必要がある.また従来の母性観が,母親であれば誰もがおのずと子育ての適性を備えているという考えのもとで,親の育児力を育むという視点を失ってきた点も反省されなければならない.親が親として育っていく過程に対する支援も,今後の課題である.

(大日向雅美)

3-5-10
育児不安

子どもの成長発達についての悩みや自分自身の子育てについて迷いを高じさせ，結果的に子育てに適切にかかわれなくなっている状態を「育児不安」と定義する．

■ 通常の不安と育児不安の違い

子育てにあたって，何の不安も悩みも抱かない親は少ない．また不安も悩みもなく子育てをすることが必ずしも健全で望ましいともいい難い．子どもの成長発達は曲折が伴うものであり，子どもの健やかな成長を願って期待と不安を織り交ぜた心境になるのは，親として当然の心理といえよう．不安や悩みをきっかけとして，自らの子育てを振り返ったり，他者に子育ての智恵や援助を求める謙虚さをもつことができる．

しかし，不安が過度となって心理的なストレスが高じると，自分が直面している悩みや迷いを客観視し，建設的な方向に気持ちを転換することができなくなる．子どもの養育に消極的，忌避的になったり，その反対に不安をかき消すために過剰なまでに子育てに熱意を注いでいる事例が近年目立っている．具体的には子どもの心身の発達を育児書に記載されている平均値と比べて，些細な遅速に過剰に反応したり，子どものほめ方・しかり方が子どもの性格を歪め，将来に影響を残して取り返しのつかない心理的な外傷を残すのではないかと怯えるなどは，その一例である．育児不安を高じさせた結果，子どもに密着して自立を阻害したり，思いどおりにならない子どもに苛立ちを強めて虐待におちいる事例もみられる．

■ 育児不安の原因と対策

近年，育児不安を強めている母親が増加していることが各種の調査によって明らかにされている．その主たる原因は「母親であれば立派に育児ができて当然」とする母性観のもとで，育児の負担が母親一人に課せられている生活の状況に求められる．乳幼児の世話を一人で担う母親の心身の負担に加えて，いじめや引きこもり，少年非行の凶悪化などの増加が報道され，その原因が主として育児にあたってきた母親のしつけにあるとする論調が影響を与えている．育児に専念する生活は社会との接点ももちにくく，適切な相談相手に恵まれないなかで，育児の責務のみが過剰に課せられるという孤軍奮闘の日々をおくれば，誰でも育児不安を強めざるをえないといえよう．少子社会に育ったいまの若い親世代には，子どもの扱いを知らない親も少なくない．母親はだれもが育児の適性を生来的に備えているとする母性観は，今日では実態と乖離した神話と化していることを認識し，親が親として成長していくための支援が求められている．

子育て中の母親が互いに育児の悩みや不安を語り合える集いの広場の設置，電話や対面で専門職に相談できる相談事業は，孤独や子育てから解放されると同時に，自分がおかれている状況を客観的にとらえるために有効であろう．子育て支援に携わる者は，母親の不安に対応しながら，ケースによっては専門機関と連携し，深刻な事態におちいることを防ぐ知識と専門性を身につける必要がある．　（大日向雅美）

3-5-11
子どもの事故

■ なぜ，子どもの事故か？

子どもの病気というと，インフルエンザ，麻疹，水痘など感染症が心配になるが，1歳未満を除くと，わが国の子どもの死亡原因の第1位は不慮の事故である（表1）．わが国の子ども全体の死亡率は低率で，先進各国のなかでもトップクラスの状況だが，事故に関しては年齢が低くなるのに伴い各国と比べて高率になっているのが実情である．このところ毎年1000人程度の0～14歳の事故による死亡を，最も死亡率が低いスウェーデン並みにすれば，300～500人程度の子どもの命が救えるといわれている．従来事故は偶然の出来事で，予防することができないと考えられていた．ところが，事故の研究が進むにつれて，子どもの行動や発達を理解することによって，予防可能なことが判明してきた．つまり，事故をヒトに多大な健康被害をもたらす重要な健康問題と認識して科学的にアプローチすることにより，不慮の事故は予防可能である．

■ 子どもの事故の実態

子どもの事故の種類は多く，また年齢によっても原因が変わってくる．乳児期では機械的窒息が多くを占め，以後年齢が長ずるに従い交通事故や溺死の割合が増えてくる．実際には0歳児の第1位は機械的窒息で約70％を占め，以下交通事故，溺死の順となっている．1～4歳は，第1位は交通事故で約30％，第2位の溺死もほぼ同じ割合となり，機械的窒息は減少してくる．5歳以上では，交通事故の割合が最も多く，以下溺死，火災・火炎事故となっている．

■ 事故対策

年齢によって原因が変わる理由は，子どもの発達の過程と，行動パターンや行動範囲の広さの違いによるものであり，事故の種類や発生頻度と深くかかわっており，効率的な事故防止対策をたてるうえでも大切な要因である．そこで，小児の事故の3大死因のそれぞれについて，年齢別の特徴と防止策についてつぎに示す．

① 交通事故：0歳は乗用車乗員事故がほとんどで，正しいチャイルドシートの着用が求められる．幼児期では歩行者事故が多くなるので，保護者がしっかりと手

表1 子どもの死因順位と構成割合（平成13年）

年齢階級	死因と割合（%）				
	第1位	第2位	第3位	第4位	第5位
0歳	先天奇形，変形および染色体異常 (36.3)	呼吸障害および心血管障害 (16.1)	乳幼児突然死症候群 (8.1)	不慮の事故 (5.9)	胎児の出血性障害 (4.1)
1～4歳	不慮の事故 (24.8)	先天奇形，変形および染色体異常 (17.6)	悪性新生物 (7.5)	心疾患 (6)	肺炎 (5)
5～9歳	不慮の事故 (35)	悪性新生物 (17.2)	先天奇形，変形および染色体異常 (7.9)	心疾患 (5.5)	他殺 (3.8)
10～14歳	不慮の事故 (2)	悪性新生物 (21.2)	心疾患 (9.5)	自殺 (9.2)	先天奇形，変形および染色体異常 (6.5)
総　数	悪性新生物 (31)	心疾患 (15.3)	脳血管疾患 (13.6)	肺炎 (8.8)	不慮の事故 (4.1)

注） 乳児（0歳）の死因については乳児死因簡単分類を使用．
構成割合は，それぞれの年齢階級別死亡数を100とした場合の割合である．

を握り歩道側を歩かせるといった配慮が必要で，学童期になると自転車事故が多くなり，安全教育が必要とされる.

② 溺死事故：乳幼児期では浴室や洗濯機などで溺れる事故が多く，子どもだけで入浴させたり，風呂場などで遊ばせないようにつねに注意する．浴室の入口に施錠したり，浴槽や洗濯機などに湯や水を張ったままにしない．幼児期以降では，川，海，プールでの事故が多くなり，シーズン前には年齢別の安全教育が必要である.

③ 窒息事故：乳児期前半では寝ている間に起こってしまうことが多く，うつぶせ寝，兄弟姉妹などとの添い寝に注意する．乳児期後半から幼児期前半にかけては気道異物による窒息が増えてくる．異物としては，豆類，とくにピーナッツによる事故が多く，与えたりせず，手の届かないようにする.

このほかにも，たばこや薬品などの誤飲，ベランダや階段など高い所からの転落，転倒などにも十分注意が必要である.

（亀井美登里）

3-6 からだをいたわる—医療，介護，福祉

3-6-1 母子健診

わが国の母子保健体制は体系的に整備されており，定期的な乳幼児健診はそのなかに位置づけられている．疾病や障害の発見を目的としていたが，健康水準の向上や保護者の育児不安の普遍化のなかで，育児支援に重点を移しつつある．

■ 母子健診の体系

わが国の母子保健制度においては，健康教育や健康診査や医療費助成などの各種施策が体系的に整備されている．妊娠を知った妊婦は，妊娠届を提出することでそれらの対象者となり，市区町村からの行政サービスを受けることができる．

妊婦や産婦に対する定期的な健診は，多くが医療機関で私費で行われており，その一部については行政が補助する無料健診も普及している．これにより，胎児や出産時のリスクを把握し，医療機関として適切な対応をとることができる．出産後はその医療機関で入院中や退院後に産後健診を受けるのがふつうで，何かあった場合のフォローが行われ，産後の回復をはかることができる．

乳児に関しては出産直後の診察のほか，退院時健診や1か月健診などが生まれた医療機関で実施されており，先天異常やそのほかの病気・障害の有無について診察が行われる．行政的には母子保健法により，乳児健診や1歳半健診および3歳児健診が規定されているが，自治体によってはそれ以上に健診回数を増やしているところも多い．

東京都の例を紹介すると（図1），妊娠初期の血液検査などを含む妊婦健診，同時にＢ型肝炎ウイルス検査，そして後期の妊婦健診があり，このとき高齢出産婦には超音波検査も行われる．出産時直後から1か月健診までは医療機関に任されているが，とくに第一子や未熟児については保健師や助産師が家庭訪問し観察や助言が行われる．保健所などでの4か月児健診では，発育の様子や首のすわりをチェックし，同時にBCGの接種を行う．6か月児・9か月児には医療機関委託の健診を行い，1歳半児健診では歩行や発語などの発達と歯科検診があり，3歳児健診では歯科検診のほか，眼や耳の検査と言葉の発達などを診ることになる．それぞれの検査で要精密検査となれば，より専門的な医療機関紹介が行われる．

■ 健診の目的と課題

健康診査とは，一般的には自覚症のない疾病を発見し必要な対策をとることを目的としており，母子の健診においては正常出産および子どもの心身の健全な発育をめざしている．

わが国の母子保健は戦前に富国強兵策の一環として開始された歴史もあり，当時の衛生水準や栄養状態から，感染症予防や栄養失調・未熟児対策に力点がおかれていた．戦後もしばらくはこうした対応が必要とされていたが，高度経済成長を通じて所得や教育レベルも上がり，乳幼児の健康状態は

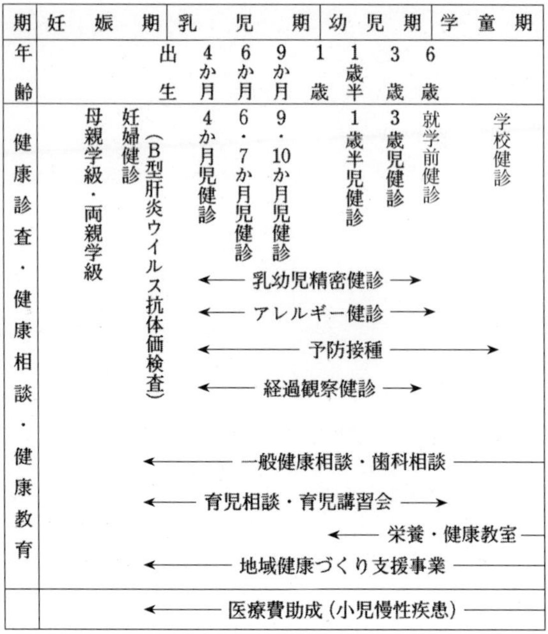
期
妊娠期
乳児期
幼児期
学童期
年齢
出生
4か月
6か月
9か月
1歳
1歳半
3歳
6歳
健康診査・健康相談・健康教育
母親学級・両親学級
妊婦健診
(B型肝炎ウイルス抗体価検査)
4か月児健診
6・7か月児健診
9・10か月児健診
1歳半児健診
3歳児健診
就学前健診
学校健診
乳幼児精密健診
アレルギー健診
予防接種
経過観察健診
一般健康相談・歯科相談
育児相談・育児講習会
栄養・健康教室
地域健康づくり支援事業
医療費助成(小児慢性疾患)

図1 母子保健体系

格段に改善され，乳児死亡率も世界一低くなってきた．そうしたなかで専門家主導の健診から，保護者の意思や選択を重要視する健診への変化が迫られてきた．

■ 今後のあり方

乳児死亡率については，戦後は出産1000対70をこえていたものが，2001年には3.1となっている．ほかの先進国をみてもアメリカ合衆国7.1，イギリス5.9，スウェーデン3.6となっており，日本は世界一低い値を誇っている．重症の疾病も少なくなってきていることが指摘されており，日本の子どもは世界一健康といっても過言ではない．わが国の経済，栄養，衛生，教育，医療水準の高さがこうした結果をもたらしており，日本の保護者は育児に関しては自信をもってしかるべきである．

しかし，現実には少子化に伴い一人の子どもの価値が上昇し，育児についての責任がより重くなり，自信をなくし不安をもつ保護者が増えてきている．とくに孤立した育児状況のなかでは，こうした育児不安が児童虐待にもつながりかねない状況にある．

乳幼児健診の受診率は親の関心の高さを反映して非常に高く，ほぼすべての子どもが多種の専門職の目に触れる機会となっている．こうした社会情勢をふまえて健診の目的は，保護者の精神的な支持に重点が移ってきている．具体的には，保護者の育児不安の解消のためのきめ細かい相談や，仲間づくりによる子育て支援に変化してきている．

すなわち疾病指向＝疾病や障害をみつけるための，欠点を見逃さないという姿勢であったものが，保護者の気持ちにも配慮し，子どもが健全に育つことを援助するという健康志向に変化してきたということができよう．(細川えみ子)

3-6-2
少子化

わが国では急激な少子化が進み，その要因として固定的性役割や競争的社会が指摘されている．少子化の結果，予測以上の高齢化や人口減少が現実のものとなってきており，社会保障をはじめとして幅広い分野に大きな影響を与えている．国はさまざまな対策を模索しているが，これを契機にゆとりある社会に変わっていくという見方もある．

■ 少子化の現状

ある年の出産動向から，1人の女性が生涯に産むことになる子どもの数を計算したものを合計特殊出生率といい，2人の大人から2人の子ともが生まれなければ，すなわちこの値が2.0強（人口置換水準）でなければ，人口減少に向かうことになる．

戦後，わが国の出生率の経年変化（図1）は，3相に分けられる．

第1相は急激な減少期で，戦後から1950年代半ばまでの期間である．第1次ベビーブーム時には，1948年に出生児数270万人，出生率4.32という異常高値を記録したが，人工妊娠中絶の解禁や避妊法の普及などにより，出生児数も出生率も急激に減少した．

第2相は安定期である．1950年代半ばから1970年代半ばまでの高度経済成長期を含む期間で，1966年の丙午（ひのえうま）前後の異常な動きを除いては，人口置換水準を維持していた．ちなみに丙午による出産児数の著明な低下は，国際的には日本人の迷信深さと避妊技術の高さを印象づけた出来事であった．

第3相はゆるやかな減少期である．1970年代前半には第2次ベビーブームが起き，出生児数は増えたが，第1次ベビーブーマーの出産数が増えたためで，出生率自体には大きな動きはなかった．しかし1973年のオイルショックを過ぎたころからゆるやかに減少しはじめ，1989年には丙午の1.58を下回ったということで，「1.57ショック」として社会的に大きな関心の的となった．

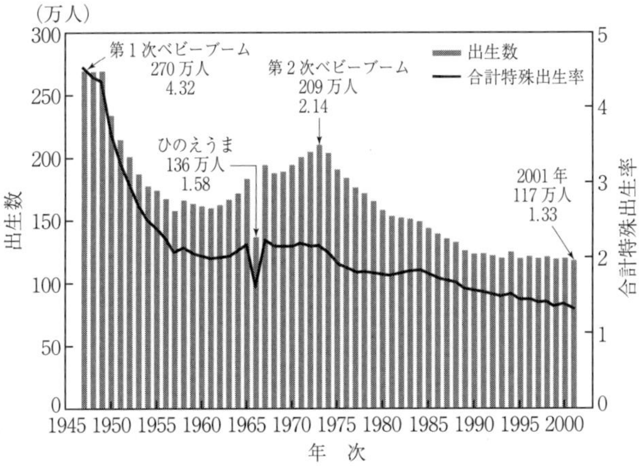

図1 出生数および合計特殊出生率の推移
（厚生省大臣官房統計情報部「人口動態統計」各年版）

当時から出生率を上げようとさまざまな施策が提案されてきたが，出生率減少の傾向は続き，2002年現在では1.32と国際的にも非常に低い水準になっている．この結果，日本の人口は2006年に1億2774万人をピークに減少に転じると推計されている．

■ **少子化の要因**

日本の少子化の要因はさまざまな観点から分析されてきた．これまでは，女性の社会進出などで晩婚化が進み，その結果として晩産化すなわち出産の先送りにより，みかけ上の少子化になっているとする説が有力であった．その前提として，ほとんどの者がいずれは結婚すると想定されていたが，結婚についての意識も変わり生涯未婚率も上昇してきており，婚外子が極端に少ないわが国では，これはさらなる少子化の要因と思われる．

もう一つの要因としては，「結婚すれば少なくとも2人は子どもを産む」といった“常識”が覆されてきていることである．夫婦の完結出生児数は長年2人以上を維持していたが，子育てにかかる経済的・精神的負担感からか，最近の若い世代ではこれが減少してきていることが指摘されている．今後こうした傾向がどのように変化するか予断は許さないが，いまのところ少子化が止まる要因はみられない．

世界の先進国の状況をみると，すべての国で少産少死への人口転換が起こっているが，2000年におけるデータでみると，その状況は3種類に分類できる．一つには出生率が人口置換水準を維持しているアメリカ合衆国（2.13）であり，その要因は積極的な移民受け入れ策と彼らの旺盛な出産意欲にあるとされる．つぎに出生率が1.5以上のスウェーデン（1.55）・デンマーク（1.77）やイギリス（1.64）・フランス（1.89）などの国であり，これらの国は男女平等の推進や家族政策などにより，中等度の少子化にとどまっている．そして最後に，出生率が1.5以下のドイツ（1.36）・イタリア（1.23）・スペイン（1.24）そして日本（1.36）である．

超低出生率の国はすべて第二次世界大戦の敗戦国であり，戦前のファシズムの隆盛との関連も示唆される．これらの国は性役割意識が強いといわれており，家事・育児・介護をおもに女性が担っている．そうした条件のなかでは仕事との両立が難しいことから，出産に対して消極的にならざるをえないことも，重要な要因と指摘されている．

■ **国の少子化対策**

少子化の社会に及ぼす影響には，さまざまなものがある．人口増加を前提とした終身雇用や年功賃金などの雇用慣行は，人口減少社会においては通用しない．実力主義や年俸制などの変化が起こってきているが，これが競争社会を促進し，少子化を進める要因ともなっている．

社会保障への影響はさらに大きい．人口増加と経済成長を前提として設計された年金制度は，急速な高齢化に伴い財政基盤が大きく揺らいでいる．医療保険や介護保険においても，現役世代の負担が増加し，抜本的な制度見直しが求められている．また子どもの数が減ることによる家族や学校の変容や，高齢化による地域社会への影響もみすごせない．

こうした事態に対し，国はさまざまな対策を打ち出してきている．保育所待機児ゼロなどを打ち出した新エンゼルプラン（1999年）や，雇用慣行の見直しと男性の意識改革を打ち出した少子化対策プラスワン（2002年）などがおもなものである．いずれにせよ，個人の生き方の多様性を認め，人口減少社会を「ゆとりと潤いのある社会」にすることが求められてきている．

（細川えみ子）

3-6-3
エンゼルプラン

政府の行っている総合的な少子化対策をさす．わが国の少子化対策は，合計特殊出生率（1人の女性が一生のうちに平均何人の子どもを産むかを示す数値で，その年の15歳から49歳までの女性の年齢別出生率を合計したもの）が，戦後最低だった丙午（昭和41(1966)年）の1.58を平成元(1989)年1.57と下回ったことで「1.57ショック」といわれ，社会問題として認識され，本格化した．

当初から政府は，結婚，出産は当事者の自由な選択にゆだねられるべきものという考え方に立ち，直接的に出生率の向上を目的とするのではなく，男女共同参画社会の推進などその環境対策に重点をおいた．平成6(1994)年12月に当時の文部，厚生，労働，建設の4大臣の合意により，今後10年間における子育て支援のための基本的方向と重点施策を盛り込んだ「今後の子育て支援のための施策の基本的方向について（エンゼルプラン）」が策定された．これは子育てと仕事の両立など働く親を支援するためのもので，平成7(1995)年度から，低年齢児受け入れ保育所の倍増，延長・休日保育の整備，学童クラブの普及など保育所機能の充実を中心に，1.2兆円で「緊急保育対策5か年事業」が実施された．

さらに，平成9(1997)年の人口問題審議会報告，平成10(1998)年の少子化への対応を考える有識者会議が，相ついで職場優先の企業風土，家事労働の女性への集中による仕事と育児の両立の困難さなど，産みたくても産めない現状を指摘した．また，この間も少子化は進み，平成11(1999)年の合計特殊出生率は1.34まで下がった．これらを受け，平成11(1999)年12月に少子化対策推進関係閣僚会議で少子化対策推進基本方針が決定され，従来からの「エンゼルプラン」に加え，さらに幅広い視野から重点的に実施すべき対策の具体的実施計画として「新エンゼルプラン」が取りまとめられた．これは，当時の大蔵，文部，厚生，労働，建設，自治の6大臣の合意により，平成12(2000)年度を初年度として平成16(2004)年度までの5か年で保育サービスなどの整備のほか，固定的な性別役割分業や職場優先の企業風土の是正，仕事と子育ての両立のための雇用環境の整備，安心して子どもを産み，ゆとりをもって健やかに育てるための家庭や地域の環境づくり，子どもが夢をもってのびのびと生活できる教育の推進，子育てを支援する住宅の普及など，生活環境の整備が新たに柱として加えられ，目標値なども見直された．

一方，平成11(1999)年6月に男女共同参画社会基本法が公布，施行され，これに基づき，翌年12月に男女共同参画基本計画が閣議決定され，11の重点目標が実施されることとなった．そのなかには平成16(2004)年度までに15万人の受入れ児童の増大をはかることなどを柱にした保育所待機児童ゼロ作戦などが含まれた．平成14(2002)年1月に公表された日本の将来推計人口においては，少子化の要因に夫婦の出生力そのものが低下しているという新たな現象がみられ，現状のままでは少子化は今後いっそう進むと指摘された．同年9月には少子化対策懇談会の報告を受け，「少子化対策プラスワン」が厚生労働大臣から首相に報告された．少子化対策推進基本方針のもとで，男性を含めた働き方の見直し，地域における子育て支援などを柱に加え，もう一段の少子化対策を推進することをうたっている．今後，法制化も含め，パラダイムシフトによる実効性の高い施策の創出が期待される．

（亀井美登里）

3-6-4
介護保険

日本はすでに高齢社会に突入し，高齢者の「寝たきり」や「痴呆」が急速に増えることが見込まれ，また介護の長期化，介護者の高齢化など家族による介護だけでは十分な対応が困難な状況が発生し，介護が国民の老後生活最大の不安要因となっていた．実際の介護の現場では，そのサービスが自由に選択できず，利用時の負担に不公平が生じ，社会的入院といわれる長期入院など医療サービスの不適切な利用も発生していた．このような不安や問題の解消をはかり，急速に増加することが見込まれる介護費用を将来にわたって国民全体で公平に賄う仕組みとして，平成12年4月より公的介護保険制度（以下介護保険）が開始された．

介護保険は，すべての被保険者（65歳以上の第1号被保険者と40歳から64歳までの医療保険に加入している第2号被保険者）が納める保険料と，国・都道府県・市町村からの公費（税金）を財源とし，各市町村が保険者となって運営している．保険料の額は，市町村の介護サービスの量，また被保険者の所得に応じ，3年ごとに市町村によって定められるようになっている．第2号被保険者については加入している医療保険によって異なっている．第1号被保険者は年金からの天引きや口座振替などで，第2号被保険者は医療保険料といっしょに保険料を納める．

介護保険でサービスを利用するためには，サービスを受けられる状態かどうかの認定（要介護認定）を受ける必要がある．被保険者（利用者）はまず市町村の窓口に申請書を提出する．申請は本人以外の家族や居宅介護支援事業者や介護保健施設にも頼むことができる．申請により，市町村職員や市町村から委託を受けた居宅介護支援事業者などの介護支援専門員（ケアマネージャー）が家庭を訪問し，心身の状態などについて聞き取る訪問調査が実施される．この訪問調査の結果と主治医の意見書により，保健・医療・福祉に関する専門家5人程度で構成される介護認定審査会において，要介護認定および介護の手のかかり具合（要介護度）が判定される．この結果は原則として30日以内に通知される．要介護度は，要支援，要介護1から5までの6段階になっている．全国的に公平な認定ができるように，コンピュータによる判定をもとにした審査判定や，調査員や審査会委員の研修などを実施している．認定の有効期限は原則6か月で，期限が切れる前に更新手続きが必要である．要介護認定された場合には，どのようなサービスが必要であるのか，居宅介護支援事業者により介護サービス計画（ケアプラン）が作成される．計画作成では，介護支援専門員を中心にサービス担当者や利用者本人，家族も参加し，意見交換などが行われる．作成された計画についての利用者の同意を経てサービスが決定され開始される．また，要介護認定後，居宅介護支援事業者を通じず本人が直接サービス提供側に申し込むこともできる．

受けられるサービスは，訪問介護，訪問リハビリテーション，訪問入浴，デイケア，福祉用具の貸与などの在宅サービスと，特別養護老人ホームや老人保健施設などでの施設サービスの二つに分けられる．要介護度で要支援の場合には施設サービスを利用することはできない．在宅サービスについては要介護度に応じて利用できるサービスの限度額が設定されている．サービス利用にあたっての利用者の負担は1割で，施設への入所や日帰りで通うサービスの利用の場合には，食費などを別途負担する．

（堀口逸子）

3-6-5
福祉施設

いま，福祉施設は変革期を迎えている．福祉施設は重症心身障害児施設にはじまり，特別養護老人ホームにいたるまで多岐にわたる．これらの施設は，児童福祉施設，身体障害者厚生援護施設，知的障害者援護施設，精神障害者福祉施設，高齢者福祉施設に分類されてきた．戦後の混乱状態から立ち直るため，行政主導の福祉制度が構築された．いわゆる“措置制度”である．この制度のもと，高度経済成長を背景に数多くの福祉施設が整備されていった．それらは，“かぎられた特別な存在”を対象としていた．そのよい例が高齢者にみてとれる．介護保険導入までは，特別養護老人ホームの入所者は行政の「措置」により，厳重な条件審査のもとに決定されていた．そして，そこは「終の棲家」であった．

しかし，社会構造の大きな変化に，医学の進歩も相俟って福祉の対象が拡大してきている．福祉制度は誰もが利用する可能性があるサービスに変化している．そうなると利用者のニーズに対し，質と量ともに行政が措置というかたちでサービスを提供することが困難となった．さらに，福祉を必要とする人を施設に収容することだけでは解決されない課題も数多く提示された．

つまり，現在の日本の社会においては，障害者や高齢者が地域社会で自立できるよう支援することが求められている．その多用なニーズに応えることが求められている．これには，行政からのサービス提供には限界があり，社会福祉法人やNPO，企業などからのサービス提供が求められた．その第一歩が平成12年にスタートした高齢者における介護保険である．今後さらに，障害者基本計画（平成15年度から24年度）においては，“利用者本位の支援”を四つの横断的視点の一つとし，「障害者一人一人のニーズに対応したライフサイクル全段階を通じた支援」，「多様かつ十分なサービス確保のため企業などの積極活用も含め，供給主体を拡充」，「NPOや地域住民団体との連携・協力の推進」をうたっている．また，四つの重点課題の一つにあげられた「精神障害者施策の総合的取組」では「入院医療中心から，退院・社会復帰を可能とするための地域サービス基盤の整備」が強化される．施設サービスという観点では，「通所施設整備に努める」としている．具体的には達成目標として，障害児通園（児童デイサービス）事業を約11000人分，重症心身障害児（者）通園事業を約280か所，グループホームを約30400人分，福祉ホームを5200人分，通所授産施設を約73700人分などを整備することになる．精神障害者については精神障害者生活訓練施設（援護寮）を約6700人分，精神障害者地域生活支援センターを約470か所などの整備が進められることになる．

実際には，身体障害者（児）や知的障害者（児）において，平成15年より利用者の選択を重視した「支援費制度」に移行する．利用者が直接，事業者または施設と契約し，サービスを受けることになる．これまでは施設の側が入所者を選んでいたが，今後は逆に入所者が施設を選択することになる．また，施設入所以外の選択肢も提供されることとなり，施設のあり方が大きく変化することになる．（山路義生）

3-6-6
医療機関

日本で医療施設とよばれるものは病院，診療所，介護老人保健施設，助産所である．医療法により“病院”は「医師又は歯科医師が，公衆又は特定多数人のために医業又は歯科医業を行う場所であって，20人以上の患者を入院させるための施設」であり，“診療所”は「医師又は歯科医師が，公衆又は特定多数人のために医業又は歯科医業を行う場所であって，患者を入院させる施設を有しないもの又は，19人以下の患者を入院させるための施設を有するもの」とされている．この法律上の定義によって，日本の医療施設を分類すると，2000年10月1日現在の“病院”数は9266施設，“診療所”数は92824施設となる．このうち入院施設を有する“有床診療所”が17853施設，入院施設を有さない“無床診療所”が74971施設である．歯科診療所は63361施設あり，有床歯科診療所が46施設存在する．ちなみに郵便局は，簡易郵便局を含めて全国に約25000か所であり，その約4倍の数の医療施設が存在することになる．郵便局よりも身近な存在である．しかし，実際は“無医地区”といわれる地域が全国に909か所にのぼる(1999年10月1日現在)．このように医療施設もほかのインフラ同様都市部に集中しており，地理的偏在が問題となっている．

さらに，地理的な偏在もさることながら，医療機関においては「大病院への患者集中」という問題を抱えている．

「3分間診療」という表現で，日本の医療の問題点が指摘されてきたが，大学病院や一部の大規模病院に患者が集中することで，このような問題が生じてきた．患者の立場からすると，少しでも設備が整った病院が安心という心理は否めないが，現在，大学病院などでは，あまりの混雑のため，必要とする検査や治療が十分に受けられない状況が生じている．

本来，医療施設は，その機能によって一次医療から三次医療に分けて役割分担がなされている．一次医療を行うのは地域の診療所や病院であり，いわゆる“かかりつけ医”という医療施設である．二次医療は地域の中核病院，三次医療は大学病院を中心とする“特定機能病院”などが担っている．特定機能病院は，高度先端医療を担う病院として，厚生労働省が指定する．指定の要件は，500床以上の病床を有する，10以上の診療科が設置されている，他の医療施設からの患者紹介率が30%以上，である．指定を受けると，診療報酬の優遇措置を受けられることになっている．しかし，現在の医療保険制度では，高度医療患者だけでは病院経営がなりたたないのが現状であり，前述のような混雑が生じる原因がここにもある．

医療施設の偏在，患者の集中といった問題を解決するため，“かかりつけ医”と病院との“病診連携”が重要視されるようになってきた．これまでは，かかりつけ医から病院への患者の紹介という流れしかなかったが，病気の治癒もしくは治療方針の決定した患者をかかりつけ医に紹介する“逆紹介”といわれる制度が奨められている．

(山路義生)

3-6-7
在宅医療

われわれ現代の日本で生活する者にとって，医療の場は病院・診療所であるということが常識となっている．しかし，歴史的に考えると医療が病院・診療所といった施設のなかで行われるようになったのはごく最近である．医療が高度化し，さまざまな機器が医療に導入され，その効率性を考えるようになって，医療の場が施設中心にならざるをえなかった．それでも，感染症などの急性疾患が中心であった時代はとくに不都合はなかった．日本ではより大きな病院に入院できることが一つのステイタスであると考える向きもあった．

しかし，時代が生活習慣病を中心とする疾病構造に変化すると，必ずしも医療施設内だけでの診療では対応できなくなってきた．また，医療の進歩で助からない命が多く助かるようになった．がんや心筋梗塞，脳梗塞といった疾患，さらには難病といわれる疾患をもった患者が生命を維持できる社会になった．ただし，何らかの障害を抱えながら生きることを余儀なくされるのである．そのような患者が，すべて“入院”という形態で医療を継続できるわけではない．糖尿病患者がインスリンの自己注射を，がん患者が中心静脈栄養を，神経難病患者が人工呼吸器を必要とした場合，それを自宅において実施するケースが増えてきた．そういった患者を支援するのが“在宅医療”の一つの使命である．より高度な医療が家庭のなかで実施できるようになり，医師，看護師，薬剤師，ヘルパー，ソーシャルワーカーなどあらゆる職種の人間が連携をとり，チームとして患者，家族を支えるシステムが必要とされている．

もう一つの在宅医療の使命は，病院という環境のなかで実現できなかった医療を提供することにある．それは，患者を中心にした医療の再構築である．在宅療養を希望する患者のなかには，現在の“病院医療”に満足できず，よりQOLの高い医療を求めて在宅へと移行するケースが少なくない．聖路加国際病院の日野原重明氏の言葉を借りるならば，「サイエンスとアート」のアートの部分に重点をおいた医療である．このような場合，在宅医療を担当するチームは，患者や家族とのコミュニケーションを密にし，そのニーズがどこにあるのか的確に判断する必要がある．

このように，在宅医療は，単なる往診ではなく，計画的に，総合的に患者と家族を支援するシステムとして機能することが期待される．そして，“病院医療”と“在宅医療”が連続性をもち，「病院か在宅か」の選択ではなく，「病院も在宅も」という環境が実現されることが期待される．

最後に，日本の在宅医療の現場を振り返ったとき，注意をしなければならない問題がある．「家族の負担」が重いことである．日本の法律では，家族は医師の指示のもとにさまざまな医療行為が行える．しかし，家族は医師や看護師のように専門的な教育を年月をかけて系統だって受けてはいない．もちろん退院前には“病院”で指導を受けるが，実際にそれを実行する“自宅”での指導はないのが現状である．そして，退院後も24時間，365日の看護・介護体制を強いられるということである．これをいかに支援していくか，それが在宅医療を継続するうえで重要なポイントとなる．

（山路義生）

3-6-8
寿命の考え方

ヒトの寿命を考えるときには，二つに分けて考える必要がある．まず，個人的な意味でのその人の生存能力の限界を表現する用語としての「個人にとっての寿命」である．もう一方は，生命表でいう意味での集団の生存能力の可能性を表現する用語としての「集団としての寿命」である．その意味では，寿命という用語に対する社会的認識に混乱がある．前者はそれだけの意味であるが，後者でいう寿命というのは，0 歳における平均余命のことであり，このことをとくに「平均寿命」とよんでいる．

生命表とは，一定期間（生命表作成基礎期間）におけるある人口集団についての死亡秩序を各種の関数，死亡率，生存数，死亡数，定常人口などによって示したものである．10 万人の出生児が生命表作成基礎期間の年齢別死亡率にしたがって死亡していくものと仮定すると，生存数は 10 万からしだいに減少し，最終的には 0 となる．この状態を横軸に年齢，縦軸に生存数をとったさいに描かれる生存数を示す曲線は生存数曲線とよばれ，ある年齢に達する人が何人いるかを示す．この曲線と二つの軸によって囲まれる面積が 10 万人の寿命の総計であり，これを 10 万人で除したものが平均寿命，0 歳平均余命である．

生命表は国または地域の自然的社会的衛生状態を評価する有力な判断基準の一つとしても活用されている．社会の進歩や医学の発達などに伴って，疾病の発生を未然に防ぐ方策，および，病気にかかってもそれに対処できる社会的医学的環境条件が整備された段階では，それだけ人々の生き残る機会が多くなると考えられる．

戦後，わが国は食生活の改善，環境対策や医療対策の充実などによって，めざましい速度で世界の最長寿国となった．しかし最近では，単なる寿命の時間的長さだけではなく，その質（QOL など）こそが問題であるという立場から，「健康寿命」というものが算出されるようになった．これは，平均寿命から，「痴呆」や「寝たきり」の時期を差し引いた新しい指標である．

（坂本なほ子）

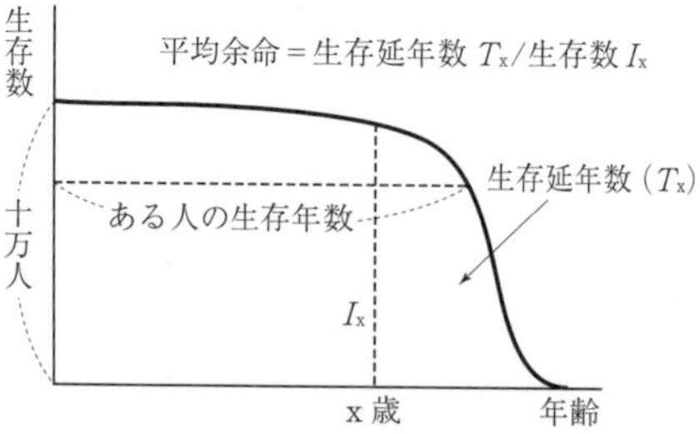

図 1 平均余命

3-6-9
疾患，やまい，病気

「疾患，やまい，病気」とは何か．いわゆる「心身の健康」が損なわれた状態をさすのは間違いないが，人々が病気をどのようにとらえたかを，治療と考えた手段や方法をもとに歴史的な観点から考えてみよう．

■ 原始モデル（primitive model）

疾患･病気の性質や原因には関心がなく，もっぱらその治癒のみを求めるもの．自然や超自然（悪魔や鬼神も含む）の祟りと考え，魔術や宗教儀式が治療の中心となる．

■ 通俗モデル（folk model）

病名，病因，日常的処置に価値観や社会文化的背景が反映し，歴史的，地理的変容が目立つもの．人々の病気に対する考え方はさまざまであり，その属する集団の文化，行動様式に左右される．

■ 医学・疾病モデル（medical model）

病気を治すだけでなく，病気自体の知識を追求するもの．科学の発展とともに進歩し，疾病分類学と病理解剖学の登場から現在にいたる．

病因	→	病理	→	症状発現
etiology		pathology		manifestation

疾患･病気の治療法は原因を探し出して，除去，中和，矯正などをはかることであり，「近代医学」として普遍的知識を蓄積してきた．

■ 障害モデル（disablement model）

急性感染症から慢性疾患への変化や死亡率の減少により，症状や機能制限をもったままの，つまり「治りきらない」例が増えたことに関連して登場した．

しかし「治る」とはどういう意味なのであろうか，これまでの三つのモデルにも共通する問題である．通常は病気や外傷がもとの状態に戻る，原状を回復するという意味で使われている．しかしもとの状態とは何をさすのであろうか．もとの組織形態か，もとの機能状態か．胃切除の術後はもとの状態といえるだろうか．先天性疾患や形態異常ではどうだろうか．前提となるヒトの体細胞の分裂能力を考えると，生涯にわたって増殖性分裂可能な皮膚や骨髄の細胞に対し，誕生後には分裂を終了した神経細胞，心筋細胞などがある．分裂再生能力に制限のある組織へのダメージは永続するのである．さらに遺伝子疾患の解明が進むにつれ，その発病時期，そして罹病の定義が困難になった．

■ 精神科モデル

病理学的所見を見出しえない精神疾患に対する各種心理モデル，行動モデル，社会モデルなどは，リハビリテーションの考え方にも影響を及ぼした．

いずれにしても「病気はもっているが病人ではない」という状態が登場したのである．こうして障害の裏返しである健康の概念として，単に疾病がないことだけでは不十分と考えられるにいたった．さらに患者は症状や機能制限に加え，家庭内の問題，教育問題，職業的・経済的・社会的問題，心理的問題と重層的な課題を抱える．すなわち生命が対象であった従来型医療に対し，1940年代には「日常生活の質，ADL」が，1970年代には「人生の質，QOL」の概念が新たな指標として導入された．

障害は疾病の結果として現れるが，必ずしも同時に併存するわけではない．障害モデルに注目した臨床経過の評価により，治療法の有効性を測定する手法が登場した．疾患・機能障害とは異なる評価を手がかりに，疾病論や障害分類を分析手段としてではなく，総合的な目標・プログラム設定のために使いこなす．こうした系統的な治療体系の対象として現在の疾患・病気が存在するのである．（赤居正美）

3-6-10
リハビリテーションの諸相

1980年，世界保健機関は「機能障害，能力低下，社会的不利に関する国際分類」(International Classification of Impairments, Disabilities and Handicaps, ICIDH)を策定した．そこには疾病・変調（disease/disorder）をもとにして

機能障害（impairment）：身体の構造と外観，器官の機能異常で，閾値をもった状態をいう．存在の有無が重要．

能力低下（disability）：機能障害の帰結としての個人による遂行能力と活動の低下をいう．

社会的不利（handicap）：機能障害，能力低下の結果，社会生活をおくるうえで経験する問題をいう．環境条件との相互関連によって規定され，障害を社会的背景と個人生活の基盤のうえに理解しようとするものである．

ICIDHは，健康を単に疾病や病弱ではないというレベルにとどまらせず，肉体的，精神的，社会的に完全によい状態であり，病気も障害もともに健康を損ない，その個人の身体機能，能力，社会参加に影響すると考えた．健康観にとって大きな意義を有した概念であった．

しかしICIDHへの批判としては，社会的不利の発生に果たす環境障壁の理解不足，三つの階層は一元的ではなく，相互関連・作用があり，疾病の症状と機能障害の区別が不明確，実行可能性と実際の実行状況との差が存在し，心理面の考慮が不足，などがあげられた．

その結果，2201年新たに登場した「生活機能と障害，健康に関する国際分類」(International Classification of Functioning, Disability and Health, ICF)では，

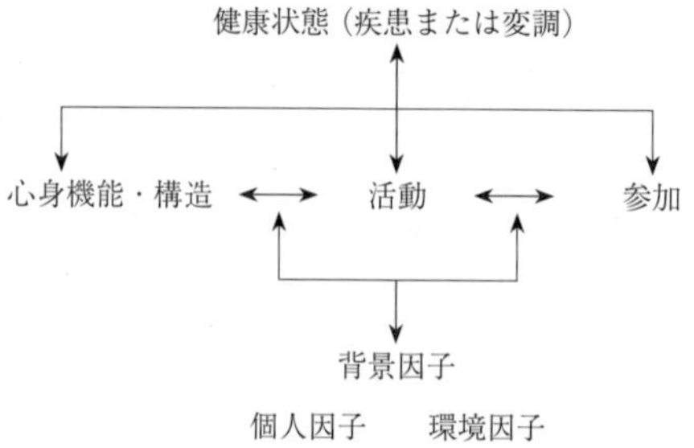

図1 ICFの内容

肯定的・中立的な表現へ障害概念の変更が行われた．すなわち従来の3階層を，心身機能・構造（body functions & structure），活動（activity），参加（participation）とした．これらの制限された状態は，上位概念としての障害（disability）のもとに，機能障害（impairment），活動制限（activity limitation），参加制約（participation restriction）をおくこととなった．

したがって新モデルでは，機能障害，能力低下，社会的不利といった一次元的とらえ方ではなく，健康に関する要因，個人的要因，環境的要因が相互に関連する多元的とらえ方とする．影響因子はときに阻害因子として，ときに促進因子として働き，中立的と考えるべきとされた．従来の病理や生物学的機能障害を標的とした医学モデルでは，生命予後，病巣の縮小，各種検査成績の改善などを治療介入の目標としたが，機能的制限，能力障害に対する障害モデルでは，日常生活活動・動作を中心に測定し，介入成績の評価と予測のための手段の開発，障害の形成される過程の解明，身体的・社会的・心理的環境での決定的要因の解析をめざす．医療は疾病と後遺障害の管理のために，患者を施設に収容することではなく，可及的早期に，最善の身体的・社会的・心理的可能性を実現し，最適の環境に患者が統合されるように努める．かぎられた社会資源，医療資源の分配に使用され，

公平性・透明性が最優先される．この目的のためにリハビリテーション医学がある．

新しい観点では，障害を健康の観点からとらえ直し，決して特別な状態とはとらえない．障害者 “the disabled” という代わりに障害をもつ人 “a person with disability” と表現する．また評価指標となるQOLを健康と身体機能，社会・経済的状態が影響する客観的QOLと，人生の満足感，自尊心が含まれる主観的QOLとに分けた．こうした指標に基づいて，新たな疾病観・健康観が形成されなければならない．

（赤居正美）

3-6-11
医療・保健・福祉の資格

医療・保健・福祉の従事者は対象となる人々にあらゆる角度からの支援を行うために，さまざまな知識と技術が要求される．したがって，その多くは資格取得，仕事内容，またその資格を得ることができない欠格事項などが法律によって定められている．たとえば医師は医師法によって定められている．そしてまた，資格は国家試験に合格し厚生労働大臣の免許を得るもの，養成施設の卒業によりなれるもの，財団法人から認定されるものなどさまざまである．

医療の分野では，医師が患者に対して診断を確定し治療を行う．看護師は療養上の世話，診療の補助などを行う．薬剤の投与では，薬剤師による調剤，医薬品の供給がある．診断が確定するために放射線を照射する診療放射線技師や，微生物学的・血液学的・病理学的検査などを行い検査データを医師に提供する臨床検査技師がいる．治療では，運動機能回復や日常生活動作の訓練・指導を行う理学療法士，普段の生活でのさまざまな行為を通じて諸機能の回復，維持のために訓練・指導を行う作業療法士がいる．理学療法士や作業療法士は福祉の現場でも活躍している．また，聞こえや言葉の問題に対して，聴力検査の実施，補聴器装用指導と聴覚を活用した聴能訓練を行う言語聴覚士がいる．このほかにも，社会福祉の立場から患者のかかえる経済的・心理的・社会的問題の解決，調整を援助し，社会復帰の促進をはかる医療ソーシャルワーカーなどが病院において勤務している．

助産院や病院において助産または妊婦，じょく婦，新生児の保健指導を行う助産師がいる．歯科分野では，歯科医師だけでなく歯科保健指導を行う歯科衛生士，歯科医療用の補綴物，充填物または矯正装置を作成，修理，または加工する歯科技工士がいる．

保健の分野では，保健所，市町村や企業などに勤務し，住民や勤労者の健康のために保健指導を行う保健師がいる．また食や栄養に関して，患者をはじめとする地域住民，勤労者に対して健康改善のための栄養指導や，給食管理などを行う管理栄養士がいる．精神保健福祉分野では社会福祉援助（ソーシャルワーク）により精神障害者の受診から社会復帰，社会参加と自立への支援に関する相談援助を行う精神保健福祉士がいる．また心理面の支援者として財団法人から認定されている臨床心理士がいる．

福祉の分野では，身体もしくは精神上の障害または環境上の理由により日常生活を営むのに支障がある者の福祉に関する相談に応じ，助言，指導そのほかの援助を行う社会福祉士がいる．そして，実際にそれらの者について入浴，排せつ，食事そのほかの介護を行い，その者やその介護者に対して介護に関する指導を行う介護福祉士がいる．ホームヘルパーは，都道府県が指定した養成研修事業者による研修を終了し資格を得ることができ，心身に障害のある方や高齢者などの家庭を訪問して，家事援助や介護をする．公的介護保険制度とともにできた介護支援専門員（ケアマネージャー）は要介護者などが心身の状況に応じ適切な介護サービスを利用できるよう相談に応じ，市町村や事業所との連絡・調整によりケアプランを作成し，そのケアプランに基づいてサービス提供事業者などとの連絡・調整など，支援を行う．この資格は，保健・医療・福祉分野で5年以上の実務経験がある者に受験資格があり，都道府県が実施する試験に合格し，介護支援専門員実務研修を受講終了した者に与えられる．

（堀口逸子）

3-7 からだとの別離—死，死体，葬儀

3-7-1 死と人間

ヒトとヒト以外の動物の境界に死という現象がある．人間の死という現象はまさしく特別な意味での社会的・文化的現象であって，この特殊性こそが人間の存在をそのほかの動物から質的に分かつごく少ない特性の一つだということである．

霊長類学のめざましい進歩によって，ヒトと高等類人猿の間のこえがたいとされてきた垣根は，その多くが取り払われてしまった．チンパンジーが簡単なものながら道具を制作し使用することはよく知られている．また彼らが，実際に人間的な音声を発しなくとも，用意された記号や象徴を利用して言語的コミュニケーションを行う能力を獲得できることも明らかになってきた．また霊長類の社会についてわれわれが語るとき，もっぱら擬人的な表現を用いて語っても何らおかしくはないほどに人間的なものである．つまり，彼らの社会関係は完全な個体認識に基づいて構成されており，それに基づいて個体相互の遠近関係やら力関係がなりたっていることが詳らかになっている．いい換えれば，彼らの社会は人間的な意味で政治的であることが示されてきたといえる．こうして，人間の文化とか社会とはいっても，そのほとんどの要素はヒト以外の霊長類ももっている要素の，質的というよりも量的な拡張にすぎないと思われるようになってきたわけである．

こうしたなかで，いまもって残されているほとんど唯一の高い垣根が，死という現象をめぐる問題である．これはいくぶん逆説的なことのようにみえる．死を個体の生命活動の永久的停止としてみるかぎり，それはいうまでもなく，霊長類はおろか，原生生物をのぞくすべての生物に共通した普遍的現象だからである．それでもなお，ヒトの死がいまだにこえがたい特殊な垣根であるというい方が意味をもつとすれば，それはいったいどのような意味なのか．

誤解をおそれずにいえば，人間の死とは，決して単なる生命活動の停止などではないということにつきる．人間の死のあり方がほかの生物の死と異なるのは，それが，さまざまに定義されうる肉体的な「死の瞬間」をこえたところで，広大な意味の領域をもっているからにほかならないからである．人間以外の動物でも身近な個体の死に対しては，明らかに特殊な，場合によっては悲しみといってよいような反応を示す．だが死者を意図的に葬るということは，きわめて人間に近いチンパンジーでも行わない．またどのような動物でも，身にふりかかる生命の危険を回避する行動をとる．彼らが死をおそれているというい方はある意味では可能である．しかし，彼らが自分たちの死後のことを思いわずらうということはありそうにない．死後残される者たちの生活を心配するとか，あるいは死後，自分は無となってしまうのか，それとも何らかの存在としてあり続けるのかといった問いに苦しめられることは，人間以外には考えられないことである．　（内堀基光）

3-7-2
社会における死

死をめぐる現在の社会文化状況を考えるとき,特筆すべきことが一つある.それは,いまに生きるわれわれは,死,というよりも厳密にいえば,「死の瞬間」なるものを定義づけなければならない制度的・技術的制約のもとにある,ということである.ひとは古来,死についてはさまざまな思いをめぐらせてきた.死を肉体と魂の分離と考えること,死後の世界を思い描くこと,さらには再生の観念にいたるまで,死についての想念には,人類文化の多くに共通するものがある.これらの想念によって,死は一過性の出来事にとどまることなく,より広い意味の領域に位置づけられることになってきたのである.これを「死の意味領域」とよんでおく.「死の意味領域」を見出すことは,文化というものの最も枢要な働きとさえいえる.この意味領域のなかでこそ,人びとは死をそれなりに受容しうるかたちに整形してきたのである.だが,そのなかで「死の瞬間」はさして定義する必要のないものであった.人類史を通じてほとんどの場合,ひとがある瞬間に死んだか否かは医学的な検証の対象ではなかった.民俗的な死の決定,たとえば呼吸が終息する,心臓の鼓動が停止するといった現象に基づく決定だけで十分だったのだ.

民俗的な決定が十分なものだったということは,人々のふつうの生活過程にあっては,死は絶対的な点によってその前と後とに分けられるのではなく,一定の時間的持続の後に確定するものとしてあったということを含意している.呼吸は戻るかもしれず,心臓はふたたび動きはじめるかもしれない.だから死は,これらの可能性が経験的に排除された時間の後に,いわば事後的に承認される事柄だったのである.さらにいえば,最終的な遺体の処理にいたるまでに行わなければならない儀礼の場において,この承認は死者を取り囲む縁者をはじめとする小さな共同社会によって共有されることにもなる.

これに対して,「死の瞬間」なるものが法的・行政的な要請から定義を必要とするようになったとき,すでに今日の「脳死」をめぐる議論は部分的に先取りされていたといえる.技術的な定義に基づく死の判定は,死者を囲む縁者の社会から離れて,少なくとも形式的には,専門家の手によらなければならなくなったのである.したがって,現代社会の死について語るときには,定義としての「心臓死」か「脳死」かを問う前に,そのどちらの定義にも内在する「死の瞬間」という前提そのものから考えていかなければならない.

法的・行政的に「死の瞬間」が問題にされるのは,とりわけ相続をめぐるケースである.「死の瞬間」のあとさきは相続者の序列を決定することもある.相続とは死を契機にする財貨の移譲のことだと考えれば,脳死と臓器移植をめぐる事態は,死にゆく人の肉体の一部の移譲をめぐって「死の瞬間」が問われるという点で,相続のケースと相通じるところがあることが明らかとなろう.広大で,ときには豊かでもありうる「死の意味領域」が縮小し,人格としての死者よりも,もっぱら死者が移譲しうる「もの」についての関心から死が語られるとき,そこに残されるのが「死の瞬間」なのだといえるかもしれない.人類の長い心性・習俗のなかでは,一点を境として分けることの困難であった生と死に,法制と技術によって定義と判定が導入されるのである.

(内堀基光)

3-7-3
死への対処法：文化による違い

人間にとっての死とは，本来，「死の瞬間」のみならず，「死の前」，「死の後」を含む，たいへん幅広い領域を占める現象である．われわれは生活のなかで他者の死を見聞きすることによって，間接的ながら死というものを体験している．この体験によって，死の前も，死の後も，いわば同時に存在することになる．間接的な体験はまた，死についての語りを生み出す．われわれの知る死とは，基本的には死についてのこうした語りの集積の上になりたっている．これが個々の民族なり社会なりがそれぞれの成員の間で共有している特有の文化のもつ死の意味を構成する．文化によって死の受容のしかたが異なるということは，このことである．民族学は世界の各地から変異に富んだ死の文化的受容の例を報告してきた．そこには大きく四つの主要な形式がある．

第一は，観念のなかで個人の死を何らかの代替をもちいて否定する形式である．この形式は，霊魂の不滅，死後の世界（あの世）といった表象にはっきりと表現されている．多くの伝統社会でこれに類する考えが認められるが，哲学的には肉体と精神（霊魂）の二元論として今日にいたるまで受け継がれているものでもある．

第二は，儀礼による死への対処である．死者を記念して遺族が大きな出費と労力を伴う儀礼を執り行う．それによって死者がこの世に生きていた証しを世間に知らせることになる．これは死者に代わって遺族が行う義務という側面が強く打ち出される場合もあれば，死者自身の生前の用意という側面が強い場合もある．

第三の形式は，第二のものと異なり，生きているうちに自らが大きな儀礼を行ったり，何か永遠に人々の記憶にとどまる功績なり事業なりを達成することによって，生の証しを死後にまで残そうとするものである．地上に知られた巨石文化のなかには，こうして儀礼の記念として建設されたものも数多くある．現代日本人のかなりの部分にとっても理解しやすい形式であろう．

第四のものは，個人をこえる集団のなかに個人を位置づけることによって，個人の死を集団の永続性に置き換えるという形式である．伝統的なアフリカの諸社会においては，こうした集団は親族の集団であったし，集団といえるほどはっきりとしたかたちをとらなくとも，子どもや子孫を残すことによって，たとえば家とか血筋を保存するというのも，この形式の一つのあり方である．

これら四つの形式のうち，はじめの二つは基本的に死への宗教的な対処形式ということができる．これに対して，あとの二つはどちらかというと世俗的な形式という面が強くなっているといえるだろう．もちろん個別の文化がこれらの形式のうち一つだけを選択しているというわけではなく，社会構成や文化が複雑になればなるほど，複数の形式が並存している．注意したいのは，これらの死への対処形式はわれわれの時代と社会においても，なおも十分な意義を担っているということである．依然として多くの日本人は何らかのかたちで死後の存在というものに，はっきりとした形象を描くことはできないものの，実在性に近いものを与えている．そうでなくとも，生きているときの営為の結実が死後にまで残るという保証があることは，個人というものがしっかりと確立したといわれる近代人にとっても，たいへん大きな充足感を与えるものである．集団の存続による個人の死への対処法にいたっては，高野山につくられた多くの会社墓の例をあげるまでもなく，日本人にはなじみ深いものといえる．各国にある無名戦士の墓，英霊の碑なども，国家が個人の死という断絶を自らの永続性の名のもとに救済するという意図を表したものにほかならない．その意味では，人類の文化は，未開であれ文明であれ，その基本的な構えにおいては大差ないということができる．（内堀基光）

3-7-4
葬制：死体をどのように扱うか

3-7-3 項で述べた死の文化的受容法は，厳密にいえば，予期される「自分の死」の受容であった．これに対して，死の対処についてのもう一つの観点は「他者の死」，とりわけ「身内の死」にいかに対処するかという観点である．葬制を考えるときに重要なのはこの観点である．

葬制のなかで最もめだつ要素はさまざまな方法での死体の処理（狭義での葬法）である．次項で述べるように，火葬，土葬，水葬，風葬，鳥葬などが世界的に広く分布している葬法であり，それぞれ民族文化のまとまりとほぼ一致している．しかし文化史的に葬法の変化あるいは進化を位置づけることは困難であり，せいぜいのところ狩猟採集民のもとでは単純な死体の遺棄が，また未開農耕民の間では土葬が卓越しているといえる程度である．より論理的に種々の葬法をみた場合，これらを死体の処理において死体の破壊をはかるものとその保存をはかるものとに分けることができる．大多数の社会においては死体は何らかの方法で破壊される．火葬と土葬は一見大きく異なっているようにみえながら，死体破壊を自然にまかせるか人為的に促進するかの違いがあるだけだともいえるのである．これに対してミイラの作成は典型的な死体保存の方法である．現代日本における火葬後の遺骨の安置は破壊と保存が相半ばしている例と考えることができる．これとの関連で興味深いのは，しばしば洗骨を伴って行われるいわゆる複葬の慣習である．これは，死体は一時的に土葬・風葬などの処理を受け，その後，肉体軟部の腐敗の完成を待って，あらためて骨部を保存するやり方である．複葬は死体の処理が時間的に長くかかることによって単純葬と区別されるが，その内実は死体の破壊と保存とを一連の儀礼的処理過程のなかで組み合わせることにある．

死体の処理から進んで，葬制全体の意味を分析するときに浮上するのは，死と死者にかかわる儀礼としてすべての葬制が含みもつ二面性である．葬制においては嫌悪すべきものとしての死とともに，情緒的愛着の対象としての死者が儀礼行為の目的にある．したがって,そこには死に対する忌避，死のけがれが拡散することを防ぐという要素がみられると同時に，それと相反するようにして親しき死者との別離の悲哀，あるいは死者との再会の可能性を強調的に表現するという要素がみられることになる．葬制が伴う演技の一部分として多くの社会にみられる儀礼的涕泣（しばしば雇われた泣き女による）はこうした悲哀の典型的な表現であり，また日本の盆行事のように死者をこの世に一時的によび戻す儀礼も死者に対する愛着という同様の心理的基盤に立つものである．一般的にいって死のけがれという観念は死体の処理段階で最も顕著に現れ，葬制の後半部では死者が祖先として生者とのつながりを維持するために必要とされる儀礼的措置が主要なものとなる傾向があるが，この葬制の二面性の現れ方は個々の文化によって相当異なっている．

葬制は通過儀礼の一つとして固有の時間的な構造をもっている．この構造を最もはっきりと表しているのは上述した複葬の例である．フランスの社会学者エルツは，ボルネオの原住民諸族の複葬の分析において，これが死者の肉体と霊魂，および生者という三者のそれぞれが安定から不安定へ，そしてそこから再びある種の安定へと移行するという段階的な構造をもっていることを明らかにした．彼によれば，これらの社会において死は瞬間的な出来事ではなく，一連の儀礼を通して初めて完成される持続的な過程である．死者の肉体は洗骨を受けるまで，一時的に地上に安置されるが，その間，死者の霊魂は祖先の住む他界に入ることができずにこの世にとどまり，しかも生者にとって危険な存在であると考えられている．同様にこの期間は，生者が喪の禁忌を守らなければならない期間でもある．この移行期はしばしば盛大な祭を伴う洗骨の儀礼によって終わる．死体が清められて骨部のみが保存されるとともに，死者の霊魂は祖先の世界に入って安住の地を見出し，一方，生者は服喪を終えて日常生活に復帰する．ここにみられる構造は，この種の葬制が生と死の分離の強調だけで終わることなく，中間的移行期を経た後に，死者と祖先，服喪者と日常性といった統合の過程が続くことを示している．複葬以外の葬制においては，生者の状態と死者の状態との間にこれほど時間的な整合関係はみられない．それでも死者の霊魂が死後しばらくの間この世に執着を残すという観念は一般的であり，また生者（遺族）が日常の社会生活に戻るために相当の期間を必要とし，この復帰にあたって死者と関係するなにがしかの儀礼（たとえば墓参，供物，法事）が行われるのもつねである．

（内堀基光）

3-7-5
土葬，火葬，水葬，風葬

■ 土葬

各種の葬法のなかでも古くから行われているものである．キリスト教やイスラームのような世界的組織宗教もこれを採用しているため，現在地球上で最も広くみられる葬法でもある．南アフリカのズールー族にみられるような地下に石室空間を設けて遺体を納める葬法は純粋な土葬とは区別される．土葬は，遺体をそのまま埋めるにせよ納棺するにせよ，死体を自然の腐敗過程にまかせることになり，死体の処理に関しては，完全火葬とならんでその無化をはかる葬法だといってよい．これは肉体よりも霊魂を人間の実質とみる組織宗教およびいくつかの伝統宗教の立場とも適合的である．土葬のさいの死体の姿勢はからだを横たえる伸展葬が一般的であるが，アフリカに広くみられるように屈葬の例も多い．

■ 火葬

死体の処理の方法としての火葬には著しい特質がある．いうまでもなくそれは死体を徹底的に破壊，消滅させる最も効果的な手段だということである．火葬を行う動機はこの特質に関連している．インドに起源をもつ火葬は，おそらく死体の消滅によって魂が迅速に浄化されることを動機としていると思われるが，そのほかにも，敵や妖術師の危害から遺体を守るため，移動民の間で保存に便利なように灰のみを残すため（ベトナムのマン・コック族），あるいは死者の害力を除去するため，といった理由から火葬が行われる．都市における火葬の普及も，墓地確保の困難さや衛生学的見地が理由ではあるが，火葬のもつこの特質に基づくことには変わりない．ヨーロッパでは青銅器時代に広く行われた．このほか北米・中米の多くの原住民社会のもとでも，火葬はかなり頻繁に行われていた．

■ 水葬

死体を海または陸水に流したり，沈めたりする葬法．メラネシアの諸民族やアメリカ先住民の間で散発的にみられる．太平洋のビスマルク諸島では，生前とりわけ人々に愛されていた人の遺体は舟に乗せられて沖合に運ばれ，そこで舟とともに海中に沈められた．チェロキー族は死体を近くの川に流していた．このほか特殊な場合として，チベット人の間では罪人やハンセン氏病を患っていた人あるいは妊娠中の女性の遺体を川に投げ捨てることが行われていた．水が自然的にも超自然的にも浄化作用をもつと信じられていたからである．水葬に似たものに，航海民にしばしばみられる舟葬がある．死体を舟に乗せて流す例はポリネシアの諸民族でみられる．さらにその変形として，バイキングは死体を舟におき，舟ごと焼くという水葬と火葬の混合形態を採り入れていた．

■ 風葬

死体を洞窟内や森林，野原，山上などに放置し，自然の腐敗にまかせ，あるいは野鳥や野獣が食いつくすままにして処理する．棺を用いない場合は死体放棄による葬法ともいいうる．エスキモーの一部，シベリアに住む若干の民族などの狩猟採集民，チベット族や一部のモンゴル族，東アフリカのマサイ族などの牧畜民の間で行われている．日本では沖縄の先島諸島の風葬が有名であるが，かつては沖縄本島にも広くみられた．宮古島の例では，畑のなかに石で囲いをつくり，そのなかに棺をおき，上に草やござをかけていた．沖縄，奄美の風葬は，もともとは複葬の一部として，洗骨に先立つ一次葬であったとの見方もある．

（内堀基光）

3-7-6
死者とは何か

人間の死の意味領域の中心には「死者」なる存在がある．これによって葬制は死体の処理にとどまることなく，長い過程として位置づけられるのである．個人としての死者を表象する仕方には，大きく分けて二つの類型がある．その第一は人間の全体的身体性をその部分によって表象することであり，第二は身体性に代わる別の全体性をもつ実体によって表象することである．前者を提喩的ないし換喩的な表象，後者を隠喩的な表象ということができる．いっさいの外的な表象によることなく死者への思念を内的想起（内的表象）にゆだねることは，集合的な習俗としては不可能に近い．

第一のものに関しては，身体のあらゆる部分が全体を表象するものとなりうる．なかでも遺骨や遺灰といった死体の全体から生成するものは，たとえば生前に残された髪や爪のような本来的に部分的・周辺的であるものよりも，われわれの多くにとって死者の表象としては優位にたちうると考えられる．じっさいこうした死者における身体的表象のアピール力の強さにはうち消しがたいものがある．ミイラづくりの習俗は，身体全体を表象としてその可視的永続化をはかるという点で最も顕著な極をなすものだが，その対極にあって，通常は死体の破壊的処理と考えられる火葬の習俗，あるいは自然葬や散骨といった今日的な実践の試みにしても，死後のある一定の期間，残された身体の部位は処理対象としての単なる雑物ではなく，やはり死者を表すもの，あるいはそれ以上に死者そのものとしての取り扱いを受けるのである．それどころか，遺灰をわざわざ山や海に撒くという行為（いわゆる「自然葬」）には，単なる合理的処理という動機を突き抜けて，死者と同一視されるものとしての遺灰に対する過度の思い入れすら感じられる．提喩的・換喩的表象は隠喩的表象に比べてはるかに直接的な連関（連想）に基づくだけに，文化的な特定性はおそらく弱い．そのぶん人類社会に広く認められる表象のあり方といえる．

これに対して第二の隠喩的表象は文化的特定度の高い表象である．たとえば日本における位牌がそれである．位牌は物理的には文字記号の書かれた木片にすぎないが，場合によっては死者そのものといった扱いを受ける．こうした同一視の地平においては，隠喩的表象は死者の全体性そのものとなり，それゆえに死者が死者としていまもあることを保証することになる．この現実はバーチャルな現実ともいうべきものであることに注意しよう．今日，インターネット上の「バーチャル霊園」なるものがニュース，つまり新奇なものとして話題にされることもある．だがバーチャル性に関するかぎり，位牌は，あるいは仏壇でさえ，それと大して遠いところにあるものではない．

死者の究極の隠喩的表象が霊魂，あるいは生者の霊魂と対比させていえば，死霊である．この表象は死後の人格の持続という観念を何らかの仕方で含みもっている．死者が霊魂，あるいは何であれそれに類する不可視の実体として存在し続けるという観念は，たくみに構成された終末論や他界観の基礎となる．かならずしも死者に関わる儀礼のすべての局面がこうした観念を必要とするわけではないが，儀礼が死の直後だけでなく，時間的に遅滞したさまざまの局面にわたって展開されるとき，可能なかぎり実体化された死者の表象は有用である．

位牌にしても霊魂にしても，隠喩的表象というかたちで置き換えることにより，提喩的・換喩的表象が何らかの理由で手に入らない場合でも，あるいはそれらが消え去った後までも，死者を生者との関係のうちにとらえておくための仕掛けである．その根底にあるのはいうまでもなく生存時の死者についての記憶であるが，表象として定着することによって記憶は集団的に共有されることができ，しかも時間的な持続が容易になるのである．（内堀基光）

3-7-7
個人の死と社会の死

死は本来的に社会的な出来事である．どのような微小な個人の死であろうとも，そのことに変わりはない．そしてしばしば死は政治的な出来事でもある．死のあらゆるかたちの統制は最も政治的な事柄に属するし，ある個人の死は政治状況を変える．あるいは死は生き残った人によって政治的に使われる．アメリカ太平洋岸の先住民のもとで行われるポトラッチとよばれる財貨の大消費を伴う儀礼は，その消費によって政治的な卓越を求めるものであるが，本来は葬儀の一部として行われるものである．文化人類学者が「劇場国家」と形容した19世紀のバリの王国で，すべての文化行為の頂点に位置するものが王の葬儀であることはさほど不思議なことではない．王権というもののあり様はおそらく本質的なところで死と結びついている．究極的な暴力としての死が，共同体の外に立ち，かつ共同体を支配する王の聖性の根源にあることは否定すべくもない．

王権と死の最も直接的な結合の例が，マダガスカル島の旧サカラヴァ王国にみられる．この国の真の統治者は現職の王ではないといわれていた．彼の地位は名目的なものにすぎず，しかもこの世にあって一時的なものである．王国にかかわる重大事にあたって，最終的決定は死んだ先代以前の王たち，つまり現王の先祖の言葉によってなされる．いわば，これらの死んだ王たちこそが本来の王であり，生きて王であることは真の王になるための一里塚のようなものなのだ．死んだ王の言葉を伝えるのは霊媒者である．こうした意志決定のあり方は，国制にまでかかわった古代ギリシアのデルフォイ神託のようなものである．違いはアポロンの地位にあるものが，かつての王だということである．サカラヴァ王は死によって神となり，神として現世の政治に関与するわけである．神聖王権として名高いスーダン・シルック社会における王の地位は，サカラヴァ王とは逆の方向をもっている．シルックの王は古来から連綿と引き続いて存在する精霊ニィカングのこの世における体現者であり，彼の体力，とくに性的能力はシルック社会全体の繁栄と豊饒にかかわっている．シルックの王権イデオロギーを表す語りのなかでは，したがって，体力の衰えた王は自然の死をまたずに，人々によって窒息死させられ，その肉体は小屋の土壁に塗り込められるという．王の体力減退，また死後の肉体の腐敗はこうして人の目から遠ざけられ，あたかもなきがごとくに扱われる．現王が在職のまま衰退死することは，社会の死そのものなのである．

社会における権力と死の関係は弁証法的である．死は権力をもつ個人の絶対的限界を画すことになる．しかし，権力者にも死の限界を乗りこえるいくつかの方途が可能なものとして残されている．権力者が自らの不死のために試みた歴史上のあれこれをここで列挙するまでもない．基本的にそうした試みは，権力者のみならず人間に開かれた想像力を極限に近いところまで押し進めたというだけのことである．ひるがえって，人間の共同体が産出した権力の制度そのものは，権力が死ぬものとしての個々の権力者をこえたところにあることを，神聖王の表象といった象徴化を通して表現するのである．こうした超越的権力が共同社会自体の聖化であり，これによって共同体あるいは社会の不死が達成されるともいいうるのである．（内堀基光）

3-7-8
病院での死

現代日本人の死の大部分は病院における死である．結びつきの強さからいえば，病院は治療の現場であるとともに，人が死ぬところであるというべきであろう．死の認定が医師によるため，死後の最初の手続きは医療現場でなされることになりやすい．だがこれは本来の意味での治療行為とは異なるものだということに注意したい．さらに現実には死の認定のみならず，長い終末期医療が病院という場に任されている．このことは，現場で働く医師，看護師に課される身体的・心理的負担が不必要に過大になるということを意味している．だが条件さえ整えば，長く充実した生を生きた者は，死の後のことさえも死の前に思いいたすことができるのである．その意味で死を余裕をもって迎えうるという幸運に恵まれた人々には，その幸運を十分に味あわせてしかるべきであろう．このためには終末期は在宅が最も望ましい形式だが，それができない場合には，ホスピスという施設を確立する必要がある．ホスピスは宗教団体の付属施設というかたちでつくられるべきかもしれない．神を信じるという者よりも，死後の生を信じるという者の割合のほうが高いと思われるから，これが現代では最も宗教的に意味ある活動ではないだろうか．

病院での死の問題は，こうした老齢者を中心とする終末期医療と，それとは逆の若者の早すぎる死の混在に発している．若者の死は，多くの場合，突然の事故か，予期せぬ難病の結果である．こうした早すぎる死については，問題は永遠に残らざるをえない．多くの伝統社会でも，事故などの不慮の死に対しては，たとえばそうした死者は死んだ後，妖怪やら幽霊になるとされ，文化の備える死への対処形式の外側におかれている．ある意味では，こうしたものへのおそれも，衝撃の外在化として死へのもう一つの対処法であるともいえるが，それにしても，早すぎる切断的な死は，死にゆく者本人よりも，むしろ残される者にとって癒しがたい衝撃として現れるのである．

死をめぐる現代の最もさし迫った課題である，脳死と臓器移植の問題はこれとの関連で考えなければならない．脳死をもって死とみなすかどうかという問題は，論理的にはともかく現実的には，脳死の宣告がたいていの場合下されることになる切断的な事故死のケースに適用されるものだからである．こうした死は，死者本人の問題ではなく，なによりも残される人（親族·友人）の問題である．死の定義は基本的には社会的・文化的なものであり，そのかぎりでは心臓死と脳死のどちらが本当の死かという問題は擬似問題にすぎない．大事なことは，どちらの定義をとるにせよ，この定義に基づいた死の決定が，閉ざされた空間のなかで，かぎられた専門家の手のなかで親族・友人から隠されるようにして行われてはならないということである．早すぎる死が投げかけるものは，人間が存在するかぎり解決不可能な問題である．これを受けとめるのは技術ではなく，残された者の哀惜の感情だけだからである．（内堀基光）

3-7-9
死と宗教

最後に残される問題は，死がもたらす衝撃と不安を中和し，それを完全に飼い慣らすことができるような宗教——観念であれ儀礼であれ——はいったい存在するのだろうか，ということである．死による親しい者の喪失を宗教は補償しうるのだろうか．予期される自己の死の不安を緩和できるだろうか．儀礼を含む社会のさまざまな宗教装置は確かに個別の死に対しても有効な対抗の手だてを提供しているようにみえる．死にゆく者への儀礼が確実に果たしうる効果は，たとえば通夜から葬送へ，服喪から服喪明けへというように，時間の経過を段階的に演出することにより，死者を受け入れ可能なかたちで表象化し，それを通して，初期の衝撃を文化の用意する仕掛けのなかに位置づけていくことである．そのかぎりでは，儀礼なしに死に対抗することはきわめて難しいといってよい．こうした演出された時間があればこそ，生きている人々にとって，死は外因的・経験不可能なものであることをやめ，人間の経験領域の内部にある何ものかになる．さまざまなかたちでの死後の生を説く宗教的他界観もまたしかりである．

しかし，その有効性の及ぶところが無限だとは思えない．イスラーム教徒のジャワ人は葬式に臨んで死への無感動ともいえる態度をとるという．それをジャワ文化における社会秩序と精神秩序に関する理念（しばしばジャワ教ともよばれる）から解き明かしていくことはできる．だが，宗教儀礼の場においてあからさまな悲嘆の表現を欠くことが，はたして無感動とよぶにふさわしいものなのか．こうした素朴ともいえる問いかけは，けっきょくのところ，われわれの語るべきものが死という出来事なのか，それともそれを契機とする葬式という演出的儀礼なのかというところに帰着してしまうことになる．性急さを承知でいえば，ここからいえる一つのことは，儀礼によって死の全問題領域をカバーするわけではないということである．

儀礼やそれと結びついた死者観・他界観でもおおいきれない死の領域は，じっさい現実の生活過程のおりおりに姿を現すことになる．ある人類学者は，肉親の死にさいしてさえ平静な態度で臨むことが美徳とされるジャワ人の間で，墓地の移転に伴う遺体の掘り起こし作業中に直面する屍臭が引き起こした嫌悪と衝撃について語っている．本来ならば人の目に触れることのない腐敗過程にある屍体の出現が，統制のきかない死の姿をつきつけ，ジャワ人の構えとなっている自己防壁をつき崩してしまったのである．文化のほころびともいうべきものを表すこの出来事は，たしかに儀礼的に演出される機制の限界を示している．世界中のすべての宗教は，死の問題を教えの中心においている．その意味では「葬式宗教」と揶揄される宗教こそが最も宗教らしい役割を果たすものである．だが，おそらくはそれすらも，死の広大な意味領域のわずか一角を占めるにすぎないのではなかろうか．（内堀基光）

3-8 からだを捧げる—臓器移植，献体

3-8-1
死の定義とその変遷

私たちは生きているかぎり息をしている．人の臨終の場ではかすかに息をしていたが,大きな息をし,その後,息が途絶える．聴診器を胸にあて，瞳を調べ，かたずをのんで見守る家族に「ただいま，息をお引き取りになりました」「ご臨終です」と．不安げに告知を待っていたかのような家族．遺体にとりすがり号泣する場面が「人の死」であった．それは辛く，医師としてのいたらなさや無念を感じる瞬間でもあった．

そのような「死」の場面が変貌した．はじめは麻酔中の呼吸管理に使用されていた人工呼吸器の登場である.改良が加えられ,呼吸が十分でなく，これを補助することで回復が期待される場合に使われるようになり，多くの困難な手術を可能にもした．呼吸を補助することで生命を維持することができる病気にも応用され，現代の医学の精華ともなった．

そこで，呼吸器による管理が一般的になって，自発呼吸が止まっても，呼吸器を続けて使用する場合も出てきた．「脳死」といわれるのが，このような状態である．

ただ,「人の死」のときは，その個人と深く接触していた人々のあきらめきれない別離のときでもある．理性だけでは御しきれない部分がある．これが，また，大事な「人間関係」のもとでもある．そして「死」は時間が経てば，その肉体を荼毘に付し，お骨にするのがわれわれの習慣でもある．

以上，医師としての経験に基づく「人の死」について述べたが，子どものころ，祖父や祖々母の死は，家庭で臨終を迎え，父や母がいわゆる末期の水を綿に含ませて与え，死して，医師をよび，医師がおっとり刀で駆けつけて死の模様を聞き，おそらく，死亡診断書を書いたのであろう死．そのような死が日本人一般の死であったであろうことは，文学作品などからわかる．死の現場は家庭にあり，手厚く看護され，家族との心の交流を通わせ，いままでの生に感激しながら，先祖からの生の継承が次世代へとなされていたものと思える．

そこには,現実を直視する家族が存在し,徐々に諦感をつちかい，すべてのわだかまりを水に流す余裕もあったのであろう．そこにいたるまでの死者と生者の葛藤はあったであろうが，死は人の生のそれこそ臨終であった．

その点,「9・11」など残された者に多大なトラウマを与える死もある．朝元気で出掛けた者が，突然本人の行為が原因とはなりえず「死」に遭遇する．そこには時を経てもなかなかあきらめきれない死がある．

「人の死」は,「人が生物であるならば,他者の犠牲のうえでも自分の生存を願う生きものである」という考え方や，生きている患者や障害者に対して，よりよい「生」を提供しようという考え方ともなり，死体利用の研究が広い分野で行われるようになった背景でもある．自分の死はいかに扱われるのがよいか，個人が考えることが要請される時代となった．（田口喜雄）

3-8-2
臓器移植法

100年前の1902年，腎移植の実験が行われ，約50年前の1954年に一卵性双生児間の腎移植の臨床が行われ，その手技が確立された．その後，臓器移植は年々盛んになり，種々の臓器の移植が可能になったことは，報道により周知のことである．

しかし，技術が進んでも，臓器移植には臓器提供者を必要とする．生きている人からの臓器提供が可能な臓器もあるが，死者からの臓器提供が行われることで，移植を必要としている人々に広く恩恵をという考えが，世の流れになってきた．そのためには，脳死を人の死と認め，その臓器を有効に使うことが肝要となった．

脳死者からの臓器提供を多くするためには脳死という死の概念が広く国民に理解され，認められ，混乱のないようにする必要がある．わが国では，1985年の厚生省・脳死判定研究班によるいわゆる「竹内基準」を妥当とする判断に基づいた政府の臨時脳死及び臓器移植調査会による答申が，1992年にまとまり，1997年10月「臓器移植に関する法律」が施行された．

この法律は，脳死を受け入れ脳死での臓器移植の臓器提供者となることを書面で意思表示している場合にかぎって脳死を死とするもので，すべての脳死を人の死と定義しているわけではない．

脳死判定は「臓器の移植に関する法律施行規則」に定められ，① 深昏睡 ② 瞳孔の固定，③ 脳幹反射（対光反射など7反射）の消失，④ 平坦脳波，⑤ 自発呼吸の消失という5項目を確認し，少なくとも6時間経過後に再び同じ項目について確認することとされている．

6歳未満の者，急性薬物中毒や低体温の者は脳死の判定対象から除外され，脳死者の死亡時刻は2回目の検査終了時となる．

この法律は臓器移植と脳死との関係について一定の結論を出したものとして評価され，それなりの実行がなされているが，これにしたがうがゆえに実際の脳死移植がほとんど実施できないという危惧が施行早々からあり，また，施行5年を経ても日本の臓器移植が医療として定着していないという指摘もある．

また，書面での臓器提供の意思表示ができるのは15歳以上であるため，小児は脳死臓器提供者となりえず，小児の脳死移植の道が閉ざされ，いまだ多くの小児が外国にわたり移植を受けている．法律のなかにも述べられているように今後さらに検討が必要で，5年後の再検討のときがすでに過ぎてもいる．

従来からドナーカードが各地域を中心として存在していた．これらのカードはドナー希望者が積極的に所持するものであったが，脳死臓器を否定する個人の意思を表示するカードでもある．

ただ，裏面に記載する○印や×印が不備であるなど，実際の現場ではカードの記載不備のため臓器提供がなされなかったという情報もある．いずれこのドナーカードがよく理解され，多くの市民がカードをもつことにより，脳死と移植について考える機会が増え，その結果，多くの人々の理解を得て臓器移植が医療として定着していくことが期待されている．

それとともに．この法案が実施されて以降，日本での臓器移植が伸びなやんで逆に数のうえで減少していることを指摘する人もいる．その声は大きくなり，法律自体の見直しの早期実現を期待する意見も多い．

（田口喜雄）

3-8-3
臓器移植の歴史

アンデルセンの人魚の像がコペンハーゲンにある.「双頭の鷲の下に」という音楽がある. ドリトル先生の「おしつおされつ」という動物もある. 日本では八岐の大蛇がいる. 人間の歴史では, 現実離れした動物の話が物語や絵画, 音楽などの分野に出てくる.

ギリシャ神話に出てくる頭がライオン, 背中は山羊, 尾が蛇という空想上の動物キメラは, 超人的な力が表現され, 現在, 同一の生体のなかで, 異なる抗原をもった細胞が共存している状態の「キメラ」として, 免疫学あるいは臓器移植での重要な言葉となっている.

このような状態がいつから人間で可能になったのかというと, 東洋医学の世界では, 華佗という人が心臓移植をしたということがいわれているが, 古い話であり, それが現在まで及んでいるわけではない. 現在の臓器移植を考えるとき, その祖はウィーンのウルマンの1902年の腎移植実験になり, 1905年のカーレルの血管を縫い合わせる方法の確立という約100年前の世界からである. 日本では1910年の山内半作の論文がある.

しかしながら, 臓器移植は外科の手術としての手技だけの問題ではなく, 移植臓器は免疫反応によって拒絶されるという問題を含んでいた. この研究は, 1938年のメダワーの一連の皮膚移植の実験が出るまで, 移植臓器が免疫反応によって破壊されるということがはっきりしなかった.

一方, 一卵性双生児は同じ個体が二つに分かれたものだから, 免疫反応が起きない. そういう組合せで移植をすればうまくいくと考えたマレーとメリルは1954年に腎移植を行い, 免疫とは関係なく腎移植が成功した. 動物実験以来半世紀が経ち, またいまから半世紀ほど前のことである.

免疫反応を抑えるため, はじめは全身のレントゲン照射をしたり, 薬剤をいろいろ試みた時代が続いた.

実際に臨床的移植が行われるようになったのは, 免疫を抑える薬剤として6メルカプトプリンが登場し, その誘導体であるアザチオプリンが出現してからのことで, 現在とは比較にならない白血球減少症などの副作用と闘いながらその歴史を展開した.

その間, 腎移植についでスターツルによる肝移植, バーナードによる心移植が行われたが, 1972年土壌菌から発見されたシクロスポリンが登場し, 副作用が少ないことと成績が一気に20～30%向上して, 現在のような移植全盛時代を迎えるようになった.

臓器移植の進歩は, 遺伝学, 免疫学, 薬剤学はもとより, 医学を中心とした総合的な研究の成果である.

現在, 移植の対象になる臓器は, 脳を除いたすべての臓器, 組織といえるほどいろいろな臓器が対象となり, また, 腹腔内臓器の全移植や, 複数臓器の移植も可能となり, 部品取揃えの外科学とまでいわれるほど, 人体のパーツを取り揃えるということが可能となってきている.

臓器移植は人の死により成立するという, いわば「悲しい医療」でもある. そして提供臓器の不足は, 提供臓器が基本的に少ない日本だけでなく, 脳死の理解とドナーカードが一般化している欧米においても深刻な問題となってきている. そのためブタを中心としての異種移植の研究や再生医学の応用や人工材料とのハイブリッド型臓器の開発など, 研究の重点が変化してきている.

(田口喜雄)

3-8-4
脳　死

脳死の病態と診断についてはいまだに論争が残っているという報告があるが，このことで論争があるとは市民も思っていない．すでに終わっているといえる．脳死症例を最も多く扱う救急・脳神経外科医の間でも，脳死の状態や判定基準についての議論はほとんどない．ただ，臓器移植にさいしてだけ脳死が存在し，通常は脳死を人の死としていない点の矛盾についての指摘はいまなおある．

脳死とは，脳幹を含む全脳髄の不可逆的な機能喪失状態をいうが，これは北米や日本の表現のしかたで，脳幹死と表現する英国や全脳梗塞と表現する北欧など，国により，人により違ってはいる．しかし，実態は「脳幹機能の不可逆的停止は脳全体としての死を意味する」という立場からの主張で統一されている．

全脳死，脳幹死といっても，全脳髄のすべての細胞が，あるとき同時に死ぬことではない．したがって，脳死状態での分娩であるとか下垂体機能の残存とかはありうる．従来，死者の爪がのびた，ひげがのびたといわれていたことと同じである．

深昏睡，無呼吸，脳幹反射の消失という3点は，国が変わろうが，人が変わろうが，脳死の絶対条件となっており，この状態からの回復はない．ちまたで脳死からの回復といわれたりする場合，判定に誤りがあったり，薬物中毒や低体温などの条件が存在する場合である．このため，脳死を判定する基準として，器質的脳障害により昏睡および無呼吸をきたしている症例で，脳障害の原因が確実に診断されていることと，それに対して現在行いうるすべての適切な治療手段を講じても，回復の可能性がまったくないと判断される場合を条件として脳死判定が行われている．

1968年米国のハーバード大学で脳死判定基準が報告されて以来，多くの判定基準が報告されているが，わが国では，厚生省の脳死研究班の基準で脳死判定が行われている．

日本での基準を示す．

① 深昏睡．
② 自発呼吸の消失：検査開始の時点で人工呼吸器により呼吸が維持されている．
③ 瞳孔固定：対光反射が消失し，瞳孔径が左右とも4 mm以上．
④ 脳幹反射の消失：対光反射，角膜反射，毛様脊髄反射，眼球頭反射，前庭反射，咽頭反射，咳反射の消失．ただし，自発運動，除脳硬直，除皮質硬直，けいれんがあれば除外．
⑤ 平坦脳波：上記 ①～④ の条件がすべてそろったうえで，最低4導出で30分以上平坦脳波である．
⑥ 以上の ①～⑤ の条件が満たされたのち，6時間経過をみて変化を確認する．

これらすべてを満たす必要がある．

以上の判定基準自体は何ら問題がないといわれているが，その運用にあたって，いくつかの注意点があり，また，続々と開発される諸検査の施行など要求過多になっている部分があり，脳死判定を複雑にしていく傾向もみられるが，そのために，判定基準の信頼性が損なわれるわけではない．

実際の医療の確認に携わる者には，それほど難解なものではなく，脳死のもつ社会的，宗教的，文化的な面で「死の扱い方」の問題が医学という科学での判断と混交した論が，まだ議論をよんでいる．脳死は状態を示す言葉ではあるが，人の死の受容という面ではまだまだ論が出てくる可能性もある．（田口喜雄）

3-8-5
病理解剖

人が死亡した後，なぜ，死亡したかということを研究する方法として，剖検という言葉がある．人体を解剖して，病気の原因や生前の病気の状態を綿密に検査する方法で，病理解剖ともいわれている．

また，これとは別に死因を病気あるいはそれ以外に求める必要がある場合，とくに犯罪などに関係すると思えるとき，人体を解剖して，死亡時刻の推定やその原因を社会性の面から追究検査をする解剖がある．警察側の要請がある場合，司法解剖ともいわれ，通常，法医解剖といわれている解剖がある．

この二つの解剖は，3-8-10 項の系統解剖あるいは篤志解剖とは違い，教育面よりも，研究面や社会面から大事な解剖である．

いずれの解剖も外観の観察からはじまり，必要な部位の詳細な状況を調べる方法で，人体の構造を熟知した研究者の手により行われる．

なかでも，病理解剖（剖検）は，患者の生前に正しい医療が行われたかどうかということを検討するとともに，その遺体が何らかの方法で次世代の医療の解決への糸口になる研究で，人体内部構造を通常の治療を通じてではわかりえないような情報を与えてくれるものであり，診療を実際の場で行っている医師にとっては重要な研究方法である．

従来から，外科的手法の乏しかった内科系の医師にとっては，はかりしれない情報源ともなり，新しい病気の発見にもつながる方法であった．また，この方法が，現代のさまざまな医療関連の他分野の研究と相まって，新しい診断方法に結びつくなどして，新たな医療用の機器や新薬の発見・発明など医学の進歩に貢献してきた．

そのため，剖検率が死亡患者の何割を占めるかによって，その患者の所属する施設の医学への取組みなどまで想定されたりもした．現在，臨床各科の専門施設としての登録に関して，医学図書の有無と同時に剖検率が必要になる背景には，このような点が医師の間で重視されていることがある．

かつて，内科の診断を外科がチェックをし，外科がチェックのできない病気や，外科の処置の適正さを病理がチェックするといわれていたが，今日的には，さらに，このような内部のチェック体制を強化すべきであるともいわれている．

感染症をおもな死亡原因としていた時代から死亡原因が変わった今日では，研究が学際的になり，一人の医師だけでは患者にとっての医療が完全ではない．多くの医師の協働作業を行うためにも，一人ひとりの患者の剖検を重ね，その情報を共有する人々の総括が，医学・医療の発展にかかせない．

その意味で，研究面が重視はされるものの，剖検という病理解剖は医学の重要な手法で，今後ともさらに充実されなければならない．

この病理解剖は，現実には一人の患者の病気分析である面があるが，同じような患者の共通病態を各種の手法により研究することで，深い病気認識へとつながり，その手法は医学面からは，免疫学や分子生物学・遺伝学的にと広範なものにもなり，薬剤学や医工学などへの発展も可能にしている．

人体は，死してなお次代の人々への福祉につながることを意味し，また，人体各部の組織診断の正確さの確立など，現在の医学・医療への貢献も大きい．

医学を人体の科学とするとき，基本になる研究の方法の大きな一つの分野である．

（田口喜雄）

3-8-6
輸　血

輸血とは循環血液量と血液成分の不足を補うことを目的として行われる.

輸血の方法はいろいろな分類がある. 以前は全血を輸血することが多かったが, 最近は, 血液成分を分別する技術の進歩に伴い, 成分輸血が主流となってきている. また, 従来多く使用されていた保存血から, 新鮮血の使用が増加してきている. ほかに, 自己血輸血の方法が確立され, 安全性も評価され, 繁用されるようになってきている.

ABO 型, Rh 型の合致ということで輸血が行われることは周知であるが, ABO 型の適合を検査確認し, 適合であれば, 抗体グロブリン試験で不規則抗体を検出することが要求される. 実際に輸血する場合は, 輸血予定血と患者の血液との間に赤血球抗体に起因する抗原抗体反応が起こるか否かの交差適合試験（クロスマッチ）は不適合輸血を未然に防止するため重要な検査である.

輸血で最も重大視されている副作用は, 急性溶血性反応であり, ABO 型不一致や, それ以外の不適合輸血によって起こる. 輸血後感染はスクリーニングにより不良血液を除外することによって, ごくまれなものになってきている. しかし, ときおり報道にみられるように, 輸血が原因での副作用が完全になくなったとはいえない.

そのため,「輸血を行う」ということは, その理由のいかんにかかわらず慎重であるべきという医師の態度が必要である.

輸血は最も一般的には外傷または手術などにより出血した場合や貧血状態にある場合, 不足した血液を補うため行われるが, さまざまな理由で輸血はなされており, 街角などでの献血のよびかけや街中の献血室は, 血液の需要に対する供給不足の面を表してもいる.

その使用目的を大きく分けて記しておく. ① 循環血液量の維持は, 輸血本来の目的である. ② 血液成分の補給ということでは,「血液成分の補給」と「血漿の補給」に大きく分類され, それぞれ必要な成分の輸血が効率的に行われる仕組みができている. そのほか ③ 血液凝固因子の補給を必要とする疾病や状態にある患者が多数おり, その面での輸血が非常に難しいということがいわれてもいる. また ④ 免疫体の補給や ⑤ 体タンパクの補給ということでの血液の使用もされている.

このように使用目的により, 全血輸血に加えて, 患者に不足している血液成分を正確に判断して, 余分な成分を輸血しない成分輸血の概念と技術により, 効率的な輸血が行われるようになっている.

しかし, 概念や技術の進歩は, その使用をさらに拡大する方向へと進み, 輸血方法も ① 輸血経路の合理化や拡大となり, ② 短期の保存による自己血輸血だけでなく, 血液を前もって採取した血液希釈自己血輸血であるとか, 手術中に出血した血液を回収しての血液回収自己血輸血という方法に発展してきている. これらの考え方は手術時の出血見込みをあらかじめ予想することが可能となっている手術の場合は有力な方法となっていくことであろう. ③ 新生児の溶血性黄疸や重篤な急性肝不全, 不適合輸血, 腎不全, 各種中毒などの場合, 患者体内の老廃物, 有害物質を排除する方法としての交換輸血や血漿交換も最近は行われるケースが増加し, そのための血液量は地方の血液センターで通常扱う量をこえて, 多地域の協力で行われる場合がある.

輸血は一種の臓器移植であるため, 副作用や合併症が避けられないことがある.

（田口喜雄）

3-8-7

臓器移植の費用

木枯しが吹く寒空の下，道行く人に声をからして，ご子息の渡航費用を含めての移植費用への協力をよびかけている若い母親の姿は，いたいたしい．

5千万円，7千万円集めても移植にいたらない子どもがいる．近頃はあまり報道もされていないが，多くの街角にみかける風景である．「移植って，金がかかるのだナァ」とは，一般の感覚である．

臓器移植は，たしかにお金がかかる．臓器提供施設と移植施設とが同一でないため，臓器の搬送に交通機関を利用しなければならない．それも新鮮なうちに手術が終わらなければならないという条件がつく．

わが国最初の脳死移植をこの点で調べてみると，提供施設は高知県の病院である．心臓は大阪から高知に4名の医師，肺は大阪から9名の医師が定期便で空路高知に入った．肝臓は長野から7名が防災ヘリコプターで名古屋に入り，小型ジェット機のチャーター便で高知に，さらに札幌から定期便で2名の医師が協力した．腎臓と角膜は地元からそれぞれ3名，4名の医師が摘出手術を行った．

移植が可能となった心臓は，4名の医師によって防災ヘリで高知空港と伊丹空港間を約50分で運ばれた．施設と空港の間は双方パトカー先導で移動したので，搬送時間は1時間36分であった．血流が再開するまでの時間は3時間24分であった．

肺は移植不可能と診断されたが，肝臓は待機中のジェット機に医師7名が乗り込み，約1時間で松本に着いている．搬送時間は1時間59分，血流再開まで7時間9分であった．

腎臓の一つは定期便で羽田空港に，その後，東京駅発の新幹線で那須塩原まで運ばれ，タクシーで仙台まで90分を要している．搬送時間は7時間20分で，血流再開まで11時間6分を要している．別の腎臓は定期便で伊丹空港に運ばれ，新大阪と博多間を「のぞみ」を利用し，緊急車両により約90分で長崎に着いている．搬送に7時間10分を要し，血流再開まで11時間44分かかっている．

角膜は，高知県内での移植であった．

空路だと定期便が使えないとき，小型ジェット機やヘリコプターの利用が，とくに心，肺，肝では必要となる．陸路だと新幹線があれば利用できるが，地域は制限され，時間も制限されるため，緊急車両やタクシーの利用と，多県にまたがるパトカー先導が必要となる．

ヘリコプターは1時間で480 l の燃料を必要とするといわれている．100円/l で実費計算は可能である．ジェット機は1時間60万円でフライトし，待ち時間は1時間40万円といわれている．これらは，それぞれ搭乗員手当を加える必要がある．

この例では，当時，防災ヘリコプターを自主運転している高知県と長野県であったのと，ジェット料金も特別の配慮があったとされている．幸い，ヘリコプターが他の災害に出動していなかったことと，天候に恵まれたという好条件もあった．

このほかに，医療費がかかる．詳しいことは，まだ保険適用になっていない臓器移植もあるので触れないが，実績を積み上げることで，移植の医療費は確定していくものと思える．費用に関しての情報は日本移植臓器ネットワーク（電話03-3502-2071）に問い合わせれば，そのときどきの詳しい情報が示されるし，機関誌TRANSPLANTに移植全般の記事が種々特集されている．（田口喜雄）

3-8-8
臓器移植に直接関係する人々

脳死からの臓器移植は，脳死という個体の死を出発点とし，健全な機能をもつ臓器が他人に提供され，移植を受けた患者が健康をとり戻して社会活動に参加するようになり完結する医療である．一般社会・地域社会の参加によりなりたつ医療，連帯医療・チーム医療である．

脳死という概念があって成立するので，従来の心停止による死とは表現様式が異なる死を理論的に理解されるだけでは不十分で，市民感覚として受け入れられることが，その定着・普及には大事なことである．

従来，医療は医者と患者との間で行われ，それも診察室空間でおもに看護師など一部の医療従事者が参画し，医が主体で行われてきた．その点，脳死・臓器移植では，脳死にいたらぬよう万全の治療を実施する医療チームと臓器移植によって別の個の生命を救う医療を分担するチームと，この両者を結ぶコーディネーターによって，医療の面が分担される．

さらに最も重要な要素は，臓器提供者であり，その提供候補者である市民の参加がなければ成立しない．すなわち社会全体の協同で行われる連帯医療である．

それを構成する人々について，移植学会元理事長野本（現移植ネットワーク副理事長）は「現代医学と社会」（岩波書店）のなかで以下のように述べている．

■ 臓器提供候補者としての市民

脳死から提供される臓器は一市民から社会に提供され，社会から移植待機患者に提供される性格のものである．人の生死は，その生物的な部分とその人の人生観による部分とで異なり，脳死を事象として理解しても，感覚的に納得し，さらにその社会的意義についても考察されてはじめて，死後の臓器提供が可能である．

そのため，一人ひとりが自己決定をするために，生と死につき，つね日頃考え，話し合うことも要請されている．

■ 脳死判定にかかわる医師団

現代の医学はチーム医療に変わってきている．とくに脳死から臓器提供にかかわる場合それは顕著である．救急医学，脳神経外科，神経内科，麻酔，蘇生，集中治療などの分野が連携していて，脳障害から脳死へといたる進行を阻止することを目的として，集団が，市民の救命・救急に日夜を通して活動している．この集団にとって「脳死」を判断し，臓器提供を行うことは，いわば敗北である．そのためには，十分な設備，十分な人員，十分な余裕があって，できるだけのことは行ったという前提が必要で，それゆえに市民が安心して医療が受けられるという体制がなければならない．

■ 移植待機患者を支える医師団

心・肺・肝・膵・腎・小腸などの機能不全者が現代医学の治療の限界をこえたとき，臓器移植の候補者になる．この候補者にならないよう病気の進行をくいとめ，さらに，移植候補者となったとき，手術・手術後に耐えられる全身状態を整えるという役割を果たすものであり，また，術後の管理をも担当する役割を果たす，いってみれば移植患者の主治医になる集団でもある．

■ 移植手術にかかわる医師団

脳死判定・臓器摘出・臓器搬送が無理なく行われ，移植施設で移植が行われるわけであるが，移植医はもとより，麻酔医のほか看護や検査の人々も加わり移植チームはできる．卓越した外科手腕をもつ医師一人でできるものではなく，それぞれの知識技術が考えられるかぎり万全な人々からなるチームの医療でなければならない．

■ コメディカルの協力と重要性

人工透析をしたり，人工心肺を操作した

りという医療の普及に伴い，従来から医療に携わっていた看護師，薬剤師，検査技師，放射線技師に加えて，医療の場には多くの専門技師が加わってきた．

術前・術中・術後の適切な患者管理を円滑に進めるには，これら看護の専門メンバーが重要な役割を分担する．とくに，臓器提供者が決定されると，臓器提供を受けるに最もふさわしい待機患者が選び出されることが臓器移植では重要である．

そのため拒絶反応の少ない組合せの検査や移植臓器に危険なウィルスがひそんでいないかという検査は必須である．

この仕事はかぎられた時間のなかで正確な判定が要求されるため，予定されていない時間帯での短時間の実施が要求される．たいへん大事で困難な作業が突発的に起こる．

移植手術は，術前・術中・術後と完璧な医療が要求されるが．移植患者は退院したらそれでよいというわけにはいかない．社会復帰して社会活動をすることが必要である．そのためには，患者の負担を軽くするための仕組みが大事である．ソーシャルワーカーの支援もまた必要であり，社会の理解を促進するための仕事も大事である．

■ 移植コーディネーターの重要性

これら人間集団間をうまく統合する役割の職種に移植コーディネーターがある．現在の日本では，文書で「脳死を受け入れ」臓器提供を行うと明示している人間が，脳死におちいり，家族の反対のない場合，脳死の公的な判定が行われ，臓器移植が可能となる．

脳死判定にかかわる施設や医師団から連絡を受け，家族と接触することからコーディネーターの仕事がはじまる．これは，時を選ばない，今朝まで元気でいた人の突発な死である脳死に直面し，気も動転している家族に対して，脳死・臓器提供に関して話をすることは，容易なことではない．とくに臓器移植をするという方向での話を圧力をかけずにすることは，理屈話だけではいけない．

家族の了承が得られ，公的脳死判定がきちんと行われたかの検証も彼らの仕事である．

臓器摘出には，移植チームから医師団が派遣される．心・肺・肝など別々のチームが来ることが多い．それらチームの手術時間の調整が必要であるし，まえ摘出チームと臓器提供施設との軋轢が生じてはうまくいかない．潤滑油の役割を果たし，臓器搬送がスムースにいくよう手配し，移植施設の準備が万全に時間どおりに行われるよう手配することなど，多くのステップがコーディネーターに託されている．乗り物の手配や道路事情の整備のための手配など，多くの仕事が分刻みで行われる．

臓器摘出が完了し，提供者の遺体や家族を見送ることも大事であり，提供施設に迷惑がかかっていないかというチェックや挨拶などもある．気のぬけない仕事の連続である．

日常の活動としては，まだ増加していない臓器移植のため，提供施設の理解を求めるための接触，脳死・臓器移植の普及・啓発など，社会参加の連帯医療の要である．

■ フェア・ベスト・オープン

日本移植学会では，移植機会は公平・公正に（フェア），脳死判定や移植の治療は最高の水準で（ベスト），市民の疑念には情報公開で（オープン）を原則に，いままで取り組んできており，徐々に市民の共感を得てきている．また，国会では．臓器移植法施行後5年を過ぎ再検討のときが来ていることから，移植をさらに進めるための法整備を求めて，議論が進んでいる．

（田口喜雄）

3-8-9
人体の系統解剖

『蘭学事始』という本に「千住骨ヶ原にて腑分けいたせるよしなり」という文がある．生物体の一部または全部を解き開いて，その構造・各部間の関連を研究することを解剖とよび，古い時代は「腑分け」といった．

わが国の西洋医学の夜明けは，従来の伝統に変わって，この「腑分け」の知識とともにはじまる．徳川八代将軍吉宗の代になり，多くの洋書が輸入され，そのなかの解剖図がそれまでに存在していたものと比べ，あまりにも違っていた．その真実を確かめるため医師たちは，人体解剖することを切望した．1754年，山脇東洋が京都の六角刑場で解剖を実施，上記の『蘭学事始』は，1771年江戸の小塚原刑場で刑死体の解剖見学のあと，『解体新書』を翻訳・出版したものである．刑死体による解剖はその後も続き，多くの解剖図が発表され，従来の知識との比較研究がなされた．

解剖をすること，解剖図を詳しくみることは，病気の治療に直接役立つものではないが，人体の構造についての知識は医学教育上重要な位置を占める．それゆえ，最近まで医学教育の約1年間は，日本の医学生は人体解剖実習を含む解剖学の教育で終始し，解剖，解剖で明け暮れていた．

昔は，この解剖のため行き倒れなど身元のはっきりしない死体が利用され，解剖体が不足し，何人かの学生が実際の実習では手分けをして分担を決め，少ないからだを利用していた．

昭和40年代になり『献体』という言葉が一般的になった．献体による篤志解剖は明治時代に行われはしたが，各地の大学の解剖学教室で，献体登録をする篤志家が少しずつ現れ，戦前の台北帝国大学の献体団体全終会，戦後昭和30年の東京大学の献体団体白菊会の設立以来，身寄りのない病死者や行き倒れ，そして刑死者などの死体使用の解剖は大きく様変わりした．

現在は，篤志解剖とよばれる系統解剖が医学教育の基礎となって，それを支える全国組織，篤志解剖全国連合会が生まれ，献体の社会的意義やその活動として「医学及び歯学の教育のための献体に関する法律（献体法）」が制定されている（伊藤宏，東北大学，しらぎく，2002より）．

献体は無条件・無報酬という無償の行為によって行われる人生最後のボランティアともいわれ，献体登録者の強い意志とその遺族の方々の支援によって成立している．登録は全国の医学部・歯学部の解剖学教室がその窓口になっている．

したがって，現在の学生教育上の解剖学実習がこのような篤志によって支えられていることは，まだ一般に知られていないが，後世の人々の幸せを願い，よい医師・よい歯科医師が育成されるよう，医学と歯学の専門教育機関で行われる解剖学の教育・研究のため，自己の遺体を無償で提供し，生前に本人自らが申し出て，天寿を全うした後，近親者らによってその遺志が実行されている．

解剖図譜だけでなく，実際の解剖風景や詳しい仕組みなどがビデオ化されたりし，人体構造に関しての教育材料は充実しているが，実際に肌に触れたかたちでの献体解剖を通して「生への畏敬」をも身につけさせている．

21世紀は，生命科学の時代といわれており，日本の医療水準の向上だけでなく，生命の理解のため，基本となる人体構造の教育・研究はますます重要となろう．解剖には系統解剖以外に病気の原因や病態を研究する病理解剖（剖検）と法医解剖（行政解剖）がある．　（田口喜雄）

3-8-10
人体解剖と献体

■ 人体解剖の種類

わが国では，医学上の特定の目的のために，遺体を解剖することが法律によって許されている．人体解剖には三つの種類がある．系統解剖（あるいは正常解剖）は，教育・研究上の目的で人体の正常構造を知るために行われる．遺体にホルマリンなどの固定液の注入と，アルコールの浸透などによって保存処置を行い，長期間にわたって全身をくまなく解剖する．病理解剖（あるいは剖検）は亡くなられた方の死因や生前の病状を知るために，法医解剖は事件性が疑われる場合に死亡時刻や死因を推定するために行われ，いずれも保存処置をしないで行われる．

■ 献体

献体（donation）とは，医学・歯学の大学で行われる人体解剖実習（系統解剖）の教材として，自分の遺体を無条件・無報酬で提供する篤志行為である．献体の意志をもつ人は，大学または献体団体に希望を伝えて登録する．登録のさいには，死後の献体を滞りなく行うために，家族の了解を得ておくことが望ましい．献体登録者が亡くなると，遺族からの連絡を受けて大学が遺体を引き取り，献体が実行される．遺体は，数か月間をかけて保存処置をした後，さらに数か月間をかけて解剖を行う．解剖のすんだ遺体は，納棺・火葬され，遺骨となって遺族のもとに返還される．遺体を引き取った順に実習に供するので，大学によっては引取りから遺骨返還までに数年を要するところも少なくない．献体には，精神的な充足感以外の物質的・実利的な見返りは一切なく，しかも自分自身のかけがえのない身体を提供する究極のボランティアである．

■ 献体運動

日本における最初の献体は，1869（明治2）年に大学東校（現在の東大医学部）で解剖されたミキという女性によるものとされる．戦前および昭和20年代までの解剖実習には，身よりのない病死体や刑死体が多く用いられていた．昭和30年代に入り，医学教育の遺体が不足する状況を憂えた人たちが献体を思い立ち，大学の解剖学者と相談して献体運動がはじまった．最初期の

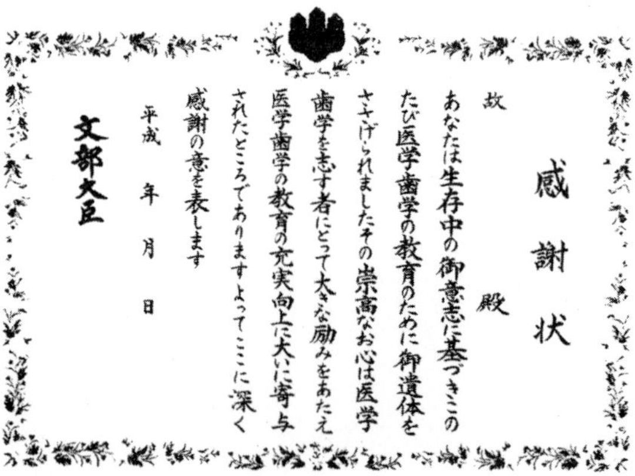

感謝状
故　殿
あなたは生存中の御意志に基づきこのたび医学歯学の教育のために御遺体をささげられましたその崇高なお心は医学歯学を志す者にとって大きな励みをあたえ医学歯学の教育の充実向上に大いに寄与されたところでありますよってここに深く感謝の意を表します
平成　年　月　日
文部大臣

図1

献体運動の中心となったのは，東京大学の献体団体としてはじまった白菊会であり，その後，医科・歯科大学ごとに献体団体が結成された．全国の大学および献体団体の交流をはかり，献体運動を推進するための機関として，昭和46年に篤志解剖全国連合会が，またその支援をする財団法人として昭和48年に日本篤志献体協会が設立された．長年の献体運動の結果，昭和57年からは献体者に対して文部大臣から感謝状が贈呈されている（図1）．また昭和58年には「医学及び歯学の教育のための献体に関する法律」（いわゆる献体法）が成立・施行され，医学教育のための献体が，法律的にも認知された．（坂井建雄）

3-9　からだの発見—医学史，解剖学史

3-9-1 『ヒポクラテス集典』に記録された「からだ」

紀元前3世紀，プトレマイオス王朝の支配するアレキサンドリアで古代ギリシャ各地から集められた医療文献の編纂が行われた．これは，紀元前5世紀から4世紀頃に実在したとされる名医の名をとり『ヒポクラテス集典』とよばれ，以後の医療の歴史に大きな影響を与えることになる．

『ヒポクラテス集典』には，ギリシャ各地の病歴記録が第1巻から第7巻まで多数集められており，「パテーマ（苦しみ，悩み）」をもち医療者の前に現れた人々の「からだ」の示す現象が具体的に記述されている．

「カルタデスは熱病にかかった．多量の胆汁の嘔吐が起こり，排便がみられた．…脾臓のあたりがまるく腫れあがった．9日目の早朝，腹がごろごろ鳴った…」

「悪寒があり，高熱を発し，発汗し，冷え，精神異常となり，右眼斜視となり，舌は乾燥し，渇きを訴え，不眠」

ある場合には，1人の病者のこうした記録が，何十日にもわたって克明につづられていることがある．そして，世界各地に残される名医の診療の記録が，ほとんど奇跡的な快復によって終わるのに対して，この病歴記録集『エピデミアイ』に残された「からだ」のもち主たちの記録は必ずしも快復ではなく，むしろ，死亡によって終わっている．

『エピデミアイ』には当時，存在したと考えられるいくつかの医療者集団の記録が混在しており，観察の視点は必ずしも同一ではない．しかし，ヒポクラテスの属したとされるコス派のものが多く含まれていると考えられている．

『エピデミアイ』第1巻第1章では，医師たちが記録を残すさい，病者の「からだ」をみつめる視点が列記されている．すなわち，すべての人に共通する体質と個別的な体質，与えられる食事，患者の職業，年齢，性格，睡眠･不眠，夢の種類と時間，便通，尿，唾，嘔吐，汗，悪寒，咳，くしゃみ，しゃっくり，おくび，放屁，溢血，出血．そして，どんな病気からどんな状態へどう変化していくか，そして，移行が快復に向かうか死に向かうか．

記録が死によって終わるのは，こうした病者の「からだ」に起きるさまざまな変化の時間的経過を冷静にみつめ，多量の経験的蓄積のなかから分利（快復に向かうか死に向かうかの分岐点）を知る，すなわち，予後を見極めるというコス派独特の方法論のためである．

『予後（プログノスチコン）』には，つぎのように書かれている．「医者に一番大切なことは，予見の術を身につけることであろう．患者の病床に臨んで，医者が過去・現在・未来の病状を予知し予告し，また患者の言った細かい点を補充できれば，患者は自分の状態をよく理解してくれる医者に信頼を抱き，人々はためらうことなく彼に治療をゆだねるだろう」．　（月澤美代子）

3-9-2
中国医学における「からだ」

漢代から伝わる中国最古の医書『黄帝内経』「霊枢・経水」には「夫れ八尺の士…死するや，解剖して之を視る可し」と解剖という言葉が記されており，すでに2000年前に解剖が行われていたことがうかがわれる．しかし，中国医学のからだのとらえ方は西洋医学の解剖学的知識とは異なる．

中国医学には，解剖学用語として臓象学説がある．臓は内臓をさし，象は外部に現れる生理，病理現象をさす．臓象学説は臓腑を基礎としている．臓腑とは内臓の総称であり，内臓の生理機能により五臓，六腑，奇恒の腑の3種類に分ける．五臓は，心・肝・脾・肺・腎などの五つの実質性臓器を含み，エネルギーを貯える．六腑は，小腸・胆・胃・大腸・膀胱・三焦（気や津液の輸送経路）などの六つの中腔性臓器をさし，飲食物の受納と消化，吸収の働きをもつ．奇恒の腑とは，腑のような中腔性臓器であるが，臓のようにエネルギーを貯蔵する「特別な腑」という意味で，脳・髄・骨・脈・女子胞（子宮）・胆（六腑にも属す）を含む．

臓象学説のおもな特徴は，人間のからだは五臓を中心に機能しており，六腑は補佐的役割をすると考える．また，表1が示すように，目・舌・鼻・口・耳など五官（感覚）は五臓と関連が深いとされ，五官の働きは五臓の作用としてとらえられる．たとえば，鼻の病気があれば，肺の働きが異常であると考える．

そのほかに皮膚・筋肉や，感情なども五臓と関連が深いとされ，五臓の働きのなかにまとめられている．たとえば，心臓には，精神状態を司る機能も与えており，この結果，西洋医学でいう「脳」が五臓六腑に含まれなくても，その働きはとらえられている．このように五臓の作用を通じてからだ全体および感情・精神作用までも説明できる．中国医学におけるからだは，単に解剖学上の一概念としてとらえるのでなく，五臓を中心とした一つの総合的機能単位として理解しなければならない（表1）．

（魯　紅梅）

表1　五臓六腑と関連器官

五行	五臓	六腑	五官	形体	感情
木	肝	胆	目	筋	怒
火	心	小腸	舌	脈	喜
土	脾	胃	口	肉	思
金	肺	大腸	鼻	皮毛	悲
水	腎	膀胱	耳	骨	恐

3-9-3
解体された「からだ」

西欧において，人体解剖の行われた最初の文字記録が残されているのは，1286年パレルモの年代記においてである．悪疫が発生し，その原因を探るために人とニワトリのからだを剖いたとき，同じような腫物が発見されたとしている．

紀元前3世紀，アレキサンドリアでプトレマイオス王朝の庇護のもとでHerophilosやErasistratosが行ったとされる人体解剖，そして，この人体解剖に基づいて得られた人体の内景に関する知識．これは，紀元2世紀のGalenosらの活動を経て，東地中海文明圏に広く知られていた．しかし，人体解剖が実践されたというはっきりした記録は，この13世紀の西欧にいたるまで残されていない．この13世紀西欧での復活に直接的な影響を与えたと思われるGalenos自身も，サル，ウシなどの動物を用いて解剖しているのである．

この後，こうした病理解剖，あるいは，法律的な係争を背景とした法医解剖の記録がいくつかみられるが，学としての人体解剖は，西欧の各地の都市に大学が形成され，アラビア経由で西欧に移入されたGalenosのテキストを用いた講義が大学医学部で行われることによって再興されていく．北イタリアのボローニャにおいて，Mondino dei Luzziが1316年『解剖学』を著したときを一つの画期と考えることができる．

この14世紀，各地の大学は解剖示説に使用する死体を引き渡される権利をつぎつぎに得ていくが，これはたかだか年に1回行われる儀式的なものにすぎず，この時代のアナトミアの指導は主としてGalenosの書の講読と討論から構成されていた．

15世紀末に事態は大きく転換する．これには，いくつかの誘因が考えられる．しばしば指摘されてきた活版印刷術の勃興と写実的なルネサンス芸術との関係も一因であるだろう．Leonardo da Vinciと北イタリア・パドヴァ大学の教授Marcantonio de la Toreとの共同研究の企てはその代表例である．しかし，最近しばしば指摘されるのは，この時期からはじまるGalenosの再評価である．スコラ学の本領は対立する2説の調停にあった．Aristotelesの説は換骨奪胎されてキリスト教神学の前に調停され，さらに，医学部の教育においては，このAristotelesの前にGalenos説が調停されていた．それまで西欧に紹介されてきたGalenosは，Aristotelesと同様，きわめて目的論的色彩の強い『人体の部分の有用性について』の，しかも，アラビア語訳文献を介したものであった．

このGalenosは，容易にAristoteles説に従うように説明し直すことが可能であった．しかし，反アラブの時代風潮のなかでギリシャ語文献重視のユマニスト集団によってGalenosのいっそう専門的な解剖学文献が研究され西欧世界に紹介されていき，事態が変わってきた．なかでも1537年に出版された『ヒポクラテスとプラトンの説について』は，解剖学的知識においてAristotelesが無知であったことをさらけ出すものとしてとらえられ，Aristoteles自然哲学者に対する医師の優位を決定づけるものとして医師集団に迎え入れられた．さらに，1525年のギリシャ語のGalenos全集アルダイン版に続き，1530年から60年代にかけてGalenos全集のラテン語版が北イタリアのヴェネチア，スイスのバーゼル，フランスのリヨンといった当時の学術書の出版センターでつぎつぎと出版されていく．同時に，Galenosに倣って自ら執刀し数多くの身体を剖き，Galenosの解剖学的記述を追認，あるいは記述の誤りを訂正する解剖学者たちが登場してくる．ボロー

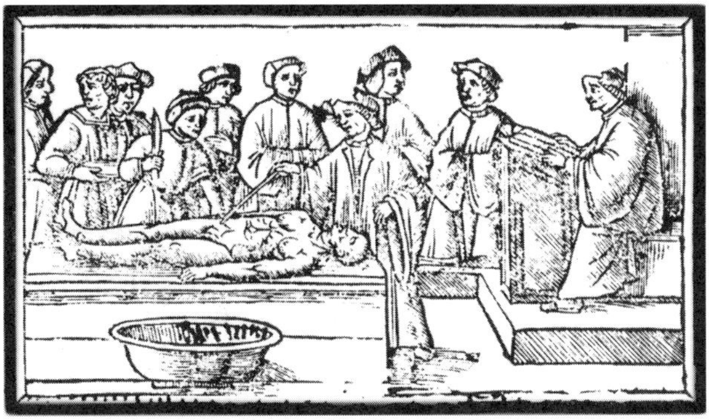

図1　Berengario da Carpi『アナトミア入門』(Isagoge Breves) 1535.

ニャの Berengario da Carpi をその代表としてあげることができる（図1）.

長い間さまざまな言葉の海のなかに埋もれていた古代東地中海文明圏の「からだ」が，このとき，西欧キリスト教文明圏に移入され，実在としての人体のなかに再発見されたということができるだろう.

こうした Galenos 研究の新しい中心の一つであったパリ大学医学部で学び，北イタリアのパドヴァ大学の解剖学教授となった若き Vesalius が新しい時代の寵児として登場する.

この Vesalius が 1543 年に出版した『人体のつくりの７つの書：通称ファブリカ』は，ヴェネチア派に属する画家による下絵を木版に刷り上げた解剖図を多数載せている．このリアルな解剖図は，同時代のほかの解剖学書にも何度もくり返し載せられ，一般向けの書物にも模刻され，新しい「からだ」を人々の前に提示することになる（図2）.

この図示された「からだ」は，「ハタラキ」よりも「カタチ」の正確さをアピールする人体であった．人の「からだ」は，この西欧16世紀の解剖図において，眼に見える「カタチ」として新たに発見し直されたのである.　（月澤美代子）

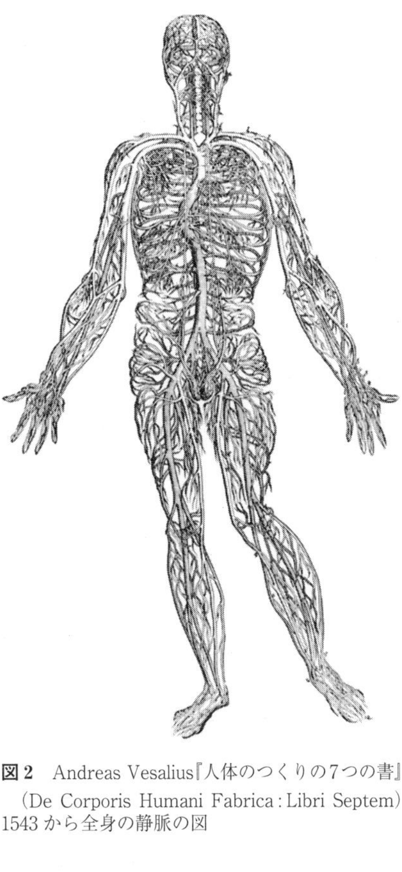

図2　Andreas Vesalius『人体のつくりの7つの書』(De Corporis Humani Fabrica : Libri Septem) 1543 から全身の静脈の図

3-9-4
機械としての「からだ」

『創世記』において，人は神によって，その似姿に形づくられたとされていた．この似姿については，人体の何が似ているのかをめぐって西欧中世においてさまざまな議論がかわされてきた．人のからだの形そのものではなく，人のなかの知性であるという説も広く認められてきた．また，カトリックの教父たちは，人のからだは泥から神によって形づくられ魂を吹き込まれたと民衆に向かって説教し，このストーリーは形を微妙に変えくり返し語り直されるようになった．

R.Descartes (1596-1650)『人間論 (L' Homme)』も，その変形バージョンの一つである．人のからだは土の像であり，そこに神により吹き込まれた精神が宿る．しかし，その語り口は衝撃的である．

「私は，身体を，神が意図してわれわれにできるかぎり似るように形づくった土〈元素〉の像あるいは機械にほかならないと想定する．」

人のからだは，神によって形づくられた機械にすぎない．しかし，Descartesは，人間が機械だといっているのではない．Descartesにとって，人間を人間たらしめているものは，「われ」として内在的に自覚される精神である．物質に由来するものは機械の部品にすぎないが，この機械のなかには精神が宿っている．自覚的な精神のない動物は機械だが，人間は断じて機械ではない．Descartesが否定したのは，Aristoteles (BC384-322) 的な「生きてあるもの」に内在する霊魂（プシュケー）であり，Aristoteles的な自然（フュシス）であった．こうしたものを想定しなくても，「からだ」の働きは機械と同様に説明し尽くすことができる（図1)．

こうした生命現象の機械論的な説明は，Descartesばかりでなく，G.Galilei (1564-1642)，あるいは，R.Boyle (1627-1691) やI.Newton (1642-1727) の影響を受けた一群の機械論哲学者たちによっても進められ，17世紀後半から18世紀にかけて，さまざまな変形バージョンを生み出すようになった．動植物体の微細構造を顕微鏡で観察し，生体内の活動を機械の部品になぞらえた微細部分の機械的な運動によって説明しようとしたM.Malpighi (1628-1694) や，精神活動をも機械として説明し尽くそうとするLa Mettrie (1709-1751) の『人間機械論 (L' Homme-machine)』(1747) は，その例である．　(月澤美代子)

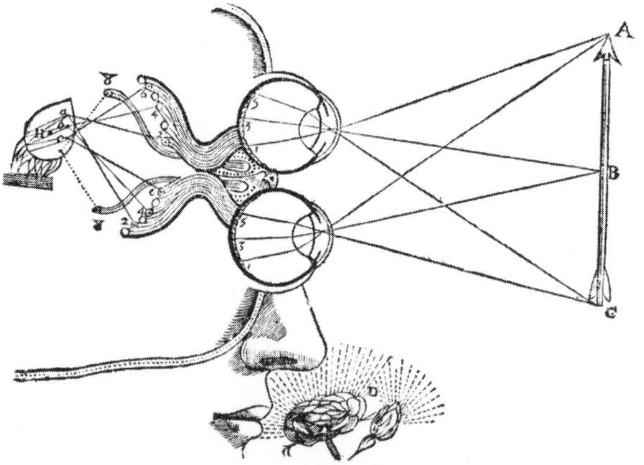

図1　感覚作用を機械論的に説明する図
René Descartes『人間論』"L'HOMME DE RENÉDESCARTES" (Paris, 1664)

3-9-5
生から死へと徐々に移行していく「からだ」

北イタリアのパドヴァ大学で長年，解剖学の教授を務めたG.B.Morgagni（1682-1771）（図1）は，その最晩年の1761年に『解剖によって明らかにされた病気の座と原因について（De sedibus et causis morborum per anatomen indagatis）』を著し，病理解剖学の基礎を据えた．ここには，多数の患者の臨床的経過，死後の解剖による病理的変化の記録が整理されており，生前に生じた異常と死体にみられる変化との関連に関する議論が年若い友人への書簡の形で展開されている．さらには，生きている患者の「からだ」にみられる症状と，死者の「からだ」に観察される状態が，索引としてまとめられている．

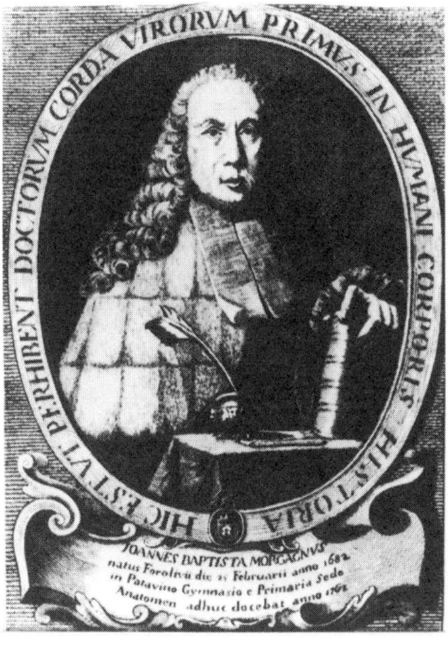
HIC EST VT PERHIBENT DOCTORVM CORDA VIRORVM PRIMVS IN HVMANI CORPORIS HISTORIA
IOANNES BAPTISTA MORGAGNVS
natus Foroliviі die 25 Februarii anno 1682
in Patavino Gymnasio e Primaria Sede
Anatomen adhuc docebat anno 1761

図1　Giovanni Battista Morgagni（1682-1771）
（G.B.Morgagni, “De sedibus et causis morborum per anatomen indagatis” 1761より）

この病理解剖学が隆盛をきわめたのは，フランス革命後のパリにおいてであった．これには制度的な変革が大いに与っている．1794年，国民公会におけるA.F.Fourcroy（1755-1809）の提言を受け，パリ，モンペリエ，ストラスブルクに健康学校（エコール・ド・サンテ）が設立される．戦場ですぐ役立つ臨床医の養成をめざし，外科と内科を統合した徹底した臨床教育の行われたこの学校において，とくに重視されたのは解剖学であった．設立の最初の年に500体の屍体解剖が行われたという．この豊富な屍体供給を保証したのは，同時並行的に行われた病院の改組であった．革命とともに没収されたカトリック修道院に付設されていた施療院や養老院は，たとえば，有名なバル・ド・グラース（Val de Grâce）のような陸軍病院に（図2），あるいは，オテル・ディユやシャリテのような古い伝統をもつ慈善病院は，手を加えられて拡張され貧しい病者を収容する病院となった．また，サル・ペトリエルのような刑務所と一体化していた収容施設は，刑務所が切り離され新しい病院へと改装された．

こうした医学校あるいは病院にはフランス各地から，そして後には，欧米の各地から，優秀な若者が続々と集まってくるようになる．解剖研究主任の採用を公開競争試験によって決めるというコンクール制の導入，そして，1802年から導入されたインターン（病院詰医），エクスターン（通勤医）の制度が，これに拍車をかけた．死亡直後の遺体を即座に解剖する経験豊富な医師たちも，また，パリでは豊富にいたのである．

生前，病院で診療を受けていた患者の遺体は，そのさいの克明な観察記録とともに，屍体解剖に回され，今度は内部の病変

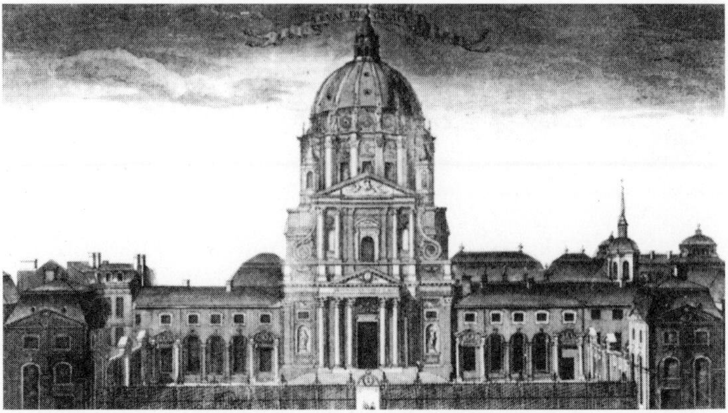

図2 バル・ド・グラース軍病院
(J. C. Sournia, et al, Illustrierte Geschichte der Medizin vol. 8, p. 2971, 1979 より)

を徹底して分析し直されることになる．たとえば，L.Auenbrugger (1722-1809) による打診法を用いて心臓疾患の具体的な診断を下し，これを死後剖検により確認・訂正していくという J.N.Corvisart (1755-1821) の『心臓および大血管の疾病に関する研究 (Essai sur les maladies et les lésions organiques du coeur et des gros vaisseaux)』(1806)．さらには，自ら発明した聴診器を用いた診断と死後剖検による病変を比較することから，気腫，急性・慢性の肺の浮腫，気胸を明確に分け，肺炎をさまざまな種類の気管支炎，胸膜炎と区別した R.Laënnec (1781-1826) の『間接聴診法 (De l'auscultation médiate)』(1819)．このほか，P.F.Bretonneau (1778-1862) のジフテリアの記述，P.C.A.Louis (1787-1872) の腸チフス，J.Cruveilhier (1791-1874) の胃の慢性潰瘍の発見など，パリ学派による病理解剖学上の業績は多い．

病者のからだは，医学の進歩という公共の福祉のために捧げられ，生から死へと移行する病理学的な変化を医者の冷静なまなざしの前に開かれた標本箱として，あらたに発見し直されたのである．(月澤美代子)

3-9-6
器具によって診断され数値化された「からだ」

21世紀の現在，人間ドックに入った私たちの「からだ」は，血圧計により測定された数値，心電図による波形，X線による画像，あるいは，GPTやRBCといったアルファベット3文字の略号と数字の組合せになって,からだのもち主に戻されてくる.

心音，あるいは，体温の変化によって病的状態を判断することは，Hippocrates（BC5-4世紀）の昔から行われていた．すでに，17世紀にS.Santorio（1551-1636）は体温計を使って患者の体調の変化を検べた記録を残している．しかし，実際の診療の場面にこうした診断器具が導入され，一定の効果を発揮するのは，19世紀の半ば以降のことである．これには，病院が整備され，病理解剖学が発達し，1人の医師，あるいは，緊密な師弟関係にある一群の医師たちが同様の症状を示す多数の症例を集め，これを統計的，数値的に処理できるようになったことが関係している.

聴診器は，1816年，パリのネカー病院に勤務していた医師，R.T.H.Laënnec（1781-1826）が丸めた紙を患者の胸に当てて心音を聴いたことからはじまる.

もう一つの基本的な診断器具,体温計は,やはりパリに学んだライプツィヒ大学教授C.R.A.Wunderlich（1818-1877）によって医療の現場に本格的に導入された.

生きた身体内部を直接に目でのぞき込み診断する器具もこの時期に実用的なものとして登場する．1823年，チェコのJ.E.Purkinje（1787-1869）は凹レンズと光源の位置を調節し，眼球の内部を光らせ観察する方法を工夫した．光学の原理を応用し，1850年，生きた眼の網膜を検査するための検眼鏡を開発したのは，ドイツのH.L.F.von Helmholtz（1821-1894）であった.

脈拍を数値化して表現する機器も，19世紀には改良が進んだ．フランス人医師J.Herisonが1835年に考案した脈拍計は，水銀を満たした皮底のカップを動脈に押しつけ，目盛りのついた細いガラス管を上下する水銀柱の高さで脈拍を数値的に表現しようとするものだった．これは，1847年のC.Ludwig（1816-1895）による血流計，1854年のK.Vierordt（1818-1884）による改良を経て,1860年,E.Marey（1830-1904）による簡便な脈波計に結実する．さらに，そこから，1896年には，S.Riva-Rocci（1863-1937）の血圧計が誕生する.

一方，化学的な知識が進むにつれて，血液，尿といった体液も詳細に検査され数値化されるようになった．1827年，R.Bright（1789-1858）は，水腫には特徴的な腎臓の萎縮を伴うことが多く，加熱すると乳白色に凝結するアルブミンが患者の尿から多量に検出されることを確認した．さらに，1841年，A.Beqquerelは，尿中の水分や尿素，尿酸，乳酸，アルブミン，無機塩類などの成分の量を計測する方法を工夫する.

1890年代に入ると，アメリカ・ボルチモアのジョンズ・ホプキンス病院，イギリス・エジンバラの王立施療院など米英の大病院は院内に検査室をもつようになり，同時に，科学と医療を結ぶ臨床研究所が各地に誕生するようになった．新しい医療の時代が到来したのである.　（月澤美代子）

3-9-7
西洋から移入された「からだ」

日本に体系的な西洋医学教育が導入されたのは，長崎に来たPompe van Meerdervoort（1829-1908）が，安政4（1857）年に長崎奉行所西役所で医学の講義をはじめたときからである．Pompeは，たった一人で，物理学，化学といった自然科学から解剖学，組織学，生理学，病理学，薬理学といった基礎医学，さらには，内科学，外科学，眼科学といった臨床医学までをも精力的に教えていった．安政6（1859）年には，長崎西坂で初の死体解剖実習が行われ，文久元（1861）年には，長崎養生所が開院する．西洋医学のとらえる人体は，明治維新に先立ち，こうしてPompeの講筵に座した医師たちによって日本へ移入された．

しかし，西洋解剖学の人体像は，これに先立ち日本に移入されていた．精緻で美しい解剖図を載せたVesalius, Valverde, Vesling, Bartholinらの解剖学書は，大名たちの要望により，オランダ商人たちによってすでに早くから長崎につぎつぎと舶載されてきていた．長崎奉行所の宗門改役井上筑後守政重（1585-1661）は，Vesaliusの解剖図を入手し，オランダ人医師を自邸に招き猪の解剖を実際に行わせたという．さらに，天和2（1682）年頃には，長崎の通辞，本木庄太夫がドイツの医師Remmelinの『小宇宙の鏡』（初版1613・オランダ語訳1667）につけられた解剖図名表のオランダ語を訳し，模作した図と対照できるようにしていた．

宝暦4（1754）年，解剖によって人体の内景を自分の目で確認することを願い出ていた京都・宮中の侍医，山脇東洋（1705-1762）に京都所司代の官許が下り，京都西獄舎で斬罪された罪人，通称「屈嘉」の屍体が渡される．このときの実見をもとに，宝暦9（1759）年に刊行されたのが『蔵志』である（図1）．これ以前にも，人体解剖は江戸，京都などで行われていたと考えられているが，漢方医自ら，解剖所見により旧来の五臓六腑説に対する日頃からの疑問点を解決しようとし解屍に参加し，そのさい，実際にみたことをもとにこの本が刊行されたことは重要である．この後，山脇東洋の門人である漢方医たち，および，伊良子光顯らのような紅毛外科医，あるいは，蘭方医を中心とした人体解剖が各所で散発的に行われるようになる．

明和8（1771）年3月4日，江戸千住小塚原の刑場には，その日に行われる解屍を実見するために前野良沢，杉田玄白，中川淳庵ら，数人の医師が集まっていた．良沢と玄白がともに携えてきていたのが，いわゆる『ターヘル・アナトミア』．ドイツの医師，Kulmusの解剖学書をオランダ人

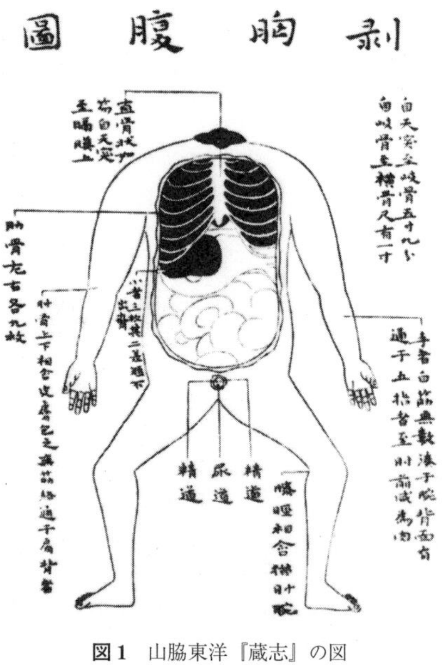

図1　山脇東洋『蔵志』の図

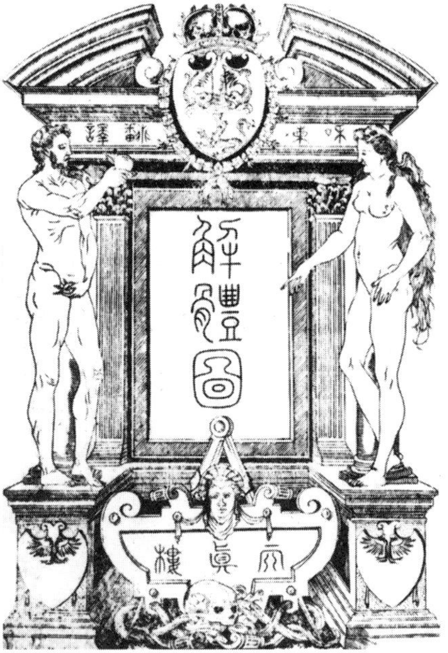

図2　杉田玄白他『解体新書』扉絵

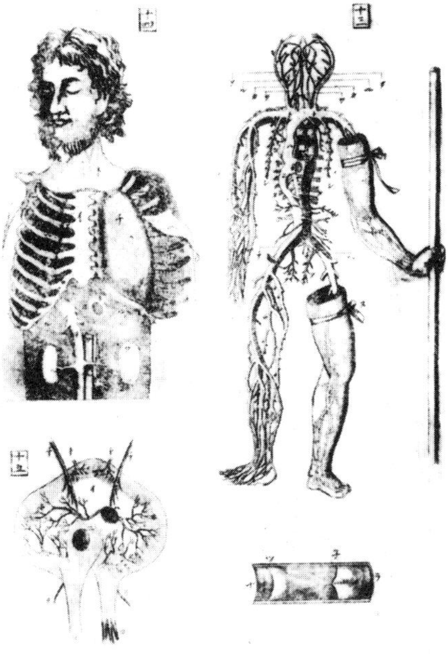

図3　宇田川玄真『医範提綱』附図

Dicten が訳した蘭語本 “Ontleedkundige Tafelen” である．この後，桂川甫周，石川玄常，嶺春泰，鳥山松園，桐山正哲らの協力を得，安永3（1774）年に『解体新書』は刊行される（図2）．この『解体新書』，さらに，文政9（1826）年，玄白の弟子である大槻玄沢を中心として刊行された『重訂解体新書』，さらに，この玄沢に蘭学を学んだ宇田川玄真の『医範提綱』（文化2（1805）年刊）によって西洋解剖学書の人体像は人々の間に広がっていった．とくに，文化5（1808）年に出版された銅版の解剖図『医範提綱』附図は，広く蘭学者に迎え入れられた（図3）．

こうした解剖学書に掲載された図が何冊かの西洋解剖学書の解剖図を模刻し集めたものである一方で，わが国独自の人体解剖図も多数描かれていった．すなわち，実見した人体の内景を日本画の絵師たちが写生の精神で和紙に鮮やかに表現していったものである．これは，西洋解剖学書の解剖図が，解体された個々人の特異性を捨象し一般化したものであるのに対し，あくまでも，一度かぎりの固有名つきの解剖図であり，首を切られた無念の形相を浮べ，切り分けられたばかりの血を滴らせた「からだ」であった．杉田玄白，大槻玄沢らと交友した小石元俊は，天明3（1783）年，伏見で平次郎という窃盗犯を，さらには，寛政10（1798）年，京都で佐兵衛という男の解屍に参加する．このとき，実見した解剖死体を京都西本願寺の絵師，吉村蘭州が描いた．それぞれ『平次郎解剖図』『施薬院解男体臓図』と名づけられ，日本人の描き出した独特の人体解剖表現として注目を浴びている．

（月澤美代子）

索　　引

カ

サ

タ

ナ

ハ

マ

ヤ

ラ

ワ

A

N

O

P

Q

R

S

T

U

V

W

Z

からだの百科事典　定価は外函に表示

2004年10月30日　初版第1刷
2005年 1 月30日　　　第2刷

編　者　坂（さか）井（い）建（たつ）雄（お）
　　　　五（い）十（が）嵐（らし）　隆（たかし）
　　　　丸（まる）井（い）英（えい）二（じ）

発行者　朝　倉　邦　造
発行所　株式会社　朝　倉　書　店
東京都新宿区新小川町6－29
郵便番号　162－8707
電　話　03（3260）0141
FAX　03（3260）0180
http://www.asakura.co.jp

〈検印省略〉

　中央印刷・渡辺製本

ISBN 4-254-30078-6 C 3547　Printed in Japan